6th Edition

TOTAL FITNESS & WELLNESS

건강한 삶을 위한 운동처방기초 6판

TOTAL FITNESS & WELLNESS, 6th Edition, ISBN: 0321840526
by POWERS, SCOTT K.; DODD, STEPHEN L.; JACKSON, ERICA M.; published by Pearson Education, Inc.
Copyright ⓒ 2014, 2011, 2009, 2006 by Pearson Education, Inc.
All rights reserved.
Korean translation copyright ⓒ 2014 by Daehan Media Co.
This Korean translation right was arranged with Pearson Education, Inc. in U.S.A.

이 책의 한국어판 저작권은 미국 Pearson Education, Inc.사와의 독점계약으로 도서출판 대한미디어가 소유합니다.
저작권법에 의하여 한국 내에서 보호받는 저작물이므로 무단전재와 무단복제를 금합니다.

TOTAL FITNESS & WELLNESS 6th Edition
건강한 삶을 위한 운동처방기초 6판

저자 | Scott K. Powers, Stephen L. Dodd, Erica M. Jackson
역자 | 장경태, 이정숙

초판 1쇄 인쇄 | 2016년 2월 4일
초판 2쇄 발행 | 2017년 9월 10일
초판 3쇄 발행 | 2020년 9월 10일

발행인 | 이광호
발행처 | 대한미디어
기 획 | 양원석
디자인 | 강희진
등록번호 | 제2-4035호
전화 | (02) 2267-9731   팩스 | (02) 2271-1469
홈페이지 | www.daehanmedia.com

ISBN 978-89-5654-421-2   93690
정가 25,000원

※ 이 도서는 2014학년도 한국체육대학교 특성화역량개발사업의 지원을 받아 수행된 연구임.
※ 잘못 만들어진 책은 구입처 및 본사에서 교환해 드립니다.

TOTAL FITNESS & WELLNESS 6th Edition

건강한 삶을 위한 운동처방기초 6판

저자 | Scott K. Powers, Stephen L. Dodd, Erica M. Jackson
역자 | 장경태, 이정숙

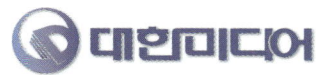

행동 변화 서약서

이번 학기부터 자신이 변화를 원하는 건강 관련 행동을 선택한다. 건강한 변화를 가져오겠다는 자신의 약속을 맹세하기 위해 서약서의 아래쪽에 서명하고, 친구에게 증인이 되어 줄 것을 부탁한다.

나의 행동 변화는 다음과 같을 것이다:
_____

이러한 행동 변화의 장기적 목표는:
_____

이러한 행동 변화를 이루기 위해 내가 극복해야 할 장애물(기존의 행동을 하도록 또는 변화를 어렵도록 만드는 상황이나 현재 내가 하고 있는 것들)은 다음과 같다:

1. _____
2. _____
3. _____

이러한 장애물을 극복하기 위해 내가 사용할 전략은:

1. _____
2. _____
3. _____

이러한 행동을 변화시키는 데 도움이 되도록 내가 사용할 자원은 아래를 포함한다:

친구/파트너/친척 _____
대학교에 있는 자원 _____
지역사회에 있는 자원 _____
서적 또는 평판이 좋은 웹사이트 _____

나의 목표가 더욱 달성 가능하도록 만들기 위해 이 같은 단기 목표를 세웠다:

단기 목표 _____ 목표일 _____ 보상 _____

단기 목표 _____ 목표일 _____ 보상 _____

단기 목표 _____ 목표일 _____ 보상 _____

위에서 묘사한 장기 행동 변화를 달성하게 되면 나의 보상은 다음과 같을 것이다:
_____ 목표일 _____

위에서 언급한 행동 변화를 실천하려고 한다. 건강한 행동 변화에 이바지할 목표를 달성하기 위해 나는 전략과 보상을 사용할 것이다.

서명 _____ 날짜 _____

증인 _____ 날짜 _____

서문 Preface

저자 서문

건강은 우리의 가장 소중한 자산이다. 아플 때나 부상을 입을 때에만 소중하게 여기는 경향이 있지만 점점 더 많은 사람들이 건강은 단지 질병이 없는 것만이 아님을 인식하고 있다. 실제로, 건강 또는 웰니스에는 다양한 수준이 있으며, 생활방식은 건강의 구성요소에 아주 큰 영향을 미칠 수 있다.

대학 입문 강좌의 교재로 작성된 「건강한 삶을 위한 운동처방기초」는 학생들의 생활방식, 특히 운동과 음식 섭취에 긍정적 변화를 가져오도록 돕는 데 초점을 맞추고 있다. 운동과 음식 섭취의 상호 작용 그리고 종합적인 피트니스와 웰니스를 달성하는 데 있어서의 규칙적인 운동과 좋은 영양의 필수적인 역할이 교재의 중심 주제다.

「건강한 삶을 위한 운동처방기초(6판)」는 운동생리학과 영양학의 든든한 토대 위에서 만들어졌다. 명확하고, 객관적이며, 연구에 근거한 정보를 대학생들의 첫 번째 체력 및 웰니스 강좌 동안에 제공한다. 과학적 연구에 근거한 교재로써, 운동, 영양, 체중 감소, 웰니스 등과 연관된 많은 잘못된 생각을 바로잡기를 저자들은 기대한다. 또한 교재는 체력 수준과 영양 상태 같은 다양한 웰니스 구성요소와 관련해서 자신의 웰니스 수준을 어떻게 평가하는지를 학생들에게 보여준다. 이 책의 제목은 우리의 목표를 반영하고 있다.

수많은 체력 및 웰니스 교재가 현재 판매되고 있지만 우리가 「건강한 삶을 위한 운동처방기초(6판)」를 저술하게 된 동기는, 체력과 웰니스의 기본적 개념을 다루면서 행동 변화, 운동 관련 부상, 운동과 환경, 심혈관계 질환의 예방 같은 다른 중요한 주제도 포함하는 특별하면서도 균형 잡힌 체력 및 웰니스 교재를 만들기 위해서다.

역자 서문

2004년에 번역 출판된 「건강한 삶을 위한 운동처방기초(3판)」은 거의 10년 동안 국내에서 체육학 관련 학과의 교재로 사용되어 왔다. 이번에 출판된 6판 역시 운동과 영양 섭취의 중요성을 강조하면서 최신의 연구결과와 자료로 가득 채워진 교재다. 3판에서와 마찬가지로 국내 독자에게 유용한 건강 정보를 제공할 수 있으리라 생각한다.

원래 미국 대학교의 교양체육 교재로 작성되었던 이 교재는 내용의 깊이와 범위가 기초 전공과목의 교재로도 손색이 없으며 앞으로 수년 동안 독자들에게 규칙적인 운동과 건강한 음식 섭취의 중요성을 일깨우는 데 많은 도움이 될 것으로 믿어 의심치 않는다. 번역 과정이 지루하고 힘들었지만 좋은 교재를 국내 독자들에게 제공할 수 있다는 생각에 한 걸음 한 걸음 나아갈 수 있었다. 한국어판 출판 과정에 여러모로 도움을 주신 대한미디어 관계자들에게 깊이 감사드린다.

차례 Contents

1 피트니스와 웰니스의 이해 1

웰니스란 무엇인가? 2
　웰니스의 6가지 구성요소 2
　웰니스 구성요소들의 상호작용 4

국가의 웰니스 목표 5

운동이란? 왜 해야만 하는가? 5
　운동은 신체활동의 한 종류 6
　신체활동의 다양한 건강 효과 6

건강-관련 체력을 위한 운동과 신체활동 9
　심폐 지구력 10
　근력 10
　근지구력 10
　유연성 10
　신체조성 10

건강한 행동의 선택 11
　변화 모형의 단계 11
　행동 변경 13
　습관의 평가 13
　행동 변화의 장애물 파악 14
　건강하지 못한 행동의 변화 14

신체활동 증가를 위한 샘플 프로그램 16

실습 1.1: **생활방식 평가 목록** 18
실습 1.2: **행동의 변화** 21
실습 1.3: **병력 점검** 22
실습 1.4: **Par-Q and You** 23
실습 1.5: **피트니스 관련 제품의 평가** 24

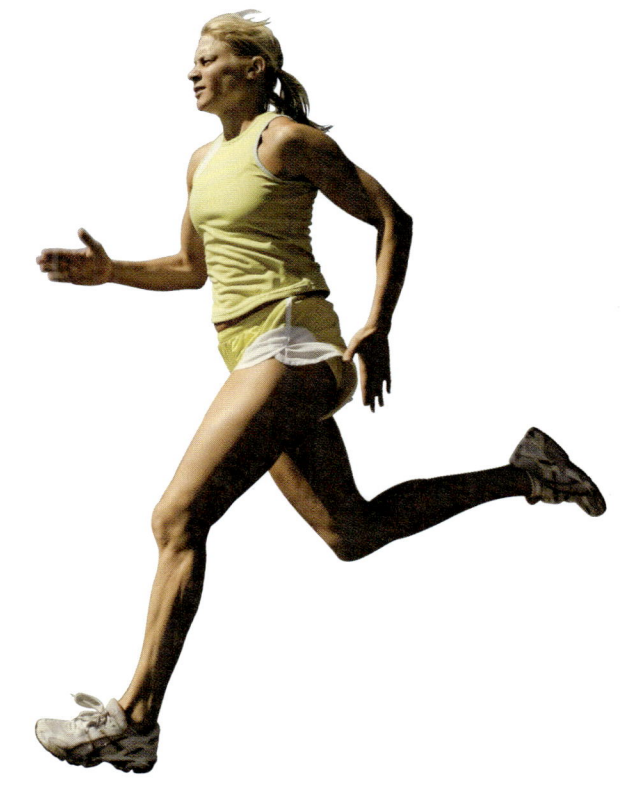

2 건강과 체력을 위한 운동의 일반적 원리 25

체력 향상을 위한 운동 트레이닝의 원리 26
　과부하의 원리 26

진전의 원리 27
특정성의 원리 27
회복의 원리 28
가역성의 원리 29

운동 프로그램의 설계 30
목표 설정 30
신체활동의 선택 32
준비운동의 중요성 32
주운동 32
정리운동의 중요성 32
개인별 운동처방 33

운동의 건강 효과: 어느 정도의 운동이면 충분한가? 34

신체활동에 대한 장벽 제거 35

실습 2.1: 준비운동 38
실습 2.2: 어떤 신체활동이 자신에게 가장 적합한가? 39
실습 2.3: 만보기를 사용하여 걸음 수를 측정 40
실습 2.4: 신체활동에 대한 장애물 파악 41

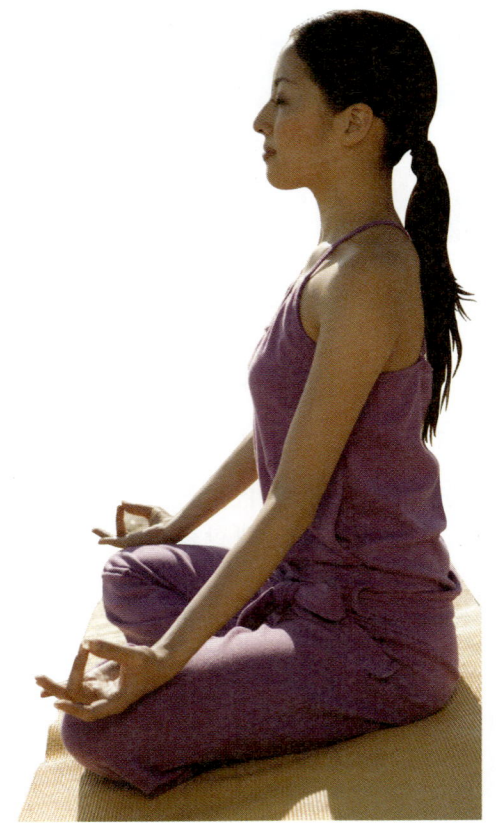

3 심폐 지구력: 평가 및 처방 43

일상생활에서의 심폐 지구력 필요성 44

심폐 지구력과 심혈관계 44
심혈관계 44
호흡계 45

운동에 필요한 에너지를 어떻게 얻는가? 45
무산소 에너지 생산 47
유산소 에너지 생산 47
에너지 연속체 47

운동과 트레이닝으로 심폐계에 어떠한 변화가 일어나는가? 48
운동에 대한 반응 48
운동에 대한 적응 48
신체조성 50

심폐 지구력의 건강 효과는 어떤 것인가? 50

심폐 지구력의 평가 51

유산소 운동 프로그램의 설계 52

준비운동 52
주운동 52
정리운동 56

개인별 운동처방 작성 56
초기 체력 단련 단계 56
향상 단계 57
유지 단계 58

트레이닝 기법 59
크로스 트레이닝 59
인터벌 트레이닝 60

활동적이 되도록 어떻게 동기 부여할 수 있는가? 61

심폐 트레이닝을 위한 샘플 운동처방 61

실습 3.1A: 심폐 체력 측정: 1.5마일 달리기 검사 67
실습 3.1B: 심폐 체력 측정: 1마일 걷기 검사 68
실습 3.1C: 최대하 자전거 검사 69
실습 3.1D: 심폐 체력 측정: 스텝 검사 71
실습 3.2: 장애자를 위한 심폐 체력 평가 72
실습 3.3: 목표 심박수 결정 73
실습 3.4: 개인별 운동처방 작성 74

4 근력과 근지구력 향상 75

일상생활에서의 근력과 근지구력 필요성 76

근육은 어떻게 작용하는가: 근육의 구조와 기능 77
근육의 구조 77
근육의 기능 77
근육 운동과 근육 작용 78
근섬유의 유형 80
근섬유 유형의 개인별 차이 81
운동 동안의 근섬유 동원 81
근력 81

근력과 근지구력의 평가 83

근력과 근지구력 프로그램 설계 원리 83
점진적 저항운동 83
트레이닝 특정성 84

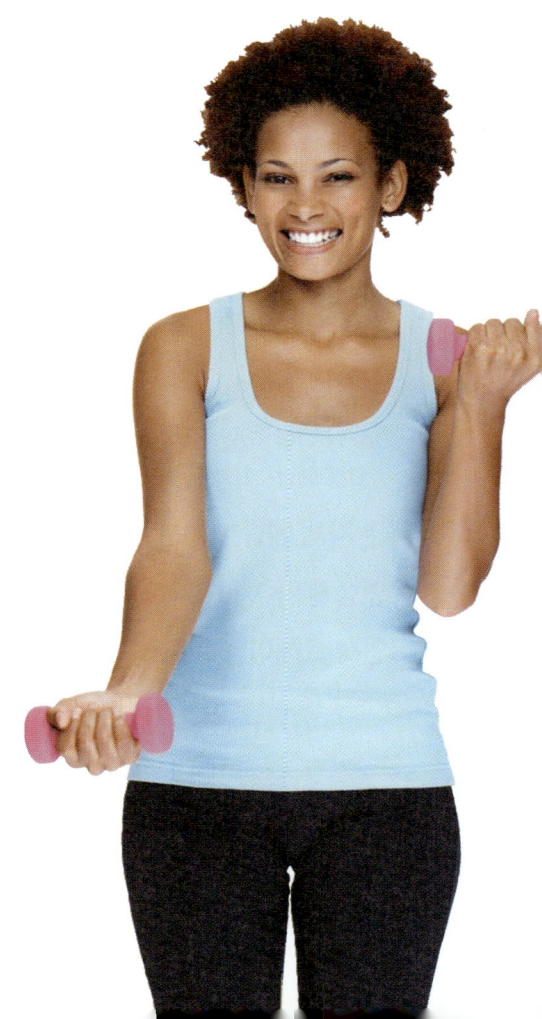

근력 트레이닝: 신체는 어떻게 적응하는가　84
　웨이트 트레이닝에 따른 생리적 변화　84
　웨이트 트레이닝에 따른 근력 향상의 속도　84
　웨이트 트레이닝에 대한 반응에서의 남녀 차이　84

근력 증가를 위한 트레이닝 프로그램 설계　85
　안전 조치　85
　웨이트 트레이닝 프로그램의 종류　86

웨이트 트레이닝을 위한 운동처방　87

웨이트 트레이닝 프로그램의 시작과 지속　89
　개인별 운동처방 작성　89

근력 유지를 위한 동기 부여　90
웨이트 트레이닝을 위한 샘플 운동처방　90

실습 4.1: 근력 평가: 1RM 검사　102
실습 4.2: 근력 평가: 추정된 1RM 검사　105
실습 4.3: 자신의 진전을 확인　108
실습 4.4: 근지구력 측정: 푸시-업(push-up) 검사와 컬-업(curl-up) 검사　109
실습 4.5: 코어 근력과 안정성 측정　112

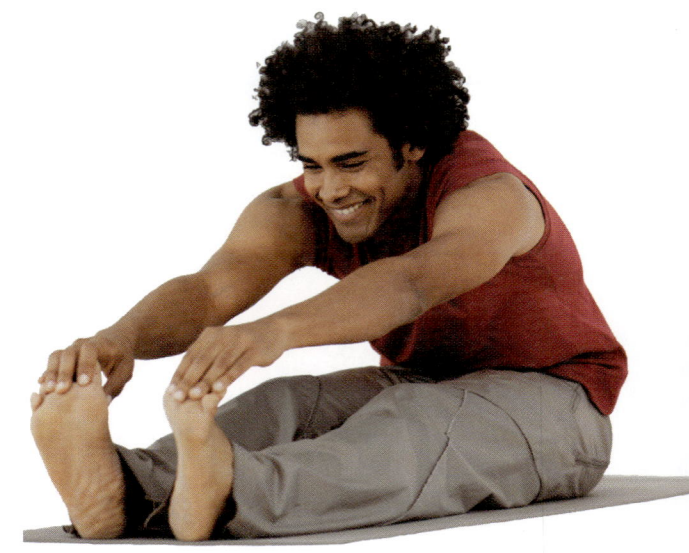

5　유연성 향상　113

일상생활에서의 유연성 필요성　114
유연성 : 근육, 관절, 스트레칭　114
　동작의 구조적 한계　114
　스트레칭과 신장반사　115

유연성의 유익함　116
　관절 건강 유지　116
　요통 예방　117

나쁜 자세 예방　118

유연성 평가　118

유연성 트레이닝 프로그램의 설계　119
　정적 스트레칭　120
　고유감각 신경근육 촉진　121
　수동적 스트레칭과 능동적 스트레칭　122

유연성 유지를 위한 동기부여　123

유연성을 향상을 위한 운동처방의 보기 124
- 실습 5.1: 자세 평가 136
- 실습 5.2: 유연성 평가: 몸통 유연성[앉아 윗몸 굽히기(sit and reach)] 검사와 어깨 유연성 검사 138
- 실습 5.3: 유연성 진전 일지 140
- 실습 5.4: 요통 감소 및 예방을 위한 스트레칭 141

6 신체조성 143

신체조성이란? 무엇을 의미하는가? 144
신체조성은 건강과 어떻게 관련되어 있는가? 144
- 미국에서의 과체중과 비만 146
- 과체중 및 비만과 연관된 만성질환 149
- 건강한 체중의 정신적, 신체적 유익함 149
- 지나치게 적은 양의 신체지방 150

신체조성 평가 152
- 현장 측정법 152
- 실험실 측정 154

이상 체중의 결정을 위한 신체조성 활용 156
행동 변화: 목표 설정과 규칙적인 평가 157

- 실습 6.1: 신체조성 평가 160
- 실습 6.2: 건강 체중의 결정 166

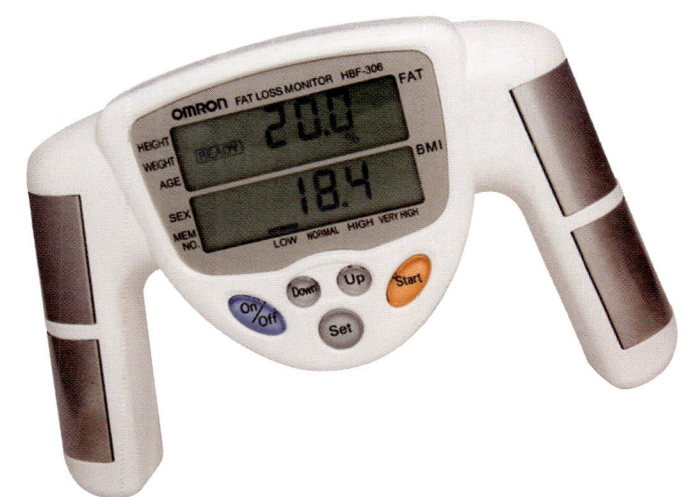

7 종합적인 체력 및 웰니스 계획 작성 169

개인적인 체력 단련 계획의 작성 단계 170
- 1단계. 목표 설정 170
- 2단계. 체력 프로그램의 운동 선택 171
- 3단계. 주간 운동 일정 작성 172
- 4단계. 자신의 진전을 관찰 173

체력 트레이닝 구성요소의 결합: 고려해야 할 점 174
체력 프로그램의 실행 175
나이 증가에 따른 운동처방의 조정 176
웰니스 계획을 발달시키기 위한 단계 176

1단계. 목표 설정 177
2단계. 웰니스 프로그램 작성을 위한 웰니스 개념의 선택 177
3단계. 웰니스를 위한 행동 변화를 계획 177
4단계. 진전을 추적 관찰 180

웰니스 계획의 실행 181

체력 단련을 위한 프로그램의 보기 182

실습 7.1: 체력 단련 프로그램 서약서와 단기 체력 목표 185
실습 7.2: 체력 단련 프로그램 서약서와 중기/장기 체력 목표 186
실습 7.3: 체력 단련 프로그램 작성 187
실습 7.4: 웰니스 개요 188

8 영양, 건강, 체력 191

영양이란 무엇이며 왜 중요한가? 192

어떤 것이 영양소인가? 192
다량영양소 192
미량영양소 197
물 200

건강에 좋은 식사를 위한 지침은 어떤 것들인가? 201
더 많은 과일, 채소, 전곡의 섭취 201
칼로리, 설탕, 알코올, 지방, 나트륨의 섭취 감소 202
건강한 식사를 계획하기 위한 영양권장량, MyPlate, 식품 라벨의 사용 203
영양에 대해 특별히 주의해야 할 점 207
채식주의 식사 208

영양이 체력에 어떻게 영향을 미치는가? 209
탄수화물을 운동 동안의 에너지로 사용 210
건강한 식사로 단백질 요구량을 충족 211
많은 양의 비타민 섭취는 운동 능력을 향상시키지 않음 211
항산화제는 산화적 손상을 예방하는 데 도움 211

보충제가 건강과 경기력에 유익함을 제공하는가? 212
건강한 식단에서의 보충제의 역할 212
식이보충제의 규제 213

식품의 안전성과 관련된 문제들 214
식중독 214
식품첨가물 215
항생제, 호르몬, 유기농산물 216

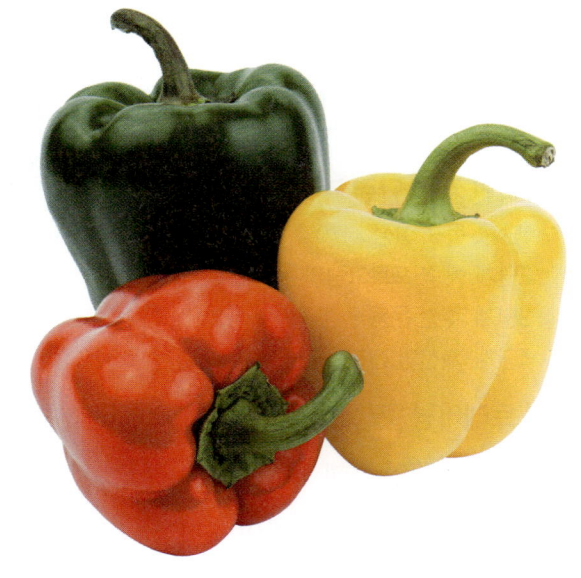

방사선조사 식품(Irradiated Food) 217
칼로리 섭취량 변화를 위한 샘플 프로그램 218
실습 8.1: 자신의 식단 분석 222
실습 8.2: 건강한 식단을 위한 목표 설정 223
실습 8.3: 새로운 식단의 설계 224
실습 8.4: 식습관의 평가 225

9 운동, 음식 섭취, 체중 조절 227

최적 체중이란? 228
어떠한 요인이 체중 관리에 영향을 미칠 수 있는가? 229
유전적 요인과 호르몬 229
환경적 요인 229
에너지 균형의 개념 230

성공적인 체중 감소 프로그램의 설계 232
현실적인 체중 감소 목표 설정 234
식단의 평가와 변경 234
신체활동 계획 236
행동 수정에 초점 237

체중 증가를 위한 운동과 다이어트 프로그램 239
지속적인 체중 관리 240
체중 감소를 위한 극단의 방법 240
수술 240
처방 약물 241

식이장애란? 241
신경성 식욕부진증 241
신경성 과식증(Bulimia Nervosa) 242
폭식장애 242

실습 9.1: 체지방률과 체질량지수를 사용하면서 이상적인 체중을 결정하는 방법 245
실습 9.2: 하루 칼로리 소비량과 일주일에 1lb의 체중 감소를 가져오기 위해 요구되는 칼로리 결손의 추정 246
실습 9.3: 체중 감소 목표와 진전 보고서 247
실습 9.4: 신체 이미지 평가 248
실습 9.5: 음식 섭취를 촉발시키는 것은? 250

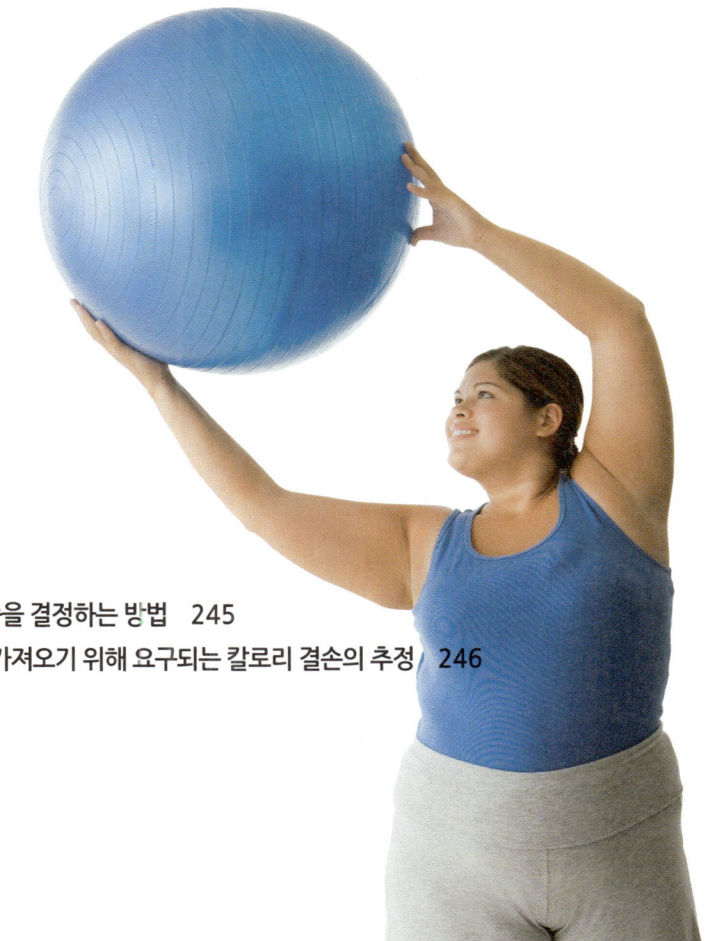

10 심혈관계 질환의 예방 253

심혈관계 질환이란? 그리고 어떻게 예방하는가? 254
- 미국에서의 심혈관계 질환 254
- 심혈관계 질환 254

관상동맥질환과 관련된 위험 요인은 어떤 것들인가? 257
- 주요 위험 요인 257
- 기여 위험 요인 261

어떻게 심장병의 위험을 줄일 수 있는가 262
- 금연 262
- 혈압 감소 263
- 혈액 콜레스테롤 수준 감소 263
- 신체적으로 활동적 263
- 스트레스 수준 감소 264

실습 10.1: 콜레스테롤 감소 계획 267
실습 10.2: 심혈관계 질환에 대한 자신의 위험성 이해 270
실습 10.3: 심혈관계 질환에 대한 유전적 소인의 평가 272

11 스트레스 관리 273

스트레스와 스트레스 반응이란 어떤 것인가? 274
- 스트레스의 정의 274
- 스트레스 반응의 생리적 변화 275
- 투쟁-도피 반응 276

스트레스 수준에 영향을 미치는 요인 276
- 성격에 따른 행동 패턴 277
- 과거 경험 277
- 성 277
- 스트레스의 보편적 원인 278

스트레스와 건강 279

스트레스를 어떻게 관리하는가? 280
- 스트레스 요인 관리 280
- 휴식과 수면 282
- 운동 283
- 긴장완화 기법의 사용 285
- 영적인 웰니스의 발달 286

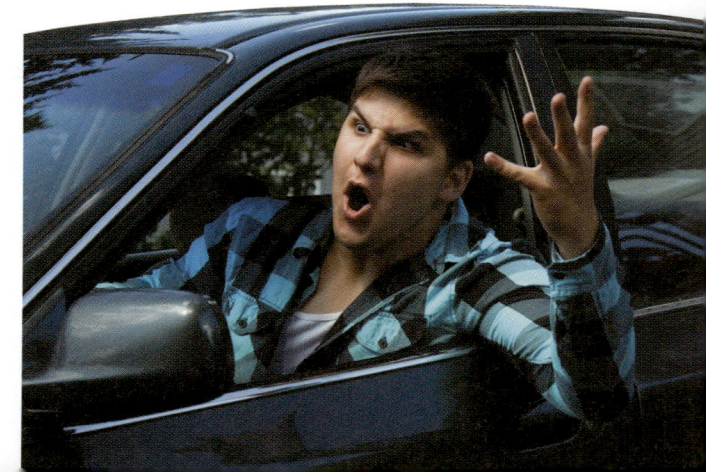

지지망 형성　287
　　　역효과를 낳는 행동　287

스트레스 관리를 위한 샘플 프로그램　288

실습 11.1: 스트레스 지수 설문　292
실습 11.2: 스트레스 일지 작성　293
실습 11.3: 시간 관리와 우선순위 설정　294
실습 11.4: 자신의 성격 행동 패턴 평가　296

12 운동: 환경 및 특정 집단　297

왜 환경이 운동에 중요한가?　298

더운 환경에서의 운동　299
　　　운동 동안의 열 상실　299
　　　더운 환경에서의 운동 복장　300
　　　열순응(Heat Acclimation)　301

추위에서의 운동　303
　　　추운 환경에서의 체온 유지　303
　　　추운 환경에서의 운동 복장　303

고지대에서의 운동　305

운동과 대기오염　307
　　　대기오염의 주된 형태　307
　　　대기오염에 대처하는 방법　307

평생 운동을 위해 몇 가지 고려해야 할 점　308

삶의 모든 단계에서의 운동 프로그램 유지　308

임신 동안의 체력 단련　311

노년기의 체력 단련　312
　　　노화의 신체적 및 정신적 변화　312
　　　노인을 위한 운동처방　313

노인을 위한 샘플 운동처방　314

실습 12.1: 혹독한 환경에서의 운동　320
실습 12.2: 임신 동안의 운동 트레이닝　322

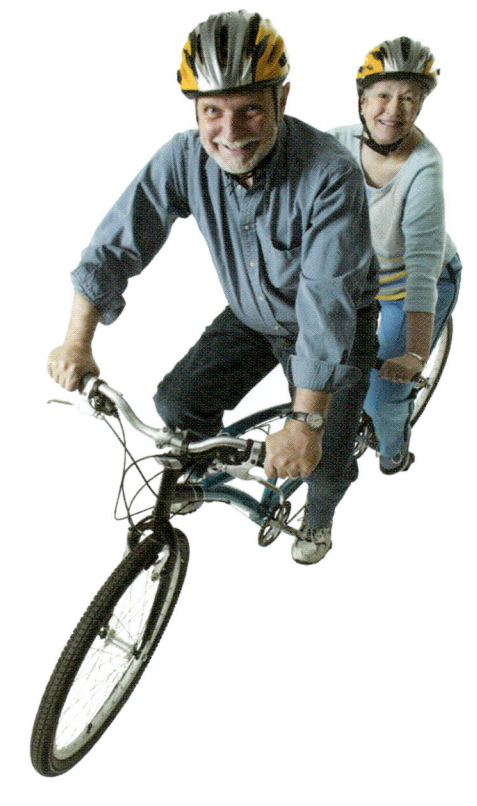

13 운동-관련 부상과 비의도적 손상의 예방　323

신체활동 증가로 인한 부상의 위험 및 원인　324

보편적인 부상　325
    허리 통증　325
    급성 근육통　326
    지연발생 근육통　326
    근육 좌상　327
    건염　328
    인대 염좌　328
    연골 손상　329

보편적인 하체 부상　330
    슬개대퇴골 통증증후군　330
    정강이 통증　331
    긴장골절(Stress Fracture)　331

부상 관리　332
    운동-관련 부상의 초기 치료　332
    재활　332

비의도적 손상의 예방　333
    비의도적 손상의 위험 요인　334
    사고 위험을 줄이는 방법　334

비의도적 손상의 치료　335
    기도폐쇄　335
    중독　336
    출혈　337
    호흡이나 심장 박동이 중단된 경우　337

실습 13.1: 운동 동안의 부상 예상　340
실습 13.2: 유연성과 허리 통증 위험의 평가　341

부록 A　343
부록 B　345
추천 도서　375
참고문헌　381
찾아보기　389
저자 및 역자　391

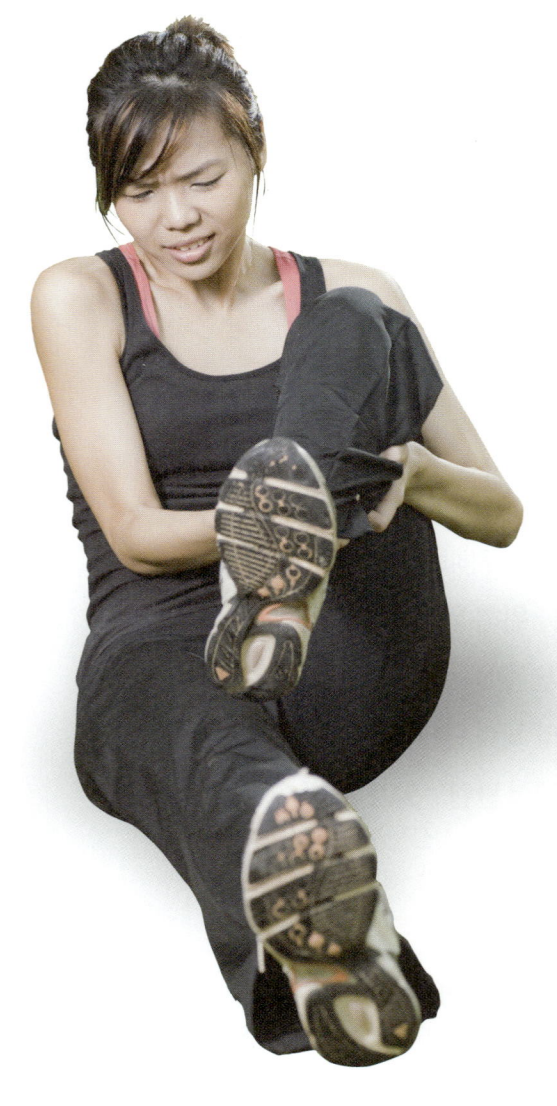

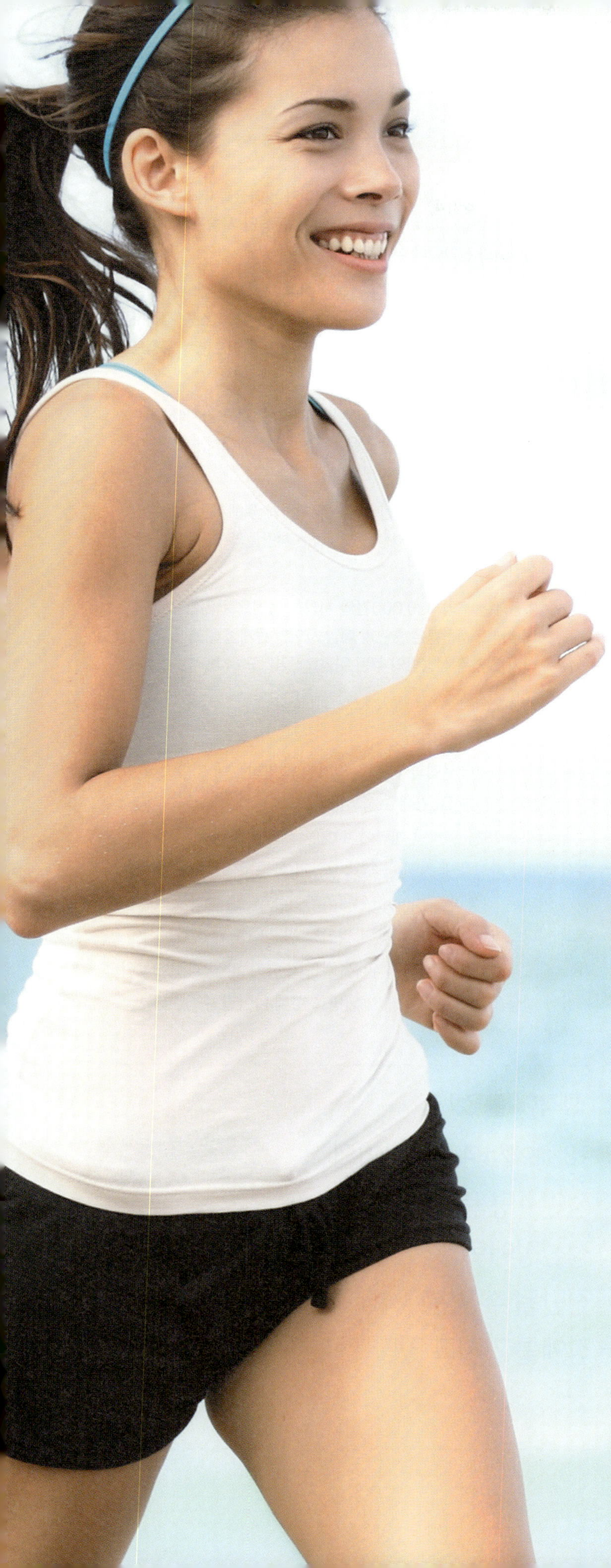

1

피트니스와 웰니스의 이해

Understanding Fitness and Wellness

맞음 또는 틀림?

1. 대학 시절의 **신체활동**은 그 이후 삶에서의 건강에 영향을 미치지 않는다.
2. 운동을 하고 건강한 식단을 섭취한다면 자신은 높은 **웰니스** 수준에 있는 것이 분명하다.
3. 일주일의 대부분 날들에서 **빠른 걷기**를 30분만 하더라도 건강을 향상시킬 수 있다.
4. 대부분의 사람들은 건강한 **행동**으로의 **변화**에 도움이 필요하지 않다.
5. **흡연**은 미국에서 예방 가능한 사망의 주된 원인이다.

해답은 다음 쪽에 있음.

대학 신입생인 마리아는 난생 처음으로 집에서 멀리 떨어져 지내며 체중이 약간 늘었다. 고등학생일 때, 마리아는 방과 후 스포츠 활동에 적극적이었고, 그녀의 어머니는 건강한 음식을 사다 놓았으며 가족을 위해 음식을 조리했다. 축구나 소프트볼 연습 후에 마리아는 집에서 가족과 함께 저녁을 먹고 공부를 했다. 그렇지만 대학에 온 이후에는 스포츠 활동을 하지 않았고 체육관에 거의 가지 않았다. 그녀의 음식 섭취 습관은 불규칙해졌고, 친구들과 함께 더 많은 시간을 파티에서 보냈으며 그에 따라 공부 및 수면 시간을 많이 잃게 되었다. 많은 대학생들처럼, 마리아는 집에서 떨어져 있고 자기 마음대로 할 수 있게 된 것이 좋았지만 무엇을 먹어야 하는지 그리고 시간을 어떻게 보내야 하는지에 대해 이제 그녀가 내려야 하는 모든 결정은 그녀를 약간 당혹스럽게 만들었다.

마리아의 상황에 공감하는가? 현재 자신은 고교생일 때보다 신체활동이 줄어들었는가? 먹는 것에 대해 자신이 결정하게 된 후부터 자신의 식단이 나쁘게 바뀌었는가? 집을 떠나온 후 자신의 웰니스(wellness) 수준이 좋아졌다고 또는 나빠졌다고 생각하는가?

이 책에서 최상의 웰니스에 도달할 수 있도록 해주는 행동에 대해 배울 것이다. 1장에서는 웰니스의 개념을 소개하고, 운동의 건강 효과를 논의하며, 체력의 주요 구성요소를 살펴본다. 운동이 건강과 웰니스에 미치는 역할을 이해한다면 평생 동안 체력을 유지하도록 자신을 동기 부여하는 데 도움이 될 수 있다.

웰니스란 무엇인가?

얼마 전만 해도 건강은 질병이 없는 상태로 정의되었다. 그렇지만 그 후 1970년대와 1980대에 많은 운동 과학자들과 건강 교육자들은 건강에 대한 이 같은 제한적인 정의에 불만을 느끼게 되었다. 이러한 전문가들은 건강에는 체력과 정서적 및 영적인 건강 또한 포함된다고 믿었다. 좋은 건강에 대한 이 같은 바뀐 개념을 **웰니스**라고 부른다(1). 웰니스는 규칙적인 신체활동, 적절한 영양 섭취, 유해한 행동을 하지 않음(난폭 운전, 흡연, 약물 사용 같은 위험성이 높은 행동을 피하는 것), 정서적 건강과 영적 건강의 유지를 포함하는 건강한 생활방식을 실천함으로써 달성할 수 있다(1). 웰니스의 구성요소 그리고 건강한 생활방식이란 무엇을 의미하는지를 좀 더 자세히 살펴보자.

웰니스의 6가지 구성요소

최상의 웰니스 상태를 즐기려면 신체적, 정서적, 지적, 영적, 사회적, 환경적 건강을 달성해야 한다. 신체 및 치아 검진을 규칙적으로 받는가? 친구 및 가족들과 가까이 지내며 연락을 주고받는가? 재활용하는가? 이러한 선택과 습관은 건강한 생활방식에 이바지하며 모두 다 웰니스의 구성요소에 포함된다.

웰니스는 또한 동적인 개념이며 매일 자신이 선택하는 결정은 연속선상에서 자신을 움직인다. 연속선상의 한쪽 끝은 높은 수준의 기능과 연관된 최상의 웰빙(well-being)이다. 다른 쪽 끝은 낮은 수준의 웰니스이며 나쁜 신체적 및 정신적 건강을 포함할 가능성이 높다(그림 1.1 참조). 건강하지 않은 행동을 하지 않음으로써 그리고 건강한 행동을 함으로써 최상의 웰빙을 향해 나아갈 수 있다.

해답

1. **틀림** 대학생일 때 하던 행동은 나이가 많아졌을 때의 건강에 영향을 미칠 것이다. 대학생일 때 활동적인 사람은 그 이후 삶에서의 심장질환 발병 위험이 낮다.
2. **틀림** 운동과 건강한 식단 섭취는 아주 긍정적인 웰니스 습관이지만 그것이 모든 것은 아니다. 전체적인 웰니스를 결정하는 6가지 구성요소가 있으며 독자는 1장을 읽으면서 구성요소들을 알게 될 것이다.
3. **맞음** 규칙적인 중강도 운동은 많은 건강 효과를 가져다 줄 수 있다. 하지만 체력 향상 같은 특정 목표를 위해서는 30분 이상의 중강도 활동을 해야만 한다.
4. **틀림** 건강한 행동을 선택하고 유지하기 위해서는 정보뿐만 아니라 친구, 가족, 자신을 지지하는 사람들의 도움을 필요로 한다.
5. **맞음** 1년에 약 430,000건의 사망은 흡연으로 인한 것이다. 대부분의 사람들은 흡연과 폐암 사이의 관계를 알고 있다. 게다가 흡연은 심장병의 주된 위험요인이기도 하다.

생각해 볼 것!

18세에서 44세 사이의 성인 4명 중 약 1명이 정신장애로 진단될 수 있는 장애를 가지고 있다.

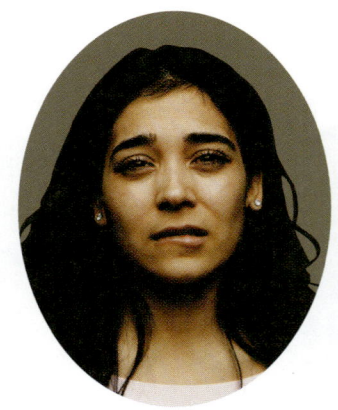

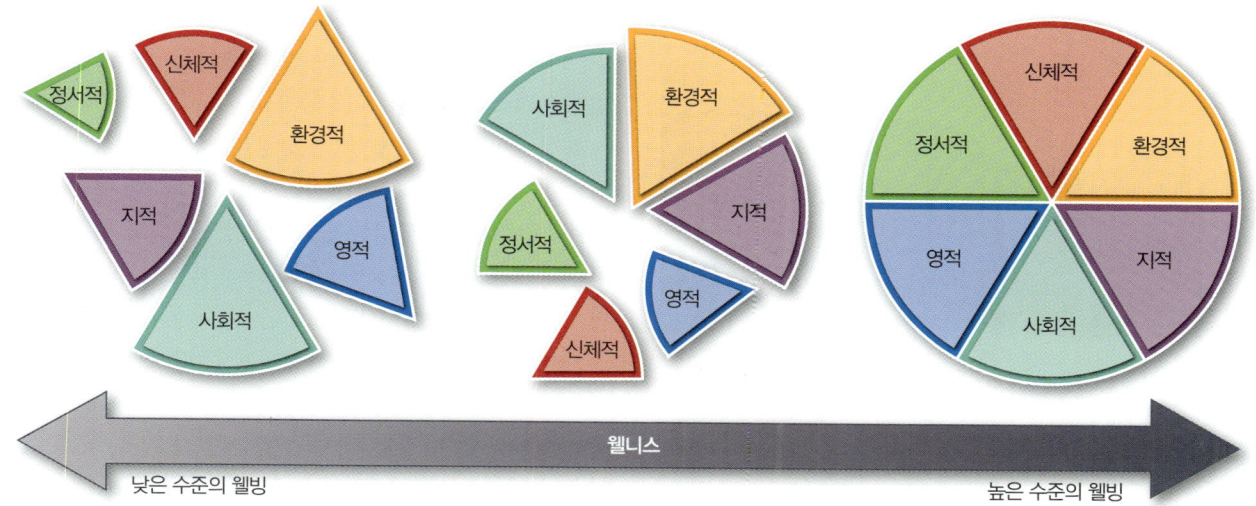

그림 1.1
웰니스 구성요소가 잘 통합되고 함께 작용하면 최상의 웰빙이 가져다주는 혜택을 즐길 수 있다.

신체적 건강 신체적 건강은 자신의 신체를 건강하게 지켜주는 모든 행동을 말한다. 건강한 신체를 유지하는 데 있어 핵심적인 측면은 체력(physical fitness)이다. 체력은 질병의 위험을 줄여주고 삶의 질을 향상시킴으로써 건강에 긍정적인 영향을 미칠 수 있다. 적절한 영양 섭취, 자가 검진 실행, 개인 안전 실천은 또 다른 중요한 신체적 건강 행동이다.

정서적 건강 정서는 자신 그리고 다른 사람에 대해 어떻게 느끼는지에 중요한 역할을 한다. 정서적 건강(정신 건강으로도 불리는)은 사교적 기술과 대인관계를 포함한다. 자신의 자긍심 수준 그리고 삶에서의 일상적인 스트레스에 대처하는 능력 또한 정서적 건강의 측면들이다.

정서적 건강의 기반은 정서적 안정이며, 이것은 사람들과의 상호작용에 따른 하루하루의 스트레스 그리고 물리적 환경 상태를 자신이 얼마나 잘 대처하는지를 의미한다. 대부분의 사람들은 삶의 굴곡을 잘 견뎌내지만, 일상적인 상황에 대처하는 능력이 부족하다면 많은 사람에게서 우울증과 불안장애 같은 정신 건강 문제가 초래될 수 있다. 실제로, 정신장애는 15~44세인 사람에게 나타나는 장애의 주된 원인이다(2). 정서적 웰니스는 삶에서의 상황에 대해 적절한 방식으로 반응할 수 있으며 극도로 높거나 낮은 정서적 상태에 머물러 있지 않음을 의미한다.

지적 건강 평생 학습을 통해 자신의 두뇌 활동을 활발하게 유지함으로써 지적 건강을 유지할 수 있다. 대학은 이러한 웰니스 구성요소를 발달시키는 데 이상적인 장소인데 그 이유는 삶에 대한 새로운 시각과 사고방식을 접할 수 있는 장소 때문이기도 하다. 강의를 듣고, 학우들 또는 교수와 심도 있는 토론을 하며, 책을 읽는 것은 지적 건강을 증진시키는 아주 좋은 방법이다. 좋은 지적 건강을 유지함으로써 문제를 파악하고 해결하는 능력 또한 향상시킬 수 있으며, 지속적인 학습과 사고는 성취감을 느끼도록 해줄 수 있다. 자신의 생각을 넓힐 수 있는 기회를 활용한다. 차 안에서 오디오북을 듣고, 뉴스를 시청하거나 또는 온라인상에서 뉴스를 읽음으로써 현재 어떤 일들이 일어나고 있는지를 알며, 선의의 토론을 피하지 않는다.

영적 건강 영적이란 용어는 사람들에게 각기 다른 것을 의미한다. 영적 건강에 대한 대부분의 정의는 삶의 의미와 목적을 가지는 것을 포함한다. 많은 사람들은 자신들의 종교적 믿음에 따라 영적 건강을 정의하지만 영적 건강은 종교에 한정되지 않는다. 남을 돕고 이타적이 됨으로써, 기도를 통해, 또는 자연의 아름다움을 즐기는 데서 삶의 의미를 발견할 수도 있을 것이다. 영적 건강을 종교적 믿음 또는 개인적 가치관의 성립 어느 것으로 정의하든 간에 영적 건강은 웰니스의 중요한 한 측면이며, 정서적 건강과 밀접하게 연관되어 있고, 신체적 건강에도 영향을 미친다(3).

최상의 영적 건강은 삶의 기본적 목적을 이해하는 능력, 그리고 사랑, 기쁨, 고통, 평화, 슬픔을 경험하는 능력, 모든 살아있는 것을 소중하게 여기고 존중하는 능력을 포함한다. 아름다운 일몰을 경험

> **웰니스** 규칙적인 신체활동, 적절한 영양 섭취, 유해한 행동을 하지 않음, 정서적 건강과 영적 건강의 유지를 포함하는 건강한 생활방식을 실천함으로써 달성된다.

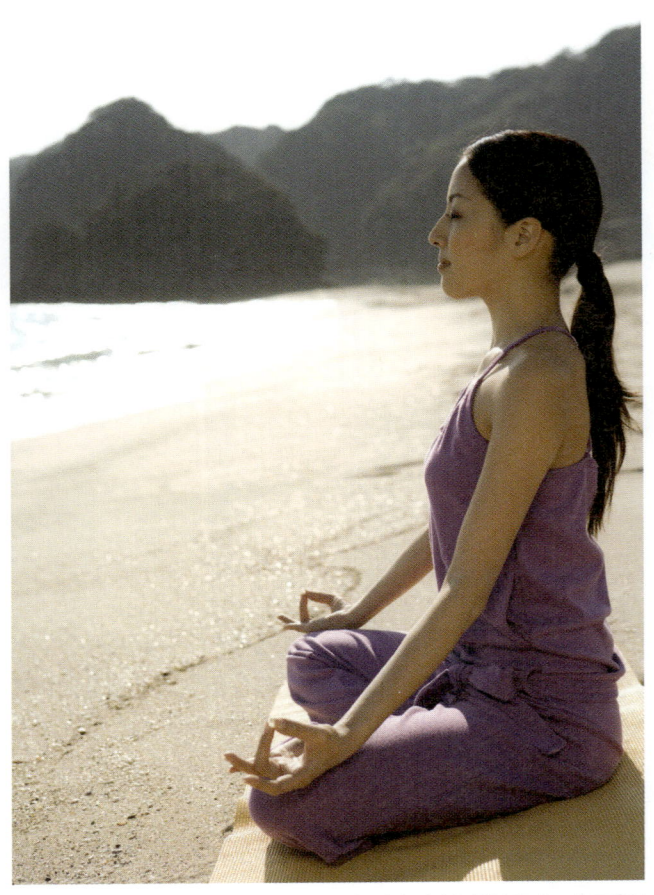

명상을 하거나 야외에서 시간을 보내는 것은 영적 건강을 향상시키는 데 도움이 된다.

했거나 또는 봄의 첫 향기를 맡은 사람이라면 최적의 영적 건강을 유지하는 것의 즐거움을 이해할 수 있을 것이다.

사회적 건강 사회적 건강은 의미 있는 대인관계를 발달시키고 유지하는 것이며 그 결과는 친구와 가족으로 구성된 지지망(support network)의 형성이다. 좋은 사회적 건강은 사회적 상호작용에 자신감을 갖게 도와주며 정서적 안정감을 제공해 준다. 자신의 지지망에 있는 사람의 숫자가 반드시 중요하지는 않지만 그러한 상호관계의 질적인 면은 중요하다. 의사소통 기술을 발달시키는 것은 튼튼한 사회적 지지망을 유지하는 데 있어 중요한 하나의 행동이다.

환경적 건강 환경적 건강은 자신의 건강에 미치는 환경의 영향뿐만 아니라 환경 상태에 미치는 자신의 행동도 포함한다. 환경은 자신의 웰니스에 긍정적 또는 부정적 영향을 미칠 수 있다. 예를 들면, 대기 오염과 수질 오염은 신체적 건강에 해를 끼칠 수 있는 두 가지 중요한 환경적 요인이다. 오염된 공기를 흡입하면 다양한 호흡기 질환을 초래할 수 있다(예, 천식). 유해한 박테리아로 오염된 물을 섭취하면 감염이 일어날 수 있으며 발암물질이 들어 있는 물을 섭취하면 일부 형태의 암 발병 위험을 증가시킨다.

또한 자신의 환경은 웰니스에 긍정적인 영향을 미칠 수 있다. 예를 들면, 안전한 환경은 편안함과 안전함을 느끼게 해주며 이것은 정서적 건강에 영향을 미친다. 그뿐만 아니라, 주거 환경이 안전하다면 더 많은 시간을 야외에서 활동적으로 보낼 것이며 신체적 건강이 향상될 가능성이 높아진다.

우리와 환경과의 관계는 양방향이다. 우리의 건강에 미치는 환경의 긍정적 및 부정적 영향에 대해 논의했다. 지금부터는 사람의 행동이 환경에 어떻게 영향을 미치는지에 대한 몇 가지 보기를 살펴보자. 자신의 행동에 대해 생각해 볼 수 있을 것이다: 정기적으로 분리수거를 실시하는지 또는 필요하지 않아 버리는 것의 대부분을 쓰레기로 내버리는지? 가능하다면 카풀을 하거나 대중교통을 이용하는지 또는 매연을 내뿜는 승용차를 타고 다니는지? 완전한 웰니스를 성취하려면 환경에 대해 이해하고, 자신의 웰빙을 위협하는 환경적 위험에 대해 자신을 보호하는 것뿐만 아니라 환경에 미치는 자신의 영향을 인식해야만 한다.

웰니스 구성요소들의 상호작용

웰니스의 구성요소 중 어느 것도 개별적으로 작용하지 않는다. 실제로, 6개의 구성요소 모두 밀접하게 상호작용한다. 예를 들면, 만성적인 신체적 질병이 있으면서 불안장애 또는 우울장애가 있는 사람은 정신 건강 장애가 없는 사람보다 더 많은 신체적 장애를 호소한다(4). 또한 강인한 영성(spirituality)은 더 낮은 정신장애 발병률, 더 나은 면역 기능, 더 많은 건강 증진 활동 참여와 연관이 있다(3, 5). 웰니스 구성요소들이 서로 연결되어 있지만, 웰니스의 어느 한 측면과 관련된 건강 행동을 실천한다고 해서 더 높은 수준의 종합적 웰니스를 보장하지는 않는다. 오히려 완전한 웰니스는 신체적, 지적, 사회적, 정서적, 그리고 영적 건강의 균형에 의해서만 성취될 수 있다.

정리하면...

- 웰니스는 건강한 생활방식을 실천함으로써 달성되는 최상의 건강 상태로 정의된다.
- 웰니스의 6가지 구성요소: 신체적 건강, 정서적 건강, 지적 건강, 영적 건강, 사회적 건강, 환경적 건강.

다양성의 인식

모든 사람에게서의 웰니스

자신의 행동은 자신의 건강과 웰니스 수준에 많은 영향을 미친다. 그와는 달리, 웰니스 그리고 특정 만성적 질병의 위험성에 영향을 미치지만 자신이 통제할 수 없는 요인들도 있다. 민족, 성별, 연령, 가족력, 사회경제적 수준은 당뇨병, 암, 심혈관계 질환, 비만, 그 밖의 다른 질병의 발병 위험에 영향을 미친다.

예를 들면, 미국 흑인들은 미국 전체 구성원들과 비교해서 고혈압 발병 위험이 높다. 이와 비슷하게, 미국 원주민과 라틴계 사람들에게서는 다른 민족적 배경을 가진 사람들보다 당뇨병이 더 보편적이다. 그 뿐만 아니라 남자와 여자는 심장병, 골다공증, 일부 암의 발병 위험에 차이가 있다.

노화 또한 웰니스를 달성하는 능력에 영향을 미칠 수 있다. 예를 들면, 만성질병의 발병 위험(예, 심장병과 암)은 나이가 많아지면서 증가한다. 끝으로, 사회경제적 수준이 낮은 사람은 양질의 건강관리에 대한 접근이 더 어려우며 비만, 심장병, 약물 남용을 더 많이 경험한다. 모든 사람의 목표는 최상의 웰니스를 성취하는 것이지만 개인적 그리고 인구학적 차이는 웰니스를 성취하는 데 더 큰 어려움을 가져올 수 있다. 이 같은 중요한 주제는 이 책의 전반에 걸쳐 다루어질 것이다.

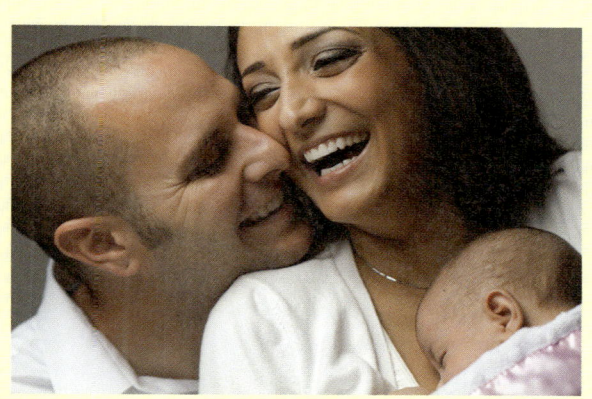

국가의 웰니스 목표

미국을 포함해서, 모든 국가는 국민의 건강에 지대한 관심을 가지고 있다. 건강하지 않은 국가의 경우 근로자의 생산성이 감소하고 건강관리에 사용되는 국가 재정이 증가함으로써 국가 자원이 소모된다. 미국인의 전반적인 웰빙을 향상시키기 위해 미국 정부는 '건강인(Healthy People)'으로 알려진 일련의 웰니스 목표를 설정하였다.

건강인 계획(Healthy People Initiative)은 질병을 예방하고, 모든 미국인의 삶의 질을 향상시키기 위한 것이다. 웰니스 목표는 1980년에 처음 작성된 *건강인* 보고서에 제시되었으며 목표 달성을 향한 진전에 근거해서 그 후 10년마다 개정되어 왔다. 각 보고서에는 10년간의 의제에 기초한 다양한 범위의 건강과 웰니스 목표가 포함되어 있다. *건강인 2020*은 미국의 현재 목표를 담고 있다. 중요한 목표로는 예방 가능한 질병, 부상, 조기사망 없이 양질의 삶을 살면서 장수를 누리는 것; 건강 평등성 달성, 모든 집단의 건강을 향상시키는 것(위의 '다양성의 인식' 참조); 모든 사람의 건강을 증진시키는 사회적 및 물리적 환경 조성; 삶의 모든 단계에 걸쳐 양질의 삶, 건강한 성장 발달, 건강한 행동을 장려하는 것 등이 포함된다. *건강인 2020*의 현재 목표에 대한 더욱 자세한 내용은 6쪽의 '집중 분석'을 살펴보거나 www.healthypeople.gov를 방문할 것.

정리하면...

- 건강인은 미국인을 위해 미국 정부가 설정한 일련의 웰니스 목표이다.
- 건강인 2020의 주요 목표는 예방 가능한 질병, 부상, 조기사망 없이 양질의 삶을 살면서 장수를 누리는 것, 건강 평등 달성, 모든 집단의 건강을 향상시키는 것, 모든 사람의 건강을 증진시키는 사회적 및 물리적 환경 조성, 삶의 모든 단계에 걸쳐 양질의 삶, 건강한 성장 발달, 건강한 행동을 장려하는 것이다.

운동이란? 왜 해야만 하는가?

운동이란 용어를 들었을 때 체육관의 트레드밀에서 달리는 사람을 연상하는가? 또는 친구들과 함께 경치 좋은 산을 오르는 것이 머리에 떠오르는가? 두 활동 모두 운동이 될 수 있으며 두 가지 모두 건강에 유익하다. 실제로, 운동을 하는 데 있어 재미있고 흥미로운 방법이 많이 있다. 자신이 체육관에 가는 것을 원하지 않는다면 활동적이 될 수 있고 건강을 향상시킬 수 있는 많은 다른 방법이 있다. 개인별 체력 프로그램 작성의 한 부분은 자신에게 어떤 방법이 가장 적합한지를 찾아내는 것이다.

집중 분석

건강인 2020의 이해

정부 기관 및 공중보건 전문가들은 미국의 새로운 원대한 목표를 충족시키는 데 요구되는 건강인 2020 목표를 최근에 설정하였다. 그들은 새로운 목표 달성에서의 진전을 기록하기 위해 자료를 수집할 것이다. 건강인 2020의 몇 가지 목표는 다음과 같다.

- 여가 활동을 하지 않는 성인의 비율 감소
- 유방암 사망률 감소
- 전립선암 사망률 감소
- 피부암 사망률 감소
- 영양 섭취 또는 체중과 관련된 상담이나 교육이 포함된 병원 방문의 비율 증가
- 보육 시설에서 취학 전 연령의 어린이에게 제공되는 음식과 음료의 영양 표준을 갖춘 주(state)의 숫자 증가
- 부모 또는 도움을 주는 성인 보호자와 친밀한 관계에 있는 청소년의 비율 증가
- 체중 조절을 위해 병적인 음식 섭취 행동을 하는 청소년의 비율 감소
- 알코올성 음료를 폭음하는 사람의 비율 감소
- 최신의 핵심적인 임상적 예방 서비스를 받는 노인의 비율 증가
- 충분한 수면을 취하는 성인의 비율 증가

출처: U.S. Department of Health and Human Services, Office of Disease Prevention and Health Promotion, www.healthypeople.gov.

운동은 신체활동의 한 종류

*신체활동*과 운동은 종종 대체해서 사용하지만 동일하지는 않다. **신체활동**은 에너지 소비량 수준이나 실행하는 이유와는 상관없이 모든 신체적 움직임을 포함한다(6). 신체활동은 직업적, 생활방식, 또는 여가 시간의 활동으로 구분할 수 있다. 예를 들면, 직업적 활동은 식당의 종업원이나 건설 노동자처럼 업무 수행 과정에서 이루어지는 활동이다. 생활방식 활동은 집안일, 걸어서 학교에 가는 것, 아파트 또는 기숙사 방에 가기 위해 계단을 오르는 것 등을 포함한다. 여가 시간 신체활동은 여가 시간에 자신이 선택해서 하는 활동이다.

운동은 여가 시간 신체활동의 한 종류다(6). 거의 모든 체력 단련 활동과 스포츠는 운동으로 생각되는데 그 이유는 이러한 활동은 계획되었고 체력을 유지하거나 향상시키는 데 도움이 되기 때문이다. 운동을 다른 형태의 신체활동과 구분 짓는 주된 요인은 특별히 건강과 체력을 위해 운동이 실행된다는 것이다.

우리가 *신체활동*이라는 용어를 사용할 때, 이 용어는 운동을 포함하지만 운동은 모든 종류의 신체활동을 포함하지 않는다. 예를 들면, 자전거를 이용해서 출퇴근한다면 이것은 생활방식 신체활동이며, 직장에서 무거운 상자를 들어 올리는 것은 직업적 신체활동이다. 이러한 두 가지 활동 모두 건강을 향상시킬 것이며, 규칙적이고 체계화된 운동 프로그램에 참가하지 않더라도 활동적 생활방식 또는 업무가 어떻게 건강에 영향을 미칠 수 있는지에 대한 보기이다. 일반적으로 운동이 가장 큰 건강 효과를 보여주지만 규칙적인 신체활동으로도 많은 건강 효과를 거둘 수 있다. (이 내용에 대해서는 2장에서 더 자세히 살펴볼 것이다.)

신체활동의 다양한 건강 효과

사람들에게 규칙적으로 운동을 하는지를 물어보면 대답은 종종 '아니요'다. 사람들이 운동을 하지 않는 많은 이유가 있다. 그렇지만 우리 대부분은 규칙적인 신체활동과 운동의 많은 건강 효과를 인지하고 있다. 근육 모양과 체지방 수준을 향상시킴으로써 겉모습을 더 좋게 만드는 것 외에도 규칙적인 운동은 활력 수준과 일상 업무 수행 능력을 향상시키는 데 도움이 된다. 아마도 이보다 더 중요한 것은 종합적인 웰니스를 달성하는 데 도움을 줄 수 있는 것이다(2, 7~15).

좋은 건강과 웰니스의 증진에 있어 규칙적인 신체활동의 중요성은 신체활동과 건강에 관한 1996년의 의무총감(surgeon general) 보고서에 강조되어 있다. 보고서는 신체활동 부족이 미국의 주요 공중보건 문제이며, 모든 미국인은 일주일의 대부분 날들에서 저·중강도의 신체활동을 30분만 하더라도 건강을 향상시킬 수 있다고 결론을 내린다. 의무총감 보고서는 신체활동과 운동의 많은 건강 효과를 인정하고 있으며(그림 1.2), 다음의 내용에서 살펴볼 것이다. 각기 다른 건강 효과를 위해서는 각기 다른 수준의 신체활동과 운동이 필요하다는 것을 기억해야 한다. 이 책 전반에 걸쳐, 건강과 체력을 위해 필요한 권장 활동량에 대해 배우게 될 것이다.

심장질환 위험 감소   심혈관계 질환(CVD; cardiovascular disease)은 미국의 주요 사망 원인이다. 실제로, 미국인 세 명 중 한 명은 CVD로 사망한다. 규칙적인 신체활동과 운동은 CVD 발병 위험을 유의하게 감소시킬 수 있다(1, 7, 8, 10, 11, 17~21). 그뿐만 아니라, 규칙적인 신체활동은 심장발작 동안의 사망 위험을 줄인다

상담 코너

자신의 웰니스 수준이 매일매일 어떻게 변하는지를 살펴본다. 자신의 웰니스가 어떻게 변하는지를 더 잘 이해할 수 있도록 한 학기 동안 자주 이러한 관찰의 시간을 갖는다.

- 1부터 10까지 단계(10은 완전한 웰니스 상태)로 구분한다면 자신의 각 웰니스 구성요소는 어느 수준이라고 평가하는가?
- 자신의 웰니스에 영향을 미치는 사람, 업무, 책임, 또는 욕구가 어떤 것인지를 파악한다.
- 자신의 스트레스 수준을 높이는 경향이 있는 모든 것들의 목록 그리고 자신에게 활력 또는 에너지를 주는 모든 것들의 목록을 작성한다.

자신의 웰빙에 영향을 주기 위해 자신이 매일 하는 특정 활동은 어떤 것들인가?

What is my wellness level?

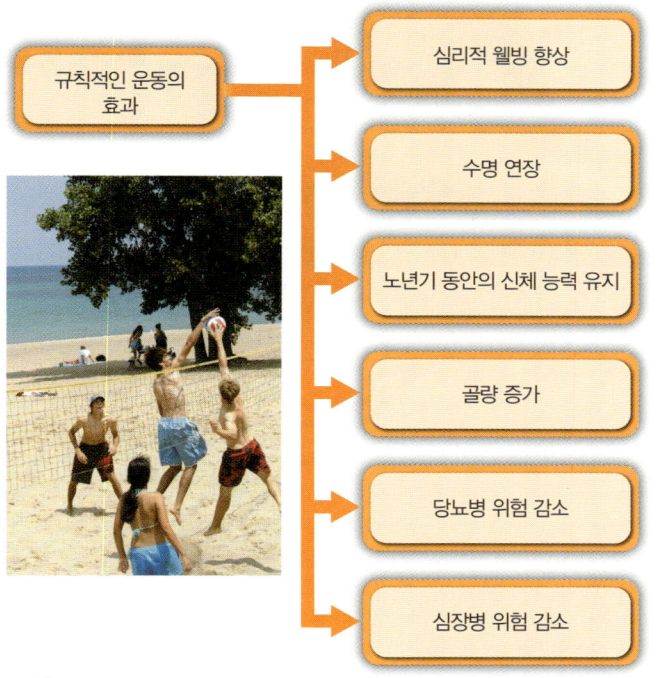

그림 1.2
규칙적인 운동은 여러 가지 장기적 건강 효과를 가져다준다.

(규칙적인 운동의 효과 → 심리적 웰빙 향상 / 수명 연장 / 노년기 동안의 신체 능력 유지 / 골량 증가 / 당뇨병 위험 감소 / 심장병 위험 감소)

는 뚜렷한 증거가 있다(8쪽의 그림 1.3 참조) (22~25). 운동 트레이닝은 심장발작 동안의 심장 손상 정도를 60% 이상 줄일 수 있음을 그림 1.3에서 볼 수 있다(23, 24). 많은 예방의학 전문가들은 이러한 사실만으로도 규칙적인 신체활동과 운동을 해야 하는 충분한 이유가 된다고 주장한다(7, 18, 26). (10장에서 운동과 CVD에 관해 상세히 논의하고 있다.)

당뇨병 위험 감소 당뇨병은 높은 혈당 수준으로 특징되는 질병이다. 치료되지 않은 당뇨병은 시력 상실, 신장 기능부전을 포함해서 많은 건강 문제를 초래할 수 있다. 규칙적인 신체활동과 운동은 혈액 글루코스(혈당) 조절을 향상시킴으로써 제2형이라고 불리는 특정 당뇨병 형태의 발병 위험을 감소시킬 수 있다(9, 27, 28). (6장에서 당뇨병에 대해 더 자세히 논의할 것이다.)

골량 증가 골격의 뼈는 신체 움직임이 일어날 수 있도록 물리적 지렛대를 제공하며 내부 장기를 보호한다. 그러므로 튼튼하고 건강한 뼈의 유지가 중요하다는 것은 명백하다. 골량과 뼈 강도의 상실을 **골다공증**이라 부르며 이러한 상태는 골절 위험을 증가시킨다. 비록 골다공증이 모든 연령의 남녀에게서 발생할 수 있지만 나이 많은 사람, 특히 여성에게서 더 보편적이다.

운동은 뼈를 강화시킴으로써 뼈 건강을 향상시킬 수 있다. 근육 활동에 의해 가해지는 물리적 힘은 골량과 뼈의 강도에 영향을 미치는 핵심 요인이다. 많은 연구들에서 규칙적인 운동이 젊은 성인의 골량, 골밀도, 그리고 뼈의 강도를 증가시킨다는 것을 보여주었다(29~31). 특히 달리기, 걷기, 저항 트레이닝 같은 체중부하 운동은 뼈 건강에 중요하다. 그뿐만 아니라 골다공증에 관한 연구는 규칙적

신체활동 골격근에 의해, 특히 큰 근육군의 수축을 통해 이루어지는 신체 움직임이며 에너지 소비를 가져온다.

운동 하나 또는 그 이상의 체력 구성요소를 향상시키기 위해 실행되는 계획된, 체계화된, 반복적인 신체 움직임.

심혈관계 질환(CVD) 심장과 혈관의 질병.

당뇨병 높은 혈당 수준으로 특징되는 대사장애(metabolic disorder). 혈당의 만성적 상승은 심장병, 신장병, 신경 기능 장애, 눈의 손상 증가와 연관이 있다.

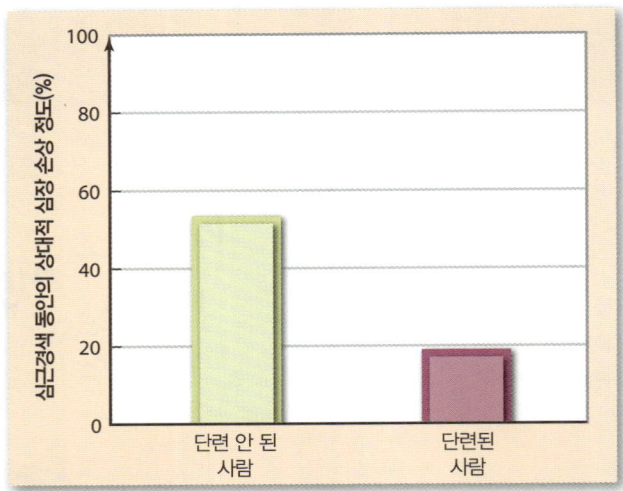

그림 1.3
규칙적인 지구력 운동은 심장발작 동안 심장을 부상으로부터 보호한다. 이 그림은 심근경색 동안 운동으로 단련된 사람은 단련되지 않은 사람과 비교해서 심장의 부상 정도가 적다는 것을 보여주고 있다.

출처: Data from Yamashita, N., et al. Exercise provides direct biphasic cardioprotection via manganese superoxide dismutase activation. Journal of Experimental Medicine 189:1699-1706 1999.

인 운동이 노인들의 뼈 상실을 예방할 수 있으며 골다공증을 치료하는 데도 유용하다고 제의하고 있다(29).

노년기의 신체 능력 유지 늙어가면서 인간은 신체적 작업 능력을 점차적으로 상실한다. 나이가 많아지면서 힘든 활동(예, 달리기, 자전거타기, 수영)을 실행할 수 있는 능력은 점차적으로 저하된다. 이 같은 능력 저하가 이르게는 20대에 시작될 수도 있지만 가장 급격한 변화는 약 60세 이후에 나타난다(32~34). 규칙적인 운동 트레이닝은 노화에 따른 신체적 작업(work) 능력의 감소율을 줄일 수 있다(32, 35, 36). 그림 1.4에서 아주 잘 단련된, 어느 정도 단련된, 비활동적인 사람들 사이에 신체적 작업 능력의 차이가 있음을 볼 수 있다. 가장 중요한 것은, 나이가 많아지면서 신체적 작업 능력이 감소하지만 규칙적인 운동은 이러한 감소율을 낮출 수 있으며, 평생 동안 신체적 여가활동을 즐길 수 있는 능력의 증가 및 그에 따른 삶의 질 향상이다.

수명 증가 비록 논란의 여지는 있지만 점점 더 많아지는 증거들은 규칙적인 신체활동과 운동(건강한 생활방식과 병행하는)이 수명을 증가시킨다고 보여주고 있다(7, 8, 25, 37~39). 예를 들면, 지난 30년간에 걸친 하버드대학 졸업생의 연구는 비활동적인 생활방식을 가진 사람이 규칙적으로 신체활동을 하는 사람보다 사망 위험이 31% 더 높다고 보고하였다(8). 여성을 포함한 연구 또한 비활동적이거나 체력이 낮은 여성의 사망 위험이 더 높다는 것을 보여주었다

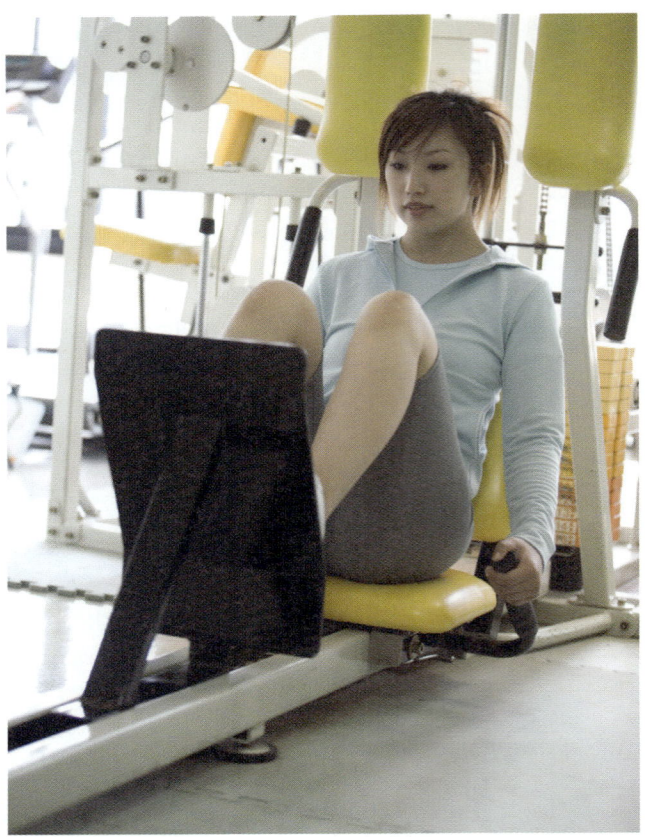

규칙적인 체중부하 운동은 골량 감소를 예방할 수 있다.

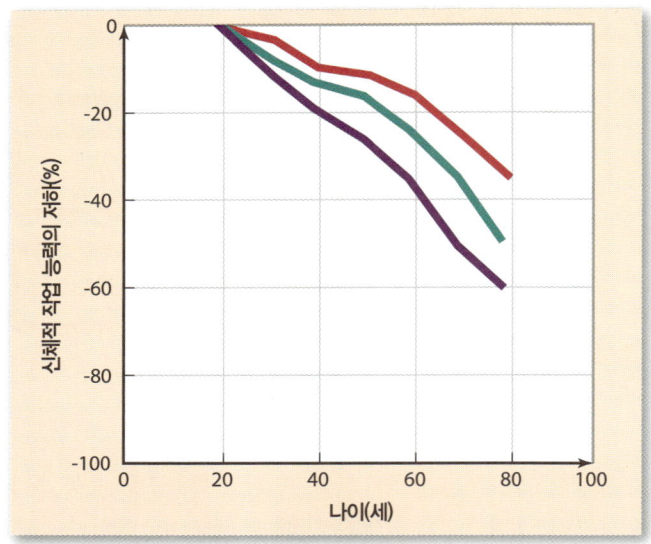

설명
— 아주 잘 단련된 (하루에 60분 운동)
— 어느 정도 단련된 (하루에 30분 운동)
— 단련 안 된(비활동적)

그림 1.4
규칙적인 운동은 나이가 많아지면서 나타나는 신체적 작업 능력의 저하를 줄일 수 있다.

(40, 41). 이러한 결과는 운동을 하고 더욱 활동적인 생활방식을 영위하는 사람이 더 오래 산다는 것으로 해석된다. 이러한 수명 증가의 일차적인 요인은 심장발작과 암 두 가지 모두의 낮은 위험성 때문이라고 생각되고 있다(7, 8).

심리적 웰빙 향상 규칙적인 운동이 모든 연령대의 사람들에게서 심리적 웰빙을 향상시킨다는 것을 시사하는 명확한 증거가 있다. 규칙적인 운동의 정신적 건강 효과는 불안장애와 우울증의 위험 감소를 포함한다(42). 또한 사람들은 운동 후에, 심지어 그 후 8시간까지, 불안감과 스트레스를 더 적게 느낀다고 보고한다. 이러한 심리적 효과는 신체적으로 활동적인 사람의 웰빙 수준을 향상시킨다. 11장에서, 심리적 스트레스를 줄이는 방법의 하나로서 운동의 역할에 대해 추가적으로 논의하겠다.

정리하면...

- 규칙적인 신체활동과 운동은 심장병과 당뇨병 두 가지 모두의 위험을 감소시킨다.
- 운동은 젊은 사람의 골량을 증가시키고 노인의 뼈를 강화시킨다.
- 규칙적인 운동은 나이가 많아져도 신체적 작업 능력을 유지시켜 준다.
- 규칙적인 신체활동과 운동은 수명을 증가시키고 삶의 질을 향상시키는 것으로 나타났다.
- 운동은 심리적 웰빙을 개선시키고 우울장애와 불안장애의 위험을 감소시킨다.

건강-관련 체력을 위한 운동과 신체활동

체력 단련 프로그램은 목표에 따라 두 개의 커다란 범주로 나눌 수 있다. (1) 건강-관련 체력과 (2) 스포츠나 운동기술-관련 체력. 이 책은 건강-관련 체력에 초점을 맞춘다. 종합적인 건강-관련 체력 프로그램의 전반적인 목표는 삶의 질을 최대한 높이는 것이다(1, 42). 이러한 체력 프로그램의 구체적인 목표는 질병의 위험을 감소시키고 전체 체력을 향상시킴으로써 일상적인 업무를 더 적은 노력으로 그리고 피로를 덜 느끼면서 실행할 수 있도록 하는 것이다. 그와는 달리, 스포츠 또는 운동기술-관련 체력의 유일한 목표는 특정 스포츠에서의 경기력을 향상시키는 것이다. 그렇지만 종합적인 건강-관련 체력 프로그램을 주 중에 실행하는 '주말 전사(weekend warrior)'에게는 많은 스포츠 종목의 경기력 또한 향상될 것이다.

대부분의 체력 전문가들은 종합적인 건강-관련 체력에 5가지 구성요소가 있다는 데 동의한다.

1. 심폐 체력
2. 근력
3. 근지구력
4. 유연성
5. 신체조성

그 외에도, 일부 체력 전문가들은 운동기술 능력(motor skill performance)을 6번째 구성요소로 포함시킨다. 운동기술은 민첩성, 협응성 같은 움직임의 질적인 측면이며, 선수들의 경기력 향상에 도움을 준다. 운동기술이 스포츠 경기력에 중요하기는 하지만 젊은 성인의 건강 향상과는 직접적으로 연관되어 있지 않으며 따라서 건강-관련 체력의 주요 구성요소라고 생각되지 않는다. 그렇지만 이러한 운동기술은 나이가 많아지면서 중요성이 증가할 수도 있는데 그 이유는 좋은 평형성, 협응성, 민첩성이 노인의 넘어짐 위험을 감소시키는 데 도움이 될 수도 있기 때문이다.

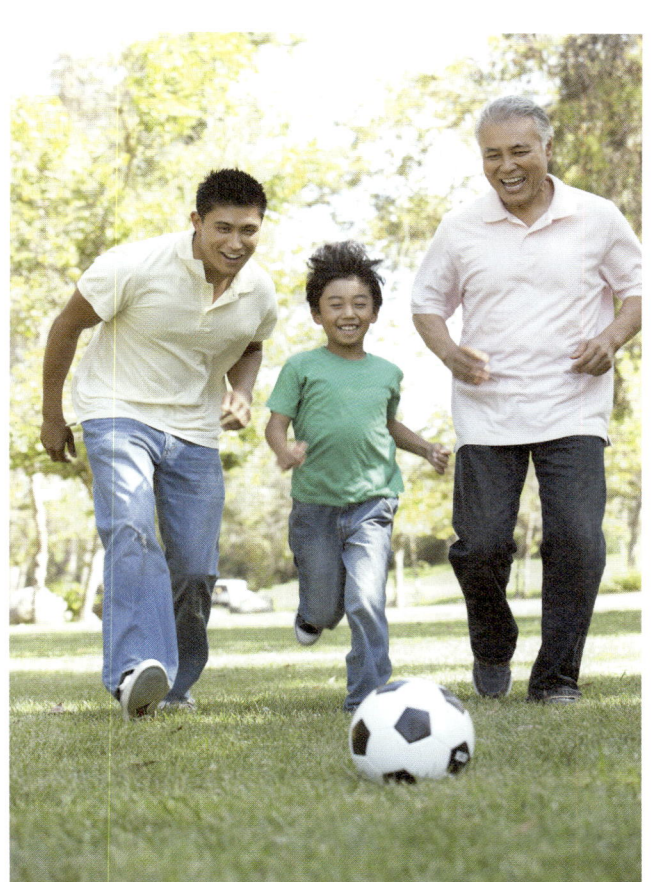
규칙적인 신체활동은 수명 연장에 도움이 될 수 있다.

골다공증 골량과 뼈 강도의 상실로부터 초래되는 상태.

심폐 지구력

심폐 지구력(*유산소 체력* 또는 *심폐 체력*이라고도 함)은 건강-관련 체력의 핵심 구성요소로 종종 생각된다. 심폐 지구력은 운동 동안 산소가 풍부한 혈액을 수축하는 근육으로 공급하는 심장의 능력과 산소를 받아들이고 사용하는 근육의 능력을 나타낸다. 근육으로 전달된 산소는 장시간의 운동에 요구되는 에너지를 생산하는 데 사용된다.

실질적인 측면에서 보면, 심폐 지구력은 장거리 달리기, 사이클링, 수영 같은 지구력-형태 운동을 실행하는 능력이다. 심폐 지구력 수준이 높은 사람은 그리 많은 피로를 느끼지 않으면서 활발한 운동을 30~60분 동안 실행할 수 있다. (3장에서는 심폐 체력을 향상시키도록 설계된 운동 트레이닝의 세부적인 면을 다루고 있다.)

근력

근력은 한 번의 최대 수축 동안 근육(또는 근육군)이 얼마나 큰 힘을 발휘할 수 있는가에 의해 평가된다. 실질적인 측면에서 보면, 한 번의 최대 노력으로 얼마나 무거운 무게를 들어 올릴 수 있는지를 의미한다.

근력은 거의 대부분의 스포츠 종목에서 중요하다. 미식축구, 농구, 육상 같은 스포츠 종목은 높은 수준의 근력을 필요로 한다. 심지어 운동선수가 아닌 사람이라도 일상생활을 살아가려면 어느 정도의 근력을 필요로 한다. 예를 들면, 식료품 가방을 들거나 가구를 움직이는 것 같은 일상적인 가사도 근력을 필요로 한다. 약간의 저항 트레이닝(웨이트 트레이닝으로 흔히 이루어짐)으로도 근력이 향상될 수 있으며 일상적인 작업을 더 쉽게 할 수 있도록 해준다. (근력 발달의 원리는 4장에 제시되어 있다.)

근지구력

근지구력은 반복적으로 최대하(submax) 근력을 발휘하는 근육의 능력이다. 비록 근력과 근지구력이 서로 관련되어 있기는 하지만 동일하지는 않다. 두 용어는 다음의 보기로 가장 잘 구분될 수 있다. 한 번의 최대 노력 동안 70kg의 바벨을 들어 올리는 사람은 높은 근력 수준을 보여준다. 만일 35kg의 바벨을 12번 들어 올린다면 그 사람은 근지구력을 보여주는 것이다. 근력을 발달시키면 근지구력이 일반적으로 향상된다. 그렇지만 일반적으로 근력은 근지구력 트레이닝으로 향상되지 않는다.

대부분의 스포츠는 근지구력을 필요로 한다. 예를 들면, 시합 동안 라켓을 반복해서 스윙해야 하는 테니스 선수는 높은 수준의 근지구력을 필요로 한다. 많은 일상적인 활동(예, 하루 종일 학교에서 백팩을 메고 다니는 것) 또한 약간의 근지구력을 필요로 한다. (근지구력을 발달시키는 방법은 4장에서 논의한다.)

유연성

유연성은 관절의 전체 동작 범위에 걸쳐 관절을 자유롭게 움직이는 능력이다. 유연한 사람은 자신의 관절을 쉽게 굽히고 돌릴 수 있다. 일상적으로 스트레칭을 하지 않으면 근육과 건은 짧아지고 딱딱해져서 관절의 동작 범위를 줄이고 유연성을 감소시킨다.

유연성의 필요성은 각 개인마다 다르다. 특정 종목의 선수들(체조나 다이빙)은 복잡한 동작을 실행하기 위해 높은 수준의 유연성을 필요로 한다. 일반인은 운동선수보다 더 적은 유연성을 필요로 한다. 그렇지만 높은 선반 위에 놓여 있는 물체를 향해 팔을 뻗는 것 같은 일상생활에서의 활동은 어느 정도의 유연성을 필요로 한다. 연구결과는 유연성이 일부 형태의 근육-건 상해를 예방하는 데 도움이 되며 요통을 감소시키는 데 유익할 수도 있다고 제의한다 (43,44). (유연성 향상을 위한 방법은 5장에서 논의한다.)

신체조성

신체조성이란 신체지방과 제지방조직의 상대적 양을 말한다. 신체조성을 건강-관련 체력의 한 가지 구성요소로 포함시키는 이유는 높은 비율의 체지방(비만으로 알려져 있는 상태)이 CVD, 제2형 당뇨병, 일부 암의 발병 위험 증가와 연관이 있기 때문이다. 또한 비만은 신체의 움직임 동안 관절에 부담을 준다. 일반적으로, 과다한 체지방은 의료적 문제의 발생 위험을 증가시킨다.

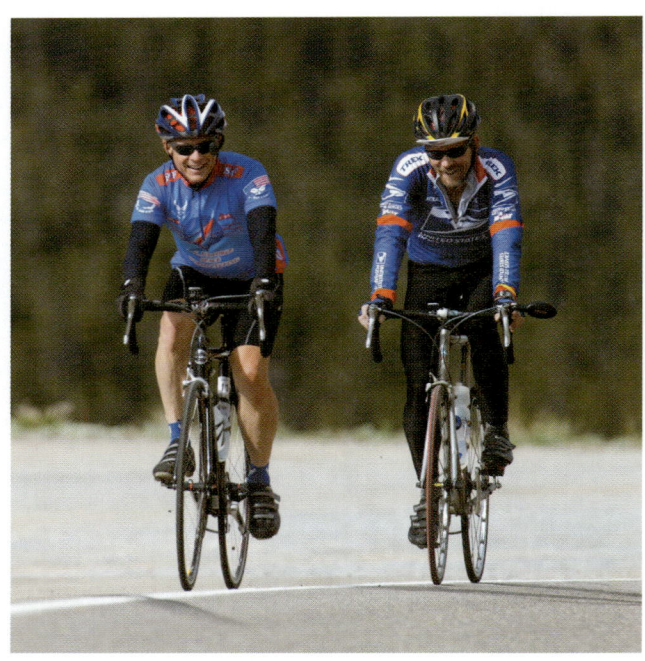

자전거로 먼 거리를 운동하는 사람은 좋은 심폐 지구력을 가지고 있다.

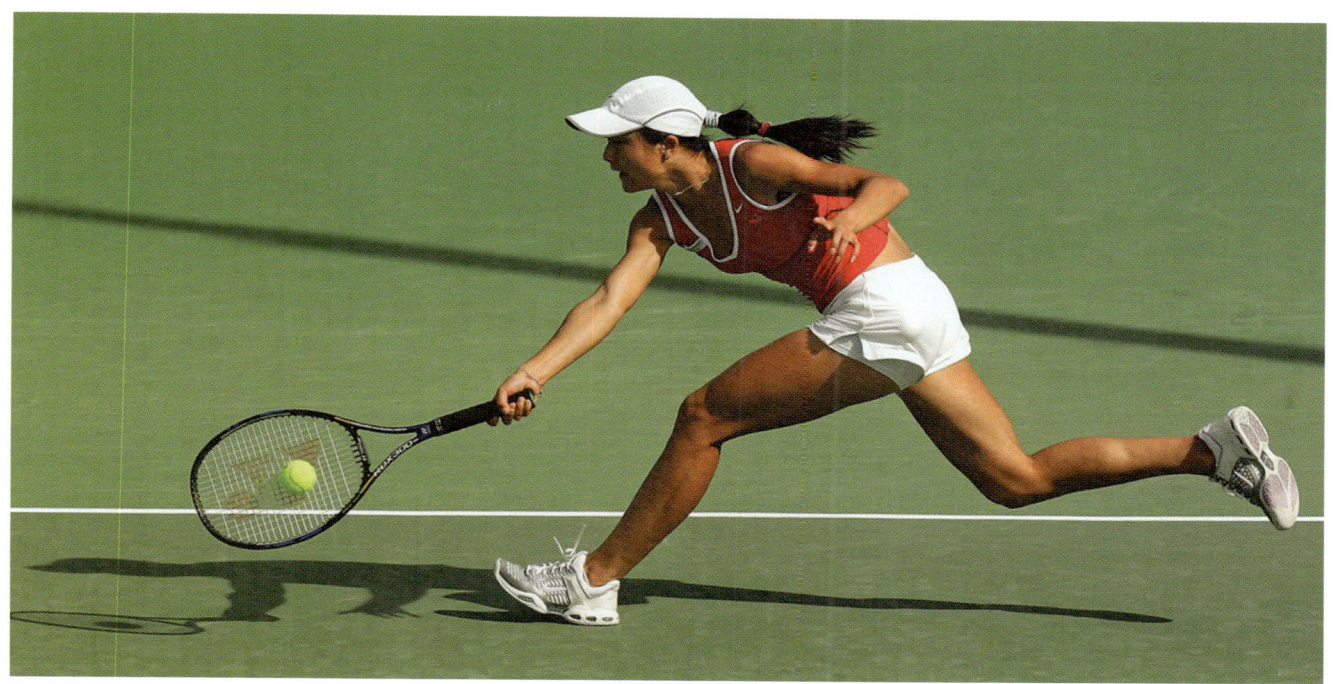

테니스 경기 동안 라켓을 반복적으로 스윙하려면 높은 수준의 근지구력을 필요로 한다.

신체활동 부족은 체지방 증가에 주된 역할을 하는 것으로 나타났다. 반대로, 규칙적인 운동은 체지방 상실을 촉진시키는 중요한 요인이다. (신체조성에 대해 6장에서 더 많이 공부한다.)

정리하면...
- 건강-관련 체력은 심폐 지구력, 근력, 근지구력, 유연성, 신체조성의 5가지 요소로 구성되어 있다.

건강한 행동의 선택

마리아를 기억하는가? 그녀는 자신의 웰니스를 향상시키기 위해 여러 가지 행동을 변화시킬 필요가 있었다. 운동, 음식 섭취, 수면, 시간 관리 습관 모두 향상의 여지가 있다. 현재의 행동을 변화시키려면 그녀에게서 어느 정도의 노력이 요구되며, 하룻밤 사이에 그러한 변화가 일어나지는 않을 것이다. 건강하지 않은 습관과 행동 양식은 오랜 기간에 걸쳐 형성되었으므로 시간과 노력의 투자 없이 변화시킬 수 있으리라고 기대해서는 안 된다. 다행히도, 마리아는 그녀의 건강을 향상시키기로 마음을 굳혔으며 생활방식에서의 행동 변화를 위해 웰니스 강좌에서 배웠던 전략을 사용할 것이다.

변화 모형의 단계

변화 모형의 단계에서는 행동 변화에 다섯 가지 연속적인 단계가 있다고 제의한다.

1. 심사숙고 *이전* 단계에 있는 사람은 자신의 건강하지 못한 행동을 변화시킬 생각이 없다. 변화의 필요성을 인식하지 못할 수도 있거나 또는 단순히 변화를 원하지 않을 수도 있다. 이러한 단계에 있는 사람은 자신의 행동을 변화시키는 것에 대해 생각하지 않기 때문에 그 다음 단계로 이동하는 것을 돕기 위해 친구나 가족이 필요할 수도 있을 것이다. 이 같은 첫 번째 단계에 있는 사람을 위한 목표는 건강한 행동에 관한 좋은 정보를 얻도록 하는 것이며 그렇게 함으로써 자신들의 건강

> **심폐 지구력** 운동하는 근육으로 산소가 풍부한 혈액을 박출하는 심장의 능력 그리고 산소를 받아들이고 사용하는 근육의 능력을 나타낸다.
>
> **근력** 힘을 발휘하는 근육의 최대 능력.
>
> **근지구력** 반복해서 최대하 근력을 발휘하는 근육의 능력.
>
> **유연성** 관절의 전체 동작 범위에 걸쳐 관절을 자유롭게 움직이는 능력.
>
> **신체조성** 신체지방과 제지방조직(근육, 장기, 뼈)의 상대적 양.
>
> **변화 모형의 단계** 어떻게 개인이 건강 행동의 변화를 채택하고 유지하는지를 이해하기 위한 이론적 틀.

행동 변화를 위한 단계적 접근

건강한 행동으로의 변화에 어려움을 겪는가?
건강한 행동으로의 변화를 위한 자신의 통상적인 노력에 관한 다음의 질문에 대답하시오.

Y N
- ☐ ☐ 특정한 실행 계획이 있는가?
- ☐ ☐ 친구나 가족으로부터 도움을 받는가?
- ☐ ☐ 목표를 설정하는가?
- ☐ ☐ 성공에 대해 자신을 보상하는가?

대부분 또는 모든 질문에 대해 아니오라고 대답한다면 교재의 앞부분에 있는 행동 변화 계약서를 사용하는 것을 고려해야 한다.

행동 변화 계약서와 행동 변화 전략의 사용에 대한 조언

내일:
- ☑ 친구에게 행동 변화 계약서의 증인이 되어 달라고 이야기한다.
- ☑ 이번 학기 동안에 노력해서 달성할 수 있는 단기 및 장기 SMART 목표를 적는다.
- ☑ 자신의 목표 달성에 따른 보상을 결정한다.

2주 이내에:
- ☑ 목표 달성을 향한 자신의 진전을 평가하고 목표가 현실적이지 않다고 생각되면 목표를 조정한다.
- ☑ 어떤 행동 변화 전략이 자신에게 가장 효과적인지(예, 대체 행동, 재발 방지, 자극 관리)를 결정하고 자신의 행동 변화 계약서에 그러한 전략을 추가한다.
- ☑ 단기 목표에 도달한다면 자신을 보상한다.

학기말에는:
- ☑ 장기 목표를 향한 자신의 진전을 평가하고 장기 목표를 달성했다면 보상한다.
- ☑ 새로운 목표를 설정한다.
- ☑ 자신의 새로운 건강 행동을 유지하는 데 도움이 되도록 행동 전략을 계속해서 사용한다.

하지 못한 행동을 다르게 바라보기 시작할 수 있다.

2. *심사숙고* 단계에 있는 사람은 변화에 대한 필요성을 인식하고 그 다음 6개월 이내에 그렇게 하려고 생각한다. 이 단계에 있는 사람은 건강한 행동에 대한 정보 그리고 변화에 더 가까워지도록 자신들이 할 수 있는 작은 단계들에 대한 정보가 필요하다.

3. *준비* 단계에 있는 사람은 그 다음 30일 이내에 변화를 시작할 준비가 되어 있다. 일부 경우에는, 이미 약간의 변화를 시작하고 있을 수도 있다(예, 운동 프로그램을 시작하기 이전에 생활방식에서 신체활동을 증가시키는 것). 또한 일상 업무를 나열하고 우선순위를 매기기 위해 휴대용 전화기나 컴퓨터에 하루의 세부 일정을 정리하는 것 같은 실질적인 단계를 밟기 시작한다.

4. *행동* 단계에서는, 행동의 변화가 있지만 지속기간은 아직까지 6개월 미만이다. 다음 내용에서 논의된 행동 변경 전략을 사용한다면 새로운 행동이 습관이 되도록 만드는 데 도움이 된다.

5. 행동 변화가 6개월 동안 지속된 후에는, *유지* 단계에 들어간다. 이 단계 동안, 행동 변화는 거의 습관화되고 의식적 노력이 더 적게 요구된다. 이러한 단계가 진행되면서 예전 습관으로 되돌아가려는 유혹은 점차적으로 감소한다. 앞선 단계들에서의 진전에 도움을 준 행동 변경 전략의 계속적인 사용은 변화를 장기간 유지하는 데 도움을 줄 것이다.

각 단계에서 보내는 시간은 개인별로 많은 차이가 있고, 단계들을 거치면서 이루어지는 진전은 일반적으로 직선적이지 않다. 행동 변화가 영구적인 것이 되기 전에 종종 사람들은 단계들 사이에서 뒤로 그리고 앞으로 여러 차례 움직인다. 한 번의 실수는 실패를 의미하지 않는다는 것을 이해해야 한다. 초기 단계에서 차질을 겪는다면 왜 그러한 실수가 일어났는지를 검토하고 새로운 계획을 세운다. 이 같은 경험으로부터 배움을 얻고, 한 번의 실수에 낙담하지 않도록 한다.

어떠한 행동 변화 계획에서도 가장 핵심적인 요소는 변화에 대한 갈망이다. 생활방식의 변화에 대한 진정한 욕구가 없다면 가장 좋은 행동 변화 계획도 실패하기 마련이다. 이 장의 나머지 부분은 건강한 행동을 선택하고 유지하는 데 도움을 주는 특정적인 전략 및 방법을 논의하고 있다.

행동 변경

행동 변경은 행동 또는 행동의 결과에 앞서는 신호(cue)를 사용하여 그러한 행동을 변화시키는 것이다. 예를 들면, 사용할 운동용품이 든 가방을 저녁 잠자리에 들기 전에 문 앞에 놓아두는 것은 다음 날 아침 가방을 들고 나가도록 상기시키며, 하루 일을 마친 다음 체육관에 들릴 수 있게 한다. 충실한 운동 후의 이완된 느낌을 즐긴다면 운동을 계속할 가능성이 높아진다. 보편적으로 사용되는 일곱 가지 행동 변경 전략이 아래에 소개되어 있다.

1. *행동 변화 서약서*(교재의 앞쪽에 있는)는 자신의 목표와 행동 변화를 위한 계획을 포함하며 자신 그리고 자신과 가까운 사람이 서명을 한다. 서약서 작성 과정은 자신의 계획을 검토하는 데 도움이 되며, 서약서를 다른 사람이 함께 서명하도록 함으로써 파트너에게 자신을 지지하도록 그리고 본인이 책임감을 갖도록 해준다.
2. *현실적인 단기 및 장기 목표의 설정*은 효과적인 행동 변화에 필수적이다. (목표 설정에 대한 세부 사항은 7장에 자세히 설명되어 있다.) 간략하게 설명하면, 자신의 목표는 우리가 SMART 목표라고 말하는 것이어야 한다. SMART는 구체적(specific), 측정 가능한(measureable), 행동 지향적(action-oriented), 현실적(realistic), 시간 확정적(time-stamped)의 약어이다. 예를 들면, 체중을 감량시키고 싶다면 자신의 SMART 목표는 다음과 같을 수도 있다.
   - *구체적 그리고 측정 가능한* – "나는 5kg을 줄이고 싶다."
   - *행동 지향적* – "나는 이러한 목표를 일주일에 5일 하루에 최소한 45분의 유산소 운동을 함으로써, 일주일에 최소한 2번의 저항 트레이닝을 함으로써, 칼로리 섭취량을 하루에 250칼로리를 줄임으로써 달성하겠다."
   - *현실적 그리고 시간 확정적* – "이러한 목표를 2개월 이내에 달성하기를 원한다."
3. *자기–관찰*은 자신의 건강하지 못한 행동과 패턴에 어떤 것이 영향을 미치는지를 파악하기 위해 자신의 행동을 분석하는 것을 포함한다. 자기–관찰은 자신의 건강하지 못한 선택을 촉발시키고 강화시키는 것이 어떤 것인지를 알도록 해줌으로써 자신의 행동 변화에 도움을 줄 수 있다. 자기–관찰은 목표를 향해 노력해가면서 자신의 진전을 기록하는 데도 사용할 수도 있다.
4. *대체* 행동은 건강하지 못한 행동의 선택을 건강한 것으로 교체하는 것이다. 감자칩 대신에 간식을 위해 신선한 과일과 채소를 준비해 두는 것 같은 간단한 일도 음식 섭취에서의 변화를 가져오는 데 도움이 될 수 있다.
5. *자기–강화*는 목표를 달성했을 때 자신을 보상하는 시스템을 개발하는 것이다. 자신의 보상은 의미가 있고 목표 달성을 위한 동기를 부여하는 것이어야 한다.
6. *의사결정 균형*은 자신이 변화를 원하는 행동의 긍정적인 면과 부정적인 면을 저울질하는 것을 포함한다. 이러한 전략은 새로운 행동의 긍정적인 결과를 예상하거나 경험할 때인 변화의 마지막 세 단계에 있는 사람들에게 일반적으로 더 도움이 된다. 처음 두 단계에서는 새로운 행동의 부정적인 면을 볼 가능성이 크며 따라서 의사결정 균형은 행동의 변화에 역효과를 가져올 수도 있을 것이다.
7. *퇴보의 예방*은 자신의 건강하지 못한 행동으로 되돌아가는 것을 막기 위해 사용된다. 이 전략은 자신의 건강하지 못한 선택을 촉발할 가능성이 높은 "고위험" 상황을 파악하고 그런 다음 그 같은 상황을 피하거나 제거하기 위한 구체적인 행동 계획을 세우는 것을 포함한다. 주말에 적은 양의 알코올을 섭취하려고 노력하고 있으며 친구와의 맥주 파티에서는 과음할 가능성이 높다는 것을 안다면 파티에 가지 않고 그 대신 친구와 함께 식당에 갈 수도 있을 것이다. 한두 잔을 마실 수 있는 돈만을 가지고 가며, 지명 운전자를 돌아가면서 맡을 수도 있다. 또한 실수는 정상적인 것이며 실패를 의미하지 않는다는 것을 기억하는 것이 중요하다. 예전 행동으로의 일시적 퇴보를 경험한다면 자신의 행동을 재검토하고 새로운 행동 계획을 세운다.

습관의 평가

웰니스–관련 행동을 변화시키기 전에 그러한 행동이 건강하지 못하며 자신이 변화시킬 수 있음을 인식해야만 한다. 건강하지 못한 행동에 대한 대체 행동을 찾아낼 필요도 있다. 좋은 출발점은 자신의 건강 위험 수준에 대한 개별적 평가이다. 자신의 건강에 영향을 미

상담 코너

대학교에 다닐 때, 학생들은 흔히 지적, 사회적, 신체적 영역에서 아주 많은 상호작용을 경험한다. 자신의 정신적, 환경적, 영적 영역을 더욱 완전히 탐구하는 시간을 갖도록 노력한다.

- 지도를 받으면서 진행되는 명상, 요가 또는 마사지 수업에 참가한다.
- 어떤 가치가 자신에게 가장 중요한지를 확인한다.
- 공개적으로 누군가에게 고맙다고 함으로써 감사를 표시하는 것을 연습한다.
- 자신이 생활하는 공간에 예술적인 측면을 추가한다.
- 주위 환경을 개선함으로써 환경이 자신에게 더욱 즐겁도록 만든다.

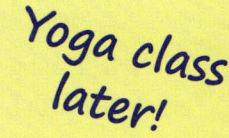

치는 요인이 어떤 것인지에 대해 더 잘 알 수 있도록 실습 1.1의 생활방식 평가 목록을 사용할 수 있다. 실습을 완료하면서 최선이 아닌 행동의 목록을 작성한다. 자신이 어느 변화 단계에 있는지 알 수 있는가? 자신의 행동 변화 계획을 시작하기 이전에 더 많은 정보를 수집할 필요가 있는가? 행동의 변화에 성공하기 위해서는 신체적 및 정신적으로 준비되어 있어야 한다. 자신이 이러한 각각의 건강 행동을 통제할 수 있지만 생각만으로는 변화를 가져오기에 충분하지 않다는 것을 명심해야 한다.

어떠한 행동을 변화시키고 싶은지를 결정한 후에는 가장 좋은 실행 계획을 마련하기 위해 자기-관찰을 사용하여 자신의 습관을 검토할 수 있다. 자신의 행동 양식을 평가할 때에는 자신이 왜 그러한 선택을 하는지 그리고 왜 변화시키기를 원하는지 생각한다. 건강한 영양 섭취 권고지침을 모르기 때문에 나쁜 음식 섭취 습관을 가지고 있는지 또는 스트레스나 감정적 문제에 대처하기 위해 자신이 과식을 하는지? 건강한 선택을 촉진하는 그리고 건강한 선택에 장애가 되는 상황이나 사람을 파악할 필요도 있다.

끝으로, 자신의 습관을 평가할 때에는 변화가 자신에게 왜 중요한지를 생각한다. 건강을 향상시키기 위해 그리고 자신에 대해 더 좋은 느낌을 갖기 위해 변화시키기를 원하는지 또는 다른 사람을 기쁘게 하기 위해 변화시키기를 원하는지? 자신의 선택에 대한 동기를 이해하는 것은 변화를 영구적인 것으로 만드는 가장 좋은 계획을 수립하는 데 도움이 될 것이다.

행동 변화의 장애물 파악

자신의 현재 행동 패턴을 평가한 후에는, 자신의 행동 변화를 방해할 수도 있는 장애물에 초점을 맞출 수 있다. 예를 들면, 운동 프로그램을 시작하고 싶지만 낮 동안에는 수업이 꽉 차있고 저녁에는 아르바이트를 해야 한다—시간 부족이 장애물이라고 느낄 수도 있을 것이다. 흡연을 중단하고 싶지만 친구들과 어울려 있을 때에는 친구 모두가 담배를 피운다—친구들로부터 자신이 느끼는 사회적 압력이 장애물일 것이다. 자신의 목표는 장애물을 축소시키거나 제거하는 것이며 바로 이러한 경우가 '퇴보의 예방'을 적용하기에 완벽한 기회이다(신체활동에 대한 장애물 제거와 관련한 설명은 2장 참조).

일부 장애물은 극복하기가 쉽다. 다른 것들은, 특히 자신에게 중요한 사람에 의해 영향을 받을 때에는 복잡해진다. 자신의 보기로 되돌아가서, 시간 부족이 장애물이라고 생각되는 경우에는 30분 먼저 일어나는 것이 그러한 장애물을 극복하는 데 도움이 될지도 모르겠지만 흡연 중단에 대한 사회적 장애물을 해소하려면 친구로부터의 도움을 필요로 할 것이다. 자신을 아끼는 다른 사람이 자신의 목표를 안다면 일반적으로 도움을 주려고 할 것이지만 변화에 대한 자신의 갈망에 대해 알지 못한다면 도와줄 수 없다. 흡연을 중단하고 싶다고 친구에게 말하고 담배를 피울 때에는 그들과 함께 있고 싶지 않다고 말하면 그들이 자신의 결정을 지지하는 데 도움이 될 것이다. 퇴보의 예방은 행동을 변화시키는 데 아주 효과적일 수 있다.

건강하지 못한 행동의 변화

이제는 자신의 행동을 변화시키기 위한 계획을 수립하는 것을 시작할 수 있다. 실습 1.1을 끝낸 후에는 자신의 웰니스 향상을 위해 변화시킬 수 있는 여러 가지 행동을 파악할 수 있을 것이다. 자신의 실습 결과에 압도당하지 말 것. 자신의 건강하지 못한 모든 행동을 한꺼번에 변화시켜야 할 필요는 없음을 인식해야 한다. 한 번에 너무 많은 것을 변화시키려고 노력하는 것은 일반적으로 아주 어려우며 성공 가능성을 감소시킨다. 실수는 변화에 대한 자신의 동기 부여를 위축시킬 수 있지만 실패를 의미하지 않는다는 것을 기억해야 한다.

자신의 실천 계획을 수립하려면 행동에 대한 정확한 정보를 가져야 할 필요가 있다. 이 책 그리고 강사로부터 많은 정보를 얻게 될 것이다. 그렇지만 학교 건강센터의 상담사, 체력 전문가, 또는 지원

소비자 코너

믿을 수 있는 건강 정보를 찾는 방법

건강에 관한 정보가 넘쳐나고 있지만 어떤 것을 믿어야 할지를 어떻게 아는가? "전문가"들이 인포머셜(infomercial)과 잡지에서 제품을 홍보하지만 일부 주장은 믿기지 않을 정도로 너무나 좋다. 현혹되거나 또는 더욱 심각한 경우, 사기 당하는 것을 피하기 위해서는 "건강한 회의적 시각"을 발달시켜야 한다. 다음번에 웹사이트를 방문하거나, 보충제 라벨(label)을 읽거나, 또는 인포머셜을 시청할 때에는 자신에게 다음과 같은 질문을 한다.

- 이 제품에 대한 주장이 믿기지 않을 정도로 너무 좋지 않은가?
- 이 제품을 생산하거나 또는 제공하는 회사에 의해 모든 관련된 연구들이 진행되었거나 또는 연구 자금이 제공된 것은 아닌가?
- 제품에 관한 주장이 엄격한 과학적 연구에 의해 뒷받침되는가?
- 단기 및 장기 효과에 대한 정보를 얻을 수 있는가?
- 제품에 대한 정보가 수업 시간에 배운 정보와 일치하는가?
- 제품 사용의 잠재적 위험과 부작용이 언급되어 있는가?
- 제품 사용을 홍보하는 전문가가 실제로 그러한 분야의 전문가인가? (예를 들면, 발 문제를 치료하는 의사가 체중 감소 약물의 권위자는 아닐 것이다.)
- 상반되는 정보가 있는가?

첫 번째 두 질문에 '그렇다'라고 대답한다면 의심을 해야 한다. 나머지 질문들에 그렇다라고 대답한다면 제품 사용을 고려해 봐야 할 수도 있다. 추가적인 평가를 위해 수업의 강사 또는 학생 건강센터의 근무자 같은 믿을 수 있는 전문가의 의견을 듣는다. 건강 제품을 평가하는 데 있어 이 장의 끝부분에 있는 실습 1.5를 참조한다.

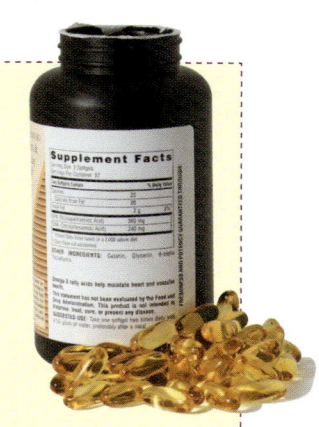

모임(support group) 같은 추가적인 자원을 찾아볼 필요가 있을지도 모르겠다. 외부 자원은 자신이 필요로 하는 정보와 가르침을 줄 수 있는 자격을 갖춘 평판 좋은 집단 또는 개인이어야 한다(다음 쪽의 소비자 코너에서, 믿을 수 있는 건강 정보인지를 어떻게 확인하는지 살펴볼 것).

어떤 것을 제일 먼저 변화시키고 싶은지를 결정할 때에는 변화시키고 싶은 여러 가지 행동 그리고 그러한 변화에 필요한 노력을 고려한다. 치실을 규칙적으로 사용하는 것 또는 매달 자가 검진을 하는 것 같은 일부 행동은 간단하며 그리 많은 노력을 필요로 하지 않는다. 그렇지만 새로운 운동 프로그램을 시작하거나, 금연을 하거나, 음식 섭취를 변화시키는 것은 더 많은 노력을 요구한다. 대부분의 사람은 한 번에 하나 이상의 간단한 변화를 성공적으로 달성할 수 있다. 그렇지만 좀 더 복잡한 행동의 경우에는 한 번에 하나의 변화가 권장된다. 또한 변화가 좀 더 덜 어렵도록 만들기 위해 변화를 작은 단계로 나누는 것, 즉 **구체화**가 권장된다. 간단한 행동에서의 성공 그리고 복잡한 행동으로 진전하는 작은 단계에서의 성공은 자신감을 증가시키고 종합적인 웰니스를 향해 노력하도록 자신을 동기 부여한다.

끝으로, 목표를 설정하고 행동 변화를 위한 특정적 계획을 수립할 필요가 있다. 매달 자가 검진을 상기시키도록 휴대폰에 알림 기능을 설정해 놓거나 또는 달력에 표시해 놓는 것 같은 간단한 일도 행동 변화에 도움이 될 수 있다. 비활동적인 선택을 활동적인 것으로 맞바꿈으로써 생활에서의 신체활동을 증가시킬 수 있을 것이다. 그렇지만 많은 행동에 있어서는 더욱 세부적인 행동 계획을 필요로 할 것이다. 예를 들면, 음식 섭취 습관의 변화는 영양사와의 상담, 구매 식품 목록 작성, 식사를 사전에 계획, 그리고 책임감 있는 친구 등을 포함할 수도 있을 것이다. 또한, 이러한 변화는 단계적으로 이루어질 수 있을 것이다. 구체화의 활용은 변화를 더욱 실현 가능한 것으로 만들 것이다.

정리하면...

- 자신의 변화 단계를 아는 것은 행동 변화를 위한 가장 좋은 행동 계획을 수립하도록 도와준다.
- 행동 변경 전략은 자신의 행동을 성공적으로 변경시키는 데 많은 도움이 된다.
- 현재의 습관을 평가하고 장애물을 파악하는 것은 행동 변화를 위한 계획을 수립하기 전에 필수적으로 이루어져야 한다.

> **구체화** 더 큰 목표를 달성하기 위해 행동 또는 작업을 작은 단계로 나누는 것.

신체활동 증가를 위한 샘플 프로그램

바쁜 일정 때문에 운동할 시간을 내기가 어렵더라도 신체활동 수준을 증가시킬 수 있는 방법은 있다. 규칙적인 운동에 참가하는 사람과 동일한 수준의 체력 향상을 거둘 수는 없겠지만 자신의 건강은 여전히 향상시킬 수 있다. 만보기를 구입해서 하루에 10,000보를 걷도록 노력하고, 생활에서의 신체활동을 증가시키며, 하루에 여러 차례 짧은 시간의 중강도 신체활동을 하는 것은 자신을 더욱 활동적으로 만들 수 있는 몇 가지 것들이다.

하루 동안의 걸음걸이 횟수를 늘리기 위해서는 엘리베이터 대신 계단을 이용하고, 차량을 이용하기보다는 걸어서 모든 강의실에 가며, 심부름을 갈 때는 걸어서 가고, 식료품 마트에서는 이곳저곳을 살피면서 추가로 더 많이 걷는다. 아파트나 거실에서 다른 일들 사이에 틈틈이 운동을 함으로써 신체활동을 포함시킨다. 체력 단련 DVD나 비디오를 구입해서 친구 또는 룸메이트와 함께 운동하는 것도 고려해 본다.

목표: 하루 10,000보의 목표에 도달하도록 하루에 250보를 늘리고, 일반적인 신체활동을 증가시킨다. 최소한 하루 10,000보의 목표에 도달하기 위한 기간(몇 주)은 자신의 출발점에 따라 다를 것이다.

	활동 시간	월요일	화요일	수요일	목요일	금요일	토요일	일요일
1주	점심시간		10분 걷기		10분 걷기		10분 걷기	10분 걷기
	공부 도중에	다양한 체조 운동 10분		다양한 체조 운동 10분		다양한 체조 운동 10분	10분 걷기	10분 걷기
2주	점심시간		15분 걷기		15분 걷기		15분 걷기	15분 걷기
	공부 도중에	다양한 체조 운동 15분	15분 요가 DVD	다양한 체조 운동 15분	15분 요가 DVD	다양한 체조 운동 15분	15분 걷기	15분 걷기(아침) 15분 요가 DVD (오후)
3주	점심시간		15분 걷기		15분 걷기		20분 걷기	20분 걷기
	공부 도중에	다양한 체조 운동 20분	20분 요가 DVD	다양한 체조 운동 20분	20분 요가 DVD	다양한 체조 운동 20분	20분 걷기	20분 걷기(아침) 20분 요가 DVD (오후)

요약

1. 웰니스란 용어는 "건강한 삶"을 의미한다. 웰니스는 건강한 생활방식을 실천함으로써 달성할 수 있으며, 여기에는 규칙적인 신체활동, 적절한 영양 섭취, 유해한 행동을 하지 않는 것(흡연과 약물 사용 같은 고위험 행동을 피하는 것), 정서적 및 영적 건강을 유지하는 것을 포함한다.

2. 종합적 웰니스는 신체적, 정서적, 지적, 영적, 사회적, 환경적 건강의 균형에 의해서만 달성될 수 있다. 웰니스의 구성요소는 개별적으로 작용하지 않는다; 구성요소들은 강한 상호작용을 한다. 예를 들면, 빈약한 신체적 건강은 빈약한 정서적 건강을 가져올 수 있다.

3. 운동은 많은 건강 효과를 제공한다. 규칙적인 운동은 CVD와 당뇨병의 위험을 감소시키고, 골량을 증가시키며, 나이가 많아지더라도 신체적 작업 능력을 유지하도록 해준다.

4. 건강–관련 체력의 5가지 주요 구성요소는 심폐 체력, 근력, 근지구력, 유연성, 신체조성이다.

5. 적절하게 활용한다면 행동 변경 전략은 건강한 행동으로의 변화에 아주 큰 도움이 될 수 있다.

학습문제

1. _____은 골격근에 의해 이루어지는 신체 움직임이며 에너지 소비를 가져온다.
   a. 운동
   b. 체력
   c. 신체활동
   d. 건강-관련 체력

2. _____은 웰니스의 한 측면이 아니다.
   a. 운동
   b. 영적 건강
   c. 사회적 건강
   d. 정서적 건강

3. 다음 중에서 건강-관련 체력의 구성요소가 아닌 것은?
   a. 근력
   b. 신체조성
   c. 민첩성
   d. 유연성

4. 다음 중에서 규칙적인 신체활동의 건강 효과는?
   a. 골다공증 위험 감소
   b. 심장병 위험 감소
   c. 정신 건강의 향상
   d. 위의 것 모두

5. 다음 중에서 건강인(healthy people) 2020의 목표는?
   a. 충분한 수면을 취하는 성인 비율의 증가
   b. 폭음을 하는 사람의 비율 감소
   c. 영양 또는 체중과 관련한 상담이나 교육이 포함된 병원 방문의 비율 증가
   d. 위의 모든 것은 건강인 2020의 목표이다.

6. 변화의 _____ 단계에 있는 사람은 새로운 건강 행동을 6개월 미만 실행해 오고 있다.
   a. 유지
   b. 행동
   c. 심사숙고
   d. 새로운 활동

7. 다음 중에서 건강한 행동 변화를 시작하는 데 중요한 단계는?
   a. 구체적인 계획을 세운다.
   b. 지지망(support network)을 동원한다.
   c. 필요하다면 외부의 도움을 받는다.
   d. 위의 것 모두

8. 다음 중에서 행동의 변화를 계획할 때에 고려해야 하는 것은?
   a. 변화를 원하는 행동의 숫자 그리고 이와 관련된 노력
   b. 행동 변화의 동기
   c. 현재의 행동 패턴
   d. 위의 것 모두

9. 이 장에서 SMART 목표를 논의하였다. 약어인 SMART는 무엇을 뜻하는가?

10. 웰니스란?

11. 웰니스의 여섯 가지 각 구성요소와 연관된 행동을 최소한 한 가지씩 말하시오.

12. 건강-관련 체력의 다섯 가지 구성요소를 나열하고 논의하시오.

13. 건강인 목표의 중요성을 논의하시오.

유용한 웹링크

미국심장협회(American Heart Association)
심혈관계 질환의 위험을 줄이는 방법에 대한 최신 정보를 제공한다. 사이트는 운동, 다이어트, 심장병에 대한 정보를 포함하고 있다. www.heart.org

미국스포츠의학회(American College of Sports Medicine)
운동, 건강, 체력에 대한 정보를 포함하고 있다. www.acsm.org

WebMD
음식 섭취, 운동, 스트레스를 포함해서 건강과 관련된 다양한 주제의 최신 정보를 포함하고 있다. 영양, 체력, 웰니스 관련 사이트와 연결되어 있다. www.webmd.com

건강인(Healthy People)
미국인들의 건강과 웰니스를 향상시키기 위한 미국 정부의 계획(initiative)에 대한 정보를 포함하고 있다. www.healthypeople.gov

실습 1.1

이름 _____ 날짜 _____

생활방식 평가 목록

생활방식 평가 일람표의 목적은 질병, 부상, 그리고 조기 사망의 위험을 증가시키는 자신의 삶의 측면을 파악하는 데 도움을 주기 위한 것이다. 변화를 가져오는 데 있어 인식이 첫 번째 단계이다.

    자신에게 적용되는 각 문항마다 표시를 한다. 각 범주에 대해 하나 이상의 대답을 선택할 수도 있다.

신체 건강

A. 체력
- _____ 나는 일주일에 적어도 3일은 최소 20~30분을 운동한다.
- _____ 나는 일주일에 3~7일을 15~30분 걷는다.
- _____ 나는 일주일의 대부분 날들에서 생활방식에 따른 신체활동 또는 직업적 신체활동을 한다.

B. 신체지방
- _____ 나의 몸에는 손가락으로 2.5cm 이상의 지방을 집을 수 있는 부위가 없다.
- _____ 나의 몸매에 만족한다.

C. 안전 운전
- _____ 운전을 할 때에는 항상 안전벨트를 착용한다.
- _____ 규정 속도를 어기는 경우는 거의 없다.
- _____ 술을 마시고 운전하지는 않으며, 술을 마신 사람의 차를 타지 않는다.

D. 수면
- _____ 나는 항상 7~9시간의 수면을 취한다.
- _____ 잠 드는데 문제가 없다.
- _____ 밤 동안에 잠을 깨는 일은 일반적으로 없다.

E. 음식 섭취
- _____ 일반적으로, 나는 균형 있는 식사와 다양한 음식을 먹는다.
- _____ 과일과 채소를 매일 먹는다.
- _____ 과식하는 경우는 거의 없다.
- _____ 지방이 많은 음식과 단 것을 다량 먹는 경우는 드물다.

F. 알코올 섭취
- _____ 하루에 2잔 미만을 마신다.
- _____ 정신을 잃을 정도로 술을 마신 적은 한 번도 없다.
- _____ 폭음을 하지 않는다.

G. 담배와 약물의 사용
- _____ 나는 흡연(담배, 파이프, 시가 등)을 하지 않으며, 무연 담배를 사용하지 않는다.
- _____ 처방된 의약품만을 사용한다.
- _____ 불법적인 약물을 사용하지 않는다.

H. 성행위
- _____ 나는 항상 안전하게 성행위를 한다(예, 항상 콘돔을 사용하거나 일부일처 형태의 성관계를 가진다).
- _____ 나는 성적으로 활동적이지 않다.

사회적 건강

_____ 배우자 또는 남자 친구/여자 친구와 행복하고 만족스러운 관계에 있다.
_____ 친한 친구와 좋은 관계에 있다.
_____ 가족으로부터 많은 사랑과 지지를 받는다.
_____ 좋은 의사소통 기술을 가지기 위해 노력한다.
_____ 가까운 사람에게 나의 느낌과 감정을 표현할 수 있다.

정서적 건강

A. 스트레스 수준

_____ 이완하기가 쉽다는 것을 발견한다.
_____ 긴장하거나 불안을 느끼는 경우는 드물다.
_____ 과도한 감정적 스트레스를 느끼지 않으면서 일상적인 스트레스에 다처할 수 있다.
_____ 극심한 스트레스를 주는 상황을 작년에 경험하지 않았다.

B. 정신 건강

_____ 우울증이나 불안장애의 고통이 없다.
_____ 식이장애가 없다.

지적 건강

_____ 수업을 빼먹지 않는다.
_____ 현재의 시사 문제에 대해 알고 있다
_____ 새로운 것을 배우는 기회를 추구한다.
_____ 나와는 다른 생각에 대해 열린 마음을 가지고 있다.

환경적 건강

_____ 이차 흡연에 정기적으로 노출되지 않는다.
_____ 자외선 차단제를 사용하거나 햇볕 노출을 제한한다.
_____ 가능할 때에는 카풀을 하거나 신체활동으로 이동한다.
_____ 일상적으로 재활용을 한다.
_____ 유해한 환경적 오염물질에 대한 노출을 제한한다.

영적 건강

_____ 나의 삶에 의미와 목적이 있다고 느낀다.
_____ 나의 영성(spirituality) 수준에 만족한다.
_____ 영적 건강을 발달시키기 위해 노력한다.

실습 1.1 (계속)

자신의 반응을 평가

1. 자신에게서 가장 강한 웰니스 영역은? 그러한 웰니스 구성요소를 위한 건강한 행동을 유지하기 위해 자신은 무엇을 하는가?

   _____
   _____

2. 자신에게서 가장 약한 웰니스 영역은? 그러한 영역을 향상시키기 위해 어떠한 행동을 변화시킬 수 있는가?

   _____
   _____

3. 이번 학기에 진심으로 변화시키고 싶은 한 가지 웰니스 행동의 향상을 위한 장기 목표를 적는다. 장기 목표 달성에 도움이 될 단기 SMART 목표를 적는다.

   장기 목표 :
   _____
   _____

   단기 SMART 목표 :
   _____
   _____

실습 1.2

이름 _____   날짜 _____

행동의 변화

자신이 현재 심사숙고 이전 단계, 심사숙고 단계, 준비 단계에 있는 한 가지 건강 행동은 무엇인가? 이제는 변화를 고려해야 하는 시간이다. 한 가지 건강 행동을 선정한 다음 변화를 어떻게 달성해야 하는지를 알려주는 아래의 절차를 따른다. 필요하다면 추가 용지를 사용한다.

1. 변화시키고 싶은 행동을 선정한다. _____

2. 자가-관찰을 사용하여 자신의 행동 패턴을 평가한다. 자신이 직면하게 될 장애물을 최소한 하나 이상 적는다.
   _____
   _____

   자신의 변화에 도움이 되는 것을 최소한 한 가지 이상 적는다.
   _____
   _____

3. 자신을 지지하고 도움을 줄 수 있는 사람의 이름을 적는다. 이들 중 한 사람이 자신과 함께 행동 변화 서약서에 서명을 할 것인가?
   _____
   _____

4. 어떤 행동 변경 전략을 사용할 것인가? 자신이 나열한 각 전략과 관련해서, 어떻게 이러한 전략을 사용할 것인지에 대한 구체적인 계획을 작성한다.
   _____
   _____

5. 장기 목표 그리고 그러한 목표 달성에 도움이 되는 단기 SMART 목표를 최소한 두 가지 이상 적는다.

   장기 목표 : _____
   _____

   단기 SMART 목표 : _____
   _____

6. 자신의 단기 및 장기 목표를 달성하였을 때 자신을 어떻게 보상할 것인가?
   _____
   _____
   _____

실습 1.3

이름 _____   날짜 _____

병력 점검

대부분의 사람들은 안전하게 운동 프로그램을 시작하고 자신들의 체력을 상당히 증가시킬 수 있다. 그렇지만 특정 의학적 상태는 의사로부터의 허락 또는 운동과 신체활동에 대한 대안적인 처방을 요구한다. 그러므로 신체활동에 커다란 변화를 가져오기 전에 자신의 건강을 평가하는 것이 중요하다. 자신의 병력을 평가하기 위한 아래의 질문에 진솔하게 답변한다.

다음 중의 어느 하나라도 현재 가지고 있거나 또는 예전에 가진 적이 있는가? 해당사항에 표시한다.
- _____ 심잡음
- _____ 상승된 콜레스테롤
- _____ 고혈압
- _____ 불규칙적인 심장 박동
- _____ 관상동맥질환
- _____ 가슴 통증
- _____ 혈액 응고
- _____ 비정상적인 휴식 또는 운동 심전도(ECG)
- _____ 뇌졸중
- _____ 당뇨병
- _____ 심장발작
- _____ 호흡곤란(숨참)
- _____ 심장병의 가족력
- _____ 관절염
- _____ 만성적 허리 통증
- _____ 비만
- _____ 천식
- _____ 그 밖의 다른 심장, 대사계, 또는 호흡계의 문제
- _____ 그 밖의 다른 관절의 문제

다음 중 자신에게 해당되는 사항에 표시한다.
- _____ 45세 이상
- _____ 금연자 또는 지난 6개월 이내에 금연
- _____ 처방 의약품 현재 복용

복용하는 의약품 : _____

표시한 항목에 대해 설명하시오.

_____

_____

자신이 운동하는 것이 안전하지 않을 거라고 느끼는 이유가 있다면 설명하시오.

_____

실습 1.4

이름 _____   날짜 _____

Par-Q and You

Physical Activity Readiness
Questionnaire - PAR-Q
(revised 2002)

PAR-Q & YOU

(A Questionnaire for People Aged 15 to 69)

Regular physical activity is fun and healthy, and increasingly more people are starting to become more active every day. Being more active is very safe for most people. However, some people should check with their doctor before they start becoming much more physically active.

If you are planning to become much more physically active than you are now, start by answering the seven questions in the box below. If you are between the ages of 15 and 69, the PAR-Q will tell you if you should check with your doctor before you start. If you are over 69 years of age, and you are not used to being very active, check with your doctor.

Common sense is your best guide when you answer these questions. Please read the questions carefully and answer each one honestly: check YES or NO.

YES	NO		
☐	☐	1.	Has your doctor ever said that you have a heart condition <u>and</u> that you should only do physical activity recommended by a doctor?
☐	☐	2.	Do you feel pain in your chest when you do physical activity?
☐	☐	3.	In the past month, have you had chest pain when you were not doing physical activity?
☐	☐	4.	Do you lose your balance because of dizziness or do you ever lose consciousness?
☐	☐	5.	Do you have a bone or joint problem (for example, back, knee or hip) that could be made worse by a change in your physical activity?
☐	☐	6.	Is your doctor currently prescribing drugs (for example, water pills) for your blood pressure or heart condition?
☐	☐	7.	Do you know of <u>any other reason</u> why you should not do physical activity?

If you answered

YES to one or more questions

Talk with your doctor by phone or in person BEFORE you start becoming much more physically active or BEFORE you have a fitness appraisal. Tell your doctor about the PAR-Q and which questions you answered YES.
- You may be able to do any activity you want — as long as you start slowly and build up gradually. Or, you may need to restrict your activities to those which are safe for you. Talk with your doctor about the kinds of activities you wish to participate in and follow his/her advice.
- Find out which community programs are safe and helpful for you.

NO to all questions

If you answered NO honestly to <u>all</u> PAR-Q questions, you can be reasonably sure that you can:
- start becoming much more physically active — begin slowly and build up gradually. This is the safest and easiest way to go.
- take part in a fitness appraisal — this is an excellent way to determine your basic fitness so that you can plan the best way for you to live actively. It is also highly recommended that you have your blood pressure evaluated. If your reading is over 144/94, talk with your doctor before you start becoming much more physically active.

DELAY BECOMING MUCH MORE ACTIVE:
- if you are not feeling well because of a temporary illness such as a cold or a fever — wait until you feel better; or
- if you are or may be pregnant — talk to your doctor before you start becoming more active.

PLEASE NOTE: If your health changes so that you then answer YES to any of the above questions, tell your fitness or health professional. Ask whether you should change your physical activity plan.

<u>Informed Use of the PAR-Q</u>: The Canadian Society for Exercise Physiology, Health Canada, and their agents assume no liability for persons who undertake physical activity, and if in doubt after completing this questionnaire, consult your doctor prior to physical activity.

No changes permitted. You are encouraged to photocopy the PAR-Q but only if you use the entire form.

NOTE: If the PAR-Q is being given to a person before he or she participates in a physical activity program or a fitness appraisal, this section may be used for legal or administrative purposes.

"I have read, understood and completed this questionnaire. Any questions I had were answered to my full satisfaction."

NAME _____

SIGNATURE _____   DATE _____

SIGNATURE OF PARENT _____   WITNESS _____
or GUARDIAN (for participants under the age of majority)

Note: This physical activity clearance is valid for a maximum of 12 months from the date it is completed and becomes invalid if your condition changes so that you would answer YES to any of the seven questions.

Source: Physical Activity Readiness Questionnaire (PAR-Q) © 2002. Used with permission from the Canadian Society for Exercise Physiology www.csep.ca.

실습 1.5

이름 _____ 날짜 _____

피트니스 관련 제품의 평가

다음의 질문에 대답함으로써 정기적으로 보거나 듣는 피트니스 광고를 평가한다. 체력 또는 건강 관련 제품에 대해 허위 또는 틀린 주장을 하는 세 가지 보기(잡지, TV 또는 라디오 광고 또는 인터넷)를 찾는다. 각 제품과 관련해서 다음의 질문에 대답한다.

1. 광고에서 틀린 또는 허위적인 두 가지(이미지 또는 주장)는 어떤 것들인가?
   _____
   _____
   _____

2. 틀린 이유는 무엇인지 수업에서 배운 정보로 자신의 대답을 뒷받침하시오.
   _____
   _____
   _____

3. 제품을 홍보하는 사람들의 자격증은 어떤 것들인가? 정보가 운동과학 또는 체력 분야의 전문가에 의해 제공되는가?
   _____
   _____
   _____

4. 제품의 효과는 실현 가능한가?
   _____
   _____
   _____

5. 광고는 '빠른', '특정 부분의 지방 감소' 또는 '하루에 단 몇 분'같이 소비자를 현혹하는 용어가 포함되어 있는가?
   _____
   _____
   _____

6. 광고의 주된 목적이 유용한 정보를 제공하는 것인가 또는 단지 제품 판매를 위한 것인가?
   _____
   _____
   _____

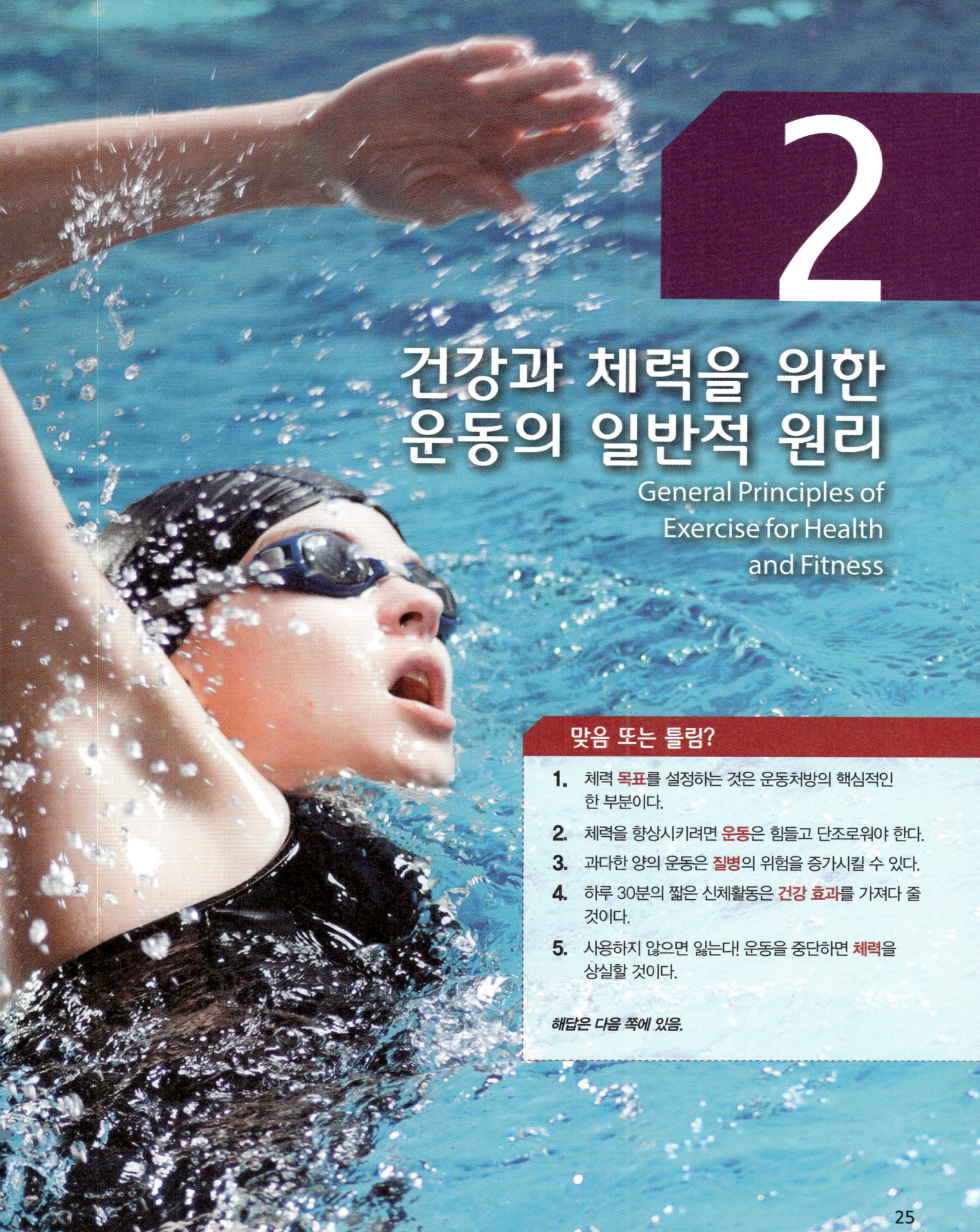

2

건강과 체력을 위한 운동의 일반적 원리

General Principles of Exercise for Health and Fitness

맞음 또는 틀림?

1. 체력 **목표**를 설정하는 것은 운동처방의 핵심적인 한 부분이다.
2. 체력을 향상시키려면 **운동**은 힘들고 단조로워야 한다.
3. 과다한 양의 운동은 **질병**의 위험을 증가시킬 수 있다.
4. 하루 30분의 짧은 신체활동은 **건강 효과**를 가져다 줄 것이다.
5. 사용하지 않으면 잃는다! 운동을 중단하면 **체력**을 상실할 것이다.

해답은 다음 쪽에 있음.

모든 사람은 자신의 체력 수준을 향상시킬 수 있다. 자신에게 운동이란 의자에서 일어서서 음료수 병을 잡는 것이든 또는 밖으로 나가 매일 달리기를 하는 것이든 간에 자신의 일상생활을 분석하고, 점진적인 진전을 이루어감으로써 체력 수준을 향상시킬 수 있다.

이 장의 목적은 체력 향상을 위한 일반적 원리를 논의하는 것이다. 여기에 제시된 기본 원리는 모든 연령과 체력 수준의 남녀에게 적용된다. 건강-관련 체력의 개인별 구성요소(심폐 체력, 근력 및 근지구력, 유연성, 신체조성)에 대해서는 다음의 네 개의 장들에서 더 많은 것을 살펴보게 될 것이며, 완벽한 체력 프로그램이 되도록 어떻게 이러한 구성요소를 함께 결합하는지를 배울 것이다(7장).

체력 향상을 위한 운동 트레이닝의 원리

모든 사람들의 운동 트레이닝 프로그램은 개인별 요구에 따라 차이가 있겠지만 체력의 일반 원리는 공통적이다. 운동을 더 많이 할수록 그리고 실행하는 활동의 다양성이 더 클수록 체력은 더 나을 것이다. 다음의 내용에서는 과부하, 진전, 특정성, 회복, 가역성의 트레이닝 개념을 묘사하고 있으며 이러한 개념 모두는 운동 트레이닝 프로그램을 설계하고 실행하는 동안 자신이 성취하게 될 진전에 영향을 미친다.

과부하의 원리

체력을 향상시키기 위해서는 신체의 계통(예, 근육계와 심폐계)이 스트레스를 받아야만 한다. 예를 들면, 골격근의 근력을 증가시키려면 근육은 평상시보다 무거운 부하에 맞서 작용해야 한다. 이러한 개념이 **과부하 원리**의 한 부분이며 모든 체력 단련 프로그램의 핵심 구성요소이다(1, 2) (그림 2.1). 더 무거운 부하를 사용하는 것처럼, 운동 강도를 증가시킴으로써 과부하를 달성할 수 있다.

운동 지속시간을 증가시킴으로써 과부하를 달성할 수도 있다. 예를 들어, 근지구력을 증가시키려면 더 많은 운동 반복횟수를 실행할 때처럼 근육은 평상시보다 더 오랜 시간 동안 운동해야 한다. 유연성을 향상시키고 관절의 동작 범위를 증가시키려면 근육을 평상시보다 더 긴 길이로 신장시키든지 또는 신장된 자세를 더 오랜 시간 동안 유지해야 한다.

과부하가 체력 향상에 중요하지만 자신의 운동이 기진맥진할 정도여서는 안 된다. 흔히 듣는 보디빌딩계의 격언인 "고통이 없으면 얻는 것도 없다"는 정확하지 않다. 실제로, 고통스러운 트레이닝 시간이 없어도 자신의 체력을 향상시킬 수 있다.

해답

1. **맞음** 목표 설정은 운동처방의 핵심적인 한 부분인데 왜냐하면 체력 목표의 달성은 평생 동안 운동을 하도록 동기 부여하기 때문이다.
2. **틀림** 중강도 및 즐거운 운동 형태로 자신의 체력을 향상시킬 수 있다.
3. **맞음** 많은 양의 운동은 면역계의 기능을 저하시키고 감염 위험을 증가시킬 수 있다.
4. **맞음** 많은 연구들에서 하루에 30분의 짧은 운동이 심장병과 일부 암 형태의 발병 위험을 줄일 수 있음을 보여준다.
5. **맞음** 규칙적인 운동 트레이닝의 중단은 근력과 근지구력의 감소를 초래할 것이다.

유연성 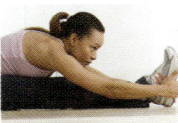 좀 더 멀리 또는 더 오랫동안 신장

근력 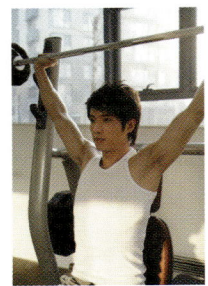 부하의 무게를 증가

지구력 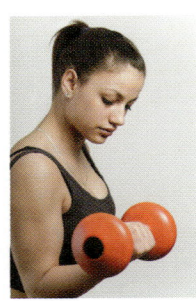 더 많은 반복횟수

심폐 체력 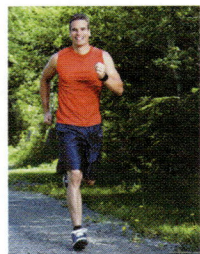 더 많이 달림

그림 2.1
과부하 원리를 각 핵심 트레이닝 분야의 체력 수준을 증가시키는 데 사용할 수 있다.

진전의 원리

진전의 원리는 과부하 원리의 연장이다. 이 원리는 체력 프로그램을 실행하는 동안 과부하가 점진적으로 증가되어야만 한다고 말한다. 예를 들면, 약간 과체중이고 비활동적인 대학생인 베키는 매일 10분의 걷기/조깅으로 그녀의 체력 프로그램을 시작해서, 2주째에는 11분의 걷기/조깅으로 증가시키고, 5주째에는 매일 16분의 조깅을 할 수도 있을 것이다.

트레이닝 프로그램에서 과부하는 일반적으로 운동 프로그램의 처음 1~6주 동안 서서히 증가되어야 한다. 이러한 초기 기간 이후, 그 다음의 6~20주의 트레이닝 동안 과부하는 계속해서 점진적으로 증가될 수 있다. 최상의 결과를 거두려면, 과부하가 지나치게 느리게 또는 빠르게 증가되어서는 안 된다. 지나치게 느린 진전은 원하는 체력 향상을 가져오지 않을 것이며 지나치게 빠른 진전은 골격근 부상 위험을 증가시킬 수 있다.

트레이닝 프로그램 동안의 안전한 진전 속도는? 운동 과부하에 대한 수용 능력에는 개인마다 차이가 있지만 체력을 향상시키고 과사용(overuse) 부상을 피하기 위한 보편적인 지침은 **10% 원칙**이다

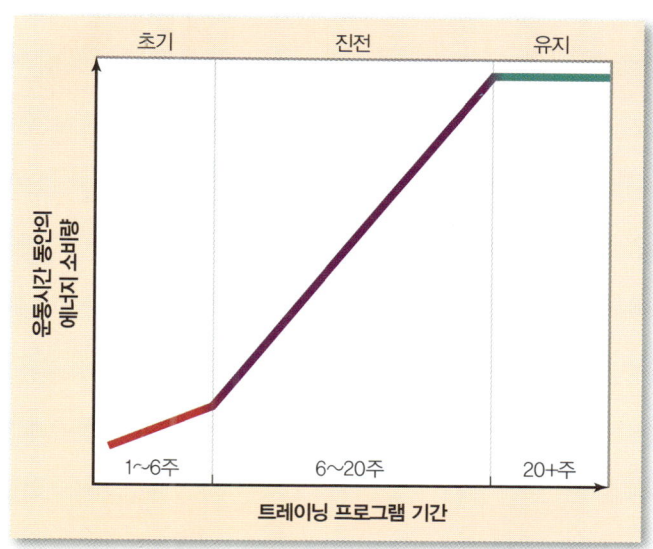

그림 2.2
새로운 운동 트레이닝 프로그램을 시작하면, 자신이 원하는 체력 수준에 도달할 때까지 더 높은 강도에서의 더 많은 운동을 향한 느린 진전을 시작하게 된다. 그런 다음 자신의 새로운 체력 수준을 유지하기 위한 유지 프로그램을 개발한다.

생각해 볼 것!

미국인의 67% 이상이 신체활동을 충분히 하지 않으며, 45%는 하루 동안 신체활동을 거의 하지 않는다.

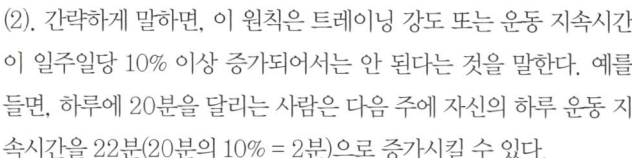

(2). 간략하게 말하면, 이 원칙은 트레이닝 강도 또는 운동 지속시간이 일주일당 10% 이상 증가되어서는 안 된다는 것을 말한다. 예를 들면, 하루에 20분을 달리는 사람은 다음 주에 자신의 하루 운동 지속시간을 22분(20분의 10% = 2분)으로 증가시킬 수 있다.

자신이 원하는 체력 수준에 도달한 후에는 트레이닝 강도 또는 체력 단련 지속시간을 더 이상 증가시킬 필요가 없다. 그 대신 규칙적인 운동으로 자신의 새로운 체력 수준을 유지하기 위한 **유지 프로그램**을 설계하는 것에 초점을 맞추어야 한다(그림 2.2).

특정성의 원리

트레이닝의 또 다른 핵심적인 개념은 **특정성의 원리**이며, 이것은 운동 트레이닝의 효과는 신체활동과 관련된 근육에서만 나타난다는 것을 말한다(3). 예를 들면, 자신이 레그 컬(leg curl)을 실시한다면 팔 근육에 효과가 나타날 것으로 기대하지는 않을 것이며 그와 마찬가지로 바이셉스 컬(biceps curl)은 자신의 종아리 근육을 발달시키지는 않을 것이다. 바로 이것이 전반적인 체력 향상을 위해서는

> **과부하의 원리** 체력을 향상시키기 위해서는 신체 또는 특정 근육이 자극을 받아야만 한다는 체력 단련의 기본 원리다.
>
> **진전의 원리** 과부하는 점진적으로 증가되어야 한다는 트레이닝 원리다.
>
> **10% 원칙** 트레이닝 강도 또는 운동 지속시간은 일주일당 10% 이상 증가되어서는 안 된다.
>
> **유지 프로그램** 원하는 체력 수준을 유지하기 위해 운동하는 것
>
> **특정성의 원리** 운동 트레이닝의 효과는 신체활동과 관련된 근육에서만 나타난다.

상담 코너

효과적인 운동 프로그램과 연관된 중요한 측면은 일관성이다. 만일 자신이 체력은 선택적인 것이라고 항상 생각했다면 그러한 사고 과정을 재구성하는 것이 도움이 될 수도 있다. 체력은 타협불가능하다는 주문(mantra)을 채택하는 것을 고려해 볼 것.

- 운동하려는 의욕을 꺾을 수도 있는 의무적인 일의 목록을 만든다.
- 심폐, 근력, 유연성 트레이닝 형태에서의 다양한 선택을 포함하는 (예, 심폐 트레이닝 형태로 조깅, 자전거 타기, 에어로빅 등을 선택할 수 있는) 체력 활동 일정을 계획한다.
- 친구와 함께 운동하는 것을 계획한다. 신체적 및 사회적 차원이 확대될 수도 있다.
- 동기 부여가 되지 않는 날들을 위한 대체 계획을 수립한다. 약간의 활동이라도 전혀 하지 않는 것보다 낫다.

Don't skip dance Monday!

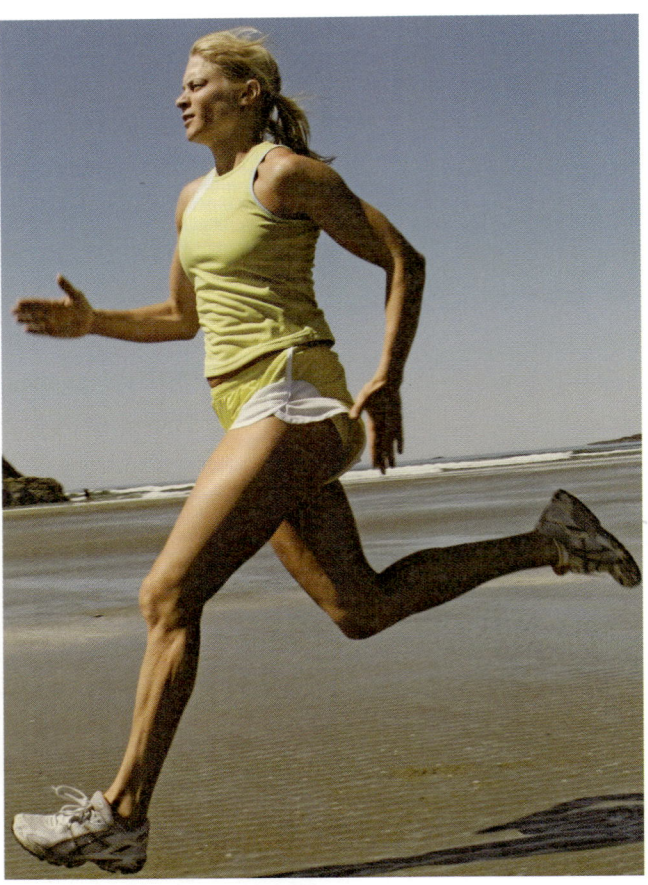

달리기는 다리 근육의 사용을 포함하므로 달리기를 규칙적으로 실시하면 이러한 근육의 지구력을 향상시킬 것이다. 이것은 트레이닝 특정성의 한 가지 보기다.

왜 다양한 종류의 운동이 중요한지에 대한 부분적인 이유이다.

트레이닝 특정성은 근육에서 일어나는 적응의 형태에도 적용된다. 예를 들면, 프리 웨이트 같은 기구를 사용하는 근력 트레이닝은 근력에서의 증가를 가져오지만 근육의 지구력을 크게 향상시키지는 않는다. 그러므로 근력 트레이닝은 근력을 향상시키는 데 특정적이다(4). 이와 비슷하게, 장거리 달리기 같은 지구력 운동 트레이닝은 근력에는 유의한 변화를 가져오지 않지만 근지구력 향상을 가져온다(5). 3마일(4.8km) 달리기 능력을 향상시키기를 원한다고 가정하자. 이 같은 경우, 트레이닝은 3마일 또는 그 이상을 일주일에 여러 차례 달리는 것을 포함해야만 한다. 이러한 형태의 트레이닝은 다리의 근지구력을 향상시키겠지만 다리 근력에서의 커다란 향상은 가져오지 않을 것이다(3).

회복의 원리

근육에 과부하를 가하는 것은 근육에 스트레스를 주는 것이며, 그 다음 번 운동 전에 휴식의 기간을 필요로 한다. 회복 기간 동안, 신체는 지구력을 증가시킴으로써 또는 더 강해짐으로써 운동 스트레스에 적응한다. 실제로, 24시간 또는 그 이상의 휴식 시간은 운동으로부터 최대의 효과를 거두는 데 필수적이다. 운동 트레이닝 사이의 휴식 기간의 필요성을 **회복의 원리**라고 부른다(2) (그림 2.3).

운동시간 사이에 충분한 휴식을 갖지 못하면 **과다훈련**(overtraining)이라고 불리는 피로증후군(fatigue syndrome)을 초래할 수 있다. 과다훈련은 만성 피로 또는 부상을 가져올 수 있다. 과

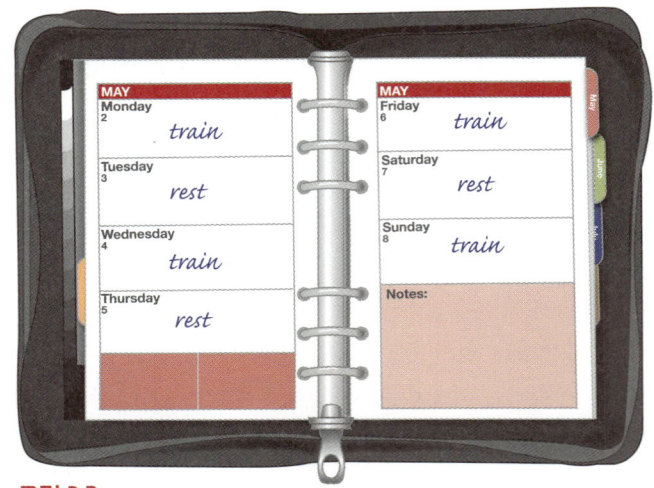

그림 2.3
부상을 피하고 효과를 최대화하기 위해 운동 트레이닝 프로그램의 운동시간 사이에 충분한 휴식을 허용한다.

소비자 코너

적합한 운동 신발의 선택

적합한 신발은 운동을 더 편히 할 수 있도록 해주고, 부상 위험을 줄여줄 수 있는 반면에 적합하지 않은 신발은 운동을 피하도록 만들 수 있으며 심지어 부상의 원인이 될 수도 있다. 운동 신발을 구입할 때에는 다음 요인을 고려한다.

운동 신발은 디자인과 기능에 차이가 있다. 예를 들면, 걷기용 신발은 유연성이 더 크고 추가적인 쿠션이 들어 있는 달리기용 신발과 비교해서 약간 더 딱딱하다. 크로스트레이닝용 신발은 배구나 킥복싱처럼 옆쪽으로의 움직임을 포함하는 활동을 위해 디자인된 것이다. 일주일에 2번을 초과해서 신체활동을 한다면 그러한 활동을 위해 디자인된 신발을 구매하는 것이 바람직하다.

발의 모양은 다양하므로 자기 발의 특별한 점을 아는 것이 적합한 신발을 선택하는 데 중요하다. 예를 들면, 우리 모두는 발 아치의 형태(발바닥 만곡)가 다르다. 아치 유형은 "젖은 검사"를 실시함으로써 판단할 수 있다. 발을 물로 적신 다음 마른 표면 위를 걸으면 발자국이 남는다. 자신의 발이 평발이거나 아치가 낮으면 발자국은 곡선을 거의 볼 수 없는 전체 발바닥을 드러낼 것이다. 발자국이 단지 발 앞부분과 뒤꿈치만을 보여주며 두 부분 사이에 연결이 거의 없다면 자신의 발은 아치가 높다. 자신이 중립적(neutral) 아치인 경우 젖은 검사는 발의 안쪽 부분을 따라 뚜렷한 곡선을 노여준다.

최적의 운동 신발을 선택하는 데 유용한 몇 가지 조언은 다음과 같다:

- 신발은 하루 중의 늦은 시간에 구입한다. 하루가 끝날 때에 나타나는 발의 부기(swelling)는 운동 동안 발에 나타나는 부기와 비슷하다. (부기는 증가된 혈류와 체액 집적(fluid collection) 때문이다).
- 가장 긴 발가락과 신발 끝 사이에 엄지손톱 하나 정도의 여유가 있는지를 확인한다. 그렇게 함으로써 신발이 발보다 충분히 긴 것을 선택할 수 있도록 해준다.
- 신발의 앞부분은 발가락이 움직일 수 있는 공간을 제공하는지 확인한다.
- 신발이 너무 많이 조인다는 느낌을 받아서는 안 되지만 너무 헐렁해서도 안 된다.
- 시간이 지나면 신발이 늘어날 것이라고 기대하지 말 것-신발은 자신이 구매하는 날에 발에 맞아야 한다.
- 사이즈가 적절한지에 대해 의문이 들면 더 큰 사이즈를 구입한다.

생각해 볼 것!

운동 프로그램을 시작하는 사람들 중에 50%가 6개월 이내에 중도 탈락한다.

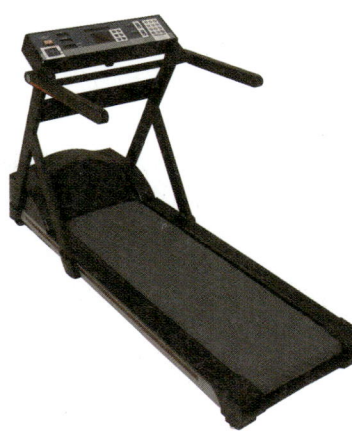

다훈련의 보편적인 증상은 아프고 뻣뻣한 근육 또는 운동 트레이닝 다음 날 아침의 전신 피로감을 포함한다. 치료법은 운동시간 사이에 더 오랜 휴식 기간을 갖거나, 운동 강도를 줄이거나, 또는 두 가지 모두를 하는 것이다. 지나치게 많은 운동이 과다훈련 증후군의 일차적인 원인이지만 불충분한 식단, 특히 탄수화물이 적다면 이 또한 원인이 될 수 있다. (운동에 대한 영양 섭취의 효과에 대해 8장에서 더 많이 다루게 될 것이다.)

가역성의 원리

비록 휴식 기간이 운동으로부터의 최대 효과를 거두기 위해 중요하지만 운동 트레이닝 사이의 휴식 기간이 아주 길어지거나(여러 날 또는 몇 주) 드는 운동 일정에 지나치게 일관성이 없다면 자신이 성취한 진전이 상실되는 결과를 가져올 수 있다(6). 체력을 유지하려면 규칙적으로 운동해야 한다. 다른 말로 하면, 체력은 저장될 수 없다. 비활동으로 인한 체력 상실은 **가역성 원리**의 보기이다.

> **회복의 원리** 운동 스트레스에 적응하기 위해 신체는 운동 트레이닝 사이에 회복 기간을 필요로 한다. 그러므로 휴식 기간은 운동으로부터 최대의 효과를 거두는 데 필수적이다.
>
> **과다훈련** 운동 트레이닝 사이에 충분한 휴식을 갖지 못한 결과.

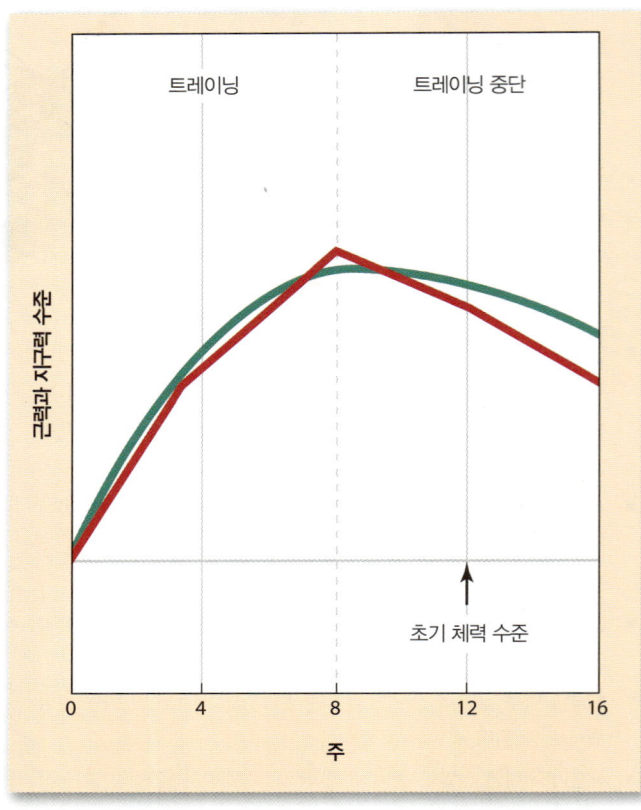

그림 2.4
운동 트레이닝의 중단은 근력과 지구력에서 거둔 효과를 잃게 만든다.

트레이닝이 중단되면 체력이 얼마나 빠르게 상실되는가? 대답은 체력의 어떤 요소인가에 좌우된다. 예를 들면, 근력 트레이닝을 중단하면 비교적 느리게 근력을 상실한다(4, 7). 그와는 달리, 지구력 트레이닝 중단 8주 후에는 30~40%의 지구력이 상실된다(6). 또한, 규칙적인 운동의 건강 효과는 영원히 저장되지 않으며 규칙적으로 운동하는 것을 중단한다면 건강 효과는 몇 개월 이내에 상실된다. 그러므로 신체활동으로부터 평생 동안의 건강 효과를 거두려면 규칙적인 운동 일정을 평생 동안 유지하는 것이 중요하다.

정리하면...

- 운동 트레이닝의 5가지 핵심적인 원리는 과부하의 원리, 진전의 원리, 운동의 특정성, 회복의 원리, 트레이닝 효과의 가역성이다.
- 과부하의 원리는 체력을 향상시키려면 운동 동안에 사용되는 신체 또는 특정 근육군이 스트레스를 받아야만 한다는 것을 말한다.
- 진전의 원리는 과부하 원리의 연장이며, 체력 트레이닝 프로그램 동안 과부하가 점진적으로 증가해야 한다는 것을 말한다.
- 특정성의 원리는 운동 트레이닝의 효과가 신체활동에 관련된 근육에 특정적이라는 사실을 말한다.
- 운동 트레이닝 사이의 휴식 기간에 대한 필요성을 회복의 원리라고 부른다.
- 가역성의 원리는 비활동으로 인한 체력 상실을 말한다.

운동 프로그램의 설계

박테리아 감염으로 병원에 갔는데 의사가 치료를 위해 항생제를 처방한다면, 자신이 섭취하는 약물의 양은 10살짜리 어린이에게 처방되는 복용량과는 다를 가능성이 높다. 이와 비슷하게, 각 개인에게는 체력을 효과적으로 증진시키기 위한 적절한 양의 운동이 있으며 이것을 **운동처방**이라고 부른다(6). 운동처방은 각 개인의 요구를 충족시키도록 조정되어야만 한다(3, 6, 8). 운동처방은 체력 목표, 운동 형태, 준비운동, 주된 체력 단련 운동, 정리운동을 포함한다. 다음의 내용에서는 이러한 각 구성요소에 대한 일반적인 개론을 제공한다.

목표 설정

체력 목표의 설정은 운동 프로그램 설계의 첫 번째 단계다. 자신이 무엇을 향해 노력하는지를 모른다면 목표를 달성할 가능성은 없을 것이다. 그러므로 목표 설정(단기 목표와 장기 목표 모두)은 운동처방의 필수적인 한 부분이다. 늘씬하고 튼튼한 신체 또는 향상된 스포츠 경기력 같은 목표를 시각화하는 것은 운동 프로그램을 시작하도록 동기 부여하는 데 도움을 줄 것이다. 그뿐만 아니라, 체력 목표의 달성은 자부심을 높이고, 규칙적인 운동을 일생 동안 하도록 만드는 데 필요한 유인책(incentive)을 제공한다.

체력 목표의 중요성은 아무리 강조해도 지나치지 않다. 목표는 개인 체력 프로그램의 체계와 동기 부여를 제공한다(운동 목표의 설정 과정에 대한 자세한 내용은 7장에서 소개할 것이다).

가역성의 원리 비활동으로 인한 체력 상실.

운동처방 각 개인의 체력을 효과적으로 증진시키는 개인별 운동량.

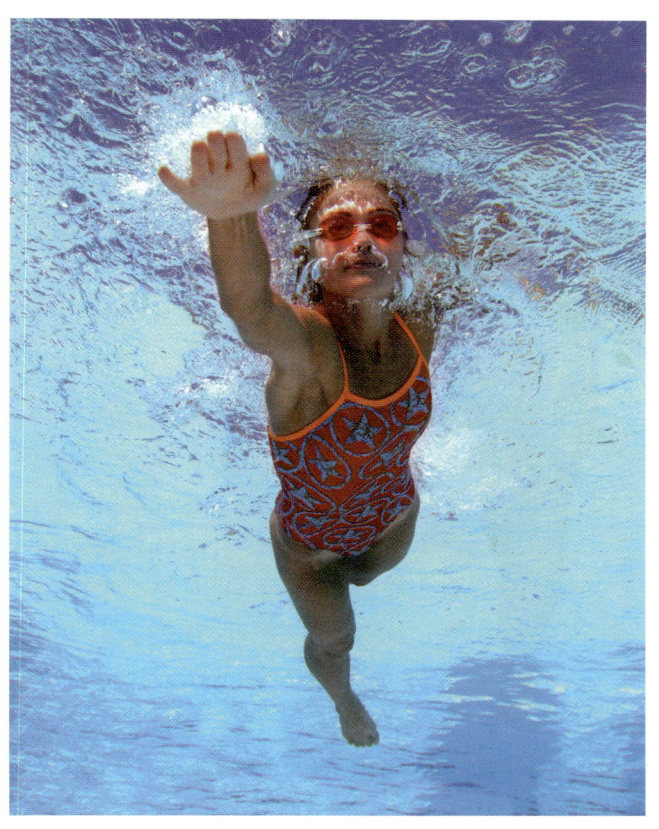 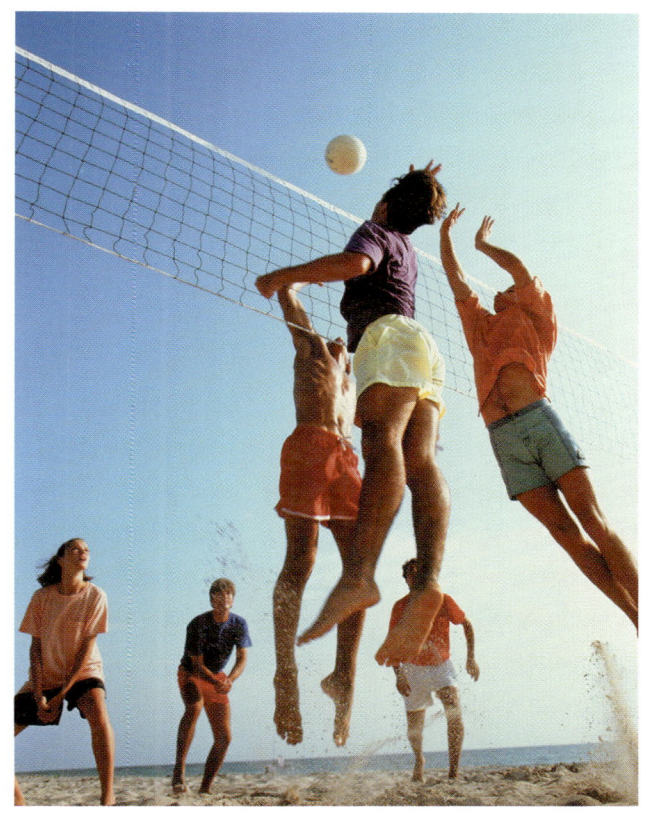

수영과 배구 두 가지 모두 심혈관계에 아주 좋다. 수영은 관절에 더 적은 부담을 주는 저충격 활동인 반면에 배구는 관절에 더 많은 부담을 주는 고충격 활동이다.

집중 분석

지나치게 많은 운동은 질병 위험을 증가시킨다

연구들은 강도 높은 운동 트레이닝(또는 과다훈련)이 질병에 대한 신체의 면역력을 감소시킨다고 보여준다(13). 그와는 반대로, 가벼운 또는 적당한 양의 운동 트레이닝은 면역 기능을 향상시키고 감염 위험성을 줄인다(28). 운동 트레이닝과 상부호흡기 감염 위험 사이의 관계를 옆 그림에서 볼 수 있다. J-모양 곡선은 적당한 양의 운동 트레이닝이 감염 위험을 줄이는 반면에, 고강도 그리고 오랜 지속시간의 트레이닝은 감염 위험을 증가시킨다는 것을 보여주고 있다.

이러한 관계에 대한 설명은 복잡하지만, 지나치게 많은 운동은 면역 기능을 약화시키는 스트레스 호르몬의 수준을 증가시킨다. 저하된 면역 기능은 박테리아나 바이러스에 노출되었을 때 감염 위험을 증가시킨다.

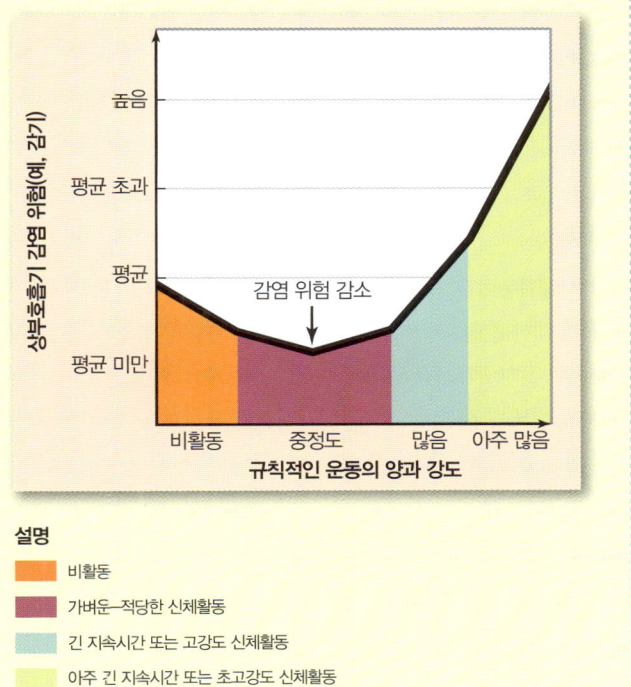

설명
- 비활동
- 가벼운—적당한 신체활동
- 긴 지속시간 또는 고강도 신체활동
- 아주 긴 지속시간 또는 초고강도 신체활동

신체활동의 선택

모든 운동처방은 최소한 한 가지 **운동 형태**를 포함한다. 예를 들면, 심폐 체력을 향상시키려면 달리기, 수영 또는 자전거타기 같은 다양한 운동 형태로부터 선택할 수 있다. 규칙적으로 운동을 하기 위해서는 실행하는 것이 즐겁고, 실행 가능하며(시설이나 장비 등의 사용이 필요한 경우), 부상 위험이 적은 신체활동을 선택해야 한다.

신체활동은 운동 동안 관절에 가해지는 스트레스의 정도에 근거해서 고충격 또는 저충격으로 구분할 수 있다. 저충격 활동은 고충격 활동보다 관절에 더 작은 스트레스를 준다. 고충격 활동과 부상 사이의 높은 상관관계 때문에 많은 체력 전문가들은 체력 단련을 처음 시작하는 사람 또는 부상이 발생하기 쉬운 사람(예, 나이가 많거나 과체중인 사람)에게는 저충격 활동을 권장한다. 저충격 활동은 걷기, 자전거타기, 수영, 저충격 댄스 활동을 포함한다. 고충격 활동은 달리기, 농구, 고충격 댄스(예, 줌바)를 포함한다. (7장은 운동 일정을 계획하는 데 있어서의 신체활동 선택에 대해 더욱 자세한 내용을 제공하고 있다.)

준비운동의 중요성

준비운동(warm-up)은 주운동에 앞선 짧은 시간(5~15분)의 운동이다. 준비운동에서는 일반적으로 가벼운 체조를 실시하거나 또는 주운동을 저강도 형태로 실시하며 흔히 스트레칭 운동을 포함한다(6장). 준비운동의 목적은 근육 온도를 상승시키고 주운동에 사용되는 근육으로 혈류를 증가시키는 것이다(1). 준비운동은 힘든 운동을 갑작스럽게 시작함으로써 심장에 가해지는 부담 또한 줄일 수 있으며 근육과 건의 부상 위험을 줄일 수도 있다. 일부 특정 준비운동을 실습 2.1에서 볼 수 있을 것이다.

주운동

어떤 신체활동이든 간에 주운동(일차적 체력 단련 시간이라고도 불린다)에 대한 운동처방의 기본 구성요소는 운동의 빈도, 강도, 지속시간이며 흔히 *FIT 원리*라고 불린다(그림 2.5 참조).

운동 빈도는 자신이 일주일 동안에 운동하는 횟수다. 건강-관련 체력의 대부분 구성요소들을 향상시키기 위한 권장 운동 빈도는 일주일에 3~5회이다(9~11).

운동 강도는 운동 동안 신체에 가해지는 생리적 스트레스 또는 과부하의 정도를 말한다. 운동 강도를 결정하는 방법은 실행하는 운동의 형태에 따라 다르다. 예를 들어, 운동 동안 더 많은 에너지를 사용하면 심박수가 증가하므로 심박수 측정은 심폐 체력 트레이닝 동안의 운동 강도를 결정하는 표준적인 수단이다.

FIT 원리의 보기	
빈도	일주일에 3-5회
강도	중강도
지속시간	30분

그림 2.5
FIT 원리에 대한 도해.

근력 트레이닝 동안의 운동 강도를 평가하는 데 심박수가 사용될 수 있지만 근육 피로가 일어나기 전에 실행할 수 있는 동작 반복 횟수(RM: repetition maximum)가 웨이트 트레이닝 동안의 강도를 판단하는 데 더 유용할 것이다. 예를 들면, 완전한 근육 피로가 나타나기 전에 겨우 5~8번 들어 올릴 수 있는 부하는 고강도 웨이트 리프팅(weight lifting)의 보기다. 그와는 달리, 근육 피로를 가져오지 않으면서 50~60번 들어 올릴 수 있는 부하는 저강도 웨이트 트레이닝의 보기다.

끝으로, 유연성은 평상시 길이 이상으로 근육을 신장시킴으로써 향상된다. 스트레칭의 강도는 스트레치 동안 느껴지는 장력(tension: 당김)의 정도에 의해 판단된다. 저강도 스트레칭은 근육과 건에 가벼운 당겨짐을 초래한다. 그와는 달리, 고강도 스트레칭은 신장되는 근육군에 커다란 장력 또는 어느 정도의 불편함을 가져온다.

체력 단련 시간의 핵심적인 측면은 운동 **지속시간**이다—즉, 주운동을 실행하는 데 사용된 시간의 양. 운동 지속시간은 준비운동이나 정리운동을 포함하지 않는다는 것을 기억할 것. 연구는 1회의 운동시간당 약 30분(일주일에 3회 이상 실행)이 체력을 유의하게 향상시키는 데 필요한 최소한의 시간이라고 보여주었다. 그림 2.6(33쪽)은 자신의 체력 수준을 향상시키는 신체활동 형태, 그러한 활동을 얼마나 자주 해야 하는지를 파악하는 데 도움을 줄 수 있는 신체활동 피라미드를 보여준다.

정리운동의 중요성

정리운동(cool-down)은 주운동 다음에 곧바로 이어지는 5~15분의 저강도 운동이다. 예를 들면, 느린 걷기는 달리기 운동 후의 정리운동으로 사용될 수도 있다. 정리운동 시간은 운동으로 상승되었던 체온을 낮추고 혈액이 근육에서 심장으로 되돌아오도록 해준다(3~6). 운동 동안 많은 양의 혈액이 수축하는 근육으로 공급된다. 운동을 중단하면 혈액은 운동하던 근육 주변에 있던 커다란 혈관 속

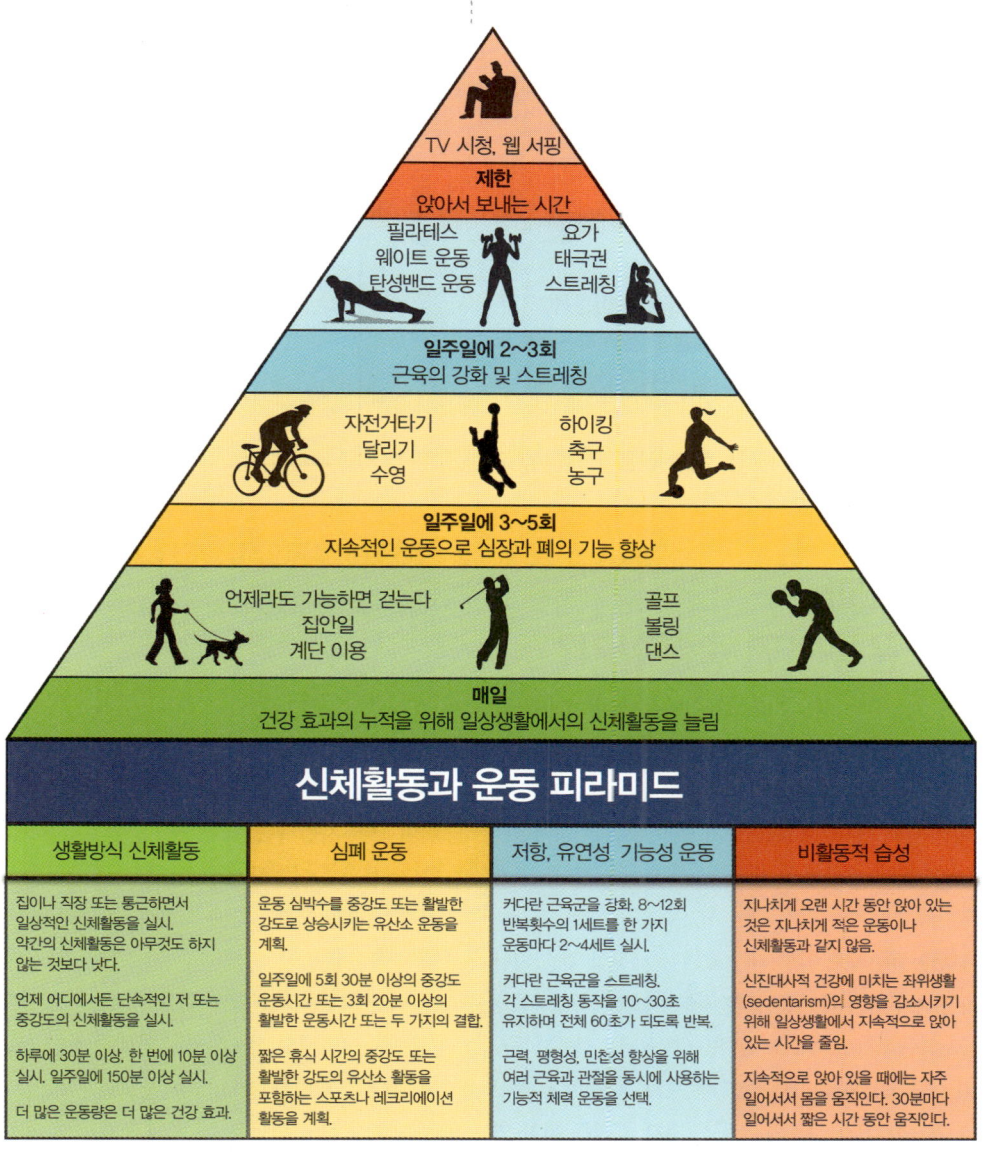

그림 2.6
신체활동과 운동 피라미드는 자신의 체력 프로그램에 포함시킬 수 있는 신체활동의 보기를 보여준다; 각 신체활동에서 자신이 계획하는 빈도와 지속시간을 결정하는 데 도움이 될 수 있다.

에 고이는(pooling: 저류) 경향이 있다. 운동이 끝난 후 저류된 혈액이 재분배되지 않으면 어지럽거나 심지어 실신할 수도 있다. 혈액 저류는 주된 운동 동안에 사용되었던 동일한 근육을 사용하는 저강도 운동을 실시함으로써 방지할 수 있다.

개인별 운동처방

동일한 일반적 운동 트레이닝 원리가 모든 사람에게 적용되지만 각 개인은 서로 다르며 따라서 운동처방도 약간 다를 것이다. 운동처방은 각 개인의 전반적인 건강 상태, 나이, 체력 수준, 근골격계 상태,

---

운동 형태 실행되는 특정 형태의 운동.

준비운동 주된 운동에 앞선 짧은(5~15분) 운동시간.

운동 빈도 일주일 동안의 운동 횟수.

운동 지속시간 주된 운동을 실행하는 데 투자하는 시간의 양.

정리운동 주된 체력 단련 시간 후에 곧바로 이어지는 5~15분의 저-강도 운동.

신체조성에 근거해야 한다. (개인별 운동처방에 대해 이후의 여러 장들에서 더 많이 공부할 것이다.)

정리하면...

- 체력을 효과적으로 증진시키는 데 필요한 운동의 "양"을 운동처방이라고 부른다.
- 운동처방의 구성요소는 체력 목표, 운동 형태, 준비운동, 기본운동, 정리운동을 포함한다. 체력 프로그램을 설계하는 데 도움이 되도록 FIT 원리(운동의 빈도, 강도, 지속시간)를 사용할 수 있다.
- 운동 트레이닝 프로그램은 나이, 건강, 체력 같은 요인들을 고려하면서 개인별로 작성되어야 한다.

운동의 건강 효과: 어느 정도의 운동이면 충분한가?

스포츠 경기력을 향상시키기 위한 운동 트레이닝은 건강 효과를 달성하기 위해 실행하는 운동과 다르다. 스포츠 경기력을 위한 운동 트레이닝은 고강도 운동이 포함된 오랜 운동시간(60~80분/일)으로 구성된다. 그와는 달리, 건강 효과를 얻기 위한 운동은 경기력을 향상시키기 위한 운동처럼 강도가 높거나, 또는 오랜 시간 동안 실행할 필요가 없다.

낮은 수준의 신체활동이라도 일부 건강 효과를 제공할 수 있지만 주요한 건강 효과를 거두기 위해서는 중간 정도~높은 수준의 신체활동이 요구된다고 연구에서 보여주고 있다(9, 11~16). 신체활동과 건강 효과 사이의 이론적 관계가 그림 2.7에 묘사되어 있다. 건강 효과를 거두는 데 필요한 최소 수준의 운동을 **건강 효과를 위한 역치**라고 부른다. 대부분의 전문가들은 30~60분의 중·고강도 운동

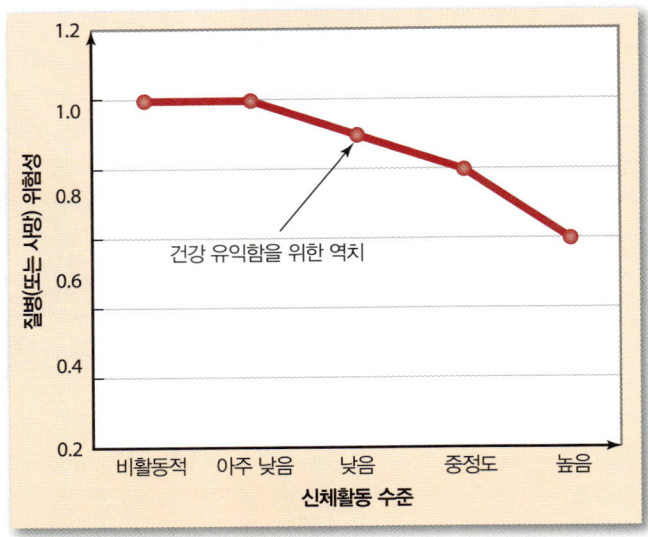

그림 2.7
신체활동과 건강 효과 사이의 관계. 규칙적인 신체활동 수준이 증가하면서 질병(또는 사망)의 이론적 위험이 감소하는 것을 볼 수 있다.
출처: 참고문헌 15, 26, 27의 자료.

을 일주일에 3~5회 실시한다면 건강 효과를 위한 역치를 초과할 것이며 모든 사망 원인의 위험성을 감소시킬 거라고 믿는다(15~21). (건강 효과를 달성하기에 충분한 신체활동을 하는지를 결정하는 한 가지 방법을 실습 2.3에 찾아볼 수 있다—만보기로 발걸음 숫자를 측정하는 것.)

미국 정부는 미국인을 위한 신체활동 지침을 제시하였다. 지침에서는 18~64세의 성인은 일주일에 최소한 150분의 중강도 운동 또는 75분의 활발한 강도의 유산소 신체활동을 실시하도록 권고한다(24). 다행히도 활동은 한 번에 모두 이루어지지 않아도 되며 하루 동안 2~3회의 운동으로 나눌 수 있다(18~25). 아침에 강의실까

상담 코너

규칙적인 운동을 시작하기로 결정한 다음 어떤 형태의 운동이 가장 좋은지에 대해 궁금해하기 시작한다. 트레드밀 또는 일립티컬(ellitical) 머신에 더 많은 시간을 보내야 하는가? 댄스, 걷기, 또는 달리기를 해야 하는가? 프리 웨이트 또는 웨이트 머신으로 신체를 단련시켜야 하는가?

점진적 과부하와 특정성 원리를 따른다면 이러한 각 운동 형태는 긍정적인 신체 적응을 가져올 것이다.

- 많은 다른 종류의 운동을 포함하는 일정을 계획한다. 운동 선택에서의 다양성은 과사용 부상과 지루함의 가능성을 줄일 수 있다.

- 자신의 즐거움에 근거해서 운동을 선택한다. 자신이 암벽타기, 프리스비 던지기, 프리 웨이트 운동을 즐긴다면 그러한 활동을 일정에 추가한다.

- 자신의 일정을 지킬 것: 가장 좋은 운동은 자신이 지속적으로 실행하는 것이다.

Ideas for exercise

행동 변화를 위한 단계적 접근

신체활동을 전혀 하지 않는가?
일상적인 신체활동을 더 많이 해야 하는지를 알려면 다음의 질문에 대답한다.

Y N
- ☐ ☐ 목적지, 심지어 아주 가까운 상점에 잠깐 들러야 할 때도 일반적으로 차를 몰고 가는가?
- ☐ ☐ 계단 대신에 엘리베이터를 이용하는 경향이 있는가?
- ☐ ☐ 일상적인 저녁 생활은 비활동적인 시간을 포함하는가(예, 컴퓨터나 TV 앞에 앉아 있는 것)?
- ☐ ☐ 쇼핑하러 가면서 차를 몰고 갈 때에 상점 입구에 최대한 가까운 곳에 주차하는 경향이 있는가?
- ☐ ☐ 스테레오의 음량을 조절하거나 TV 채널을 바꿀 때에는 항상 리모컨을 사용하는가?

"그렇다"라고 대답한 것이 1개를 초과한다면 당신은 약간 지나치게 비활동적일 수 있다.

당신의 일상생활에 더 많은 신체활동을 포함시킬 수 있는 유용한 조언

내일:
- ☑ 가까운 곳이나 심부름을 갈 때에는 걷거나 자전거를 탄다; 학교 부근에 산다면 걸어서 강의실에 간다.
- ☑ 한 정거장 전에 버스에서 내려 남은 거리를 걸어서 간다.
- ☑ 엘리베이터 대신 계단을 이용한다.

2주 이내에:
- ☑ 저녁 식사 후 TV 시청보다는 친구 또는 가족과 산책을 하거나 자전거를 탄다.

학기말에는:
- ☑ 개를 산책시키거나 친구와 함께 농구 또는 테니스를 하기 위해 매일 인터넷 사용을 1시간 줄인다.

지 15분간 빠르게 걷고 그런 다음 오후에 직장까지 15분 동안 자전거를 탄다면 30분의 중강도 운동을 자신의 하루 일정에 포함시키는 목표를 달성하는 것이다.

그렇지만 이러한 분량의 운동은 추가적인 운동과 칼로리 섭취 제한이 필요한 일부 사람에게는 체중 증가를 방지하는 데 충분하지 않을 수도 있다(보다 자세한 내용은 9장 참조). 그뿐만 아니라 하루에 30분의 중강도 운동을 하는 사람은 만일 더 오랜 시간 동안 운동을 한다면 추가적인 건강 효과를 거두게 될 것이다(19, 24).

일부 형태의 운동이 다른 형태보다 건강 효과를 얻는 데 더 나은가? 이 질문에 대한 확실한 대답은 없다. 그렇더라도 달리기, 수영, 자전거타기, 걷기를 포함해서 많은 신체활동들이 운동-관련 건강 효과를 달성하는 데 도움이 될 수 있다. (체력의 건강-관련 측면을 어떻게 달성하는지에 관한 자세한 내용은 4~6장에 걸쳐 논의할 것이다.)

정리하면...
- 낮은 수준의 신체활동은 일부 건강 효과를 가져다주지만 주요한 건강 효과를 거두기 위해서는 중간~높은 수준의 신체활동이 요구된다.
- 건강 효과를 위한 역치는 운동의 일부 건강 효과를 달성하는 데 요구되는 최소 수준의 운동이다.

신체활동에 대한 장벽 제거

활동적 생활방식이 가져다주는 많은 유익함에도 불구하고 미국인들 대부분의 신체활동 수준은 낮은 상태다. 예를 들면, 질병관리본부(CDC)는 겨우 31%의 미국인들이 여가 시간에 신체활동을 한다고 보고한다. 뿐만 아니라, 겨우 12%의 미국인들이 규칙적인 운동 프로그램을 실행한다(하루에 20분 이상의 운동, 일주일에 3일). 이 같은 낮은 운동 참가 수준의 원인이 되는 4가지 주요 장벽이 있다: 시간 부족, 사회적 및 환경적 영향, 불충분한 자원, 동기 부여/열의 부족. 의문의 여지없이, 이러한 장벽 중에 가장 중요한 것은 규칙적인 운동 프로그램이 자리를 잡는 데 요구되는 동기 부여와 열의의 부족

> **건강 효과를 위한 역치** 운동의 일부 건강 효과를 거두기 위해 요구되는 최소 수준의 신체활동.

이다. 실습 2.4는 신체활동에 대한 개인적 장벽을 파악하고 극복하는 데 도움을 줄 것이다.

정리하면...
- 대부분의 미국인들은 여가 시간 활동이나 규칙적인 운동 프로그램을 실행하지 않는다.
- 신체활동에 대한 장벽에는 시간 부족, 사회적 및 환경적 영향, 불충분한 자원, 규칙적인 운동 실행에 대한 불충분한 동기 부여가 포함된다.

요약

1. 운동 트레이닝의 가장 중요한 원리인 과부하 원리는 체력을 향상시키려면 운동 동안에 사용되는 신체 또는 근육군이 스트레스를 받아야만 한다고 말한다.
2. 진전의 원리는 체력 프로그램의 과정 동안 과부하가 점진적으로 증가되어야만 한다고 말한다.
3. 운동 트레이닝 사이의 휴식 기간의 필요성을 회복의 원리라고 부른다.
4. 체력은 비활동으로 인해 상실될 수 있다; 이것을 흔히 가역성의 원리라고 부른다.
5. 운동처방의 구성요소는 체력 목표, 운동 형태, 준비운동, 주운동, 정리운동을 포함한다.
6. 모든 운동 트레이닝 프로그램은 개인의 나이, 건강, 체력 수준, 근골격계 상태, 신체조성을 고려하면서 개인의 목표를 충족시키도록 조정되어야 한다.
7. 운동의 건강 효과를 달성하기 위해 요구되는 최소 수준의 신체활동을 건강 효과의 역치라고 부른다.
8. 신체활동의 실행에 대한 4가지 주요 장벽이 있다: (1) 시간 부족, (2) 사회적 및 환경적 영향, (3) 불충분한 자원, (4) 동기 부여/열의 부족.

학습문제

1. 다음 중 운동 트레이닝의 핵심 원리가 아닌 것은?
    a. 과부하 원리
    b. 진전의 원리
    c. 회복의 원리
    d. 과보상의 원리
2. 성인을 위한 최신의 공중보건 권고안은 매일 최소 _____ 분의 중강도 신체활동을 실행하는 것이다.
    a. 15   b. 30
    c. 20   d. 60
3. 준비운동의 일차적 목적은
    a. 활동적인 근육으로의 혈류 증가
    b. 혈액으로부터 젖산 제거
    c. 혈액 속의 스트레스 호르몬 수준 감소
    d. 요구되는 체력 단련 시간의 길이 감소
4. 과다훈련과 회복의 원리 사이의 차이는 무엇인가?
5. 정리운동과 준비운동의 일반적인 목적은?
6. 운동처방의 구성요소는 어떤 것들인가?
7. 운동처방에서 회복의 원리는 어떻게 적용되는가?
8. 과부하의 원리란? 한 가지 실례를 들자면?
9. 건강 효과를 위한 역치가 왜 중요한 개념인가?
10. 트레이닝을 중단하면 체력에 어떠한 변화가 일어나는가?
11. 왜 운동처방이 개인별로 작성되어야 하는가?
12. 신체활동의 규칙적인 실행을 방해하는 주요 장벽은 어떤 것들인가?

유용한 웹링크

미국스포츠의학회(American College of Sports Medicine)
운동, 건강, 체력에 관한 정보 제공.
www.acsm.org

미국심장협회(American Heart Association)
심장과 혈관 질환의 위험을 감소시키는 방법에 관한 최신 뉴스와 연구결과 제공. 운동, 음식 섭취, 심장병에 관한 정보를 포함한다.
www.heart.org

Medline Plus
운동과 체력을 포함해서, 건강-관련 주제에 관한 최신 정보를 제공.
www.nlm.nih.gov/medlineplus

미국 보건복지부(U.S. Department of Health and Human Services)
'미국인을 위한 2008 신체활동 지침' 제공. www.health.gov/paguidelines

WebMD
음식 섭취, 운동, 스트레스를 포함해서 다양한 건강-관련 주제에 관한 최신 정보 제공. 영양섭취, 체력, 웰니스 관련 사이트와 연결되어 있다.
www.webmd.com

실습 2.1

이름 _____ 날짜 _____

준비운동

다음과 같은 활동으로 조깅, 걷기, 또는 자전거타기 같은 유산소 활동을 위한 준비운동을 한다. 천천히 스트레칭 운동을 하며 각 스트레칭 자세를 20~30초 유지한다. 각 스트레칭 동작을 최소한 1회는 하며 3회까지 한다.

심혈관계 준비운동

5분간 빠르게 걷거나 느리게 조깅을 한다.

스트레칭

종아리 스트레칭(비복근과 가자미근)

오른발을 왼발의 30~60cm 앞에 두고 서며, 두 발은 앞쪽을 향한다. 왼쪽 다리를 편 채로 오른쪽 무릎을 굽힘으로써 몸을 앞으로 기울이고 왼발 뒤꿈치를 뒤로 민다. 이 같은 자세를 유지한다. 그런 다음 왼쪽 무릎을 약간 굽힌다. 체중을 왼쪽 다리에 싣고 자세를 유지한다. 왼쪽 다리를 앞으로 낸 자세로 전체 과정을 반복한다.

스캔해서 종아리 스트레칭 시범 비디오를 본다. ▶

앉아서 발가락에 손닿기(슬굴곡근)

바닥에 앉아 오른쪽 다리는 펴고 왼쪽 다리는 몸쪽으로 굽힌다. 양손을 펴있는 오른발 쪽으로 최대한 뻗는다. 왼쪽 다리로 반복한다.

스캔해서 앉아서 발가락에 손닿기 시범 비디오를 본다. ▶

스텝 스트레칭(대퇴사두근과 엉덩이)

한 발을 앞으로 내고 앞쪽 무릎을 약 90도로 굽히며, 무릎이 발목 바로 위에 있게 한다. 반대쪽 다리를 뒤로 뻗어 바닥에 무릎을 댄다. 엉덩이를 앞으로 그리고 약간 아래로 회전시켜 스트레칭한다. 팔은 몸 옆에 두거나 앞쪽 넓적다리 위에 둔다. 다른 쪽 다리로 동작을 반복한다.

스캔해서 스텝 스트레칭 시범 비디오를 본다. ▶

다리 껴안기(엉덩이와 등 신전근)

누워서 양 다리를 편다. 무릎을 굽혀서 다리를 몸통으로 가지고 와서 양쪽 다리를 넓적다리 뒤에서 잡는다. 양쪽 다리를 가슴 쪽으로 당겨서 자세를 유지한다.

스캔해서 다리 껴안기 시범 비디오를 본다. ▶

옆구리 스트레칭(몸통)

어깨 넓이로 발을 벌려 서고, 무릎은 약간 굽힌다. 한 팔을 머리 위로 올리고, 올린 팔을 향해 허리에서부터 몸을 옆으로 굽힌다. 반대쪽 팔의 손을 엉덩이나 허벅지에 놓아둠으로써 몸통을 지지한다. 몸통 다른 쪽으로 동작을 반복한다.

스캔해서 옆구리 스트레칭 시범 비디오를 본다. ▶

같은 운동을 정리운동 때에도 반복할 수도 있다.

1. 심혈관계 준비운동 동안 심박수의 증가를 느꼈는가? _____
2. 어느 스트레칭 동작이 가장 뻑뻑하다고 느꼈는가? _____
3. 샘플 준비운동이 자신이 실행하려고 계획하는 운동 프로그램의 활동에 적합하다고 생각하는가? 그렇지 않다면 어떤 운동을 추가하고 싶은가?

_____

_____

실습 2.2

이름 _____   날짜 _____

어떤 신체활동이 자신에게 가장 적합한가?

체력 프로그램을 설계하면서 자신이 현재 가장 즐기는 그리고 즐기지 않는 신체활동과 시도하고 싶은 새로운 활동에 대해 생각한다. 어느 것을 자신의 프로그램에 포함시킬 수 있는가?

1. 자신이 참가했거나 또는 현재 참가하고 있는 체력/웰니스 활동을 나열한다.
   _____

2. 이러한 활동 중에서 가장 즐겼던 것은? 그 이유는?
   _____

3. 자신이 즐길 수도 있는 새로운 신체활동은 어떤 것들인가? (아래에 추가적인 선택을 위한 목록이 제공되어 있다.)
   _____
   _____

4. 이러한 활동이 어떠한 체력 구성요소에 영향을 미칠 것이라고 생각하는가? 예를 들면, 조깅은 심혈관계 체력을 향상시키는 반면에 웨이트 리프팅은 근력을 증가시킨다.
   _____
   _____

5. 신체적 건강의 어떤 분야를 향상시키고 싶은가? 이러한 목표 달성에 도움이 되는 신체활동을 생각해 낼 수 있는가?
   _____
   _____

운동과 신체활동의 보기

- 트레드밀에서의 걷기 또는 조깅
- 일하러 갈 때 걷거나 자전거를 타는 것
- 바로 앉아서 또는 뒤로 몸을 기대고 앉아서 타는 고정식 자전거
- 밖에서 걷기, 조깅 또는 자전거타기
- 줌바, 킥복싱 수업 또는 동양무술
- 웨이트 트레이닝 또는 저항 트레이닝
- 요가
- 필라테스
- 하이킹
- 암벽 등반
- 일립티컬 트레이너
- 스포츠 활동(예, 축구, 농구, 테니스, 라켓볼)

실습 2.3

이름 _____   날짜 _____

만보기를 사용하여 걸음 수를 측정

하루 동안의 신체활동 수준을 판단할 수 있는 한 가지 방법은 만보기를 사용하여 하루에 밟는 걸음 숫자를 측정하는 것이다. 만보기는 작은 휴대용 기구이며 센서와 걸은 거리 및 소비된 칼로리 양을 추정하는 소프트웨어 기능이 들어있다. 만보기의 정확성은 기구마다 차이가 있지만 적절한 위치(예, 허리띠)에 착용한다면 많은 만보기가 상당히 정확하다. 그렇지만 만보기를 주머니 또는 핸드백에 넣는다면 정확성이 감소되는 경향이 있다. 뿐만 아니라 일부 만보기는 걷기가 아닌 움직임(예, 신발 끈을 묶기 위해 몸을 굽히는 것)을 기록하며 따라서 일부 "거짓 걸음"이 하루 동안의 걸음 숫자로 추가될 수도 있다.

전문가들은 긍정적인 건강 효과가 있는 활동적인 생활방식의 신체활동 수준에 도달하기 위해서는 하루 10,000보를 현재 권고하고 있다. 자신은 이러한 목표를 충족하고 있다고 생각하는가?

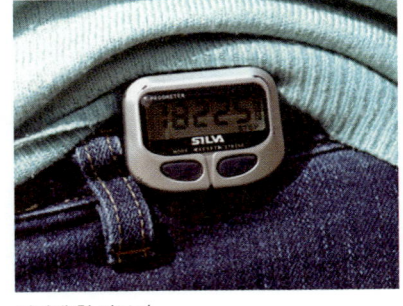

허리에 찬 만보기.

사용 방법

하루 동안 만보기를 차서 자신의 걸음 숫자를 파악한다. 그런 다음 원하는 하루의 걸음 숫자를 목표로 설정하고, 하루 동안의 걸음 숫자를 추가시키기 위한 일부 전략을 나열한다. 다음 2주 동안 매일 자신의 걸음 숫자를 확인한다.

목표 걸음 숫자/하루:

걸음 숫자 1일: _____   걸음 숫자 8일: _____

걸음 숫자 2일: _____   걸음 숫자 9일: _____

걸음 숫자 3일: _____   걸음 숫자 10일: _____

걸음 숫자 4일: _____   걸음 숫자 11일: _____

걸음 숫자 5일: _____   걸음 숫자 12일: _____

걸음 숫자 6일: _____   걸음 숫자 13일: _____

걸음 숫자 7일: _____   걸음 숫자 14일: _____

분석:

1. 대부분의 날들에서 하루의 걸음 숫자 목표를 충족시켰는가? 예/아니오
2. 최소한 자신은 권장되는 하루당 10,000보를 걷는가? 예/아니오
3. 그렇지 않다면, 어떻게 더 많은 걷기를 자신의 일상생활에 포함시킬 수 있는지를 생각한다. 매일 자신이 하는 걷기의 양을 증가시키기 위한 4가지 방법을 아래에 나열하시오.

_____

_____

_____

_____

실습 2.4

이름 _____ 날짜 _____

신체활동에 대한 장애물 파악

이번 실습은 규칙적인 신체활동과 운동 참여를 방해하는 주요 장애물을 파악하는 데 도움을 준다. 아래에 나열된 것은 왜 대부분의 사람들이 규칙적인 신체활동과 운동을 하지 않는지에 대한 주된 이유들이다. 각 이유를 읽고 난 다음 자신에게 가장 들어맞는 대답의 점수(0~2 또는 3)를 선택한다. 질문지에 대한 대답이 모두 끝난 다음, 신체활동에 대한 장애물의 4가지 주요 범주들에서 각 범주마다 대답의 점수를 더한다.

장애물 범주 1: 시간 부족

아래의 이유에 대한 자신의 경우는?	그렇지 않다	그렇다	아주 그렇다
나의 하루는 운동을 하기에 아주 바쁘다. 규칙적인 신체활동을 할 시간을 찾을 수 없다.	0	1	2
신체활동은 업무 그리고 가족의 책무로부터 너무 많은 시간을 빼앗는다.	0	1	3
하루 동안 내가 갖는 자유시간은 운동하기에 너무 짧다.	0	1	3

장애물 범주 2: 사회적 및 환경적 영향

아래의 이유에 대한 자신의 경우는?	그렇지 않다	그렇다	아주 그렇다
나의 친구나 가족 중에서 신체활동에 흥미를 느끼거나 참여하는 사람은 아무도 없다.	0	1	2
다른 사람들 앞에서 운동하기가 쑥스럽다.	0	1	3
나의 학교나 직장은 운동할 수 있는 환경을 제공하지 않는다.	0	1	3

장애물 범주 3: 자원 부족

아래의 이유에 대한 자신의 경우는?	그렇지 않다	그렇다	아주 그렇다
걷기/조깅 코스, 수영장, 자전거 길의 이용이 어렵다.	0	1	2
헬스클럽에 가입하거나 운동 기구를 구입하는 데 비용이 너무 많이 든다.	0	1	3
나의 학교나 직장에는 샤워장이나 운동 시설이 없다.	0	1	3

장애물 범주 4: 동기 부여 부족

아래의 이유에 대한 자신의 경우는?	그렇지 않다	그렇다	아주 그렇다
운동에 대해 생각해 왔지만 시작하지는 못하는 것 같다.	0	1	2
운동하지 않는 것에 대한 변명을 찾기가 쉬운 것 같다.	0	1	3
운동을 하고는 싶지만 자신과의 (운동) 약속을 지키는 데 어려움을 겪는다.	0	1	3

실습 2.4 (계속)

점수와 결과 활용

4가지 장애물 범주의 점수를 각각 더해서 아래의 빈칸에 기입한다. 어느 한 범주에서 2점 이상이라면 이것은 그러한 범주가 활동적이 되는 데에 대한 주요 장애물의 하나라는 것을 의미한다.

장애물 범주 1. 시간 부족: 전체 점수 = _____

장애물 범주 2. 사회적 및 환경적 영향: 전체 점수 = _____

장애물 범주 3. 자원 부족: 전체 점수 = _____

장애물 범주 4. 동기 부여 부족: 전체 점수 = _____

다음 단계로의 계획

신체적으로 활동적이 되는 데에 대한 자신의 주요 장애물을 확인하였으므로 그 다음 해야 할 일은 각 장애물을 제거하기 위한 전략을 개발하는 것이다. 아래의 차트는 장애물을 제거하는 데 도움이 될 수 있는 전략들을 보여주고 있다.

장애물	신체활동 장애물의 극복을 위한 제안
시간 부족	1. 하루 중에 운동을 하는 데 사용할 수 있는 시간대가 있는지를 확인한다. 2. 운전 대신에 자전거를 이용하는 것처럼 비활동적인 활동을 신체활동으로 대체할 수 있는 시간을 찾는다. 3. 운동을 위한 시간대를 포함시키기 위해 하루 일정의 길이를 늘린다.
사회적 및 환경적 영향	1. 가족과 친구들에게 운동하도록 권장한다. 2. 신체적으로 활동적인 새로운 친구를 찾아서 그들과 함께 운동하는 계획을 세운다. 3. 운동을 포함하는 사교적 활동을 계획한다.
자원 부족	1. 걷기, 미용체조, 줄넘기 같이 값비싼 장비를 필요로 하지 않는 활동을 선택한다. 2. 자신의 지역사회에서 이용 가능한 경제적인 운동 시설을 확인한다(공원 등의 공공시설 프로그램, 직장 프로그램 등). 3. 자신이 거주하는 아파트 건물의 계단 같은 보편적인 장소를 활용한다.
동기 부여 부족	1. 운동 목표를 적은 다음 매일 볼 수 있는 장소에 게시해 놓는다. 2. 운동시간을 중심으로 하루 일정을 계획한다. 3. 운동 강좌를 수강한다. 4. 운동복을 가방에 넣어 직장이나 학교로 출발하기 전에 지나가는 장소에 놓아둔다.

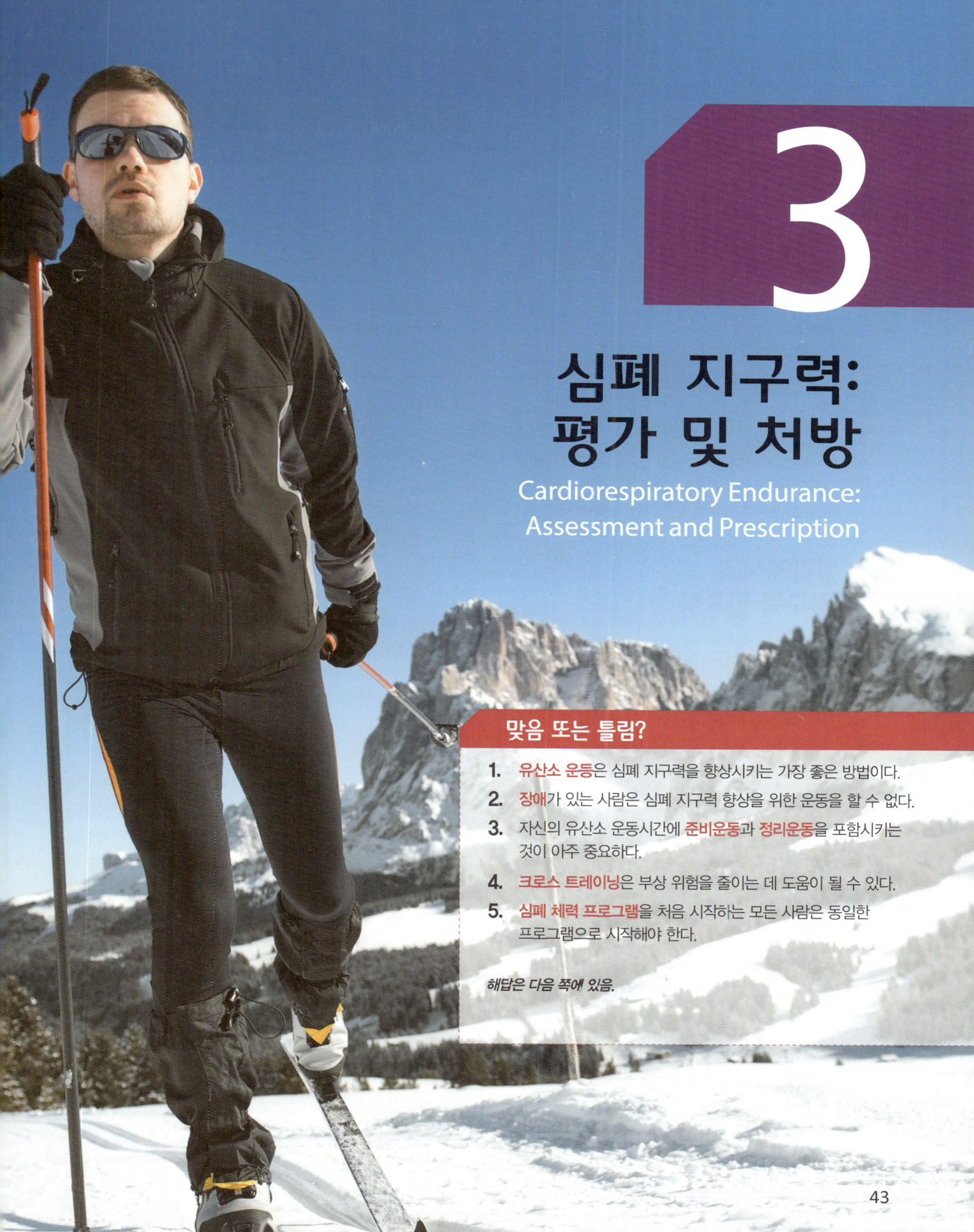

3

심폐 지구력: 평가 및 처방
Cardiorespiratory Endurance: Assessment and Prescription

맞음 또는 틀림?

1. **유산소 운동**은 심폐 지구력을 향상시키는 가장 좋은 방법이다.
2. **장애**가 있는 사람은 심폐 지구력 향상을 위한 운동을 할 수 없다.
3. 자신의 유산소 운동시간에 **준비운동**과 **정리운동**을 포함시키는 것이 아주 중요하다.
4. **크로스 트레이닝**은 부상 위험을 줄이는 데 도움이 될 수 있다.
5. **심폐 체력 프로그램**을 처음 시작하는 모든 사람은 동일한 프로그램으로 시작해야 한다.

해답은 다음 쪽에 있음.

자신이 다니는 대학교의 교정에 언덕이 있는지? 언덕 위를 느릿느릿 걸어 올라갔는데 정상에 도달했을 때 숨이 가쁘지 않았는지? 일부 동료 학생들 그리고 많은 교수님들은 힘들어 하지 않으면서 언덕을 올라가는 것을 알아차렸는지? 이러한 질문에 '그렇다'라고 대답한다면 자신은 심폐 지구력의 개념을 이미 알고 있다. 규칙적인 운동 부족이 흔히 그 원인인 낮은 심폐 지구력은 심지어 보편적인 일상 업무를 어렵도록 만들 수 있다. 이 장에서는 심폐 지구력에 관한 기본 내용 그리고 심폐 지구력을 향상시키는 운동들을 살펴볼 것이다.

우리는 운동의 건강 효과 그리고 운동 트레이닝의 일반 원리를 1장과 2장에서 논의하였다. 이 장에서 (그리고 그 다음의 세 장에서) 우리는 각 건강-관련 체력 구성요소의 수준을 어떻게 평가하는지를 묘사하고, 자신의 건강 및 체력 목표를 충족시키기 위한 종합적이며, 과학적으로 근거한 운동 프로그램을 어떻게 설계하는지를 보여준다. 심혈관계 체력의 평가와 처방을 논의하기 전에, 심폐 지구력을 정의하고 심혈관계 생리학의 일부 기초를 공부할 필요가 있다.

일상생활에서의 심폐 지구력 필요성

심폐 지구력의 발달은 여러 가지 일상 활동에 유익하다. 강의실이나 도서실에 가기 위해 교정을 걸어 다니는 것은 심폐 체력을 필요로 한다. 기숙사나 아파트를 청소하는 것, 또는 자신이 주택에 산다면 정원 일 같은 또 다른 일상적인 활동은 자신이 높은 수준의 심폐 체력을 가지고 있다면 더 쉬워진다. 심폐 체력 수준이 높으면 주말 하이킹 또는 친구와의 캠핑 여행이나 댄스파티 같은 자신의 여가 및 사교 활동은 더 즐거울 수 있다.

심폐 지구력과 심혈관계

심폐 지구력은 수영, 조깅, 사이클링 같은 **유산소 운동**을 오랜 시간 동안 실행할 수 있는 능력이며, 체중 감소를 촉진하고 심혈관계 질환의 위험을 감소시키는 데 효과적이다. 이러한 이유 때문에 많은 운동 과학자들은 심폐 지구력이 건강-관련 체력의 가장 중요한 구성요소라고 생각한다(1, 2).

심폐 체력의 가장 타당한 측정은 $\dot{V}O_2max$, 즉 최대 유산소 능력이며 이것은 운동 동안 신체가 섭취할 수 있는 최대 산소량이다. 간략하게 말하면, $\dot{V}O_2max$는 심폐계와 운동하는 골격근 두 가지 모두의 지구력이 어느 정도인지를 알려준다.

심폐계는 심혈관계(심장과 혈관)와 호흡계(폐 그리고 호흡에 관련된 근육)로 구성된다. 함께 기능하면서 이러한 계통들은 신체 전체에 걸쳐 산소와 영양소를 전달하고 조직으로부터 노폐물(예, 이산화탄소)을 제거한다. 운동하는 근육에서의 산소와 영양소 요구량을 증가시키기 때문에 운동은 심폐계에 더 많은 것을 요구한다.

심혈관계

심장은 주먹 크기 정도의 펌프이며, 수축함으로써 혈관을 통해 신체 전체로 혈액이 운반되도록 압력을 발생시킨다. 실제로, 심장은 두 개의 펌프가 하나에 들어 있다고 생각할 수 있다. 오른쪽은 **폐순환 회로**라고 불리는 경로를 통해 산소가 결핍된 혈액을 폐로 내보내고, 왼쪽은 **체순환 회로**라고 불리는 경로를 통해 산소가 풍부한 혈액을 신체 전체의 조직으로 내보낸다. 그림 3.1(46쪽)은 심장과 폐를 통한 혈액의 흐름을 보여주고 있다.

순환계에는 각기 다른 형태의 혈관이 있다. 폐동맥(산소가 결핍된 혈액을 심장으로부터 폐로 전달)을 제외하고, **동맥**은 산소가 풍부한 혈액을 심장으로부터 신체의 각 부분으로 전달한다. 폐정맥(산소가 풍부한 혈액을 폐로부터 심장으로 전달)을 제외하고, **정맥**은 산소가 결핍된 혈액을 신체의 조직으로부터 심장으로 되돌린다.

혈액은 심장의 왼쪽에서 신체의 가장 큰 동맥인 대동맥으로 박출된다. 대동맥에서, 동맥은 세동맥이라고 불리는 더 작은 혈관으로

> ### 해답
>
> 1. **맞음** 걷기, 에어로빅, 수영 같은 유산소 운동은 심폐 지구력을 향상 또는 유지시킬 것이다.
>
> 2. **틀림** 장애가 있는 사람이 자신의 심폐 체력을 향상시키기 위해 할 수 있는 많은 신체활동이 있다. 55쪽의 '집중 분석'과 59쪽의 '다양성의 인식'은 일시적 또는 영구적 장애가 있는 사람을 위한 운동 방법을 논의하고 있다.
>
> 3. **맞음** 준비운동과 정리운동은 부상과 근육통의 위험을 줄이는 데 도움을 줄 것이다. 짧은 지속시간 동안 또는 중간 강도에서 운동하더라도 준비운동과 정리운동 두 가지 모두 자신의 운동시간에 포함되어야 한다.
>
> 4. **맞음** 크로스 트레이닝은 다양한 종류의 운동을 사용하는 것을 의미하며 이러한 방식은 특히 고충격 운동을 실행할 때에 과사용 부상의 위험을 줄일 수 있다.
>
> 5. **틀림** 프로그램은 자신의 체력 수준에 근거해야 한다. 61~64쪽의 샘플 프로그램은 초기 체력 수준이 낮은, 평균적인, 높은 사람을 위한 시작 프로그램의 보기를 제공한다.

생각해 볼 것!

대학생의 50%가 권장 운동량을 충족시키기 못한다.

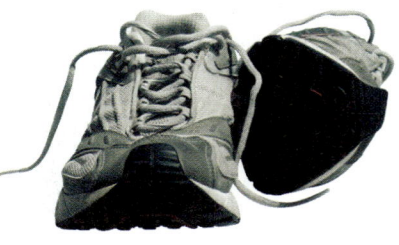

정리하면...

- 얼마나 유산소 운동을 잘 수행할 수 있는지를 나타내는 심폐 지구력은 가장 중요한 건강-관련 체력 구성요소로 생각되고 있다.
- $\dot{V}O_2max$는 심폐 지구력이 어느 정도인지를 알려준다.
- 심폐계는 심혈관계와 호흡계로 구성된다.
- 심장과 혈관이 심폐계를 구성하고, 호흡에 사용되는 근육과 폐가 호흡계를 구성한다.
- 폐순환은 폐로 혈액을 박출하고, 체순환은 신체 전체로 혈액을 박출한다.

운동에 필요한 에너지를 어떻게 얻는가?

근육으로 산소를 전달하는 것 그리고 장시간의 운동을 위한 에너지를 생성하는 것의 중요성을 논의했었다. 하지만 더 많은 산소를 근육으로 운반하는 것이 왜 중요한지 그리고 *에너지*란 무엇을 의미하는가?

에너지는 활동을 위해 근육이 움직이도록 만드는 데 필요한 연료이며 우리는 음식의 분해로부터 그러한 에너지를 얻는다. 그렇지만 음식 에너지는 근육에 의해 직접적으로 사용될 수 없다. 그 대신, 음식의 분해로부터 방출되는 에너지는 **아데노신삼인산(ATP)**이라고 불리는 생화학적 화합물을 만드는 데 사용된다. 생산된 ATP는 근

분지되며, 세동맥은 **모세혈관**으로 추가로 분지된다. 모세혈관은 세포 하나 두께의 벽을 가지고 있으며, 산소와 영양소는 쉽게 벽을 통과할 수 있다. 모세혈관을 통해 산소와 영양소가 조직으로 전달되고, 이산화탄소와 노폐물은 조직으로부터 제거되어 심장으로 되돌아온다. 모세혈관은 세정맥이라고 불리는 더 큰 혈관으로 모여지고, 그런 다음 정맥으로 바뀐다. 혈액은 정맥으로부터 심장의 오른쪽으로 들어간 다음 폐로 박출된다.

심장이 박동할 때마다 맥박을 느낄 수 있다. 운동 강도를 파악하기 위해 사람들은 종종 1분 동안 심장이 박동하는 횟수를 측정한다 (보편적으로 심박수라고 부름). 사람들이 자신의 "맥박수를 측정한다"고 말할 때에는 자신의 심박수를 의미하는 것이다. 자신의 심박수를 확인하기에 가장 쉬운 부위는 요골동맥과 경동맥이다. 요골동맥은 손목 안쪽의 엄지손가락 바로 아래에 위치하고 있고, 경동맥은 목 부위에서 찾을 수 있다(47쪽의 그림 3.2). 매번의 심장 박동에서 박출되는 혈액의 양을 **1회박출량**이라고 부른다. 심박수와 1회박출량을 곱한 값은 **심박출량**이며 이것은 1분 동안 박출되는 혈액의 양이다.

호흡계

호흡계는 호흡을 통제한다. 폐에서, 산소가 결핍된 혈액으로부터 폐포라고 불리는 아주 작은 공기주머니 속으로 이산화탄소가 들어간다. 우리가 숨을 내쉴 때, 이산화탄소는 공기 중으로 배출된다. 그런 다음 우리가 숨을 들이마시면서 산소를 폐 속으로 가져오고, 폐에서 산소는 폐포로 들어와서 모세혈관 속으로 이동한다. 산소가 풍부한 혈액은 폐로부터 심장의 왼쪽으로 흘러간 다음 혈액 순환 과정을 다시 시작하게 된다.

심폐 지구력 장시간 유산소 운동을 실행할 수 있는 능력.

유산소 운동 유산소 에너지 시스템을 주로 사용하고 심폐 체력을 향상시키도록 의도된 모든 종류의 운동을 뜻하는 보편적인 용어.

$\dot{V}O_2max$ 운동 동안 신체가 섭취하고 사용하는 최대 산소량.

폐순환 심장의 오른쪽에서 시작해서 폐를 지나 다시 심장의 왼쪽으로 혈액을 순환시키는 혈관계.

체순환 심장의 왼쪽에서 시작해서 신체 전체를 흐른 다음 다시 심장의 오른쪽으로 혈액을 순환시키는 혈관계.

동맥 심장으로부터 혈액을 운반하는 혈관.

정맥 심장 쪽으로 혈액을 운반하는 혈관.

모세혈관 혈액과 조직 사이에 가스(산소와 이산화탄소)와 영양소 교환이 일어나도록 해주는 얇은 벽의 혈관.

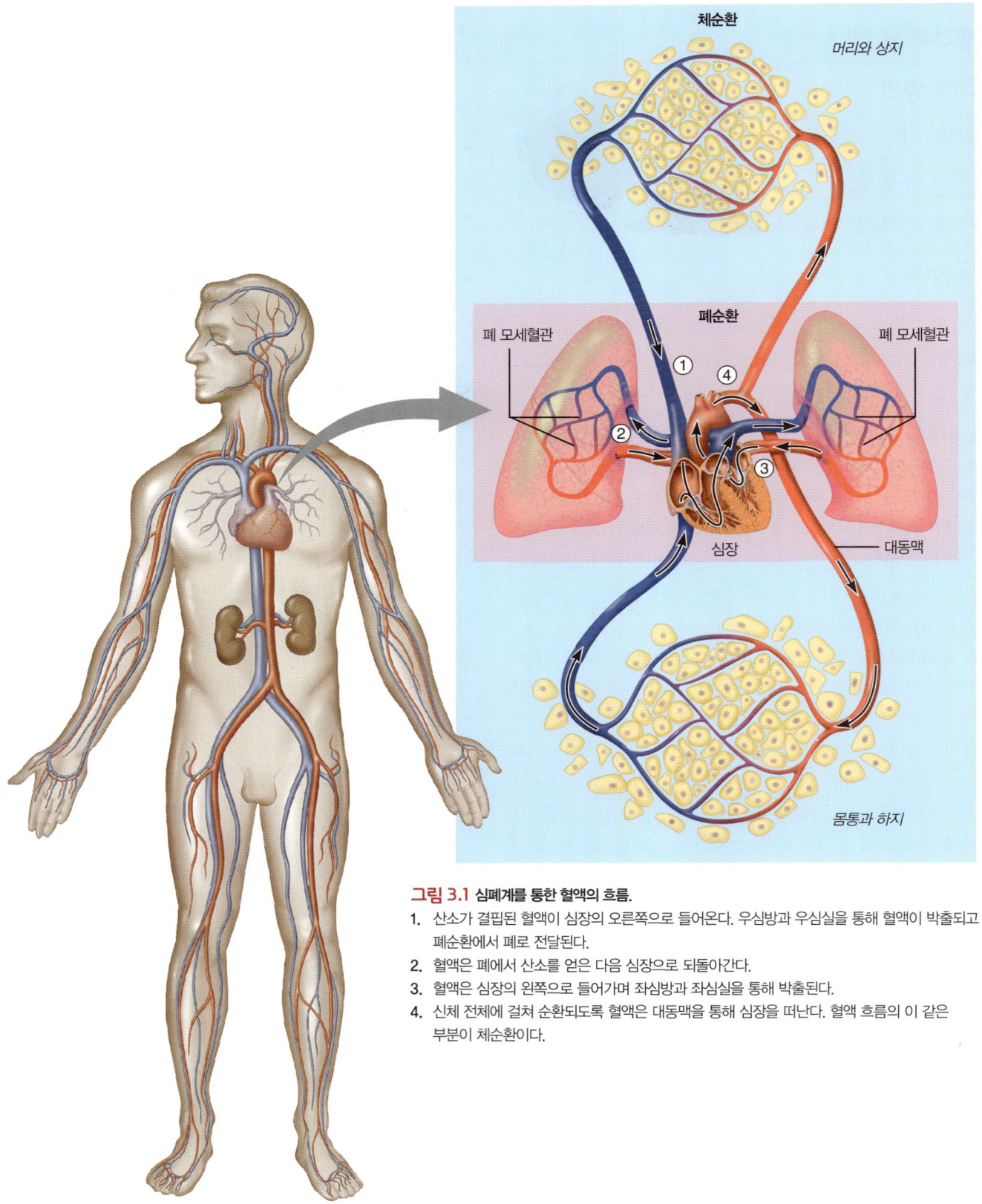

그림 3.1 심폐계를 통한 혈액의 흐름.
1. 산소가 결핍된 혈액이 심장의 오른쪽으로 들어온다. 우심방과 우심실을 통해 혈액이 박출되고 폐순환에서 폐로 전달된다.
2. 혈액은 폐에서 산소를 얻은 다음 심장으로 되돌아간다.
3. 혈액은 심장의 왼쪽으로 들어가며 좌심방과 좌심실을 통해 박출된다.
4. 신체 전체에 걸쳐 순환되도록 혈액은 대동맥을 통해 심장을 떠난다. 혈액 흐름의 이 같은 부분이 체순환이다.

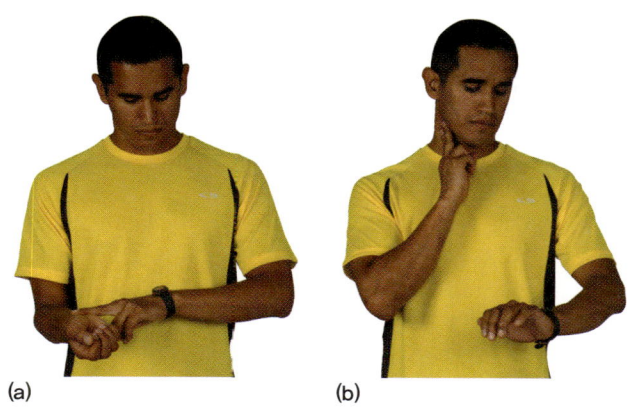

그림 3.2
엄지손가락 바로 아래의 손목에 있는 요골동맥(a) 또는 아래턱 윤곽(jawline) 밑에 있는 경동맥(b)에서 심박수를 측정할 수 있다. 자세한 측정 방법이 실습 3.3에 제시되어 있다.

육 및 다른 세포에서 소량 저장된다. ATP의 분해는 근육이 수축하고 신체를 움직이는 데 사용할 수 있는 에너지를 방출하며, 곧바로 사용할 수 있는 에너지를 인체 내에서 제공할 수 있는 유일한 화합물이다. 그러므로 운동 동안 근육이 수축하려면 ATP가 공급되어야만 한다.

인체는 ATP를 생산하기 위해 근육세포에서 두 가지 시스템을 사용한다. 한 가지 시스템은 산소를 필요로 하지 않으며 **무산소**(anaerobic: 산소 없이) 시스템이라고 불린다. 두 번째 시스템은 산소를 필요로 하며, **유산소**(aerobic: 산소와 함께) 시스템이라고 불린다. 유산소 시스템이 심폐 지구력 발달을 위한 주된 시스템이며 그러한 이유 때문에 산소를 근육으로 전달할 필요가 있다.

무산소 에너지 생산

근육에서의 대부분의 무산소 ATP 생산은 세포 내에서 탄수화물을 분해하는 과정인 **해당과정**(glycolysis) 동안 일어난다. ATP 외에도, 해당과정은 **젖산** 생성을 가져오므로 ATP 생산의 이러한 경로는 종종 *젖산 시스템*이라고 불린다. 젖산 시스템은 탄수화물만을 에너지원으로 사용할 수 있다. 탄수화물은 혈당(글루코스) 그리고 글루코스가 근육에 저장된 형태인 *글리코겐*으로부터 공급된다.

무산소 경로는 운동을 시작할 때 그리고 짧은 시간(30~60초)의 고강도 운동 동안에 ATP를 제공한다. 60~80초의 400m 달리기같이 격렬하고 지속시간이 2분 미만인 운동은 이러한 시스템에 주로 의존한다. 이 같은 형태의 격렬한 운동 동안 젖산 시스템이 빠르게 가동되므로 근육은 많은 양의 젖산을 생성한다.

유산소 에너지 생산

약 1분 동안의 고강도 운동 후에 무산소 ATP 생산이 감소하기 시작하고, 유산소 ATP 생산이 증가하기 시작한다. 유산소 시스템은 ATP를 생산하기 위한 화학 반응을 위해 산소를 필요로 한다. 일상적인 활동과 많은 종류의 운동은 유산소 시스템에 의한 ATP 생산에 의존한다.

무산소 시스템은 탄수화물만을 에너지원으로 사용하지만 유산소 대사는 ATP를 생산하는 데 있어 지방, 탄수화물, 단백질을 사용할 수 있다. 하지만 균형 잡힌 식단을 섭취하는 건강한 사람에게는 단백질은 운동 동안 제한적인 역할을 한다—탄수화물과 지방이 주된 공급원이다. 일반적으로, 운동 초기에는 탄수화물이 유산소 ATP 생산 동안에 분해되는 주된 연료다. 오래 지속되는 운동 동안(즉, 20분 초과), 탄수화물에서 지방으로 에너지원이 점차적으로 이동된다(48쪽, 그림 3.3).

에너지 연속체

우리는 종종 유산소 운동과 무산소 운동을 구분해서 말하지만 실제 경우에 있어 많은 종류의 운동이 두 가지 시스템을 모두 사용한다. 그림 3.4(a)는 운동 지속시간과 관련한 무산소-유산소 에너지 연속

1회박출량 한 번의 심장 박동마다 박출되는 혈액의 양(일반적으로 ml로 나타낸다).

심박출량 1분 동안 심장에서 박출되는 혈액의 양.

폐포 산소가 결핍된 혈액으로부터 이산화탄소를 전달받는 폐의 작은 공기주머니.

아데노신삼인산(ATP) 근육 및 다른 세포들에서 생산되고, 소량이 저장되는 고에너지 화합물. ATP의 분해는 근육 수축에 사용될 수 있는 에너지의 방출을 가져온다.

무산소 "산소 없이"; 세포에서, 에너지를 생산하는 데 산소를 필요로 하지 않는 생화학적 경로와 관련이 있다.

유산소 "산소와 함께"; 세포에서, 에너지를 생산하기 위해 산소를 사용하는 생화학적 경로와 관련이 있다.

해당과정 탄수화물이 세포에서 분해되는 동안의 과정. 근육세포에서의 무산소 ATP 생산의 많은 부분은 해당과정 동안 일어난다.

젖산 글루코스 대사의 부산물이며 강도 높은 운동 동안(최대 유산소 능력의 50~60%를 초과할 때에) 주로 생성된다.

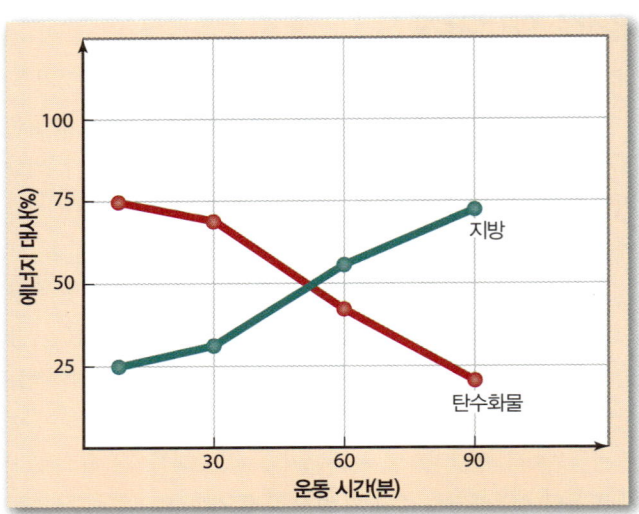

그림 3.3
약 60분의 운동 후에 인체는 ATP 생산을 위해 더 많은 지방 그리고 더 적은 탄수화물을 사용하기 시작한다.

운동과 트레이닝으로 심폐계에 어떠한 변화가 일어나는가?

달리기를 하거나 또는 운동용 자전거 위에서 몇 분 이상만 페달을 밟더라도 심박수가 증가하고 땀이 나기 시작하는 것을 아마도 알아차렸을 것이다. 이러한 반응은 운동 동안의 신체의 특정적인 요구 때문이다. 이러한 것들을 다음의 내용에서 논의하고 있다.

운동하는 동안 그리고 규칙적인 운동 프로그램 후 자신의 심폐계에는 여러 가지 **반응**과 **적응**이 일어난다. 반응은 운동 동안과 운동 직후에 일어나는 변화다. 예를 들면, 언덕을 걸어서 올라간 후의 증가된 심박수와 헐떡이는 호흡은 반응이다. 적응은 규칙적인 운동 프로그램을 지속한다면 자신에게 나타나게 될 변화. 몇 주의 규칙적인 유산소 운동 후에 숨이 차지 않으면서 언덕을 올라갈 수 있는 자신의 능력은 심폐계에 일어난 적응의 결과다. 심폐계가 강해질수록 동일한 수준의 운동은 이전만큼 힘들지 않게 된다.

운동에 대한 반응

운동을 하면, 근육 활동을 유지하기 위해 운동하는 근육은 더 많은 산소와 영양소를 필요로 하며 따라서 심박출량이 증가되어야 한다. 운동 동안에 경험하는 빨라진 심박수는 심박출량 증가에 기여한다. 1회박출량의 증가 또한 심박출량을 증가시켜 운동하는 근육이 에너지 생산에 충분한 산소를 공급받도록 해준다. 운동하는 근육으로 혈액과 산소를 더 많이 공급하기 위해 운동하는 근육 내부의 동맥은 확장된다.

호흡계 또한 혈액 속의 산소와 이산화탄소 수준을 일정하게 유지함으로써 운동의 요구에 반응해야 한다. 운동은 신체가 사용하는 산소의 양과 생산되는 이산화탄소의 양을 증가시킨다. 그러므로 호흡률은 신체 안으로 더 많은 산소를 들여오기 위해 그리고 이산화탄소를 제거하기 위해 증가하며, 높은 강도에서 운동할 때에는 호흡이 빠르게 증가하면서 더 많은 양의 이산화탄소가 배출된다.

운동에 대한 적응

규칙적인 지구력 운동 트레이닝은 심혈관계와 호흡계, 골격근, 에너지 생산 시스템에 적응을 가져온다.

지구력 트레이닝은 심혈관계에 여러 가지 적응을 가져온다(3). 자신의 심폐 체력 수준이 증가하면서 알아차리게 될 한 가지는 휴식 심박수 감소이다. 이러한 변화는 자신의 심장이 한 번의 박동에서 더 많은 양의 혈액을 박출할 수 있기 때문에 신체 전체에 같은 양의 혈액을 제공하기 위해서는 1분 동안 이전처럼 많은 횟수를 박동하지 않아도 된다. 유산소 운동 트레이닝은 1분 동안 자신의 심장이 박

체를 보여주고 있다. 무산소 에너지 생산이 짧은 시간의 운동 동안에 주도적인 역할을 하는 반면에, 유산소 에너지 생산은 오랜 시간의 운동 동안에 주도적이다. 예를 들면, 100m 전력질주는 무산소 에너지원을 거의 전적으로 사용한다. 에너지 연속체의 다른 한쪽 끝인 마라톤 달리기는 유산소 ATP 생산을 주로 사용하는데 그 이유는 운동이 2시간 이상의 지속적인 활동이기 때문이다. 최대의 노력으로 800m를 달리는 것(2~3분의 운동 지속시간)은 거의 비슷한 양의 유산소와 무산소 에너지원을 사용하는 운동의 보기이다.

그림 3.4(b) (49쪽)는 다양한 스포츠 활동에 대해 무산소-유산소 에너지 연속체를 적용한 것이다. 역도, 체조, 레슬링은 거의 전적으로 무산소 에너지 생산을 사용하는 스포츠 종목의 보기이다. 권투와 스케이팅(1,500m)은 비슷한 정도의 무산소와 유산소 에너지 생산을 필요로 한다. 그와는 달리, 크로스컨트리 스키와 조깅 동안에는 유산소 에너지 생산이 주도적인 역할을 한다.

정리하면...

- 운동 동안 ATP가 에너지로 사용된다.
- 무산소 에너지 생산은 산소를 필요로 하지 않으며, 탄수화물을 연료로 사용하고, 짧은 시간의 고강도 운동 동안 에너지를 공급한다.
- 유산소 에너지 생산은 ATP를 만들기 위해 산소를 필요로 하고, 탄수화물, 지방, 단백질을 연료로 사용할 수 있으며, 오래 지속되는 운동 동안에 사용된다.
- 많은 활동에서 두 가지 에너지 시스템이 모두 사용된다.

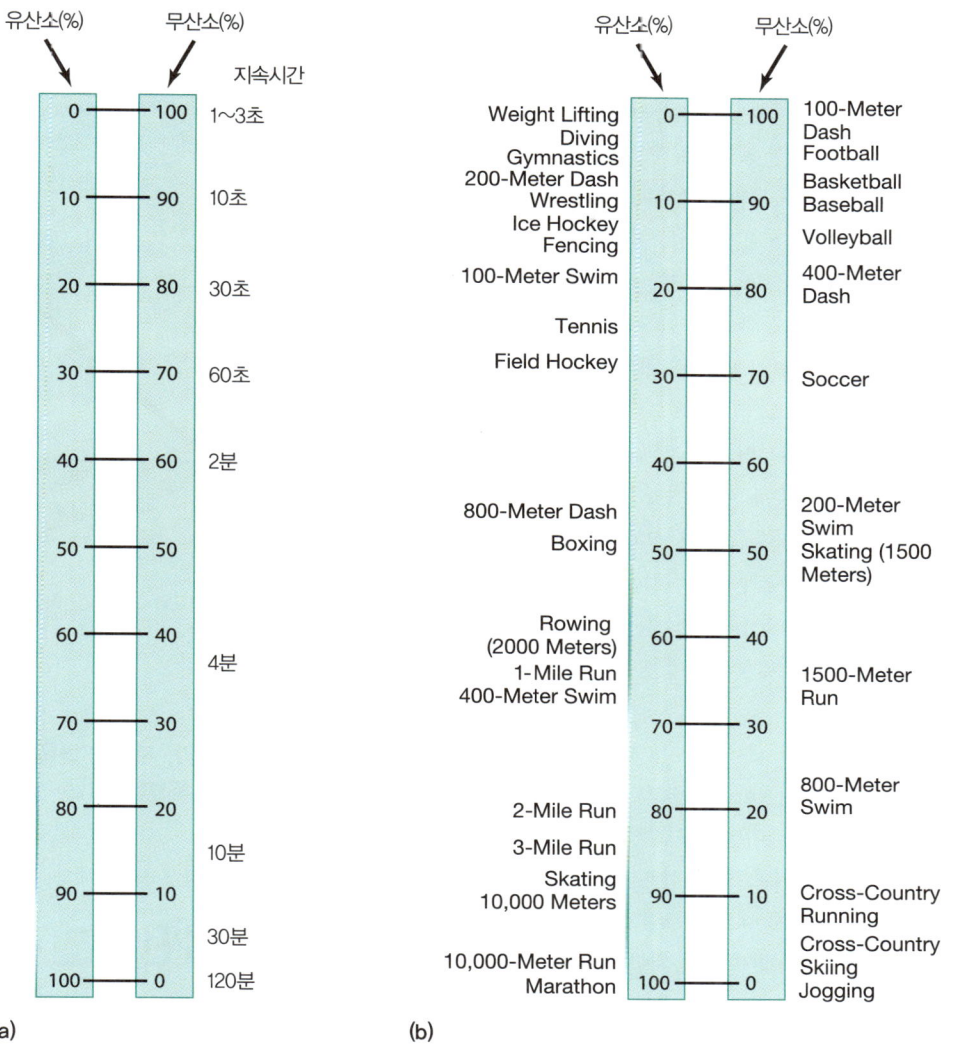

그림 3.4
운동 동안의 에너지 대사에 대한 유산소적 ATP와 무산소적 ATP의 기여 정도.
(a)운동 지속시간에 따른 기여 정도, (b)다양한 스포츠 활동에서의 기여 정도.

동하는 최대 횟수를 증가시키지 않지만 최대 1회박출량은 운동 트레이닝으로 증가하며, 1회박출량이 증가하면서 최대 심박출량이 증가한다. 심박출량은 1분 동안 심장에서 박출되는 혈액의 양임을 기억해야 한다. 1분 동안 심장이 박출할 수 있는 혈액의 최대량이 증가하므로 운동 동안에 사용할 수 있는 산소의 최대량($\dot{V}O_2max$)도 증가한다.

유산소 운동 트레이닝은 호흡계의 구조나 기능을 변경시키지는 않지만 호흡 과정에 관련된 근육의 지구력은 증가시킨다(3). 횡격막 그리고 호흡과 관련된 다른 핵심 근육들은 피로해지지 않으면서 더 강하게 더 오랫동안 기능할 수 있다. 호흡과 관련된 근육들의 지구력 향상은 운동 동안 숨이 찬 느낌을 줄여줄 수도 있으며 유산소 운동 프로그램을 시작하는 사람들이 때때로 경험하는 옆구리 통증을 없애 줄 수도 있을 것이다.

지구력 트레이닝은 유산소 에너지를 생산하는 근육의 능력 또한

> **반응** 운동의 요구를 충족시키는 데 도움을 주기 위해 운동 동안에 일어나는 변화. 이러한 변화는 운동시간 종료 직후에 평상시 수준으로 되돌아간다.
>
> **적응** 규칙적인 운동과 함께 시간이 흐르면서 일어나는 반영구적 변화. 규칙적인 운동 프로그램이 오랜 기간 동안 중단되면 적응이 퇴화할 수 있다.

증가시킨다. 이러한 적응의 실질적인 결과는 신체가 에너지를 생산하는 데 있어 지방을 더 잘 사용할 수 있고, 근지구력이 증가하는 것이다(3). 이러한 변화는 운동이나 신체활동 동안에 사용된 근육에서만 일어난다는 것을 알아야 한다. 예를 들면, 고정식 운동용 자전거를 사용하는 지구력 트레이닝은 다리 근육의 근지구력 향상을 가져오지만 팔 근육에는 거의 효과가 없다. 또한, 비록 지구력 트레이닝이 근육을 단단하게 만들기는 하지만 근육 크기 또는 근력에서의 커다란 변화는 나타나지 않을 것이다.

$\dot{V}O_2max$가 심폐 체력의 가장 좋은 지표라고 많은 운동생리학자들이 생각하고 있음을 상기할 것. 그러므로 $\dot{V}O_2max$의 증가는 규칙적인 유산소 운동 트레이닝으로부터 얻어지는 중요한 적응이다. 일반적으로 12~15주의 지구력 운동 트레이닝은 $\dot{V}O_2max$에서 10~30%의 증가를 가져온다(3). 이러한 향상은 심폐계의 적응, 근육의 유산소 능력 향상, 최대 심박출량의 증가가 결합된 결과이다. 이 같은 변화로 인해 신체는 운동 동안 더 많은 산소를 전달하고 사용할 수 있으며, 근지구력은 향상되고, 일상적인 활동 동안 피로를 덜 느끼게 된다.

일반적으로, 초기에 $\dot{V}O_2max$가 낮은 사람은 높은 $\dot{V}O_2max$ 수준으로 유산소 운동 프로그램을 시작하는 사람보다 더 큰 향상을 보일 것이다. $\dot{V}O_2max$의 증가는 트레이닝 프로그램의 강도와 직접적으로 관련이 있으며, 고강도 트레이닝 프로그램은 저강도 및 단기간의 프로그램보다 더 큰 증가를 가져온다(4) (그림 3.5). 그렇지만 바람직하지 않은 식습관은 $\dot{V}O_2max$의 향상을 지연시킨다는 것을 알아야 한다. (8장에서 건강한 식습관에 대해 추가적으로 공부할 것이다.)

신체조성

지구력 트레이닝은 일반적으로 신체지방과 체지방율의 감소를 가져온다(3). 그렇지만 반드시 신체지방이 감소되는 것은 아니다. 체중 감소를 목표로 유산소 운동 프로그램을 시작한다면 자신이 실행하는 운동량과 식습관을 고려해야 할 필요가 있다. (6장과 9장에서 신체조성 및 체중 관리에 대해 추가적으로 공부할 것이다.)

정리하면...

- 반응은 운동 동안 일어나는 단기적인 변화이고, 적응은 규칙적인 운동의 결과로 인해 장기간 걸쳐 일어나는 변화이다.
- 운동에 대한 반응으로는 심박수, 1회박출량, 심박출량, 호흡률의 증가가 포함된다.
- 규칙적인 유산소 운동에 대한 적응으로는 휴식 심박수 감소, 1회

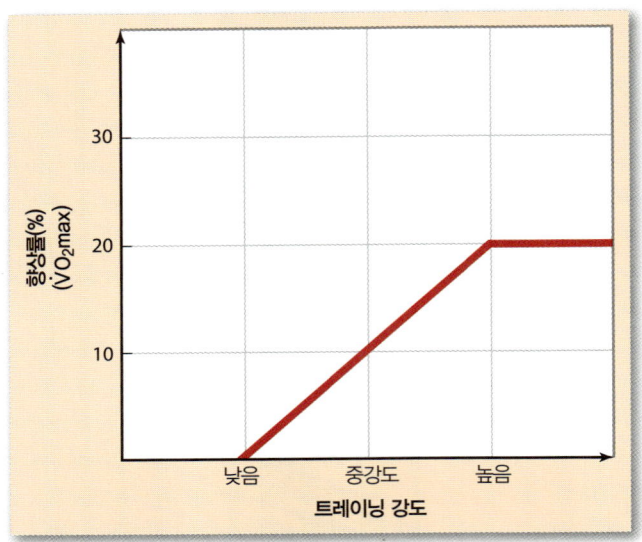

그림 3.5
12주의 트레이닝 후 트레이닝 강도와 $\dot{V}O_2max$ 향상 사이의 관계.

박출량과 $\dot{V}O_2max$ 증가, 지방을 연료로 사용하는 능력의 향상, 신체조성의 향상이 포함된다.

심폐 지구력의 건강 효과는 어떤 것인가?

건강과 체력은 동일하지 않으며 신체활동과 운동 사이에는 차이가 있다(1장에서 참조). 규칙적인 신체활동은, 심지어 체계적인 운동 프로그램이 아니더라도, 건강을 향상시킬 수 있다(예, 심장병 위험 감소). 그렇지만 체계적인 프로그램 없이는 아마도 심폐 지구력 수준에 유의한 변화가 나타나지 않을 것이다.

심폐 체력의 가장 중요한 건강 효과 중에는 심혈관계 질환(CVD)의 낮은 위험과 수명 증가가 있다. 심폐 체력을 향상시키기 위해 운동을 하는 사람에게는 제2형 당뇨병의 위험이 감소하고, 혈압이 내려가며, 체중부하(weight-bearing)가 가해지는 뼈에서 골밀도가 증가한다(5).

신체적 건강 효과 외에도, 규칙적인 유산소 운동 트레이닝과 연관된 심리적 건강 효과 또한 있으며 높은 수준의 자긍심 및 더욱 긍정적인 신체 이미지가 이에 포함된다(6). 이 같은 관계는 복합적인 요인에 의한 것이다. 첫째, 규칙적인 운동 프로그램을 시작하고 유지함으로써 그리고 개인적 목표를 달성함으로써 얻어지는 성취감이 있다. 규칙적인 운동은 또한 근육을 탄탄하게 만들고 체중 관리에 도움이 되는데 이 두 가지 모두 외모에 긍정적인 영향을 미칠 수 있

다. 수면의 질 향상은 규칙적인 운동의 또 다른 심리적 효과이다(7). 체력이 단련된 사람은 체력 단련이 덜 된 사람들보다 수면이 방해를 받지 않으면서 더 오래 잠을 자는(즉, 숙면을 취하는) 경향이 있다. 밤 동안의 더 나은 휴식은 정신적으로 완전히 회복되었다는 느낌을 가져다 줄 가능성이 높다.

심혈관계 지구력의 효과는 일상적인 활동에서도 볼 수 있다. 업무와 여가를 위한 더 많은 에너지는 보편적으로 보고되는 효과다; 단련된 사람은 피로를 더 적게 느끼면서 더 많은 일을 할 수 있다. 심폐 체력 수준이 높은 사람은 운동이 자신을 기분 좋게 만들어 주기 때문에 운동을 한다고 흔히 말한다.

정리하면...

- 심폐 지구력을 향상시키기 위해서는 규칙적인 운동이 필요하다.
- 규칙적인 유산소 운동은 많은 신체적 및 정신적 건강 효과를 가져다주며 CVD 위험 감소, 수명 증가, 자긍심과 신체 이미지 향상 등이 이에 포함된다.

심폐 지구력의 평가

심폐 체력을 평가하는 가장 정확한 방법은 실험실에서의 $\dot{V}O_2max$ 측정이다(3, 8). 그렇지만 $\dot{V}O_2max$의 직접적 측정은 값비싼 장비를 필요로 하고 시간이 많이 걸리기 때문에 일상적인 사용은 현실적이지 않다. 다행히도, $\dot{V}O_2max$를 측정하는 여러 가지 현장 검사가 있다(9~11). 이러한 검사들은 완벽하지는 않더라도 타당한 측정법이며, 실질적인 장점이 단점보다 더 크다. 다음의 내용에서는 자신의 $\dot{V}O_2max$를 쉽게 추정할 수 있는 일부 보편적인 방법을 설명하며, 이 장의 끝에 있는 실습 3.1A~D를 사용하면서 $\dot{V}O_2max$를 추정할 수 있다.

간단하면서도 가장 정확한 심폐 체력 평가 방법의 하나는 **1.5마일 달리기 검사**다. 이 검사는 심폐 체력 수준이 높은 사람은 낮은 사람보다 1.5마일(약 2.5km)을 더 빨리 달릴 수 있다는 생각에 근거하고 있다(9, 10).

이 검사에서의 목표는 1.5마일을 최대한 짧은 시간 내에 완주하는 것이다. 규칙적으로 운동하는 사람과 생활방식이 활동적인 사람은 아마도 1.5마일을 달리기 또는 조깅으로 완주할 수 있을 것이다. 이 검사는 1.5마일을 최대한 빨리 달리도록 요구하기 때문에 30세 이상의 비활동적인 사람, 의학적 문제로 인해 체력 수준이 아주 낮은 사람, 관절에 문제가 있는 사람, 비만한 사람에게는 가장 좋은 선택이 아니다. 체력이 약한 사람에게는 1.5마일 달리기/걷기 검사가 더 적합할 것이다. 이 장의 끝에 있는 실습 3.1A은 검사의 실행과 점수의 기록에 대한 설명을 제공하고 있다.

1마일 걷기 검사는 심폐 체력을 추정하는 또 다른 현장 검사이다. 걷기 검사는 1.5마일 달리기 검사와 같은 생각에 근거하고 있다: 심폐 체력이 높은 사람이 심폐 체력이 낮은 사람보다 검사를 더 빨리 완료할 수 있을 것이다. 이 검사는 비활동적인 사람에게 특히 유용하다(12~14). 그렇지만 관절에 문제가 있는 사람은 다음의 내용에서 묘사된 자전거 검사 같은 비체중부하 검사를 고려해야 할 것이다. 1마일 걷기 검사를 어떻게 실시하는지 그리고 자신의 점수를 어떻게 결정하는지에 대한 설명이 실습 3.1B에 제공되어 있다.

생각해 볼 것!

$\dot{V}O_2max$는 25세쯤에서 감소하기 시작하며 1년에 약 1%의 비율로 감소한다.

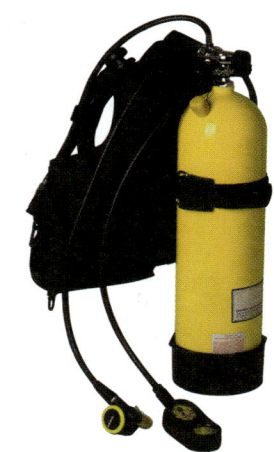

심폐 지구력을 평가하는 데 사용할 수 있는 또 다른 검사는 자전거 에르고미터 검사와 스텝 검사이다. **자전거 에르고미터** 검사(52쪽의 그림 3.6)는 관절에 문제가 있는 사람에게 이상적인데 그 이유는 걷기나 조깅과 달리 체중부하가 없기 때문이다. 자전거 에르고미터 검사는 심폐 체력 수준이 높은 사람은 낮은 사람보다 표준적인 운동부하에서 운동 심박수가 더 낮다는 원리에 근거한 최대하 자전거 검사다(11). 실습 3.1C를 사용하여 자전거 에르고미터 검사 동안의 운동부하와 심박수로 $\dot{V}O_2max$를 추정할 수 있다.

끝으로, 스텝 검사는 모든 체력 수준의 사람이 실시할 수 있다. 그 외에도, 이 검사는 값비싼 장비를 필요로 하지 않으며 짧은 시간 이내에 완료할 수 있다. 그렇지만 스텝 검사는 과체중인 사람이나

> **1.5마일 달리기 검사** 간단하면서도 가장 정확한 심폐 체력 평가 방법의 하나.
>
> **사이클 에르고미터** 페달 회전에 대한 저항을 제공하는 고정식 운동 자전거이며 운동량을 측정할 수 있다.

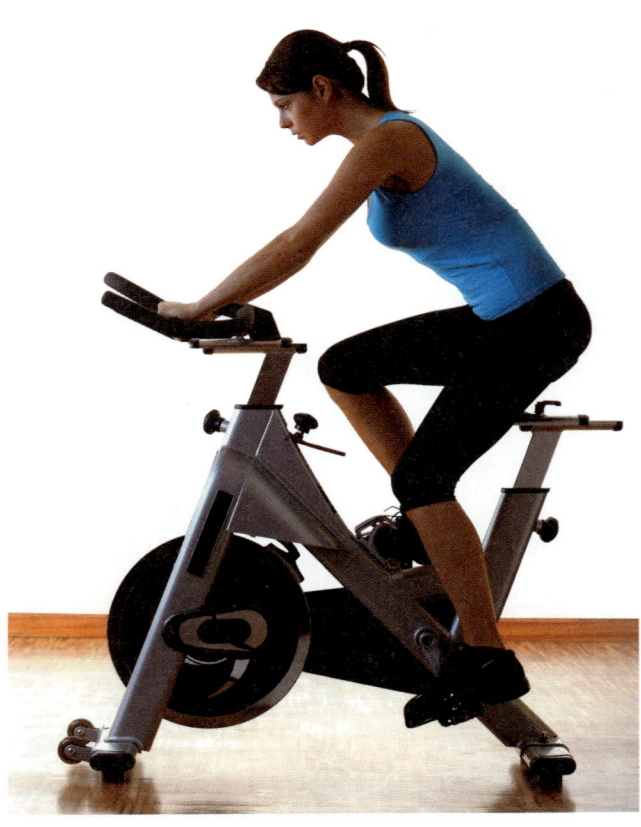

그림 3.6
자전거 에르고미터는 심폐 지구력을 평가하는 데 사용할 수 있다.

관절에 문제가 있는 사람에게는 권장되지 않는다. 스텝 검사는 자신의 심폐 체력 수준이 높다면 운동 후에 심박수가 더 빨리 "회복한다"는, 즉 휴식 수준으로 되돌아온다는 원리에 근거하고 있다. 그러므로 심폐 체력이 높은 사람은 체력이 낮은 사람과 비교해서 검사 직후의 3분 동안 더 낮은 심박수를 보여줄 것이다(3). 이 검사는 일정한 속도로 스텝을 밟아야 하며 심박수를 여러 차례 정확하게 측정해야 하므로 실수의 여지가 더 많다. 실습 3.1D를 사용하여 스텝 검사를 실시하고 대학-연령 집단(18~25세)의 표준 스텝 검사 결사를 확인할 수 있다.

정리하면...

- 심폐 체력을 평가하는 보편적인 검사에는 1.5마일 달리기, 1마일 걷기, 자전거 에르고미터 검사, 스텝 검사가 포함된다.
- 비만한 사람과 관절의 문제가 있는 사람은 체중부하가 가해지는 심폐 체력 평가 검사는 피해야 한다. 비활동적인 사람은 1.5마일 달리기 검사를 피해야 한다.

유산소 운동 프로그램의 설계

심폐 체력 수준을 알고 난 다음에는 자신의 목표를 충족시키는 적절한 운동 계획을 설계할 수 있다(이 장에서 프로그램 설계에 관한 기본 사항들을 논의하겠지만 운동 프로그램을 계획하는 것에 관한 더 자세한 내용은 7장에서 공부할 것이다). 목표 설정 그리고 장기 및 단기 목표를 충족시키기 위한 신체활동 계획의 수립은 건강한 생활 방식으로의 변화에 핵심이다(1장). 목표를 먼저 설정하고 그런 다음 그러한 목표 달성을 위한 자신의 프로그램을 구체적으로 계획한다면 유산소 운동 프로그램을 시작하고 지속하는 것이 훨씬 쉬워질 것이다. 많은 체력 전문가들은 목표의 결여가 많은 체계적 체력 프로그램에서 볼 수 있는 높은 중도 탈락의 주요 원인이라는 데 동의한다(15, 16).

각 운동시간은 준비운동, 주운동(workout), 정리운동 단계를 포함한다(2장 참조). 주운동 단계 내에서는 운동 빈도, 강도, 지속시간, 형태를 고려해야 한다. 또한, 프로그램을 장기적인 측면에서 고려하는 것이 중요하다-초기 체력 단련, 진전, 유지 단계.

준비운동

각 운동시간은 5~10분의 저강도 운동과 약간의 가벼운 스트레칭으로 구성된 준비운동으로 시작해야 한다. 스텝 에어로빅 또는 스피닝 수업에 참가한다면, 준비운동이 적절하게 이루어지도록 지도자가 이끌어줄 것이다. 조깅이나 수영 같은 다른 유산소 운동을 한다면 자신의 준비운동을 계획할 필요가 있다. 통상적으로, 준비운동은 자신이 주운동으로 선택한 활동과 비슷하거나 또는 같은 활동을 저강도로 실행한다. 예를 들면, 달리기를 위한 준비운동으로 걷기나 조깅을 하고, 자신이 곧이어 실시할 수영 운동보다 더 느리게 몇 번의 왕복수영을 할 수도 있다. 몇 가지 가벼운 스트레칭을 포함시킬 수도 있다(5장). 그런 다음 주운동 단계를 시작하면서 자신의 강도를 원하는 수준으로 점진적으로 증가시킨다.

주운동

심폐 체력을 향상시키기 위한 운동처방의 구성요소는 FITT 원리의 구성요소를 포함한다: 운동의 빈도, 강도, 지속시간, 형태.

빈도 최소한의 부상과 거의 최적의 심폐 체력 향상을 달성하기 위해서는 일주일에 3~5회의 운동 빈도가 일반적으로 권장된다. 그렇지만 심폐 체력의 향상은 적게는 일주일에 2회의 운동으로도 달성할 수 있다(8). 자신이 일주일에 5일을 초과해서 운동을 하더라도 심폐 체력에서는 유의하게 더 큰 향상을 발견하지 못할 것이다. 그 외에도, 더 많은 운동 빈도는 더 큰 부상 위험을 수반한다.

일주일에 2~3일로 시작한 다음 프로그램을 통해 체력이 향상되면서 운동 빈도를 증가시킬 수도 있을 것이다. 운동시간 사이의 휴식도 고려해야 한다. 일반적인 원칙은, 특히 매일 같은 운동을 한다면, 연속해서 3일보다 더 많이 운동하지 않고 연속해서 3일보다 더 많이 쉬지 않는 것이다.

강도 심폐 체력은 트레이닝 강도가 최소한 $\dot{V}O_2max$의 50%일 때 향상된다(이 수준은 종종 **트레이닝 역치**라고 불린다). $\dot{V}O_2max$에 근접한 운동 강도에서의 트레이닝은 유의하게 더 큰 효과가 없으며 부상 위험을 증가시킨다. 그러므로 건강-관련 체력을 향상시키기 위해 권장되는 운동 강도의 범위는 $\dot{V}O_2max$의 50~85% 사이다.

자신의 $\dot{V}O_2max$ 백분율(%)을 운동 동안 쉽게 파악할 수 없지만 운동 강도를 점검하는 데 있어 심박수를 활용할 수 있다. 운동 강도가 증가하면서 $\dot{V}O_2max$와 심박수 모두 직선적으로 증가한다. 우리는 $\dot{V}O_2max$에서 최대 심박수에 도달한다는 것 또한 알고 있다. 이러한 관계는, 심박수가 쉽게 측정될 수 있다는 사실과 함께 운동 강도를 평가하는 데 있어 심박수가 현실적인 방법이 되도록 만든다.

운동 동안 자신의 심박수가 어느 정도이어야 하는지를 어떻게 아는가? 우리는 **목표 심박수**(target heart rate: THR) 범위를 계산할 수 있다. 그림 3.7은 운동시간 동안의 심박수 패턴을 보여주고 있다. 심폐 지구력 평가를 위해 이제까지 설명했던 검사들은 최대하 검사이므로 최대 심박수를 추정해야만 한다.

자신의 목표 심박수 범위를 어떻게 결정하는지를 설명하기 전에 심박수를 어떻게 측정하는지를 살펴보자. 그림 3.2(47쪽)는 요골동

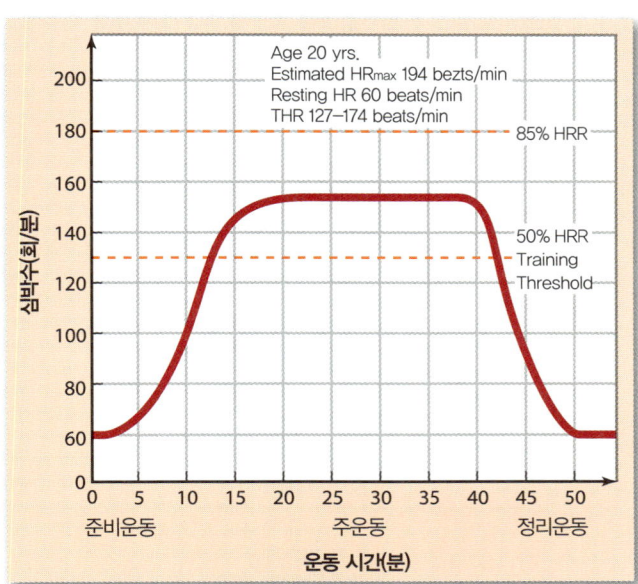

그림 3.7
목표 심박수 범위 내에서 실행하는 운동의 보기.

표 3.1 심박수 분류

심박수	분류
<60회/분	서맥*
60~100회/분	정상 범위
>100회/분	빈맥

* 많은 사람, 특히 규칙적으로 유산소 운동을 실시하는 사람의 휴식 심박수는 60회/분 미만이다.

맥과 경동맥의 맥박 부위를 보여주며, 실습 3.3은 심박수 측정의 연습 기회를 제공할 것이다. 맥박을 찾을 때에는 집게손가락과 가운데 손가락을 사용해야 한다. 심박수 측정에서 엄지손가락을 사용해서는 안 되는데 그 이유는 엄지손가락에도 맥박이 있어 정확하게 심박수를 파악하려면 두 맥박을 구분해야 하는 데 그렇게 할 수 없기 때문이다. 심박수를 목에서 측정하는 경우에는 혈관을 가볍게 누르도록 주의한다. 경동맥에는 압력 변화에 반응하는 수용기가 있어 지나친 압력은 심박수가 느려지도록 만든다. 아주 이완되었을 때(예, 아침에 눈을 떴을 때) 30~60초 동안 휴식 심박수를 측정하는 것이 가장 좋다. 운동을 종료하면, 특히 자신의 체력 수준이 증가하면서, 심박수는 빠르게 회복하므로 10~15초의 짧은 시간 동안 운동 심박수를 측정해야 한다. 실습 3.3은 1분 미만 동안에 심박수를 측정하는 경우 분당 박동수로 바꾸는 것에 대한 설명을 제공하고 있다. 심박수를 스톱워치로 측정할 때에는 첫 번째 박동을 0으로 세지만 작동하고 있는 시계(예, 손목시계의 초침)로 측정한다면 처음 박동을 1로 센다. 표 3.1에 일반적인 심박수 범위가 제시되어 있다.

최대 심박수(HR_{max})는 나이 증가와 함께 감소하며 다음 공식으로 추정할 수 있다:

$$HR_{max} = 206.9 - (.67 \times 나이)$$

예를 들면, 20세인 대학생의 최대 심박수를 위의 공식으로 추정할 수 있다.

$$HR_{max} = 206.9 - (.67 \times 20) = 194회/분$$

> **트레이닝 역치** 그 이상의 트레이닝 강도에서는 심폐 체력이 향상된다. 이러한 강도는 $\dot{V}O_2max$의 약 50%이다.
>
> **목표 심박수(THR)** $\dot{V}O_2max$의 약 50~85% 운동 강도에 상응하는 심박수 범위. 유산소 능력의 향상을 가져오는 트레이닝 심박수 범위이다.

상담 코너

목표 심박수 범위를 충족시키는지 확인하려고 심혈관계 운동 동안에 맥박을 측정하는 것은 자신에게 어려운 일인가? 자신의 보편적인 일상 활동보다 더 높은 강도에 도달하고 그러한 강도를 어느 정도의 시간 동안 유지하는 것이 신체적 적응을 향한 노력으로 이상적이다. 다음의 전략으로 강도를 판단한다.

- 자신의 주소 또는 다른 친숙한 문장을 크게 낭송한다. 말을 하면서 입을 벌린 채로 호흡하기 시작한다면 자신을 위한 적합한 운동 강도에 근접하고 있을 가능성이 높다.

- 강도가 어떻게 느껴지는지를 곰곰이 생각한다.
저·중강도의 움직임을 최소한 10분 동안 지속할 수 있는가?
2분 또는 그 이내에 운동을 중단해야 할 거라고 느낀다면 너무 높은 강도에서 운동하는 것이다.

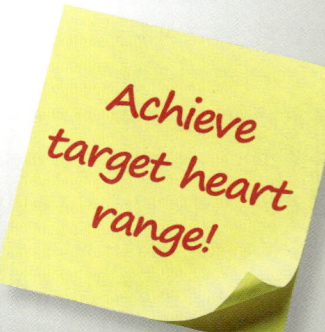
Achieve target heart range!

자신의 목표심박수를 결정하기 위해서는 **심박수 예비량**(heart rate reserve: HRR)을 결정해야 한다. 심박수 예비량은 자신의 최대 심박수와 휴식 심박수 사이의 차이다:

HRR = 최대 심박수 − 휴식 심박수

20세인 대학생의 휴식 심박수가 분당 60회라고 가정하자. 그렇다면

HRR = 194 − 60 = 134회/분

HRR을 결정한 후, HRR의 50%와 85%를 계산할 수 있다. 이러한 범위는 $\dot{V}O_2max$의 바람직한 백분율에서 운동할 수 있도록 해 줄 것이다.

0.50 × 134 = 67회/분
0.85 × 134 = 114회/분

THR 결정의 마지막 단계는 휴식 심박수를 방금 계산한 숫자에 다시 더하는 것이다. 그렇게 하는 이유는 휴식 심박수가 출발점이기 때문이다. 대학생의 THR은 다음과 같이 계산된다:

67 + 60 = 127회/분
114 + 60 = 174회/분
THR = 127~174회/분

실습 3.3을 사용하여 자신의 THR을 계산할 수 있다. 최대 심박수는 나이와 함께 감소하므로 자신의 THR은 나이가 많아지면서 변할 것이다(그림 3.8). 또한, 낮은 휴식 심박수는 유산소 운동 트레이닝에 대한 적응임을 기억할 것. 나이가 많아지고 휴식 심박수에 변화가 있으면 자신의 THR을 다시 계산해야 한다.

운동 강도를 추정하는 또 다른 방법은 보그(Borg) **운동자각도**(ratings of perceived exertion: RPE) 척도를 이용하는 것이다(17). 운동자각도는 자신이 운동 동안 얼마나 힘들다고 느끼는지를 나타내는 것이다. 자신의 RPE를 결정하려면 호흡에 기울이는 노력, 땀을 얼마나 흘리는지, 근육에서의 느낌을 고려해야 한다. 이러한 것들 중 어느 하나의 측면에만 초점을 맞춰서는 안 되며 자신의 전반적인 노력에 어떻게 영향을 미치는지를 고려한다. 운동 강도가 증가하면서 심박수도 증가하므로 RPE 척도를 사용하면서 평가된 운동자각도는 일반적으로 운동 동안의 심박수와 연관성이 있다. RPE 척도는 6부터 20까지 15등급이다. 휴식 심박수는 분당 60회 내외에 있고 최대 심박수는 분당 200회 내외에 있다고 생각해 볼 것. 그래서 자신의 RPE 수준에 10을 곱하면 그 값은 자신의 운동 심박수와 비슷해질 것이다. RPE 척도 사용법에 대해 약간 설명하면, 척도에서 6수준은 전혀 노력을 기울이지 않는다는 것을 의미한다(예, 달리기 전에 트레드밀 위에 서 있는 것). 8~11의 범위는 준비운동이나 정리운동 단계 동안에 보편적인 수준이다. 12와 16 사이의 RPE 수준은 대부분 사람의 목표 심박수 범위와 일치한다.

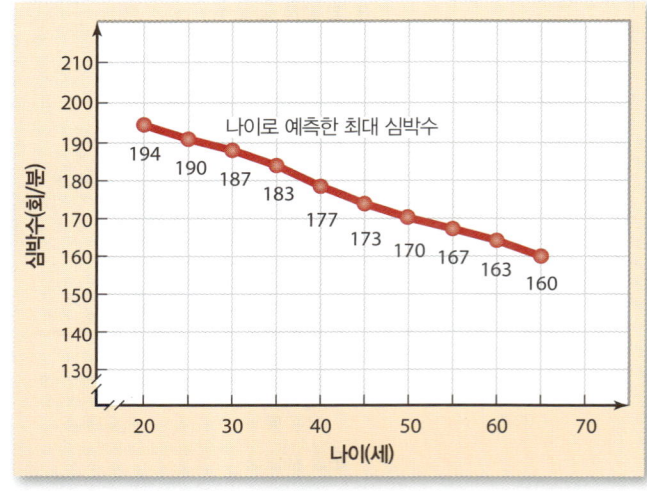

그림 3.8
나이가 많아지면서 최대 심박수가 감소한다.

집중 분석

유산소 운동-자주 묻는 질문

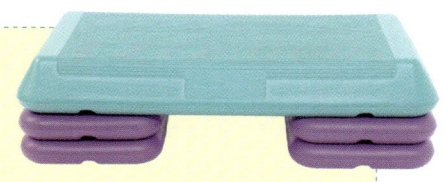

짧은 시간의 운동을 여러 번 하는 것과 한 번에 긴 시간을 운동하는 것 중에서 어느 것이 더 나은가?

두 가지 방법 모두 유익하다. 여러 번의 운동을 선택한다면 전체 운동시간은 한 번의 긴 운동시간과 같아야 한다. 또한, 짧게 운동하더라도 강도가 더 낮아서는 안 된다. 효과를 최대화하기 위해서는 처방된 운동 강도를 유지해야 한다. 운동시간의 길이에 상관없이, 5~10분의 준비운동과 5~10분의 정리운동이 필요하다. 짧은 운동시간에서는 주운동이 통상적으로 최소 10분은 지속된다. 준비운동과 정리운동 시간을 추가하면 20분 정도가 된다.

운동하기에 가장 좋은 하루 중 시간은?

아침 또는 오후 어느 시간에 운동하더라도 상관없지만 일정한 시간을 고수하는 것이 중요하다. 그러므로 하루 중 운동하기에 가장 좋은 시간은 운동을 지속적으로 실행할 가능성이 가장 높은 시간이다.

아프더라도 운동해야 하는가?

일반적으로, 증상이 목 윗부분에 있다면(예, 비강의 문제, 두통, 인후통), 가벼운 운동은 문제가 되지 않을 것이다. 가볍게 운동하면서, 자신이 사용한 기구는 운동이 끝난 후 수건으로 닦아 주고 손을 자주 씻음으로써 다른 사람들에게 피해를 주지 않도록 한다. 자신이 운동해도 되는지 의문이 든다면 자신의 몸에 귀를 기울인다. 휴식이 필요하다고 느끼면 그날은 운동을 쉬어야 한다.

천식이 있어도 유산소 운동을 할 수 있는지?

일반적으로, 천식이 있는 사람은 모든 형태의 운동에 안전하게 참가할 수 있다. 그렇지만 자신의 천식을 조절하기 위한 의약품을 처방받는 것이 중요하다(18). 천식이 조절된다면 자신의 운동처방은 천식이 없는 사람들의 것과 다를 필요가 없다. 주변에 사람이 있을 때 운동하고, 천식 발작이 일어날 경우 운동 동안이라도 흡입기를 곧바로 사용할 수 있어야 한다. 그 외에도, 추운 날씨 그리고 오염된 환경에서는 운동을 피해야 한다. 오염이 심한 지역에 거주한다면, 적절하게 공기가 여과된 실내 공간에서 운동하는 것이 바깥에서 운동하는 것보다 더 바람직할 수도 있을 것이다.

12에서 13/14 수준은 중간(moderate) 강도의 운동에 전형적이고, 13/14에서 16 수준은 활발한(vigorous) 강도의 운동에 보편적이다.

지속시간 운동 지속시간은 준비운동이나 정리운동에 사용된 시간을 포함하지 않는다. 일반적으로 심폐 체력을 향상시키는 데 가장 효과적인 운동 지속시간은 20~60분이다(8). 원하는 효과를 거두는 데 요구되는 시간은 자신의 초기 체력 수준과 트레이닝 강도에 따라 다를 것이다. 예를 들면, 체력 수준이 낮은 사람은 THR에서의 20~30분 운동을 일주일에 3~5일 실시함으로써 향상을 거둘 수 있을 것이다. 그와는 달리, 잘 단련된 사람은 40~60분 지속되는 규칙적인 운동시간이 심폐 체력을 향상시키는 데 필요할 것이다.

운동 지속간을 결정할 때에는 운동 강도 또한 고려해야 한다. 높은 강도의 운동보다 낮은 강도의 운동을 선택한다면 더 긴 지속시간이 요구될 것이다. 예를 들면, 목표 심박수 범위의 하한 수준(HRR의 약 50% 내외)에서 트레이닝을 한다면 40~50분의 운동 지속시간이 심폐 체력을 향상시키는 데 요구될 수도 있을 것이다. 그렇지만 HRR의 70% 수준 같은 중간 또는 높은 강도에서 운동을 한다면 20~30분으로도 비슷한 향상을 거둘 수 있을 것이다.

형태 자신이 끊임없이 즐기는 유산소 활동이라면 어떤 형태의 유산소 운동이라도 심폐 체력을 향상시키고 유지시켜 줄 것이다. 느리고 율동적인 패턴으로 커다란 근육(예, 다리)을 사용하는 어떠한 활동도 심폐 지구력을 향상시킬 수 있다. 이러한 활동은 유산소 에너지 시스템을 사용하는 강도와 지속시간 동안에 실행될 수 있다. 표 3.2(56쪽)는 심폐 체력을 향상시키는 것으로 나타난 여러 활동들을 나열하고 있다.

심폐 지구력을 향상시킬 수 있는 많은 운동과 활동이 있기 때문에 자신이 즐길 활동을 선택하는 것이 중요하다.

고려해야 할 또 다른 사항은 달리기 같은 고충격 활동과 연관된 부상 위험이다. 고강도 운동을 선택할 때에는 자신의 몸에 귀를 기울일 것. 관절의 통증이나 불편함을 경험한다면 건강관리 전문인을

심박수 예비량(HRR) 자신의 최대 심박수와 휴식 심박수 사이의 차이.

Borg 운동자각도(RPE) 6에서 20의 수치 척도(numerical scale)에 근거해서 주관적으로 운동 강도를 추정하는 방법.

표 3.2 심폐 체력을 향상시킬 수 있는 운동과 활동 그리고 30분의 운동에서 소비되는 칼로리.

신체활동	30분의 운동에서 소비되는 칼로리
에어로빅스 수업(중강도의 스텝 에어로빅스)	250~400
자전거타기(중강도)	225~375
자전거타기(산악 자전거타기)	250~400
자전거타기(고정식 자전거-중강도)	200~325
빠른 걷기(약 5.6km/시간)	150~250
서키트 트레이닝	225~375
크로스컨트리 스키(중강도)	250~400
일립티컬(중강도)	250~400
하이킹	175~300
로잉머신(중강도)	200~350
달리기(11.3km/시간)	350~500
줄넘기(중간 정도 속도)	300~450
스피닝 수업(중강도)	150~300
수영(빠르게, 자유형)	300~450
수중 에어로빅스	125~300
줌바(중강도)	250~400

* 이러한 값은 추정치이다; 실제 값은 체중에 따라 달라질 것이다.

찾아가야 한다. 수영이나 자전거타기 같은 저충격 운동을 찾아내는 것이 필요할 수도 있다. 이 장의 끝부분에 논의된 크로스트레이닝은 자신이 고충격 운동을 즐긴다면 부상 위험을 줄일 수 있는 또 다른 선택이다. 그림 3.9는 운동 프로그램의 설계에 있어 어떻게 FITT 원리를 사용하는지에 대한 보기이다.

정리운동

모든 운동시간은 가벼운 운동과 스트레칭으로 구성된 정리운동으로 끝내야 한다. 심혈관계가 점차적으로 느려지도록 하는 것이 중요하다: 운동을 갑자기 중단하면 팔과 다리에 혈액이 저류되도록 만들 수 있으며, 이것은 어지러움 그리고/또는 실신을 초래할 수 있다. 정리운동은 활발한 운동 후에 때때로 일어나는 근육통과 심장 불규칙(irregularity) 또한 감소시킬 수도 있을 것이다. 비록 심장 불규칙이 건강한 사람에게는 드물지만 정리운동으로 위험을 최소화하는 것이 현명하다.

최소한 5분간의 일반적 정리운동(예, 걷기 같은 가벼운 운동 또는 운동시간에 했던 활동을 가벼운 강도로) 후에 5~30분의 유연성 운동이 뒤따라야 한다. 운동 강좌를 수강한다면 지도자가 회원을 위해 정리운동을 이끌어 나갈 것이다. 일반적으로 스트레칭 운동은 트레이닝 동안에 사용되었던 근육에 초점을 맞추어야 한다. 스트레칭 시간 동안의 스트레칭 방법과 전체 시간은 자신의 유연성 목표에 좌우된다(5장).

정리하면...

- 체력 프로그램을 시작하기 전에 단기 및 장기 체력 목표를 설정하는 것이 필수적이다.
- 각 운동시간은 준비운동, 주운동, 정리운동 단계를 포함해야 한다.
- 주운동의 빈도, 강도, 지속시간, 형태를 숙고해야 한다.
- 강도는 목표 심박수 범위 또는 운동자각도를 사용하면서 확인할 수 있다.
- 심폐 지구력 향상을 위해 유산소 운동을 심박수 예비량의 50~85% 수준에서 20~60분, 일주일에 3~5일 실시하도록 권장된다.

개인별 운동처방 작성

초기 체력 수준 또는 운동 형태에 상관없이, 새로운 유산소 운동 프로그램을 시작하는 사람은 누구나 세 단계를 일반적으로 거칠 것이다: 초기 체력 단련, 향상, 유지(2장 참조). 다음의 내용에서는 자신의 특정 요구와 목표를 충족시키도록 어떻게 이러한 단계들을 조절할 수 있는지 보여줄 것이다. 자신의 유산소 운동 프로그램을 설계하는 데 있어 61~64쪽의 심폐 지구력 샘플 프로그램과 실습 3.4를 활용할 수 있다.

초기 체력 단련 단계

자신의 프로그램에 있어 초기 체력 단련 단계는 주운동에 대한 준비운동의 관계와 같다. 천천히 시작함으로써 신체가 운동에 점진적으로 적응하도록 그리고 통증, 부상, 좌절을 피할 수 있도록 해준다. 일반적으로 이러한 단계는 4주 지속되지만 초기 체력 수준에 따라 짧게는 2주 그리고 길게는 6주가 될 수 있다(8). 예를 들면, 자신의 심폐 체력이 빈약하다면 초기 체력 단련 단계는 6주 가까이 지속될

빈도	일주일 3~5회
강도	HRmax의 50~85%
지속시간	20~60분
형태	조깅

그림 3.9
심폐 체력 향상을 위한 FITT 원리의 보기.

소비자 코너

신발을 내다버려야 하나?

1960년 올림픽에서 아베베 비킬라가 맨발로 달리고 1984년에 졸라 버드 피에터스가 그 뒤를 따랐을 때 사람들은 세계 수준급 선수가 운동화를 신지 않고 경기에 참가하는 것이 약간 이상하다고 생각했었다. 이제는 자신들의 신발을 벗어던지고 거리를 달리는 다양한 수준의 러너들을 볼 수 있다. 맨발 달리기 또는 다섯 발가락이 있는 신발을 신고 달리는 것이 상당한 인기를 얻고 있다. 전형적인 달리기 신발을 신지 않고 달리는 대부분의 사람들은 부상을 방지하거나 통증을 완화시키기를 원하기 때문이라고 말한다.

그렇지만 맨발 달리기가 실제로 달리기 부상 또는 통증을 방지하는지에 대한 판단은 내려지지 않은 상태이다. 맨발 달리기를 지지하는 그리고 반대하는 연구자와 의사들을 각각 찾을 수 있다. 맨발 달리기 지지자들은 1960년대에 달리기 신발의 혁신이 일어난 이후에도 달리기와 관련된 부상의 숫자에는 유의한 감소가 없었다고 주장한다. 또한, 보폭, 발의 착지 패턴, 관절에 미치는 힘에 변화가 있으며 이러한 변화는 더 건강해 보인다고 보고한다.

맨발 달리기 반대자들은 신발을 신지 않으면 달리기 동작에 변화가 있다는 데 동의한다. 그렇지만 변화가 더 적은 통증이나 부상과 연관되어 있다는 강력한 증거는 없다고 주장한다. 그들은 또한 맨발 달리기와 부상 사이에 아직도 밝혀지지 않은 다른 요인이 있다고 주장하면서 일반적으로 권고하기에는 시기상조라고 말한다.

비록 서로 관점은 다르지만 양측 모두 몇 가지 사항에서는 의견이 일치한다:

- 발에 가해지는 충격은 심각한 잠재적 위험이다. 최소한의 신발 또는 다섯 발가락 신발이 맨발 달리기보다 충격, 아주 높거나 낮은 온도, 감염으로부터의 보호를 위해 바람직하다.
- 달리기 부상과 통증은 여러 가지 내적(예, 근력, 신체 크기, 유연성) 및 외적(예, 달리기 거리, 운동 형태, 지면) 요인에 의해 영향을 받는다. 자신의 개인별 문제를 이해하는 것이 중요하다. 자신의 문제에 대한 해결책을 혼자서 찾으려고 노력하기 전에 전문 의료진의 도움을 구한다.
- 맨발 달리기를 시도할 때에는 천천히 시작한다. 일주일에 단지 며칠 그리고 짧은 시간 동안 시도해 보면서 점진적으로 자신의 일상적인 운동량으로 증가시킨다.
- 새로운 통증이나 부상을 경험하거나 또는 이전의 통증이나 부상이 지속되거나 악화되면 맨발 달리기를 중단한다.
- 맨발 달리기로부터 누가 가장 큰 효과를 거둘 가능성이 있는지에 대한 더 많은 연구가 필요하다.

출처: Collier, R. The rise of barefoot running. *Canadian Medical Association Journal* 183(1):E37-38, 2011; Krabak, B. J., M. D. Hoffmann, and G. Y. Millet. Barefoot running: point/counterpoint. *Physical Medicine and Rehabilitation* 3(12):1142-1149, 2011.

것이지만 비교적 높은 심폐 체력 수준에서 시작한다면 2주가 충분할 수도 있다.

각 운동시간에는 10~15분의 준비운동과 정리운동을 포함시켜야 한다. 초기 체력 단련 기간의 주운동에서, 운동 강도는 통상적으로 HRR의 40~60% 또는 RPE의 11~13으로 낮아야 할 것이다(8). 규칙적인 운동 프로그램을 실행해 본 적이 없거나 또는 체력이 아주 낮은 사람의 경우, 초기 강도는 앞서 계산했던 HRR의 50% 수준보다 더 낮을 수도 있다. 자신에게 편안하다면 HRR의 40~50% 강도에서 시작하더라도 문제가 없다(8). 운동 지속시간은 짧을 가능성이 높다. 체력이 아주 약한 사람의 초기 운동시간은 10~15분에 불과할 수도 있다. 이 같은 강도와 지속시간에서는 3일 또는 4일의 운동 빈도가 이상적이다(8).

초기 체력 단련 단계와 관련해서 몇 가지 기억해야 할 핵심 사항은 다음과 같다.

- 자신에게 편안한 운동 강도에서 시작한다.
- 편하다고 느껴질 때에 트레이닝의 지속시간 또는 강도를 증가시킨다. 하지만 강도와 지속시간을 동시에 증가시키지는 않는다. 점진적으로 지속시간을 늘리며 그런 다음 강도를 증가시킨다. 자신의 목표는 초기 체력 단련 단계의 끝부분에서 저 또는 중강도(HRR의 40~60%)의 활동을 20~30분 계속하는 것이어야 한다.
- 신체의 새로운 불편함이나 아픔에 주의를 기울인다. 통증은 부상의 증상이며 스스로의 회복을 위해 신체가 휴식을 필요로 한다는 것을 암시한다.

향상 단계

향상 단계는 12주에서 40주까지 될 수 있고, 프로그램은 이 기간 동안 초기 체력 단련 단계보다 더 빠르게 진전할 것이다(8). 지속시간과 빈도를 먼저 증가시키고 그 이후에 강도를 THR 상한을 향해 증가시킨다(HRR의 60~85% 또는 RPE 13~16). 변화는 점진적이

행동 변화를 위한 단계적 접근

자신의 심폐 체력 수준은 어느 정도인가?
심폐 체력 수준을 평가하기 위한 아래의 질문에 대답하시오.

Y N
- ☐ ☐ 레크리에이션의 목적 또는 경쟁을 위해 스포츠에 참가하는가?
- ☐ ☐ 유산소 운동을 계속해서 최소한 20분 실시할 수 있는가?
- ☐ ☐ 일상적인 집안일을 숨이 가쁘지 않으면서 할 수 있는가(집안 청소, 애완견 산책, 잔디 깎기)?
- ☐ ☐ 수업 참가를 위해 캠퍼스를 걸어 다니는 것은 거의 힘이 들지 않는가?

첫 번째 두 질문에 예라고 대답한다면 자신의 심폐 체력 수준은 아마도 평균 이상일 것이다. 마지막 두 질문에만 예라고 대답하거나 또는 예라는 대답이 하나도 없다면 향상을 위해 노력할 필요가 있다.

더욱 활동적이 되는 데 도움이 되는 조언

내일:
- ☑ 가능하다면 계단을 이용한다.
- ☑ 차를 운전하거나 버스를 타는 것 대신 걸어서 강의실로 간다.
- ☑ 자신과 함께 걸을 수 있는 친구를 찾는다.

2주 이내에:
- ☑ 동호회 또는 교내 스포츠 모임에 참가한다.
- ☑ 학교 레크리에이션 센터를 방문해서 어떤 신체활동 및 운동 프로그램을 선택할 수 있는지 살펴본다.
- ☑ 만보기를 구입해서 하루에 몇 보를 걷는지 확인한다. 하루에 5000보 미만은 비활동적인 생활방식을 의미한다.

학기말에는:
- ☑ 최소한 세 가지 다른 형태의 유산소 운동을 시도한다.
- ☑ 최소한 30분의 유산소 운동을 일주일에 최소한 5일은 실시한다.

어야 하며, 중강도~활발한 강도에서 20~30분을 운동할 수 있을 때까지 지속시간의 증가는 일주일당 20%를 초과해서는 안 된다(8). 일주일에 3~4일의 운동 빈도가 여전히 적절할 수도 있지만 심폐 지구력의 더욱 큰 변화를 원한다면 5일로 늘리는 것이 필요할 것이다. 일반적인 권고지침은 6번째 운동시간마다 HRR의 5%를 초과하지 않으면서 운동 강도를 증가시키는 것이다(8). 일주일에 3일을 운동한다면 2주마다 증가한다는 것을 의미한다. 보다시피 변화는 점진적이며, 자신이 그렇게 하기에 편안하다고 느끼는 것보다 더 빠르게 증가시켜야 한다는 압박을 느껴서는 안 된다.

유지 단계

평균적인 대학생 연령 학생은 16~28주의 트레이닝 후에 운동처방의 유지 단계에 일반적으로 도달할 것이지만 낮은 체력 수준에서 시작한 사람은 이보다 더 걸릴 수도 있다. 자신의 체력 목표를 달성하였으므로, 유지 단계에서의 새로운 목표는 이러한 수준의 체력을 유지하는 것이다. 여전히 규칙적으로 운동해야 하지만 운동처방의 모든 구성요소들을 계속해서 증가시킬 필요는 없다.

여러 편의 연구에서 심폐 체력을 유지하는 데 핵심적인 요인은 운동 강도임을 보여주었다(4). 향상 단계의 마지막 주에 도달했던 것과 같은 수준의 운동 강도를 유지한다면 자신의 운동 빈도를 줄일 수 있다. 일주일에 2회 밖에 운동하지 않더라도 자신의 체력 수준을 유지할 수 있다. 향상 단계의 마지막 주에 달성했던 것과 같은 빈도와 강도를 유지한다면 운동 지속시간을 20~25분으로 줄일 수 있다. 그렇지만 빈도와 지속시간을 일정하게 유지하면서 강도를 심지어 1/3만 줄이더라도 심폐 지구력은 상당히 감소될 수 있다. 그러므로 자신의 운동 강도를 유지한다면 지속시간 또는 빈도를 줄일 수 있고 힘들게 얻은 효과를 지킬 수 있다.

정리하면...

- 자신의 초기 체력 수준에 상관없이, 심폐 체력을 향상시키기

다양성의 인식

장애가 운동을 하지 못하도록 해서는 안 된다!

일시적 또는 영구적 장애는 자신이 운동하는 것을 꺼리도록 만들 수 있지만 심지어 장애가 있더라도 대부분의 경우 심혈관계 운동의 모든 효과를 거둘 수 있음을 안다면 위안을 받을 수 있을 것이다. 평소에 하던 운동을 일시적으로 하지 못하도록 만드는 부상이 있다면 물리치료사 또는 의사는 체력 수준을 유지하는 데 적합한 대안적 운동을 찾는 데 도움을 줄 수 있다. 만일 영구적 장애가 있다면 가장 좋은 운동의 선택을 위해 물리치료사, 의사, 또는 운동전문가와 상담하는 것 또한 권장된다. 그 외에도, 이러한 건강 전문인들은 자신의 장애와 연관된 의학적 문제 그리고 그러한 문제에 어떻게 대처할 수 있는지를 알려줄 수 있을 것이다.

일반적으로, 수영 및 기타 수중 활동은 자신의 체중을 지지해야 할 필요성을 감소시키고, 기능할 수 있는 근육을 안전하게 운동시키는 아주 좋은 방법이다. 수중 운동의 또 다른 효과는 다음을 포함한다:

- 넘어짐의 위험이 거의 없다.
- 유연성 운동은 물에서 하기가 훨씬 더 쉽다.
- 물은 기능할 수 있는 근육군에 저항을 제공한다. 이러한 저항은 자신으로 하여금 점진적으로 운동 강도를 증가시키고 심폐계를 향상시킬 수 있도록 해준다.
- 핸드 패들, 구명부이, 부양 벨트, 킥보드를 포함해서 다양한 수중 보조 장비는 부력과 균형을 유지하는 데 사용될 수 있을 뿐만 아니라 물에서 운동하는 데 도움이 될 수 있다.

기본적인 수중 안전 규칙이 여기서도 적용되어야 하므로 다른 사람들과 함께 운동하거나 안전요원이 있을 때에만 수중 신체활동을 해야 한다.

위한 운동처방에는 세 단계가 있다: 초기 체력 단련, 향상, 유지 단계.
- 운동 프로그램은 개인별 요구에 맞추어져야 하며 현재 체력 수준을 고려해야 한다.

트레이닝 기법

지구력 트레이닝은 심폐 지구력 향상이 목표인 운동들을 나타내는 포괄적인 용어이다. 그렇지만 이러한 목표를 위해 자신이 사용할 수 있는 많은 지구력 트레이닝 방법들이 있다. 가장 보편적인 것은 일정한 강도에서의 걷기나 조깅같이 계속해서 신체를 움직이는 것이다. 크로스 트레이닝과 인터벌 트레이닝은 변화를 필요로 하거나 또는 더 빠른 향상을 원하는 사람을 위한 두 가지 기법이다.

크로스 트레이닝

크로스 트레이닝은 여러 다른 트레이닝 형태를 사용한다. 크로스 트레이닝의 예를 들면, 하루는 에어로빅스 수업에 참가하고, 하루는 달리며, 또 다른 날은 수영을 하는 것이다. 일부 사람들은 같은 종

상담 코너

사람들이 새해 며칠 동안은 운동에 대한 열의가 아주 높지만 몇 주 후에는 열의가 종종 줄어든다. 이와 비슷하게, 봄 방학 후에는 체육관 사용이 줄어드는 것을 느낄 수도 있을 것이다. 여러 날의 휴가 후에 다시 활동적으로 되는 것이 어려운 사람이라면 다음의 전략을 시도해 본다.

- 방학에 대한 생각을 바꾼다. 운동을 완전히 중단하는 대신에 방학은 트레이닝 과정의 자연스러운 한 부분으로 생각한다. 방학 이전의 신체활동 패턴으로 쉽게 복귀할 수 있도록 처음 몇 번의 운동에서는 강도와 지속시간을 줄인다.
- 운동할 가능성이 줄어든다는 것을 자신이 안다면 학교 방학 이전에 계획을 세운다. 달력에 운동시간을 표시해 놓음으로써 신체활동으로의 복귀를 적극적으로 계획한다.
- 방학 동안에 새로운 또는 다른 형태의 운동에 참가한다. 이것은 창의적인 방식으로 크로스 트레이닝을 할 수 있는 아주 좋은 기회이다.
- 체력 단련은 평생 동안의 노력임을 기억한다. 체력 단련 계획을 자신의 삶에서의 변하지 않는 한 부분으로 고정시키고 삶의 나머지 부분은 그러한 생각을 중심으로 해서 계획한다—휴가를 포함해서.

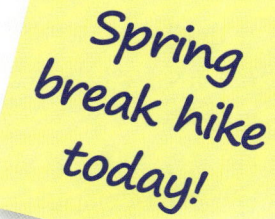
Spring break hike today!

집중 분석

스피닝

여러 사람과 함께 운동하는 것을 좋아하는가? 자전거타기를 좋아하지만 캠퍼스나 시내에서 그렇게 하기가 어려운가? 그렇다면 스피닝 강좌를 찾아라. 스피닝은 지도자에 의해 진행되는 실내 집단 자전거타기이며 고정식 자전거 위에서 실행하는 유산소 운동이다. 자전거는 특수하게 설계되어 있어 페달 회전 스피드 및 저항을 빠르게 변화시킬 수 있다. 빠른 변화를 가져올 수 있음으로써 긴 시골길이나 언덕을 올라가는 것 같은 야외에서의 자전거타기를 자신이 모방할 수 있도록 해준다. 스피닝 자전거는 또한 통상적인 고정식 자전거보다 더 편안하게 설계되어 있으며 안장과 핸들 손잡이의 위치를 쉽게 조절할 수 있다.

스피닝은 지도자에 의해 진행되므로 운동시간 동안 다른 사람이 자신을 이끌어주는 효과가 있다. 초보자인 경우 지도자의 지시가 특히 중요한데 그 이유는 지도자가 경험과 체력 수준에 적합하도록 어떻게 강도를 변화시켜야 하는지를 알려줄 수 있기 때문이다. 수업은 일반적으로 30~60분 지속되고, 동기 부여를 위해 음악을 틀며, 시각화 기법을 사용하여 언덕 위를 그리고 골짜기 사이를 지나가는 것처럼 느낄 수 있다.

스피닝은 심폐 지구력 향상에 아주 좋은 운동이다. 스피드와 저항에 따라 1시간에 600칼로리나 태울 수 있고, 관절에 무리를 주지 않는 저충격 운동이다. 스피닝의 추가적인 효과는 서로 지지하고 격려하는 집단적인 환경 그리고 실내에서 이루어지므로 날씨가 문제가 되지 않는 것 등을 포함한다.

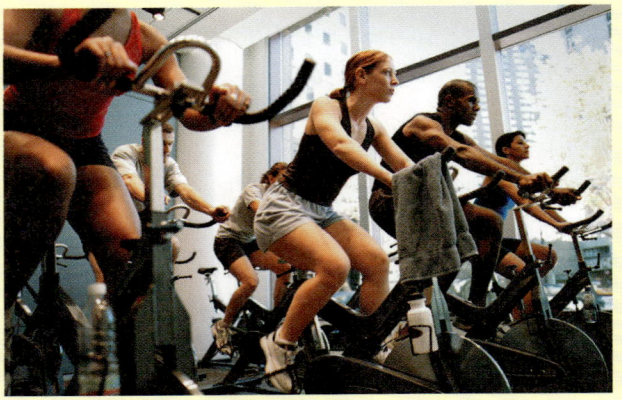

야외에서든 또는 체육관에서든 간에 자전거타기는 인기 있는 운동 형태의 하나이며 심폐 지구력을 향상시킨다.

류의 운동을 매일 해야 하는 지루함을 덜기 위해 크로스 트레이닝을 활용한다. 그렇지만, 크로스 트레이닝은 트레이닝 특정성을 제공하지는 않는다. 달리기가 심폐 지구력은 향상시키겠지만 수영 능력을 향상시키지는 않는데 그 이유는 달리기가 팔 근육을 단련시키지는 않기 때문이다. 특정 활동에서의 능력을 향상시키기를 원한다면 크로스 트레이닝이 이상적이지 아닐 수 있지만 다양함을 좋아하고 심폐 체력을 증가시키고 싶다면 아주 좋은 선택이다.

인터벌 트레이닝

인터벌 트레이닝은 통상적으로 운동선수 그리고 높은 체력 수준에 있는 사람들에 의해 사용된다. 이러한 형태의 트레이닝에서는 고강도의 운동(운동 인터벌)과 휴식 또는 회복을 위한 저강도의 운동(회복 인터벌)이 교대로 반복해서 실행된다. 달리기, 수영, 사이클 선수들은 경기에서의 기록 향상을 위해 인터벌 트레이닝을 사용한다. 체력 향상을 위해 운동하는 사람은 향상 단계 동안 운동 강도에서의 더욱 빠른 증가를 위해 인터벌 트레이닝을 사용할 수도 있다. 인터벌 트레이닝은 힘이 많이 드는 운동 형태이므로 매일 실행해서는 안 된다; 지속적인 형태의 중강도 운동시간과 번갈아가면서 실행되어야 한다.

인터벌 지속시간은 변할 수 있지만 1~1.5분이 보편적이다. 각 인터벌은 회복(휴식) 시간으로 이어지며, 회복 시간은 인터벌 지속시간과 같거나 또는 약간 더 길다. 예를 들면, 만일 자신이 육상 트랙에서 400m 인터벌 달리기를 하며, 각 달리기를 완료하는데 약 90초가 걸린다면 달리기 사이의 회복 시간은 최소한 90초는 되어야 한다. "활동적 회복" 시간이 권장된다. 자신이 달리기를 한다면 근육이 딱딱해지는 것을 방지하기 위해 휴식은 쉬운 조깅 또는 빠른 걷기가 될 것이다. 인터벌 트레이닝을 트랙에서 해야만 할 필요는 없다. 스톱워치를 사용할 수 있으며(거리 대신에 시간 위주로) 자신이 통상적으로 훈련하던 어떤 곳에서라도 인터벌 트레이닝을 할 수 있다.

정리하면...

- 크로스 트레이닝은 운동 프로그램에 지루함을 느끼는 것을 방지할 수 있으며 부상 위험을 줄일 수 있다.
- 인터벌 트레이닝은 심폐 지구력에서의 더 빠른 향상을 위해 선수와 잘 단련된 사람들에 의해 사용된다.

활동적이 되도록 어떻게 동기 부여할 수 있는가?

매년 수백만 명의 사람이 운동 프로그램을 시작하겠다고 결심을 한다. 안타깝게도, 그러한 프로그램을 시작하는 사람의 절반 이상이 처음 6개월 이내에 중단한다(16). 이러한 높은 중도 탈락률에 대해서는 많은 이유가 있지만 시간 부족이 가장 보편적으로 언급되는 이유이다. 운동을 위한 시간을 바쁜 일정 속에서 찾아내는 것이 어렵겠지만 불가능하지는 않다. 핵심적인 것은 운동을 위한 규칙적인 시간을 정해 놓은 다음 이것을 지키는 것이다. 운동에 대한 약간의 시간 투자는 체력과 건강에서 커다란 향상을 거둘 수 있다.

일주일에 자신이 어느 정도의 시간을 가지고 있으며 그러한 시간 중에서 얼마만큼이 심폐 지구력을 향상시키는 데 필요한지를 생각해 보자. 매주 168시간이 있고, 심폐 체력을 향상시키기 위해 자신에게 필요한 것은 3번의 30분 운동이다. 물론 준비운동, 정리운동, 그리고 샤워 시간을 추가해야 하지만 그래도 겨우 일주일에 3시간이다. 그렇게 되면 자신이 해야 하는 모든 다른 일들을 위해 사용할 수 있는 165시간이 일주일 동안 남게 된다. 결론적으로, 적절하게 시간을 관리한다면 누구나 운동을 위한 시간을 찾아낼 수 있다.

행동 변화에 대해 공부했던 전략(1장)을 생각해 보고 자신의 유산소 운동 프로그램에 적용한다. 장기 및 단기 목표의 설정은 중요하다. 변화는 천천히 일어나며 단기 목표는 자신의 진전이 계속 이루어지고 있는지를 확인하는 데 중요하다. 트레이닝 프로그램에 대한 기록을 남기면 자신의 장기 목표를 향한 과정에서 일어나는 조그마한 변화를 발견하는 데 도움이 될 것이다. 프로그램이 즐겁도록 만드는 것 또한 중요하다. 파트너와 함께 운동하면 운동시간이 더 즐거워질 수 있으며 규칙적으로 운동을 하겠다는 자신과의 약속을 지키는 데 도움이 된다. 운동에 대한 열의가 있으며 운동과 관련해서 좋은 본보기가 되는 사람을 선택한다.

끝으로, 초기의 몇 차례 운동시간 후에 약간의 불편함과 통증을 경험하는 것은 정상적이다. 이러한 불편함이 자신을 낙담시키지 않도록 한다. 짧은 기간 이내에 통증은 점점 줄어들고 운동과 관련된 불편함은 사라질 것이다. 체력 수준이 향상되면서 기분은 더 나아지고 용모는 더 좋아진다. 건강한 심폐 체력 수준에 도달하고 유지하려면 시간과 노력이 요구되지만 보상은 노력의 가치가 충분히 있다.

정리하면...

- 새로운 유산소 운동 프로그램을 유지하는 데 도움이 되도록 행동 전략을 적용해야 한다(1장).
- 불편함과 통증은 새로운 운동에 대한 정상적인 반응이며 짧은 기간 내에 사라진다.

> **크로스 트레이닝** 심폐계의 단련을 위해 다양한 신체활동을 실행하는 것.
>
> **인터벌 트레이닝** 휴식 또는 회복을 위한 저강도의 운동과 교대로 이루어지는 고강도의 반복적인 운동(인터벌)을 포함하는 트레이닝 형태.

심폐 트레이닝을 위한 샘플 운동처방

자신의 운동 프로그램은 자신이 설정한 목표를 달성하도록 개인적인 요구에 맞추어져야 한다. 개인별 트레이닝 프로그램을 설계하는 데 있어 고려해야 할 중요한 점은 자신의 현재 체력 수준이다. 좋은 또는 아주 좋은 심폐 체력을 가진 사람은 심폐 지구력이 낮은 사람보다 좀 더 높은 수준에서 시작하고 좀 더 빨리 진전할 수 있다.

다음의 샘플 심폐 트레이닝 프로그램은 운동을 시작하는 데 도움이 되는 보기를 제시하고 있다. (개인별 운동처방을 작성하는 데 있어 이장의 끝에 있는 실습 3.4를 활용할 수도 있다.) 이러한 프로그램은 초기 심폐 체력 수준에 차이가 있는 대학생 연령의 사람을 위해 설계된 것이다. 프로그램이 진전되면서 운동 지속시간과 강도가 증가하는 것을 각 프로그램에서 볼 수 있다. 운동 지속시간을 먼저 증가시킨 다음 새로운 지속시간에 편안함을 느낀 후에야 운동 강도를 증가시키도록 권고되어야 한다. 유지 단계에 도달하면 운동 지속시간은 감소한다. 향상 단계 동안에 거두었던 효과는 운동 강도가 유지된다면 좀 더 짧은 지속시간 또는 일주일당 더 적은 운동 일수로 유지될 수 있음을 연구에서 보여주었다. 그래서 이 보기에서는 빈도가 유지되었고 지속시간은 감소되었다.

샘플 프로그램에서 제시되지 않은 한 가지 구성요소는 운동 형태이며, 선택은 자신의 몫이다. 유산소 운동(예, 걷기, 조깅, 수영, 자전거타기)이면서 자신이 즐길 운동을 선택하면 된다. 효과를 최대화하고 부상 위험을 줄이려면 "운동하는 날이 연속해서 3일을 초과하지 않음; 운동하지 않는 날이 연속해서 3일을 초과하지 않음"의 권고지침을 따를 수 있을 것이다. 시간이 문제라면 긴 운동시간을 최소한 10~15분의 짧은 시간으로 하루 동안 여러 번 나눌 수 있음을 기억할 것.

초보자 심폐 트레이닝 프로그램

	월요일	화요일	수요일	목요일	금요일	토요일	일요일
			초기 체력 단련				
1주	10분		10분		10분		
2주	10분		10분		10분		
3주	12분		12분		12분		
4주	12분		12분		12분		
5주	15분		15분		15분		
6주	15분		15분		15분		
			향상				
7주	20분		20분		20분		
8주	20분		20분		20분		
9주	25분		25분		25분		
10주	25분		25분		25분		
11주	30분		30분		30분		
12주	30분		30분		30분		
13주	35분		35분		35분		
14주	35분		35분		35분		
15주	40분		40분		40분		
16주	**40분**		**40분**		**40분**		
17주	**40분**		**40분**		**40분**		
18주	**40분**		**40분**		**40분**		
			유지				
19주	**40분**		**40분**		**40분**		
20주	**40분**		**40분**		**40분**		40분
21주	**40분**		**40분**		**40분**		40분
22주	**30분**		**30분**		**30분**		30분
23주	**30분**		**30분**		**30분**		30분
24주	**30분**		**30분**		**30분**		30분
25주	**30분**		**30분**		**30분**		30분
26주	**30분**		**30분**		**30분**		30분

강도 표시
- 60% of HRmax
- 70% of HRmax
- **75% of HRmax**

중급자 심폐 트레이닝 프로그램

	월요일	화요일	수요일	목요일	금요일	토요일	일요일
				초기 체력 단련			
1주	10분		10분		10분		
2주	15분		15분		15분		
3주	15분		15분		15분		
4주	20분		20분		20분		
				향상			
5주	25분		25분		25분		
6주	25분		25분		25분		
7주	25분		25분		25분		
8주	30분		30분		30분		
9주	30분		30분		30분		
10주	35분		35분		35분		
11주	35분		35분		35분		
12주	40분		35분		40분		
13주	40분		35분		40분		
14주	40분		35분		40분		
15주	**40분**		**40분**		**40분**		
16주	**40분**		**40분**		**40분**		40분
17주	**40분**		**40분**		**40분**		40분
18주	**40분**		**40분**		**40분**		40분
				유지			
19주	**30분**		**30분**		**30분**		30분
20주	**30분**		**30분**		**30분**		30분
21주	**30분**		**30분**		**30분**		30분
22주	**30분**		**30분**		**30분**		30분

강도 표시

- 70% of HRmax
- 75% of HRmax
- **80% of HRmax**

상급자 심폐 트레이닝 프로그램

	월요일	화요일	수요일	목요일	금요일	토요일	일요일
			초기 체력 단련				
1주	15분		15분		15분		
2주	20분		20분		20분		
			향상				
3주	25분		25분		25분		
4주	30분		30분		30분		
5주	35분		35분		35분		
6주	40분		40분		40분		40분
7주	40분		40분		40분		40분
8주	40분		40분		40분		40분
9주	40분		40분		40분		40분
10주	40분		40분		40분		40분
11주	40분		40분		40분		40분
12주	**40분**		**40분**		**40분**		**40분**
13주	**40분**		**40분**		**40분**		**40분**
14주	**40분**		**40분**		**40분**		**40분**
			유지				
15주	30분		30분		30분		30분
16주	30분		30분		30분		30분
17주	30분		30분		30분		30분
18주	30분		30분		30분		30분

강도 표시
75% of HRmax
80% of HRmax
80%-85% of HRmax

요약

1. 심폐 체력의 효과에는 발병 위험 감소, 기분 좋음, 일상적인 작업을 실행하는 능력 향상, 자긍심과 신체 이미지 향상이 포함된다.

2. 아데노신삼인산(ATP)은 근육의 움직임에 필요한 에너지를 제공한다. ATP는 여러 가지 시스템에 의해 생산된다: 무산소(산소를 사용하지 않음)와 유산소(산소를 사용함) 시스템.

3. 무산소 에너지 생산은 짧은 시간의 운동에 주된 에너지원이고, 유산소 에너지 생산은 장시간 운동 동안의 주된 에너지원이다.

4. 심폐계란 용어는 순환계와 호흡계의 협동적인 기능을 말한다. 순환계의 일차적인 기능은 산소와 영양소가 들어 있는 혈액을 신체 조직으로 운반하는 것이다. 호흡계의 일차적인 기능은 산소를 혈액 속으로 이동시키고 이산화탄소를 혈액으로부터 제거하는 것이다.

5. 운동에 대한 반응은 운동의 즉각적인 요구를 충족시키기 위해 운동 동안에 일어나는 단기적 변화다. 적응은 규칙적인 운동 트레이닝을 통해 장기간에 걸쳐 발달되며 운동 프로그램을 계속한다면 지속될 것이다.

6. 많은 운동생리학자들은 $\dot{V}O_2max$(운동 동안 산소를 운반하고 사용하는 심폐계의 최대 능력)를 심폐 지구력의 가장 타당한 측정치라고 생각한다.

7. 심박출량, 1회박출량, 심박수는 운동 강도에 따라 증가한다. 호흡 또한 운동 강도에 비례해서 증가한다.

8. $\dot{V}O_2max$을 추정하는 데 이용할 수 있는 많은 현장 검사들이 있다. 이러한 검사는 실용적이며 장비가 거의 필요하지 않다.

9. 단기 및 장기 체력 목표의 설정은 체력 프로그램을 시작하기 전에 필수적이다.

10. 운동처방을 구성하는 일차적인 요소는 준비운동, 주운동, 정리운동이다.

11. 주운동의 구성요소는 운동의 빈도, 강도, 지속시간, 형태이다 (FITT).

12. 일반적으로, 심폐 지구력 향상을 위한 FITT 원리는 일주일에 3~5회, 20~60분 동안 느리고 반복적인 패턴으로 큰 근육군을 사용하는 운동 형태를 요구한다.

13. 목표 심박수는 심박수 예비량의 50~85% 사이에 있는 운동 심박수 범위이다.

14. 자신의 초기 체력 수준에 상관없이, 심폐 체력 향상을 위한 운동처방에는 세 가지 단계가 있다: 초기 체력 단련 단계, 향상 단계, 유지 단계.

15. 크로스 트레이닝과 인터벌 트레이닝은 같은 형태의 운동을 지속적으로 하는 것에 대한 대안을 제공한다. 크로스 트레이닝은 모든 체력 수준의 사람들에게서 실행될 수 있지만 인터벌 트레이닝은 운동에 좀 더 경험이 많은 사람을 위한 것이다.

16. 규칙적인 운동 습관을 유지하려면 적절한 시간 관리 그리고 자신이 즐기는 신체활동의 선택이 필요하다.

학습문제

1. 다음 중에서 유산소 운동이 아닌 것은?
   a. 달리기
   b. 수영
   c. 복부 근육 단련 강좌
   d. 스피닝 강좌

2. 무산소 에너지 경로는 다음의 어느 활동 동안 ATP 생산에 주된 역할을 하는가?
   a. 레슬링
   b. 800m 달리기
   c. 400m 수영
   d. 30분의 빠른 걷기

3. _____는 규칙적인 유산소 운동 프로그램에 따른 적응이다.
   a. 낮은 최대 심박수
   b. 낮은 휴식 심박수
   c. 빠른 호흡률
   d. 위의 것 모두

4. 심폐 지구력을 향상시키려면 운동 강도는 심박수 예비량의 최소한 _____%는 되어야 한다.
   a. 85
   b. 70
   c. 50
   d. 25

5. _____는 운동 동안의 반응이다.
   a. 빨라진 심박수
   b. 증가된 심박출량
   c. 빨라진 호흡
   d. 위의 것 모두

6. _____은 심장으로부터 혈액을 운반하는 혈관이다.
   a. 동맥
   b. 정맥
   c. 모세혈관
   d. 세정맥

7. 심폐계란 용어는 무엇을 의미하는가?

8. 순환계와 호흡계의 주요 기능을 나열하시오.

9. 심장을 "두 개의 펌프가 들어 있는 것"으로 생각하는 이유는?

10. 다음 용어들을 정의하시오.
    아데노신삼인산(ATP)
    크로스 트레이닝
    목표 심박수

유용한 웹링크

미국스포츠의학회(American College of Sports Medicine)
건강과 체력의 모든 측면에 관한 정보, 논문, 도서, 학회의 공식 견해를 제공하는 종합적인 웹사이트. www.acsm.org

Meriter Fitness
부상 방지 및 치료, 웨이트 트레이닝, 유연성, 운동처방 등의 정보를 제공. www.meriter.com

The Running Page
달리기 경주, 달리기 동호회, 달리기 좋은 장소, 달리기-관련 제품, 잡지, 달리기 부상 치료에 관한 정보 제공. www.runningpage.com

WebMD
운동, 체력, 웰니스에 관한 일반 정보. 좋은 기사, 교육 정보, 최신 자료. www.webmd.com

실습 3.1A

이름 _____ 날짜 _____

심폐 체력 측정: 1.5마일 달리기 검사

이 검사의 목표는 1.5마일 거리를 최대한 빨리 완주하는 것이다. 타원형 트랙 또는 거리가 제대로 측정된 어떠한 코스에서도 달리기를 완료할 수 있다. 바깥에서 달리기 검사를 한다면 온화한 날씨에 실시하는 것이 가장 좋다; 다주 덥거나 추운 날씨는 피한다. 좋은 전략은 전체 거리에 걸쳐 안정적인 속도를 유지하도록 노력하는 것이다. 연습 검사를 실행하는 것은 거리에 친숙해지도록 하는 데 그리고 자신이 유지할 수 있는 이상적인 스피드를 결정하는 데 좋은 방법이다. 정확한 기록 측정을 위해 스톱워치를 사용한다. 자신이 건강 진단 기준(1장 참조)을 충족시킬 때에만 이 검사를 해야 한다.

검사 전에 5~10분의 준비운동을 한다. 검사 동안 아주 피로해지면 자신의 속도를 늦추거나 걷는다–자신을 혹사시키지 말 것. 어지럽거나 속이 메스껍거나 또는 상체에 평소와 다른 통증을 느낀다면 달리기를 중단하고 지도자에게 알린다.

검사를 완료한 후에는 몸을 식히고(정리운동), 자신의 기록 그리고 표 3.3에 따른 체력 수준을 기입한다. 자신의 기록이 포함되는 범위를 나이와 성별에 따라 찾아낸다. 체력 수준은 표의 위쪽에 표시되어 있다.

검사 날짜: _____ 최종 기록: _____ 체력 수준: _____

1. 자신의 체력 상태는 현재의 활동 수준에 근거해서 자신이 예상한 것인가? 그렇지 않다면, 왜 예상한 것보다 더 높거나 또는 더 낮은가?

   _____

   _____

2. 자신의 심폐 지구력을 유지 또는 향상시키기 위한 체력 목표를 기술하시오.

   _____

   _____

표 3.3 쿠퍼(Cooper) 1.5마일 달리기 검사의 체력 수준 분류

	체력 수준 분류			
남자	아주 좋음	좋음	보통	나쁨
20–29세	<10:10	10:10–11:29	11:30–12:38	>12:38
30–39세	<10:47	10:47–11:54	11:55–12:58	>12:58
40–49세	<11:16	11:16–12:24	12:25–13:50	>13:50
50–59세	<12:09	12:09–13:35	13:36–15:06	>15:06
60–69세	<13:24	13:24–15:04	15:05–16:46	>16:46
여자	아주 좋음	좋음	보통	나쁨
20–29세	<11:59	11:59–13:24	13:25–14:50	>14:50
30–39세	<12:25	12:25–14:08	14:09–15:43	>15:43
40–49세	<13:34	13:24–14:53	14:54–16:31	>16:31
50–59세	<14:35	14:35–16:35	16:36–18:18	>18:18
60–69세	<16:34	16:34–18:27	18:28–20:16	>20:16

출처: Reprinted with permission from The Cooper Institute®, Dallas, Texas from a book called *Physical Fitness Assessments and Norms for Adults and Law Enforcement*. Available online at www.CooperInstitute.org.

실습 3.1B

이름 _____ 날짜 _____

심폐 체력 측정: 1마일 걷기 검사

이 검사의 목표는 1마일 거리를 최대한 빨리 걷는 것이다. 타원형 트랙 또는 거리가 제대로 측정된 어떠한 코스에서도 걷기를 완료할 수 있다. 자신이 건강 진단 기준(1장 참조)을 충족시킬 때에만 이 검사를 해야 한다.

검사를 완료한 후에는 몸을 식히고(정리운동), 자신의 기록 그리고 표 3.4에 따른 체력 수준을 기입한다. 자신의 기록이 포함되는 범위를 나이와 성별에 따라 찾아낸다. 체력 수준은 표의 위쪽에 표시되어 있다.

검사 날짜: _____

최종 기록: _____

체력 수준: _____

1. 자신의 체력 상태는 현재의 활동 수준에 근거해서 자신이 예상한 것인가? 그렇지 않다면, 왜 예상한 것보다 더 높거나 또는 더 낮은가?

   _____

   _____

2. 자신의 심폐 지구력을 유지 또는 향상시키기 위한 체력 목표를 기술하시오.

   _____

   _____

표 3.4 1마일 걷기 검사의 체력 수준 분류

남자	아주 좋음	좋음	평균	나쁨	아주 나쁨
13 – 19세	<12:30	12:30 – 14:00	14:01 – 16:00	16:01 – 17:30	>17:30
20 – 29세	<13:00	13:00 – 14:30	14:31 – 16:30	16:31 – 18:00	>18:00
30 – 39세	<13:30	13:30 – 15:30	15:31 – 17:30	17:31 – 19:00	>19:00
40+세	<14:00	14:00 – 16:00	16:01 – 18:30	18:31 – 21:30	>21:30
여자	아주 좋음	좋음	평균	나쁨	아주 나쁨
13 – 19세	<13:30	13:31 – 14:30	14:31 – 16:30	16:31 – 18:00	>18:01
20 – 29세	<13:30	13:31 – 15:00	15:01 – 17:00	17:01 – 18:30	>18:31
30 – 39세	<14:00	14:01 – 16:00	16:01 – 18:00	18:01 – 19:30	>19:31
40+세	<14:30	14:31 – 18:00	18:01 – 19:30	19:31 – 20:00	>20:01

1마일 걷기 검사는 나이가 많은 또는 체력이 약한 사람을 위해 설계된 것이므로 표에는 "아주 우수함" 수준이 포함되어 있지 않다.

출처: From Rockport Fitness Walking Test. Copyright © 1993 The Rockport Company, Inc.

실습 3.1C

이름 _____ 날짜 _____

최대하 자전거 검사

이 검사는 파트너와 함께 진행된다. 파트너는 검사를 위한 운동부하를 설정하고, 페달 회전속도를 점검하며, 심박수를 측정함으로써 도움을 준다. 자전거 에르고미터에서 실행되는 운동은 보편적으로 KPM(kilopondmeter per minute)이나 와트(watt)로 나타낸다. 지도자는 운동부하를 조정하는 데 있어 KPM과 와트 단위를 어떻게 사용하는지를 설명할 것이다.

저항을 사용하지 않으면서(저항이 없는 상태에서 페달을 돌림) 3분 동안 준비운동을 한다. 지도자는 운동부하를 어떻게 조절하는지를 알려줄 것이다. 자신의 나이, 성별, 체력 수준에 적합한 부하로 맞춘 다음(표 3.5), 분당 50회의 회전 속도(RPM)로 페달을 밟기 시작한다. 얼마나 빨리 페달을 돌려야 하는지를 알 수 있도록 지도자는 메트로놈을 맞추어 놓는다. 5분 운동하며, 파트너는 검사의 4.5분과 5분 사이에 15초 동안 피검자의 심박수를 측정한다.

저항 없이 3~5분 동안 정리운동을 한다. 아래에 심박수(15초 동안 측정)를 기록하고 표 3.6(70쪽)을 이용하여 $\dot{V}O_2max$를 계산한다. $\dot{V}O_2max$를 계산한 다음에는 표 3.7(70쪽)에서 자신의 체력 수준을 찾아낸다.

검사 날짜: _____

검사 5분에서의 심박수(15초 동안 측정): _____

체력 수준: _____

1. 자신의 체력 상태는 현재의 활동 수준에 근거해서 자신이 예상한 것인가? 그렇지 않다면, 왜 예상한 것보다 더 높거나 또는 더 낮은가?

   _____

   _____

2. 자신의 심폐 지구력을 유지 또는 향상시키기 위한 체력 목표를 기술하시오.

   _____

   _____

표 3.5 최대하 자전거 에르고미터 체력 검사의 운동량

남자	Pedal Speed (RPM)	Load(watts)
29세까지	50	150(900 KPM)
30세 이상	50	50(300 KPM)
여자	Pedal Speed (RPM)	Load(watts)
29세까지(잘 단련된)	50	100(600 KPM)
30세 이상(또는 체력이 약한)	50	50(300 KPM)

표 3.6을 사용하여 자신의 $\dot{V}O_2max$를 계산하려면 왼쪽 세로줄에서 자신의 15초 심박수를 찾아낸다; 그런 다음 오른쪽의 적절한 세로줄에서 자신의 $\dot{V}O_2max$ 추정치를 찾는다. 예를 들면, 왼쪽 두 번째 세로줄은 900KPM 운동량을 사용하는 남자 피검자의 $\dot{V}O_2$ 절대값(ml/분으로 나타낸)을 보여주고 있다. 왼쪽 세 번째 세로줄은 600KPM 운동량을 사용하는 여성의 $\dot{V}O_2max$ 절대값을 보여주고 있다. 자신의 $\dot{V}O_2max$ 절대값을 결정한 다음에는 이 값을 kg 단위의 체중으로 나누기함으로써 $\dot{V}O_2max$ 상대값(ml/kg/분)을 계산한다. 예를 들면, 체중이 70kg이고 $\dot{V}O_2max$ 절대값이 2631ml/분이라면 $\dot{V}O_2max$ 상대값은 약 38ml/kg/분이다(2631÷70=37.6). 자신의 $\dot{V}O_2max$ 상대값을 계산한 후에는 표 3.7을 사용하여 체력 수준을 확인한다.

실습 3.1C (계속)

표 3.6 남성과 여성의 사이클 에르고미터 체력 지수

15-Second Heart Rate	Estimated Absolute VO₂max (mL/min)		
	남자: 900-KPM Work Rate (mL/min)	여자: 600-KPM Work Rate (mL/min)	남자 또는 여자: 300-KPM Work Rate (mL/min)
28	3560	2541	1525
29	3442	2459	1475
30	3333	2376	1425
31	3216	2293	1375
32	3099	2210	1325
33	2982	2127	1275
34	2865	2044	1225
35	2748	1961	1175
36	2631	1878	1125
37	2514	1795	1075
38	2397	1712	1025
39	2280	1629	—
40	2163	1546	—
41	2046	1463	—
42	1929	1380	—
43	1812	1297	—
44	1695	1214	—
45	1578	1131	—

표 3.6으로 자신의 V̇O₂max 상대값을 결정한 다음에는 그에 상응하는 체력 수준을 찾아낸다.

표 3.7 추정된 V̇O₂max에 근거한 남성과 여성의 심폐 체력 평가 기준

	추정된 V̇O₂max(ml/kg.분)					
남자	최상	아주 좋음	좋음	보통	나쁨	아주 나쁨
18-29세	>56.1	51.1-56.1	45.7-51.0	42.2-45.6	38.1-42.1	<38.1
30-39세	>54.2	48.9-54.2	44.4-48.8	41.0-44.3	36.7-40.9	<36.7
40-49세	>52.8	46.8-52.8	42.4-46.7	38.4-42.3	34.6-38.3	<34.6
50-59세	>49.6	43.3-49.6	38.3-43.2	35.2-38.2	31.1-35.1	<31.1
60-69세	>46.0	39.5-46.0	35.0-39.4	31.4-34.9	27.4-31.3	<27.4
여자	최상	아주 좋음	좋음	보통	나쁨	아주 나쁨
18-29세	>50.1	44.0-50.1	39.5-43.9	35.5-39.4	31.6-35.4	<31.6
30-39세	>46.8	41.0-46.8	36.8-40.9	33.8-36.7	29.9-33.7	<29.9
40-49세	>45.1	38.9-45.1	35.1-38.8	31.6-35.0	28.0-31.5	<28.0
50-59세	>39.8	35.2-39.8	31.4-35.1	28.7-31.3	25.5-28.6	<25.5
60-69세	>36.8	32.3-36.8	29.1-32.2	26.6-29.0	23.7-26.5	<23.7

출처: Reprinted with permission from The Cooper Institute®, Dallas, Texas from a book called *Physical Fitness Assessments and Norms for Adults and Law Enforcement*. Available online at www.CooperInstitute.org.

실습 3.1D

이름 _____ 날짜 _____

심폐 체력 측정: 스텝 검사

이 검사를 실행하려면 탈의실 벤치 또는 튼튼한 의자 같은 약 18인치 높이의 디딤대나 벤치가 필요하다. 스텝 검사가 3분간 지속된 다음 검사 후의 3.5분 동안 심박수가 측정된다. 스텝 속도를 유지하도록 돕는 데 메트로놈이 필요할 것이다.

이 검사에서는 분당 30회의 속도로 스텝을 오르내려야 한다. 메트로놈을 분당 120박자에 맞추어 놓으면 소리가 날 때마다 발을 디딤면서(위로, 위로, 아래로, 아래로) 2초마다 한 번의 완전한 위-아래 발 딛기가 완료된다. 검사에서의 "위" 단계 동안 두 무릎을 펴는 것이 중요하다. 검사를 완료한 다음에는 의자나 벤치에 가만히 앉아 아래의 시간에서 30초 동안 심박수를 측정한다:

운동 후 1분에서 1.5분
운동 후 2분에서 2.5분
운동 후 3분에서 3.5분

분당 30회의 스텝 리듬을 유지하고 심박수를 정확하게 측정하는 것이 스텝 검사로부터 좋은 추정치를 얻는 데 아주 중요하다. 자신의 체력 수준을 결정하기 위해 운동 후에 측정한 세 개의 30초 심박수를 더하기 한다.

심박수를 아래에 기록하고 표 3.8을 사용하여 자신의 체력 수준을 결정한다.

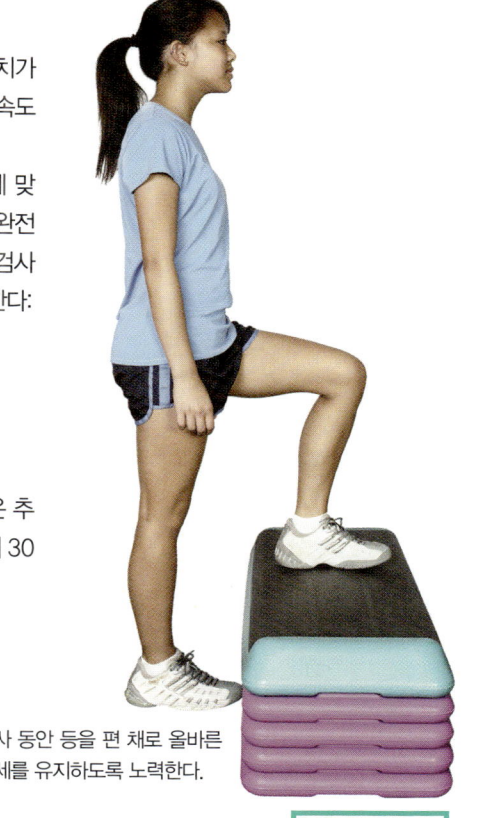

검사 동안 등을 편 채로 올바른 자세를 유지하도록 노력한다.

검사 날짜: _____

운동 후 회복 심박수(bpm)

1–1.5분: _____   전체(회복 지수): _____

2–2.5분: _____   체력 수준: _____

3–3.5분: _____

스캔해서 스텝 검사 시범 비디오를 본다. ▶

1. 자신의 체력 상태는 현재의 활동 수준에 근거해서 자신이 예상한 것인가? 그렇지 않다면, 왜 예상한 것보다 더 높거나 또는 더 낮은가?

_____
_____

2. 자신의 심폐 지구력을 유지 또는 향상시키기 위한 체력 목표를 기술하시오.

_____
_____

표 3.8 스텝 검사 후에 측정한 세 가지 회복 심박수의 합계를 활용한 심폐 체력 기준

	3-Minute Step Test Recovery Index					
	최상	아주 좋음	좋음	보통	나쁨	아주 나쁨
남자	95–120	121–135	136–153	154–174	175–204	205–233
여자	>54.2	48.9–54.2	44.4–48.8	41.0–44.3	36.7–40.9	<36.7

체력 수준 분류는 18인치 벤치로 검사를 실행한 플로리다대학교 남녀 학생(18~25세)을 위한 것임.

실습 3.2

이름 _____   날짜 _____

장애자를 위한 심폐 체력 평가

이 검사는 팔 운동을 사용하며 다리 운동을 실행할 수 없는 사람(휠체어를 사용하거나 다리 또는 발의 부상이 있는 사람)을 위한 것이다. 이 검사를 실행하려면 팔 에르고미터를 필요로 한다. 지도자는 검사를 위해 에르고미터를 올바른 높이와 위치로 조정할 것이다.

먼저 아무런 저항이 없는 상태에서 준비운동을 한다. 그런 다음 강사는 저항을 증가시킬 것이며 자신은 2분 단위의 운동을 실행한다. 5~10분 휴식한다. 그런 다음 강사는 운동부하를 증가시키고, 또 다른 2분 동안의 팔 운동을 실행한다. 주어진 운동부하에서 2분의 운동을 완료할 수 없을 때까지 이러한 과정을 반복한다. 지도자는 2분의 운동을 완료했던 마지막 단계의 운동부하를 알려줄 것이다. 아래의 공식을 사용하여 $\dot{V}O_2max$를 계산한다.

$$\dot{V}O_2max = 3 \times (운동부하^*)/kg단위 체중 + 3.5$$

실습 3.1C의 표 3.7(70쪽)은 $\dot{V}O_2max$에 상응하는 체력 수준을 보여주고 있다. 이 검사는 다리나 전신 운동보다 적은 양의 근육을 포함하는 팔 운동을 사용하므로 추정된 $\dot{V}O_2max$는 약간 과소평가되었을 것이다.

체력 수준: _____

1. 자신의 체력 상태는 현재의 활동 수준에 근거해서 자신이 예상한 것인가? 그렇지 않다면, 왜 예상한 것보다 더 높거나 또는 더 낮은가?

   _____

   _____

2. 자신의 심폐 지구력을 유지 또는 향상시키기 위한 체력 목표를 기술하시오.

   _____

   _____

* 지도자가 이 값을 알려줄 것이다.

실습 3.3

이름 _____   날짜 _____

스캔해서 경동맥과 요골동맥의 맥박 측정에 대한 시범 비디오를 본다. ▶

radial pulse   carotid pulse

목표 심박수 결정

경동맥과 요골동맥에서 맥박을 측정하는 것을 연습한다. 턱 아래의 후두 옆에서 경동맥의 맥박을 느낄 수 있다. 요골동맥의 맥박은 손목 안쪽의 엄지손가락 기저(base)의 아랫부분에서 측정할 수 있다. 스톱워치를 사용하여 15, 30, 60초 동안 맥박을 센다. 분당 심박수를 결정하려면 15초 동안의 맥박 횟수를 4로 곱하고, 30초 동안의 맥박 횟수를 2로 곱한다.

파트너의 요골동맥과 경동맥 부위를 찾아 맥박을 측정한다. 자신의 휴식 맥박수를 아래의 빈칸에 기록한다.

경동맥 맥박(자신)	심박수(회/분)	요골동맥 맥박(자신)	심박수(회/분)
15초 × 4		× 4	
30초 × 2		× 2	
60초 × 1		× 1	

경동맥 맥박(파트너)	심박수(회/분)	요골동맥 맥박(파트너)	심박수(회/분)
15초 × 4		× 4	
30초 × 2		× 2	
60초 × 1		× 1	

목표 심박수(THR) 범위는 단계적으로 계산된다.

1단계: 추정된 최대 심박수를 계산한다(HRmax).

HRmax = 206.9 − (.67 × 나이)

2단계: HRmax로부터 휴식 심박수를 빼기함으로써 심박수 예비량(HRR)을 계산한다(위쪽의 60초 횟수를 사용한다).

HRR = HRmax − 휴식 심박수

HRR = _____ − _____

HRR = _____

3단계: HRR의 50%와 85%를 계산한다.

THR의 하한 = 0.5(HRR) = _____

THR의 상한 = 0.85(HRR) = _____

4단계: 계산된 값에 자신의 휴식 심박수를 더한다.

HRR 50% + 휴식 심박수 = _____

HRR 85% + 휴식 심박수 = _____

THR = _____ 회/분에서 _____ 회/분

1. 자신의 휴식 맥박을 감지하는 데 어느 부위가 더 쉬운가?   _____ 경동맥   _____ 요골동맥
2. 파트너의 휴식 상태 맥박을 감지하는 데 어느 부위가 더 쉬운가?   _____ 경동맥   _____ 요골동맥
3. 운동 심박수를 셀 때에 두 부위 중 선호하는 부위는?   _____ 경동맥   _____ 요골동맥

   왜 그런가? _____

실습 3.4

이름 _____ 날짜 _____

개인별 운동처방 작성

자신의 운동 프로그램을 현재의 체력 수준과 목표에 근거해서 계획한다. 아래에 제공된 빈 칸에 적합한 정보를 기록한다.

주	단계	강도 (HRR % 또는 RPE)	운동 형태	지속시간	(분/하루)	월	화	수	목	금	토	일
1												
2												
3												
4												
5												
6												
7												
8												
9												
10												
11												
12												
13												
14												
15												
16												

행동 변화 전략(1장 참조)을 다시 살펴보고, 자신의 유산소 운동 프로그램을 시작하거나 유지하는 데 도움을 줄 수 있는 두 가지 전략을 아래의 빈 칸에 적는다(예, 대체 행동―수업이 끝난 후 친구 앤과 문자로 대화를 나누는 대신 함께 걸으면서 이야기하겠다).

_____
_____
_____
_____
_____

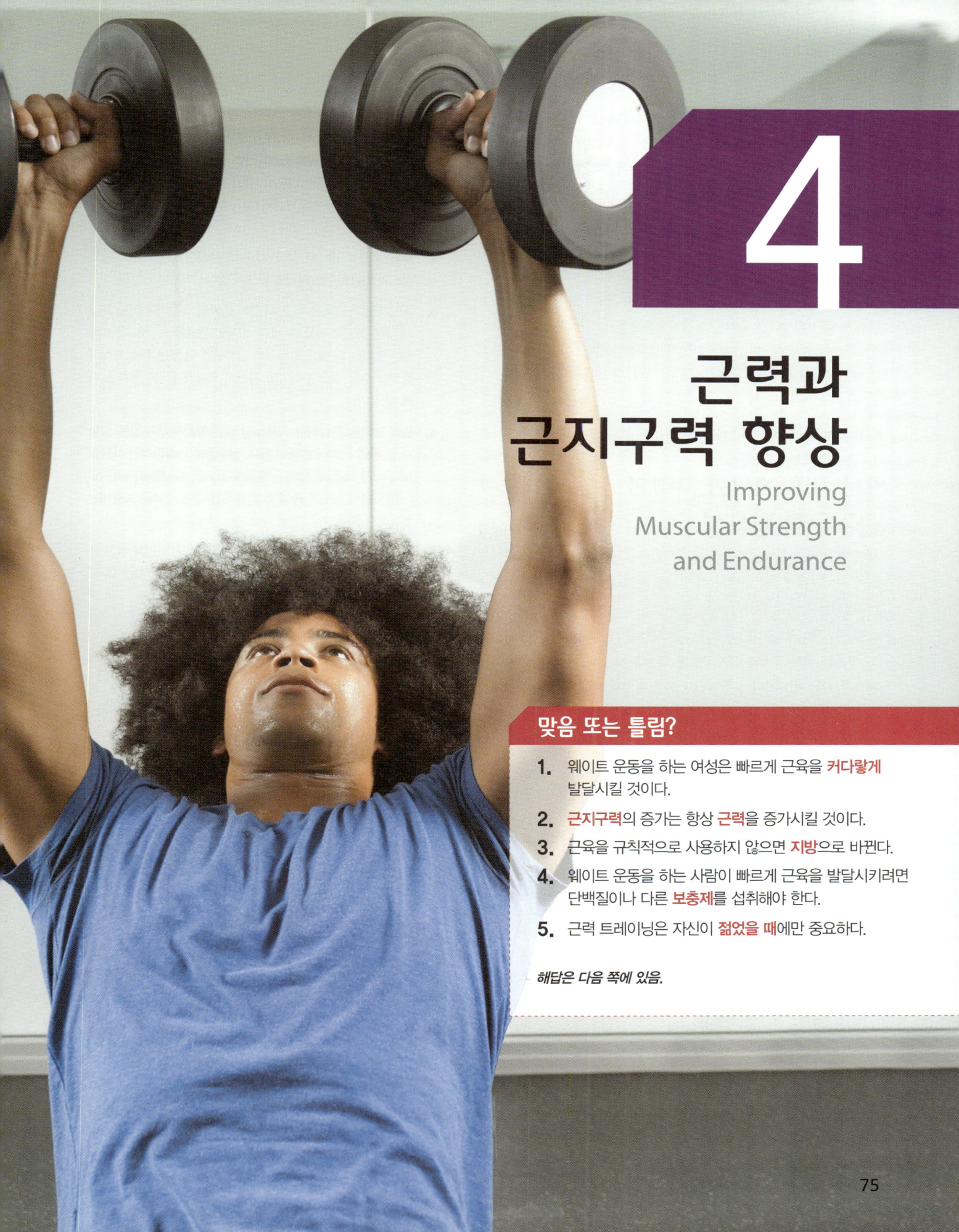

4

근력과 근지구력 향상
Improving Muscular Strength and Endurance

맞음 또는 틀림?

1. 웨이트 운동을 하는 여성은 빠르게 근육을 **커다랗게** 발달시킬 것이다.
2. **근지구력**의 증가는 항상 **근력**을 증가시킬 것이다.
3. 근육을 규칙적으로 사용하지 않으면 **지방**으로 바뀐다.
4. 웨이트 운동을 하는 사람이 빠르게 근육을 발달시키려면 단백질이나 다른 **보충제**를 섭취해야 한다.
5. 근력 트레이닝은 자신이 **젊었을 때**에만 중요하다.

해답은 다음 쪽에 있음.

자신이 마라톤에서 26마일을 달리거나 투르 드 프랑스의 2,241마일 자전거 경주에 참가하는 것을 상상할 수 있는가? 또는 2.4마일을 수영하고, 112마일을 자전거로 경주하며, 그런 다음 26.2마일을 달리기는 철인3종 경기에 참가하면서 이 모든 것을 9시간 이내에 완주하고 싶은 생각이 있는지? 이 같은 놀라운 운동능력은 인간이 발달시킬 수 있는 근력과 근지구력의 커다란 능력 때문에 비로소 가능하다. 모든 사람이 자전거 경주, 마라톤, 또는 철인3종 경기에 참가하지는 않지만 근력과 근지구력의 향상은 모든 사람에게 많은 일상적인 유익함을 가져다준다.

이 장에서는 근력과 근지구력의 일상적인 유익함, 근력과 근지구력에 대한 해부학적 및 생리학적 이해, 자신의 근육 체력 수준을 어떻게 평가하는지, 근력과 근지구력을 향상시키기 위한 운동 계획을 어떻게 작성하는지를 배울 것이다.

일상생활에서의 근력과 근지구력 필요성

여러 층의 계단을 오르거나 무거운 책가방을 들고 이동할 때에는 근력과 근지구력에 의존하면서 이런 일들을 그리 어렵지 않게 실행한다. 테이블 사이로 음식이 가득 찬 쟁반을 나르거나 또는 무거운 박스를 여기저기로 옮기도록 요구하는 직업을 가진 적이 있다면 자신의 생계를 위해 근력과 근지구력에 의존한 것이다. 만일 자신이 경쟁적인 또는 레크리에이션 형태로 스포츠 활동에 참여했다면 자신의 운동기술 수준은 근육의 근력 및 지구력에 의해 많은 부분이 결정되었을 것이다. 우리가 알든 모르든 간에 근육의 근력 및 지구력은 매일 우리의 신체적 실행 능력에 여러 차례 영향을 미친다.

근력과 근지구력은 서로 관련이 있지만 동일하지는 않다(1장). 근력은 최대의 힘을 발휘하는 근육 능력이다. 간단하게 말하면, 근력이란 한 번의 최대 노력에서 개인이 들어 올릴 수 있는 무게다. 그와는 달리, 근지구력은 반복해서 힘을 발휘하는 능력이다. 일반적으로, 운동 트레이닝에 의한 근력의 증가는 근지구력 또한 증가시킬 것이다. 그렇지만 근지구력을 향상시키기 위한 트레이닝은 근력을 유의하게 향상시키지 않는다.

근력과 근지구력은 근력-트레이닝과 근지구력-트레이닝 프로그램으로 증가되고 유지될 수 있다. 그 외에도, 규칙적인 근력 트레이닝은 많은 건강 효과를 가져다준다. 예를 들면, 남녀 모두에게 보편적인 문제인 요통은 허리와 복부 근육의 적절한 강화 운동으로 감소시킬 수 있다(1). 그뿐만 아니라, 연구들은 근육-강화 운동이 관절과 근육 문제의 발생 그리고 신체활동 동안에 일어나는 부상을 줄일 수도 있음을 보여주었다(2). 근력 트레이닝은 나이 많은 비활동적인 사람에게서 나타나는 근력 감소를 지연시킬 수 있을 뿐만(3) 아니라 골다공증을 예방하는 데 도움이 될 수도 있다.

근력 트레이닝의 또 다른 중요한 효과는 트레이닝이 **휴식 상태의 에너지 소비량**을 증가시키는 것이다(4). 휴식 상태 에너지 소비량(resting metabolic rate: 휴식대사율이라고도 불린다)은 심장과 호흡 근육을 수축하는 데 그리고 신체조직을 합성하는 데 요구되는 에너지를 포함한다. 상승된 대사율은 신체가 하루 동안 더 많은 칼로리를 소비하도록 해준다. 그와는 달리, 낮은 대사율은 더 적은 칼로리를 소비하므로 체중 증가를 가져온다.

근력 트레이닝이 어떻게 휴식대사율에 영향을 미치는가? 근력 트레이닝에 따른 일차적인 효과의 하나는 근육량 증가다. 1파운드(0.45kg)의 근육 증가는 휴식대사율을 약 2~3% 높인다. 대사율의 이 같은 상승은 근육량의 더 많은 증가로 확대될 수 있다. 예를 들면, 5파운드(2.25kg)의 근육량 증가는 휴식대사율에서 10~15%의 증가를 가져온다. 이 정도의 변화는 체중을 줄이는 데 또는 일생 동안 바람직한 신체조성을 유지하는 데 중요한 역할을 할 수 있다. 근육량이 증가하면서 전체 체중이 약간 증가할 수도 있지만 지방량은 감소할 것이다. 옷이 몸에 더 잘 맞을 것이며, 외모는 개선될 것이다.

해답

1. **틀림** 남성호르몬 테스토스테론은 근육 크기에 영향을 미친다. 같은 양의 트레이닝으로 남성은 여성보다 근육량의 증가가 더 큰데 그 이유는 남성이 테스토스테론을 더 많이 생산하기 때문이다.

2. **틀림** 근지구력을 향상시키기 위해 자신이 실행하는 운동의 강도와 반복횟수는 근력을 반드시 향상시키지는 않는다.

3. **틀림** 지방과 근육은 두 가지 다른 종류의 조직이며 어느 하나가 다른 것으로 바뀔 수 없다. 하지만 운동을 중단하고, 소비하는 것보다 더 많은 칼로리를 섭취하면 더 많은 지방 조직이 축적될 수도 있으며 아마도 자신의 외모가 달라졌음을 느끼게 될 것이다.

4. **틀림** 단백질 분말이나 정제(pill) 같은 보충제의 구입은 힘들게 번 돈을 낭비하는 셈이 된다. 선수들은 비활동적인 사람들보다 약간 더 많은 양의 단백질을 필요로 하지만 이 같은 요구량은 음식 섭취를 통해 쉽게 충족될 수 있으므로 보충제는 필요하지 않다.

5. **틀림** 근력과 근지구력은 평생 동안 필요하다. 노인을 위한 근력 트레이닝은 넘어짐을 예방하고 독립적인 삶을 사는 데 도움이 된다.

근력 트레이닝이 근육량을 증가시킬 것임을 이제는 안다. 그렇지만 어떻게 해서 이러한 변화가 일어나며, 근육은 일반적으로 어떻게 작용하는가? 다음의 내용에서 살펴보겠다.

정리하면...

- 근력과 근지구력은 많은 일상적인 작업에 중요하다. 근력 트레이닝은 요통을 줄일 수 있고, 운동과 관련된 부상의 발생을 줄일 수 있으며, 골다공증 발생을 감소시킬 수 있고, 나이가 많아지면서 일반적으로 감소하는 기능적 능력을 유지하는 데 도움을 줄 수 있다.
- 근력은 최대의 힘을 발휘하는 능력인 반면에 근지구력은 반복해서 힘을 발휘하는 능력이다.
- 근력 트레이닝은 휴식 상태의 에너지 소비량을 증가시킬 수 있다.

근육은 어떻게 작용하는가: 근육의 구조와 기능

인체에는 약 600개의 골격근이 있으며, 골격근의 일차적 기능은 신체의 움직임을 위한 힘을 제공하는 것이다. **근육 작용** 동안 근육이 짧아지거나 길어지면서 뼈에 힘을 가해 신체가 움직이도록 만든다.

골격근은 또한 자세를 유지하고, 떨림(shivering: 떨림은 열 생산을 가져온다) 기전을 통해 체온을 조절한다. 모든 신체활동은 골격근의 사용을 필요로 하므로 체력 프로그램을 시작하는 사람은 누구나 기본적인 근육 구조와 기능을 이해해야 한다.

근육의 구조

골격근은 근섬유라고 불리는 가늘고 긴 세포들을 모은 것이다. 이러한 섬유들은 각 개별 섬유들을 함께 감싸며, 주변의 다른 조직으로부터 근육을 분리하는 **근막**(fascia)이라고 불리는 조밀한(dense) 결합조직 막에 의해 둘러싸여 있다(그림 4.1).

근육은 **건**으로 알려져 있는 결합조직에 의해 뼈에 연결된다. 근육 작용은 건으로 하여금 뼈를 당기도록 만들며, 그렇게 함으로써 움직임을 가져온다. 근육은 뼈를 밀 수 없다; 단지 당길 수 있을 뿐이다. 움직임과 관련된 많은 근육들이 78쪽의 그림 4.2에 묘사되어 있다.

근육의 기능

근육 작용은 운동신경세포(motor neuron)로부터의 전기적 신호에 의해 조절되는데 이러한 신호는 척수에서 시작되고 신체 전체의 각 근육으로 전달된다. 운동신경세포와 각 근섬유는 신경근접합부

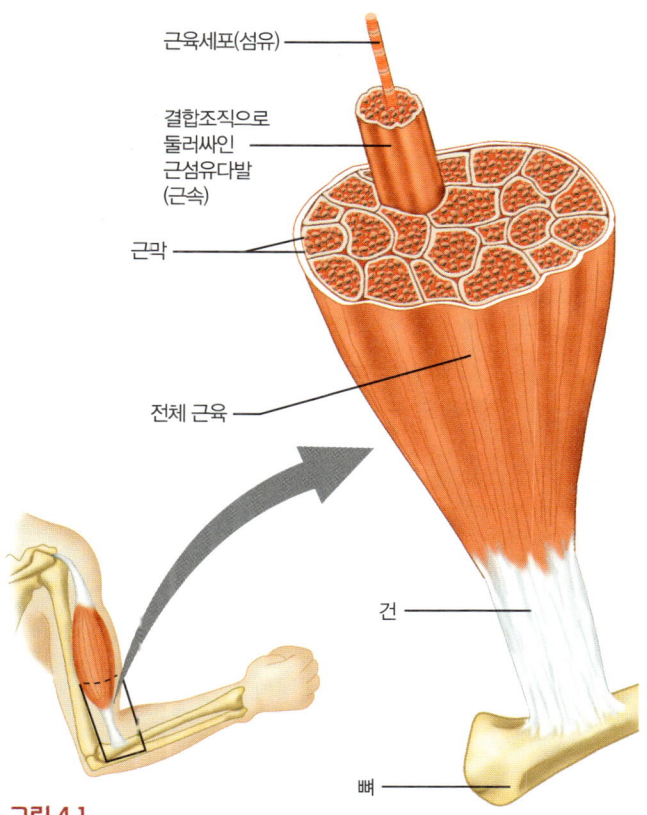

그림 4.1
골격근의 구조

출처: Johnson, Michael D., *Human Biology: Concepts and Current Issues*, 4th Ed., © 2008. Reprinted and Electronically reproduced by permission of Pearson Education, Inc., Upper Saddle River, New Jersey.

(neuromuscular junction)에서 접촉한다(79쪽의 그림 4.3). 각 운동신경세포의 줄기가 갈라지면서 많은 개별적 근섬유와 연결되는 것을 볼 수 있다.

하나의 운동신경세포 그리고 그 운동신경세포가 통제하는 모든 근섬유를 **운동단위**(motor unit)라고 부른다. 운동단위는 얼마나 많은 근섬유를 포함하는지에 따라 크기가 다양하다. 인체의 신경계

> **휴식 상태 에너지 소비량** 비활동적인 상태에서 소비되는 에너지의 양. 휴식대사율이라고도 불린다.
>
> **근육 작용** 골격근의 짧아짐(움직임을 가져옴) 또는 골격근의 길어짐(움직임에 대해 저항).
>
> **근막** 근육을 감싸는 얇은 결합조직 막.
>
> **건** 근육을 뼈에 부착시키는 섬유질 결합조직.
>
> **운동단위** 운동신경세포와 그 신경세포가 통제하는 모든 근섬유.

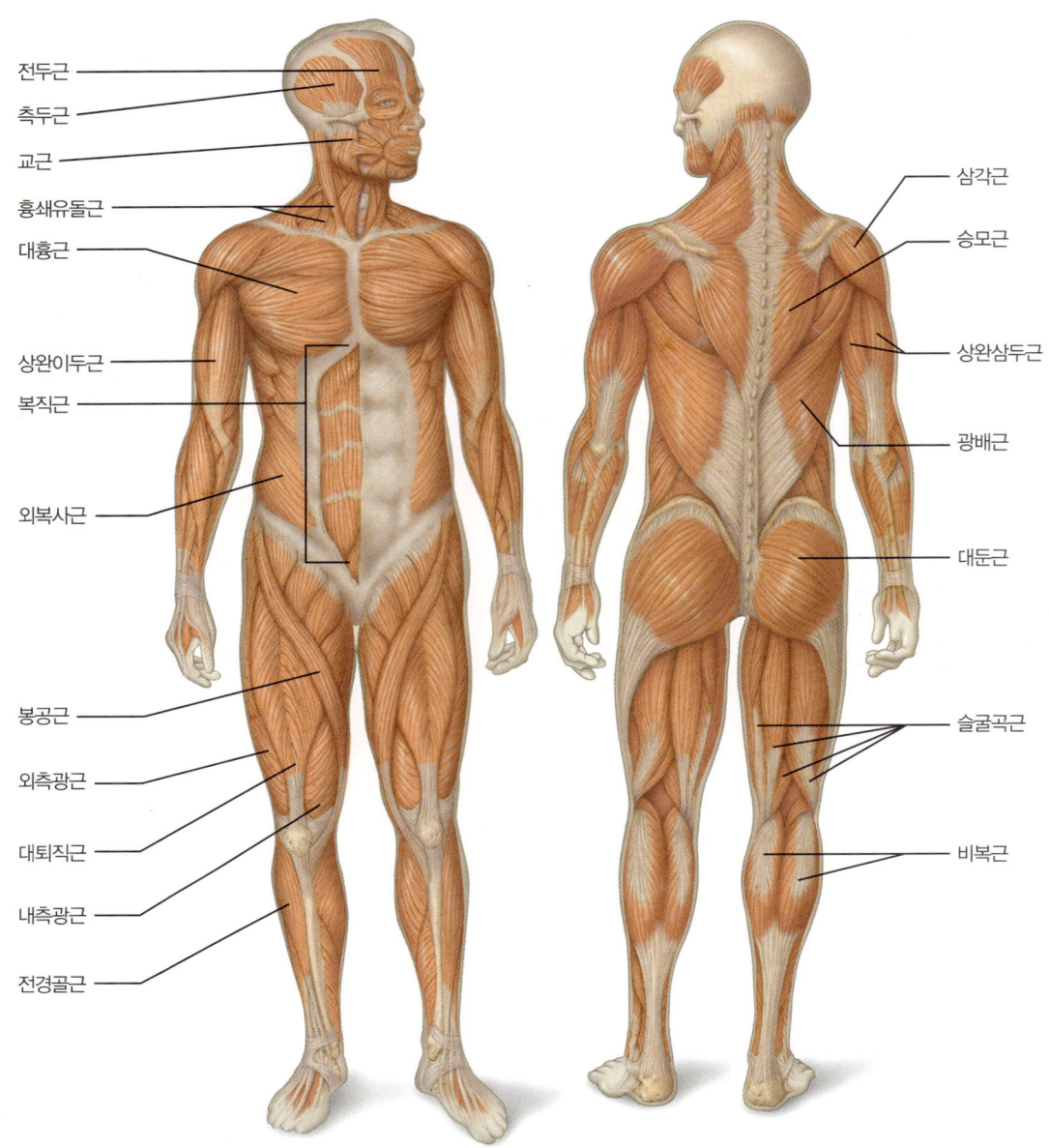

그림 4.2
인체의 주요 근육.

출처: Johnson, Michael D., *Human Biology: Concepts and Current Issues*, 4th Ed., © 2008. Reprinted and Electronically reproduced by permission of Pearson Education, Inc., Upper Saddle River, New Jersey.

는 눈을 깜빡이는 것 같은 미세한 움직임을 위해서는 적은 숫자의 근섬유를 자극하고, 공을 차는 것 같은 커다란 움직임을 위해서는 많은 근섬유를 자극한다.

장력(tension)을 발생시키라는 신호(신경자극)가 신경근접합부에 도달하면 근육 작용이 시작된다. 신경자극의 도착은 근육 내부에 있는 수축 단백질의 상호작용을 허용함으로써 근육 수축 과정을 촉발시킨다. 신경자극이 수축 과정을 시작하도록 만들듯이 근육으로의 신경 신호가 중단되면 수축 과정이 종료된다. 운동신경세포가 근육으로 더 이상 신호를 보내지 않으면 근육 작용은 중단된다. 그렇지만 통제되지 않은 근육 작용이 가끔 일어나며 이것은 근경련(muscle cramp) 또는 근연축(muscle twitch)을 초래한다.

근육 운동과 근육 작용

골격근 운동은 세 가지 주요 범주로 분류된다: **등장성, 등척성, 등속성**. 등장성(동적이라고도 불림) 운동은 관절에서 움직임이 일어나도록 만든다. 예를 들면, 아령을 들어 올리는 것은 아래팔(전완) 움직임을 포함하며 따라서 등장성 수축으로 분류된다.

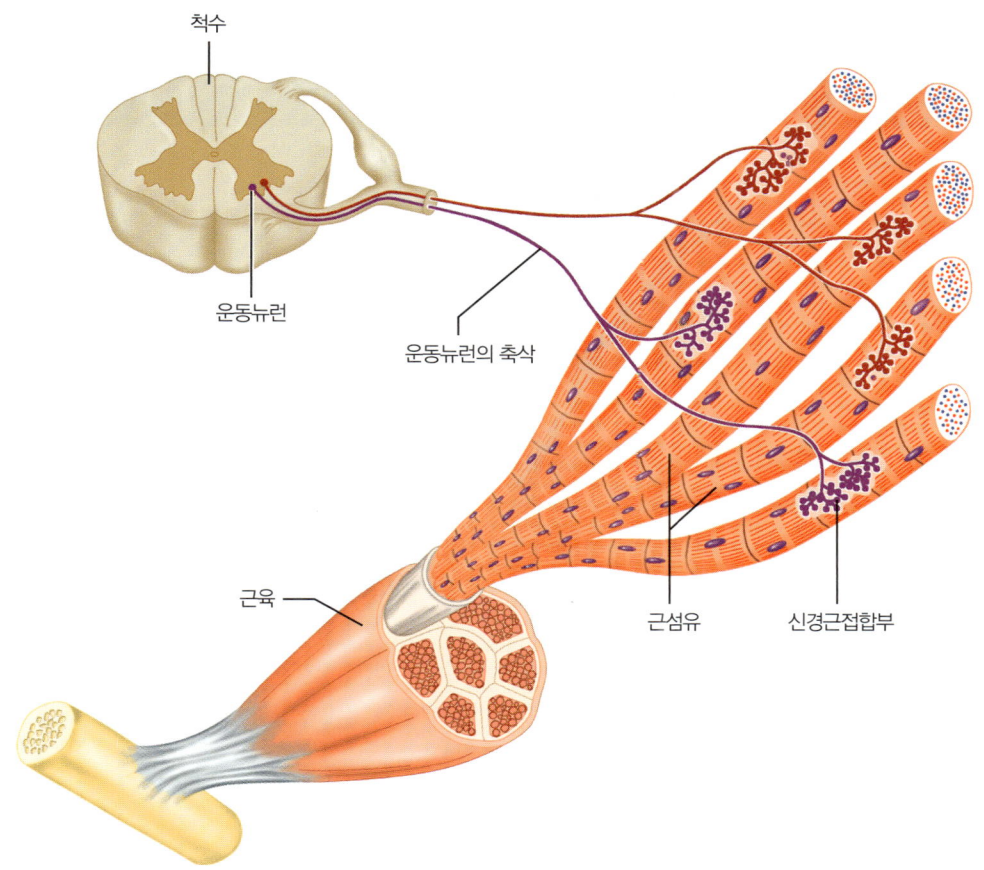

그림 4.3
운동단위. 중추신경계로부터의 운동신경세포 두 개가 여러 근섬유를 자극하는 것을 보여준다. 운동신경세포에 의해 전달되는 하나의 신경자극은 연결된 모든 근섬유가 반응하도록 만든다.

등척성(정적이라고도 불림) 운동은 근육에 장력을 발생시키지만 관절의 움직임을 가져오지는 않는다. 등척성 운동의 전형적인 보기는 양손의 손바닥을 서로 반대쪽으로 미는 것이다. 팔과 가슴의 근육 내부에는 장력이 발생하지만 팔은 움직이지 않는다. 등척성 운동은 부상 재활 프로그램의 초기 단계 동안 근력을 발달시키는 아주 좋은 방법이다.

등속성 운동은 일정한 속도에서 실시된다; 근육의 수축 또는 신장이 고정된 속도에서 이루어진다. 이러한 운동은 전체 **동작 범위**에 걸쳐 수용적(accommodating) 저항을 제공하는 기구를 사용함으로써 이루어진다.

근육 작용은 근육이 실행해야 하는 활동에 따라 등척성, 단축성, 신장성으로 분류할 수 있다. 등척성 운동처럼 등척성 근육 작용은 정적이며 어떠한 관절의 움직임도 포함하지 않는다. 등척성 근육 작용은 등척성 운동 동안 일어난다.

단축성 근육 작용은 저항 또는 중력에 대항하면서 신체 부분이 움직이도록 만든다; 근육이 짧아질 때 일어난다. 단축성 근육 작용은 등장성 또는 등속성 운동 동안에 이루어질 수 있다. 예를 들면, 바이셉 컬 동안 팔을 위로 올리는 동작은 단축성 근육 작용의 한 가지 보기이다(80쪽의 그림 4.4).

그와는 반대로, **신장성 근육 작용**(네거티브 운동이라고도 불림)

> **등장성** 관절의 움직임이 있는 운동 형태. 대부분의 운동 또는 스포츠 동작은 등장성 운동이다. 동적 운동이라고도 불린다.
>
> **등척성** 근육에 장력이 발생하지만 관절이 움직이지 않는 운동 형태. 정적 운동이라고도 불린다.
>
> **등속성** 특수한 기구를 사용하면서 일정한 속도에서 이루어지는 단축성 또는 신장성 근육 작용을 포함하는 운동 형태.
>
> **동작 범위** 관절에서 이루어질 수 있는 움직임의 범위.
>
> **단축성 근육 작용** 저항 및/또는 중력에 대항하여 근육이 짧아지면서 근육에 장력이 발생하는 근육 작용.

표 4.1 인간 골격근 근섬유 유형의 특성

특성	근섬유 유형		
	지근	중간	속근
수축 스피드	느리다	중간	빠르다
피로 저항력	크다	중간	적다
주된 에너지 시스템	유산소	유산소와 무산소	무산소
힘 생성	작다	중간	크다
근섬유의 색	붉은 색	흰색(핑크)	흰색
가장 적합한 운동	지구력 종목(마라톤)	중거리 종목(5~10K)	스피드 종목(100m 단거리)

은 저항 또는 중력에 의한 움직임을 통제한다; 근육이 길어질 때에 일어난다. 바이셉 컬에서의 팔을 내리는 동작은 상완이두근(바이셉)이 길어지면서 통제된다(그림 4.4의 아래쪽 그림). 근육에 장력이 발생하지만 무게가 아래쪽으로 내려가는 것을 방해할 정도로 크지는 않다.

근섬유의 유형

골격근의 근섬유에는 3가지 유형이 있다: 지근섬유, 중간 형태 섬유, 속근섬유. 이러한 섬유 유형들은 수축 속도 그리고 피로 저항력에 차이가 있다(5). 대부분의 인간 근육에는 이러한 세 가지 섬유 유형이 함께 섞여 있으므로 근력 트레이닝 과정을 시작하기 전에 각 섬유들을 이해하면 도움이 된다.

단축성 작용

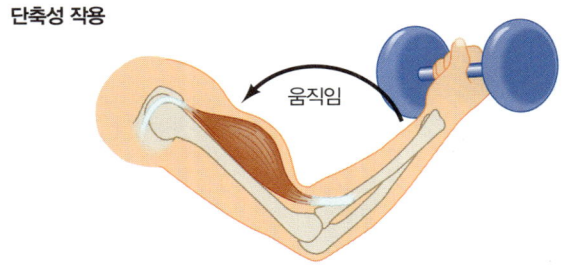

신장성 작용

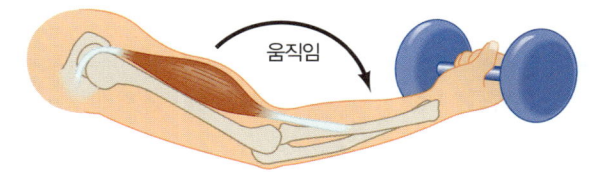

그림 4.4
등장성 운동에서의 단축성 및 신장성 근육 작용. 근육은 단축성 작용 동안 짧아지고 신장성 작용 동안 길어진다.

지근섬유 이름에서 암시하듯이, **지근섬유**는 느리게 수축하며 작은 힘을 발휘한다. 하지만 이러한 섬유들은 피로에 대한 저항력이 아주 크다. 지근섬유는 붉은 색 또는 검은 색을 띠는데 그 이유는 근섬유에 있는 많은 모세혈관 때문이다. 지근섬유는 유산소적으로 많은 양의 ATP를 생산할 수 있는 능력이 있으므로 걷기나 느린 조깅 같은 저강도, 장시간 운동에 아주 적합하다. 피로에 대한 저항력 때문에 자세 유지와 관련된 대부분의 근육은 주로 지근섬유로 구성되어 있다.

속근섬유 **속근섬유**는 빠르게 수축하고 큰 힘을 발휘하지만 빨리 피로해진다. 이러한 섬유들은 낮은 유산소 능력을 가지고 있으며 흰색을 띠는데 그 이유는 적은 숫자의 모세혈관 때문이다. 속근섬유는 ATP를 무산소적으로 생산하는 능력은 잘 갖추고 있지만 짧은 시간 동안에만 가능하다. 빠르게 수축하고 큰 힘을 발휘하는 능력이 있으므로 속근섬유는 점프, 단거리 달리기, 역도 같이 빠르고 강력한 움직임이 요구되는 활동 동안에 사용된다.

중간 형태 섬유 **중간 형태 섬유**는 속근과 지근 섬유의 특성 두 가지 모두 가지고 있다. 빠르게 수축하고, 큰 힘을 발휘하며, 쉽게 피로해지지 않는데 그 이유는 잘 발달된 유산소 능력이 있기 때문이다. 중간 형태 섬유는 지근섬유보다 더 빠르게 수축하고 더 큰 힘을 발휘하지만 속근섬유보다는 더 느리게 수축하고 더 작은 힘을 발휘한다. 속근섬유보다 약간 더 붉게 보이지만 지근섬유만큼 붉지는 않다. 표 4.1은 세 가지 근섬유 유형의 특성을 요약하고 있다.

다음 번 저녁식사에서 닭이나 칠면조 고기를 먹는 동안 근섬유 유형의 차이를 볼 수 있다. 닭다리의 짙은 색 고기는 주로 지근섬유를 포함한다. 이러한 섬유는 쉽게 피로해지지 않기 때문에 살아있는 닭은 하루 대부분을 걸어 다닐 수 있다. 닭 가슴살의 흰색 고기는 대부분 속근섬유로 구성되어 있다. 속근섬유는 새가 날 수 있도록 해주지만 피로해지기 전에 짧은 거리만을 날 수 있다. 닭의 날개에서 발견되는 중간 형태 섬유는 지근섬유와 속근섬유의 유익한 특성을 보여준다—쉽게 피로해지지 않으며 큰 힘을 발휘한다.

근섬유 유형의 개인별 차이

근육에 들어 있는 지근섬유, 중간 형태 섬유, 속근섬유의 숫자는 사람마다 차이가 있다; 그렇지만 보통 사람은 일반적으로 세 가지 근섬유 유형의 숫자가 비슷하다. 연구에서, 근섬유 유형과 운동 경기에서의 성공 사이에 연관성이 있음을 보여주었다. 예를 들면, 마라톤 선수 같은 지구력 종목 선수는 지근섬유가 다른 근섬유 유형보다 훨씬 더 많다. 이 같은 결과는 일리가 있는데 왜냐하면 지구력 스포츠는 피로 저항력이 큰 근육을 필요로 하기 때문이다. 그와는 달리, 100m 단거리 선수 같은 우수한 스프린터는 더 많은 속근섬유를 가지고 있다.

근섬유 유형은 비만 및 당뇨병과도 연관이 있는 것으로 제의되어 왔다(6, 7). 속근섬유가 많은 사람은 지근섬유가 많은 사람보다 비만 및 당뇨병이 더 잘 발생할 수도 있다.

근섬유는 어느 한 유형에서 다른 유형으로 바뀔 수 있음을 일부 연구에서 보여주었다. 예를 들면, 지구력 트레이닝은 중간 형태 섬유와 속근섬유 사이에 일부 섬유의 변형을 가져오는 것으로 나타났다. 그렇지만 속근 또는 중간 형태 섬유가 지근섬유로 바뀌는 것에 대해서는 제한적인 증거 밖에 없다(8).

비록 지구력 운동 트레이닝이 일부 근섬유의 변형을 가져오는 것으로 나타났지만 골격근 섬유 유형의 숫자 및 백분율에는 유전이 강력한 영향을 미친다(5).

운동 동안의 근섬유 동원

많은 형태의 운동은 근육군에 들어 있는 근섬유의 겨우 일부분만을 사용한다. 예를 들면, 느린 스피드에서의 걷기는 다리에 있는 근섬유의 30% 미만을 사용한다. 하지만 강도가 더 높은 운동에서는 더 큰 힘을 필요로 하며 그러한 힘을 발휘하기 위해서는 더 많은 숫자의 근섬유가 수축하도록 해야 한다.

근육이 더 큰 힘을 발휘하도록 더 많은 근섬유를 포함시키는 과정을 **근섬유 동원**이라고 부른다. 그림 4.5는 운동 강도가 증가하면서 근섬유가 동원되는 순서를 보여주고 있다. 저강도 운동 동안에는 지근섬유만이 사용되는 것을 볼 수 있다. 운동 강도가 증가하면서 지근섬유에서 중간 형태 섬유, 그리고 마지막으로 속근섬유가 점진적으로 동원된다.

웨이트 트레이닝 같은 고강도 운동은 많은 속근섬유를 동원한다. 이러한 것들이 왜 중요한가? 다양한 운동에서 어떤 유형의 근섬유가 사용되는지를 알면 왜 자신이 특정 근육 또는 근육군을 특정 방식으로 운동시키는지를 더 잘 이해할 수 있을 것이다.

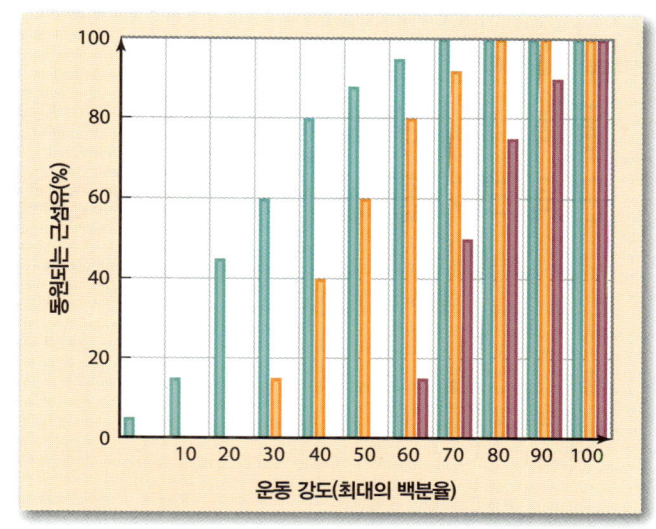

그림 4.5
운동 강도와 근섬유 유형 동원 사이의 관계.

근력

두 가지 생리적 요인이 근육이 발휘할 수 있는 힘의 크기를 결정한다: 근육의 크기 그리고 수축 동안에 동원되는 근섬유의 숫자. 근육

신장성 근육 작용 중력에 의한 움직임을 통제하는 동안 길이가 길어지면서 근육에 장력이 발생하는 근육 작용. 네거티브 운동이라고도 불린다.

지근섬유 느리게 수축하고 피로에 높은 저항력을 보여주는 붉은 색의 근섬유. 이러한 근섬유는 많은 양의 ATP를 유산소적으로 생산하는 능력이 있다.

속근섬유 빠르게 수축하지만 쉽게 피로해지는 흰색의 근섬유. 이러한 근섬유는 낮은 유산소 능력을 가지고 있으며 ATP를 무산소적으로 생산한다.

중간 형태 섬유 속근섬유와 지근섬유의 특성이 결합된 근섬유. 빠르게 수축하지만 잘 발달된 유산소 능력이 있기 때문에 쉽게 피로해지지 않는다.

근섬유 동원 근육에서 발휘되는 힘을 증가시키기 위해 더 많은 근섬유를 포함시키는 과정.

집중 분석

동화대사(anabolic) 스테로이드 사용은 근육 크기를 증가시키지만 심각한 부작용이 있다

동화대사 스테로이드(남성호르몬을 인위적으로 합성한 형태)와 전구물질(precusor)의 오용은 지난 수십 년 동안 급속히 증가했다. 보디빌딩 그리고 근력과 파워를 요구하는 스포츠 종목에서의 치열한 경쟁은 커다란 근육을 발달시키고 싶은 남녀 모두에게 심각한 건강상의 위험을 감수하도록 내몰았다.

근육량을 증가시키기 위해 필요한 많은 분량의 스테로이드는 여러 가지 건강상의 위험을 가져온다. 스테로이드 및 전구체 오용으로 초래되는 부작용의 일부 목록에는 간암, 혈압 증가, '나쁜 콜레스테롤' 증가, 심각한 우울증, 전립선암 등이 포함된다. 장기간 사용 및 많은 분량의 스테로이드는 치명적일 수 있다.

테스토스테론(남성호르몬)의 가장 인기 있는 전구물질 중의 하나인 안드로스텐디온(androstenedione)은 근력, 제지방량, 성적 기능 향상을 위한 목적으로 혈액 테스토스테론을 증가시키기 위해 사용된다. 그렇지만 연구는 안드로스텐디온이 근력 그리고/또는 제지방량을 유의하게 증가시키지 않는다고 보여주고 있다.

인체에서 생성되는 테스토스테론의 또 다른 전구물질인 디히드로에피안드로스테론(DHEA)는 인체 내의 테스토스테론을 증가시키기 위해 사용되어 왔다. DHEA는 체중 감소 그리고 성욕, 활력, 면역 기능 향상을 위한 항-노화 보충제로도 선전되고 있다. 그렇지만 연구결과는 DHEA 보충제가 남성에게서 테스토스테론 농도나 근력을 증가시키지 못하며 여성에게서는 남성화 효과를 가져올 수도 있음을 보여주었다.

크기가 일차적인 요인이다. 근육이 클수록 더 큰 힘을 발휘할 수 있다.

비록 남성과 여성에게서 근육의 화학적 구성에는 차이가 없지만 남성이 일반적으로 더 많은 근육을 가지고 있으며 따라서 더 강하다. 더 많은 근육량은 근육 발달을 돕는 테스토스테론의 수준이 남성에게서 더 높기 때문이다. 테스토스테론이 근육 크기 증가를 촉진시킨다는 사실은 일부 선수들로 하여금 근력 향상을 위해 약물을 사용하도록 만든다(집중 분석 참조).

얼마나 큰 힘이 발휘될 것인지를 결정하는 또 다른 중요한 요인은 주어진 한 시점에 동원되는 근섬유의 숫자이다. 근섬유가 더 많이 동원될수록 근육이 발휘하는 전체 힘은 더 커지는데 왜냐하면 개별 근섬유에 의해 발휘되는 힘은 가산되기 때문이다(그림 4.6).

근섬유 동원은 신경계를 통해 자율적으로 조절된다. 다시 말하면, 특정 동작에 어느 정도의 노력을 기울일지를 우리가 결정한다. 예를 들면, 어떤 물체를 들어 올리는 데 있어 최소한의 노력을 기울이겠다고 선택한다면, 소수의 운동단위만을 동원하며, 근육이 발휘하는 힘은 그리 크지 않다. 그렇지만 무거운 물체를 들어올리기 위해 최대의 노력을 기울이기로 결정한다면 많은 근섬유가 동원되며 큰 힘이 발휘될 것이다. 잠긴 문을 열려고 한 적이 있는가? 문이 잠겨 있는지를 몰랐다면 자신의 첫 번째 시도는 아주 적은 노력과 적은 숫자의 근섬유가 관련될 것인데 그 이유는 많은 힘을 사용해야 하는지를 예상하지 않았기 때문이다. 그렇지만 일단 자신의 첫 번째 시도가 실패한다면 다시 한 번 시도하면서 문을 열기 위해 더 큰 힘

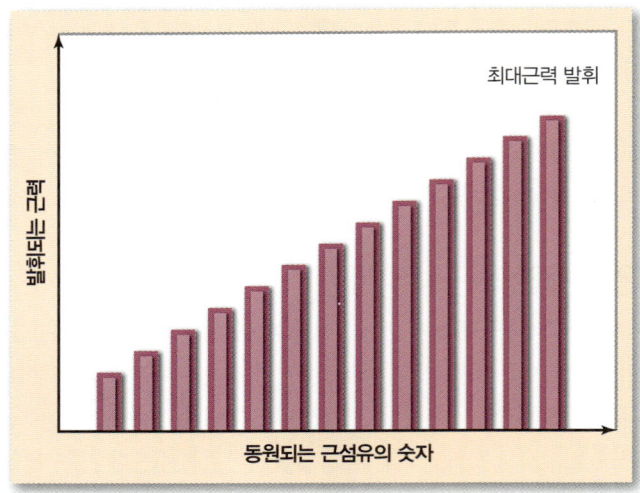

그림 4.6
운동단위의 동원과 근력 발휘 사이의 관계.

을 발휘하려고 더 많은 근섬유를 동원할 것이다. 이러한 과정은 문의 자물쇠가 부러질 정도로 큰 힘을 발휘할 때까지 또는 포기하고 열쇠를 찾으려고 할 때까지 계속될지도 모른다.

정리하면...

- 골격근은 건에 의해 뼈에 부착된 다양한 유형의 근섬유들로 구성되어 있다.

- 골격근의 작용은 운동신경으로부터 전달되는 신호에 의해 조절된다. 운동단위는 하나의 운동신경과 그 운동신경이 통제하는 모든 근섬유들로 구성된다.
- 운동은 등척성, 등장성, 또는 등속성일 수 있다. 등척성 운동은 움직임을 가져오지 않지만 등장성 운동은 신체 부위를 움직인다.
- 등척성 운동은 등척성 근육 작용을 포함한다. 등장성 운동과 등속성 운동은 단축성 작용(근육 짧아짐)과 신장성 작용(근육 길어짐)을 이용한다.
- 지근섬유는 천천히 수축하지만 피로 저항력이 크다. 속근섬유는 빠르게 수축하지만 빨리 피로해진다. 중간 형태 섬유는 빠르게 수축하지만 쉽게 피로해지지 않는다.
- 더 큰 힘을 발휘하기 위해 더 많은 근섬유를 포함시키는 과정을 근섬유 동원이라고 부른다.
- 근력을 결정하는 두 가지 요인: 근육의 크기와 동원되는 근섬유의 숫자.

근력과 근지구력의 평가

근력은 1RM(repetition maximum) 검사로 평가할 수 있으며, 1RM 검사에서는 한 번 들어 올릴 수 있는 최대 무게를 측정한다. 비록 근력 측정을 위한 1RM 검사가 널리 사용되고 있지만 부상 위험이 우려되는 나이가 많은 사람이나 체력이 아주 빈약한 사람에게는 사용하기에 부적합하다는 지적을 받아왔다(9). 그러므로 1RM 검사는 근력 트레이닝을 여러 주 실행한 다음에 시도되어야 한다. 그렇게 함으로써 기술과 근력 두 가지 모두 향상될 것이며 따라서 부상 위험을 감소시킬 것이다. 나이가 많은 또는 비활동적인 사람은 1RM 검사를 하기 전에 아마도 6주 정도의 운동 트레이닝이 필요할 것이며, 신체적으로 활동적인 대학생 연령의 사람은 1~2주의 트레이닝 후에 1RM 검사를 실시할 수 있을 것이다. 1RM 검사의 단계별 진행 과정은 실습 4.1에서 찾아볼 수 있다.

근력 검사 동안의 부상 가능성을 더욱 줄이기 위해 연구진은 최대하 부하를 사용하면서 1RM을 추정하는 방법을 개발했다. 비록 이 방법은 정확성이 약간 떨어지지만 부상 위험을 줄인다. 이 검사의 실행 절차는 실습 4.2에 소개되어 있다.

근지구력은 일반적으로 두 가지 간단한 검사에 의해 평가된다: **팔굽혀펴기(push-up) 검사** 그리고 **윗몸일으키기(sit-up) 검사** 또는 **누워 어깨들어올리기(curl-up) 검사**. 팔굽혀펴기는 어깨, 팔, 가슴 근육의 지구력을 요구하는 반면에 윗몸일으키기와 누워 어깨들어올리기는 복부 근육의 지구력을 주로 요구한다. 이러한 검사를 어떻게 실시하는지 그리고 자신의 근지구력을 어떻게 평가하는지를 알려면 이 장의 끝부분에 있는 실습 4.3을 참고한다.

정리하면...
- 1RM 검사는 근력을 평가하는 데 사용될 수 있다.
- 부상 위험을 줄이려면, 1RM 검사 대신에 1RM 추정 검사를 실시할 수 있다.
- 팔굽혀펴기와 윗몸일으키기(또는 누워 어깨들어올리기) 검사는 근지구력을 평가하는 데 사용된다.

근력과 근지구력 프로그램 설계 원리

2장에서 우리는 체력 향상을 위한 트레이닝 프로그램의 작성에 관한 일반 원리들을 논의하였다. 근력 트레이닝 프로그램을 어떻게 발전시키는가에 대한 세부적인 측면들을 논의하기 전에 두 가지 트레이닝 원리인 과부하와 특정성이 어떻게 근력과 근지구력 트레이닝 프로그램의 설계에 포함되는지를 살펴보자.

점진적 저항운동

점진적 저항운동(PRE: progressive resistance exercise)의 개념은 근력과 근지구력 운동 프로그램에 과부하 원리를 적용한 것이다. 자신의 목표가 튼튼한 상완이두근을 발달시키는 것이라면 자신이 들어 올리는 저항을 점진적으로 증가시켜야 한다. 예를 들면, 5kg의 아령을 사용하면서 8회 반복횟수의 1세트를 일주일에 3회 실시함으로써 프로그램을 시작할 수도 있을 것이다. 이 같은 운동이 쉬워지면서 무게를 증가시킴으로써, 세트의 숫자를 3회로 증가시킴으로써, 그리고/또는 반복횟수를 12회로 증가시킴으로써 전체 운동

1RM 검사 한 번 들어 올릴 수 있는 최대 무게의 측정.

팔굽혀펴기 검사 어깨와 팔 근육의 지구력을 평가하기 위해 설계된 체력 검사.

윗몸일으키기 검사 복부와 고관절 근육의 지구력을 평가하기 위한 검사.

누워 어깨들어올리기 검사 복부 근육의 지구력을 평가하기 위한 검사.

점진적 저항운동(PRE) 근력과 근지구력 운동 프로그램에 과부하 원리를 적용한 것.

트레이닝 특정성 근력과 근지구력의 발달은 심폐 지구력과 마찬가지로 운동하는 근육군과 트레이닝 강도에 특정적이라는 개념.

무거운 부하 + 적은 반복횟수 = 근력 증가

가벼운 부하 + 많은 반복횟수 = 근지구력 증가

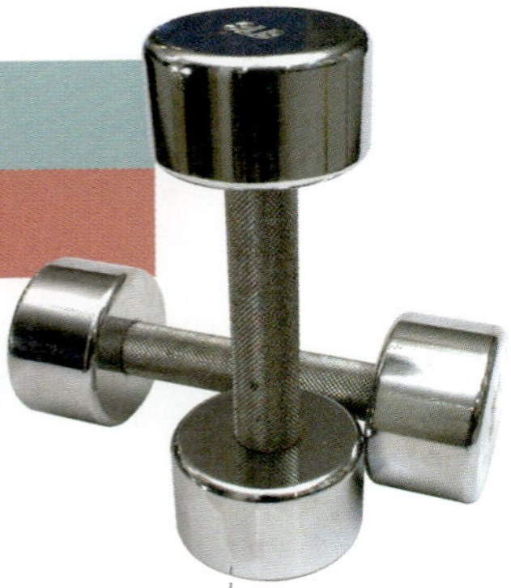

그림 4.7
근력은 적은 반복횟수/무거운 부하를 사용함으로써 향상되고, 근지구력은 많은 반복횟수/가벼운 부하를 사용함으로써 향상된다.

부하를 점진적으로 증가시킬 수 있다.

트레이닝 특정성

트레이닝 특정성의 원리는 근력과 근지구력 발달은 운동하는 근육군과 트레이닝 강도에 특정적이라는 것을 말한다. 단련되는 근육만이 근력과 근지구력의 향상을 보인다. 예를 들어, 등 근육의 근력을 향상시키려면 허리의 움직임과 관련된 특정 근육을 단련시킬 필요가 있다.

트레이닝 강도가 근육의 적응이 기본적으로 근력 증가인지 또는 근지구력 증가인지를 결정할 것이다(그림 4.7). 고강도 트레이닝(즉, 무거운 부하를 4~6회 들어 올리는 것)은 근력을 증가시키지만 근지구력에서는 제한적인 향상만을 가져온다. 그와는 달리, 많은 반복횟수의 저강도 트레이닝(가벼운 부하를 20~25회 이상 들어 올리는 것)은 근지구력을 증가시키지만 근력에서는 겨우 제한적인 향상만을 가져온다.

정리하면...

- 근력 및 근지구력의 트레이닝과 관련해서, PRE 원리는 트레이닝에 사용되는 저항의 양을 점진적으로 증가시킬 필요가 있음을 의미한다.
- 트레이닝 강도가 근력 또는 근지구력 어느 것을 주로 증가시킬 것인지를 결정한다. 고강도 트레이닝은 근력과 근육 크기를 증가시킬 것이며 저강도 트레이닝은 근지구력을 증가시킬 것이다.

근력 트레이닝: 신체는 어떻게 적응하는가

근력 트레이닝으로 신체에 어떠한 생리적 변화가 나타나는가? 얼마나 빨리 근력이 향상되는가? 웨이트 트레이닝 프로그램에 대한 반응에서 남녀에 차이가 있는가? 이러한 의문들을 다음 내용에서 살펴보자.

웨이트 트레이닝에 따른 생리적 변화

근력을 향상시키도록 설계된 프로그램은 근육 크기를 증가시킴으로써 그리고/또는 동원되는 근섬유 숫자를 증가시킴으로써 그렇게 할 수 있음을 이제 우리는 안다. 근력 트레이닝은 이러한 요인 두 가지 모두 변화시킨다(10). 연구는 근력 트레이닝 프로그램이 처음에는 근섬유 동원 형태를 변경시킴으로써, 그런 다음에는 근육 크기를 증가시킴으로써 근력을 증가시킨다고 보여주었다.

근육 크기의 증가는 **근비대**라고 지칭되는 근섬유 크기의 증가에 의해 주로 이루어진다(10). 대부분의 연구들은 근력 트레이닝이 **근증식**이라고 지칭되는 과정인 새로운 근섬유 형성에는 거의 영향을 미치지 않음을 보여주었다. 근력 트레이닝에 따른 근육 크기 증가에서의 근증식의 역할은 논란거리로 남아 있다(11). 그것과는 상관없이, 근력 트레이닝에 의한 근육 크기의 증가는 음식섭취, 근섬유 유형(속근섬유는 지근섬유보다 근비대가 더 클 수도 있음), 혈액 테스토스테론 수준, 트레이닝 프로그램의 형태에 좌우된다.

근력 트레이닝이 심폐 체력에는 유의한 향상을 가져오지 않지만(12) 규칙적인 웨이트 트레이닝 프로그램은 신체조성과 유연성에 긍정적인 변화를 가져온다. 대부분의 남녀들에게서, 엄격하게 실시된 웨이트 트레이닝은 근육량 증가와 체지방 감소를 가져오며 두 가지 모두 체지방율을 감소시킨다.

웨이트 트레이닝 운동이 관절의 전체 동작 범위에 걸쳐 이루어지면 유연성이 향상될 수 있다(9). 실제로, 웨이트 트레이닝을 열심히 하는 많은 사람들은 아주 좋은 유연성을 보여준다. 그러므로 웨이트 트레이닝이 유연성을 저하시킨다는 말은 일반적으로 사실과 다르다.

웨이트 트레이닝에 따른 근력 향상의 속도

얼마나 빠르게 근력 향상이 일어나는가? 근력 향상 속도는 트레이닝 초기의 근력 수준에 좌우된다. 단련 안 된 사람에게서는 근력 증가가 빠르게 나타나는 반면에, 비교적 높은 근력 수준인 사람에게서는 더욱 점진적으로 나타난다. 실제로, 초보자의 경우 근력 증가가 아주 빠르게 나타난다(13). 이러한 빠른 근력 증가는 규칙적인 웨이트 트레이닝 프로그램을 계속하도록 동기 부여하는 경향이 있다.

웨이트 트레이닝에 대한 반응에서의 남녀 차이

남성과 여성은 웨이트 트레이닝에 대한 초기 반응에 차이가 없다(14). 백분율로 보면, 처음 12주의 근력 트레이닝 프로그램 동안 여

상담 코너

근력, 근지구력, 또는 두 가지 모두의 향상을 위한 트레이닝 중에서 어느 것을 선택하더라도 트레이닝 과정 동안 자신의 변화를 관찰하는 것은 도움이 된다. 일어나는 적응을 파악하는 것은 지속성을 유지하는 데 유용한 방법이다. 매달 한 번씩 다음과 같은 질문을 자신에게 해 본다. 질문에 대한 자신의 대답을 간략하게 기록한 다음 보관해 놓았다가 다음 달의 대답과 비교해 본다.

- 오늘 운동시간 동안 자신에게 도전 의식을 불러일으킨 것은?
- 오늘 운동시간에서 가장 즐거웠던 부분은?
- 운동시간을 더욱 즐거운 것으로 만들기 위해 어떤 것을 변화시켜야 한다고 생각하는가?
- 오늘 운동시간 동안 자신에 대해 느낀 가장 중요한 것 중의 하나는?
- 한 달 전에 경험했던 것과 비교해서 오늘 운동시간 동안에 무엇이 다른가?

Today's challenges were...

성에게서 남성만큼 빠르게 근력이 증가한다. 하지만 장기간의 웨이트 트레이닝에서는 일반적으로 남성이 근육 크기에서 여성보다 더 큰 증가를 보여준다. 이것은 남성이 여성보다 테스토스테론 수준이 20~30배 더 높기 때문이다.

정리하면...

- 근육 크기 증가는 주로 근섬유 크기의 증가(근비대) 때문이다.
- 근력 트레이닝은 신체조성과 유연성에 긍정적인 변화를 가져온다.
- 웨이트 트레이닝에서의 향상 속도는 초기 근력 수준에 좌우된다.
- 웨이트 트레이닝 프로그램의 초기에 여성의 근력은 남성만큼 빠르게 증가한다.

근력 증가를 위한 트레이닝 프로그램 설계

웨이트 트레이닝 프로그램의 설계에는 많은 접근 방법들이 있다. 앞서 언급된 기본 원리들을 따르는 어떠한 프로그램도 근력과 근지구력의 향상을 가져올 것이다. 그렇지만 자신을 위해 계획하는 웨이트 트레이닝 프로그램의 형태는 자신의 목표와 이용 가능한 기구의 종류에 좌우된다. 웨이트 트레이닝 프로그램을 계획하는 데 있어 고려해야 할 여러 가지 다른 요인들이 있다. 다음의 내용에서 그러한 것들을 논의한다.

안전 조치

웨이트 트레이닝 프로그램을 시작하기 전에 안전에 대해 생각해야 한다. 웨이트 트레이닝을 할 때에는 다음과 같은 안전 지침을 따른다.

- 프리 웨이트를 사용할 때에는(예, 바벨) 자신의 동작 실행을 보조자가 돕도록 한다. 보조자의 임무는 트레이닝을 하는 사람이 혼자서 동작을 실행할 수 없을 때 동작을 완료하도록 돕는 것이다. 웨이트 머신의 사용은 보조자의 필요성을 줄여준다.
- 플레이트가 떨어지는 것을 방지하기 위해 프리 웨이트 바(bar)의 양쪽 끝 잠금장치가 견고하게 고정되어 있는지를 확인한다. 플레이트가 발가락과 발 위에 떨어질 경우에는 심각한 부상을 초래할 수 있다. 앞서의 경우처럼, 많은 웨이트 머신에는 무게가 아래로 떨어질 위험을 줄여주는 안전장치가 있다.
- 웨이트 운동을 하기 전에 준비운동을 적절하게 실시한다. 운동하려는 근육을 스트레칭하고 아주 가벼운 무게를 들어 올리는 것이 웨이트 운동을 시작하는 좋은 방법이다.
- 웨이트 운동을 하는 동안 호흡을 멈추지 않는다. 그 대신에 다음의 호흡 패턴을 따른다: 무게를 들어 올리면서 숨을 내쉬고 무게를 내릴 때에 숨을 들이쉰다. 코와 입 두 가지 모두를 통해 호흡한다.
- 빠른 스피드의 웨이트 동작이 느린 스피드의 웨이트 동작보다 더 큰 근력 증가를 가져오는지에 대해서는 논란이 계속되고 있지만 느린 동작은 부상의 위험을 줄일 것이다. 일반적인 경험으로 볼 때 '둘'까지 세면서 무게를 들어 올리고 '넷'까지 세면서 무게를 내린다.
- 트레이닝 초기에는 가벼운 무게를 사용함으로써 각 운동마다 전

근비대 근섬유 크기의 증가.

근증식 근섬유 숫자의 증가.

체 동작범위에 걸쳐 적절한 폼을 유지할 수 있다. 이것은 프리 웨이트로 운동할 때에 특히 중요하다.

웨이트 트레이닝 프로그램의 종류

근력 향상을 위해 특정적으로 설계된 웨이트 트레이닝 프로그램과 근지구력을 향상시키도록 설계된 프로그램은 주로 반복횟수와 저항의 양에서 차이가 있다(10). 적은 반복횟수와 무거운 저항은 근력을 증가시키는 데 최적의 트레이닝 방법인 듯하다; 그뿐만 아니라 이러한 형태의 트레이닝은 근지구력 또한 향상시킨다. 그와는 달리, 많은 반복횟수와 가벼운 저항은 근지구력을 향상시키지만 겨우 약간의 근력 증가만을 가져온다(특히 체력이 약한 사람에게서).

웨이트 트레이닝 운동의 형태처럼 웨이트 트레이닝 프로그램은 세 가지 일반적인 범주로 분류될 수 있다.

등장성 프로그램 등장성 프로그램은 움직일 수 있는 부하(일반적으로 프리 웨이트 또는 웨이트 머신에 설치되어 있는 무게)에 대해 근육을 수축하는 것과 관련이 있다. 부하는 단축성 근육 작용을 사용하면서 위로 올려지고 신장성 근육 작용을 사용하면서 아래로 내려진다. 등장성 프로그램은 오늘날 사용되는 가장 보편적인 웨이트 트레이닝 프로그램 형태이다.

웨이트 트레이닝 머신은 운동을 처음 시작하는 사람에게 적합한데 그 이유는 케이블이나 체인에 의해 부하가 움직이기 때문이다. 자신이 무거운 무게를 사용하면서 동작을 완료할 수 없고 돌발적으로 바를 놓아버린다면 부하는 자신 또는 다른 사람을 손상시키지 않으면서 웨이트 스택(stack) 위로 떨어질 것이다. 그 밖에도, 머신은 하나의 관절을 분리해서 운동할 수 있도록 해준다.

프리 웨이트는 웨이트 트레이닝에 열성적인 사람이 선호하는 데 왜냐하면 여러 관절을 운동시키는 데 사용할 수 있기 때문이다. 예를 들면, 스쿼트 운동은 고관절, 무릎, 발목 근육을 포함하기 때문에 하나의 동작으로 세 개 관절을 운동시킬 수 있도록 해준다.

행동 변화를 위한 단계적 접근

근력 트레이닝을 하기가 꺼려지는가?

Y N
- ☐ ☐ 근력 트레이닝 시설의 다른 사람들에게서 위협을 느낀다.
- ☐ ☐ 나의 하루 일정에서 운동할 시간을 찾을 수 없다.
- ☐ ☐ 다양한 웨이트 머신과 프리 웨이트를 어떻게 사용하는지를 모른다.
- ☐ ☐ 근력 트레이닝 프로그램을 어떻게 시작해야 하는지를 모른다.

'예'라고 대답한 것이 하나보다 많으면 장애물을 돌파하는 데 도움이 되는 다음의 조언들을 살펴본다.

근력 트레이닝에 친숙해지는 데 도움이 되는 조언들

내일:
- ☑ 자신의 지역에 있는 피트니스 센터를 찾아본다. 피트니스 센터는 초보자에서부터 전문 보디빌더에 이르기까지 다양한 고객들의 요구에 부응한다. 편리하고, 적절한 가격이며, 자신의 근력 트레이닝 목표를 충족시키는 기본 장비를 충분히 갖추고 있는지를 확인한다.

2주 이내에:
- ☑ 피트니스 센터에 등록한다. 센터를 살펴본 다음 위에서 언급한 기준을 충족시키고, 자신을 따뜻이 맞이하며, 편안하다고 느껴지는 센터에 등록한다.
- ☑ 머신과 장비에 익숙해지도록 하기 위해 피트니스 센터를 소개하는 오리엔테이션을 받는다.
- ☑ 개인별 지도가 필요하다고 느끼면 센터에 소속된 개인 트레이너를 고용하는 것을 고려해 본다. 대부분의 센터에는 고객의 전반적인 근력을 평가하고 시작 프로그램을 제시하는 체력 단련 전문가들이 있다.

학기말에는:
- ☑ 트레이닝을 위해 하루에 30~60분을 비워놓겠다는 결심을 하고, 자신의 개인적 시간을 다른 사람이 방해하는 것을 허용하지 않는다. 체력 단련은 시간의 투자를 필요로 하지만 투자할만한 가치가 있다.

등척성 프로그램 등척성 근력 트레이닝 프로그램은 등척성 근육작용을 사용하면서 움직일 수 없는 물체에 대해 고정된 각도에서 근육을 수축시킨다는 개념에 근거하고 있다. 하루에 한 번, 일주일에 5일, 최대 노력의 2/3 수준에서 6초 동안 근육을 수축시킴으로써 최대 근력이 증가될 수 있다는 연구결과로 인해 이러한 근력 트레이닝에 대한 관심은 1950년대에 급격히 증가했다. 비록 추후의 연구들에서 이 같은 주장이 과장되었음을 지적하였지만, 등척성 트레이닝이 근력과 근지구력을 증가시킬 수 있음은 일반적으로 인정되고 있다.

등척성 트레이닝의 두 가지 중요한 측면이 등장성 트레이닝과 차이가 있다. 첫째, 등척성 트레이닝의 경우 근력과 근지구력의 발달은 근육군이 단련되는 관절 각도에 특정적이다(15). 그러므로 만일 등척성 기법을 사용한다면, 전체 동작 범위에 걸쳐 근력과 근지구력을 증가시키기 위해서는 여러 다른 관절 각도에서 등척성 수축을 실시해야 한다. 그와는 달리, 등장성 수축은 일반적으로 관절의 전체 동작 범위에서 이루어지므로 근력은 전체 동작 패턴에 걸쳐 발달된다.

둘째, 정적인 등척성 근육 작용은 호흡을 멈추도록 유도할 수 있으며(**발살바 머뉴버**라고 불림), 이것은 두뇌로의 혈류를 감소시켜 현기증과 실신을 초래할 수 있다. 관상동맥질환의 위험이 높은 사람에게는 이러한 호흡중단이 아주 위험할 수 있으므로 이러한 상황은 항상 피해야만 한다. 명심할 것: 등장성 또는 등척성 운동 어느 형태라도 호흡은 계속되어야 한다.

등속성 프로그램 등속성 운동은 일정한 스피드에서 실행되는 단축성 또는 신장성 수축을 포함한다(등속성이란 일정한 스피드의 움직임을 말한다). 등속성 트레이닝은 비교적 많이 활용되지 않는 근력 트레이닝 방법이므로 등장성 및 등척성 프로그램과 비교해서 근력 효과를 조사한 연구는 그리 많지 않다.

등속성 운동은 근육 수축 동안 동작의 스피드를 통제하는 기구를 필요로 한다. 처음 시판된 등속성 기구들은 아주 고가였고, 부상의 재활 치료를 위해 임상 시설에서 주로 사용되었다. 최근에는, 이보다 값싼 기구들에서 피스톤 장치(자동차의 충격 흡수 장치처럼)를 이용하여 운동의 동작 범위에 걸쳐 동작 스피드를 제한한다.

정리하면...

- 가장 큰 근력 증가는 적은 반복횟수와 무거운 저항을 사용하는 프로그램에서 이루어지는 반면에, 근지구력에서의 가장 큰 향상은 많은 반복횟수와 가벼운 저항을 사용할 때에 달성된다.
- 등장성 프로그램은 움직일 수 있는 부하로 운동하는 것을 포함한다. 등척성 트레이닝은 움직일 수 없는 물체에 대해 고정된 관절 각도에서 근육이 수축하는 운동을 포함한다. 등속성 운동은 근육 수축 동안 동작의 스피드를 통제하는 기구를 사용한다.

웨이트 트레이닝을 위한 운동처방

운동 빈도, 강도, 지속시간의 일반적 개념은 체력을 향상시키기 위해 요구된다(2장). 비록 이와 동일한 개념이 웨이트 트레이닝을 통해 근력과 근지구력을 향상시키는 데 적용되지만 웨이트 트레이닝의 강도와 지속시간을 나타내는 데 사용되는 용어는 독특하다. 예를 들면, 웨이트 트레이닝의 강도는 심박수가 아니라 '*최대 반복횟수(repetition maximum: RM)*'의 숫자로 평가된다. 이와 비슷하게, 웨이트 트레이닝의 지속시간은 실제 시간이 아니라 실행된 세트의 숫자에 의해 판단된다. 이러한 두 개념을 간략하게 살펴보자.

등장성 및 등속성 웨이트 트레이닝 프로그램에서의 운동 강도는 최대 반복횟수(RM)에 의해 평가된다. 앞서 언급했듯이, 1RM은 근육군이 한 번 들어 올릴 수 있는 최대 부하이다. 이와 비슷하게, 6RM은 6번 들어 올릴 수 있는 최대 부하이다. 그러므로 들려지는 무게는 많은 숫자의 RM보다 적은 숫자의 RM을 실행할 때가 더 무겁다. 다시 말하면, 4RM을 실행할 때 들려지는 무게는 15RM을 실행할 때 들려지는 무게보다 더 무겁다.

쉬지 않고 계속해서 실행하는 반복횟수(reps)의 숫자를 **세트**(set)라고 부른다. 예를 들면, 6RM의 경우 1세트는 6회의 반복횟수이다. 세트 사이에 요구되는 휴식시간은 얼마나 잘 단련되어 있는가에 따라 각 개인마다 다를 것이므로 웨이트 트레이닝의 지속시간은 실제 시간이 아니라 실행한 세트의 숫자에 의해 평가된다.

비록 전문가들이 근력과 근지구력을 향상시키기 위해 요구되는 최적의 반복횟수와 세트의 숫자에 대해서는 동의하지 않지만 일부 일반적인 지침에는 의견이 일치한다. 근력 증가를 위해서는 각 운동마다 6회 반복횟수의 3세트가 일반적으로 권장된다. 근력 트레이닝 프로그램에 점진적 저항의 개념을 적용하는 것은 특정 숫자의 반복횟수에서 들려지는 무게를 증가시키는 것과 관련이 있다. 예를 들면, 근력 증가를 위해 6회 반복횟수의 3세트가 자신의 운동처방으로 선택되었다고 가정하자. 트레이닝이 진행되면서 자신이 더욱 강해지면, 들어 올리는 무게의 양이 더욱 증가되어야 한다. 일반적인 원칙은 일단 10회를 쉽게 들어 올릴 수 있으면 부하는 6회가 다시

발살바 머뉴버(valsalva maneuver) 강력한 근육 수축 동안 호흡을 멈추는 것; 두뇌로의 혈액 흐름을 감소시킬 수 있으며 현기증과 실신을 초래한다.

세트 휴식 없이 계속해서 실행하는 반복횟수의 숫자.

집중 분석

웨이트 트레이닝을 하는 사람은 더 많은 양의 단백질을 섭취해야 하는가?

많은 영양 보충제 회사들이 웨이트 트레이닝을 하는 많은 양의 단백질을 섭취해야 한다고 주장하지만 미국스포츠의학회(ACSM)와 미국 영양 및 식이요법학회(AND: Academy of Nutrition and Dietetics), 캐나다 영양사협회(DC: Dietitians of Canada)는 선수들의 단백질 요구량은 일반인보다 겨우 약간 더 많다고 결론을 내렸다. 이러한 단체들은 대부분의 선수들이 증가된 단백질 요구량보다 훨씬 더 많은 양을 섭취한다는 것 또한 발견했다. 합리적인 영양 섭취 원리가 지켜지고 에너지 섭취량이 체중을 유지하는 데 충분하다면 선수들은 전체 칼로리 섭취량의 약 10~15%를 단백질로부터 섭취해야 하며 자신들의 식단을 값비싼 단백질 분말이나 아미노산 보충제로 강화할 필요가 없다. 아래의 표는 일반적인 지구력 또는 근력 선수를 위한 1일 에너지 및 단백질 요구량을 보여주고 있다.

70kg이며 활동적인 사람의 1일 단백질 요구량*				
선수 구분	에너지(kcal/일)	단백질(체중 1kg당)	1일 단백질(g)	하루 칼로리의 %
지구력 선수	3800	1.2–1.4	84–98	9–10
근력 선수	3200	1.6–1.7	112–119	14–15

* 수치는 휴식 에너지 대사율이 하루에 체중 1kg당 40kcal와 동일하다고 가정; 1.6km를 6분의 속도로 달리는 동안 체중 1kg당 1분에 0.11kcal를 소비하면서 하루 16km를 달리는 남자 선수; 하루에 체중 0.45kg당 2.7kcal을 추가적으로 소비하는 힘든 저항 트레이닝.

†Data are from Campbell, B., R. Kreider, T. Ziegenfuss, P. La Bounty, M. Roberts, D. Burke, J. Landis, H. Lopez, and J. Antonio. International Society of Sports Nutrition position stand: Protein and exercise. *Journal of International Society of Sports Nutrition* 26(4):1-7, 2007.

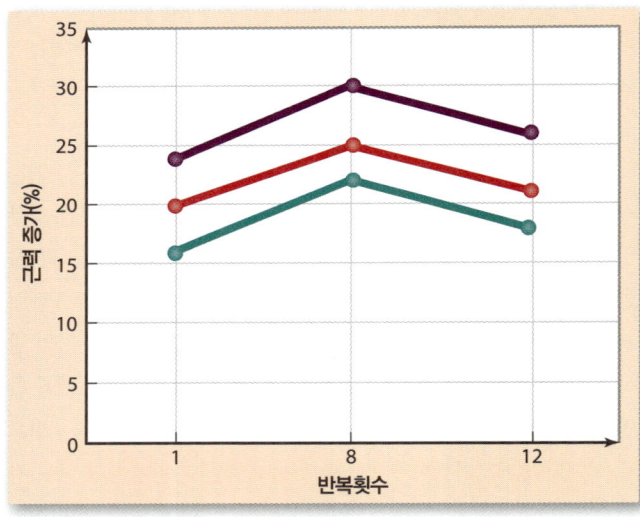

그림 4.8
다양한 세트와 반복횟수로 구성된 저항 트레이닝 프로그램으로부터의 근력 증가. 모든 프로그램은 주당 3일, 12주 동안 실시되었다. 가장 큰 근력 증가(+30%)는 8회의 반복횟수로 3세트를 실시했을 때 나타났다.

최대 반복횟수가 되는 수준으로 증가되어야 한다. 88쪽의 그림 4.8은 근력 향상과 여러 다양한 조합의 반복횟수 및 세트 사이의 관계를 보여주고 있다.

그림 4.8에서 핵심적인 것 중의 하나는 3세트를 포함하는 프로그램이 가장 큰 근력 증가를 가져온다는 것이다. 그 이유는 3번째 세트가 가장 큰 노력을 요구하며, 따라서 근육에 가장 큰 과부하를 주기 때문이다. 4번째 세트를 추가하면 더 큰 증가를 가져올 것처럼 보이지만 대부분의 연구들은 4세트 또는 그 이상은 오버트레이닝과 줄어든 효과를 가져온다고 언급하고 있다.

근지구력 향상을 위해서는 각 운동에 18~20회의 반복횟수와 4~6세트가 권장된다. 근지구력은 동일한 부하를 유지하면서 점진적으로 반복횟수의 숫자를 증가시키거나 또는 같은 숫자의 반복횟수를 유지하면서 부하의 무게를 증가시킴으로써 향상시킬 수 있다. 두 번째 프로그램의 장점은 근력 또한 증가시킨다는 것이다.

대부분의 연구들은 주당 2~3일의 운동이 근력 증가에 최적이라고 제의한다(5). 그렇지만 연구들은 일단 원하는 수준의 근력에 도달하면 일주일에 한 번의 고강도 트레이닝으로 새로운 근력 수준을 유지할 수 있음을 보여주었다. 끝으로, 비록 근지구력 향상을 위한 최적의 트레이닝 빈도에 관한 연구는 한정적이지만, 주당 3~5일이 적절한 듯하다(13).

정리하면...

- 점진적으로 근육에 과부하를 가하는 것은 운동의 빈도, 강도, 그리고/또는 지속시간을 변화시킴으로써 달성할 수 있다. 들어올리는 부하 무게의 증가는 운동 강도를 증가시킬 것이다. 반복횟수의 증가는 운동 지속시간을 증가시킨다.
- 주당 2~3회의 운동이 근력 증가에 최적이다; 일주일에 한 번의 고강도 운동시간은 새로운 근력 수준을 유지하는 데 충분하다; 주당 3~5일의 운동은 근지구력을 향상시키는 데 충분하다.

웨이트 트레이닝 프로그램의 시작과 지속

행동 변화를 위한 다른 모든 프로그램처럼 자신의 웨이트 트레이닝 프로그램은 단기 및 장기 목표와 함께 시작해야 한다. 트레이닝의 처음 몇 주 이내에 달성할 수 있는 현실적인 단기 목표를 설정하는 것이 중요하다. 그러한 목표의 달성은 트레이닝을 계속하도록 동기 부여하는 데 도움을 줄 것이다.

개인별 운동처방 작성

근력 트레이닝을 위한 운동처방에는 3가지 단계가 있다: 초기 단계, 느린 진전 단계, 유지 단계.

초기 단계의 주된 목표는 과도한 근육 통증 또는 부상 없이 점진적으로 근력을 증가시키는 것이다. 이러한 목표는 웨이트 트레이닝 프로그램을 천천히 시작함으로써 달성할 수 있다-가벼운 무게, 많은 반복횟수, 1세트로 시작해서 점진적으로 2세트로 늘림. 이 단계 동안에 권장되는 트레이닝 빈도는 일주일에 두 번이다. 이 단계의 지속기간은 초기 근력 수준에 따라 1주부터 3주까지 각기 다르다. 비활동적인 사람은 초기 단계에서 3주가 필요할 수도 있는 반면에, 비교적 잘 단련된 사람은 겨우 1~2주가 필요할 수도 있을 것이다.

느린 진전 단계는 초기 근력 수준 및 장기적 근력 목표에 따라 4~20주 지속될 수도 있다. 초기 단계에서 느린 진전 단계로의 전환에는 세 가지 변화가 포함된다: 트레이닝 빈도가 주당 2회에서 3회로 증가; 부하 무게의 증가(그리고 반복횟수의 감소); 실행하는 세트 숫자가 2세트에서 3세트로 증가. 느린 진전 단계의 목표는 자신이 원하는 수준에 도달할 때까지 근력을 점진적으로 증가시키는 것이다.

자신의 근력 목표에 도달한 후, 장기적 목표는 그러한 수준의 근력을 유지하는 것이다; 이것이 근력 트레이닝 운동처방의 **유지 단계**이다. 근력을 유지하기 위해서는 평생 동안의 웨이트 트레이닝을 필요로 한다. 운동을 계속하지 않으면 근력을 상실할 것이다. 좋은 소식은 근력을 유지하는 데 요구되는 노력은 근력을 증가시키는 데 요구되는 애초의 노력보다 적다는 것이다: 연구에서 주당 1회의 운동이 근력을 유지하는 데 요구된다고 보여주었다(16).

웨이트 트레이닝을 위한 자신의 운동처방을 작성하는 데 도움이 되는 샘플 프로그램이 90~92쪽에 제시되어 있다.

정리하면...

- 자신의 근력 트레이닝 프로그램을 작성하면서 3가지 단계로 나눈다: 초기 단계, 느린 진전 단계, 유지 단계.

> **시작 단계** 운동 프로그램의 시작 단계. 이 단계의 목표는 추후의 체력 단련을 위한 기반을 쌓는 것이다.
>
> **느린 진전 단계** 운동 프로그램의 두 번째 단계. 이 단계의 목표는 초기 단계를 훨씬 능가하는 수준으로 근력을 증가시키는 것이다.
>
> **유지 단계** 운동 프로그램의 세 번째 단계. 이 단계의 목표는 처음 두 단계 동안에 이루어졌던 근력 증가를 유지하는 것이다.

상담 코너

근력 및 근지구력은 규칙적인 운동, 적절한 무게 선택, 올바른 동작으로부터 얻어진다. 자신의 동기 부여가 약해지기 시작하면 일관성 그리고 동작에 대한 관심 또한 줄어든다. 자신의 트레이닝 프로그램에 다양성을 추가하고, 프로그램에 대해 책임감과 비판적인 시각을 갖도록 하기 위해 다음 방안들을 고려해 본다.

- 자신의 웨이트 트레이닝 프로그램에 대해 전문 트레이너와 상담한다.
- 근력 트레이닝과 관련된 운동-트레이닝 세미나에 참석하거나 보충 교재를 읽는다.
- 자신의 기능성을 향상시키기 위해 일상 활동을 모방하는 운동을 파악한다.
- 파트너와 함께 운동시간을 계획하고 번갈아가면서 운동시간을 이끈다.
- 근력 트레이닝을 시도하거나 또는 체력 단련 방식의 그룹 체력 강좌를 수강해 본다.

Meet trainer at 3PM

다양성의 인식

노인을 위한 근력 트레이닝

질병통제예방센터에 따르면, 2004년 한 해에 넘어짐으로 인한 부상 때문에 65세 이상의 190만 명이 병원 응급실에서 치료를 받았다. 65세 이상의 약 15,000명이 넘어짐으로 인한 부상으로 사망했다. 넘어짐의 숫자를 줄이고 부상의 심각성을 최소화하기 위한 노력으로, 미국 노인들이 넘어짐을 피하도록 그리고 넘어졌을 때의 부상 심각성을 줄이는 데 도움을 주기 위해 미국 정형외과의사학회(AAOS)와 선수트레이너 협회(NATA)가 힘을 모았다. 두 단체는 노인들에게 체중부하 운동과 저항 운동으로 구성된 근력 트레이닝을 실행함으로써 근육과 뼈를 튼튼하게 유지하도록 촉구하는 지침을 마련했다.

체중부하 운동은 골밀도를 증가시키고 골다공증을 예방하는 데 도움이 된다. 연구는 저항 트레이닝이 심지어 90세인 사람들의 근육량과 기능을 향상시킬 수 있음을 보여주었다. 잘 설계된 근력 트레이닝 프로그램을 일주일에 2~3회 실시함으로써 노인들은 자신들의 제지방량을 증가시키고, 동적 평형성을 향상시키며, 근력을 증가시킬 수 있다.

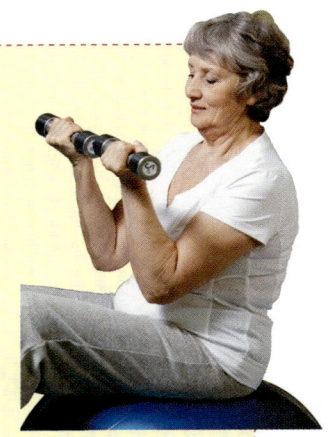

출처: Centers for Disease Control and Prevention and The Merck Company Foundation. *The State of Aging and Health in America 2007*. Whitehouse Station, NJ: The Merck Company Foundation, 2007; Kim, S., and T. Lockhart. Effects of 8 weeks of balance or weight training for the independently living elderly on the outcomes of induced slips. International Journal of Rehabilitation Research 33(1):49-55, 2011; MacIntosh, B., P. Gardiner, and A. McComas. *Skeletal Muscle: Form and Function*, 2nd ed. Champaign, IL: Human Kinetics, 2006.

근력 유지를 위한 동기 부여

웨이트 트레이닝 프로그램을 시작하고 유지하는 데 있어서의 문제점은 심폐 트레이닝의 경우와 비슷하다. 규칙적으로 운동할 수 있는 시간을 찾아내야만 하므로 적절한 시간 관리가 아주 중요하다.

성공적인 운동 프로그램의 또 다른 중요한 측면은 트레이닝이 재미있어야 한다는 것이다. 다양한 방법으로 웨이트 트레이닝을 재미있게 만들 수 있다. 첫째, 운동하기에 기분 좋은 장소를 찾는다. 자신이 사용하고 싶은 형태의 웨이트 장비를 갖추고 있고, 편안함을 느낄 수 있으며 동기를 부여하는 장소를 찾아낸다. 둘째, 현실적인 웨이트 트레이닝 프로그램을 개발한다. 아주 힘든 트레이닝 프로그램을 계획한다면 근력 향상에는 좋을 수도 있지만 트레이닝에 대한 의욕을 고취시키지는 않을 것이다. 그러므로 쉽지는 않지만 흥미를 유발시키는 프로그램을 계획한다. 웨이트 트레이닝은 파트너와 함께라면 종종 더 즐거워진다. 운동 파트너를 구할 때에는 운동에 대해 상당히 열의가 있으며 자신과 비슷한 근력 수준인 친구를 찾는다.

웨이트 트레이닝의 효과는 여러 가지가 있지만 최근 연구들은 규칙적인 웨이트 트레이닝으로 얻어지는 향상된 외모, 높아진 자긍심, 전반적인 웰빙의 느낌이 사람들로 하여금 계속해서 규칙적으로 운동하도록 동기를 부여하는 가장 중요한 요인임을 보여주었다. 보기 좋은 외모 그리고 자신에 대한 자부심은 규칙적인 웨이트 트레이닝 프로그램을 지속하도록 만드는 아주 좋은 이유이다. 그 외에도, 상승된 휴식 대사율은 하루 전체에 걸쳐 칼로리를 더욱 효율적으로 소비하도록 도울 수 있으므로 심지어 근육량이 몇 kg 늘더라도 옷이 몸에 더 잘 맞을 것이며 외모는 더 좋아질 것이다.

웨이트 트레이닝을 위한 샘플 운동처방

심폐 체력 향상을 위한 트레이닝처럼 근력 향상을 위한 운동처방은 개인별로 작성되어야 한다. 프로그램을 시작하기 전에 그림 4.9(91쪽)에 열거된 지침과 예방 조치를 검토한다.

제시된 샘플 프로그램은 근력 트레이닝의 운동처방에서 권고되는 단계들을 보여주고 있다. 프로그램의 근력 목표에 도달하면 유지 단계가 시작된다. 진전 단계 동안에 사용하던 것과 동일한 방식으로 트레이닝을 하지만 일주일에 한 번만 트레이닝을 하면 된다.

등장성 근력 트레이닝 프로그램은 신체의 주요 근육들을 단련시키도록 설계된 운동을 포함하고 있다. 일부 운동은 머신 또는 프리 웨이트 어느 것을 사용하면서도 실행할 수 있지만 프리 웨이트를 사용할 때에는 안전 그리고 올바른 동작이 특히 중요하다는 것을 명심해야 한다.

93~99쪽에 묘사된 운동 동작을 실행하면서 제시된 지침을 따르는 프로그램을 계획한다. 이러한 운동들은 주요 근육군에 초점을 맞춘 종합적인 근력 트레이닝 프로그램을 제공하기 위해 선택되었다. 신체 전체를 운동시키는 프로그램을 작성하는 데 도움이 되도록 표 4.2를 활용할 수도 있다. 어느 한 근육군을 과다훈련시키지 않도록 하기 위해서는 각 운동에 어느 근육군이 사용되는지를 알아야 한다. 한 번의 운동시간에 모든 운동을 다 해야만 하는 것은 아니다; 하루에 절반 정도의 운동을 하고 나머지 운동은 다른 날에 해도 된다.

1. 근력 운동 시작 전에 준비운동을 한다. 준비운동은 모든 주요 근육군을 사용하는 5~10분의 동작(calisthenics: 미용체조)을 포함한다.
2. 천천히 시작한다. 처음 몇 차례의 트레이닝에서는 몇 가지 운동만을 가벼운 부하로 실행한다.
3. 이 장의 등장성 근력 트레이닝 운동에서 보여주는 것처럼 올바른 동작 기법으로 실행한다. 부적절한 동작 기법은 부상을 초래할 수 있다.
4. 모든 안전 수칙을 준수한다.
5. 항상 전체 동작 범위에 걸쳐 동작이 이루어져야 한다. 그렇게 함으로써 전체 동작 범위에 걸쳐 근력을 증가시킬 뿐만 아니라 유연성을 유지하는 데도 도움이 된다.

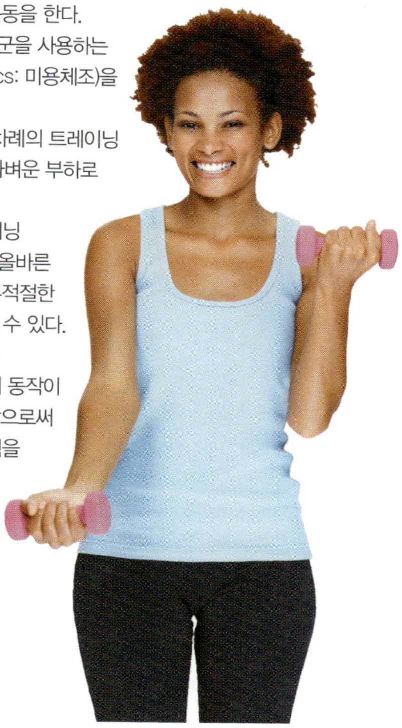

그림 4.9
근력 트레이닝 프로그램을 시작하기 전에 이러한 지침과 예방 조치를 따른다.

표 4.2 전신 저항 트레이닝 프로그램

목표 부위	근육	무게 없이	무게를 가지고
팔	이두근	풀-업	바이셉스 컬
	삼두근	푸시-업	트라이셉스 익스텐션
가슴	대흉근	푸시-업, 딥	플라이, 체스트 프레스, 벤치 프레스
등 위쪽	승모근, 능형근	푸시-업	업라이트 로우
복부	복직근, 복사근	컬-업, 프랭크	애브도미널 컬
등 아래쪽	광배근	풀-업	래터럴 풀다운, 백 익스텐션
다리	대둔근	런지	레그 프레스
	대퇴사두근	런지	레그 익스텐션, 레그 프레스
	슬굴곡근	런지	햄스트링 컬
	비복근, 가자미근	힐 레이즈	캐프 레이즈

초보자를 위한 등장성 근력 트레이닝 프로그램

93~99쪽과 표 4.2로부터 운동을 선택한다.
무게=반복횟수는 RM을 의미한다[예, 15회(반복횟수)는 15RM의 무게].

	월요일	화요일	수요일	목요일	금요일	토요일	일요일
1주		1세트/15회			1세트/15회		
2주		2세트/15회			2세트/15회		
3주		2세트/15회			2세트/15회		

중급자를 위한 등장성 근력 트레이닝 프로그램

93~99쪽과 표 4.2로부터 운동을 선택한다.
무게=반복횟수는 RM을 의미한다[예, 12회(반복횟수)는 12RM의 무게].

	월요일	화요일	수요일	목요일	금요일	토요일	일요일
4주	2세트/12회		2세트/12회		2세트/12회		
5주	2세트/12회		2세트/12회		2세트/12회		
6주	3세트/12회		3세트/12회		3세트/12회		
7주	3세트/12회		3세트/12회		3세트/12회		
8주	3세트/12회		3세트/12회		3세트/12회		
9주	3세트/12회		3세트/12회		3세트/12회		
10주	3세트/12회		3세트/12회		3세트/12회		
11주	3세트/12회		3세트/12회		3세트/12회		
12주	3세트/12회		3세트/12회		3세트/12회		
13주	3세트/12회		3세트/12회		3세트/12회		
14주	3세트/10회		3세트/10회		3세트/10회		
15주	3세트/10회		3세트/10회		3세트/10회		
16주	3세트/10회		3세트/10회		3세트/10회		
17주	3세트/10회		3세트/10회		3세트/10회		
18주	3세트/10회		3세트/10회		3세트/10회		
19주	3세트/10회		3세트/10회		3세트/10회		
20주	3세트/10회		3세트/10회		3세트/10회		

상급자를 위한 등장성 근력 트레이닝 프로그램

93~99쪽과 표 4.2로부터 운동을 선택한다.
무게=반복횟수는 RM을 의미한다[예, 8회(반복횟수)는 8RM의 무게].

	월요일	화요일	수요일	목요일	금요일	토요일	일요일
21주	3세트/8회		3세트/8회		3세트/8회		
22주	3세트/8회		3세트/8회		3세트/8회		
23주	3세트/8회		3세트/8회		3세트/8회		
24주	3세트/8회		3세트/8회		3세트/8회		
25주	3세트/8회		3세트/8회		3세트/8회		
26주	3세트/8회		3세트/8회		3세트/8회		
27주	3세트/8회		3세트/8회		3세트/8회		
28주	3세트/8회		3세트/8회		3세트/8회		
29주	3세트/8회		3세트/8회		3세트/8회		
30주	3세트/8회		3세트/8회		3세트/8회		
31주	3세트/6회		3세트/6회		3세트/6회		
32주	3세트/6회		3세트/6회		3세트/6회		
33주	3세트/6회		3세트/6회		3세트/6회		
34주	3세트/6회		3세트/6회		3세트/6회		
35주	3세트/6회		3세트/6회		3세트/6회		
36주	3세트/6회		3세트/6회		3세트/6회		
유지	3세트/6회		3세트/6회		3세트/6회		

근력 증가를 위한 운동

운동 4.1 　바이셉스 컬(Biceps Curl)

목적: 팔꿈치 굴곡 근육의 강화(이두근, 상완근, 상완요골근).

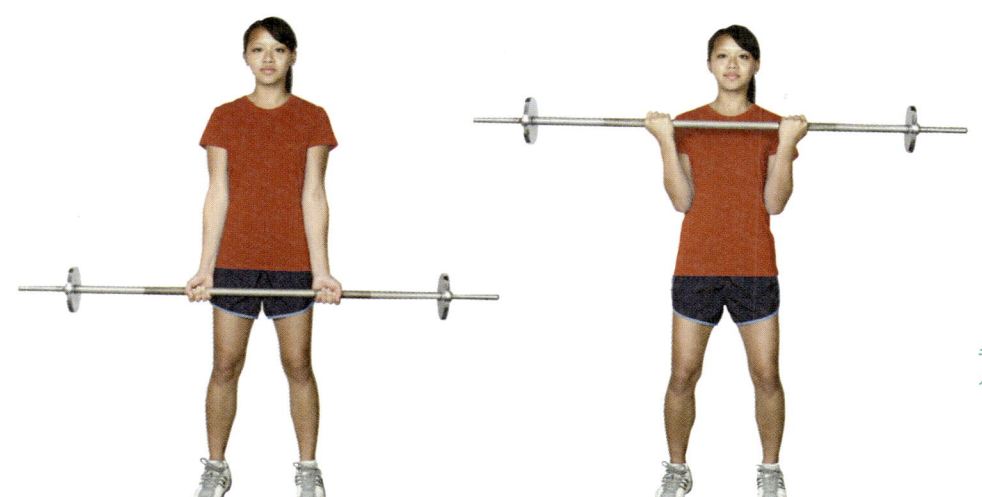

자세: 팔을 펴고 손바닥이 위를 향한 상태로 바를 잡는다.

동작: 팔꿈치를 가능한 한 많이 굽히고 천천히 시작 자세로 되돌아간다.

스캔해서 바이셉스 컬 시범 비디오를 본다. ▶

운동 4.2 　트라이셉스 익스텐션(Triceps Extension)

목적: 상완 뒷부분 근육의 강화.

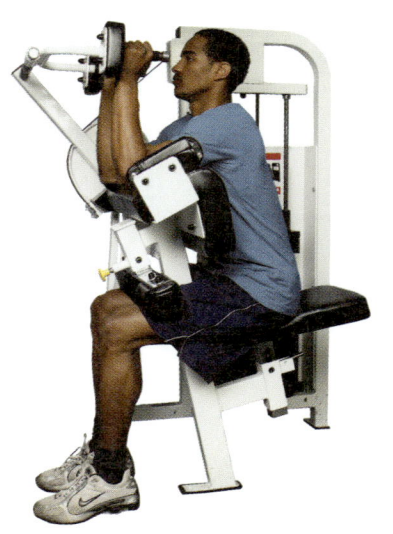 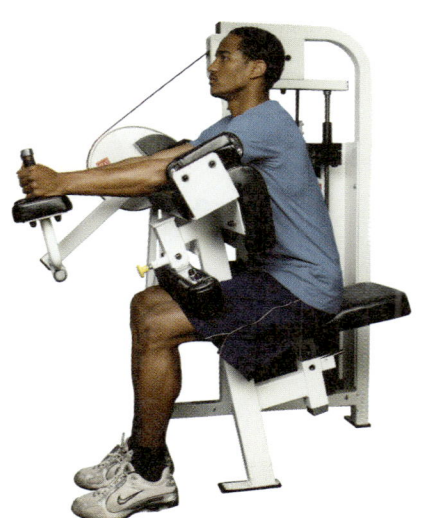

자세: 똑바로 앉아 팔꿈치를 굽힌다.

동작: 손의 새끼손가락 쪽을 패드에 대고서 팔을 완전히 뻗은 다음 천천히 시작 자세로 되돌아온다.

스캔해서 트라이셉스 익스텐션 시범 비디오를 본다. ▶

EXERCISES

운동 4.3 덤벨 플라이(Dumbbell Fly)

목적: 가슴과 어깨 근육의 강화.

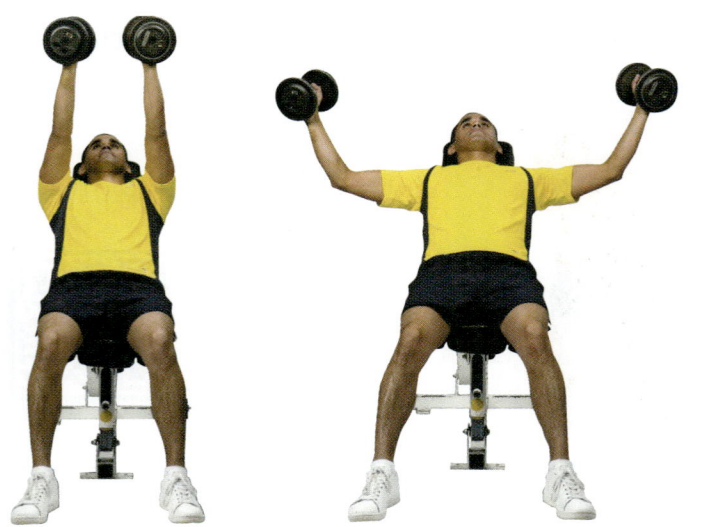

자세: 45°와 60° 사이의 경사도로 설정되어 있는 인클라인 벤치에 눕는다. 팔꿈치를 약간 굽힌 상태로 몸 앞쪽에서 덤벨을 잡는다.

동작: 숨을 들이 쉬고 팔이 어깨 높이가 될 때까지 덤벨을 내린다. 숨을 내쉬면서 덤벨을 위로 올린다.

스캔해서 덤벨 플라이 시범 비디오를 본다. ▶

운동 4.4 업라이트 로우(Upright Row)

목적: 등 윗부분 근육 강화(능형근, 중부(middle) 승모근, 전면 삼각근, 광배근).

스캔해서 업라이트 로우 시범 비디오를 본다. ▶

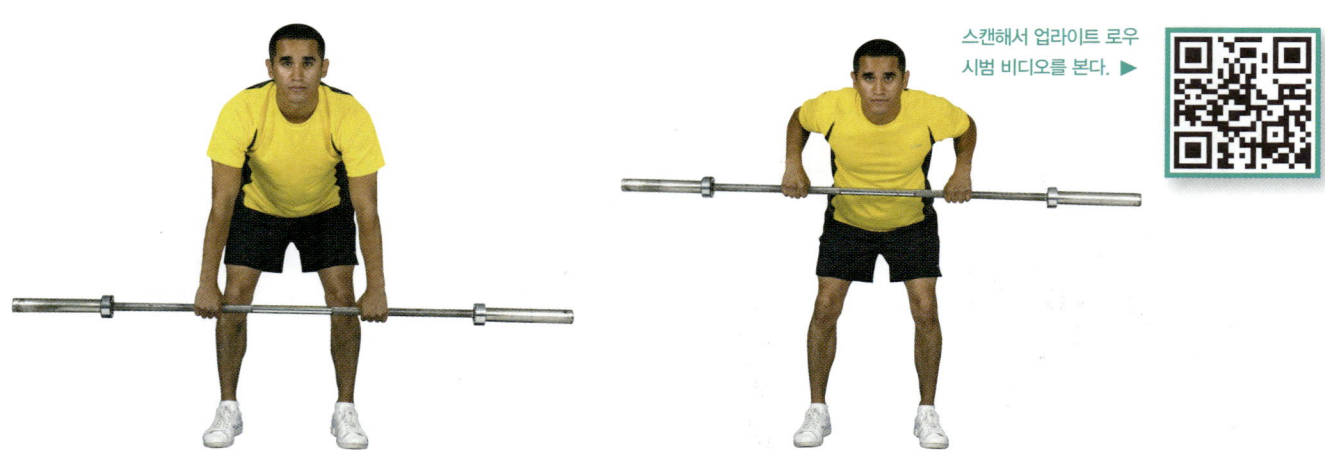

자세: 다리는 약간 굽힌 상태로 체중이 양발에 균등하게 실리도록 하면서 선다. 허리 부위에서 45°로 각도로 상체를 앞으로 굽히고 머리는 들어 정면을 본다. 손바닥이 아래를 향하도록 하면서 바를 잡으며, 양손의 간격은 어깨너비이다.

동작: '둘'까지 세면서 바를 가슴으로 당긴다. '넷'에 바를 시작 자세로 내린다.

주의: 초보자 그리고 허리에 문제가 있는 사람이라면 처음에는 아주 가벼운 무게 또는 덤벨을 사용한다.

운동 4.5 런지(Lunge)

목적: 엉덩이 근육(대둔근, 슬굴곡근), 무릎(대퇴사두근), 허리(척주기립근) 근육의 강화.

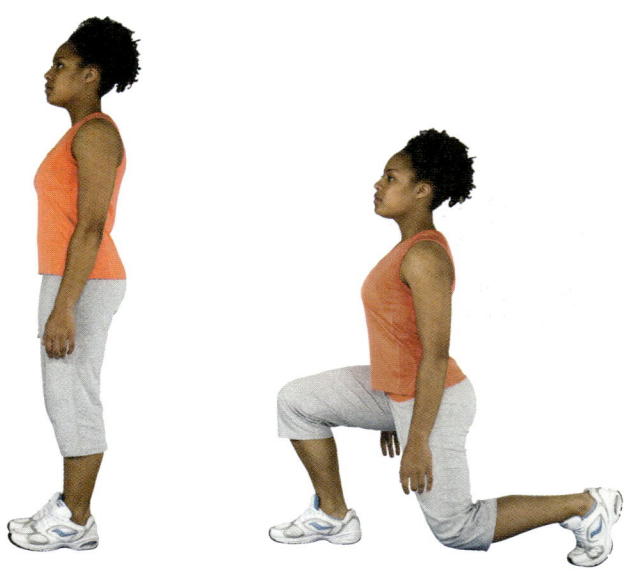

자세: 발을 엉덩이너비로 벌려서 선다.

동작: 앞으로 한 발을 내딛으며, 체중을 앞발에 싣는다. 앞쪽 다리의 무릎이 발가락 앞으로 나오지 않도록 한다. 무릎이 발목과 일직선을 이루도록 한다. 발을 앞으로 멀리 내딛지 않으면 대퇴사두근을 운동시키고, 발을 앞으로 멀리 내딛으면 대퇴사두근과 고관절 굴곡근을 신장시키는 동시에 더 많은 자극이 슬굴곡근과 둔근에 가해지므로 보폭에 변화를 준다.

스캔해서 런지 시범 비디오를 본다. ▶

운동 4.6 레그 익스텐션(Leg Extension)

목적: 넓적다리 앞부분의 근육을 강화.

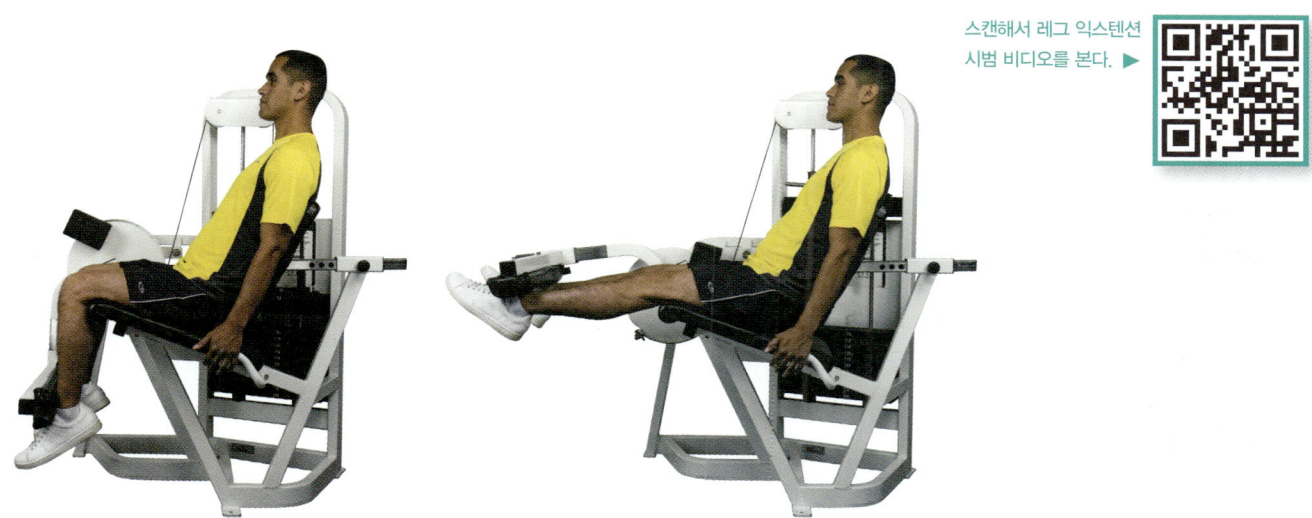

자세: 거의 똑바로 앉은 자세에서 머신의 옆에 있는 손잡이를 잡는다. 머신의 패드가 정강이 아래쪽의 앞에 있도록 다리를 위치시킨다.

동작: 다리를 완전히 편 다음 천천히 시작 자세로 되돌아온다.

EXERCISES

운동 4.7　햄스트링 컬(Hamstring Curl)

목적 : 넓적다리 뒷부분과 궁둥이의 근육[슬굴곡근(대퇴이두근, 반막상근, 반건양근)]을 강화.

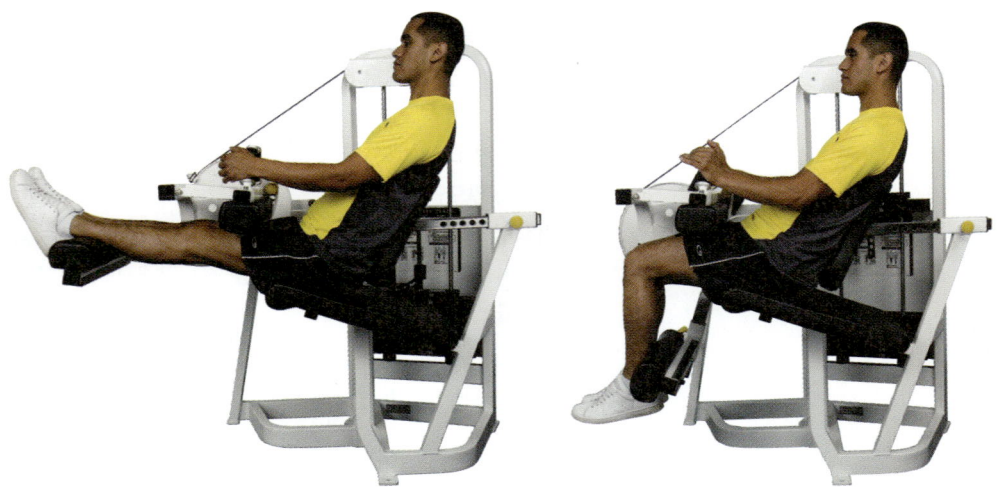

스캔해서
햄스트링 컬
시범 비디오를
본다. ▶

자세: 앉은 자세에서, 다리를 펴서 머신의 패드가 종아리 근육 바로 아래에 있도록 한다.

동작: 패드를 아래를 밀어 다리가 최소한 90° 각도로 굽혀지도록 한 다음 천천히 시작 자세로 되돌아온다.

운동 4.8　애브도미널 컬(Abdominal Curl)

목적: 복부 근육(복직근, 외복사근, 내복사근)의 강화.

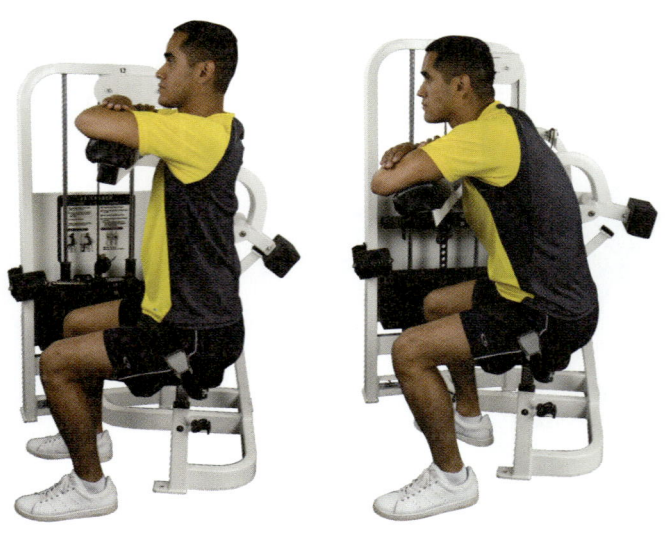

자세: 벤치에 앉아 교차한 팔을 팔걸이 패드 위에 둔다.

동작: 복부 근육이 수축하는 것을 느낄 때까지 앞으로 굽힌다. 천천히 시작 자세로 되돌아온다.

스캔해서 애브도미널 컬
시범 비디오를 본다. ▶

운동 4.9 백 익스텐션(Back Extension)

목적: 등 아랫부분 근육의 강화(척주 기립근, 요방형근).

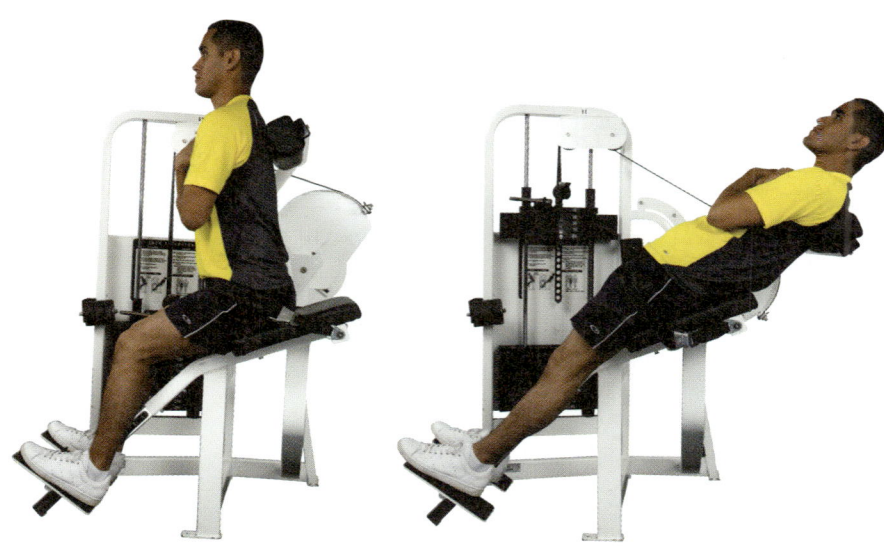

자세: 등 윗부분을 뒤쪽의 패드에 대고 앉으며, 발은 발판 위에 평평하게 둔다. 팔은 가슴 위에서 교차시킨다.

동작: 척주는 펴 있는 상태를 유지하면서, 엉덩이에서 천천히 상체를 펴면서 패드를 뒤쪽으로 민다. 척주는 펴 있는 상태를 유지하면서 천천히 시작 자세로 되돌아온다.

운동 4.10 체스트 프레스(Chest Press)

목적: 가슴(대흉근), 어깨 앞부분(전면 삼각근), 상완 뒷부분(삼두근) 근육의 강화.

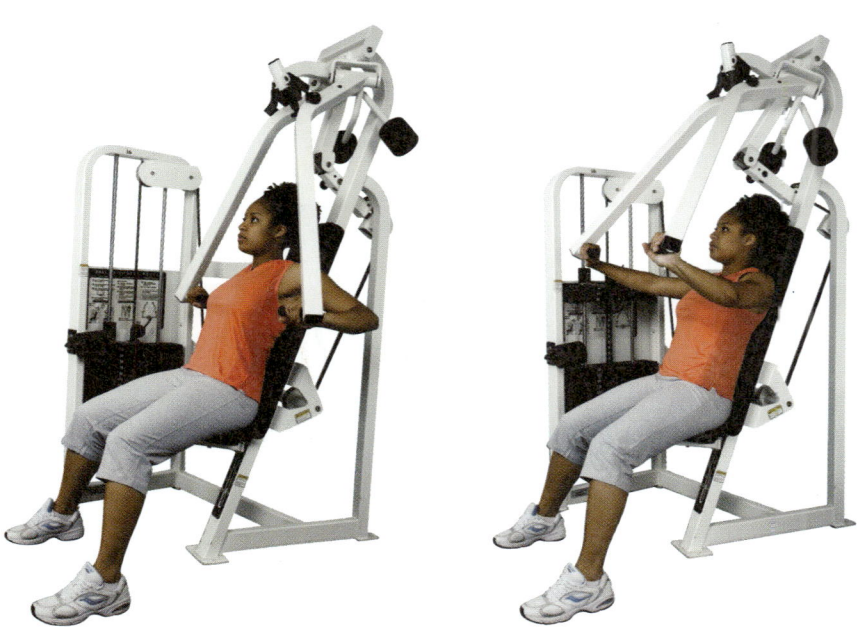

자세: 벤치에 앉아 체스트 프레스 머신의 손잡이가 가슴과 같은 위치에 있도록 하고 발은 바닥에 평평하게 둔다.

동작: 머신의 손잡이를 잡고 팔이 완전히 펴질 때까지 바깥쪽으로 민다. 천천히 시작 자세로 되돌아온다.

주의할 점: 운동을 하는 동안 허리에 아치 모양을 만들지 않는다.

스캔해서 체스트 프레스 시범 비디오를 본다. ▶

운동 4.11　풀오버(Pullover)

목적: 가슴(대흉근)과 어깨(삼두근, 광배근, 대원근) 근육의 강화.

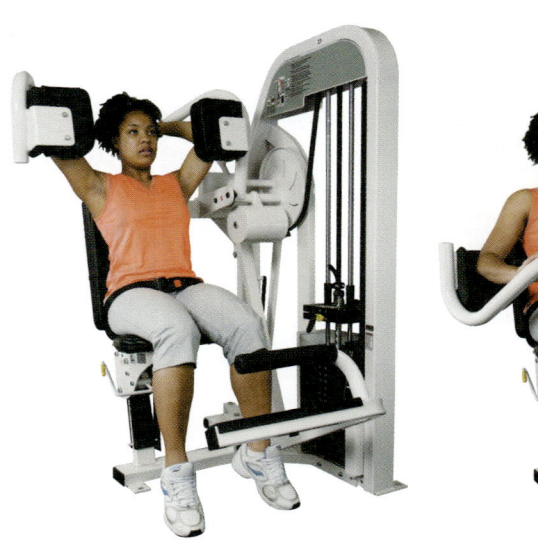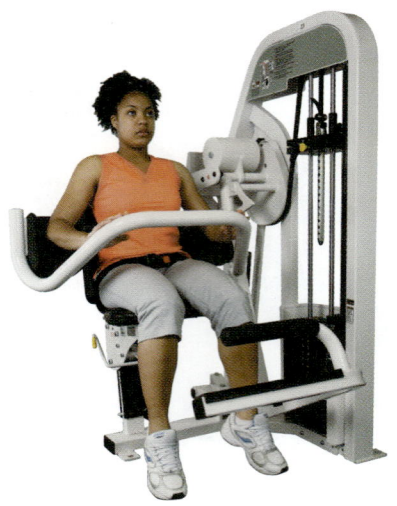

자세: 앉은 자세에서 머리 뒤쪽에 있는 머신의 바(bar)를 잡고 팔꿈치는 앞쪽 패드에 위치시킨다.

동작: 팔을 앞으로 밑으로 밀면서 바를 머리 위 그리고 복부 쪽으로 당긴다. 천천히 시작 자세로 되돌아온다.

운동 4.12　딥(Dip)

목적: 등 윗부분, 가슴(대흉근), 어깨(삼두근, 삼각근)의 근육 강화.

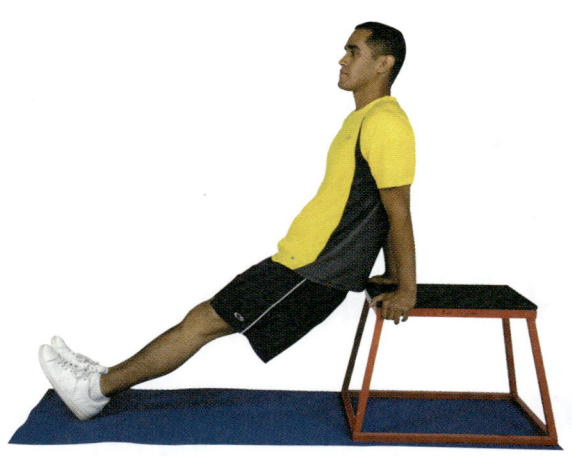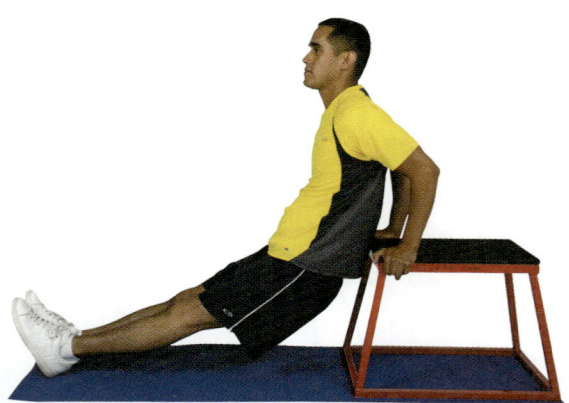

자세: 플랫폼이나 박스 앞에 서며, 앞쪽을 향한다. 양손을 자신의 뒤에 있는 박스 위에 둔다.

동작: 팔꿈치가 90° 각도를 이룰 때까지 몸을 아래로 내린다. 시작 자세로 되돌아온다.

스캔해서 딥 시범 비디오를 본다. ▶

운동 4.13   토 레이즈(Toe Raise)

목적: 종아리 근육(비복근, 가자미근)의 강화.

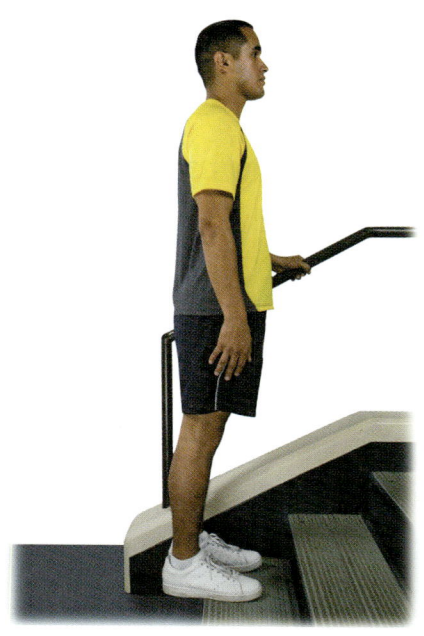
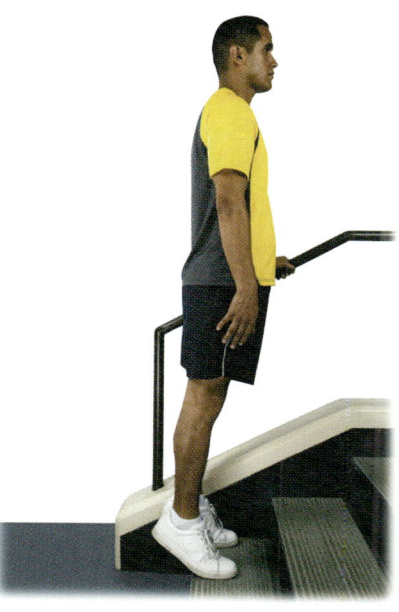

자세: 발바닥을 바닥에 평평하게 하거나 또는 계단의 모서리에 위에 두고 선다.

동작: 발목 관절만을 사용하면서 자신을 위쪽으로 올린 다음 시작 자세로 내린다.

스캔해서 토 레이즈 시범 비디오를 본다. ▶

요약

1. 근력 트레이닝은 요통을 감소시킬 수 있고, 운동과 관련된 부상 발생을 줄이며, 골다공증 발생을 감소시키고, 나이가 많아지면서 보편적으로 감소하는 기능적 능력을 유지하도록 돕는다.

2. 근력은 최대의 힘을 발휘하는 근육 능력으로 정의된다. 간단하게 말하면, 근력은 한 번의 최대 노력 동안 개인이 들어 올릴 수 있는 무게를 말한다. 근지구력은 반복적으로 근육이 힘을 발휘하는 능력이다. 일반적으로, 운동 트레이닝으로 근력을 증가시키면 근지구력 또한 증가할 것이다. 그와는 달리, 근지구력을 향상시키기 위한 트레이닝은 근력에서의 유의한 향상을 항상 가져오지는 않는다.

3. 골격근은 많은 숫자의 길고 가는 세포(근섬유)로 구성되어 있다. 근육은 굵은 결합조직(건)에 의해 뼈와 연결되어 있다. 근육 작용은 건이 뼈를 당기는 결과를 가져오며, 움직임이 일어나도록 만든다.

4. 근육 작용은 척수에서 비롯되며 신체 전체의 각 근육으로 연결된 운동신경으로부터 전달되는 신호에 의해 조절된다. 운동신경세포와 그 신경세포가 통제하는 모든 근섬유를 운동단위라고 부른다.

5. 등장성 운동은 신체 부위의 움직임을 가져온다. 등척성 운동은 근육 내에 장력이 발생하도록 하지만 신체 부위의 움직임을 가져오지 않는다. 단축성 근육 작용은 근육의 짧아짐을 수반한다. 그와는 달리, 신장성 수축(네거티브 수축)은 근육의 길어짐을 수반한다.

6. 인간 골격근은 세 가지 주요 근섬유 유형으로 구분할 수 있다: 지근, 속근, 중간 형태 섬유. 지근섬유는 느리게 짧아지지만 피로 저항력이 크다. 속근섬유는 빠르게 짧아지지만 빨리 피로해진다. 중간 형태 섬유에는 지근과 속근 섬유의 특성이 결합되어 있다.

7. 더 큰 힘을 발휘하기 위해 더 많은 근섬유를 포함시키는 과정을 근섬유 동원이라고 부른다.

8. 지근, 중간 형태, 그리고 속근 섬유의 구성 비율은 사람에 따라 차이가 있다. 주된 근섬유 유형과 스포츠에서의 성공 사이에 관련성이 있다. 예를 들면, 지구력 종목의 챔피언(예, 마라톤 선수)은 높은 지근섬유 비율을 보여준다.

9. 두 가지 주요한 생리적 요인이 근육에 의해 발휘될 수 있는 힘을 결정한다: 근육의 크기와 동원되는 근섬유의 숫자.

10. 근육 크기의 증가는 대체로 근섬유 크기의 증가 때문이다.

11. 과부하 원리는 근육이 평상시보다 더 큰 부하에 대응해서 작용할 때에만 근력과 근지구력이 증가할 것이라고 말한다. 점진적 저항운동(PRE: progressive resistance exercise)의 개념은 근력과 근지구력 운동 프로그램에 과부하 원리를 적용하는 것이다.

12. 적은 반복횟수/무거운 저항을 사용하는 웨이트 트레이닝 프로그램은 가장 큰 근력 증가를 가져오며, 많은 반복횟수/가벼운 저항을 사용하는 웨이트 트레이닝 프로그램은 근지구력에서 가장 큰 향상을 가져온다.

13. 등장성 운동은 움직일 수 있는 부하(프리 웨이트 또는 웨이트 머신의 부하)에 대해 근육을 수축하는 것을 포함한다. 등척성 근력 트레이닝 프로그램은 움직일 수 없는 물체에 대해 고정된 각도에서 근육을 수축한다는 개념에 기반하고 있다(등척성 근육 작용을 사용하면서). 등속성 운동에는 근육 수축 동안 동작 범위에 걸쳐 움직임의 스피드를 통제하는 기구의 사용이 요구된다.

14. 근력 트레이닝 프로그램을 시작하려면 프로그램을 세 단계로 나눈다: 초기 단계–2~3주 동안 15회 반복횟수로 2세트를 실시하면서 일주일에 2회의 운동; 느린 진전 단계–20주 동안 8~12회 반복횟수로 3세트를 실시하면서 일주일에 2~3회의 운동; 유지 단계–일생 동안 계속하며, 8~12회 반복횟수로 3세트를 실시하면서 일주일에 1회의 운동.

학습문제

1. 근육이 길어지면서 저항 및/또는 중력에 의한 움직임을 통제할 때에는 어떤 형태의 근육 작용이 일어나는가?
   a. 단축성 작용
   b. 신장성 작용
   c. 등척성 작용

2. 지근 섬유는
   a. 천천히 수축하고 작은 힘을 발휘한다.
   b. 빠르게 수축하고 큰 힘을 발휘한다.
   c. 빠르게 수축하고, 큰 힘을 발휘하며, 빨리 피로해진다.
   d. 빨리 피로해지며 짧은 시간 동안 큰 힘을 발휘하는 활동에 이상적이다.

3. 근력은 다음과 같이 정의된다.
   a. 여러 번 반복해서 힘을 발휘하는 근육 능력
   b. 최대 힘을 발휘하는 근육 능력
   c. 저항을 움직이면서 짧아지는 근육 능력
   d. 크기를 증가시키는 근육 능력

4. 다음 중에서 규칙적인 근력 트레이닝 프로그램의 효과는?
   a. 요통 발생의 감소
   b. $\dot{V}O_2max$ 증가
   c. 감기 발병의 감소
   d. 지구력 운동 능력 증가

5. 다음 중 웨이트 트레이닝 프로그램에서 근력 증가를 위해 따라야 할 일반적인 원칙은?
   a. 큰 저항–많은 반복횟수
   b. 작은 저항–적은 반복횟수
   c. 적은 저항–많은 반복횟수
   d. 큰 저항–적은 반복횟수

6. 다음 용어를 정의하시오.
   근비대
   근증식
   등장성 운동
   등척성 운동
   등속성 운동
   운동단위
   점진적 저항 운동
   정적 수축
   발살바 머뉴버

7. 근력과 근지구력을 위한 트레이닝이 왜 중요한지에 대해 최소한 3가지 이유를 나열하시오.

8. 지근, 속근, 중간 형태 섬유의 특성을 나열하고 논의하시오.

9. 수축 강도의 증가에 따른 근섬유의 동원 형태를 논의하시오.

10. 근섬유 유형과 여러 다양한 스포츠 종목에서의 성공 사이의 관계를 논의하시오.

11. 어떠한 요인들이 근력을 결정하는가?

12. 근력 트레이닝은 어떠한 생리적 변화를 가져오는가?

13. 점진적 저항 운동의 개념을 서술하시오.

14. 트레이닝 특정성의 개념을 논의하시오.

15. 근력을 증가시키기 위한 트레이닝과 근지구력을 증가시키기 위한 트레이닝을 비교하고 차이점을 논의하시오.

16. 1RM의 개념을 정의하시오.

17. 근력 및 근지구력 트레이닝 프로그램의 단계들을 나열하고 각 단계들이 어떻게 다른지를 논의하시오.

18. 등척성, 단축성, 신장성 근육 작용을 구별하시오.

19. 다음의 각 운동 형태를 서술하시오: 등속성, 등척성, 등장성.

유용한 웹링크

미국스포츠의학회(American College of Sports Medicine)
종합적인 웹사이트이며 기구 추천, 실행 방법, 도서 추천, 그리고 건강과 체력의 모든 측면에 대한 공식 견해를 제공한다. www.acsm.org

근육 생리학(Muscle Physiology)
근육이 어떻게 기능하는지에 대한 심도 있는 논의뿐만 아니라 세계적 근육 생리학 실험실에서 발표한 최신 연구논문을 제공한다.
www.muscle.ucsd.edu

웹MD
운동, 체력, 웰니스에 관한 종합적인 정보. 좋은 기사, 교육 정보, 최신 자료를 제공한다.
www.webma.com

실습 4.1

이름 _____ 날짜 _____

근력 평가: 1RM 검사

근력 측정을 위해 1RM 검사가 사용된다. 아래의 방법을 사용하여 1RM을 결정할 수 있다:

1. 검사하려는 근육들을 사용하면서 5~10분 동안 준비운동을 한다.
2. 각 운동 동작의 실행에 있어 과도한 부담 없이 들어 올릴 수 있는 시작 무게를 선택한다.
3. 한 번 들어 올릴 수 있는 최대 무게에 도달할 때까지 점진적으로 무게를 추가한다. 만일 무게를 한 번 이상 들어 올릴 수 있다면 단지 한 번만 동작을 수행할 수 있는 저항 수준에 도달할 때까지 추가적으로 무게를 증가시킨다. 진정한 1RM은 한 번 들어 올릴 수 있는 최대 무게다.

시티드(seated) 체스트 프레스와 레그 프레스는 두 가지 보편적인 1RM 검사 방법이다. 시티드 체스트 프레스는 상체 근력을 측정하고, 레그 프레스는 하체 근력을 측정한다.

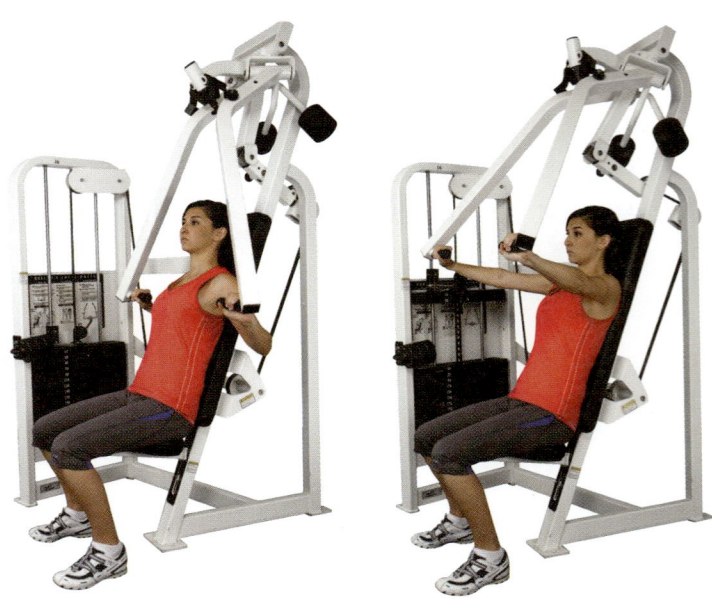

스캔해서 체스트 프레스 시범 비디오를 본다. ▶

시티드 체스트 프레스는 상체 근력을 평가하는 데 사용될 수 있다.

스캔해서 레그 프레스 시범 비디오를 본다. ▶

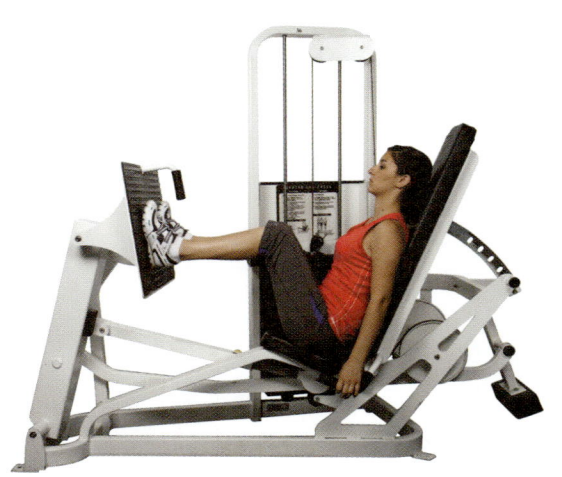

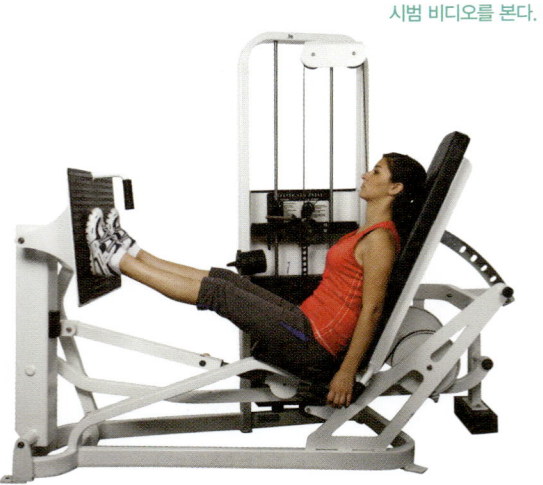

레그 프레스는 하체 근력을 평가하는 데 사용될 수 있다.

실습 4.1 (계속)

근력 점수는 각 운동 동작에서 들어 올린 무게를 자신의 체중으로 나눈 값이다(백분율). 근력 점수를 계산하려면 자신의 1RM 무게를 체중으로 나눈 다음 100을 곱하기 한다. 예를 들면, 80kg인 사람의 체스트 프레스 1RM이 96kg라고 가정하자. 이 사람의 체스트 프레스 1RM은 다음과 같이 계산된다.

$$1RM\ 무게/체중 \times 100 = 120$$

그러므로

$$근력\ 점수 = 96/80 \times 100 = 120$$

104쪽의 표 4.3과 4.4는 대학생 연령 남성과 여성의 시티드 체스트 프레스와 레그 프레스 근력 점수 평가 기준을 보여주고 있다. 표 4.3에 따르면, 시티드 체스트 프레스의 근력 점수가 120이라면 대학생 연령 남성의 평가 기준에서 "좋음" 수준에 속한다.

아래의 빈 칸에 시티드 체스트 프레스와 레그 프레스 1RM 검사에서의 근력 점수와 체력 수준을 기록한다.

나이: _____   체중: _____ kg

날짜: _____

운동	1RM(kg)	근력	체력 수준
시티드 체스트 프레스			
레그 프레스			

목표 설정

1. 자신의 결과에 근거해서, 현재의 체력 수준을 유지 또는 향상시키기 위한 목표를 적는다. 자신의 점수가 "평균"이라면 목표는 체력 수준을 "좋음"으로 향상시키는 것일 수도 있다. 체력 수준이 "아주 좋음" 상태에 있다면 자신의 목표는 현재의 체력 수준을 유지하는 것일 수도 있다.

   목표: _____

2. 목표를 어떻게 달성하려고 하는지에 대한 세 가지 전략을 적는다. 예를 들면, 자신의 현재 체력 수준을 향상하기 위한 한 가지 전략은 1RM의 50%에서 10회 반복횟수로 1세트씩, 일주일에 3회 실행하는 것일 수도 있다. 근육에 점진적으로 과부하를 가하기 위해서는 세트의 숫자를 증가시키고, 부하 무게를 2.5~5kg 증가시킨다.

1. _____

2. _____

3. _____

근력 점수 계산은 다음의 문헌에 근거하고 있음: *ACSM's Resource Manual for Guidelines for Exercise Testing and Prescription.* Philadelphia: Lippincott, Williams, & Wilkins, 2001.

실습 4.1 (계속)

표 4.3 시티드 체스트 프레스의 근력 점수 평가 기준

자신의 시티드 체스트 프레스 점수를 사용하여 상체 근력의 체력 수준을 찾아낸다.

남자	최상	아주 좋음	좋음	평균	나쁨	아주 나쁨
20-29 yrs	>148	130-147	114-129	99-113	89-98	<89
30-39 yrs	>124	110-123	98-109	88-97	79-87	<79
40-49 yrs	>110	98-109	88-97	80-87	73-79	<73
50-59 yrs	>97	88-96	79-87	71-78	64-70	<64
60+ yrs	>89	80-87	72-79	66-71	58-65	<58
여자	최상	아주 좋음	좋음	평균	나쁨	아주 나쁨
20-29 yrs	>90	80-90	70-79	59-69	52-58	<52
30-39 yrs	>76	70-76	60-69	53-59	48-52	<48
40-49 yrs	>71	62-71	54-61	50-53	44-49	<44
50-59 yrs	>61	55-61	48-54	44-47	40-43	<40
60+ yrs	>64	54-64	47-53	43-46	39-42	<39

근력 점수 = 1RM 무게/체중 × 100.

표 4.4 레그 프레스 근력 점수 평가 기준

자신의 레그 프레스 점수를 사용하여 하체 근력의 체력 수준을 찾아낸다.

남자	최상	아주 좋음	좋음	평균	나쁨	아주 나쁨
20-29 yrs	>227	213-227	197-212	183-196	164-182	<164
30-39 yrs	>207	193-207	177-192	165-176	153-164	<153
40-49 yrs	>191	182-191	168-181	157-167	145-156	<145
50-59 yrs	>179	171-179	158-170	146-157	133-145	<133
60+ yrs	>172	162-172	149-161	138-148	126-137	<126
여자	최상	아주 좋음	좋음	평균	나쁨	아주 나쁨
20-29 yrs	>181	168-181	150-167	137-149	123-136	<123
30-39 yrs	>160	147-160	133-146	121-132	110-120	<110
40-49 yrs	>147	137-147	123-136	113-122	103-112	<103
50-59 yrs	>136	125-136	110-124	99-109	89-98	<89
60+ yrs	>131	118-131	104-117	93-103	86-92	<86

근력 점수 = 1RM 무게/체중 × 100

실습 4.2

이름 _____ 날짜 _____

근력 평가: 추정된 1RM 검사

아래의 방법을 통해 특정 운동 동작(예, 체스트 프레스)의 추정된 1RM 값을 결정할 수 있다:

1. 첫째, 가벼운 무게를 사용하면서 10회 반복동작을 1세트 실시한다.
2. 그 다음, 2.5kg을 추가해서 운동 동작을 10회를 반복한다.
3. 자신이 2~10회만 들 수 있는 무게에 도달할 때까지 이러한 과정을 반복한다. 이것을 그러한 무게에 대한 최대 반복횟수(RM: repetition maximum)라고 부른다. 예를 들면, 체스트 프레스로 50kg을 6회만 들어 올릴 수 있다면 50kg이 자신의 6RM 무게이다.

경험 많은 지도자가 이러한 과정을 지켜보도록 함으로써 5회 미만의 시도에서 2~10RM을 찾아낸다. 회복을 위해 각 시도 후 약 5분 동안 휴식을 취한다.

자신의 2~10RM을 결정한 후 106쪽의 표 4.5를 사용하여 1RM을 추정할 수 있다. 예를 들어 자신의 6RM이 50kg(110lb)이라면 추정된 1RM은 약 58kg(128lb)이다.(kg 단위에 2.2를 곱하면 lb 단위로 바뀐다.)

근력은 신체 크기에 의해 많은 영향을 받는다. 그러므로 추정된 1RM으로부터 "표준" 근력을 알려면 실습 4.1에서 사용한 공식을 활용한다:

$$\text{근력 점수} = \text{추정된 1RM}/\text{체중} \times 100$$

근력 점수를 아래에 기록하고, 실습 4.1의 표 4.3과 4.4를 이용하여 자신의 체력 수준을 결정한다.

나이: _____ 체중: _____ kg

날짜: _____

운동	1RM(kg)	근력	체력 수준
시티드 체스트 프레스			
레그 프레스			

목표 설정

1. 자신의 결과에 근거해서, 현재의 체력 수준을 유지 또는 향상시키기 위한 목표를 적는다. 자신의 점수가 "보통"이라면 목표는 체력 수준을 "좋음"으로 향상시키는 것일 수도 있다. 체력 수준이 "아주 좋음" 상태에 있다면 자신의 목표는 현재의 체력 수준을 유지하는 것일 수도 있다.

   목표: _____

2. 목표를 어떻게 달성하려고 하는지에 대한 세 가지 전략을 적는다. 예를 들면, 자신의 현재 체력 수준을 향상하기 위한 한 가지 전략은 1RM의 50%에서 10회 반복횟수로 1세트씩, 일주일에 3회 실행하는 것일 수도 있다. 근육에 점진적으로 과부하를 가하기 위해서는 세트의 숫자를 증가시키고, 부하 무게를 2.5~5kg 증가시킨다.

   1. _____

   2. _____

   3. _____

근력 점수 계산은 다음의 문헌에 근거하고 있음: *ACSM's Resource Manual for Guidelines for Exercise Testing and Prescription*. Philadelphia: Lippincott, Williams, & Wilkins, 2001.

실습 4.2 (계속)

표 4.5 **1 RM 예측표**

Wt (lb)	반복횟수									
	1	2	3	4	5	6	7	8	9	10
10	10	10	11	11	11	12	12	12	13	13
15	15	15	16	16	17	17	18	19	19	20
20	20	21	21	22	23	23	24	25	26	27
25	25	26	26	27	28	29	30	31	32	33
30	30	31	32	33	34	35	36	37	39	40
35	35	36	37	38	39	41	42	43	45	47
40	40	41	42	44	45	46	48	50	51	53
45	45	46	48	49	51	52	54	56	58	60
50	50	51	53	55	56	58	60	62	64	67
55	55	57	58	60	62	64	66	68	71	73
60	60	62	64	65	68	70	72	74	77	80
65	65	67	69	71	73	75	78	81	84	87
70	70	72	74	76	79	81	84	87	90	93
75	75	77	79	82	84	87	90	93	96	100
80	80	82	85	87	90	93	96	99	103	107
80	80	82	85	87	90	93	96	99	103	107
85	85	87	90	93	96	99	102	106	109	113
90	90	93	95	98	101	105	108	112	116	120
95	95	98	101	104	107	110	114	118	122	127
100	100	103	106	109	113	116	120	124	129	133
105	105	108	111	115	118	122	126	130	135	140
110	110	113	116	120	124	128	132	137	141	147
115	115	118	122	125	129	134	138	143	148	153
120	120	123	127	131	135	139	144	149	154	160
125	125	129	132	136	141	145	150	155	161	167
130	130	134	138	142	146	151	156	161	167	173
135	135	139	143	147	152	157	162	168	174	180
140	140	144	148	153	158	163	168	174	180	187
145	145	149	154	158	163	168	174	180	186	193
150	150	154	159	164	169	174	180	186	193	200
155	155	159	164	169	174	180	186	192	199	207
160	160	165	169	175	180	186	192	199	206	213
165	165	170	175	180	186	192	198	205	212	220
170	170	175	180	185	191	197	204	211	219	227
175	175	180	185	191	197	203	210	217	225	233
180	180	185	191	196	203	209	216	223	231	240
185	185	190	196	202	208	215	222	230	238	247
190	190	195	201	207	214	221	228	236	244	253
195	195	201	206	213	219	226	234	242	251	260
200	200	206	212	218	225	232	240	248	257	267
205	205	211	217	224	231	238	246	255	264	273

실습 4.2 (계속)

Wt (lb)	반복횟수									
	1	2	3	4	5	6	7	8	9	10
210	210	216	222	229	236	244	252	261	270	280
215	215	221	228	235	242	250	258	267	276	287
220	220	226	233	240	248	256	264	273	283	293
225	225	231	238	245	253	261	270	279	289	300
230	230	237	244	251	259	267	276	286	296	307
235	235	242	249	256	264	273	282	292	302	313
240	240	247	254	262	270	279	288	298	309	320
245	245	252	259	267	276	285	294	304	315	327
250	250	257	265	273	281	290	300	310	322	333

출처: Adapted from M. Brzycki, "Strength Testing: Predicting a One-Rep Max from a Reps-to-Fatigue" Reprinted with permission from the January 1993 Journal of Physical Education, Recreation, and Dance.

실습 4.3

이름 _____   날짜 _____

자신의 진전을 확인

아래의 일지를 사용하여 근력 트레이닝에서의 진전을 기록한다. 날짜 그리고 왼쪽 세로줄에 열거된 각 운동의 세트 숫자, 반복횟수, 무게를 기록한다.

날짜 운동	세트/반복횟수/무게	세트/반복횟수/무게	세트/반복횟수/무게	세트/반복횟수/무게
바이셉스 컬(운동 4.1)				
트라이셉스 컬(운동 4.2)				
덤벨 플라이(운동 4.3)				
업라이트 로우(운동 4.4)				
런지(무게를 가지고 또는 무게 없이) (운동 4.5)				
애브도미널 컬(운동 4.8)				
쿼드리셉스 익스텐션(운동 4.6)				
햄스트링 컬(운동 4.7)				
벤치 프레스 또는 체스트 프레스(운동 4.10)				

실습 4.4

이름 _____ 날짜 _____

근지구력 측정: 푸시-업(push-up) 검사와 컬-업(curl-up) 검사

표준 푸시-업 검사

스캔해서 푸시-업 검사의 시범 비디오를 본다. ▶

표준 푸시-업 검사를 다음과 같이 실시한다.

1. 바닥에서 푸시-업 자세를 취한다(그림 a). (표준검사의 자세 대신에 그림 c처럼 변형된 푸시-업 자세를 취할 수 있다.) 양손은 어깨 너비 정도 벌리고, 다리는 일직선으로 뻗으며 발가락에 체중을 싣는다.
2. 가슴이 바닥에서 2.5~5cm 정도 될 때까지 몸을 내린 다음(그림 b), 다시 위쪽 자세로 올린다. 등을 곧게 유지해야 하며 몸 전체를 함께 아래로 내린다.
3. 푸시-업 횟수를 세고 검사의 시작과 종료를 알려 줄 보조자를 선택한다(검사 지속시간은 60초). 몇 번의 푸시-업으로 준비운동을 하고, 준비운동 다음에 2~3분의 회복시간을 가지면서 검사를 시작할 준비를 한다.
4. 보조자가 "시작"이라고 말하면 푸시-업을 시작한다. 보조자가 푸시-업 횟수를 큰 소리로 세도록 하고, 때때로 검사 시간이 얼마나 남아 있는지를 알려주도록 한다.
5. 자신의 푸시-업 횟수와 체력 수준(110쪽의 표 4.6)을 111쪽의 도표에 기록한다.

표준 푸시-업

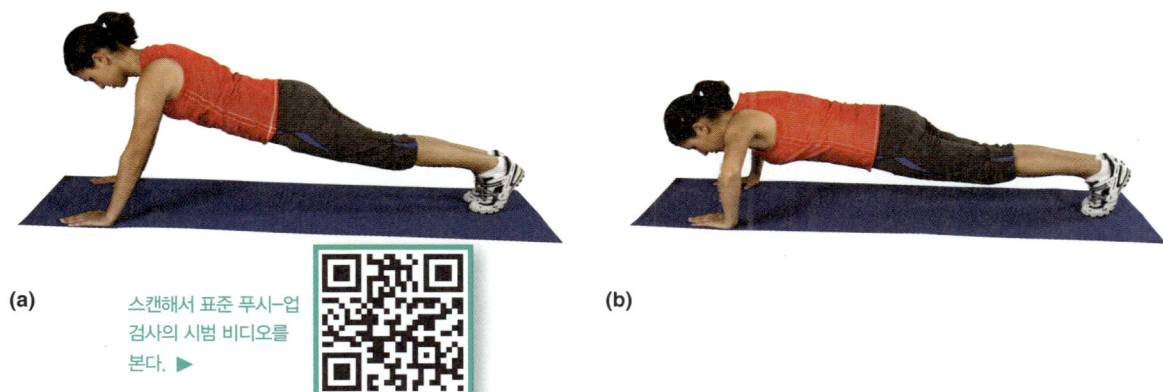

(a) 스캔해서 표준 푸시-업 검사의 시범 비디오를 본다. ▶ (b)

변형된 푸시-업

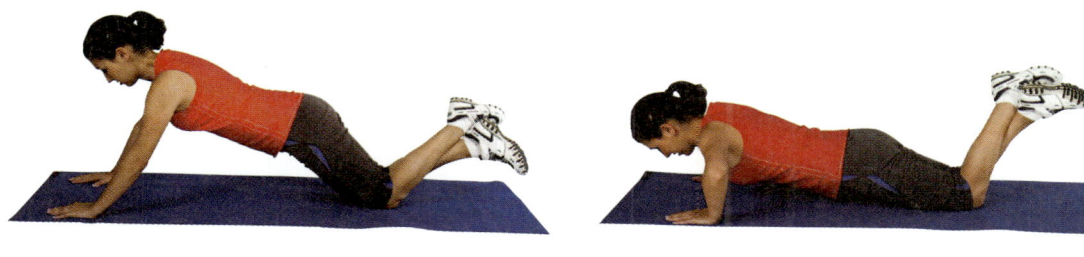

(c) (d)

스캔해서 변형된 푸시-업 검사의 시범 비디오를 본다. ▶

실습 4.4 (계속)

컬-업 검사

스캔해서 표준 컬-업 검사의 시범 비디오를 본다. ▶

컬-업 검사를 다음과 같이 실시한다.

1. 등을 대고 누워 다리를 어깨너비로 벌리고, 무릎은 90°로 굽히며, 팔은 펴서 몸 옆에 두고, 편 손바닥은 매트 위에 둔다(그림 a).
2. 팔을 뻗어 손가락이 몸과 수직으로 놓여 있는 테이프에 닿게 한다. 두 번째 테이프는 발쪽으로 첫 번째 테이프와 평행으로 놓여 있다 (10cm 떨어져서).
3. 1분에 50박자로 설정된 메트로놈에 의해 주어지는 리듬을 이용한다. 손가락이 두 번째 테이프에 닿을 때까지 등 위쪽을 천천히 굽힌다. 그런 다음 누운 자세로 천천히 되돌아와서 머리와 견갑골이 매트에 닿고 손가락은 첫 번째 테이프에 닿는다. 동작 동안 호흡을 자연스럽게 하면서 위로 올라오는 단계 동안에 숨을 내쉰다.
4. 1분 동안의 연속적인 컬-업 횟수를 보조자가 세도록 하고, 메트로놈의 리듬을 유지하면서, 쉬지 않고, 최대 25회를 실시한다. 자신의 컬-업 횟수와 체력 수준을 111쪽의 도표에 기록한다.

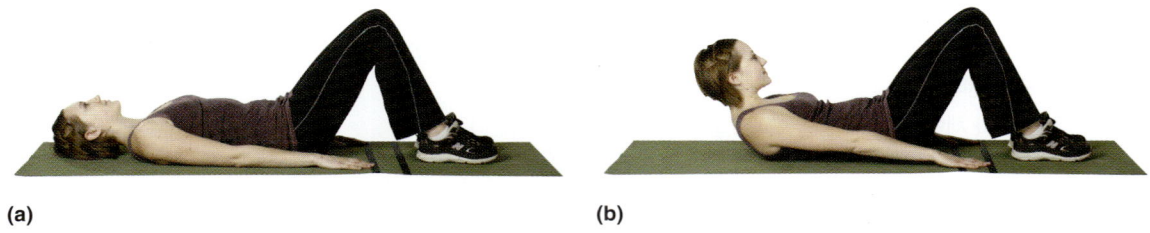

(a)   (b)

표 4.6 푸시-업과 변형된 푸시-업 검사를 사용하는 근지구력 평가 기준.

남자	최상	아주 좋음	좋음	보통	나쁨	아주 나쁨
20-29 yrs	≥62	47-61	37-46	29-36	22-28	≤21
30-39 yrs	≥51	39-51	30-38	24-29	17-23	≤16
40-49 yrs	≥39	30-39	24-29	18-23	11-17	≤10
50-59 yrs	≥38	25-38	19-24	13-18	9-12	≤8
60+ yrs	≥27	23-27	18-22	10-17	6-9	≤5
여자(변형된 푸시-업)	최상	아주 좋음	좋음	보통	나쁨	아주 나쁨
20-29 yrs	≥45	36-44	30-35	23-29	17-22	≤16
30-39 yrs	≥39	31-38	24-30	19-23	11-18	≤10
40-49 yrs	≥33	24-32	18-23	13-17	6-12	≤5
50-59 yrs	≥28	21-27	17-20	12-16	6-11	≤5
60+ yrs	≥20	15-19	12-14	5-11	2-4	≤1
여자(표준 푸시-업)	최상	아주 좋음	좋음	보통	나쁨	아주 나쁨
20-29 yrs	≥42	28-41	21-27	15-20	10-14	≤9
30-39 yrs	≥39	23-38	15-22	11-14	8-10	≤7
40-49 yrs	≥20	15-19	13-14	9-12	6-8	≤5
50-59 yrs	—	—	—	—	—	—
60+ yrs	—	—	—	—	—	—

출처: Reprinted with permission from The Cooper Institute®, Dallas, Texas from a book called *Physical Fitness Assessments and Norms for Adults and Law Enforcement*. Available online at www.CooperInstitute.org.

실습 4.4 (계속)

표 4.7 컬-업 검사를 사용하는 근지구력 평가 기준

남자	최상	아주 좋음	좋음	보통	노력이 요구됨
15 – 19 yrs	25	23 – 24	21 – 22	16 – 20	≤15
20 – 29 yrs	25	21 – 24	16 – 20	11 – 15	≤10
30 – 39 yrs	25	18 – 24	15 – 17	11 – 14	≤10
40 – 49 yrs	25	18 – 24	13 – 17	6 – 12	≤5
50 – 59 yrs	25	17 – 24	11 – 16	8 – 10	≤7
60 – 69 yrs	25	16 – 24	11 – 15	6 – 10	≤5
여자	최상	아주 좋음	좋음	보통	노력이 요구됨
15 – 19 yrs	25	22 – 24	17 – 21	12 – 16	≤11
20 – 29 yrs	25	18 – 24	14 – 17	5 – 13	≤4
30 – 39 yrs	25	19 – 24	10 – 18	6 – 9	≤5
40 – 49 yrs	25	19 – 24	11 – 18	4 – 10	≤3
50 – 59 yrs	25	19 – 24	10 – 18	6 – 9	≤5
60 – 69 yrs	25	17 – 24	8 – 16	3 – 7	≤2

출처: *Canadian Physical Activity, Fitness & Lifestyle Approach: CSEP-Health & Fitness Program's Appraisal and Counselling Strategy*, 3rd edition, © 2003. Reprinted with permission from the Canadian Society for Exercise Physiology.

나이: _____

날짜: _____

	횟수	체력 수준
푸시-업(1분):		
컬-업(1분):		

목표 설정

1. 자신의 결과에 근거해서, 현재의 체력 수준을 유지 또는 향상시키기 위한 목표를 적는다. 자신의 점수가 "보통"이라면 목표는 체력 수준을 "좋음"으로 향상시키는 것일 수도 있다. 체력 수준이 "아주 좋음" 상태에 있다면 자신의 목표는 현재의 체력 수준을 유지하는 것일 수도 있다.

   목표: _____

2. 목표를 어떻게 달성하려고 하는지에 대한 세 가지 전략을 적는다. 예를 들면, 자신의 현재 체력 수준을 향상하기 위한 한 가지 전략은 1세트의 10회 푸시-업(또는 컬-업)을 일주일에 3회 실행하는 것일 수도 있다. 근육에 점진적으로 과부하를 가하기 위해서는 세트의 숫자를 2회 그리고 나서 3회로 증가시킨다.

   1. _____

   2. _____

   3. _____

출처: Curl-up test from *Canadian Physical Activity, Fitness & Lifestyle Approach: CSEP-Health & Fitness Program's Appraisal and Counselling Strategy*, 3rd edition, © 2003. Reprinted with permission from the Canadian Society for Exercise Physiology.

실습 4.5

이름 _____ 날짜 _____

코어 근력과 안정성 측정

자신이 쉽게 볼 수 있는 바닥에 시계를 놓아둔다.

1. 팔꿈치를 바닥에 둔 기본 프레스-업(press-up) 자세를 취한다(아래 그림 참조). 이 자세를 60초 동안 유지한다.
2. 오른팔을 바닥에서 들어 올린다. 이러한 자세를 15초 동안 유지한다.
3. 오른팔을 바닥으로 되돌린 다음 왼팔을 바닥에서 들어 올린다. 이 자세를 15초 동안 유지한다.
4. 왼팔을 바닥으로 되돌린 다음 오른쪽 다리를 바닥에서 들어 올린다. 이 자세를 15초 동안 유지한다.
5. 오른쪽 다리를 바닥으로 되돌린 다음 왼쪽 다리를 바닥에서 들어 올린다. 이 자세를 15초 동안 유지한다.
6. 왼쪽 다리와 오른팔을 바닥에서 들어 올린다. 이 자세를 15초 동안 유지한다.
7. 왼쪽 다리와 오른팔을 바닥으로 되돌린 다음 오른쪽 다리와 왼팔을 바닥에서 들어 올린다. 이 자세를 15초 동안 유지한다.
8. 기본 프레스-업 자세로 되돌아간다(양쪽 팔꿈치가 바닥). 이러한 자세를 30초 동안 유지한다.

스캔해서 기본 프레스-업 시범 비디오를 본다. ▶

분석

결과 분석은 이전 검사의 결과와 비교하는 것을 포함한다. 검사 기간 사이에 트레이닝이 적절하게 이루어졌다면 분석은 향상을 가리킬 것으로 예상할 수 있다.

이 검사를 완료할 수 있다면 자신은 좋은 코어 근력을 가지고 있는 것이다. 검사를 완료할 수 없다면, 할 수 있을 때까지 일주일에 3~4번 동작을 반복한다.

출처: modified from the Core Muscle Strength Teat by Brian Mackenzie, www.brianmac.co.uk/coretest.htm.

목표 설정

1. 자신의 결과에 근거해서, 현재의 코어 근력과 안정성을 유지 또는 향상시키기 위한 목표를 적는다. 예를 들면, 자신이 1단계에서 60초 동안 자세를 유지할 수 있지만 오른팔을 바닥에서 들어 올릴 수 없다면(2단계), 자신의 목표는 2단계와 3단계를 완료하도록 노력하는 것일 수도 있다. 모든 단계를 완료한다면, 자신의 목표는 현재의 코어 근력과 안정성을 유지하는 것일 수 있다.
   목표: _____
2. 목표를 어떻게 달성하려고 하는지에 대한 세 가지 전략을 적는다. 예를 들면, 자신의 현재 체력 수준을 향상하기 위한 한 가지 목표는 3단계와 4단계를 일주일에 3번 실행하는 것일 수도 있다. 근육에 점진적으로 과부하를 가하기 위해서는 5단계와 6단계로 높인다.

   1. _____
   _____
   2. _____
   _____
   3. _____
   _____

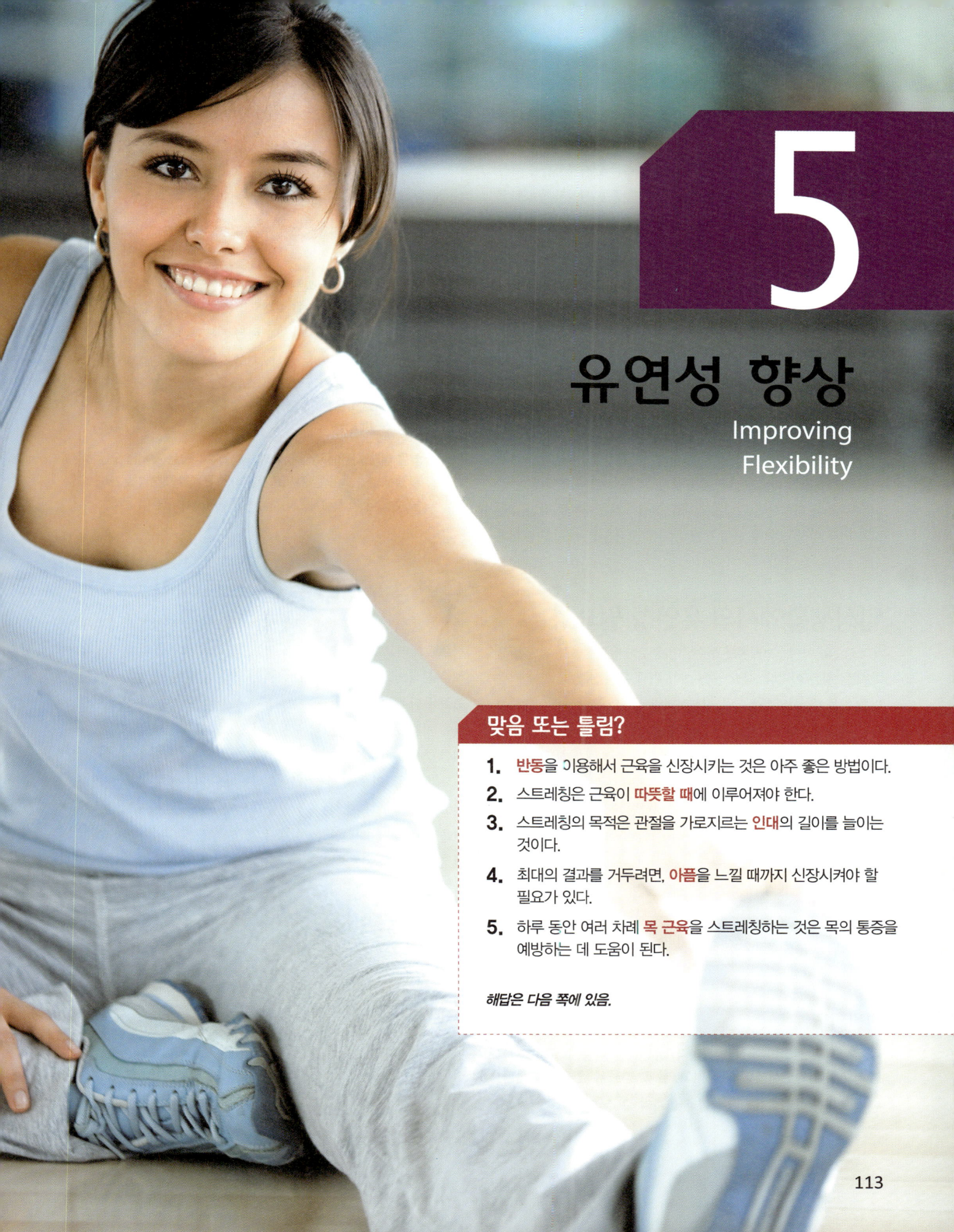

5

유연성 향상
Improving Flexibility

맞음 또는 틀림?

1. **반동**을 이용해서 근육을 신장시키는 것은 아주 좋은 방법이다.
2. 스트레칭은 근육이 **따뜻할 때**에 이루어져야 한다.
3. 스트레칭의 목적은 관절을 가로지르는 **인대**의 길이를 늘이는 것이다.
4. 최대의 결과를 거두려면, **아픔**을 느낄 때까지 신장시켜야 할 필요가 있다.
5. 하루 동안 여러 차례 **목 근육**을 스트레칭하는 것은 목의 통증을 예방하는 데 도움이 된다.

해답은 다음 쪽에 있음.

캐롤라인은 22세의 대학생이며 그녀의 전공인 생물학은 많은 양의 과제물 작성을 요구한다. 그녀는 세포의 움직임과 유전 작용에 관해 조사를 하느라 일주일에 최소 4일의 저녁시간은 도서관에서 보낸다. 책에서 눈을 들어 앞을 보면 종종 시야가 흐릿하고 목이 아프다. 캐롤라인의 체력 단련 강좌를 지도하는 강사는 공부하는 동안 주기적으로 휴식을 취하고 목의 굽어짐을 완화시키도록 목 근육을 신장시키라고 조언했다. 그것이 좋은 조언인지는 알지만 자신의 목 근육을 어떻게 적절하게 신장시키는지를 모르며, 기회가 있었을 때에는 방법을 찾아보는 것을 잊어버렸기 때문에 아직까지 시도해보지 않았다. 이런 이유로, 목의 뻣뻣함은 계속되었다.

무엇이 캐롤라인의 목을 뻣뻣하도록 만든다고 생각하는가? 목을 신장시키라는 강사의 조언은 문제를 완화하는 데 도움이 될 거라고 생각하는가? 자신의 목 근육을 어떻게 적절하게 신장시키는지를 아는가? 이 장에서 우리는 무엇이 근육의 딱딱함(tightness)을 초래하고 스트레칭이 어떻게 유연성을 향상시킬 수 있는지를 논의할 것이다. 우리는 다양한 스트레칭 형태를 적절하게 실행하는 방법 그리고 유연성 향상을 위해 신체 특정 부위에 초점을 맞추는 것에 대해서도 논의할 것이다.

일상생활에서의 유연성 필요성

체조선수와 아이스스케이팅 선수만이 충분한 **유연성**을 유지할 필요가 있는 것은 아니다. 신발 끈을 매기 위해 몸을 굽힐 때 또는 스웨터를 입을 때, 이러한 동작을 실행하려면 신체의 유연성에 의존해야 한다. 실제로, 아무런 아픔을 느끼지 않으면서 몸을 늘이고, 뻗고, 비틀 수 있는 것은 관절 주위의 동작 범위가 충분하기 때문이다. 안타깝게도, 이러한 일상적인 움직임을 실행하지 못하도록 만드는 부상을 경험할 때까지 체력 구성요소의 하나인 유연성의 중요성을 제대로 인식하지 못할 수도 있다.

신체 구조에서의 차이 때문에 사람마다 유연성 수준에 차이가 있으며, 대부분 관절의 동작 범위는 사용을 하지 않음으로 인해 줄어들 수 있다. 근육, 건, 그리고 관절 주위 결합조직의 딱딱함은 동작 범위를 제한할 수 있다. 그렇지만 이러한 문제는 적절한 스트레칭을 통해 해소할 수 있다.

정리하면...

- 유연성은 관절의 동작 범위이다: 유연성은 아픔이나 뻣뻣함을 느끼지 않으면서 신체를 굽히고, 틀고, 뻗을 수 있도록 해준다.
- 스트레칭은 관절의 뻣뻣함을 완화시켜 줄 수 있다.

해답

1. **틀림** 반동은 근육의 찢어짐을 가져올 수 있다. 대부분의 사람들에게서, 천천히 이루어지는 정적 스트레칭은 근육의 길이가 점차적으로 늘어나도록 해줄 것이다.
2. **맞음** "차가운" 근육은 따뜻한 근육보다 신장시키기가 더 어렵다.
3. **틀림** 스트레칭의 목적은 근육과 건을 신장시키는 것이다. 인대의 스트레칭은 부상을 초래하고 관절 안정성에 영향을 미친다.
4. **틀림** 불편함을 느끼는 지점까지의 스트레칭은 유연성을 향상시키는 데 도움이 되겠지만 스트레칭 동안의 예리한 통증(sharp pain)은 인대, 근육, 또는 건이 찢어졌음을 암시하는 것일 수 있다.
5. **맞음** 여러 시간에 걸쳐 컴퓨터 화면을 쳐다보는 것처럼 오랜 시간 동안 근육을 한 자세로 유지하면 근육의 뻣뻣함을 가져올 수 있다. 스트레칭은 이것을 완화시키는 데 도움이 된다.

유연성 : 근육, 관절, 스트레칭

관절의 동작 범위는 관절을 구성하는 뼈의 모양과 위치에 의해 부분적으로 그리고 관절 둘레의 근육, 건, 결합조직의 구성 및 배열에 의해 부분적으로 결정된다(1, 2). 뼈의 구조는 변경될 수 없더라도 연조직은 더 큰 동작 범위가 가능하도록 늘어날 수 있다. 신장되는 근육에 가해지는 적당한 장력은 시간이 흐르면서 자신의 유연성에 유의한 향상을 가져올 수 있음을 기억할 것.

물론, 아무리 스트레칭을 많이 하더라도 자신에게 해를 끼치지 않고서는 실행할 수 없는 움직임들이 있다. 예를 들면, 자신의 손가락을 뒤로 꺾거나 팔을 팔꿈치에서 360° 회전시킬 수는 없다. 해부학적 구조로 인해 동작 범위가 관절에서 제한되기 때문이다. 관절의 움직임에 대해 알아보자.

동작의 구조적 한계

움직임을 제한하는 5가지 주된 해부학적 요인들이 있다(115쪽의 그림 5.1 참조):

1. *뼈의 모양*은 각 관절에서 가능한 동작의 수준을 결정한다. 예를 들면, 관절의 모양 때문에 어깨나 엉덩이 같은 절구(ball and socket)관절은 팔꿈치나 무릎 같은 경첩(hinge)관절보다 동작 범위가 크다.
2. *뻣뻣한 근육*은 관절의 동작 범위를 제한할 것이다; 마찬가지

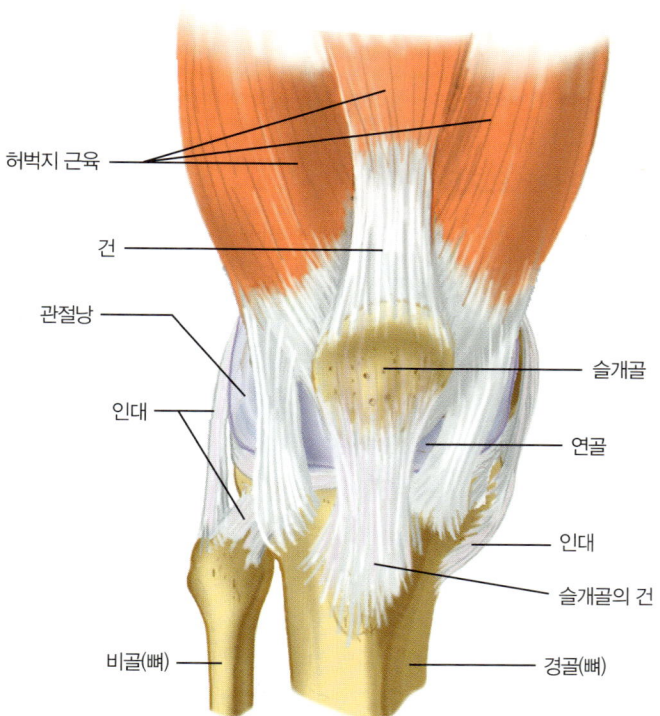

그림 5.1
무릎 관절 및 관절의 움직임에 영향을 미치는 해부학적 구조를 보여준다.

출처: Adapted from Johnson, Michael D., *Human Biology: Concepts and Current Issues, 4th Ed.,* © 2008. Reprinted and Electronically reproduced by permission of Pearson Education, Inc., Upper Saddle River, New Jersey.

로, 따뜻한 근육은 더 잘 늘어나며 더 큰 동작 범위를 허용한다.

3. 관절낭(joint capsule) 내부의 결합조직은 관절의 안정성을 제공한다. 예를 들면, **인대**는 탈구 부상처럼 뼈의 끝부분들이 서로 분리되는 것을 방지하기 위해 관절 둘레에 위치하고 있다. 인대는 정상적인 건강한 관절에서 일어나서는 안 되는 움직임을 방지한다. **연골**은 뼈의 끝부분을 덮고 있으며 뼈와 뼈가 더 잘 들어맞도록 해주면서 불필요한 움직임을 없애는 데 도움을 준다.
4. 근육을 뼈 그리고 관절을 둘러싸고 있는 결합조직과 연결하는 건은 근육조직과 이어져 있다. 근육이 딱딱하면 건 역시 딱딱할 것이다.
5. 굳은 피부는 관절의 동작 범위를 제한할 수 있다.

유연성 향상을 목표로 하는 운동은 뼈의 구조를 변경시키지는 않지만 유연성에 기여하는 연조직(근육, 관절 결합조직, 건)은 변화시킨다. 관절의 유연성에 대한 다양한 연조직의 저항은 다음과 같다: 관절낭(47%), 근육(41%), 건(10%), 피부(2%). 관절낭, 근육, 건과 연관된 구조적 특성이 움직임에 대한 신체의 저항 대부분을 제공한다. 그러므로 관절의 동작 범위를 증가시키려면 유연성 운동은 이러한 세 가지 연조직의 저항을 변경시켜야 한다. 근육과 건의 스트레칭이 바람직한데 그 이유는 이러한 연조직은 시간이 지나면서 늘어날 수 있으며 따라서 유연성이 향상된다. 그와는 달리, 관절낭 내부에 있는 인대의 스트레칭은 바람직하지 않는데 그 이유는 부상에 아주 취약할 수 있는 느슨한 관절이 되도록 만들 수 있기 때문이다.

스트레칭 운동에 대해 살펴보기 전에 스트레칭이 어떻게 이루어지는지를 알아보자.

스트레칭과 신장반사

의사가 고무망치로 환자의 무릎을 치면 환자의 무릎이 펴진다. 이것은 **신장반사**(stretch reflex)이며 무릎 관절을 움직이는 대퇴사두근의 내부에 있는 **근방추**가 빠르게 신장됨으로써 초래된다. 신장반사를 촉진하는 것은 유연성에 역효과를 가져오는데 왜냐하면 이러한 신장반사 동안 근육이 늘어나기보다는 오히려 짧아지기 때문이다(스트레칭의 목표는 근육을 늘이는 것이다). 다행히도, 근육과 건을 아주 느리게 신장시키면 신장반사를 피할 수 있다. 실제로, 몇 초 동안 근육 신장을 유지하면 근방추는 신장되어 있는 근육이 추가로 이완되도록 해주며 더 많이 신장될 수 있도록 허용한다(2, 3). 그러므로 스트레칭 운동은 신장반사가 일어나는 것을 피할 때에 가장 효과적이다.

근방추는 한 종류의 **고유감각기**(proprioceptor)이며, 고유감각기는 근육고- 건에 있는 특수한 수용기(receptor)로서 신체 부위의 위치에 대해 두뇌에 정보를 제공한다. 공을 잡는 것을 배울 때에는

유연성 각절의 최대 동작 범위에 걸쳐 관절을 자유롭게 움직일 수 있는 능력.

인대 관절낭 내부의 결합조직이며 뼈와 뼈를 연결한다.

연골 대퇴골, 경골, 상완골 같은 긴뼈의 끝부분을 덮고 있는 튼튼한 결합조직. 연골은 뼈에 가해지는 다른 뼈의 무게를 완화시키는 충격 흡수 장치의 역할을 하며, 관절의 움직임으로 인한 마찰로부터 보호해 준다.

신장반사 근육의 길이가 빠르게 늘어남으로 인한 근육의 불수의적 수축.

근방추 근육 내부에 있는 고유감각기.

고유감각기 근육이나 건에 있는 특수 수용기이며 신체 각 부분의 위치에 대해 두뇌에 정보를 제공한다.

골지건기관 건 내부에 있는 고유감각기.

공이 움직이는 방향과 자신의 팔과 손이 일치하도록 하기 위해 팔과 손을 쳐다봐야만 한다. 공을 잡는 기술이 향상되면 팔이 공의 방향과 일치하는지를 알기 위해 팔의 위치를 더 이상 살펴볼 필요가 없어진다. 근육과 건의 고유감각기는 팔이 어디에 있는지에 대해 두뇌에 정보를 제공한다. 근육 내부의 고유감각기는 근방추이고 건 내부의 고유감각기는 **골지건기관**이다.

정리하면...

- 유연성을 제한하는 구조적 및 생리적 요인은 뼈; 인대와 연골 같은 관절낭 내부의 결합조직; 근육을 뼈와 관절을 둘러싸는 결합조직과 연결하는 건; 피부의 특성이다.
- 근방추가 갑작스럽게 신장되면 근육이 수축하고 짧아지도록 만드는 신장반사를 일으킨다. 그렇지만 근육이 서서히 신장되면 신장반사를 피할 수 있다.
- 고유감각기(근방추와 골지건기관)는 근육과 건의 위치를 두뇌에 제공한다.

유연성의 유익함

유연성 향상은 관절 가동성 증가, 효율적인 신체 움직임, 좋은 자세 등을 포함해서 여러 가지 유익함을 제공하지만(1, 3, 4) 운동 동안의 근육 부상 발생을 줄인다는 생각을 뒷받침하는 연구결과는 없다. 실제로, 한 편의 중요한 문헌연구는 스트레칭이 부상의 원인이 될 수도 있음을 시사하였다(5). 그렇지만 대부분의 연구들은 스트레칭이 일반적인 준비운동과 함께 이루어지면 근육 부상을 방지하고, 향상된 유연성은 관절을 건강하게 유지하는 데 도움이 되며 요통을 예방할 수 있다고 제의하였다. 이러한 효과들을 좀 더 자세히 살펴보자.

관절 건강 유지

규칙적으로 가동시키지 않으면 관절은 사용 부족으로 인해 퇴화된다. 관절의 움직임이 충분하지 않거나 또는 동작 범위가 제한되면 관절의 움직임을 더욱 방해하는 반흔조직(scar tissue)이 형성될 수 있으며 관절을 움직일 수 없을 정도로 고통스러울 수 있다. 어깨 관절에 그러한 반흔조직이 특히 잘 형성될 수 있다. 매일하는 가벼운 스트레칭은 관절이 움직이지 못하게 되는 것을 방지할 수 있다.

관절의 가동성은 또한 관절이 부드럽게 움직이도록 하는 데 중요하다. 관절은 마찰을 감소시키고 마모를 줄이는 데 필요한 윤활액(synovial fluid)을 포함하고 있다. 관절의 움직임은 윤활액 순환에 도움이 되며, 이것은 뼈 사이에 있는 연골의 마찰을 줄인다. 과도한 마찰은 연골을 손상시킬 수 있으며 관절염 발생의 원인이 된다. 가벼운 스트레칭은 관절의 가동성을 향상시킬 수 있으며 뼈의 끝부분을 덮고 있는 연골이 정상적으로 마모되도록 해준다.

스트레칭은 또한 근육을 구성하는 근섬유 내부의 팽팽함을 줄임으로써 관절에 직접적으로 영향을 미친다. 근육이 신장되면 이러한 섬유들은 다른 섬유 위를 자유스럽게 미끄러질 수 있으며 팽팽함이 근육에서 없어진다. 줄어든 근육의 팽팽함은 관절을 지나가는 건에 의해 발휘되는 장력을 감소시킨다. 건을 통해 뼈에 발휘되는 근육의 힘은 관절에 있는 뼈 끝부분이 서로 가깝게 당겨지도록 만들 수 있

상담 코너

스트레칭 운동을 건너뛰고 싶은 유혹을 느끼는가? 스트레칭을 생략하는 것이 시간을 절약할 수 있는 것처럼 보이지만 스트레칭에 투자한 시간으로 거둘 수 있는 효과는 상당하다. 다음번에 스트레칭을 건너뛰고 싶다고 느낄 때에는 스트레칭의 유익함을 고려해 본다.

- 스트레칭과 호흡을 통해 마음과 신체의 결합이 이루어지도록 시도한다. 스트레칭 자세로 들어가면서 숨을 내쉬고, 정적인 자세를 유지하면서 깊게 그리고 고르게 호흡한다. 2~3회 반복한 후 다음 자세로 넘어간다.
- 스트레칭 운동을 의도적으로 실시한다. 주요 관절의 동작 범위를 측정하고 현실적인 기간에 걸쳐 그러한 동작 범위를 증가 또는 향상시키기 위해 노력한다.
- 스트레칭 운동이 즐거운 것이 되도록 한다. 가벼운 불편함을 느낄 때까지만 스트레칭을 한 다음 점차적으로 스트레칭 자세에서 벗어난다.
- 스트레칭 동안 자신이 좋아하는 음악을 들음으로써 운동 경험이 더욱 긍정적인 것이 되도록 만든다.
- 스트레칭 자세를 취하면서 마음을 비우도록 또는 긍정적인 주문(mantra)에 집중하도록 노력한다.
- 주요 관절에 동작 범위의 차이가 있는지를 확인한다. 예를 들면, 오른쪽 어깨의 유연성을 왼쪽 어깨와 비교한다. 불균형이 있는가?

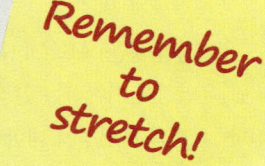

으며 따라서 관절의 동작 범위를 제한한다. 본질적으로, 스트레칭은 손 마사지가 근육의 긴장(팽팽함)을 줄이는 것과 같은 효과가 있다.

요통 예방

유연성 향상의 또 다른 유익함은 허리 문제의 예방에 도움이 되는 것이다. 요통은 때때로 **운동부족병**(hypokinetic disease: 운동 부족과 연관된 질병)이라고 불린다. 비활동적인 사람에서 흔히 볼 수 있는 약한 복부 근육과 고관절 굴곡 근육의 유연성 부족이 요통의 두 가지 보편적인 원인이다.

복부 근육은 골반대(pelvic girdle)가 척주와 중립적 정렬(neutral alignment)을 유지하도록 하는 데 중요한 역할을 한다(그림 5.2). 복부 근육이 약하면 골반이 앞으로 기울어지면서 허리 부위가 과도하게 신전되도록 만든다(척주전만증). 고관절을 굴곡시키는 근육도 같은 방식으로 골반에 영향을 미칠 수 있다; 이러한 근육들이 딱딱해지면 골반을 앞으로 당긴다. 이 같은 근육들을 스트레칭하고 복부 근육을 강화하는 것은 골반을 중립적 정렬 상태로 유지하는 데 중요하다.

복부 근육과 고관절 굴곡근 외에도, 슬굴곡근과 허리 근육 또한 골반의 뒷면에 붙어 있으며 골반의 정렬에 영향을 미칠 수 있다. 슬굴곡근은 골반을 아래로 당기는 반면에 허리 부위 근육은 위로 당긴다. 네 개 근육군이 균형을 이루도록 하는 것은 골반이 척주의 요추 부위와 중립적 정렬을 유지하는 데 도움이 되며 따라서 요통 발생 가능성을 줄인다.

많게는 80%나 되는 사람들이 요통을 경험하며, 일생 동안 미국인의 약 15%가 요통에 의한 신체기능장애를 겪게 될 것이다(6). 등의 통증은 남녀 모두에게서 그리고 일반적으로 25~60세 사이에 발생한다. 대부분의 요통은 며칠 또는 몇 주 후에는 사라진다. 6개월 이상 지속되는 요통은 만성적인 것으로 생각된다.

무거운 백 팩(back pack)을 자주 메고 다니는 사람들에게는 허리 문제의 발생 가능성이 커진다. 한 연구에서(7), 피험자들이 허리보다는 등 윗부분에 무게를 메고 다니면 척주의 만곡이 유의하게 증가하였다. 비록 이 연구는 백 팩을 오랜 기간 동안 메고 다님으로써 초래되는 등의 문제를 조사하지는 않았지만 연구결과는 장기간의 백 팩 사용이 허리 부위의 정렬 불량을 가져올 수 있음을 분명히 시사한다.

경제적 손실뿐만 아니라 요통의 심리적, 사회적, 신체적 손실 또한 크다. 의료비, 보험료, 사업/산업적 비용은 일 년에 수십억 달러가 될 것으로 추산되고 있다. 건강한 허리 기능을 발달시키고 유지하려면 유연성, 근력, 지구력의 균형이 요구된다. 표 5.1은 요통의 주된 원인 그리고 건강한 허리를 유지하기 위해 자신이 할 수 있는 스트레칭을 보여주고 있다.

정리하면...

- 유연성 향상은 관절 가동성과 관절 건강을 증진시키고, 근육 부상에 대한 저항력을 높이며, 허리 문제를 예방하는 데 도움이 되고, 신체 움직임이 효율적이 되도록 해주며, 자세와 외모를 향상시킨다.
- 슬굴곡근과 허리의 유연성 그리고 튼튼한 복부 근육은 건강한 허리를 위해 중요하다.

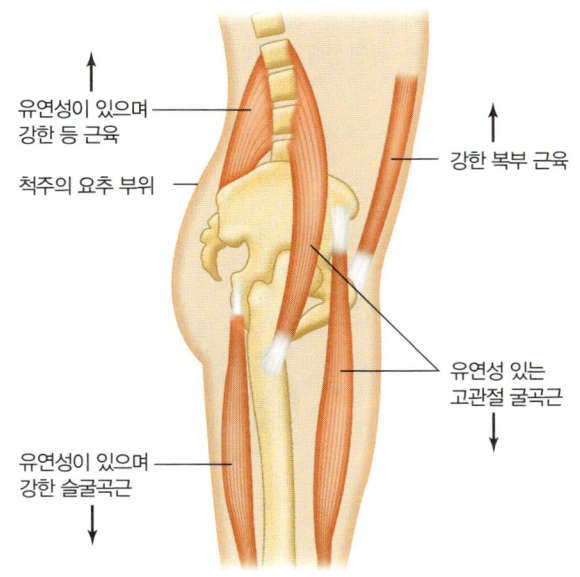

그림 5.2
튼튼한 등 근육 및 슬굴곡근 그리고 이와 균형을 이룬 튼튼한 복부 근육 및 고관절 굴곡 근육은 척주와 골반이 중립적 정렬을 유지하는 데 도움이 되며, 따라서 요통 발생 가능성을 낮춘다.

표 5.1 요통의 잠재적 주요 원인과 건강한 허리를 유지하기 위한 운동의 보기	
요통의 주요 원인	운동
허리 부위의 유연성 부족	변형된 허들 스트레칭(운동 5.5) 등 아랫부분 스트레칭(운동 5.8)
슬굴곡근의 유연성 부족	다리 스트레칭(운동 5.4) 변형된 허들 스트레칭(운동 5.5)
둔부 근육의 유연성 부족	고관절과 둔부 스트레칭(운동 5.7)
복부 근육의 근력 부족	누워 어깨 들어올리기(133쪽)
등 신전 근육의 유연성 부족	등 아랫부분 스트레칭(운동 5.8)

운동부족병 운동 부족과 연관된 질병.

나쁜 자세 예방

자세는 서 있거나 앉아 있을 때 자신이 유지하는 관절의 위치다. 좋은 자세는 관절 둘레의 지지 근육 및 인대에 최소한의 부담을 주는 관절 위치를 유지함으로 인한 결과이다. 좋은 자세를 일상적으로 취함으로써, 관절 둘레에 있는 모든 근육들의 길이 및 긴장 상태에 적절한 균형을 유지한다.

나쁜 자세는 관절의 어느 한쪽 근육의 길이가 늘어나는 동안 다른 쪽은 짧아지도록 만드는 관절 위치를 유지할 때이다. 이러한 위치는 근육, 인대, 관절에 불필요한 긴장을 초래하며 시간이 지나면서 정렬 불량, 통증, 그리고 관절 손상을 초래하게 될 것이다. 그러므로 나쁜 자세는 더 나쁜 자세가 되도록 만든다.

일상생활에 근력 및 유연성 운동을 포함시킴으로써 자신의 자세에 있을 수도 있는 불균형을 교정하고 미래에 문제가 발생하는 것을 예방하는 데 도움이 될 수 있다. 좋은 자세의 유익함은 아래와 같다:

- 관절염을 초래할 수 있는 관절 표면의 비정상적 마모를 최소화한다.
- 척주의 관절들을 함께 감싸고 있는 인대에 가해지는 스트레스를 줄인다.
- 척주가 비정상적 위치에 고정되는 것을 방지하며 이것은 신경의 눌림 및 그와 연관된 통증을 방지하는 데 도움이 될 수도 있다.
- 근육이 더 효율적으로 사용되기 때문에 피로를 방지한다.
- 근육 긴장이나 과다사용 문제를 방지한다.
- 요통과 근육통을 방지한다.
- 외모 향상에 도움이 된다.

실습 5.1을 사용하여 자신의 자세를 평가하고, 유연성이 어떻게 자신의 자세에 영향을 미칠 수 있는지를 파악한다. 그런 다음 관절 둘레의 불균형을 교정하는 데 도움이 될 수 있는 유연성 운동을 자신의 운동 프로그램에 포함시킨다.

정리하면...
- 자세는 서거나 앉아 있을 때 자신이 유지하는 관절의 위치와 관련이 있다.
- 근력 운동과 유연성 운동은 자세 불균형을 교정하는 데 도움이 될 수 있다.

유연성 평가

유연성은 관절 특정적이다. 다시 말하면, 어느 한 관절에서는 유연하지만 다른 관절에서는 유연성이 부족할 수도 있다. 또한 신체의 한쪽이 다른 쪽보다 더 유연하다는 것을 발견할 수도 있을 것이다. 이러한 차이는 신체의 능숙한 쪽을 더 많이 사용하기 때문일 것이다.

어느 한 검사가 신체 전체의 유연성을 대표하지는 못할지라도 몸통과 어깨 유연성 측정값이 보편적으로 평가에 사용된다. **앉아 윗몸 굽히기 검사**(sit and reach test)는 몸통을 굴곡시키는 능력을 측정하며 이것은 허리의 근육과 넓적다리 뒷부분 근육을 스트레칭하는 것을 의미한다. 실습 5.2에서, 첫 번째 그림은 박스를 사용하면서 실시하는 앉아 윗몸 굽히기 검사를 보여준다.

어깨 유연성 검사는 어깨의 동작 범위를 평가한다. 실습 5.2에서는 앉아 윗몸 굽히기 검사와 어깨 유연성 검사를 실행하는 절차를 제공하고 있다.

앉아 윗몸 굽히기 검사와 어깨 유연성 검사를 완료한 다음에는 자신이 얼마나 유연한지 또는 유연성이 부족한지를 더 잘 이해할 수 있을 것이다. 활동적인 사람과 비활동적인 사람 모두 몸통 및 어깨 유연성에서 평균 또는 평균 미만으로 종종 분류된다. 실제로, 규칙적으로 스트레칭 운동을 실시하는 사람들만이 평균을 초과하는 유연성 수준을 가지고 있을 것이다. 현재의 유연성 수준이 어떠할지라도 자신의 유연성 목표는 평균 이상인 수준에 도달하는 것이어야 한다(즉, 좋음, 아주 좋음, 또는 최상).

정리하면...
- 유연성 측정 결과는 관절 특정적이다.
- 유연성을 평가하기 위한 두 가지 보편적인 검사는 앉아 윗몸 굽히기 검사와 어깨 유연성 검사이다.

생각해 볼 것!

사람들이 흔히 생각하는 것과는 달리 웨이트 트레이닝은 유연성을 감소시키지 않는다. 웨이트 트레이닝 동안 적절한 동작을 사용하면 (전체 동작 범위에 걸쳐 무게를 들어 올리면) 실제로 유연성을 증가시킬 수 있다.

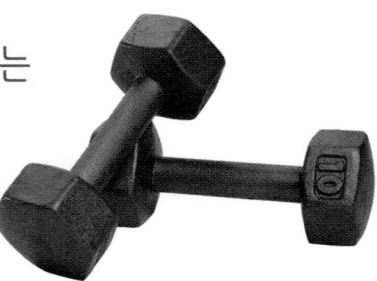

집중 분석

필라테스-스트레칭을 능가하는가?

필라테스는 전문 댄서, 체조 선수, 레크리에이션으로 운동을 하는 사람, 재활 전문가들 사이에 널리 활용되는 운동 형태이다. 필라테스는 마음-신체의 상호작용을 강조하는 아주 우아하고 통제된 움직임을 가져오기 위해 근육의 부드럽고, 섬세한 스트레칭 및 수축을 포함한다.

이러한 신체-단련 방식은 근육 크기를 증가시키지 않으면서 유연성, 근력, 지구력, 협응성을 향상시킨다. 필라테스에는 2가지 형태의 운동이 있다. 첫 번째 형태는 자신의 체중을 저항 부하로 사용하는 매트(mat) 운동에 초점을 맞춘다. 또 다른 형태는 신체를 단련하고 강화시키기 위해 특수한 기구를 사용한다. '리포머(reformer)'라 불리는 필라테스 장비는 수평 틀 위에서 움직이는 왕복대(carriage)로 구성되어 있다. 중단하지 않으면서 100가지나 넘는 운동을 연속적으로 실행할 수도 있다.

필라테스는 다음의 기본 원리를 강조한다.

- 집중 – 마음-신체의 결합. 움직임의 의식적 조절은 신체의 자각을 향상시킨다는 것을 강조한다.
- 통제/정확함 – 강도나 반복 횟수가 아니라 적절한 폼이 더 중요하다.
- 중심화 – 신체 내부에 대한 정신적 집중은 마음을 진정시킨다. 몸통에 특별히 초점을 맞춤으로써 튼튼한 코어(core)로 발달시키고 신체의 나머지 부분이 효율적으로 기능할 수 있도록 해준다. 모든 동작은 몸통에서 시작되고 사지의 움직임으로 이어진다.
- 안정화 – 움직이기 전에는 정지되어 있어야 한다. 그렇게 함으로써 움직임을 위한 안전한 출발점을 제공하는 데 도움이 된다.
- 호흡 – 들이마심과 내쉼에서의 깊고, 조화된, 의식적인 횡격막 움직임의 패턴으로 동작을 시작하며, 깊숙이 위치하고 있는 근육을 활성화하고 자신을 집중하도록 만드는 데 도움이 된다.
- 신체의 정렬 – 적절한 정렬은 좋은 자세의 핵심이다. 골반과 척추 위에 있는 머리와 목 그리고 아래쪽에 있는 다리와 발가락의 위치도 인식하게 될 것이다.
- 우아함 – 반동적인 움직임이 아니라 부드럽고, 끊어짐이 없는 동작.
- 통합 – 움직임을 통제하고 뒷받침하기 위해 여러 다른 근육군이 동시에 동원된다. 모든 원리가 합쳐지면서 전체적인 마음-신체 운동이 이루어진다.

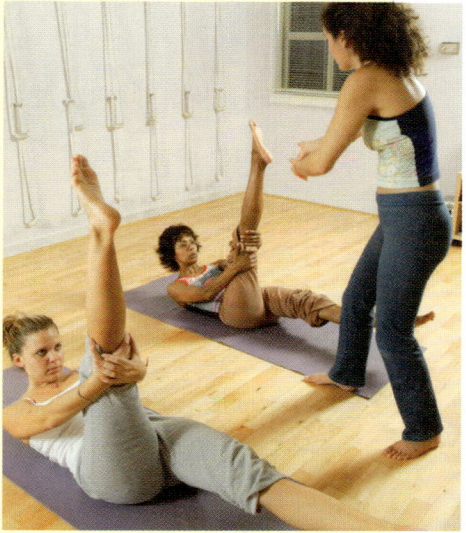

유연성 트레이닝 프로그램의 설계

유연성 트레이닝은 어떠한 체력 프로그램에서도 핵심적인 한 부분이므로 자신의 체력 프로그램에도 스트레칭 운동이 포함되어야 한다. 다른 체력 구성요소들의 프로그램 설계에서처럼 첫 번째 단계는 단기 및 장기 목표를 설정하는 것이다. 어깨가 더 유연해지기를 원하는지, 또는 자신의 목표가 슬굴곡근과 허리 유연성을 향상시키는 것인지? 자신의 목표가 어떤 것일지라도, 새로운 유연성 트레이닝 프로그램을 시작하기 전에 어떻게 그러한 목표에 도달할 것인지를 생각해야 할 것이다. 자신의 진전을 확인하고 앞으로의 트레이닝 일정을 계획하려면 자신이 실시하는 운동과 향상에 대한 기록을 남겨두어야 한다.

일단 자신의 목표를 설정한 다음에는, 프로그램에 포함시킬 스트레칭의 형태에 대해 생각할 수 있다. 세 가지 스트레칭 기법이 유연성 향상을 위해 보편적으로 사용된다: **동적 스트레칭, 반동적 스트레칭, 정적 스트레칭**. 고유감각 신경근육 촉진(PNF: proprioceptive neuromuscular facilitation)이라고 불리는 네 번째 형태

앉아 윗몸 굽히기 검사 몸통을 굽히는 능력을 측정하는 체력 검사.

어깨 유연성 검사 어깨 관절의 전체 동작 범위에 걸쳐 어깨 근육이 움직일 수 있는 능력을 측정하는 체력 검사.

동적 스트레칭 스포츠나 운동에서 사용되는 동작을 모방하기 위해 전체 동작 범위에 걸쳐 관절이 움직이는 것을 포함하는 스트레칭.

반동적 스트레칭 근육을 신장시키기 위해 갑작스럽고 강한 반동을 포함하는 한 종류의 스트레칭.

정적 스트레칭 추가적 움직임이 제한되는 지점까지 천천히 근육의 길이를 늘이는 스트레칭.

행동 변화를 위한 단계적 접근

유연성이 아주 부족한가?

유연성 향상이 자신에게 유익할지를 판단하는 데 도움이 되도록 다음의 질문에 대답한다.

Y N
- ☐ ☐ 목이 뻣뻣하다는 것을 종종 느끼는가?
- ☐ ☐ 머리를 왼쪽 또는 오른쪽으로 돌릴 때에 움직임이 부자연스러운가?
- ☐ ☐ 자신의 등을 씻는 데 어려움이 있는가?
- ☐ ☐ 오랜 시간 동안 책상 의자에 앉아 있을 때에는 허리가 뻣뻣하다고 느끼는가?
- ☐ ☐ 아침에 일어날 때에 발목과 발이 뻣뻣하다고 느끼는가?

'예'라고 대답한 질문이 하나 이상이면 다음의 조언을 검토한다.

유연성 향상을 위한 조언

내일:
- ☑ 아침에 일어나면 침대 모서리에 앉아 오른발로 오른쪽 그리고 왼쪽으로 10개의 작은 그리고 10개의 큰 원을 그린다. 왼발로 동작을 반복한다.
- ☑ 샤워를 스트레칭의 기회로 활용한다. 따뜻한 물이 목 뒷부분, 어깨, 등 윗부분을 때리도록 한다. 샤워기의 물줄기가 목과 어깨를 향할 때에 어깨 앞으로 돌리기 10회, 뒤로 돌리기 10회, 그리고 왼쪽 오른쪽으로 목 기울이기를 10회 실시한다.
- ☑ 책상에서 일할 때에 목이 뻣뻣하다고 느낀다면 스트레칭을 한다. 매 시간마다 5분간의 가벼운 목 스트레칭과 어깨 돌리기를 한다.

2주 이내에:
- ☑ 오른손에 수건(washcloth)을 잡고 머리 뒤에서 아래로 손을 뻗음으로써 어깨 유연성을 증가시키도록 노력한다. 왼손을 등 뒤에서 위로 뻗어 수건을 잡으려고 노력한다. 처음 2주가 될 즈음에는 왼손으로 수건을 잡을 수 있어야 한다. 양손으로 수건을 잡고 위로 아래로 당기면서 위로 아래로 움직일 때마다 동작 범위를 늘리려고 노력한다.

학기말에는:
- ☑ 장시간 앉아 있는 경우를 위해 피시오볼(physioball)을 준비한다. 장시간 앉은 다음에 허리가 뻣뻣하다면 책상 의자 대신에 피시오볼 위에 앉도록 노력한다. 피시오볼 위에서 자신이 균형을 잡으려고 하는 동안에 척주의 작은 근육들이 운동을 하게 된다.

의 스트레칭은 재활 프로그램에서 흔히 사용한다(2, 8).

동적 스트레칭은 운동 프로그램과 스포츠 트레이닝에서 동등하게 효과적이다. 동적 스트레칭의 유동적이며 과장된 동작은 많은 운동 동작을 모방하고 있다. 그와는 달리, 반동적 스트레칭은 근육을 신장시키기 위한 빠르고 강한 반동적 움직임을 포함한다. 반동적 스트레칭 동작은 부상을 초래할 가능성이 있으므로 스트레칭을 하기 전에 근육의 온도를 상승시키는 운동이 먼저 이루어져야 한다. 반동적 스트레칭은 빠르고 폭발적인 동작과 관련이 있는 운동선수에게 가장 유익할 것이다. 반동적 스트레칭으로 운동선수는 자신들이 일상적으로 실행하는 동작에 신경계와 근육이 적응하도록 훈련시킨다. 그렇지만 유연성 향상을 원하는 일반적인 운동 애호가의 경우, 반동적 동작은 신장반사를 활성화시켜 근육과 건을 손상시킬 수 있다. 이러한 이유에서, 반동적 스트레칭 기법은 일반적으로 비운동선수의 체력 프로그램에는 포함되지 않는다.

정적 스트레칭

정적 스트레칭은 유연성 향상에 아주 효과적이다(2, 4). 정적 스트레칭의 경우, 더 이상의 움직임은 제한되는 지점까지 천천히 근육의 길이를 늘인 다음(약간의 불편함을 느껴짐) 보통 20~30초 동안 그러한 자세를 유지하며, 유연성 향상을 위해 3~4회 반복한다(4). 반동적 스트레칭과 비교하면, 정적 스트레칭은 근육이나 건의 부상 위험이 아주 적다. 정리운동 동안에 실행된다면 일부 운동 형태와 연관된 근육의 뻣뻣함을 줄일 수도 있다(2, 4).

정적 스트레칭은 집에서도 할 수 있으며, 스트레칭을 하는 데 어

집중 분석

근육경련

근육경련은 스포츠나 운동에서 맞닥뜨리는 가장 보편적인 문제의 하나다. 오랜 기간 동안, 근육경련의 일차적 원인은 탈수 그리고/또는 전해질 불균형이라고 생각했었다. 그런 이유로, 충분한 음료 섭취 및 충분한 나트륨(예를 들면, 소금)과 칼륨(예, 바나나 등)이 들어 있는 음식의 섭취가 예방책으로 권장되어 왔다. 근육경련이 일어나면 스트레칭 및/또는 마사지가 전해질 균형이 회복될 때까지 경련을 완화시키는 데 사용되어 왔다.

그렇지만 더욱 최근의 연구에서는 경련은, 특히 근육이 짧아진 상태에서 수축할 때, 운동신경세포 활동의 비정상적인 조절 때문일 수도 있음을 제의하였다(8). 예를 들면, 발가락을 뻗었을 때 레크리에이션 수영을 하는 사람의 종아리 근육에서 종종 일어나는 경련은 종아리 근육이 짧아진 상태에서 그러한 근육이 수축하기 때문에 일어날 수도 있다.

운동 동안에 일어나는 경련의 가장 일반적인 위험 요인은 근육 피로와 나쁜 스트레칭 습관이다(규칙적으로 스트레칭하지 않거나 충분히 긴 시간 동안 스트레칭하지 않는 것). 또 다른 위험 요인으로는 많은 나이, 높은 체질량지수, 근육경련, 가족력이 포함된다.

경련이 일어나면 다음을 한다:

- 근육을 수동적으로 신장시킨다. 그러한 스트레칭은 신장을 감지하는 수용기가 근육 활성을 억제하는 신경 자극이 일어나도록 만든다.

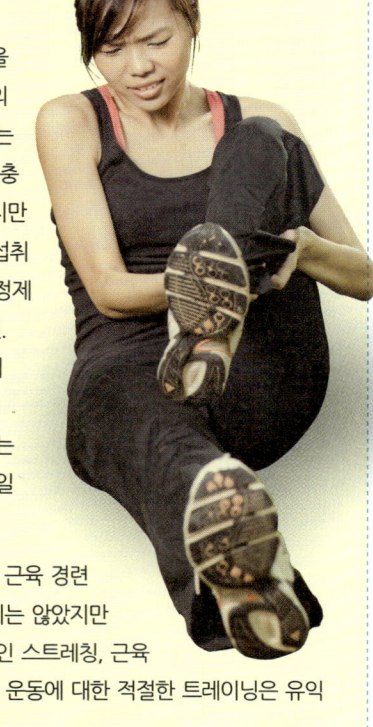

- 탈수 또는 전해질 불균형을 피하기 위해 충분한 양의 물을 마신다. 스포츠 음료는 글루코스와 전해질을 보충하는 데 도움이 될 수 있지만 카페인이 포함된 음료는 섭취하지 말아야 하며 소금 정제(tablet)는 사용하지 말 것.
- 여러 근육 부위에서 경련이 일어난다면 의료진의 도움을 받아야 하는데 그 이유는 좀 더 심각한 문제의 징후일 수 있기 때문이다.

어떠한 전략도 운동 동안의 근육 경련 예방에 효과적이라고 증명되지는 않았지만 PNF 기법을 사용하는 규칙적인 스트레칭, 근육 균형과 자세의 교정, 실행하는 운동에 대한 적절한 트레이닝은 유익할 수 있을 것이다.

상담 코너

스트레칭은 종합적인 체력 단련 계획에 반드시 포함시켜야만 하는 한 부분이다. 다음과 같은 시간-절약 방법으로 자신의 스트레칭 시간을 최대한 활용한다.

- 한 번에 하나의 관절보다 더 많은 관절을 포함하는 스트레칭 동작을 실시한다.
- 가벼운 불편함을 느끼는 지점까지만 스트레칭을 하고, 몇 차례 호흡을 한 다음 이완한다.
- 스트레칭은 운동 시작 때보다 운동이 끝날 때에 필수적이며 더 생산적이다. 가장 중요할 때에 스트레칭을 함으로써 시간을 절약할 수 있다.
- 요가 같은 수업을 통해 근력과 동작 범위를 향상시키면서 자신의 유연성 트레이닝에 다양성을 추가한다.

Yoga class later

떠한 특수 장비도 필요하지 않다. 심지어 TV를 보면서 또는 컴퓨터 앞에 앉아서도 할 수 있다. 정적 스트레칭의 보기가 운동 5.1에서 5.12까지 제시되어 있다.

고유감각 신경근육 촉진

고유감각 신경근육 촉진(proprioceptive neuromuscular facilitation: PNF)은 번갈아 이루어지는 근육의 수축과 이완을 스트레칭과 결합한 것이다. 두 종류의 보편적인 PNF 스트레칭 형태가 있다: 수축-이완(contract-relax: CR) 스트레칭과 수축-이완/길항근 수축(CR/antagonist contract: CRAC) 스트레칭. CR 스트레칭 기법은 신장시키려는 근육을 먼저 수축시킨다. 그럼 다음 근

> **고유감각 신경근육 촉진(PNF)** 번갈아 이루어지는 수축과 이완을 스트레칭과 결합한 일련의 동작.
>
> **길항근** 관절 반대쪽에 있는 근육.

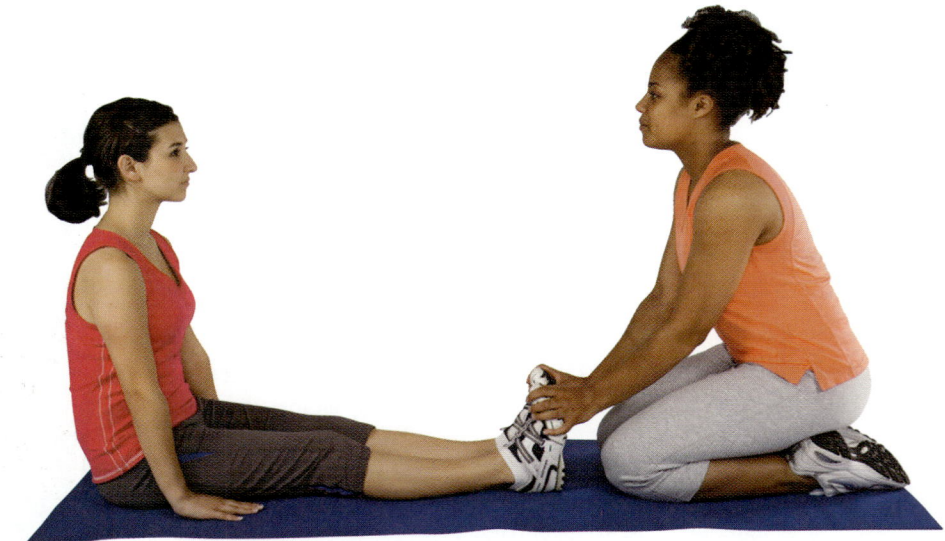

그림 5.3
종아리 근육의 스트레칭을 위해 파트너의 도움을 받는 CRAC 방법의 보기. 운동하는 사람은 보조자에 의해 제공되는 저항에 대항해서 종아리 근육을 수축시킨다. 그런 다음, 피검자는 혼자서 정강이 근육(길항근)을 수축함으로써 종아리 근육을 이완시킨다. 마지막으로, 운동하는 사람이 계속해서 정강이 근육을 수축시키는 동안 보조자는 종아리 근육을 신장시킨다.

PNF 기법이 반동적 그리고 정적 스트레칭과 어떻게 비교되는가? 첫째, PNF는 반동적 스트레칭보다 안전하며 유연성을 향상시키는 데 더욱 효과적인 것으로 나타났다(8). 그뿐만 아니라, 연구들은 PNF 프로그램이 유연성 향상에 있어 정적 스트레칭과 동일하거나 또는 일부 경우에는 더 우수하다고 보여주었다(8).

수동적 스트레칭과 능동적 스트레칭

일부 PNF 스트레칭은 혼자서는 할 수 없다-파트너가 필요하다. 파트너는 목표 근육의 수축 동안 신체 부위에 저항을 제공하며 따라서 신체 부위가 움직이는 것을 방지한다. 이러한 동작 순서는 근육이 정적 스트레칭을 할 때보다 더 많이 이완하도록 해주며 더 큰 동작 범위가 가능하도록 해준다. 이러한 스트레칭 형태의 유일한 단점은 파트너가 저항을 제공해야만 하는 것이며, 이것은 짧은 시간 동안에 아주 피곤할 수 있다는 것이다(그림 5.3).

다음 단계들은 CRAC 기법이 파트너와 함께 어떻게 실행할 수 있는지를 보여준다(그림 5.3):

1. 목표 근육을 신장시키는 방향으로 근육이 당겨질 때까지(약간의 불편함을 느낄 정도) 파트너가 신체 부위를 움직인 다음, 운동하는 사람은 신장시키려는 근육을 등척성적으로 (isometically) 3~5초 동안 수축한 다음 근육을 이완시킨다.

2. 그런 다음 운동하는 사람은 길항근을 등척성적으로 수축시킨다. 이러한 등척성 수축을 약 5초 정도 지속하며, 이 시간 동안 목표 근육은 힘을 뺀 상태이다. 목표 근육이 이완되었을

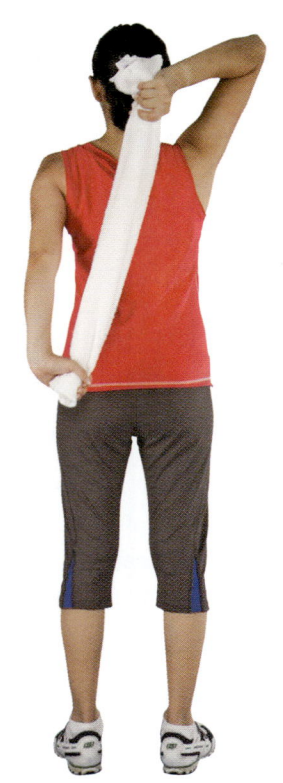

그림 5.4
수건을 사용하여 파트너 없이도 일부 PNF 스트레칭을 할 수 있다.

육을 이완시킨 후, 천천히 신장시킨다. CRAC 방법 역시 동일한 수축-이완 절차를 요구하지만 관절의 반대쪽에 있는 근육인 **길항근**의 수축을 추가한다. 길항근을 수축시키는 목적은 신장시키려는 근육의 반사적 이완을 촉진시키기 위한 것이다.

때 파트너는 목표 근육의 신장을 증가시킬 수도 있다.
3. 운동하는 사람은 길항근을 또 다시 5초 동안 등척성적으로 수축시키고, 이것은 목표 근육을 이완시키게 되며, 파트너는 목표 근육이 가벼운 불편함을 느낄 때까지 다시 신장시킨다.

이 같은 세 단계 사이클이 3~5회 반복된다. 일부 PNF 스트레칭은 파트너 없이 혼자서 실시할 수 있다(그림 5.4). 수건 또는 다른 물체를 사용하여 저항을 제공함으로써 파트너 없이도 동일한 효과를 거둘 수 있다.

정리하면...

- 반동적 스트레칭은 갑작스러운, 강한 반동을 포함한다.
- 동적 스트레칭은 스포츠나 신체활동에 특정적인 가동 범위에 걸쳐 관절을 움직이는 것을 포함한다.
- 정적 스트레칭은 동작의 한계까지 근육을 스트레칭하고 그러한 자세를 일정 시간 동안 유지하는 것을 포함한다.
- 고유감각 신경근육 촉진(PNF)은 번갈아 이루어지는 근육의 수축과 이완을 스트레칭과 결합시켜 유연성을 향상시킨다.

- 스트레칭 운동은 하루에 10~30분, 일주일에 2~5회 실시해야 한다.
- 스트레칭의 강도는 "가벼운 불편함"을 느낄 때가 최대라고 생각되어야 한다.
- 스트레칭 운동 동안의 부상 위험은 위험한 운동은 피하고 스트레칭 동작을 올바로 실행함으로써 최소화할 수 있다.

유연성 유지를 위한 동기부여

유연성을 유지하려면 규칙적으로 스트레칭을 해야만 한다. 다른 형태의 체력 트레이닝에서처럼, 성공하려면 적절한 시간 관리가 필수적이다. 일주일에 3~5번의 스트레칭 시간을 정해 놓고 일정을 지키도록 노력한다. 특별한 장비가 필요하지 않기 때문에 거의 대부분의 장소에서 스트레칭을 할 수 있음을 기억할 것. 그러므로 하루 중의 여유시간을 활용하면서 스트레칭 운동을 하도록 계획한다.

자신의 운동을 즐기지 않는다면 스트레칭 프로그램을 평생 동안 지속하지 못할 것이다. 스트레칭을 좀 더 재미있게 만드는 한 가지 방법은 음악을 들으면서 또는 자신이 좋아하는 TV 프로그램을 시청하면서 실행하는 것이다.

유연성을 향상을 위한 운동처방의 보기

스트레칭 운동을 위한 최적의 빈도, 강도, 지속시간, 형태는 무엇인가? 대답은, 여러 요인들 중에서, 자신의 현재 유연성 수준에 따라 차이가 있겠지만 일반적으로 스트레칭 프로그램의 첫째 주 또는 시작 단계에서는 일주일에 한 번의 스트레칭 운동시간을 포함해야 한다. 프로그램의 느린 진전 단계인 그 다음 4주 동안에는 일주일에 한 번의 스트레칭 운동이 추가되어야 한다. 처음에는 각 트레이닝 운동시간이 약 5분 정도이어야 하며, 느린 진전 단계 동안의 6~12주의 스트레칭 후에는 20~30분으로 서서히 증가해야 한다.

스트레칭 지속시간 증가에 대한 생리학적 근거는 프로그램이 계속되면서 각 스트레칭 자세가 점차적으로 더 오랜 시간 동안 유지되기 때문이다. 예를 들면, 각 스트레칭 자세를 15초 동안 유지함으로써 시작하고, 그런 다음 30초가 될 때까지 매주 5초를 추가한다. 각 동작을 한번 실시(1회)하는 것으로 시작해서 4회로 늘린다. 스트레칭 운동처방의 빈도와 지속시간은 일주일에 2~5일, 하루에 10~30분이어야 한다.

스트레칭의 강도는? 일반적으로, 가벼운 불편함을 주는 위치 이상으로 신체 부위가 신장되어서는 안 된다. 스트레칭의 강도는 자신의 동작 범위 한계까지 근육의 신장을 늘림으로써 증가된다. 자신의 동작 범위는 트레이닝 프로그램 동안 유연성이 향상되면서 서서히 증가할 것이다.

신체 전반의 유연성을 향상시키기 위해서는 모든 주요 근육군을 신장시켜야 한다. 어깨 유연성이 좋다고 해서 슬굴곡근 유연성도 좋을 것이라고 단정할 수 없다. 다음에 소개되는 운동 5.1~5.12에는 12가지의 각기 다른 스트레칭 동작을 실행하는 적절한 방법을 보여주고 있다. 이러한 운동들을 125쪽에 제시된 프로그램에 통합시킨다.

실행할 운동의 형태를 생각해 볼 때, 이러한 운동들은 유연성 증가를 위한 규칙적인 스트레칭 프로그램에 사용되도록 고안되었다. 안전상의 이유에서, 모든 유연성 프로그램은 PNF 또는 정적 스트레칭 운동으로 구성되어야 한다. 소개된 운동들은 나이의 증가 및 사용하지 않음으로써 동작 범위가 감소되는 경향이 있는 관절과 주요 근육군을 포함하고 있다. 이러한 운동들은 정적 및 PNF 동작 두 가지 모두 포함하고 있으며 파트너가 필요할 수도 있다. 부상을 피하려면 그림 5.5의 지침을 따라야만 한다.

한때 유연성을 향상시킨다고 생각되었던 일부 스트레칭 동작이 이제는 근골격계에 손상을 가져올 수 있다고 알려져 있다. 132쪽에서 시작되는 사진들은 부상을 초래할 수도 있는 일부 보편적인 운동을 보여주며, 동일한 목표를 달성하는 데 도움이 되는 대체 운동을 제공한다.

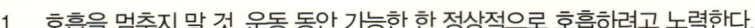

1. 호흡을 멈추지 말 것. 운동 동안 가능한 한 정상적으로 호흡하려고 노력한다.
2. 무릎, 목, 또는 등을 완전히 신전시키지는 말 것.
3. 이미 신장되어 있는 근육을 신장시키지 말 것.
4. 관절의 통증이 일어나는 지점까지 스트레칭을 해서는 안 된다.
5. 수동적 스트레칭에서 보조자가 자신을 도울 때에는 아주 조심해야 한다. 동작 범위의 끝에 대해 보조자와 의사소통을 해야 한다.
6. 척주의 무리한 신전 또는 굴곡을 피해야 한다.

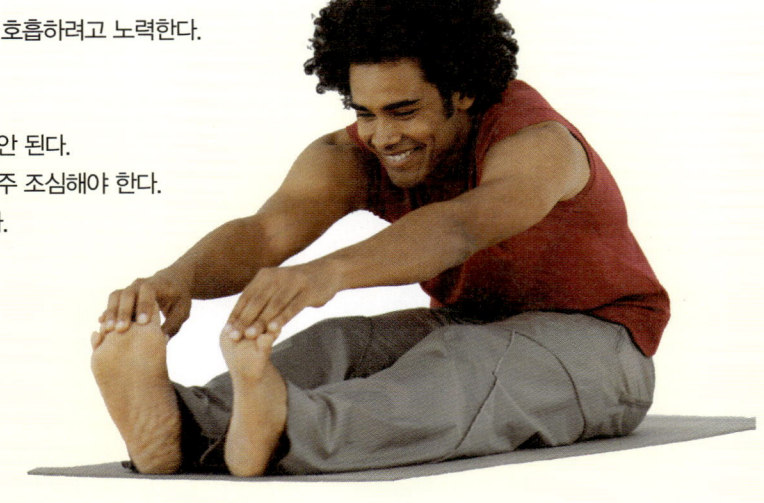

그림 5.5
스트레칭 동안의 부상을 피하기 위해 이러한 지침을 따른다.

초보자 유연성 트레이닝 프로그램

	월요일	화요일	수요일	목요일	금요일	토요일	일요일
1주	1회 / 15초			1회 / 15초			
2주	1회 / 15초			1회 / 15초			
3주	2회 / 15초 각 동작			2회 / 15초 각 동작			

중급자 유연성 트레이닝 프로그램

	월요일	화요일	수요일	목요일	금요일	토요일	일요일
4주		2회 / 20초 각 동작		2회 / 20초 각 동작			2회 / 20초 각 동작
5주		2회 / 20초 각 동작		2회 / 20초 각 동작			2회 / 20초 각 동작
6주		2회 / 20초 각 동작		2회 / 20초 각 동작			2회 / 20초 각 동작
7주		2회 / 20초 각 동작		2회 / 20초 각 동작			2회 / 20초 각 동작
8주		3회 / 25초 각 동작		3회 / 25초 각 동작			3회 / 25초 각 동작
9주		3회 / 25초 각 동작		3회 / 25초 각 동작			3회 / 25초 각 동작
10주		3회 / 25초 각 동작		3회 / 25초 각 동작			3회 / 25초 각 동작
11주		3회 / 25초 각 동작		3회 / 25초 각 동작			3회 / 25초 각 동작

상급자 유연성 트레이닝 프로그램

	월요일	화요일	수요일	목요일	금요일	토요일	일요일
12주		4회 / 30초 각 동작		4회 / 30초 각 동작	4회 / 30초 각 동작		4회 / 30초 각 동작
13주		4회 / 30초 각 동작		4회 / 30초 각 동작	4회 / 30초 각 동작		4회 / 30초 각 동작
14주		4회 / 30초 각 동작		4회 / 30초 각 동작	4회 / 30초 각 동작		4회 / 30초 각 동작
15주		4회 / 30초 각 동작		4회 / 30초 각 동작	4회 / 30초 각 동작		4회 / 30초 각 동작
16주		4회 / 30초 각 동작		4회 / 30초 각 동작	4회 / 30초 각 동작		4회 / 30초 각 동작
유지		4회 / 30초 각 동작		4회 / 30초 각 동작	4회 / 30초 각 동작		4회 / 30초 각 동작

유연성 운동의 보기

운동 5.1 종아리 스트레칭(Lower Leg Stretching)

목적: 종아리 근육(비복근과 가자미근)과 아킬레스건의 신장.

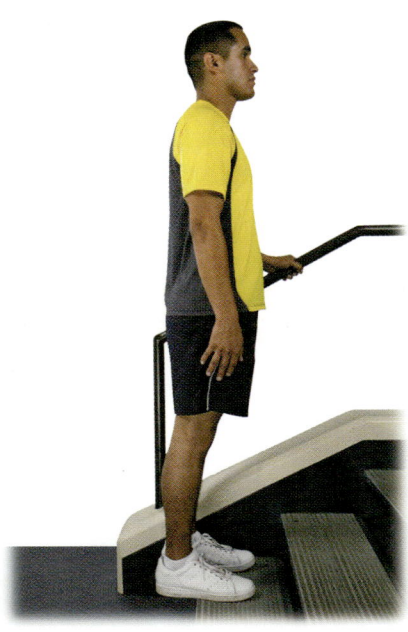
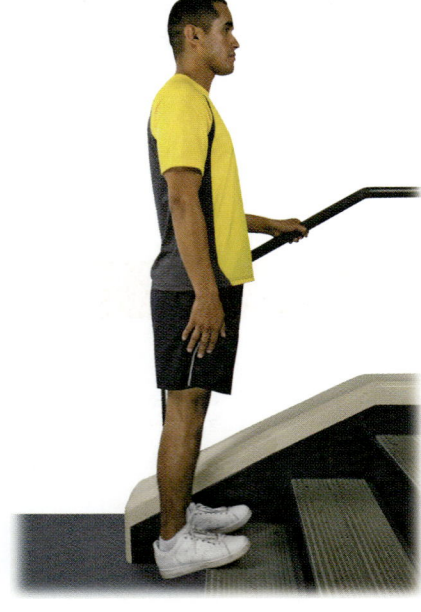
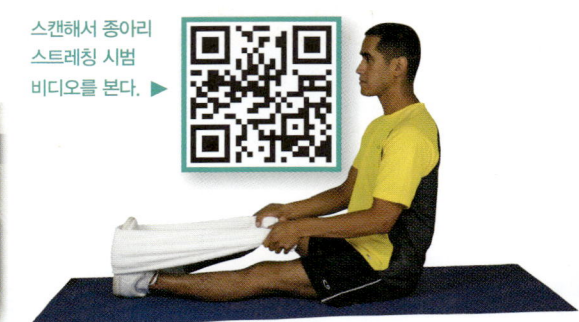

스캔해서 종아리 스트레칭 시범 비디오를 본다. ▶

자세: 발뒤꿈치를 발가락보다 낮게 내릴 수 있을 정도의 높이에 있는 표면의 가장자리에 선다. 균형을 위해 잡을 수 있는 것이 가까이에 있어야 한다.

동작: 몇 초 동안 최대한 높게 발뒤꿈치를 올린 다음, 뒤꿈치를 최대한 아래로 내린다. 체중을 한쪽 다리에서 다른 쪽 다리로 이동시키면 근육을 추가적으로 신장시킬 수 있다.

변형: 바닥에 앉아 다리를 펴고, 수건을 발의 볼(ball) 아래에 두르고서 발을 위로 부드럽게 당겨 발등이 정강이에 더 가까워지게 한다. 또 다른 변형(그림은 없음)은 바닥에 앉아 한쪽 다리는 펴고 다른 쪽 다리는 굽혀서 발바닥이 다른 쪽 다리의 무릎에 닿게 한다. 아래쪽으로 팔을 뻗어 펴진 다리의 발가락을 잡아 발을 부드럽게 위로 당겨 발등이 정강이에 더 가까워지게 한다.

운동 5.2 정강이 스트레칭(Shin Stretching)

목적: 정강이 근육(전경골근, 장지신근, 장무지신근)의 신장.

스캔해서 정강이 스트레칭 시범 비디오를 본다. ▶

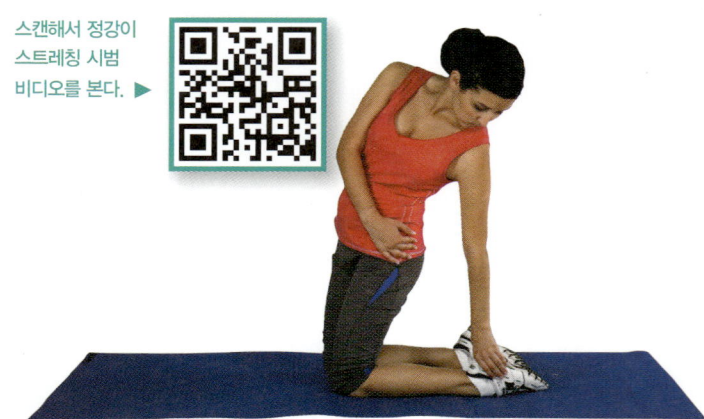

자세: 두 무릎을 바닥에 대고서 몸통을 한쪽으로 돌리며 돌린 쪽의 손으로 발목을 누른다.

동작: 발목을 누른 상태에서 골반을 앞으로 움직인다. 몇 초 동안 자세를 유지한다. 반대쪽에서 동작을 반복한다.

운동 5.3 넓적다리 스트레칭(Thigh Stretching)

목적: 뒤쪽에 있는 다리의 넓적다리 앞쪽 근육(대퇴사두근) 신장.

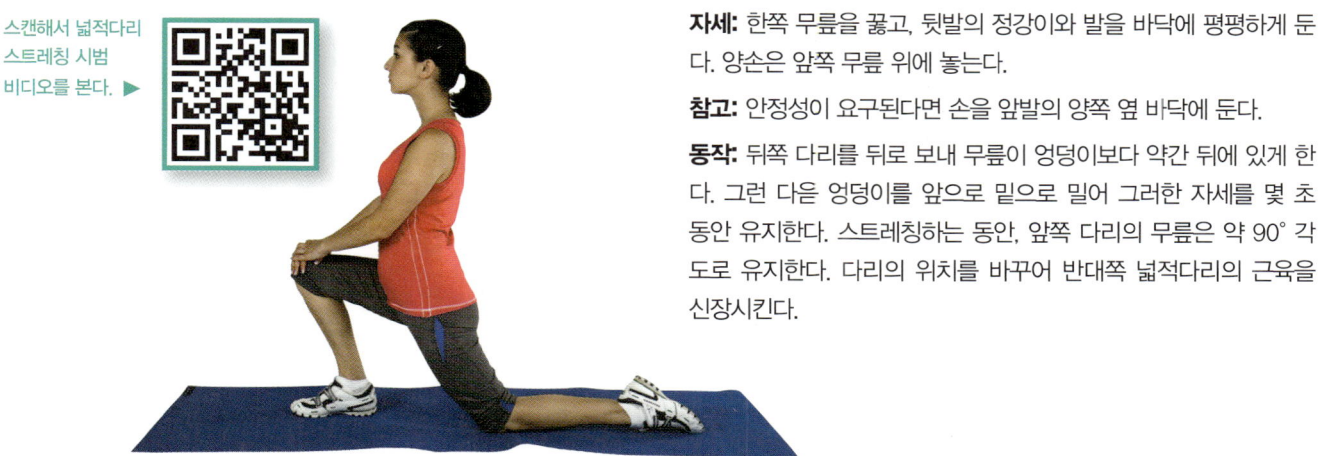

스캔해서 넓적다리 스트레칭 시범 비디오를 본다. ▶

자세: 한쪽 무릎을 꿇고, 뒷발의 정강이와 발을 바닥에 평평하게 둔다. 양손은 앞쪽 무릎 위에 놓는다.

참고: 안정성이 요구된다면 손을 앞발의 양쪽 옆 바닥에 둔다.

동작: 뒤쪽 다리를 뒤로 보내 무릎이 엉덩이보다 약간 뒤에 있게 한다. 그런 다음 엉덩이를 앞으로 밑으로 밀어 그러한 자세를 몇 초 동안 유지한다. 스트레칭하는 동안, 앞쪽 다리의 무릎은 약 90° 각도로 유지한다. 다리의 위치를 바꾸어 반대쪽 넓적다리의 근육을 신장시킨다.

운동 5.4 다리 스트레칭(Leg Stretching)

목적: 엉덩이 뒤쪽(대둔근)과 허벅지 뒤쪽(슬굴곡근) 그리고 종아리(비복근, 가자미근) 근육의 신장.

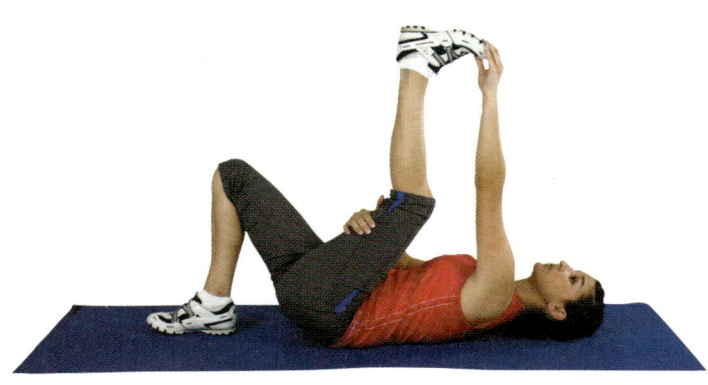

자세: 등을 대고 누워, 한쪽 무릎을 가슴 쪽으로 가져와서 그쪽 손으로 발가락을 잡는다. 다른 쪽 손은 들어 올린 다리의 무릎 뒤쪽 바로 아래에 둔다.

동작: 무릎을 가슴 쪽으로 당기면서 발뒤꿈치를 천장 쪽으로 밀고 발가락을 정강이 쪽으로 당긴다. 다리 뒤쪽 근육에서 충분한 당김을 느낄 때까지 무릎을 펴고, 그러한 자세를 몇초 동안 유지한다. 반대쪽 다리로 동작을 반복한다.

운동 5.5   변형된 허들 스트레칭(Modified Hurdler's Stretching)

목적: 등의 아랫부분 근육(척주기립근)과 넓적다리 뒷부분(슬굴곡근) 근육의 신장.

스캔해서 변형된 허들 스트레칭 시범 비디오를 본다. ▶

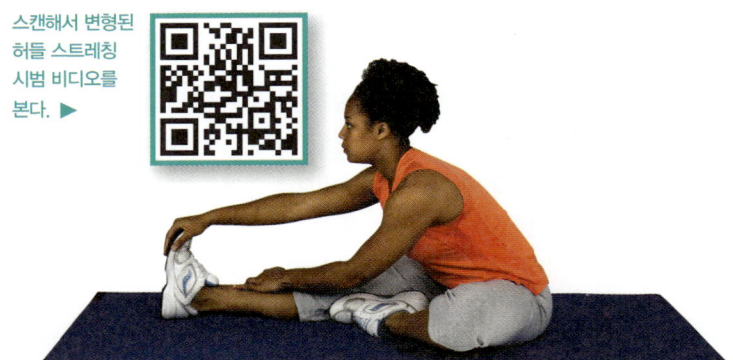

자세: 평평한 바닥에 앉아 한쪽 다리는 앞으로 뻗고 다른 쪽 다리는 안으로 굽혀 발바닥을 뻗은 다리의 무릎에 댄다.

동작: 팔을 뻗어 펴 있는 다리의 발목을 잡는다. 머리와 몸통은 일직선을 유지한 채로 몸통을 앞으로 굽혀 가슴이 무릎에 닿도록 시도한다. 몇 초 동안 자세를 유지한다. 앉은 자세로 되돌아오고, 다리를 바꾸어서 동작을 반복한다.

변형: 펴 있는 다리의 발가락을 잡아 스트레칭하는 동안 발가락을 정강이 쪽으로 당긴다. 이러한 동작은 종아리 근육(비복근과 가자미근) 또한 신장시킨다.

운동 5.6   넓적다리 안쪽 스트레칭(Inside Leg Stretching)

목적: 넓적다리 안쪽 근육의 스트레칭.

스캔해서 넓적다리 안쪽 스트레칭의 시범 비디오를 본다. ▶

자세: 앉아서 양발의 발바닥을 함께 붙이고, 손을 무릎 바로 아래에 댄다.

동작: 무릎을 위로 올리려고 시도하지만 손과 전완을 사용하여 그러한 노력에 저항한다. 그런 다음, 근육을 이완시키고, 손을 사용하여 무릎을 바닥 쪽으로 밀면서 몇 초 동안 자세를 유지한다.

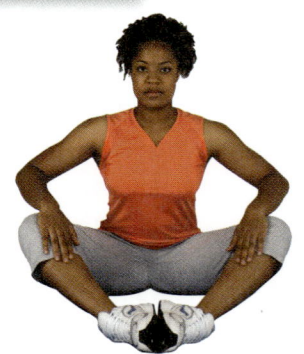

운동 5.7　고관절과 엉덩이 스트레칭(Hip and Gluteal Stretching)

목적: 고관절 주위 근육(둔근, 대퇴근막장근)의 신장.

스캔해서 고관절과 둔근 스트레칭 시범 비디오를 본다. ▶

자세: 등을 대고 누워, 한쪽 다리를 다른 쪽 다리 위로 교차시키고 어깨와 양 팔은 바닥에 둔다.

공작: 교차하지 않은 다리의 무릎 뒤를 잡아 가슴 쪽으로 당긴다. 몇 초 동안 자세를 유지한다. 두 다리의 위치를 바꾸어 동작을 반복한다.

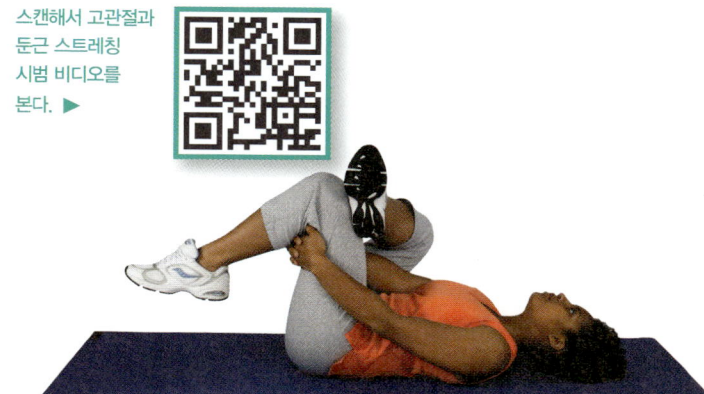

운동 5.8　등 아랫부분 스트레칭(Lower Back Stretching)

목적: 허리(척주기립근)와 궁둥이(둔근) 근육의 신장.

스캔해서 등 아랫부분 스트레칭 시범 비디오를 본다. ▶

자세: 등을 대고 누워 무릎을 굽히고, 발바닥은 바닥에 평평하게 대고, 팔은 몸 옆에 둔다.

동작: 첫째, 엉덩이를 바닥에서 들어 올린 다음, 몇 초 동안 자세를 유지한다. 그런 다음 근육을 이완시키고 시작 자세로 되돌아온다. 손을 무릎 두에 대고 무릎을 가슴으로 당긴다. 몇 초 동안 자세를 유지한다.

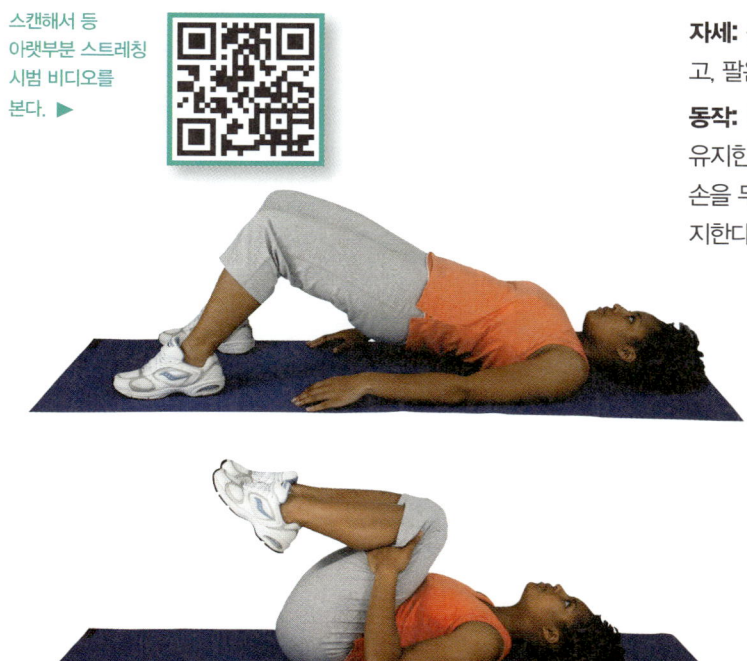

운동 5.9 옆구리 스트레칭(Side Stretching)

목적: 상완(삼두근)과 몸통 옆 부분(광배근) 근육의 신장.

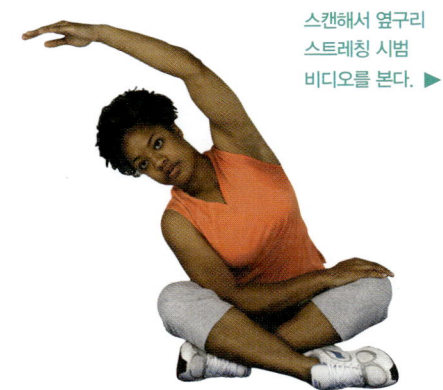

스캔해서 옆구리 스트레칭 시범 비디오를 본다. ▶

자세: 바닥에 앉아 다리를 교차시킨다.

동작: 한쪽 팔을 머리 너머로 뻗으면서 허리에서부터 같은 방향으로 굽힌다. 다른 한 팔은 가슴을 가로 지르면서 최대한 멀리 뻗는다. 몇 초 동안 자세를 유지한다. 몸통을 돌리지 않는다; 머리 위의 팔과 같은 쪽에 있는 몸통 근육을 신장시키려고 노력한다. 팔의 위치를 바꾸어서 몸통의 다른 쪽을 신장시킨다.

운동 5.10 몸통 비틀기(Trunk Twister)

목적: 몸통(복사근과 광배근) 근육과 엉덩이(대둔근) 근육의 신장.

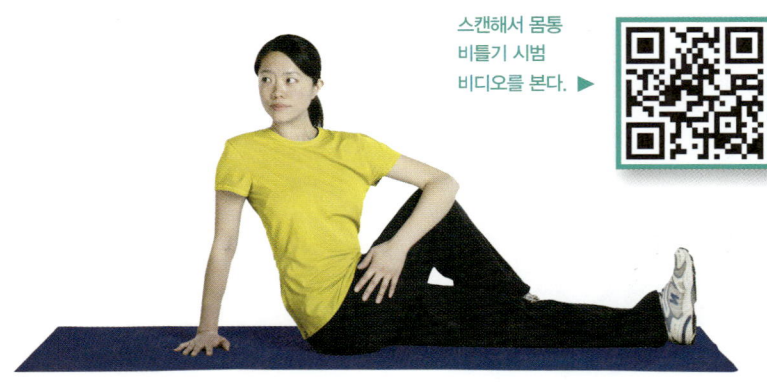

스캔해서 몸통 비틀기 시범 비디오를 본다. ▶

자세: 앉아서 왼쪽 다리를 펴고, 오른쪽 다리는 굽혀서 왼쪽 무릎 위를 가로질러 발바닥이 바닥에 닿도록 한다. 오른손은 엉덩이 뒤의 바닥에 둔다.

동작: 왼쪽 팔을 오른쪽 넓적다리의 오른쪽에 대고 오른쪽 손은 바닥에 둔다. 왼팔로 오른쪽 다리를 밀면서 몸통을 오른쪽으로 튼다. 몇 초 동안 자세를 유지한다. 오른쪽 다리가 펴져 있는 시작 자세를 취한 다음, 신체의 반대쪽을 스트레칭한다.

운동 5.11   가슴 스트레칭(Chest Stretching)

목적: 가슴(대흉근)과 어깨(전면 삼각근과 이두근) 근육의 신장.

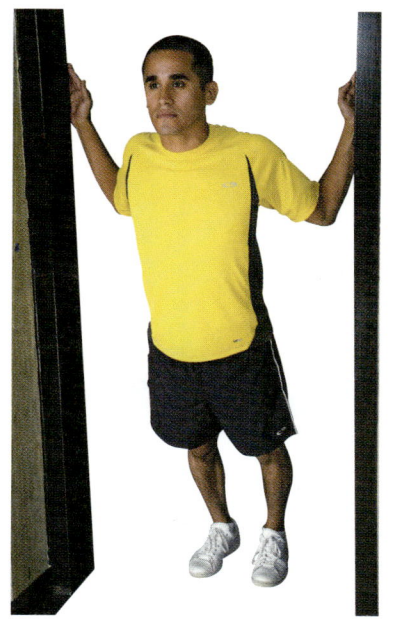

자세: 방의 출입구에 서서, 어깨 높이에서 문틀을 손으로 잡는다.

동작: 문틀을 앞쪽으로 약 5초 정도 민다. 그런 다음 근육을 이완시키고 가슴 근육에서 당김을 느낄 때까지 체중을 앞으로 이동시킨다. 몇 초 동안 자세를 유지한다.

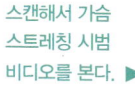
스캔해서 가슴 스트레칭 시범 비디오를 본다. ▶

운동 5.12   목 스트레칭(Neck Stretching)

목적: 목을 회전시키는 근육(흉쇄유돌근)의 신장.

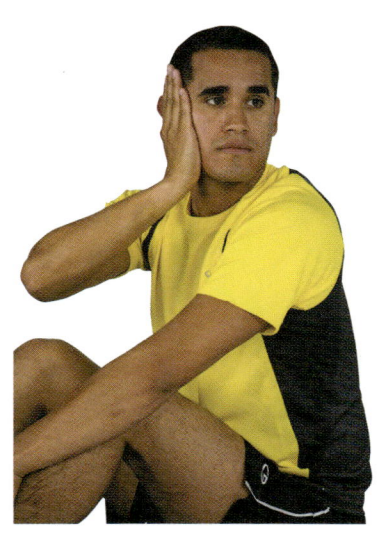

스캔해서 목 스트레칭 시범 비디오를 본다. ▶

자세: 머리를 한쪽으로 돌린 다음, 손가락은 귀를 향해서 그리고 팔꿈치는 앞쪽을 향하도록 해서 손을 뺨에 댄다.

동작: 손의 저항에 대항하면서 머리와 목을 돌리려고 노력한다; 몇 초 동안 자세를 유지한다. 손을 내리고 목의 근육을 이완시킨 다음, 처음과 같은 방향으로 목을 최대한 돌린다. 이러한 자세를 몇 초 동안 유지한다. 목을 반대쪽으로 돌려 동작을 반복한다.

안전하지 못한 운동의 대체 동작

목적: 허리와 궁둥이 근육의 신장.

부상을 초래할 수 있는 동작:
무릎 당기기(knee pull)

대체 운동
다리 당기기(leg pull)

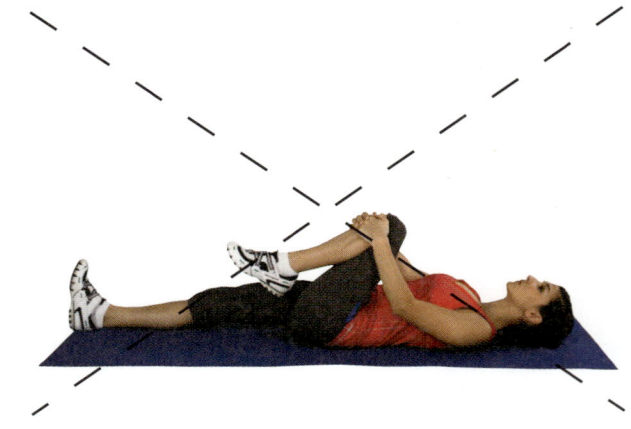

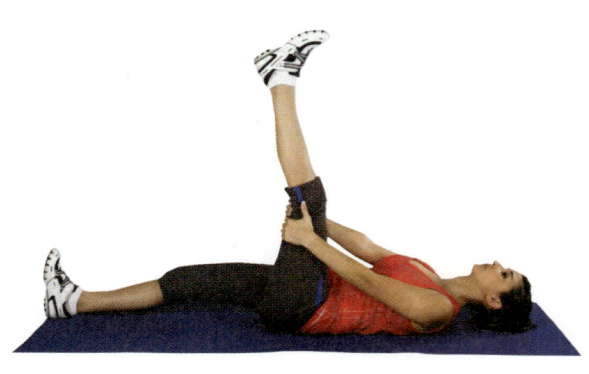

이 자세는 무릎 관절에 과도한 부담을 줄 수 있다.

등을 대고 누워 무릎 바로 아래쪽의 다리 뒷부분을 당김으로써 무릎을 가슴 쪽으로 당긴다. 그런 다음, 무릎 관절을 펴고 발바닥이 위쪽을 향하도록 한다. 무릎을 계속 가슴 쪽으로 당긴다. 각 다리로 몇 번씩 반복한다.

목적: 대퇴의 강화와 하퇴의 신장.

부상을 초래할 수 있는 동작:
무릎 굽히기(deep knee bend)

대체 운동
런지(lunge)

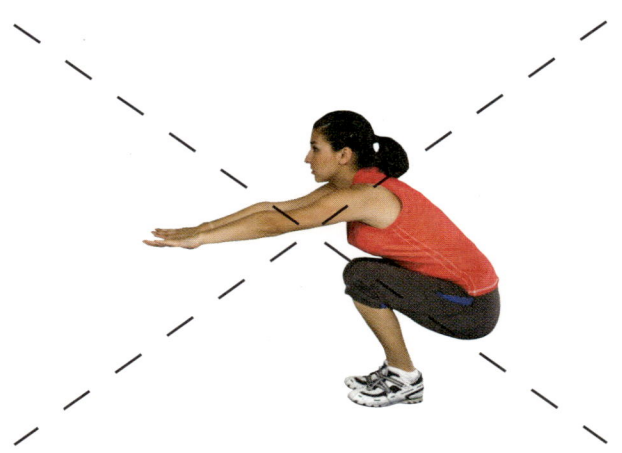

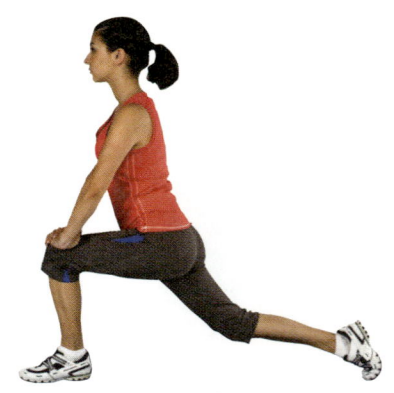

이 동작은 무릎이 과도하게 굽혀지도록 만들고, 인대를 스트레칭시키면서 관절이 벌어지도록 만든다.

선 자세에서 한발을 앞으로 내디디면서 뒤쪽 다리의 무릎을 바닥으로 보낸다. 반대쪽 다리로 동작을 반복한다.

목적: 허리, 궁둥이, 슬굴곡근의 신장.

부상을 초래할 수 있는 동작:
서서 발가락 닿기(standing toe touch)

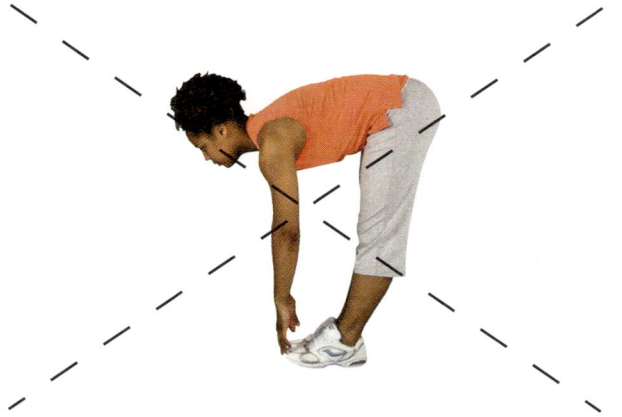

허리를 손상시킬 수 있다.

대체 운동
앉은 자세에서의 슬굴곡근 스트레칭(sitting hamstring stretching)

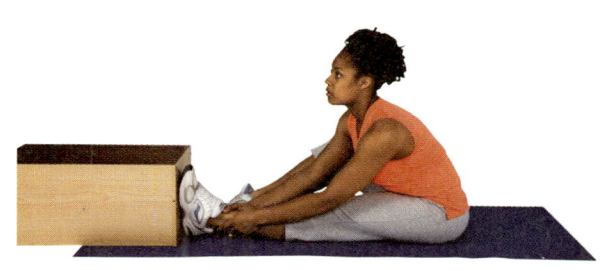

벽으로부터 다리 길이의 간격을 두고 앉는다. 한발은 벽에 대고 다른 쪽의 무릎은 굽혀서 발을 벽과 엉덩이 사이에 두며, 허리를 바로 편 상태에서 상체를 앞으로 굽힌다. 굽힌 무릎은 옆으로 넘어가도 좋다.

스캔해서 슬굴곡근 스트레칭 시범 비디오를 본다. ▶

목적: 복부 근육의 강화.

부상을 초래할 수 있는 동작:
윗몸 일으키기(sit-up: 손을 머리 뒤에 두고)

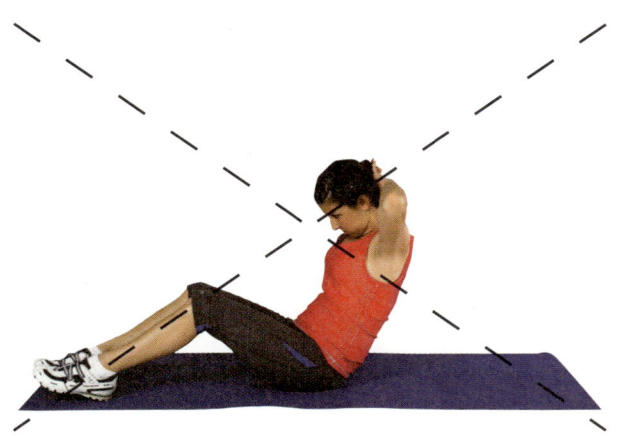

이 동작은 목을 과도하게 굽혀지도록 만들 수 있으며 목 근육을 과도하게 긴장시킬 수 있다.

대체 운동
누워 어깨 들어올리기(curl-up)

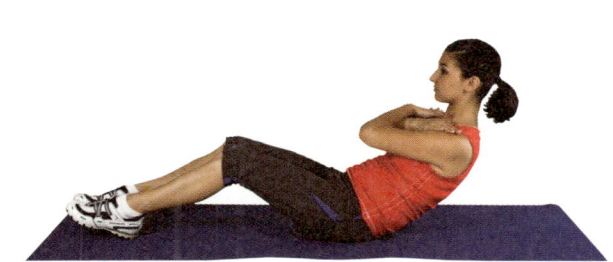

등을 대고 누워 무릎을 굽히고 팔을 가슴 위에서 교차시킨다. 복부 근육을 사용하면서 등의 위쪽 절반이 바닥에서 들려질 때까지 상체를 둥글게 위로 올린 다음 시작 자세로 되돌아온다.

EXERCISES

목적 : 목 근육의 신장.

부상을 초래할 수 있는 동작:
목 돌리기(neck circles)

대체 동작
목 스트레칭(neck stretching)

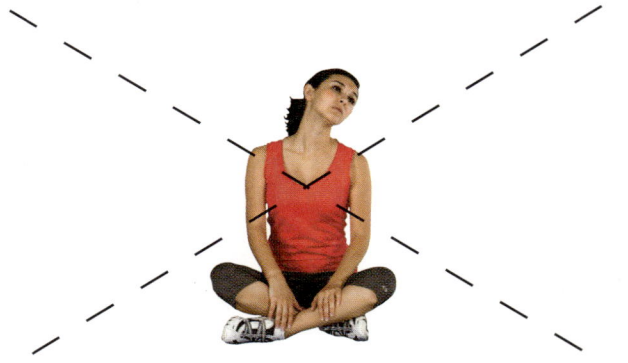

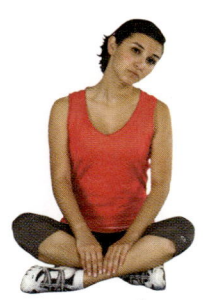

이 동작은 목을 과다하게 신전시켜 동맥과 신경을 압박할 수 있을 뿐만 아니라 척주의 디스크를 손상시킬 수 있다.

앉은 자세에서 머리와 목을 바로 세운다. 머리를 아래로 내려 목을 굽혔다가 제자리로 되돌아온다. 그런 다음 머리를 천천히 왼쪽 오른쪽으로 최대한 돌린다. 턱이 어깨를 가리키도록 노력한다.

목적: 궁둥이 근육의 신장과 강화.

부상을 초래할 수 있는 동작:
당나귀 뒷발질(donkey kick)

대체 운동
무릎-코 닿기(knee-to-nose touch)

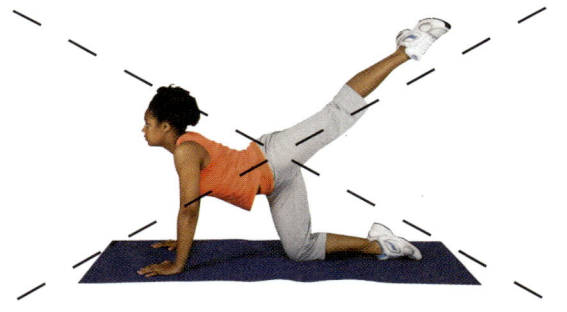

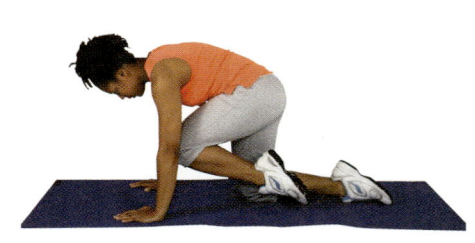

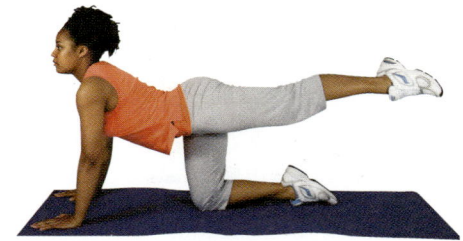

다리를 뒤로 찰 때에 대부분의 사람들은 목과 등을 과도하게 신전시킨다.

양손과 양 무릎을 바닥에 댄 자세에서 한쪽 무릎을 자신의 코 쪽으로 들어 올린 다음, 다리를 수평으로 편다. 몇 차례 실시한 후 반대쪽 다리로 운동한다. 다리를 엉덩이보다 높게 올려서는 안 되며 목은 등과 일직선을 이루어야 한다.

요약

1. 유연성은 관절의 동작 범위이다.
2. 유연성 향상에 따른 효과는 다음과 같다: 관절 가동성 증가, 허리 문제의 예방, 효율적인 신체 움직임, 향상된 자세와 외모.
3. 유연성을 제한하는 5가지 해부학적 요인들은 뼈의 모양, 근육, 관절낭 내부의 결합조직, 근육을 뼈 그리고 관절을 둘러싸는 결합조직과 연결하는 건, 피부이다.
4. 고유감각기는 근육과 건의 당김(장력)을 끊임없이 감지하면서 두뇌로 정보를 제공한다. 근방추가 갑자기 신장되면 근육이 수축하도록 만드는 신장반사를 일으킴으로써 반응한다. 그렇지만 근육과 건이 천천히 신장되면 신장반사를 피할 수 있다.
5. 유연성 프로그램의 설계는 단기 및 장기 목표의 설정 그리고 자신의 목표를 달성하는 데 도움이 될 스트레칭 운동을 선정하는 것을 포함한다. 정적 스트레칭은 동작의 한계점까지 근육을 신장시킨 다음, 일정 시간 동안 그러한 자세를 유지하는 것을 포함한다. 동적 스트레칭은 스포츠나 신체활동에서의 동작을 모방하도록 고안된 유동적이며 과장된 동작을 포함한다.
6. 유연성 향상을 위한 고유감각 신경근육 촉진(PNF)은 번갈아 이루어지는 근육 수축과 이완을 스트레칭과 결합한 것이다. 탄성적 스트레칭이 일부 선수에게는 적합할 수도 있겠지만 일반인에게는 안전하지 않다.
7. 유연성 운동은 좋은 자세를 유지하고, 신체의 정렬 불량 및 근골격계를 쇠약하게 만드는 변화를 방지하는 데 중요하다.

학습문제

1. 다음 중에서 관절의 움직임을 제한할 수 있는 해부학적 요인이 아닌 것은?
   a. 뼈의 모양
   b. 굳은 피부
   c. 딱딱한 건
   d. 뼈의 길이

2. 감각수용기에 포함되는 것은?
   a. 운동단위
   b. 골지기관
   c. 근방추
   d. b와 c

3. 정적 스트레칭은 운동선수가 아닌 사람에게는 권장되지 않는다.
   a. 맞음
   b. 틀림

4. 부상을 피하려면, 대부분의 스트레칭은 다음과 같이 해야 한다.
   a. 밤에만
   b. 근육 온도가 상승된 후에
   c. TV를 시청하면서
   d. 통증을 느낄 때까지

5. 요통은 다음의 결과이다.
   a. 약한 복부 근육
   b. 약한 슬굴곡근 근육
   c. 허리의 과신전
   d. 위의 것 모두

6. 다음 용어들을 정의하시오.
   유연성   동작 범위   연골
   인대   건   길항근
   고유감각 신경근육 촉진

7. 연골과 건의 기능적 차이를 설명하시오.
8. 정적 스트레칭과 반동적 스트레칭을 비교하시오.
9. 유연성 유지가 왜 중요한지에 대한 3가지 이유를 나열하시오.
10. 유연성을 제한하는 요인들은 어떤 것들인가? 유연성을 가장 크게 제한하는 요인은?
11. 유연성 향상을 위한 운동처방을 간략하게 설명하시오.
12. 신장 반사를 피해야만 하는 이유를 설명하시오.
13. 좋은 자세가 주는 4가지 효과를 나열하시오.

유용한 웹링크

미국스포츠의학회(American College of Sports Medicine)
건강과 체력에 관한 정보, 논문, 공식 견해(position statement)를 제공. www.acsm.org

메이오 클리닉(Mayo Clinic)
체력과 웰니스에 관한 일반적인 정보. 특정 근육군, 스포츠, 체력 단련을 위한 유연성 운동 포함. www.mayoclinic.org

웹MD(WebMD)
운동, 체력, 웰니스에 관한 종합적인 정보. 좋은 기사, 교육 정보, 최신 자료 제공.
www.webma.com

실습 5.1

이름 _____ 날짜 _____

자세 평가

스캔해서 자세 검사의 시범 비디오를 본다. ▶

나쁜 자세를 아주 흔히 볼 수 있는데 그러한 자세는 심각한 근육 및 관절의 정렬 불량을 가져올 수 있고, 심각한 근골격계 문제를 초래할 수도 있다. 실제로, 나쁜 자세로의 진행은 종종 아주 느리게 이루어지므로 자세의 변화를 알아차리기 훨씬 전에 증상(등과 목의 통증, 뻣뻣함, 부상 증가, 동작 범위 감소)을 느낄 수도 있다.

자세 향상의 첫 번째 단계는 자신의 자세가 어떤지를 파악하는 것이다. 그런 다음 "좋은 자세"와 비교할 수 있으며 정렬 불량을 교정하는 데 도움이 될 운동 형태를 결정하는 것이다.

1단계: 자신의 자세를 평가하기 위해 사진을 찍는다.

벽을 바라보고 서 있는 자신의 사진을 찍음으로서 자신의 자세가 어떤지를 파악할 수 있다. 친구나 가족에게 무늬가 없는 평평한 벽면 앞에 서 있는 자신의 뒷면과 옆면의 사진을 찍도록 한다.

자신의 뒤쪽에 줄을 매달아 놓음으로써 시상면(sagital plane)에서의 신체 위치를 비교할 수 있다. 머리 위쪽에 있는 물체에 줄을 묶은 다음 다른 쪽 끝은 바닥 바로 위쪽에 있도록 물체를 묶는다. 뒤에서 사진을 찍을 때에는 발 사이의 중앙에 줄이 있도록 한다. 옆에서 사진을 찍을 때에는 발목 옆쪽의 뼈가 튀어나온 부분에 줄이 있도록 한다.

2단계: 자세의 평가

몸의 뒤쪽과 옆쪽 사진을 찍은 다음에는 137쪽의 점수 도표와 비교한다. 점수 도표를 사용하여 신체 각 부분의 점수를 결정한다.

3단계: 점수의 검토

자신이 평가한 신체 각 부위의 점수를 검토한다.

신체 모든 부분에서 2점을 받았다면 자신의 자세가 좋다는 것을 의미한다. 근력 및 유연성 운동 프로그램이 좋은 자세를 유지하는 데 도움이 될 것이다.

점수가 1점이라면 그러한 부분을 교정하는 데 도움이 될 유연성 운동이 필요할 수도 있을 것이다.

점수가 0점이라면 자세의 그러한 측면을 교정하는 유연성 운동을 지금부터 시작한다. 정렬 불량은 거의 틀림없이 통증 그리고/또는 자세에 영구적인 변화를 가져올 것이다.

도표 오른쪽의 빈칸에 평가 날짜를 기입한다. 6주 후에 자세를 다시 평가한다. 하루 종일 자신의 자세를 의식할 것. 발견한 정렬 불량을 교정하는 데 도움이 되도록 지속적으로 근력 운동과 유연성 운동을 실시한다.

실습 5.1 (계속)

		좋음-2	보통-1	나쁨-0	점수	
뒷면					날짜 1	날짜 2
머리		머리는 똑바르고, 중력은 몸 중심을 통해 지나간다.	머리는 틀어졌거나 또는 한쪽으로 약간 돌려졌다.	머리는 틀어졌거나 또는 한쪽으로 많이 돌려졌다.		
어깨		어깨가 수평적으로 평평하다.	한쪽 어깨가 약간 높다.	한쪽 어깨가 많이 높다.		
척주		척주가 똑바르다.	척주가 약간 굽었다.	척주가 옆으로 많이 굽었다.		
엉덩이		골반이 수평적으로 평평하다.	한쪽 골반이 약간 높다.	한쪽 골반이 많이 높다.		
무릎과 발목		발은 앞을 향하고, 다리는 수직이다.	발은 바깥쪽을 향하고, 다리는 무릎에서 바깥쪽으로 벗어난다.	발은 많이 바깥쪽을 향하고, 다리는 바깥쪽으로 많이 벗어난다.		
옆면					날짜 1	날짜 2
목과 등 윗부분		목은 똑바르고, 머리는 어깨와 일직선을 이루며, 등 윗부분이 둥글다.	목이 약간 앞으로 나왔고, 턱이 나왔으며, 등 윗부분이 약간 둥글다.	목이 많이 앞으로 나왔고, 턱이 많이 나왔으며, 등 윗부분이 많이 둥글다.		
몸통		몸통이 똑바르다.	몸통이 뒤로 약간 기울었다.	몸통이 뒤로 많이 기울었다.		
복부		복부는 평평하다.	복부가 앞으로 나왔다.	복부가 앞으로 나왔고 처졌다.		
허리		허리 곡선이 정상적이다.	허리 곡선이 앞으로 약간 들어갔다.	허리 곡선이 앞으로 많이 들어갔다.		
다리		다리가 똑바르다.	다리가 약간 과신전되었다.	다리가 많이 과신전되었다.		

실습 5.2

이름 _____ 날짜 _____

유연성 평가: 몸통 유연성[앉아 윗몸 굽히기(sit and reach)] 검사와 어깨 유연성 검사

앉아 윗몸 굽히기 검사

스캔해서 앉아 윗몸 굽히기 검사의 시범 비디오를 본다. ▶

앉아 윗몸 굽히기 검사를 실시하려면 똑바로 앉아 발바닥을 검사 박스(box)에 평평하게 붙인다. 발바닥이 박스에 평평하게 붙어 있고 다리는 편 상태를 유지하면서 자신의 손을 최대한 앞으로 뻗어 3초 동안 그 자세를 유지한다. 이러한 절차를 3회 반복한다. 앉아 윗몸 굽히기 검사의 점수는 자신의 몸 쪽에 가까운 박스 가장자리와 3번의 시도에서 가장 멀리 뻗었던 손가락 끝 사이의 길이이며, cm 단위로 측정한다.

검사를 시작하기 전에 몇 분 동안 스트레칭을 함으로써 준비운동을 해야 한다. 부상 가능성을 줄이기 위해, 검사 동안 갑작스러운 움직임은 피해야 한다. 보조자가 있다면 검사 동안 다리가 곧게 펴져 있도록 잡아줌으로써 그리고 박스와 손가락 사이의 길이를 측정함으로써 검사에 도움을 줄 수 있다. 검사를 완료한 다음에는 139쪽의 표 5.2를 참조하여 자신의 유연성 체력 수준을 확인하고, 아래에 있는 검사 결과 양식에 자신의 점수를 기록한다.

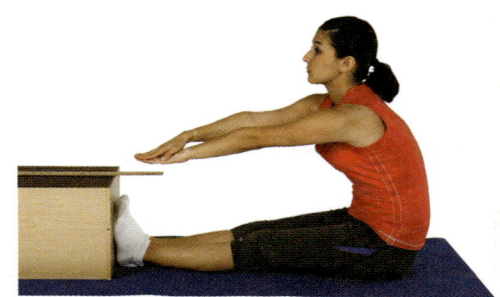

앉아 윗몸 굽히기 검사.

어깨 유연성 검사

스캔해서 어깨 유연성 검사의 시범 비디오를 본다. ▶

어깨 유연성 검사를 실시하려면 다음 단계들을 따른다: 선 자세에서 자신의 오른팔을 올려서 등 아래로 최대한 뻗는다. 그와 동시에 자신의 왼팔을 등 뒤에서 오른손을 향해 위로 뻗는다. 자신의 손가락이 가능한 한 서로 많이 겹쳐지도록 하는 것이 목표이다. 어깨 유연성 검사의 점수는 손가락이 겹쳐지는 길이이며, 인치(inch) 단위로 측정한다.

손가락이 겹쳐지는 길이는 반올림으로 처리한다. 예를 들면, 3/4인치가 겹쳐지면 1인치로 기록한다. 손가락이 끝이 겹쳐지지 않는다면 이때의 점수는 −1로 기록한다. 손가락 끝이 겨우 서로 닿는다면 점수는 0으로 기록한다. 오른손을 위로 올려서 검사를 완료한 다음에는 반대쪽(왼) 팔로 검사를 반복한다.

앉아 윗몸 굽히기 검사처럼, 어깨 유연성 검사를 시작하기 전에 몇 분 동안의 스트레칭으로 준비운동을 해야 한다. 마찬가지로, 부상 방지를 위해 검사 동안 갑작스러운 움직임은 피한다. 검사를 완료한 다음에는 139쪽의 표 5.3을 참조하여 자신의 어깨 유연성 체력 수준을 확인하고, 아래에 있는 검사 결과 양식에 자신의 점수를 기록한다.

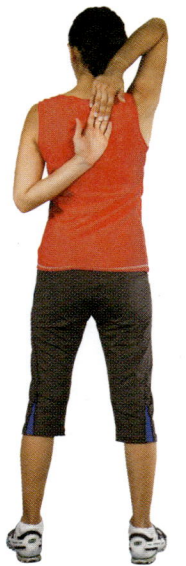

어깨 유연성 검사.

실습 5.2 (계속)

표 5.2 몸통 유연성의 체력 수준 분류 기준

		앉아 윗몸 굽히기(cm)			
남자	최상	아주 좋음	좋음	보통	나쁨
15–19 yrs	≥39	34–38	29–33	24–28	≤23
20–29 yrs	≥40	34–39	30–33	25–29	≤24
30–39 yrs	≥38	33–37	28–32	23–27	≤22
40–49 yrs	≥35	29–34	24–28	18–23	≤17
50–59 yrs	≥35	28–34	24–27	16–23	≤15
60–69 yrs	≥33	25–32	20–24	15–19	≤14
여자	최상	아주 좋음	좋음	보통	나쁨
15–19 yrs	≥43	38–42	34–37	29–33	≤28
20–29 yrs	≥41	37–40	33–36	28–32	≤27
30–39 yrs	≥41	36–40	32–35	27–31	≤26
40–49 yrs	≥38	34–37	30–33	25–29	≤24
50–59 yrs	≥39	33–38	30–32	25–29	≤24
60–69 yrs	≥35	31–34	27–30	23–26	≤22

출처: *Canadian Physical Activity, Fitness & Lifestyle Approach: CSEP-Health & Fitness Program's Appraisal and Counseling Strategy, 3rd edition*, © 2003. Reprinted with permission from the Canadian Society for Exercise Physiology.

표 5.3 어깨 유연성의 체력 수준 분류 기준

오른손이 위에 있을 때의 점수	왼손이 위에 있을 때의 점수	체력 분류
<0	<0	아주 나쁨
0	0	나쁨
+1	+1	보통
+2	+2	좋음
+3	+3	아주 좋음
+4	+4	최상

이 기준은 모든 연령의 남성과 여성에게 해당된다. 어깨 유연성 검사의 점수는 인치이며 오른손과 왼손 손가락 사이의 거리를 가리킨다.

출처: Fox, Edward L.; Kirby, Timothy; Fox, Ann Roberts, *Bases of Fitness, 1st Ed.*, © 1987. Reprinted and Electronically reproduced by permission of Pearson Education, Inc., Upper Saddle River, New Jersey.

날짜: _____

앉아 윗몸 굽히기 점수(cm): _____   체력 수준: _____

어깨 유연성(인치)
왼쪽: _____   체력 수준: _____
오른쪽: _____   체력 수준: _____

목표 설정

1. 유연성 검사의 결과에 근거해서 자신의 체력 수준을 향상 또는 유지시키기 위한 목표를 적는다.
2. 자신의 목표 달성에 도움이 되는 3가지 전략을 적는다.

   1. _____
   2. _____
   3. _____

실습 5.3

이름 _____   날짜 _____

유연성 진전 일지

아래의 일지를 사용하면서 관절 유연성 증가에서의 진전을 기록한다. 운동한 날짜 그리고 각 스트레칭 운동의 동작 지속시간, 세트 수를 기록한다.

날짜 운동	지속시간/ 세트	지속시간/ 세트	지속시간/ 세트	지속시간/ 세트	지속시간/ 세트	지속시간/ 세트	지속시간/ 세트
종아리 스트레칭(운동 5.1 참조)							
정강이 스트레칭(운동 5.2 참조)							
넓적다리 스트레칭(운동 5.3 참조)							
다리 스트레칭(운동 5.4 참조)							
변형된 허들 스트레칭(운동 5.5 참조)							
넓적다리 안쪽 스트레칭(운동 5.6 참조)							
고관절과 엉덩이 스트레칭(운동 5.7 참조)							
등 아랫부분 스트레칭(운동 5.8 참조)							
옆구리 스트레칭(운동 5.9 참조)							
몸통 비틀기(운동 5.10 참조)							
가슴 스트레칭(운동 5.11 참조)							
목 스트레칭(운동 5.12 참조)							

세트 수와 자세 지속시간. 보기: 2/30 = 2세트를 각각 30초간 유지.

실습 5.4

이름 _____   날짜 _____

요통 감소 및 예방을 위한 스트레칭

스트레칭 운동은 유연하고 건강한 등을 유지하는 데 중요하다. 일상 활동은 종종 등 근육의 과다사용과 딱딱함을 초래한다. 만성적인 과다사용과 긴장은 등의 통증을 초래할 수 있으며 등 부상의 위험을 증가시킬 수 있다.

이번 실습에서는 유연성을 유지하는 데 도움이 되도록 허리 근육을 신장시키는 운동을 배울 것이다. 이러한 스트레칭 운동은 등의 통증을 예방하는 데 도움이 될 것이며 등의 통증을 감소시키는 데 도움이 될 수도 있다.

등의 신전-엎드린 자세

1. 배를 바닥에 대고 엎드린다.
2. 팔꿈치로 몸을 떠받치고, 등을 신전시킨다.
3. 팔꿈치를 펴기 시작하며, 등을 추가적으로 신전시킨다.
4. 가벼운 당김을 느낄 때까지 팔꿈치를 계속해서 편다.
5. 15초 동안 자세를 유지한다.
6. 시작 자세로 되돌아온다.
7. 10회 반복한다.

고양이 스트레칭

스캔해서 고양이 스트레칭 시범 비디오를 본다. ▶

1. 손과 무릎을 바닥에 대고 엎드린다.
2. 천정을 향해 등을 위로 민다(마치 고양이가 등을 구부리듯이)
3. 등에 가벼운 당김을 느낄 때까지 계속해서 등을 동그랗게 구부린다.
4. 15초 동안 자세를 유지한다.
5. 시작 자세로 되돌아온다.
6. 10회 반복한다.

골반 기울이기(Pelvic Tilt)

스캔해서 골반 기울이기의 시범 비디오를 본다. ▶

1. 등을 대고 누워 무릎은 굽히고 발은 바닥에 평평하게 둔다.
2. 숨을 내쉬고, 허리의 오목한 부분을 바닥에 대고 누른다.
3. 자세를 15초 동안 유지한다.
4. 시작 자세로 되돌아온다.
5. 10회 반복한다.

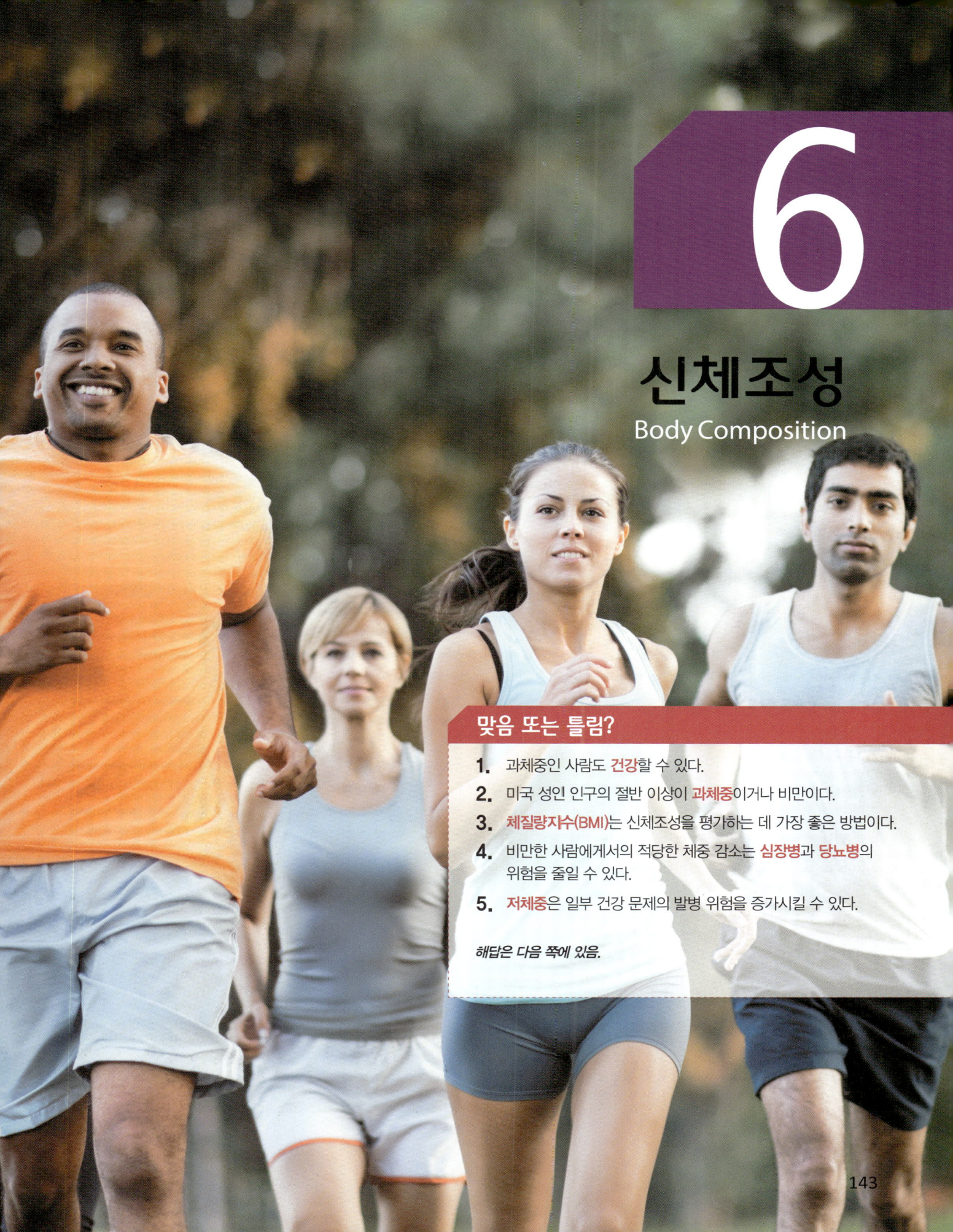

6

신체조성
Body Composition

맞음 또는 틀림?

1. 과체중인 사람도 **건강**할 수 있다.
2. 미국 성인 인구의 절반 이상이 **과체중**이거나 비만이다.
3. **체질량지수**(BMI)는 신체조성을 평가하는 데 가장 좋은 방법이다.
4. 비만한 사람에게서의 적당한 체중 감소는 **심장병**과 **당뇨병**의 위험을 줄일 수 있다.
5. **저체중**은 일부 건강 문제의 발병 위험을 증가시킬 수 있다.

해답은 다음 쪽에 있음.

많은 사람이 자신의 체중에 대해 걱정한다. 하지만 자신의 체중은 자신의 신체조성이 건강한지에 대해 항상 좋은 지표가 되지는 못한다. 예를 들면, 신장과 체중 도표에 따를 경우 일부 선수들이 11kg이나 과다체중인 듯 하지만 실제로는 신체지방이 아주 적다. 어떻게 이런 일이 가능한가? 이 장에서는 그 같은 내용을 상세히 설명하고 있다. 어떻게 신체지방 수준을 평가하는지에 대해 논의하고, 자신에게 어느 정도의 지방이 건강한 수준인지를 생각해 보며, 과다한 양의 신체지방과 연관된 건강 문제를 살펴보겠다.

신체조성이란? 무엇을 의미하는가?

신체조성이란 신체의 지방조직과 제지방조직(예, 뼈, 근육, 내부 장기)의 상대적 비율을 말한다. 신체조성은 통상적으로 신체의 지방 비율로 나타낸다. 어떤 사람의 신체지방이 20%라면 체중의 20%는 지방 무게이고 체중의 나머지 80%는 제지방 무게이다. 높은 비율의 신체지방은 심장병, 당뇨병, 그 밖의 다른 신체장애의 위험 증가와 연관이 있으며, 아주 낮은 비율 또한 골다공증 같은 건강 문제와 관련이 있다.

신체지방 비율의 측정은 어느 개인이 건강한 체중 수준에 있는지 또는 **과체중**이나 **비만**인지를 결정하는 데 도움을 줄 수 있다. "과체중"인 사람은 신체의 지방 수준과 질병 발병 사이의 관계를 조사한 연구에 근거해서 "건강"하다고 생각되는 수준보다 체지방률이 높다. 비만이라고 분류되는 사람의 체지방률은 아주 높으며 일반적으로 남자의 경우 25% 그리고 여자의 경우 35%를 초과한다(1~5).

정리하면...
- 신체조성이란 신체의 지방 무게와 제지방 무게의 상대적 비율을 말하며, 일반적으로 신체의 지방 비율로 나타낸다.
- 체지방률 측정은 개인이 과체중 또는 비만인지를 결정하는 데 도움을 줄 수 있다.

신체조성은 건강과 어떻게 관련되어 있는가?

건강한 신체조성을 유지하는 것은 평생 동안의 웰니스를 달성하는 데 중요한 목표이다. 자신의 건강한 체중 수준을 결정하려면 체지방률을 고려해야 할 필요가 있다. 다음의 내용은 신체지방의 유형 그리고 과다한 신체지방으로부터 초래될 수 있는 건강 문제를 알려주고 있다.

해답

1. **맞음** 과체중이지만 활동적이거나 체력이 좋은 사람은 활동적이지 않고 체력이 약한 과체중의 사람 그리고 활동적이지 않고 체력이 약한 정상 체중의 사람보다 심장병 위험이 낮다는 것을 연구에서 보여주었다.
2. **맞음** 미국 성인의 약 65%가 과체중 또는 비만이라고 추정되고 있다.
3. **틀림** BMI는 개인이 건강한 체중 수준에 있는지에 대한 정보를 제공할 수 있으며, BMI는 체지방률과 관련이 있다. 하지만 체지방률을 평가하는 데 있어 BMI에는 한계가 있는데 그 이유는 근육질인 사람의 신체지방을 과대평가할 수 있기 때문이다.
4. **맞음** 5~10%의 체중 감소도 과체중인 사람과 비만한 사람의 심장병 및 당뇨병의 위험을 줄일 수 있다.
5. **맞음** 체중과 건강 사이의 관계는 J-모양 곡선이라고 부르는 형태를 따른다. 비만한 사람에서 질병 위험이 더 높기는 하지만 체중이 아주 적은 사람도 질병 위험이 높다.

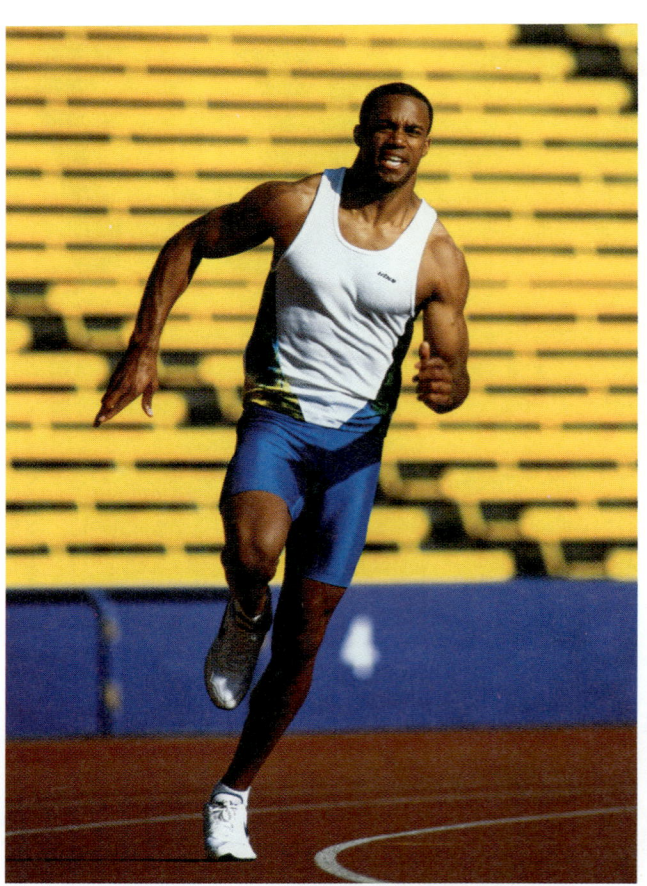

일부 근육질 선수는 신체지방이 과다하지 않아도 "과체중"이 될 수 있다.

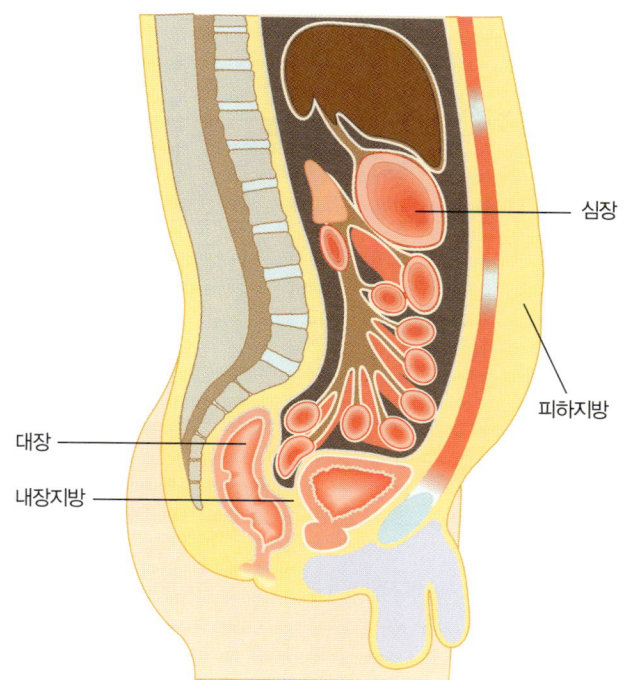

그림 6.1
저장지방은 내장지방 또는 피하지방일 수 있다. 내장지방은 장기 둘레에 저장된다; 피하지방은 피부층과 근육층 사이에 저장된다.

인체에는 두 가지 주요 지방 유형이 있다: (1) 필수지방과 (2) 저장지방. **필수지방**은 신경자극의 전달 촉진 같은 신체 기능에 필요하다. 이러한 지방이 있는 장소로는 신경과 세포막이 포함된다. 남자 신체지방의 약 3%가 필수지방이며 여자(유방, 자궁, 그 외의 성-특정적 부위)의 경우 약 12%이다.

두 번째 지방 유형은 **저장지방**이라고 불리며 인체의 **지방조직** (즉, 지방세포) 내에 들어있다. 이러한 지방은 내부 장기 둘레에 있는 **내장지방**이거나 또는 피부 바로 아래에 위치한 **피하지방**일 수도 있다(그림 6.1). 저장지방은 신체활동을 위한 에너지를 제공하고, 체열 보유를 위해 신체를 단열시키며, 충격으로부터 신체를 보호한다. 하지만 높은 수준의 저장지방, 특히 신체 내장 부위의 저장지방은 심혈관계 질환, 당뇨병, 암을 포함한 여러 질병의 위험을 증가시킨다. 바로 이것이 왜 건강한 신체조성을 유지하는 것이 그토록 중요한 목표인지를 설명하고 있다.

일반적으로, 젊은 남성(20~39세)의 건강한 체지방율은 8~19% 범위이고 젊은 여성(20~39세)은 21~32% 범위이다(1). 하지만 많은 공중보건 전문가들은 젊은 성인을 위한 이러한 범위의 하단 수준을 권장한다(남자는 12~15%, 여자는 21~25%) (1). 대부분의 사람에게서, 이러한 범위 밖의 체지방률은 건강하지 못한 체중임을 시사한다. 하지만 운동선수나 아주 활동적인 사람은 이보다 낮은 수준일 수도 있다. 일부 남자 선수는 5~13%, 여자 선수는 12~22%의 체지방률을 보인다(1). 이러한 수준은 일반인에게는 권장되지 않으며 자신의 체지방률이 언급된 이러한 범위 이내에 있더라도 자신이 건강할 수 있음을 기억해야 한다. 146쪽의 그림 6.2는 성별과 연령에 따른 권장 체지방률을 보여준다.

여러 만성질환의 위험에 큰 영향을 미칠 수 있는 것은 신체지방이 얼마나 몸에 많은가 뿐만이 아니다; 신체지방이 *어디에* 있는지도 영향을 미친다. 지방세포는 신체 전체에 걸쳐 고르지 않게 분포되어 있으며 신체지방의 분포는 주로 유전에 의해 결정된다. 우리는 지방의 신체 부위별 분포를 결정하는 특정적인 지방 저장 특질을 물려받는다. 예를 들면, 일반적으로 남성은 상체에 많은 지방세포를 가지고 있으며 그 결과 복부 부위 내에 많은 양의 지방을 저장한다. 이것을 **남성형** 비만이라고 부른다. 그와는 달리, 여성은 허리, 엉덩이, 하체의 넓적다리에 더 많은 지방세포를 가지는 경향이 있다. 이것을 **여성형** 비만이라고 부른다. 신체지방이 주로 복부나 허리 부위에 있는 사람은 엉덩이나 하체 부위에 신체지방을 저장하는 사람보다 심장병과 당뇨병의 발병 위험이 더 높다(6, 7). 다음의 내용에서는 미국에서의 과체중 발생률 그리고 건강한 수준의 신체지방을 유지하는 것의 중요성에 대해 논의한다.

신체조성 신체의 지방량과 제지방량의 상대적 비율.

과체중 건강을 위해 권장되는 수준을 초과하는 체중.

비만 과도한 양의 신체지방. 통상적으로 남자는 25%, 여자는 35%를 초과할 때.

필수지방 생리적 기능을 위해 필요한 신체지방.

저장지방 신체의 지방조직에 저장되어 있는 신체지방.

지방조직 신체에서 지방이 저장되어 있는 조직.

내장지방 복부 그리고 장기 둘레에 저장된 지방.

피하지방 피부 바로 밑에 저장된 지방.

남성형 비만 복부 부위에 저장된 지방으로 특징되는 지방 분포 패턴; 남성에게서 더 보편적임.

여성형 비만 엉덩이와 넓적다리에 저장된 지방으로 특징되는 지방 분포 패턴; 여성에게서 더 보편적임.

성별	20~39세		40~59세		60세 이상		체중 수준	건강 위험
	체지방률	BMI	체지방률	BMI	체지방률	BMI		
남성	<8%	<18.5	<11%	<18.5	<13%	<18.5	저체중	증가
여성	<21%	<18.5	<23%	<18.5	<24%	<18.5		
남성	8%-19%	18.6-24.9	11%-21%	18.6-24.9	13%-24%	18.6-24.9	평균	정상
여성	21%-32%	18.6-24.9	23%-33%	18.6-24.9	24%-35%	18.6-24.9		
남성	20%-24%	25.0-29.9	22%-27%	25.0-29.9	25%-39%	25.0-29.9	과체중	증가
여성	33%-38%	25.0-29.9	34%-39%	25.0-29.9	36%-41%	25.0-29.9		
남성	>25%	>30	>28%	>30	>30%	>30	비만	높음
여성	>35%	>30	>40%	>30	>42%	>30		

그림 6.2
신체지방 수준과 연관된 남성과 여성의 건강 위험을 연령별로 보여주고 있다. 건강 위험은 저체중인 사람과 과체중인 사람 모두에서 증가한다는 것에 주목할 것.

출처: Data from National Institutes of Health. Assessing Your Weight and Health Risk, 2012. http://www.nhlbi.nih.gov/health/public/heart/obesity/lose_wt/risk.htm and Shah, N. R. and E. R. Braverman. Measuring adiposity in patients: The utility of body mass index (BMI), percent body fat, and leptin. *PLoS ONE* 7(4): e33308, 2012.

미국에서의 과체중과 비만

비만은 체지방률이 남자는 25% 그리고 여자는 35%를 초과하는 것으로 흔히 정의된다. 미국 성인의 거의 34% 그리고 어린이와 청소년의 17%가 비만에 해당된다고 현재 추정하고 있다(8). 비만은 미국의 주된 건강 문제이며, 과다한 신체지방은 많은 질병과 연관되어 왔다. 비만과 질병 사이의 밀접한 연관성 때문에 미국국립보건원(NIH)은 비만이 미국인 사망의 15~20%에 직접적으로 영향을 미친다고 추정하고 있다(9).

비만으로 인한 건강관리 비용은 또한 사회에 막대한 부담을 준다. 현재, 미국에서의 모든 의료비의 약 10%는 과체중 및 비만과 관련된 건강 문제 때문이라고 추정하고 있다. 이러한 비용에서 직접적 의료비는 일 년에 총 1,470억 불이 소요되며 이 같은 숫자는 미래에 급격히 상승할 것으로 예측되고 있다(10, 11).

세계보건기구(WHO)는 미국의 비만 유병률이 세계에서 가장 높

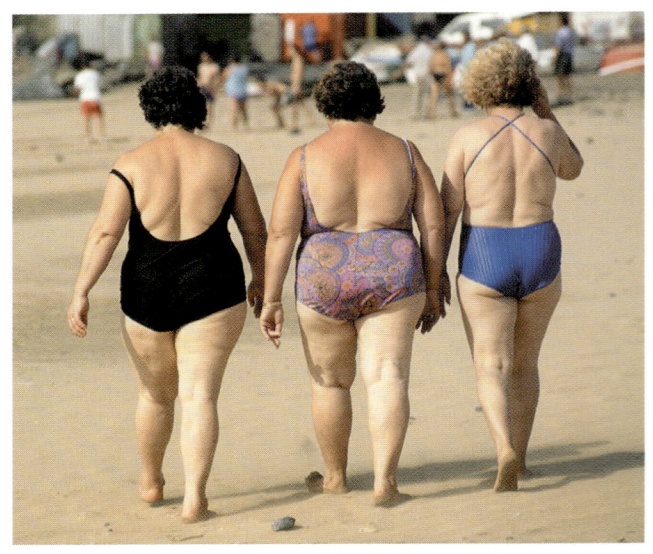

여성은 엉덩이 그리고 넓적다리 둘레의 하체에 지방을 저장하는 경향이 있다.

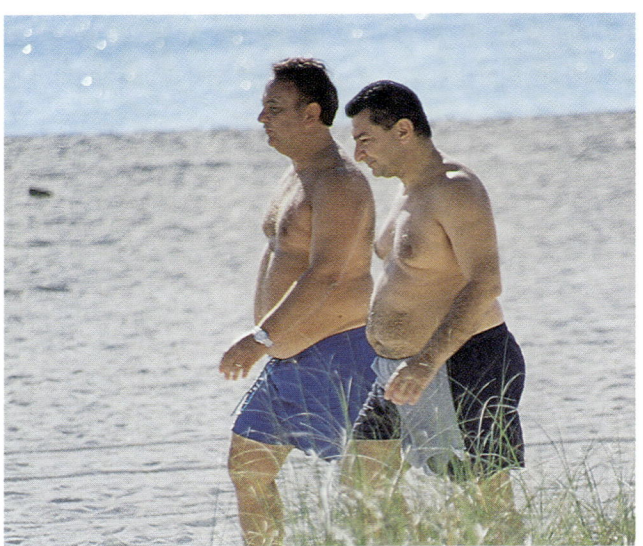

남성은 복부 둘레의 상체에 지방을 저장하는 경향이 있다.

으며 계속해서 상승하고 있다고 보고한다. 보고서는 미국에서 비만 또는 과체중인 사람의 숫자가 지난 20년 동안 빠르게 증가하였음을 보여주는 연구에 근거하고 있다(12). 2010년에, 비만 유병률이 20% 미만인 주(state)는 하나도 없었으며, 36개 주가 25% 이상의 유병률을 보였고, 12개 주는 30% 이상의 유병률을 보였다(그림 6.3). 좋은 소식은 미국에서의 성인 비만 유병률은 안정되고 있다는 것이다. 나쁜 소식은 모든 미국인의 67%가 비만이거나 과체중이며, 어린이의 비만 유병률에는 감소의 증거가 없다는 것이다(9, 13). 그러므로 비만은 미국인의 웰니스에 대한 주요한 위협 요인의 하나로 계속해서 남아있다.

생각해 볼 것!

평균적으로, 대학생들은 대학교에서의 첫 해 동안에 체중이 1.8~6.8kg 증가한다.

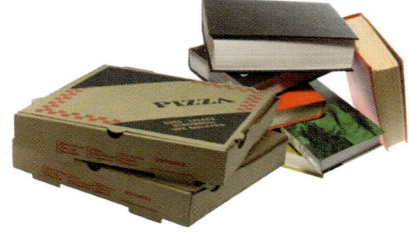

왜 그렇게 많은 미국인들이 비만한가? 어느 하나의 대답은 없다. 비만은 유전형질(genetic traits) 및 생활방식과 관련이 있다(14, 15). (이러한 영향은 9장에서 더 자세히 논의할 것이다). 많은 사람

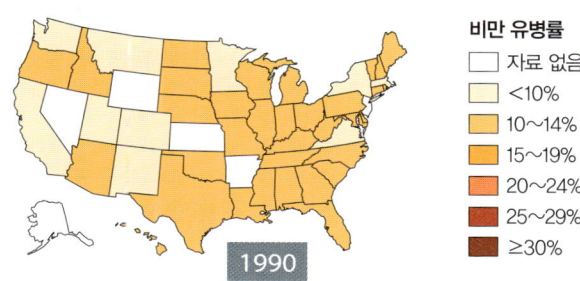

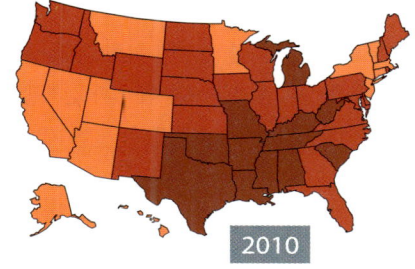

그림 6.3
미국의 비만 우병률은 1990년과 2010년 사이의 20년 동안 빠르게 증가했다. 2010년의 비만 유병률은 어느 주에서라도 20% 이상이며 12개 주에서는 비만 유병률이 30%를 초과하였음을 주목할 것.

출처: Centers for Disease Control and Prevention. U.S. Obesity Trends: 1985-2010, Obesity Trend Maps. www.cdc.gov/nccdphp/dnpa/obesity.

상담 코너

지방조직의 축적과 제지방 무게의 감소는 중요한 장기적 결과를 초래한다. 건강상의 위험은 외모에 대한 보다 명백한 걱정거리보다 훨씬 더 크다. 신체조성의 변화를 위한 자신의 여정을 시작하면서 자신에게 중요할 수 있는 추가적인 이유를 생각해 본다.

- 유전적 내력(genetic history)이 자신의 장기적 건강 상태에 대해 어느 정도의 예측력을 보여줄 수도 있다. 자신의 가족 중에서 높은 수준의 신체지방과 연관된 만성질환이 발병한 사람이 있는가? 고혈압, 당뇨병 또는 저하된 인슐린 민감성, 지방간 질환, 비대해진 심장 또는 심장 기능 저하 등의 문제를 경험했는지에 대해 알기 위해 그들과 면담하는 것을 고려한다.

- 자신의 음식 섭취와 운동 습관에 대해 면밀히 살펴본다: 가정교육의 결과로서 자신이 진실이라고 믿는 것에 대해. 어렸을 때와 비슷한 패턴으로 음식을 먹거나 식사에 대해 기대하는가? 자신의 운동 습관이 가족 구성원의 습관과 어떤 면에서 같거나 또는 다른가? 현재의 음식 및 운동 습관에서 자신의 미래를 위해 또는 언젠가는 갖게 될 수도 있는 가족의 미래를 위해 어떠한 변화를 고려하는가?

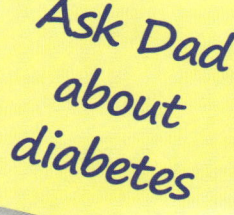

다양성의 인식

비만-관련 유전자 연구

미국 사회 어디서나 비만한 사람을 발견할 수 있지만 일부 특정 집단은 더 높은 비만 유병률(prevalence)을 보여준다. 예를 들면, 미국인 전체와 비교했을 때 비만하게 될 위험은 멕시코계 여성, 아프리카계 여성, 일부 미국 원주민, 저소득 가정의 어린이에게서 가장 높다. 이 같은 높은 유병률은 이러한 집단의 사람을 비만과 관련된 질병의 높은 발병 위험에 빠뜨린다.

이러한 집단의 높은 비만 유병률에 대한 유전의 역할을 이해하기 위해 연구 노력이 확대되고 있다. "Heritage Family Study"라고 불리는 대규모 연구는 비만 그리고 체중 감소와 관련된 유전자를 조사해 왔다. 이 연구에서 비만과 연관된 중요한 유전자를 찾아내었다. 이 유전자를 가지고 있는 사람은 유전자를 가지고 있지 않는 사람과 비교해서 비만하게 될 위험이 1.7배나 더 컸다(32). 이 연구 및 다른 유전자 연구들로부터의 결과는 비만 발생 위험이 높은 집단의 비만 예방 및 치료를 위한 프로그램 개발에 중요한 정보를 제공할 것으로 기대되고 있다.

이 장기간에 걸쳐 점진적으로 신체지방이 증가하는 '몰래 다가온 비만'을 경험할 수 있다. 일반적으로, 이러한 형태의 느린 체중 증가는 바람직하지 않은 식습관(음식 섭취 증가를 포함해서)과 신체활동의 점차적인 감소 때문이다(16). 그림 6.4의 여성은 한 달에 지방이 0.22kg(1년에 2.6kg) 증가한다; 5년 후에는 약 13kg이 증가할 것이다! 체중이 아주 점진적으로 증가하기 때문에 체중 변화가 보다 분명해지고, 관심거리가 되려면 몇 년이 걸린다.

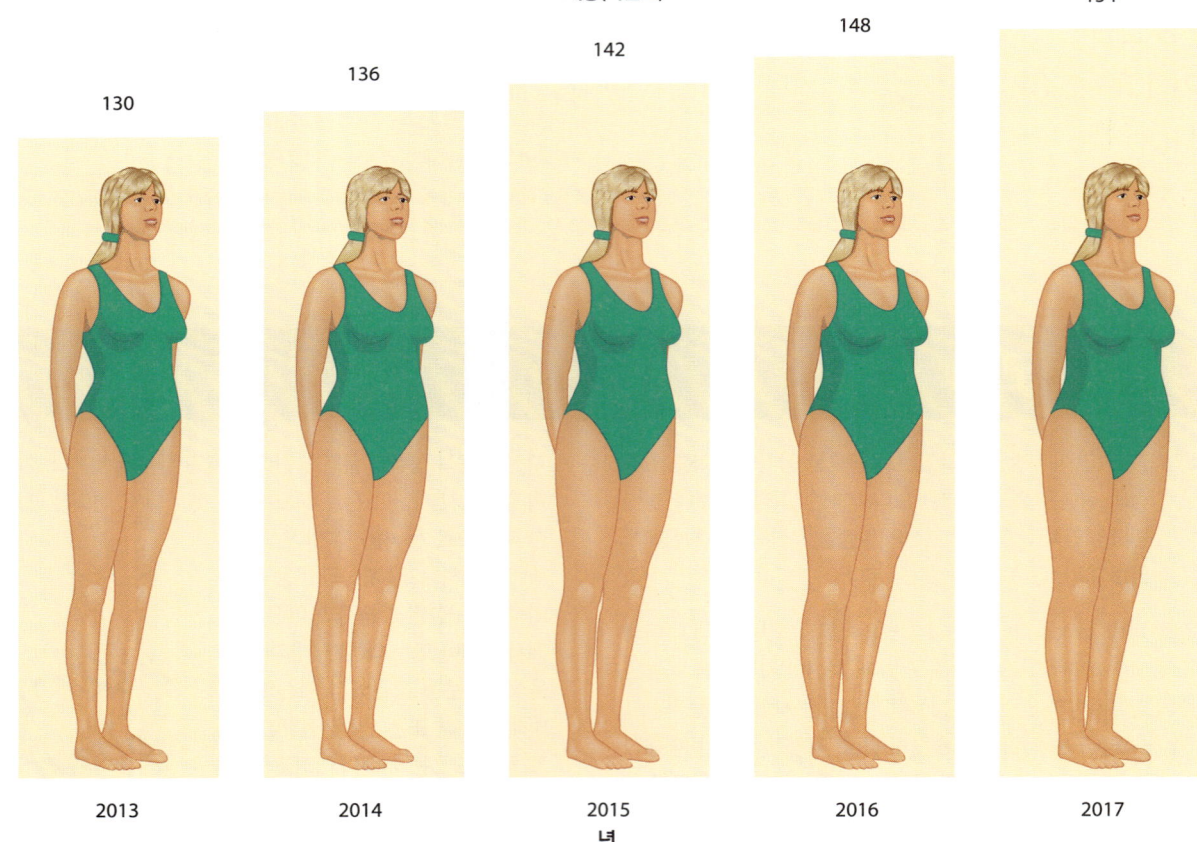

그림 6.4
'몰래 다가온 비만'의 개념을 보여주고 있다.

과체중 및 비만과 연관된 만성질환

비만은 최소 26가지 질병의 발병 위험을 증가시키며 심장병, 대장암, 고혈압, 신장질환, 관절염, 당뇨병이 그 중에서 가장 심각한 것들이다(8, 9, 10).

심장병 심장병(심혈관계 질환(CVD)이라고도 불린다)은 미국 남성 및 여성의 주된 사망 원인이다. 비만은 심장발작의 주된 원인인 관상동맥질환의 주요 위험요인으로 생각되고 있다. 비만은 심장발작 위험을 60~80% 증가시키는 것으로 나타났다(17).

생각해 볼 것!

비활동적인
성인은
일주일에 2일 이상
활발하게 운동한다고
보고하는 사람과
비교해서 앞으로 10년 동안
상당한 체중 증가를
경험할 가능성이
2.5배나 된다.

고혈압은 과체중인 사람과 비만한 사람에게서 더 보편적이다. 하지만 긍정적인 것은 체중 감소와 함께 일반적으로 혈압은 감소한다. 비만은 상승된 콜레스테롤 수준 그리고 건강하지 못한 혈중 지질 상태와 관련되어 있다. 고혈압의 경우처럼, 콜레스테롤 수준은 체중 감소와 함께 향상된다. 고혈압과 콜레스테롤 수준은 관상동맥질환의 위험요인이기도 하므로 이러한 위험 요인과 비만이 결합하면 심장발작 위험이 유의하게 더 커진다. (심장병은 10장에서 훨씬 더 자세하게 논의되어 있다.)

당뇨병 당뇨병은 높은 혈당 수준으로 특징되는 대사장애다; 1,800만 명 이상의 사람에게서 당뇨병이 있다. 혈당의 만성적 상승은 심장병, 신장질환, 신경 기능장애, 망막 손상 등의 발병 증가와 연관이 있다. 실제로, 당뇨병은 미국에서의 사망과 장애의 주된 원인의 하나이며, 당뇨병 발병률은 증가하고 있다.

제2형 당뇨병의 발병과 신체지방 사이에 밀접한 관계가 있다. 이러한 유형의 당뇨병이 있는 사람의 80% 이상이 비만하다. 발병 위험이 45세 이후에 증가하기 때문에 제2형 당뇨병은 과거에 *성인발병형(adult-onset)* 당뇨병이라고 불렀다. 이러한 유형의 당뇨병은 나쁜 식습관, 신체적 비활동, 비만 같은 행동적 요인과 주로 연관이 있다. 젊은 사람들 중에서 비만한 사람이 증가하면서 청소년과 젊은 성인들의 제2형 당뇨병 발병도 증가하였다.

제2형 당뇨병은 또한 인슐린 비의존성 당뇨병으로 알려져 있는데 그 이유는 인슐린이 치료제로 항상 요구되지는 않기 때문이다. 제2형 당뇨병에서, 신체는 인슐린을 생산할 수 있지만 혈액에서 세포로 혈당을 운반하는 인슐린의 능력이 감소한다. 인슐린 민감성 감소라고 불리는 이러한 문제는 혈당 수준의 상승을 초래한다. *인슐린 민감성이 감소되었지만 혈당 수준은 당뇨병으로 진단될 만큼 높지 않을 수 있다. 이러한 경우가 당뇨병전기(pre-diabetes)*이며 이 역시 비만한 사람에게서 더욱 보편적이다. 심장병에서처럼, 체중 감소는 당뇨병의 위험을 크게 줄일 수 있으며 질병을 관리하는 데 도움이 될 수 있다. 실제로, 5~10%의 그리 크지 않은 체중 감소는 심장병과 제2형 당뇨병의 위험을 줄일 수 있다(18, 19).

그 밖의 다른 질병 비만은 유방암, 전립선암, 직장암을 포함해서, 일부 가장 흔한 암의 위험 요인이다. 과체중인 사람과 비만한 사람은 관절 문제와 골관절염의 위험이 더 크다. 수면 무호흡(잠을 자면서 짧은 시간 동안 호흡을 중단하는 것)과 담낭질환은 비만한 사람에게서 더 보편적이다. 그 외에도, 비만한 여성은 정상 체중인 여성보다 월경이상(menstrual abnormality), 임신의 어려움, 임신 동안의 합병증을 경험할 가능성이 더 크다.

건강한 체중의 정신적, 신체적 유익함

건강한 체중을 유지하는 것은 신체적 건강에 중요하며 정신 건강의 일부 측면과도 연관이 있다. 과체중이거나 비만한 사람은 정상 체중

> **몰래 다가온 비만** 여러 해 동안에 걸친 체중과 체지방률의 점진적인 증가.
>
> **당뇨병** 높은 혈당 수준으로 특징되는 대사장애이며 심장병, 신장질환, 신경 기능장애, 망막 손상의 위험 증가와 관련이 있다.

행동 변화를 위한 단계적 접근

당뇨병 발병 위험이 있는가?

자신의 신체조성 또는 다른 요인이 당뇨병 발병 위험을 증가시키는가? 자신의 위험 수준이 어느 정도인지를 파악하기 위해 다음의 질문에 '예' 또는 '아니오'로 대답한다.

T F
- ☐ ☐ 나의 체질량지수(BMI)는 과체중 또는 비만 범주에 속한다.
- ☐ ☐ 65세 미만이며 거의 운동을 하지 않는다.
- ☐ ☐ 당뇨병이 있는 형제자매가 있다.
- ☐ ☐ 어머니나 아버지에게 당뇨병이 있다.
- ☐ ☐ 출생 체중이 4.1kg을 초과한 아기를 출산했다.

일반적으로, "예" 대답이 많을수록 당뇨병 위험이 더 크다.

당뇨병 위험을 줄이기 위한 조언

내일:
- ☑ 자신이 과체중인지를 결정하고, 만일 그렇다면 체중 감소를 위한 계획을 세운다. BMI가 건강한 범위를 초과한다면 자신의 체지방률을 결정하기 위해 신체조성을 측정한다. 체지방률이 건강한 범위를 초과한다면 교내 건강센터의 건강교육 담당자에게 목표 설정 및 체중 감소 계획의 수립에 관해 상담을 받는다.

2주 이내에:
- ☑ 더 많이 운동한다. 일주일 동안 거의 매일 더욱 활동적이 된다. (1장의 행동 변화를 위한 조언을 참조.)
- ☑ 자신의 식단에 신선한 과일, 채소, 전곡을 더 많이 포함시키고 소금과 고지방 음식을 줄인다.

학기말에는:
- ☑ 건강관리 전문가를 방문한다. 자신이 그런 줄도 모른 채로 많은 사람이 당뇨병 또는 당뇨병 전기에 있다.

출처: Based on the American Diabetes Association. Diabetes Risk Test. www.diabetes.org.

인 사람과 비교해서 부정적 신체 이미지와 낮은 자긍심을 가지고 있을 가능성이 높다. 부정적인 신체 이미지와 낮은 자긍심은 건강에 나쁜 행동의 선택 그리고 우울증과 불안감 상승 같은 신체적 및 정신적 문제의 위험 증가와 관련이 있다(20, 21). 건강한 체중을 유지하면 신체활동과 일상적인 활동이 더 쉬워진다. 건강한 체중을 유지하는 사람은 심혈관계 질환, 제2형 당뇨병, 일부 유형의 암과 같은 주요 만성질환의 발병 위험이 낮다. 심혈관계 질환과 모든 원인에 의한 사망률 또한 권장 체중 상태에 있는 사람이 과체중이나 비만한 사람과 비교해서 낮다.

지나치게 적은 양의 신체지방

미국 성인의 과체중과 비만 유병률은 비만이 유행병처럼 확산되고 있음을 시사하지만 일부 미국인은 과소체중과 연관된 문제로부터 고통을 받는다. 과체중처럼 과소체중은 신장, 체중, 체지방률을 측정함으로써 판단할 수 있다. 하지만 과체중 또는 비만임을 판단할 때처럼, 어느 개인이 과소체중인지를 결정하는 데 있어 신체조성 측정치를 사용하는 것이 가장 좋다. 필수 신체지방 수준에 근접하거나 또는 그 아래에 있다면 그 사람은 지나치게 여위었음을 암시하는 것이다.

과소체중과 연관된 건강 문제는 영양실조와 일반적으로 관련되어 있는데 왜냐하면 그런 사람은 모든 필요한 영양소를 섭취할 정도로 충분히 먹지 않을 가능성이 높기 때문이다. 심각하고 장기적인 영양실조는 근육량과 근력의 감소를 가져올 수 있다. 그뿐만 아니라, 과소체중인 사람에게는 골다공증의 위험이 있으며, 과소체중인 여성에게는 불임을 초래할 수 있는 월경이상의 위험이 증가한다. 신경성식욕부진증(anorexia nervosa)과 과식증(bulimia) 같은 식이장애(eating disorder)가 있는 사람은 심장의 문제, 소화장애, 신장 손상, 빈혈, 무기력증(lethargy), 근육 약화, 건조한 피부, 면역기능 저하를 포함해서 많은 다른 건강 문제를 경험할 수 있다.

식이장애는 단지 과소체중인 것보다 훨씬 더 많은 것을 포함하는 복합적인 문제이다. (이 문제에 대해 9장에서 더 자세히 논의하고 있다.)

정리하면...

- 과체중은 권장 수준을 초과하는 체중을 말하고, 비만은 체지방률이 높은 것을 말한다.
- 정상적인 생리적 기능을 위해서는 어느 정도의 신체지방이 요구되지만 과다한 지방 저장량은 여러 건강 문제의 위험 증가와 연관이 있다.
- 미국의 비만 유병률은 높으며 건강관리 비용의 많은 부분을 차지한다.
- 과다한 저장지방의 양과 분포는 심장병 및 당뇨병과 연관된 질병 발병과 사망 위험을 증가시킬 수 있다.
- 신체적 및 정신적 건강은 건강하지 못한 신체지방 수준에 의해 영향을 받는다.
- 지나치게 적은 양의 신체지방은 심각한 건강 문제를 초래할 수 있다.

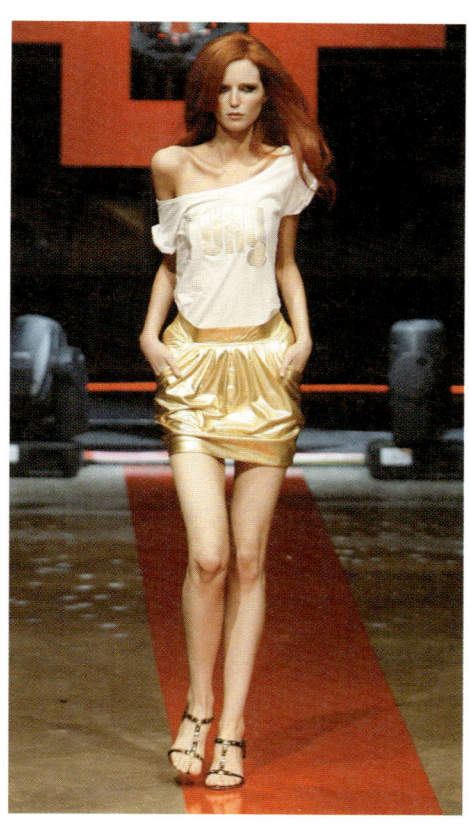

과소체중은 심각한 건강 문제를 초래할 수 있다.

집중 분석

뚱뚱하면서도 체력이 좋을 수 있는가?

과체중과 비만은 여러 가지 건강 문제와 연관되어 있고, 사람들은 건강한 체중을 항상 추구해야 하지만 과체중이면서 체력이 좋을 수 있다. 자신이 좋아하는 미식축구팀의 경기를 본다고 생각해 보자. 모든 선수들이 날씬하고 건강해 보이는가? 그렇지 않을 것이다. 그들의 격렬한 훈련 때문에, 건강하지 않아 보이는 체격의 선수들임에도 불구하고 건강할 수 있다.

여러 편의 연구에서 과체중인 사람이 신체적으로 활동적이거나 체력이 좋다면 건강할 수 있음을 발견했다. 가장 강력한 증거는 텍사스 댈러스의 쿠퍼클리닉(Cooper Clinic)에서 진행된 종단적 연구로부터 나왔다. 연구진은 남성과 여성의 심장병과 사망 위험 그리고 전체 사망률을 조사했다. 사망 위험은 정상 BMI와 과체중 BMI의 범주 모두에 걸쳐 체력이 약한 피험자가 잘 단련된 피험자와 비교해서 1.5배 더 컸다. 체력 수준이 가장 높고 BMI가 가장 작은 집단에서 질병과 사망 위험이 가장 낮았다. 하지만 과체중이면서 체력 수준이 높은 남녀가 과체중이면서 체력이 낮은 사람 그리고 정상 체중이면서 체력이 낮은 남녀보다 사망 위험이 낮았다. 다른 연구에서는 활동적이며 체력이 좋은 과체중인 사람과 비만한 사람에서 심장병과 사망의 위험이 감소하였음을 발견했다.

이러한 결과는 규칙적인 신체활동을 개인의 생활방식에 포함시키려는 노력이 헛된 것이 아니라는 사실을 뒷받침하는데 그 이유는 과체중이지만 활동적인 사람은 심장병 위험이 낮아지는 효과를 거두기 때문이다. 권장 체중 수준에 있더라도 비활동적인 사람이라면 만성질환의 위험을 최소화하기 위해 규칙적인 운동 프로그램을 고려해야 한다.

참고: Lohman, T., et al. Body fat measurement goes high-tech: Not all are created equal. *ACSM'S Health and Fitness Journal* 1(1):30-35, 1997; Lee, C. D., S. N. Blair, and A. S. Jackson. Cardiorespiratory fitness, body composition, and all-cause cardiovascular disease mortality in men. *American Journal of Clinical Nutrition* 69:373-380, 1999; Lee, C. D., A. S. Jackson, and S. N. Blair. U.S. weight guidelines: Is it also important to consider cardiorespiratory fitness? *International Journal of Obesity and Related Metabolic Disorders* 22(Suppl. 2):S2-S7, 1998; Church, T., and S. N. Blair. Does physical activity ameliorate the health hazards of obesity? *British Journal of Sports Medicine* 43:80-81, 2009.

신체조성 평가

신체조성을 평가하는 데 있어 여러 가지 현장 검사와 실험실 검사를 사용할 수 있다. 현장 검사는 체중과 체지방률을 측정하기 위해 약간의 장비를 필요로 하며, 체력센터나 체육관에서 쉽게 실행할 수 있다. 실험실 검사는 연구나 의료 시설에서 더 자주 사용된다. 각 측정 방법에는 장점과 단점이 있다.

현장 측정법

여러 가지 빠르고 경제적인 현장 검사가 신체조성과 질병 위험을 평가하는 데 사용된다(24~26). 다음의 내용에서 논의되는 방법은 검증된 것들이며 신체지방 수준 또는 질병 위험 수준에 대한 타당한 추정치를 제공할 수 있다.

신장/체중 기준표 신장/체중 기준표를 적용하여 개인이 과체중인지를 결정하는 방법은 많은 집단에서 오랜 기간 동안 사용되어 왔다(예, 미국 육해공군, 생명보험회사). 이러한 기준표는 특정 신장에 정상적이라고 생각되는 수준보다 측정 대상자의 체중이 더 무거운지를 결정하기 위해 설계되었다. 신체지방이 과다한지를 결정하는데 간단한 기준표가 사용될 수 있다는 생각은 매력적이지만 이러한 접근법의 유용성에는 한계가 있다. 주된 문제점은 체중의 어느 정도가 지방인지를 기준표가 알려주지 않는다는 것이다. 앞서 언급했듯이, 근육량이 아주 많거나 또는 신체지방이 과다함으로써 개인은 신장/체중 기준표의 이상 체중을 초과할 수 있다. 신체지방 추정에 대한 기준표의 부족한 예측력 때문에 대부분의 전문가들은 이상 체중을 결정하는 데 있어 이러한 기준표의 사용을 권장하지 않는다.

체질량지수 개인이 과체중인지 또는 비만한지를 결정하는 데 사용하는 가장 쉬우면서도 보편적인 방법 중의 하나는 **체질량지수(BMI: body mass index)**이다. BMI는 체중(kg)을 신장(m)의 제곱으로 나누기함으로써 계산된다:

$$BMI = 체중(kg) \div 신장(m)^2$$

예를 들면, 체중이 64.5kg이고 신장이 1.7m이면 BMI는 다음과 같이 계산된다:

$$64.5kg/(1.72m)^2 = 64.5 \div 2.96 = 21.8 kg/m^2$$

BMI는 체지방률이 낮은 사람은 BMI가 작을 것이라는 개념에 근거하고 있다. 그림 6.5를 이용하여 BMI를 추정할 수 있으며, 자신의 BMI가 자신이 과소체중, 정상, 또는 과체중인지를 알려주는 것을 확인할 수 있다. 예를 들면, BMI가 각각 $25kg/m^2$ 미만인 남성과 여성은 정상이고 건강한 체중 수준에 있다고 여겨진다(그림 6.5). 그와는 달리, BMI가 $30kg/m^2$을 초과하는 남성과 여성은 비만하다고 여겨진다. 이러한 구분은 중요한데 왜냐하면 BMI에 의거해서 과체중 또는 비만으로 분류된 사람에게는 심혈관계 질환과 사망의 위험이 증가한다고 연구에서 보여주었기 때문이다.

BMI는 자신의 체중 상황을 결정하는 데 있어 간단하고 경제적

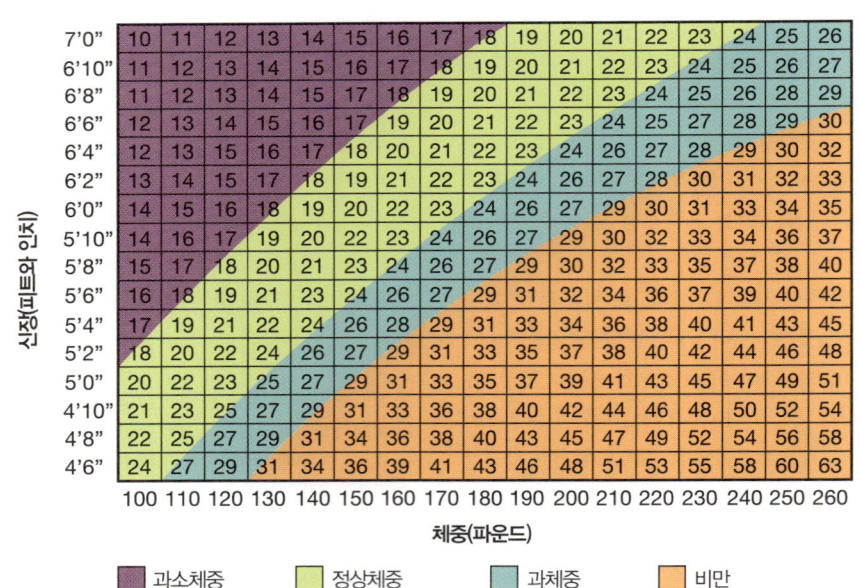

그림 6.5
체중과 신장이 만나는 지점을 찾음으로써 자신의 BMI를 추정할 수 있다. 예를 들면, 체중이 150파운드이고 신장이 5피트8인치라면 BMI는 23으로 추정된다. (1파운드는 0.45kg, 1피트는 30.48cm, 1인치는 2.54cm.)

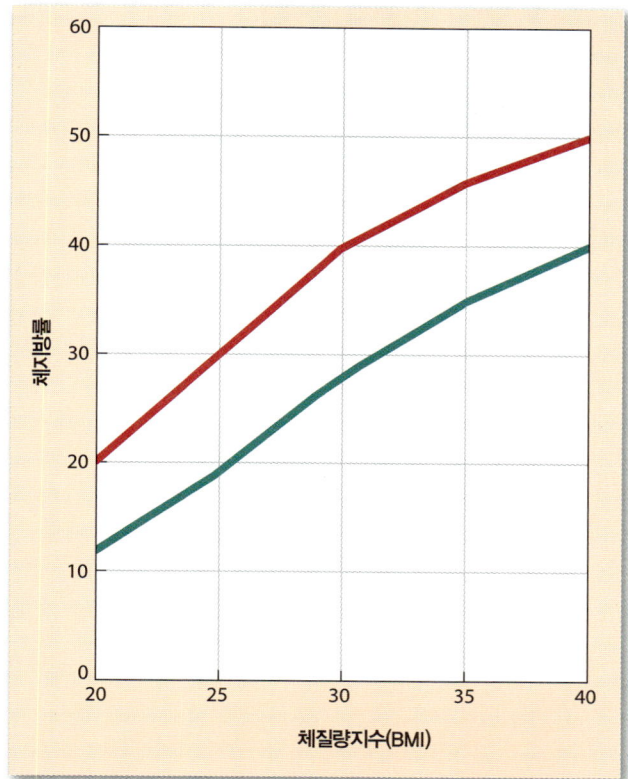

설명
━ 여성
━ 남성

그림 6.6
남녀의 체질량지수(BMI)와 체지방률 사이의 관계를 보여주고 있다(38). 그림을 사용하여, 자신의 BMI가 자신의 성별(남성 또는 여성)을 나타내는 선과 교차하는 지점을 찾아내면 체지방률을 추정할 수 있다. 예를 들면, 여성이면서 BMI가 25라면 추정된 체지방률은 약 30%이다.

인 방법이지만 한계가 있다. 예를 들면, BMI는 비만의 완벽한 예측 변수가 아니다. 일부 경우에는 신체지방을 과다 또는 과소 평가할 수 있다. 예를 들면, 체지방률은 낮지만 근육이 아주 잘 발달한 사람의 경우에는 BMI가 비교적 높으며 따라서 체지방률이 높다고 부정확하게 알려줄 것이다.

그 외에도, BMI는 체지방률의 완벽한 예측 변수가 아니다. 그림 6.6은 BMI와 체지방률 사이의 관계를 보여주고 있다. 예를 들면, 자신의 BMI가 25인 남성이라면 체지방률은 약 19%로 추정된다. 그렇지만 BMI와 체지방률 사이의 관계에 영향을 미치는 여러 요인(예, 근육 발달) 때문에 자신의 실제 체지방률은 낮게는 14%에서 높게는 24%가 될 수 있다.

이러한 문제점에도 불구하고, BMI는 간단하고 실용적인 체지방률 예측 변수이기 때문에 신체조성을 추정하는 데 널리 사용되는 방법이다. BMI는 개인의 체지방률이 건강한 수준에 있는지에 대한 초기 추정치를 얻는 데 활용하는 것이 가장 좋다. 자신의 BMI가 신체지방이 과다하다고 암시한다면, 특히 자신이 건강한 체중 수준에 있다고 느끼는데 BMI가 다르게 가리킨다면, 후속 조치로 체지방률을 측정해야 할 것이다.

피하지방 측정 신체지방의 50% 이상이 피부 바로 아래에 있는 피하지방이므로 **피하지방 검사**는 개인의 전체 신체지방을 추정하는 데 사용할 수 있다(27, 28). 피하지방 검사에서, 피하지방 측정 캘리퍼라고 부르는 기구를 사용하여 피하지방 두께를 측정한다. 정확성을 기하기 위해, 남녀의 신체지방을 추정하는 피하지방 검사는 최소한 3부위에서의 피하지방 측정을 요구한다(16). 남성과 여성의 해부학적 측정 부위는 실습 6.1에서 보여주고 있다(남성: 복부, 가슴, 넓적다리; 여성: 상장골, 삼두근, 넓적다리). 측정의 표준화를 위해 모든 측정은 신체의 오른쪽 부위에서 이루어진다는 것을 기억해야 한다.

신체지방을 결정하기 위한 피하지방 측정법은 정확할 수 있지만 일반적으로 ±3~4%의 오차 범위를 가지고 있다. 눈금조정(calibration)이 된 금속 캘리퍼를 사용하고(플라스틱 대신에), 숙련된 사람이 검사를 실행하는 것이 정확성을 높이는 두 가지 방법이다. 피하지방 측정법은 실행하기에 쉬운 방법이며 적절하게 이루어진다면 신체지방에 대한 좋은 추정치를 제공할 수 있다. 하지만 비만한 사람의 신체조성을 평가하기에 좋은 측정법은 아닌데 왜냐하면 피하지방 두께를 정확하게 측정하기가 어려운 경우가 흔하기 때문이다. 피하지방 두께의 부정확한 측정은 체중을 감소시키려고 노력하는 사람이 오해하도록 그리고 낙담하도록 만들 수 있으며 적절한 체중 목표의 설정을 방해할 수 있다. 생체전기 저항법(이 장의 뒷부분에서 다룸)이 일부 사람들의 신체지방을 추정하는 데 선호되는 방법일 수도 있다.

허리둘레 측정치와 허리/엉덩이 비율 허리둘레 측정치와 **허리/엉덩이 비율**은 많은 양의 신체지방과 연관된 질병의 위험을 추정하

체질량지수(BMI) 체중을 신장의 제곱으로 나눈 비율은 개인의 체중이 건강한 수준인지를 결정하는 데 사용된다; BMI는 체지방률과 관련되어 있다.

피하지방 검사 신체조성을 추정하기 위해 사용하는 현장 검사; 전체적인 신체지방 수준을 추정하기 위해 캘리퍼를 사용하여 피하지방을 대표하는 부위를 측정한다.

허리/엉덩이 비율 남성형 비만과 연관된 질병의 위험을 결정하기 위해 사용하는 허리둘레와 엉덩이둘레의 비율.

표 6.1 BMI와 허리둘레의 범위 및 분류

	BMI	정상 체중과 정상 허리둘레에 대한 상대적 질병 위험성*	
		남성, ≤102cm 여성, ≤88cm	남성, >102cm 여성, >88cm
저체중	<18.5	–	–
정상	18.5–24.9	–	–
과체중	25.0–29.9	증가	높음
비만			
1단계	30.0–34.9	높음	아주 높음
2단계	35.0–39.9	아주 높음	아주 높음
3단계	≥40	극도로 높음	극도로 높음

* 제2형 당뇨병, 고혈압, 심혈관계 질환. (—)는 이러한 BMI 수준에는 위험성이 추가로 더해지지 않는다는 것을 보여준다. 허리둘레의 증가는 심지어 정상 체중이라도 위험성 증가를 알려주는 지표가 될 수 있다.

출처: Data from Gallagher, D., S. B. Heymsfield, M. Heo, S. A. Jebb, P. Murgatroyd, Y. Sakamoto. Healthy percentage body fat ranges: an approach for developing guidelines based on body mass index. *American Journal of Clinical Nutrition* 72(3):694-701, 2000.

는 데 사용할 수 있다. 하지만 이러한 방법은 체지방률 추정치를 제공하지 않는다는 것을 알아야 한다. 그럼에도 불구하고, 이러한 측정 방법은 신체지방 분포가 건강하지 않은지에 대한 좋은 지표가 되기도 한다.

허리둘레 측정치가 남성의 경우 102cm(40인치) 그리고 여성의 경우 88cm(35인치) 이상이면 건강의 위험 요인으로 생각되며 남성형 비만임을 가리킨다. 허리둘레 측정치에 따른 자신의 건강 위험은 BMI를 함께 고려함으로써 더 잘 평가할 수 있다(표 6.1).

큰 허리둘레 측정치 하나만으로는 위험성 증가를 가리키지 않을 수도 있다. 예를 들면, 키가 큰 사람의 큰 허리둘레 측정치는 그의 신장에 비례하는 것일 수도 있으며, BMI와 신체지방 수준은 건강한 범위 내에 있을 수도 있다.

신체지방 분포에 따른 질병 위험을 추정하는 또 다른 방법은 허리/엉덩이 비율이다. 복부 부위에 많은 양의 지방이 있는 사람은 허리/엉덩이 비율이 높을 것이며 비율이 낮은 사람보다 질병의 위험이 더 클 것이다.

허리둘레와 엉덩이둘레 측정은 늘어나지 않는 줄자를 사용하면서 피검자가 서 있는 자세에서 이루어져야 한다. 측정치가 달라질 수 있기 때문에 피검자는 측정 동안 두꺼운 의복을 입지 않아야 한다. 측정 동안, 줄자는 신체 둘레에 딱 맞게 놓여야 하며 피부를 눌러서는 안 된다. 가장 가까운 mm까지 측정치로 기록한다. 자세한 절차는 실습 6.1에 설명되어 있다.

실험실 측정

실험실에서 실행된 신체지방 측정법이 신체조성의 평가에 있어 가장 정확한 방법(gold standard)이라고 생각되고 있다. 하지만 이

상담 코너

신체조성에서의 점진적인 변화가 빠르게 일어나는 급격한 변화보다 더 바람직하다. 신체조성의 변화를 위해 다면적인 접근법을 생각해 볼 것.

- 식이 조절도 하면서 운동 프로그램을 시작하거나 또는 계속하는 것이 신체조성 변화를 위한 가장 좋은 실행 방법이다.
- 급격한 변화를 시도하기 전에, 자신의 활동 수준과 현재의 음식 섭취에 대해 영양사와 상담하는 것을 고려해 본다.
- 지방조직은 마술처럼 근육으로 바뀌지 않으며 지방조직의 감소는 에너지 균형 등식에서 에너지 부족 상태를 초래해야만 한다는 것을 인식한다.

- 과체중이거나 비만하면서 운동을 하는 사람은 평균 체중이면서 운동을 하지 않는 사람보다 흔히 더 건강하다.
- 과체중이거나 비만한 사람은 부상을 피하기 위해 운동의 빈도, 강도, 지속시간, 형태에서의 조정이 필요할 수도 있다.
- 과도한 운동을 통한 국소 부위 감소(spot reduction)는 실현 가능하지 않다. 균형 잡힌 다양한 운동 프로그램을 지향한다.

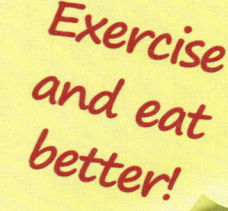

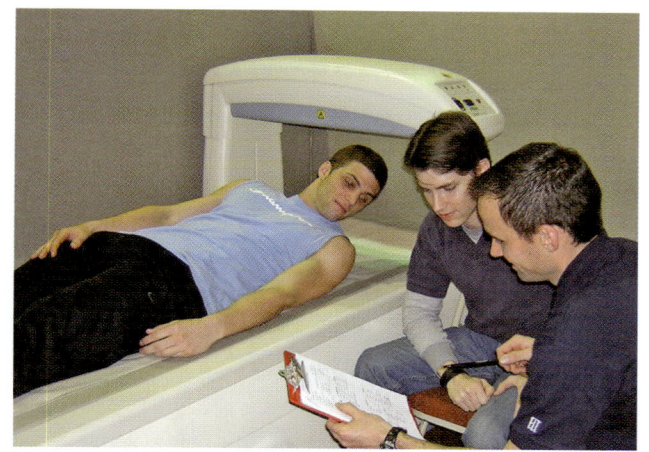

DXA 스캔은 신체조성 측정에 있어 가장 정확한 방법으로 생각되고 있다.

러한 방법은 값비싼 전문화된 장비를 필요로 하며 일반인에게 손쉽게 사용할 수 있는 것은 아니다. 이러한 방법들은 연구 참가자 또는 환자의 체지방률을 결정하기 위해 통상적으로 연구자 또는 임상의에 의해 사용된다.

이중 에너지 X-선 흡수법 이중 에너지 X-선 흡수법(DXA: dual energy X-ray absorptiometry)은 체지방률 추정치를 얻기 위해 낮은 방사선 노출량의 X-선으로 전신을 스캔하는 것을 포함한다(통상적인 X-선 스캔보다 방사선 노출량이 훨씬 적다). 이 과정에서, 피검자는 X-선 촬영 장비가 신체 위를 지나가는 동안 검사 테이블 위에 가만히 누운 자세를 유지한다. 스캔을 완료하는 데 통상적으로 약 15분 정도가 소요된다.

DXA 사용의 장점은 신체 전체 지방뿐만 아니라 부위별 지방 분포에 대한 측정 결과도 제공한다는 것이다. 또한 DXA는 골다공증의 위험과 관련된 골밀도를 평가하는 데도 사용할 수 있다. 하지만 이 방법은 연구소나 진료소 외부에서는 일반적으로 사용되지 않는다. 장비는 고가이고 X-선을 사용하기 때문에 숙련된 전문가만이 스캔을 실행할 수 있다. 그러므로 이러한 신체조성 측정법은 피트니스 센터나 웰니스 센터에서 보편적으로 사용 가능한 것은 아니다.

수중체중 측정법 수중체중 측정법은 신체 부피와 신체 밀도를 결정하기 위해 개인의 체중을 지상뿐만 아니라 물탱크 속에서도 측정하는 것을 포함한다. 제지방조직은 물보다 밀도가 높은 반면에 지방조직은 물보다 밀도가 낮다. 근육이 많을수록 물속에서 좀 더 무거울 것이다. 지방은 물 위에 뜨는 경향이 있으므로 지방이 더 많은 사람은 물속에서 좀 더 가벼울 것이다. 두 가지 체중(지상, 물속)을 측정하고, 측정치는 체지방률을 계산하는 데 사용된다.

수중체중 측정법은 시간이 아주 많이 소요되며 값비싼 장비를 필요로 한다. 그 외에도, 이러한 측정법은 대부분의 사람에게 매력적

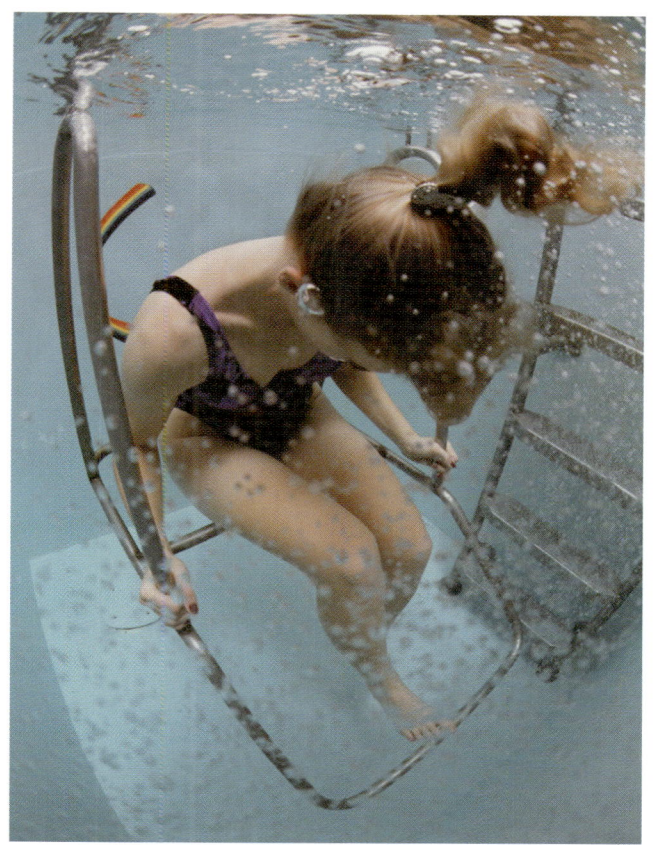

수중체중 측정법은 물탱크 속에서 잠수해 있는 동안의 체중 측정을 포함한다.

이지 않는데 왜냐하면 신체가 완전히 물속에 잠겨야 하기 때문이다. 그러므로 이러한 방법은 피트니스 센터나 대학교의 피트니스와 웰니스 강좌에서의 신체조성 평가에 거의 사용되지 않는다.

기체 치환법 기체 치환법(air displacement)은 신체조성을 평가하는 데 사용되는 또 다른 방법이다; 수중체중 측정법과 원칙적으로 비슷하지만 피검자가 수면 아래로 몸을 내리는 것이 아니라 체임

> **이중 에너지 X-선 흡수법(DXA)** 낮은 방사선 노출량의 X-선을 사용하면서 신체조성을 평가하는 방법; 통상적으로 연구나 임상 시설에서 사용되며 가장 정확한 방법으로 생각되고 있다.
>
> **수중체중 측정법** 지상과 물탱크 속에서의 체중 측정을 포함하는 신체조성 평가 방법.
>
> **기체 치환법** 피검자가 특수한 체임버 안에 앉을 때 밀려난 공기에 근거해서 신체 부피를 추정함으로써 신체조성을 평가하는 방법.

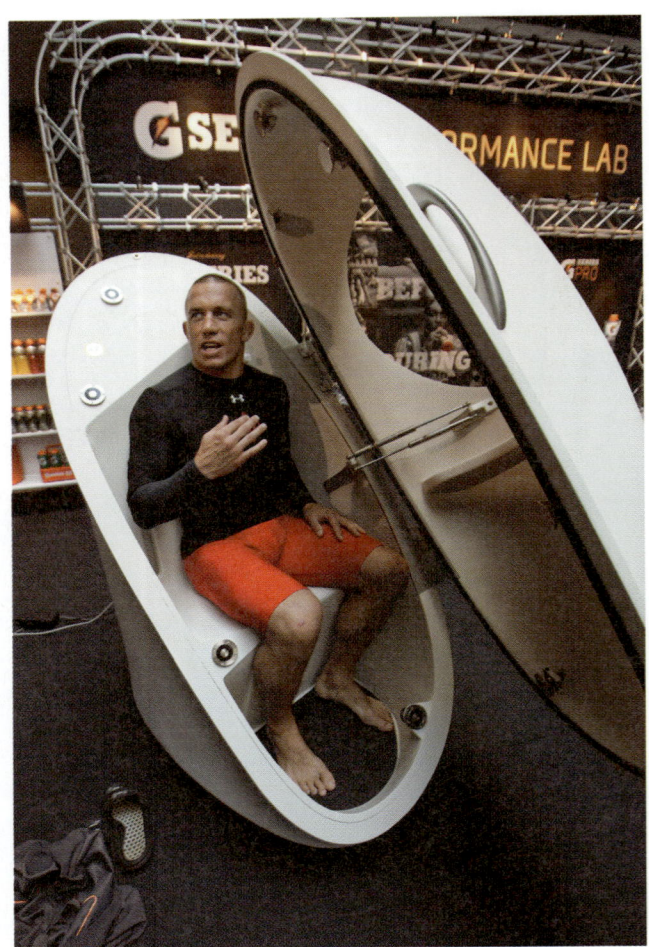
Bod Pod는 기체 치환법을 사용하여 신체조성을 측정한다.

버(chamber) 안에 앉는다. 피검자가 체임버 안에 있을 때 밀려난 공기의 양을 추정하기 위해 컴퓨터와 연결된 센서가 사용된다. 밀려난 공기의 양을 앎으로써 신체의 부피와 신체지방을 계산할 수 있다. 기체 치환법으로 추정된 체지방률은 수중체중 측정법으로 얻어진 측정치와 비슷하다.

기체 치환법은 수중체중 측정법보다 적은 시간이 소요된다; 하지만 장비가 고가이므로 이러한 측정법은 대부분의 피트니스 센터에서 사용 가능하지 않다. 기체 치환법은 연구 시설에서 가장 보편적으로 사용되며 성인의 체지방률을 추정하는 수단으로 널리 받아들여지고 있다.

생체전기 저항법 생체전기 저항법(BIA: bioelectrical impedance analysis)은 연구소의 실험실뿐만 아니라 피트니스 센터에서도 사용되는 방법이다. 시판되고 있는 BIA 측정기의 경우, 사용자는 체중계-모양 장비의 센서 위에 서거나 또는 센서를 양 손 사이에 잡는다. 실험실에서는, 테이블에 누워 있는 피검자의 손과 발에 표면 전극을 부착시킨다. 그런 다음 아주 약한 수준의 전류(너무 낮아 감지하지 못함)가 전극 또는 센서 사이의 신체를 통해 흐른다. 제지방조직에는 더 많은 수분이 들어 있으므로 전류의 좋은 전도체이다. 그와는 달리, 지방조직에는 적은 양의 수분이 들어 있으며 전류의 흐름을 방해한다. 신체지방은 전류의 흐름에 대한 저항에 근거해서 추정된다.

BIA는 많은 사람에서 신체지방을 추정하는 정확한 방법이 될 수 있다. 하지만 시판되고 있는 BIA 기구는 품질에 차이가 있으며 정확한 체지방률 추정치를 모든 집단에게 제공하지는 못한다(30). 예를 들면, BIA의 타당도는 성별, 나이, 전반적인 신체지방 수준에 의해 영향을 받을 수 있다. 그러므로 이 방법을 사용하기 전에, 자신의 성별과 연령 범주에 있는 사람에서 BIA 접근법이 입증되었는지를 확인해야 한다(31). BIA가 타당한 것으로 나타난 집단의 경우에는, 이 방법의 장점은 널리 보급된 BIA 장비, 적은 소요 시간, 낮은 비용을 포함해서 여러 가지가 있다.

신체지방에 대한 BIA 평가에 있어 오류의 주된 원인은 측정에 앞서 운동, 배설, 음식 섭취, 수분 섭취에 관한 적절한 지침을 정확히 따르지 않는 것이다. 제조사의 사용 설명서를 따르지 않으면 체지방률 추정에 대한 장비의 정확성을 상당히 저하시킬 수 있다.

정리하면...

- 신체조성과 체중의 상황을 평가하는 데 사용되는 여러 가지 실험실 검사와 현장 검사가 있다.
- BMI, 피부지방, 허리/엉덩이 비율은 피트니스 강좌 그리고 피트니스 센터에서의 가장 보편적인 평가 방법이다.
- DXA, 수중체중 측정법, 기체 치환법 같은 실험실 측정 방법은 신체조성에 대한 아주 좋은 추정치를 제공하지만 높은 비용 때문에 상업적인 사용으로는 실용적이지 않다.

이상 체중의 결정을 위한 신체조성 활용

신체조성의 체력 범주(category)는 건강-관련 체력의 다른 구성요소에서 구분되는 범주와는 다르다. "최상"이 심폐, 근력, 근지구력 체력의 가장 높은 체력 수준인 반면에 "최적"은 신체조성에서 가장 높은 수준이다. "최적"이 아닌 다른 어떠한 범주도 만족스럽지 않은 것으로 생각되어야 한다. 그러므로 자신의 목표는 최적의 신체조성에 도달하고 유지하는 것이어야 한다.

소비자 코너

가정용 측정 기구, 구매할 만한 가치가 있는가?

신체지방을 추정하는 욕실 체중계가 시판되고 있다는 것을 알고 있는지? 신체조성 측정 장비를 25~35달러에 구매할 수도 있다. 의문스러운 것은 그러한 기구가 값어치가 있는가이다.

사진에서 보여주는 장비는 156쪽에서 설명한 BIA 기법을 사용한다. 체중계 형태는 하체의 신체지방을 평가하고, 손에 잡는 기구는 상체를 평가한다. 신체 전체를 평가하지 않기 때문에 시판되고 있는 이러한 기구로부터 얻어지는 결과는 실험실에서의 BIA 측정 또는 다른 신체조성 방법만큼 정확하지 않을 것으로 예상된다. 그 외에도, 신체의 부분적인 결과는 부위별 지방 분포에 의해 영향을 받는다. 이러한 기구가 일반적인 추정치를 제공할 수는 있지만 숙련된 전문인에 의해 이루어지는 피하지방 두께 측정이 더 나을 것이다.

연구는 8~19%의 신체지방 범위가 20~39세 남성을 위한 최적의 건강 및 체력 목표이며, 21~32%의 범위가 20~39세 여성에게 최적이라고 제의하고 있다(1). 이러한 범위는 신체지방과 연관된 질병의 위험이 거의 없으며 신체활동 패턴과 음식 섭취에서의 개인별 차이를 고려하고 있다.

체지방률을 계산하였고 최적의 신체지방 범위를 안다면 자신의 바람직한 체중 범위는 어떻게 결정하는가? 20세이며 체지방률이 30%이고 체중이 84kg인 남성은 아래의 간단한 2단계를 통해 최적의 체중 범위를 계산할 수 있다:

1단계. 제지방 무게(fat-free weight: 체중에서 지방을 제외한 무게)를 계산한다. 다시 말하면 체중에서 뼈, 기관, 근육이 차지하는 무게:

$$체중 - 지방\ 무게 = 제지방\ 무게$$
$$100\% - 30\% = 70\%$$

이것은 체중의 70%가 제지방 무게라는 것을 의미한다. 따라서 이 학생의 제지방 무게는

$$70\% \times 84kg = 58.8kg\ 이다.$$

2단계. 최적 체중을 계산한다(남성의 경우 체지방률은 8~19% 범위이다): 최적 체중을 계산하기 위한 공식은 다음과 같다.

$$최적\ 체중 = 제지방\ 무게 \div (1 - 최적\ 체지방률)$$

체지방률은 소수점으로 나타내어야 한다. 그러므로 체지방률이 8%인 경우,

$$최적\ 체중 = 58.8 \div (1 - 0.08) = 63.9kg$$

체지방율이 19%인 경우,

$$최적\ 체중 = 58.8 \div (1 - 0.19) = 72.6kg.$$

이 같은 계산을 하면서 우리는 이 사람의 제지방 무게는 유지되고 지방이 줄어들 것이라고 가정한다. 따라서 55.8kg은 건강한 신체조성을 달성하기 위한 그의 새로운 최적 체중의 81~92%가 될 것이고, 이 사람의 최적 체중은 63.9kg과 72.6kg 사이일 것이다. 실습 6.2는 체지방률과 체질량지수 모두를 사용하면서 자신의 최적 체중을 계산하는 기회를 제공한다.

정리하면...

- 건강한 체중은 자신의 나이, 신장, 성별에 대한 최적의 신체지방 수준에 근거해서 결정되어야 한다.
- 이상 체중은 자신의 체지방률을 알면 쉽게 계산할 수 있다.

행동 변화: 목표 설정과 규칙적인 평가

체중을 감소 또는 증가시키려면 규칙적으로 신체조성을 평가하는 것이 중요하다(체중 관리에 대해서는 9장에서 공부할 것이다). 최적의 신체지방 수준에 근거해서 목표 체중을 계산할 때에는 지방 무게만이 감소한다고 가정한다. 하지만 체중 감소를 경험하는 사람은 수분 그리고 아마도 제지방량 또한 잃을 수 있다. 건강한 음식 섭취와 함께 규칙적인 유산소 운동과 저항 운동을 포함시키면 감소되는 지방의 양을 최대화하고 제지방량을 더 많이 유지할 수 있을 것이다.

체중의 감소 또는 증가로 신체가 변화하면서 애초에 계산했던 체중이 바람직한 체지방률과 정확하게 일치하지 않을 수도 있다. 위의 보기에서, 그의 체중이 8kg 줄어들더라도(11.4kg 아니라) 제지방량이 증가한다면 체지방률은 최적의 범위에 있을 수도 있다. 그 외

생체전기 저항법(BIA) 낮은 수준의 전류를 신체 전체에 흘림으로써 신체조성을 평가하는 방법.

에도, 규칙적인 평가는 자신에게서 줄어드는 것은 지방 무게이며 제지방 무게가 아님을 판단하는 데 도움을 줄 것이다. 그러므로 새로운 목표 체중에 도달하려고 노력하는 동안, 규칙적으로 신체조성을 평가하는 것이 중요하다. 후속 평가를 할 때에는 이전과 동일한 형태의 신체조성 측정법을 사용하는 것이 필수적이다. 가능하다면, 동일한 사람에 의한 측정 또한 권장된다. 이러한 요인들은 측정 오류를 줄일 수 있다. 평가의 빈도는 자신의 목표에 좌우될 것이다.

정리하면...

- 체중을 줄이거나 늘리려고 노력할 때에는 가장 건강한 변화가 되도록 하기 위해 규칙적으로 신체조성을 평가해야 한다.
- 후속 평가는 최초의 평가와 동일한 절차로 이루어져야 한다.

요약

1. 신체조성은 신체의 지방조직과 제지방조직의 상대적인 양을 말한다. 신체에 있는 지방은 필수지방이거나 저장지방이다. 건강한 체중은 신체지방 권장량에 근거해야 한다.

2. 높은 체지방률은 많은 질병의 위험 증가와 연관이 있으므로 신체조성은 건강-관련 체력의 중요한 구성요소이다. 지방의 분포 또한 과체중 및 비만과 연관된 질병의 발병 위험에 영향을 미친다. 아주 낮은 체지방률 또한 질병 위험의 증가와 연관이 있다.

3. 신체지방과 건강한 체중을 평가하기 위한 보편적인 현장 검사는 피하지방 측정법, BMI 평가, 허리/엉덩이 비율이다.

4. 신체지방을 추정하기 위한 실험실 검사는 연구나 임상 시설에서 가장 보편적으로 사용된다. DXA는 신체지방 추정에 있어 황금 표준 측정법으로 여겨진다.

5. 자신의 바람직한 체지방률이나 BMI를 안다면 건강 체중 범위를 계산할 수 있다. 체중을 줄이거나 늘리려고 노력할 때에는 규칙적으로 신체조성을 평가해야 한다.

학습문제

1. 일반적인 남성과 여성은 어느 정도의 필수지방을 가지고 있는가?
   a. 25%와 30%
   b. 3%와 12%
   c. 10%와 20%
   d. 5%와 18%

2. 엉덩이와 넓적다리에 과다한 지방을 저장하는 사람은 복부에 과다한 지방을 저장하는 사람보다 심장병과 당뇨병의 위험이 더 크다.
   a. 맞음
   b. 틀림

3. 다음 중에서 과체중이나 비만으로 인해 일어날 수 있는 건강 문제가 아닌 것은?
   a. 낮은 자긍심
   b. 담낭질환
   c. 골관절염
   d. 빈혈

4. 다음 중에서 저체중 또는 식이장애로 인해 일어날 수 있는 건강 문제가 아닌 것은?
   a. 영양실조
   b. 월경이상
   c. 소화장애
   d. 제1형 당뇨병

5. 부위별 지방 분포와 연관된 질병 위험을 평가하기 위해 사용하는 방법은?
   a. 허리/엉덩이 비율
   b. 피하지방 측정법
   c. 수중체중 측정법
   d. 생체전기 저항법

6. 질병 위험과 건강의 기준에서 봤을 때, BMI가 _____ kg/m^2은 비만으로 생각된다.
   a. 25   b. 27
   c. 30   d. 45

7. 다음 중에서 신체조성 평가를 위한 보편적인 현장 측정법은?
    a. 허리둘레 측정
    b. 기체 치환법
    c. 수중체중 측정법
    d. DXA

8. BMI가 건강 범위 내에 있어 정상 체중으로 분류된 사람이라도 체지방률이 정상 수준보다 높을 수 있다.
    a. 맞음
    b. 틀림

9. 신체조성 평가를 위한 각기 다른 현장 측정법을 논의하시오. 각 방법의 장점과 단점을 논의하시오.

10. 건강한 신체조성을 유지하지 않음으로써 일어날 수 있는 건강 문제를 논의하시오.

11. 과체중과 비만을 정의하시오. 미국에서 과체중과 비만이 공중보건에 미치는 영향은?

유용한 웹링크

미국스포츠의학회
건강과 피트니스의 모든 측면에 관한 정보, 문헌, 학회의 공식 견해를 제공하는 종합적인 웹사이트. www.acsm.org

미국당뇨병협회
위험 감소를 위한 운동과 음식 섭취 지침을 포함해서 당뇨병 정보 제공. www.diabetes.org

미국심장협회
심장과 혈관 질환을 위험을 감소시키는 방법에 관한 최신 정보를 포함하고 있음. 사이트에는 운동, 음식 섭취, 심장병에 관한 정보 제공. www.heart.crg

질병통제예방센터, 건강 체중
건강 체중의 유지에 관한 정보와 개인별 체중 평가를 위한 BMI 계산 기능 제공. www.cdc.gov/healthyweight

실습 6.1

이름 _____ 날짜 _____

신체조성 평가

장비
줄자, 피하지방 측정 캘리퍼, 체중계

실행 방법
강사의 지도에 따라 아래에 묘사된 절차를 완료한다. 그런 다음 자신의 신체조성 자료 그리고 피하지방, 허리둘레, 허리/엉덩이 비율, BMI, 그리고 그 밖의 다른 측정 결과에 따른 신체조성 분류 수준을 기록한다.

피하지방 검사 스캔해서 피하지방 측정법의 시범 비디오를 본다. ▶

피하지방 검사 측정 부위

남자

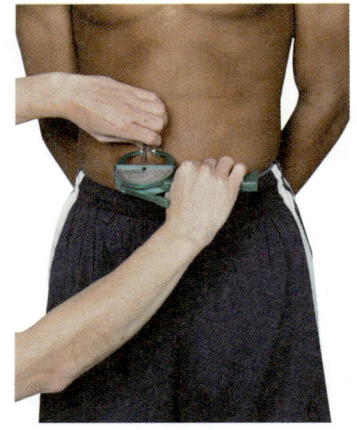 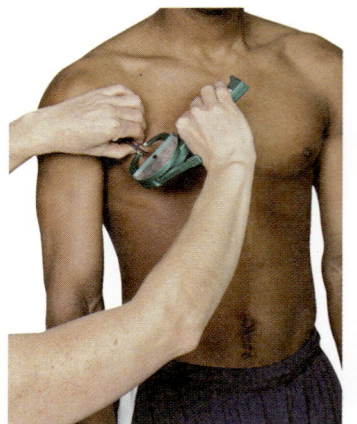 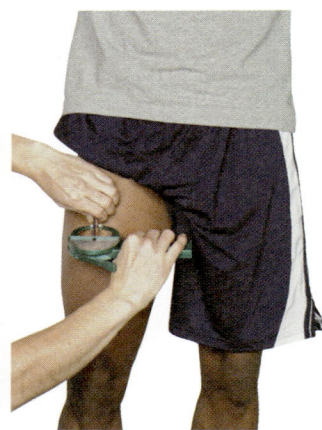

복부 · 가슴 · 넓적다리

여자

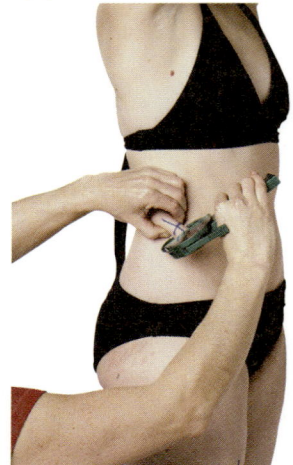 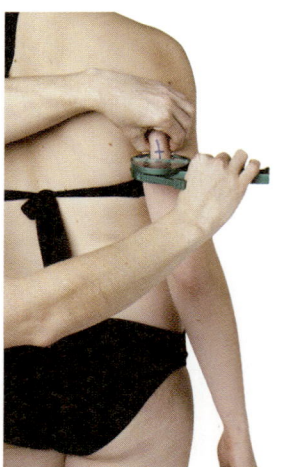 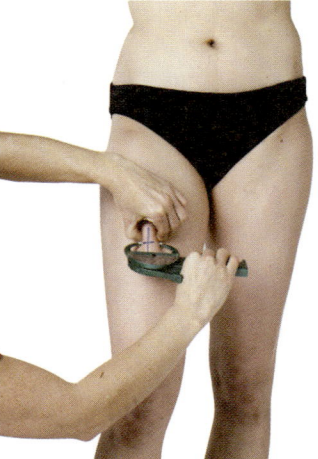

상장골 · 삼두근 · 넓적다리

실습 6.1 (계속)

피하지방 측정법의 실행:
- 피하지방을 엄지손가락과 집게손가락 사이에 잡는다.
- 캘리퍼의 압력을 서서히 풀어서 손가락과 1/2인치 이내에서 피하지방을 집도록 한다.
- 피하지방을 잡고서 캘리퍼의 압력을 완전히 푼다.
- 계기판의 숫자를 읽는다(mm 단위).
- 잡았던 피하지방을 놓아 조직이 이완되도록 한다.
- 각 측정 부위의 피하지방 두께를 측정한다.
- 세 번 반복하며, 측정치의 평균값을 구한다.
- 측정치를 모두 더하기한 다음 162쪽과 163쪽의 표 6.2와 6.3을 사용하여 체지방률을 결정한다.
- 자신의 자료를 아래의 빈칸에 적는다.

　세 부위의 피하지방 합계(mm) _____

　체지방률 _____

　분류 수준:

　　_____ 과소체중

　　_____ 정상

　　_____ 과체중

　　_____ 비만

실습 6.1 (계속)

표 6.2 **여성의 체지방률 추정치(삼두근, 상장골, 넓적다리 피하지방 두께)**

피하지방 합계 (mm)	나이(세)								
	Under 22	23-27	28-32	33-37	38-42	43-47	48-52	53-57	Over 57
23-25	9.7	9.9	10.2	10.4	10.7	10.9	11.2	11.4	11.7
26-28	11.0	11.2	11.5	11.7	12.0	12.3	12.5	12.7	13.0
29-31	12.3	12.5	12.8	13.0	13.3	13.5	13.8	14.0	14.3
32-34	13.6	13.8	14.0	14.3	14.5	14.8	15.0	15.3	15.5
35-37	14.8	15.0	15.3	15.5	15.8	16.0	16.3	16.5	16.8
38-40	16.0	16.3	16.5	16.7	17.0	17.2	17.5	17.7	18.0
41-43	17.2	17.4	17.7	17.9	18.2	18.4	18.7	18.9	19.2
44-46	18.3	18.6	18.8	19.1	19.3	19.6	19.8	20.1	20.3
47-49	19.5	19.7	20.0	20.2	20.5	20.7	21.0	21.2	21.5
50-52	20.6	20.8	21.1	21.3	21.6	21.8	22.1	22.3	22.6
53-55	21.7	21.9	22.1	22.4	22.6	22.9	23.1	23.4	23.6
56-58	22.7	23.0	23.2	23.4	23.7	23.9	24.2	24.4	24.7
59-61	23.7	24.0	24.2	24.5	24.7	25.0	25.2	25.5	25.7
62-64	24.7	25.0	25.2	25.5	25.7	26.0	26.2	26.4	26.7
65-67	25.7	25.9	26.2	26.4	26.7	26.9	27.2	27.4	27.7
68-70	26.6	26.9	27.1	27.4	27.6	27.9	28.1	28.4	28.6
71-73	27.5	27.8	28.0	28.3	28.5	28.8	29.0	29.3	29.5
74-76	28.4	28.7	28.9	29.2	29.4	29.7	29.9	30.2	30.4
77-79	29.3	29.5	29.8	30.0	30.3	30.5	30.8	31.0	31.3
80-82	30.1	30.4	30.6	30.9	31.1	31.4	31.6	31.9	32.1
83-85	30.9	31.2	31.4	31.7	31.9	32.2	32.4	32.7	32.9
86-88	31.7	32.0	32.2	32.5	32.7	32.9	33.2	33.4	33.7
89-91	32.5	32.7	33.0	33.2	33.5	33.7	33.9	34.2	34.4
92-94	33.2	33.4	33.7	33.9	34.2	34.4	34.7	34.9	35.2
95-97	33.9	34.1	34.4	34.6	34.9	35.1	35.4	35.6	35.9
98-100	34.6	34.8	35.1	35.3	35.5	35.8	36.0	36.3	36.5
101-103	35.3	35.4	35.7	35.9	36.2	36.4	36.7	36.9	37.2
104-106	35.8	36.1	36.3	36.6	36.8	37.1	37.3	37.5	37.8
107-109	36.4	36.7	36.9	37.1	37.4	37.6	37.9	38.1	38.4
110-112	37.0	37.2	37.5	37.7	38.0	38.2	38.5	38.7	38.9
113-115	37.5	37.8	38.0	38.2	38.5	38.7	39	39.2	39.5
116-118	38.0	38.3	38.5	38.8	39.0	39.3	39.5	39.7	40.0
119-121	38.5	38.7	39.0	39.2	39.5	39.7	40.0	40.2	40.5
122-124	39.0	39.2	39.4	39.7	39.9	40.2	40.4	40.7	40.9
125-127	39.4	39.6	39.9	40.1	40.4	40.6	40.9	41.1	41.4
128-130	39.8	40.0	40.3	40.5	40.8	41.0	41.3	41.5	41.8

출처: A. S. Jackson and M. L. Pollock, "Practical Assessment of Body Composition," *The Physician and Sportsmedicine*, Vol. 13, No. 5 (1985): 76-90. Copyright © 1985 JTE Mulitmedia, LLC. Reprinted by permission.

실습 6.1 (계속)

표 6.3 남성의 체지방률 추정치(가슴, 복부, 넓적다리 피하지방 두께)

피하지방 합계 (mm)	나이(세)								
	Under 22	23–27	28–32	33–37	38–42	43–47	48–52	53–57	Over 57
8–10	1.3	1.8	2.3	2.9	3.4	3.9	4.5	5.0	5.5
11–13	2.2	2.8	3.3	3.9	4.4	4.9	5.5	6.0	6.5
14–16	3.2	3.8	4.3	4.8	5.4	5.9	6.4	7.0	7.5
17–19	4.2	4.7	5.3	5.8	6.3	6.9	7.4	8.0	8.5
20–22	5.1	5.7	6.2	6.8	7.3	7.9	8.4	8.9	9.5
23–25	6.1	6.6	7.2	7.7	8.3	8.8	9.4	9.9	10.5
26–28	7.0	7.6	8.1	8.7	9.2	9.8	10.3	10.9	11.4
29–31	8.0	8.5	9.1	9.6	10.2	10.7	11.3	11.8	12.4
32–34	8.9	9.4	10.0	10.5	11.1	11.6	12.2	12.8	13.3
35–37	9.8	10.4	10.9	11.5	12.0	12.6	13.1	13.7	14.3
38–40	10.7	11.3	11.8	12.4	12.9	13.5	14.1	14.6	15.2
41–43	11.6	12.2	12.7	13.3	13.8	14.4	15.0	15.5	16.1
44–46	12.5	13.1	13.6	14.2	14.7	15.3	15.9	16.4	17.0
47–49	13.4	13.9	14.5	15.1	15.6	16.2	16.8	17.3	17.9
50–52	14.3	14.8	15.4	15.9	16.5	17.1	17.6	18.2	18.8
53–55	15.1	15.7	16.2	16.8	17.4	17.9	18.5	19.1	19.7
56–58	16.0	16.5	17.1	17.7	18.2	18.8	19.4	20.0	20.5
59–61	16.9	17.4	17.9	18.5	19.1	19.7	20.2	20.8	21.4
62–64	17.6	18.2	18.8	19.4	19.9	20.5	21.1	21.7	22.2
65–67	18.5	19.0	19.6	20.2	20.8	21.3	21.9	22.5	23.1
68–70	19.3	19.9	20.4	21.0	21.6	22.2	22.7	23.3	23.9
71–73	20.1	20.7	21.2	21.8	22.4	23.0	23.6	24.1	24.7
74–76	20.9	21.5	22.0	22.6	23.2	23.8	24.4	25.0	25.5
77–79	21.7	22.2	22.8	23.4	24.0	24.6	25.2	25.8	26.3
80–82	22.4	23.0	23.6	24.2	24.8	25.4	25.9	26.5	27.1
83–85	23.2	23.8	24.4	25.0	25.5	26.1	26.7	27.3	27.9
86–88	24.0	24.5	25.1	25.7	26.3	26.9	27.5	28.1	28.7
89–91	24.7	25.3	25.9	26.5	27.1	27.6	28.2	28.8	29.4
92–94	25.4	26.0	26.6	27.2	27.8	28.4	29.0	29.6	30.2
95–97	26.1	26.7	27.3	27.9	28.5	29.1	29.7	30.3	30.9
98–100	26.9	27.4	28.0	28.6	29.2	29.8	30.4	31.0	31.6
101–103	27.5	28.1	28.7	29.3	29.9	30.5	31.1	31.7	32.3
104–106	28.2	28.8	29.4	30.0	30.6	31.2	31.8	32.4	33.0
107–109	28.9	29.5	30.1	30.7	31.3	31.9	32.5	33.1	33.7
110–112	29.6	30.2	30.8	31.4	32.0	32.6	33.2	33.8	34.4
113–115	30.2	30.8	31.4	32.0	32.6	33.2	33.8	34.5	35.1
116–118	30.9	31.5	32.1	32.7	33.3	33.9	34.5	35.1	35.7
119–121	31.5	32.1	32.7	33.3	33.9	34.5	35.1	35.7	36.4
122–124	32.1	32.7	33.3	33.9	34.5	35.1	35.8	36.4	37.0
125–127	32.7	33.3	33.9	34.5	35.1	35.8	36.4	37.0	37.6

출처: A. S. Jackson and M. L. Pollock, "Practical Assessment of Body Composition," *The Physician and Sportsmedicine*, Vol. 13, No. 5 (1985): 76-90. Copyright © 1985 JTE Mulitmedia, LLC. Reprinted by permission.

실습 6.1 (계속)

허리둘레와 허리/엉덩이 비율

스캔해서 허리와 엉덩이 둘레 측정에 대한 시범 비디오를 본다. ▶

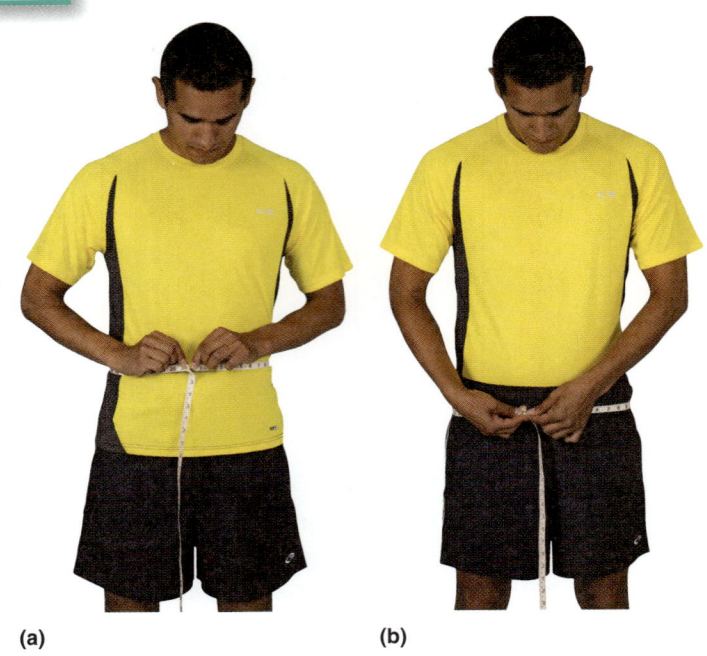

(a)　　　　　　　　(b)

허리/엉덩이 비율 측정법의 실행:

- 허리둘레 측정을 먼저한다.
- 배꼽 높이에 줄자를 두고(a), 정상 호흡이 끝날 때 둘레를 측정한다.
- 엉덩이둘레 측정에서는 엉덩이의 최대 둘레 주위에 줄자를 둔다(b).
- 허리둘레를 엉덩이둘레로 나누기해서 허리/엉덩이 비율을 계산한다.
- 165쪽의 표 6.4를 사용하여 허리/엉덩이 비율의 분류 수준을 결정한다.
- 154쪽의 표 6.1을 사용하여 허리둘레를 평가한다.
- 자신의 자료를 아래의 빈칸에 적는다.

　　허리둘레 측정치　　_____

　　엉덩이둘레 측정치　　_____

　　허리/엉덩이 비율　　_____

　　분류 수준:

　　_____ 낮은 위험

　　_____ 약간의 위험

　　_____ 높은 위험

　　_____ 아주 높은 위험

실습 6.1 (계속)

표 6.4 남자와 여자의 허리/엉덩이 둘레 비율 기준표

남자	위험			
	낮음	약간의 위험	높음	아주 높음
20–29yrs	<0.83	0.83–0.88	0.89–0.94	>0.94
30–39yrs	<0.84	0.84–0.91	0.92–0.96	>0.96
40–49yrs	<0.88	0.88–0.95	0.96–1.00	>1.00
50–59yrs	<0.90	0.90–0.96	0.97–1.02	>1.02
60–69yrs	<0.91	0.91–0.98	0.99–1.03	>1.03

여자	위험			
	낮음	약간의 위험	높음	아주 높음
20–29yrs	<0.71	0.71–0.77	0.78–0.82	>0.82
30–39yrs	<0.72	0.72–0.78	0.79–0.84	>0.84
40–49yrs	<0.73	0.73–0.79	0.80–0.87	>0.87
50–59yrs	<0.74	0.74–0.81	0.82–0.88	>0.88
60–69yrs	<0.76	0.76–0.83	0.84–0.90	>0.90

출처: Data from Bray, G. A., and D. S. Gray. Obesity. Part I-Pathogenesis. *West J Med* 149(4):429-441, 1988.

BMI

체중(kg) _____

신장(m^2) _____

BMI _____

분류 수준:

_____ 과소체중

_____ 정상

_____ 과체중

_____ 비만

그 밖의 다른 측정법: _____

체지방률 _____

분류 수준

_____ 과소체중

_____ 정상

_____ 과체중

_____ 비만

질문

1. 자신의 분류 수준이 각 평가 방법에서 비슷한가? 차이가 있다면, 그 이유는 무엇이라고 생각하는가?

_____

_____

2. 자신에게는 어떤 평가 방법이 가장 정확하다고 느끼는가, 그 이유는?

_____

_____

실습 6.2

이름 _____ 날짜 _____

건강 체중의 결정

장비
실습 6.1의 결과와 계산기

실행 방법
실습 6.1의 결과가 체중 감소 또는 증가가 필요하다는 것을 가리킨다면 최적 수준의 신체지방 또는 최적의 BMI에 도달하는 데 필요한 목표 체중을 계산해야 한다. 모든 사람이 체중을 감소 또는 증가시킬 필요는 없음을 명심한다. 자신의 체중이 권장 수준 이내에 있고 현재의 신체 조성에 만족한다면 체중 유지가 자신의 목표가 되어야 한다.

1부

		보기:	
현재 체중	_____	현재 체중	80kg
현재 체지방률	_____	현재 체지방률	38%
현재 BMI	_____	현재 BMI	29.3*
목표 체지방률	_____	목표 체지방률	25–30†
목표 BMI	_____	목표 BMI	20–25kg/m²

1단계: 제지방량의 %를 계산.

1 − _____ (현재 체지방률‡) = _____ (제지방량의 %)

보기: 1 − (0.38) = 0.62

2단계: 제지방 무게 계산.

_____ (제지방량의 %‡) × _____ (현재 체중) = _____ (제지방 무게)

보기: 0.62 × 80 = 49.6

3단계: 최적 체중 범위의 하단 및 상단 계산.

_____ (최적 체중) = _____ (제지방 무게)/(1 − _____ [최적 체지방률‡])

범위의 하단과 상단 계산
보기: 49.6 ÷ (1 − 0.25) = 66.1
49.6 ÷ (1 − 0.30) = 70.8

보기의 최적 범위 = 66.1kg에서 70.8kg

자신의 최적 범위: _____ 에서 _____

*신장은 1.65m를 사용하였음.
†권장되는 건강한 범위 내에서 값을 선택하였음. 자신의 계산에서는 전체 범위 또는 범위의 일부분을 사용할 수 있음. 기억해야 할 중요한 점은 자신이 목표가 자신의 나이와 신체활동량에 권장되는 수준 이내에 있어야 한다는 것이다.
‡소수점으로 표기

4단계: 최적 체중 범위에 근거한 BMI 계산

_____ 에서 _____

보기:
1.65m
66.1kg~70.8kg
66.1 ÷ 1.65² = 24.3kg/m²
70.8 ÷ 1.65² = 26.0kg/m²
BMI: 24.3kg/m² 에서 26.0kg/m²

2부

BMI를 사용하면서 건강 목표 체중을 결정하기 위한 계산을 반복한다.

목표 체중(kg) = 바람직한 BMI × 신장(m²)

범위의 상단과 하단을 계산

_____ 에서 _____

질문

1. 실습 1부에서 계산한 BMI 값이 권장 범위에 있는가? 그렇지 않다면 이유는?

   _____

   _____

2. 1부와 2부의 BMI 값 사이에 차이가 있는가? 있다면, 그 이유는?

   _____

   _____

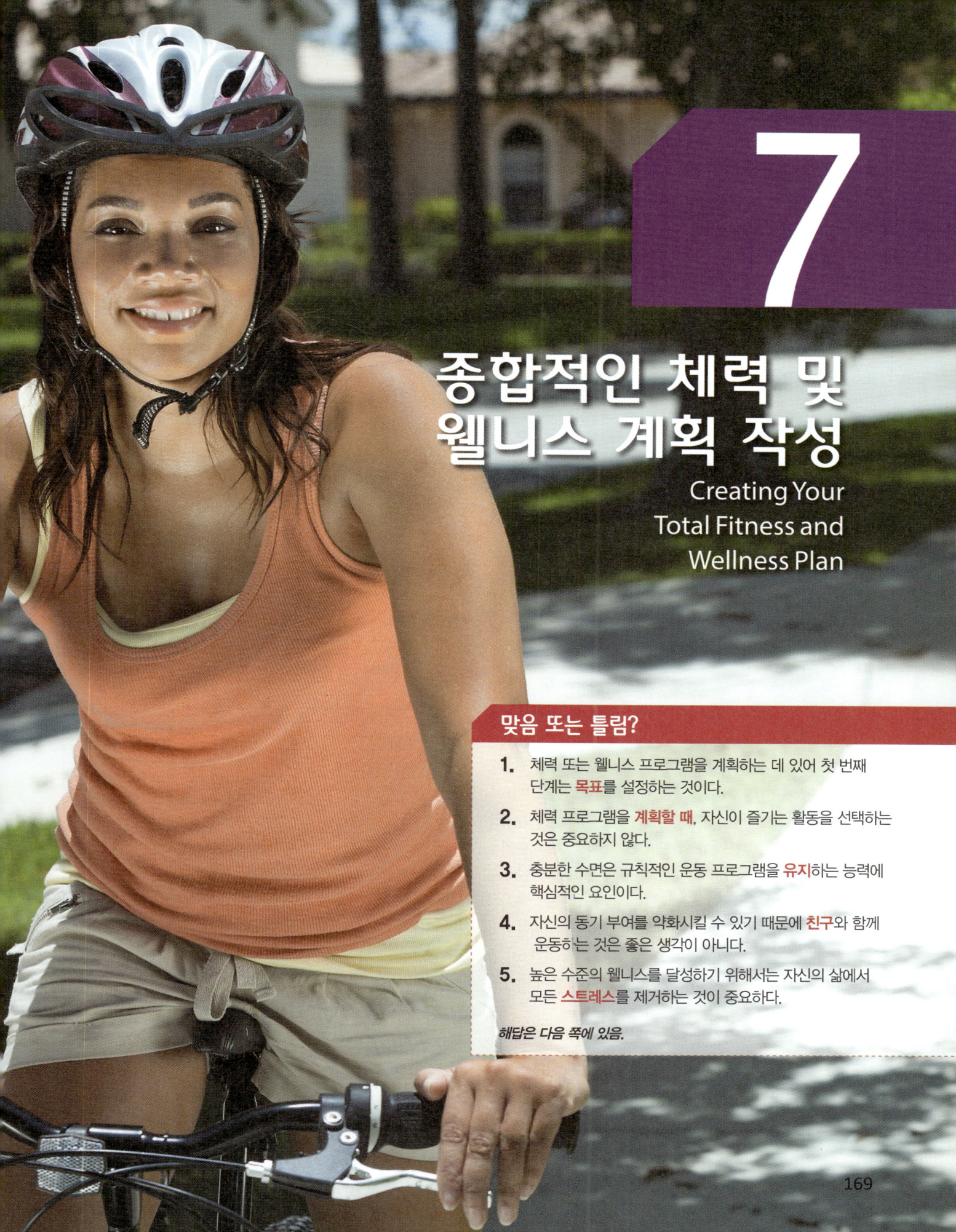

7

종합적인 체력 및 웰니스 계획 작성

Creating Your Total Fitness and Wellness Plan

맞음 또는 틀림?

1. 체력 또는 웰니스 프로그램을 계획하는 데 있어 첫 번째 단계는 **목표**를 설정하는 것이다.
2. 체력 프로그램을 **계획할 때**, 자신이 즐기는 활동을 선택하는 것은 중요하지 않다.
3. 충분한 수면은 규칙적인 운동 프로그램을 **유지**하는 능력에 핵심적인 요인이다.
4. 자신의 동기 부여를 약화시킬 수 있기 때문에 **친구**와 함께 운동하는 것은 좋은 생각이 아니다.
5. 높은 수준의 웰니스를 달성하기 위해서는 자신의 삶에서 모든 **스트레스**를 제거하는 것이 중요하다.

해답은 다음 쪽에 있음.

미구엘은 체중을 다소 줄이고 싶고, 베네사는 힘과 지구력을 향상시키고 싶다. 더 나은 영양 섭취와 운동이 도움이 된다는 것을 알고 있지만 어떻게 시작해야 하는지를 모른다. 자신만의 독특한 체력 및 웰니스 목표를 달성하기 위한 개인별 계획을 어떻게 작성할 수 있는가?

앞의 장들에서, 웰니스와 체력에 관한 일반 원리 및 건강 효과에 대해(1~2장) 그리고 4가지 핵심 영역(심폐 지구력, 근력, 근지구력, 유연성)에서의 체력 향상에 도움을 줄 수 있는 운동 프로그램에 대해(3~5장) 공부했다. 또한 신체조성의 중요성에 대해서도 살펴보았다(6장). 이러한 정보를 활용하면서, 건강-관련 체력의 모든 구성요소를 증진시킬 수 있는 운동 프로그램과 성공적인 행동 변화를 위한 웰니스 계획의 작성을 시작할 수 있다. 이 장은 이 같은 목표를 달성하도록 돕기 위해 실질적인 지침을 제공한다.

개인적인 체력 단련 계획의 작성 단계

체력의 유익함 및 구성요소를 이해하고 있으므로 이제는 자신의 체력을 증진시키기 위한 실천 계획을 작성할 시간이다. 다음 내용에서는 체력 프로그램 작성을 위한 4단계 절차를 보여준다.

1단계. 목표 설정

목표 설정은 자신의 성공적인 체력 단련 계획을 세우는 데 있어 첫 번째 그리고 가장 중요한 단계다. 자신이 무엇을 향해 노력하는지를 모른다면 목표를 달성할 가능성은 없을 것이다. 그러므로 목표 설정은 어떠한 체력 프로그램에서도 핵심적인 요건이다.

목표 설정의 주된 목적은 성취하기를 원하는 명확한 목표를 수립하는 것이다. 체력 단련 프로그램을 시작하기에 앞서 목표를 글로 쓴 목록을 가지는 것은 운동 일정을 지속하고 체력을 향상시킬 가능성을 증가시킨다고 연구에서 보여주었다. 목표 설정은 자신이 성취하기를 기대하는 것에 집중하도록 도움을 주고, 우선적인 사항이 어떤 것인지 그리고 순위를 정하도록 해준다. 목표 설정은 또한 성공을 향한 자신의 동기 부여를 강화시킨다. 목표 설정은 체력 목표를 달성하는 데 있어 필수적인 첫 번째 단계다.

체력 목표에는 세 가지 주요 형태가 있다. 한 가지 형태는 운동능력 목표라고 불린다. 이것은 자신의 심폐 체력, 근력과 근지구력, 또는 유연성을 향상시키기 위해 설정한 구체적인 단기, 중기, 또는 장기 목표다. 예를 들면, 단기 운동 능력 목표는 자신의 심폐 체력 수준을 나쁨에서 평균으로 향상시키는 것이 될 수도 있다.

그림 7.1은 수지 존스가 설정한 운동 능력 목표를 보여주며, 자

해답

1. **맞음** 목표 설정은 성공적인 체력 단련 또는 웰니스 계획을 세우는 데 있어 첫 번째 그리고 가장 중요한 단계다. 목표가 없다면 자신이 실행하는 변화는 무작위적이고, 일시적이며, 관심이 결여되고, 효과가 거의 없을 것이다.

2. **틀림** 자신이 즐기는 신체활동을 하는 것이 규칙적인 운동 프로그램을 지속하는 데 핵심적인 요소임을 연구에서 보여준다.

3. **맞음** 충분한 양의 수면을 취하는 것은 규칙적인 운동 프로그램을 유지하는 능력에 중요한 역할을 한다.

4. **틀림** 친구와 함께 운동하는 것은 운동을 더욱 즐겁도록 만들고 긍정적 강화를 제공함으로써 동기 부여를 강화시킬 수 있다.

5. **틀림** 삶에서 모든 스트레스를 제거하는 것은 불가능하다. 높은 수준의 웰니스를 달성하기 위해서는 삶의 스트레스에 어떻게 대처하는지를 배우는 것이 중요하다.

이름: Susie Jones

체력 목표

체력 요소	현재 수준	단기 목표 (8주)	장기 목표 (18개월)
심폐 체력	나쁨	보통	아주 좋음
근력	나쁨	보통	아주 좋음
근지구력	나쁨	보통	아주 좋음
유연성	나쁨	보통	아주 좋음
신체조성	지방 많음	지방 약간 많음	

그림 7.1
체력 각 구성요소의 단기 및 장기 목표에 대해 생각하기 시작하면서, 위와 같은 양식을 활용한다면 자신의 진전을 한눈에 볼 수 있다.

신의 목표에 언제 도달했는지를 파악하기 위해서는 체력 검사를 활용할 것이다. "현재 수준" 세로줄은 운동 프로그램을 시작하기 전에 실시했던 검사에 근거한 수지의 체력 상태를 보여준다.

담당 강사와 상담한 후, 수지는 트레이닝의 처음 8주 이내에 달성하기를 바라는 단기 목표를 설정했다. 그녀는 트레이닝의 처음 18개월 이내에 달성하기를 바라는 장기 목표 또한 설정했다. 단기 및 장기 목표 모두 융통성이 있으며 변하는 필요성과 상황에 맞도록 변경할 수 있다.

운동 능력 목표 외에도, 신체조성 목표를 설정할 수 있다. 자신의 진전은 옷이 얼마나 몸에 잘 맞는지를 포함해서 체중, BMI, 또는 다른 신체조성 측정법을 통해 평가할 수 있다. 수지의 체력 목표 목록은 그녀의 신체조성 목표 또한 보여주고 있다(그림 7.1).

프로그램 준수 목표 또한 설정해야 한다. 다시 말하면, 일주일에 특정 일수는 운동을 한다는 목표를 세워야 한다. 규칙적인 운동이 전반적인 체력 목표를 달성하는 데 중요하기 때문에 프로그램 준수 목표는 중요하다.

다음 지침은 자신의 개인적인 체력 목표를 설정하는 데 도움을 줄 수 있다.

- *현실적인 단기 목표를 먼저 설정한다.* 단기 목표는 일반적으로 운동 프로그램의 처음 2~6개월 이내에 달성하는 체력 목표다. 현실적인 단기 목표 설정은 두 가지 이유에서 중요하다: 첫째, 자신의 목표가 너무 어려워서 달성하기가 어렵다면 좌절하게 되고 포기할 수도 있다. 둘째, 단기 목표에 도달하는 것은 추후에 다른 목표를 달성하도록 동기 부여하는 데 도움이 될 것이다.
- *중기 목표와 장기 목표를 설정한다.* 단기 목표 외에도, 중기 및 장기 체력 목표를 설정하는 것이 중요하다. 중기 목표는 일반적으로 6~12개월의 목표인 반면에 장기 목표는 1년에서부터 2년 이상의 기간이 될 수 있다.
- *측정 가능한 목표를 설정한다.* 구체적이고 측정 가능한 목표를 설정하는 것 또한 중요하다(1). 그렇게 함으로써 자신이 목표에 도달했는지를 결정하는 데 도움이 될 것이다. 예를 들면, 3kg의 체중 감소 목표는 측정 가능한 목표다.
- *목표를 글로 남긴다.* 목표를 적어서 매일 볼 수 있는 곳에 붙여 놓으면 자신의 체력 목표를 상기시키는 데 도움이 될 것이다. 목표를 염두에 두는 것은 그러한 목표를 달성하는 데 필수적이다 (2).
- *목표 달성에 대해 보상한다.* 각 특정 체력 목표에 도달한 후에는 자신을 보상한다! 콘서트에 가는 것 또는 스포츠 경기 관람 같이 자신이 즐기는 것을 할 수도 있을 것이다. 목표 달성에 대한 보상은 동기 부여를 유지하고 다음 목표로 나아가게 하는 좋은 방법이다.

일단 체력 프로그램을 시작하면, 운동을 빼먹거나 또는 계획했던 진전에 뒤처지는 것 같은 차질에 대비해야 한다. 가끔씩의 차질은 정상적인 일이다(3). 하지만 프로그램에서의 진전이 중단되었다는 것을 일단 인식하면 가능한 한 빨리 정상 궤도로 되돌아가도록 노력해야 한다.

체력 목표의 중요성은 아무리 강조해도 지나치지 않다. 목표는 개인적 체력 프로그램의 구조와 동기를 제공한다. 이 장의 끝에 있는 실습을 완료해서 자신의 단기 목표(실습 7.1), 중기 목표와 장기 목표(실습 7.2)를 설정한다.

2단계. 체력 프로그램의 운동 선택

자신의 개인적 체력 목표를 설정한 후, 그 다음 단계는 건강-관련 체력의 다양한 구성요소를 발달시키는 운동을 선택하는 것이다 (3~6장에서 논의하였음). 다음의 각 구성요소에 초점을 맞추어야 한다는 것을 기억할 것.

심폐 지구력 이 구성요소를 발달시키는 운동은 다리 같은 큰 근육군의 반복적인 움직임을 포함한다. (유산소 운동 프로그램의 설계에 대한 자세한 내용은 3장에 제시되어 있다.) 크로스 트레이닝이나 인터벌 트레이닝처럼 두 가지 또는 그 이상의 유산소 트레이닝 기법을 결합하면 자신의 운동 일정을 더욱 다양하고 효과적으로 만들 수 있다. 자신의 심폐 지구력 프로그램은 자신의 특정 체력 목표를 달성하도록 설계되어야 한다는 것을 기억해야 한다.

근력과 근지구력 점진적 저항 운동 트레이닝이 근력과 근지구력 증가의 비결이다. (4장에 제시된 정보를 활용하여 이러한 주요 체력 구성요소를 발달시키는 데 도움이 될 자신의 트레이닝 프로그램을 계획한다.)

유연성 유연성은 어떠한 체력 프로그램에서도 중요한 한 부분이 므로 자신의 트레이닝에 스트레칭 운동을 포함시켜야만 한다. (유연성 트레이닝 프로그램을 어떻게 설계하는가에 대한 자세한 내용은 5장에서 찾을 수 있다.) 마찬가지로, 유연성 트레이닝을 어떻게 주간 운동 일정에 포함시키는가는 자신의 체력 목표에 의해 결정될 것이다.

신체조성 신체조성은 건강-관련 체력의 중요한 구성요소임을 기억해야 한다(6장 참조). 바람직한 신체조성을 달성하는 것은 종합적인 체력 프로그램의 중기 목표뿐만 아니라 장기목표도 되어야 한다.

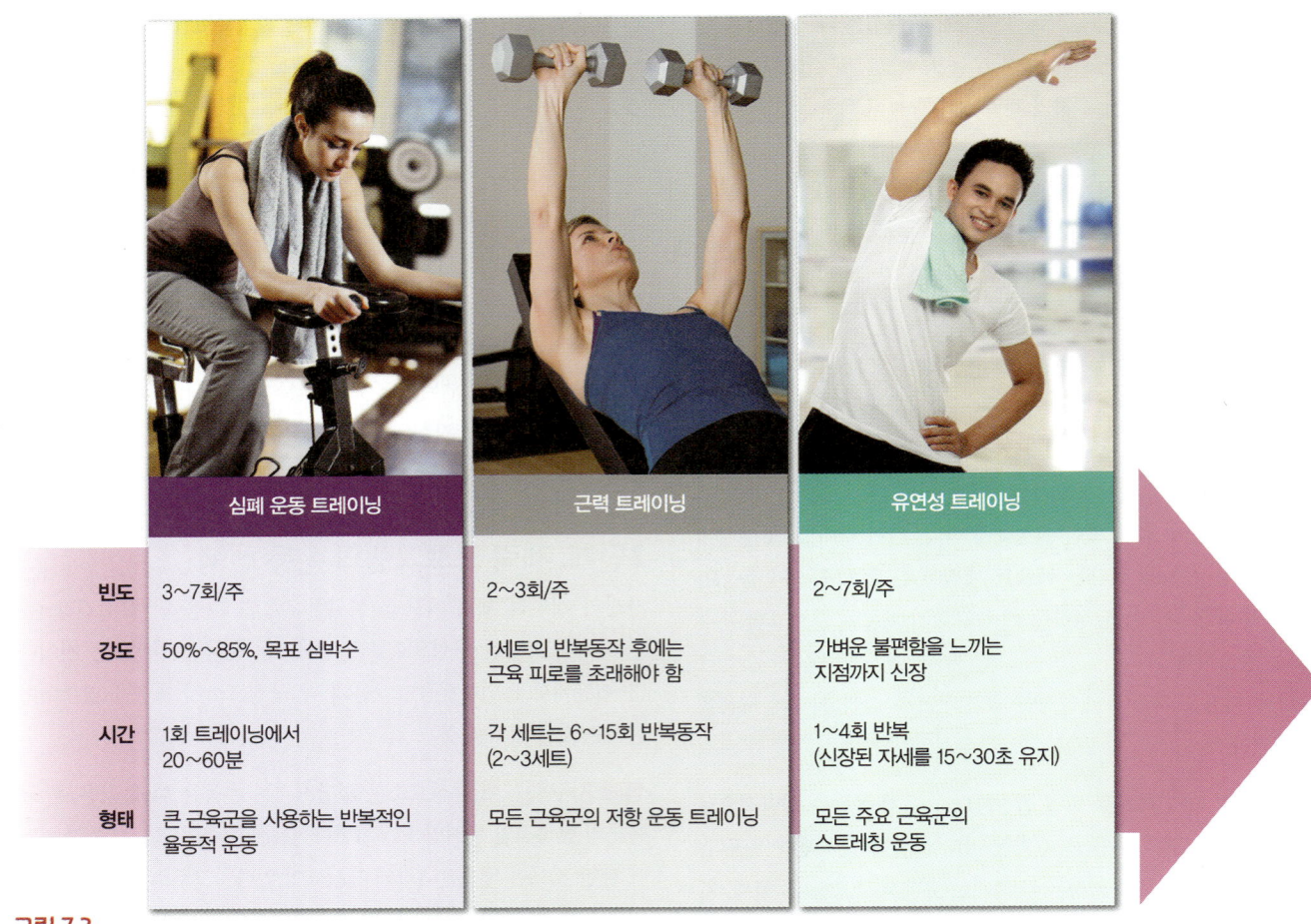

그림 7.2
이 도표는 건강-관련 체력의 각 운동 구성요소에 FITT 원리를 적용하는 데 도움을 줄 수 있다.

3단계. 주간 운동 일정 작성

그 다음 단계는 프로그램의 각 요소에 얼마나 많은 시간과 에너지를 투자할 것인지를 결정함으로써 주간 운동 일정을 계획하는 것이다. 이러한 계산은 FITT 원리에 근거해야 한다—빈도, 강도, 지속시간, 형태(3장 참조). 172쪽의 그림 7.2는 건강-관련 체력 프로그램의 각 구성요소에 FITT 원리를 어떻게 적용하는지를 보여주고 있다. 이러한 지침을 간략하게 살펴보자.

심폐 체력 향상을 위한 트레이닝 대부분의 심폐 건강 효과는 주당 120~150분의 중강도 유산소 운동으로 나타난다. 하지만 주당 150분보다 더 많은 트레이닝은 훨씬 더 많은 체력 효과를 가져다줄 수 있으며 체중 감소 목표를 달성하는 데 도움을 줄 수 있다. 심폐 운동의 처방에 대한 자세한 내용은 그림 7.2에 요약되어 있다. 여러 다른 유산소 운동의 보기 및 강도가 표 7.1에 열거되어 있다.

근력과 근지구력 향상을 위한 트레이닝 주당 2~3일(연속적이지 않은)의 트레이닝 빈도가 근력과 근지구력을 향상시키는 데 권장된다(4, 5). 각 세트에서의 6~15회 반복동작을 각 운동 동작마다 2~3세트를 실행할 수 있을 때까지 진전해야 한다(그림 7.2).

유연성 향상을 위한 트레이닝 모든 주요 근육군을 신장시키는 유연성 운동을 주당 2~7일 실시해야 한다(그림 7.2). 15~30초의

표 7.1 유산소 운동 및 강도

운동	강도
자전거타기(수평면 <16km/h)	중강도
자전거타기(>16km/h)	활발한 강도
경보(race-walking)	중강도~활발한 강도
달리기	활발한 강도
줄넘기	활발한 강도
스피닝 수업	중강도~활발한 강도
수영	활발한 강도
테니스(복식)	중강도
테니스(단식)	활발한 강도
걷기	중강도
수중 에어로빅	중강도

Weekly Exercise Training Log
Name : Dylan Brown
Week : September 9-15

신체활동	월	화	수	목	금	토	일
에어로빅 수업	20분		20분	20분	20분		30분
축구 연습		30분		20분		30분	
웨이트 트레이닝	2세트(8회 반복) X 8가지 운동		2세트(8회 반복) X 8가지 운동		2세트(8회 반복) X 8가지 운동		
스트레칭		15분		15분			15분
하루 운동시간 (심폐 지구력 운동)	20분	30분	20분	40분	20분	30분	30분
주간 전체 운동시간 (심폐 지구력 운동)	170분						

그림 7.3
위와 같은 주간 운동 트레이닝 일지는 자신의 활동 및 진전을 기록하는 데 도움을 줄 수 있다.

스트레칭 동작을 1~4회 반복하도록 권장된다.

4단계. 자신의 진전을 관찰

체력 단련 계획을 세우는 데 있어 마지막 단계는 주 단위로 자신의 진전을 기록하는 트레이닝 일지를 만드는 것이다. 주간 트레이닝 활동을 기록하는 일지는 성취감을 느끼게 할 것이며 프로그램을 지속하도록 동기 부여하는 데 도움이 된다(6). 그림 7.3은 주간 트레이닝 일지의 보기다. 다른 형태의 트레이닝 일지를 인터넷이나 스마트폰으로 이용할 수 있다. 자신의 요구를 충족시키고 관리하기에 쉬운 형태를 선택한다. 지속적인 운동 일지 작성은 자신의 진전을 상기시키고, 앞으로 나아가도록 하는 유인책을 제공할 것이다.

일지 외에도, 측정 가능한 핵심 요소에서의 진전 및 체력 향상을 보여주는 차트를 작성할 수도 있다. 174쪽의 그림 7.4는 주간 운동 지속시간을 표시한 도표를 보여준다. 도표는 심폐 지구력 운동에 사용된 일주일 단위의 전체 시간을 보여주며 그러한 숫자를 애초의 트레이닝 계획과 비교하고 있다. 자신의 체력 수준을 정기적으로 측정하고—예를 들면, 매 3개월마다—향상에 대한 기록을 남김으로써 심폐 지구력과 근력에서의 체력적 진전을 추적 관찰해야 한다는 것 또한 명심해야 한다.

정리하면...

- 개인적인 체력 단련 계획을 작성하는 데 있어 따라야 하는 4가지 주된 단계가 있다: (1)목표 설정; (2)신체활동 선택; (3)주간 일정 계획; (4)진전을 추적 관찰.
- 심폐 체력, 근력과 근지구력, 유연성을 향상시키는 체력 활동을 선택하는 것이 중요하다.
- FITT 원리는 주간 운동 일정을 계획하는 데 도움이 될 것이다.
- 트레이닝 일지는 자신의 진전을 추적 관찰하는 데 유용한 도구다.

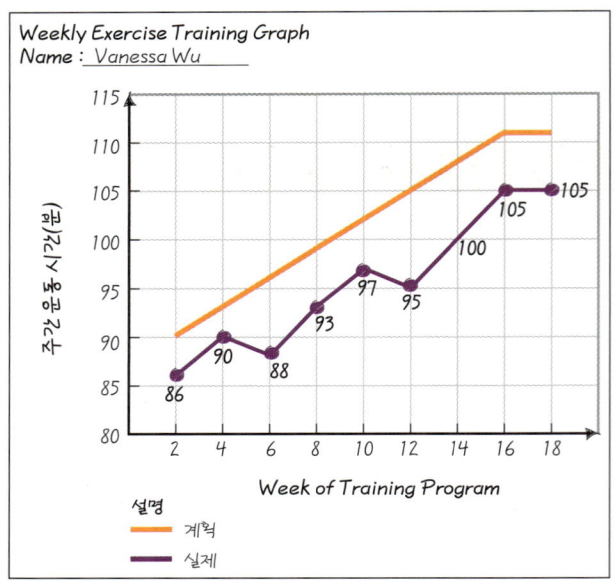

그림 7.4
1주일 단위로 심폐 운동 트레이닝을 실행한 실제 시간과 계획했던 시간을 보여주는 이 같은 도표는 자신의 진전을 추적 관찰하는 데 유용한 도구가 될 수 있다.

체력 트레이닝 구성요소의 결합: 고려해야 할 점

신체활동을 선택하고 체력의 주된 구성요소를 목표로 하는 각각의 운동 프로그램을 작성하였다면 이제는 이러한 개별적인 부분을 종합적인 주간 운동 일정에 포함시킬 단계다. 프로그램의 보기가 이 장의 끝부분인 182~183쪽에 제공되어 있다. 첫 번째 프로그램은 초보자를 위한 주간 프로그램을 보여주고, 두 번째는 이미 6~20주의 운동 트레이닝을 완료한 사람을 위한 프로그램이며, 세 번째는 20주보다 더 긴 기간의 운동 트레이닝을 완료한 사람을 위한 프로그램이다. 자신의 주간 체력 프로그램을 계획하고 기록하는 데 있어 실습 7.3에 제시된 차트를 사용할 수 있다. 주간 운동 계획을 작성할 때에는 다음의 요인을 고려한다.

- **즐거움과 다양성.** 자신이 즐기는 활동을 선택한다면 체력 프로그램에서의 성공 가능성이 더 커진다. 각기 다른 형태의 활동—수영, 테니스, 달리기, 자전거타기 같은—을 포함시킴으로써 자신의 운동 일정에 다양성을 추가하는 것 또한 좋은 생각이다.

- **현재의 체력 수준.** 자신의 현재 체력 수준과 일치하는 체력 프로그램을 구성해야 한다. 지나치게 의욕적이고 완료하기가 불가능한 트레이닝 계획을 세우는 것은 오히려 역효과를 낳는다. 현실적이고 실현 가능한 프로그램을 작성해야 한다.

- **특별한 건강 문제.** 특별한 건강 문제—제1형 당뇨병이나 천식 같은—가 있다면 체력 프로그램을 시작하기 전에 주치의와 상담한다. 자신의 특정한 요구를 충족시키는 프로그램을 작성하는 데 도움이 되는 정보를 주치의가 제공할 수 있을 것이다.

- **근육 좌상.** 웨이트 트레이닝 후 근육은 휴식과 회복을 위한 시간을 필요로 한다는 것을 명심해야 한다. 이러한 이유에서, 연일의 웨이트 트레이닝 운동을 계획해서는 안 된다. 182~183쪽의 운동 프로그램에는 웨이트 트레이닝과 달리기가 하루씩 번갈아 가면서 계획되어 있음을 알 수 있다(표 7.2 또한 참조).

- **유연성 트레이닝.** 스트레칭 운동을 일주일에 최소한 2번은 해야 한다. 또한 스트레칭 운동은 근육이 따뜻할 때—즉 운동 후—실시해야 한다. 표 7.2는 일주일에 3일의 스트레칭 프로그램을 보여주고 있다. 하지만 일주일에 5~7일의 스트레칭이 이상적이라고 생각되고 있다. 체력 목표를 향한 진전이 이루어지면서 운동 프로그램에 추가적인 스트레칭 일정을 포함시켜야 한다.

정리하면…

- 자신이 즐기는 다양한 신체활동을 포함시킨다면 체력 프로그램은 더욱 성공적이 될 것이다.
- 자신의 프로그램은 현실적이어야 하고 현재의 체력 수준과 일치해야 한다.
- 특별한 건강 문제가 있다면 운동 프로그램을 계획할 때에 의사와 상담한다.
- 근육이 회복할 수 있도록 웨이트 트레이닝은 연일 실시되어서는 안 된다.
- 스트레칭 운동은 일주일에 최소한 이틀은—근육 온도가 상승했을 때—실시해야 한다.

표 7.2 전반적인 체력 향상을 위한 주간 운동 계획							
신체활동	월요일	화요일	수요일	목요일	금요일	토요일	일요일
달리기	X		X		X		
자전거타기		X		X			X
웨이트 트레이닝		X		X		X	
스트레칭	X		X		X		

체력 프로그램의 실행

목표를 설정하고, 운동 프로그램의 일정을 계획하며, 진전을 확인하는 점검 시스템을 수립한 후에는 자신의 계획을 실행에 옮기면서 체력 향상을 위한 여정을 시작할 시간이다. 체력 프로그램을 계획하는 것은 프로그램을 실행하는 것보다 흔히 더 쉽다는 것을 기억해야 한다. 아래의 지침은 운동 프로그램을 따르고 목표를 달성하는 데 성공하도록 도움을 줄 것이다.

- **점진적인 접근법을 취함.** 운동 프로그램을 조심스럽고 신중한 방식으로 시작한다. 시작 단계에서 자신을 지나치게 몰아붙이면 근육 좌상 또는 부상을 초래할 수도 있다. 초기 적응 과정을 거친 후에는, 체력 수준의 향상을 위해 운동 과부하의 양을 점진적으로 증가시킬 수 있다. 운동 지속시간과 강도에서의 조그마한 증가도 뚜렷한 향상을 가져올 것이다.

- **일관되고 체계적일 것.** 체력 목표에 도달하는 한 가지 비결은 규칙적인 운동 패턴을 유지하는 것이다. 트레이닝을 하기에 편리한 시간과 장소를 찾아낸다면 운동을 규칙적으로 실행할 가능성이 커진다.

- **친구와 함께 운동.** 친구와 함께 운동하면 운동이 더욱 즐거워질 수 있으며 동기 부여를 증가시킬 수 있다. 비슷한 체력 수준이고 운동 목표를 공유하며 규칙적인 운동 일정을 충실히 지키려는 친구를 선택한다. 애견 또한 좋은 운동 파트너가 될 수 있음을 명심한다. 애견을 소유하면 신체활동이 증가하는 것으로 나타났다(7). 예를 들면, 애견 산책은 신체활동을 매일 하도록 만드는 아주 좋은 방법이다. 자신이 운동 파트너를 찾을 때에는, "인간의 가장 좋은 친구"가 좋은 선택일 수도 있음을 기억할 것.

- **트레이닝을 변화.** 다양한 체력 활동을 실행함으로써 운동 프로그램을 더욱 즐겁고 생산적으로 만들 수 있을 것이다. 예를 들면, 크로스 트레이닝에는 많은 건강 효과와 체력 효과가 있다(8). 걷기, 달리기, 또는 자전거타기의 코스를 변경하는 것 같은 간단한 변화도 흥미와 열의를 유지하는 데 도움이 될 수 있다.

- **충분한 휴식.** 충분한 수면을 취하는 것은 어떠한 체력 프로그램에서도 중요한 역할을 한다. 좋은 수면 패턴은 전반적인 건강과 웰빙에 필수적이다(9, 10). 연구에서 과민성, 변덕스러움, 전신 피로가 수면 부족의 첫 번째 징후에 포함된다고 보고한다(11). 사람에 따라 수면 요구량이 다를 수 있지만, 대부분의 성인은 하루 평균 8시간의 수면을 필요로 한다(12). 일부 사람은 6시간의 수면으로도 살아갈 수 있는 반면에 잠을 10시간 자지 않으면 최상의 수준에서 기능할 수 없는 사람도 있다. 피로를 없애고 활력을

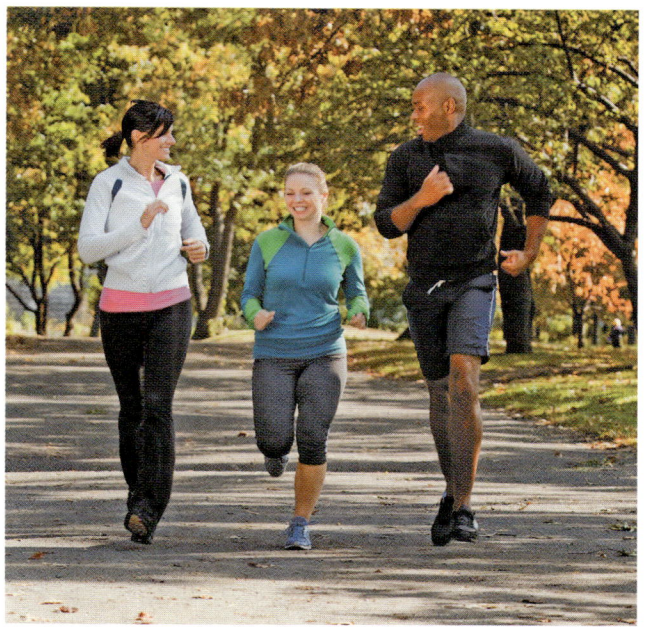

친구와의 운동은 즐거움과 동기 부여를 증가시킨다.

느끼는 데 어느 정도의 수면이 자신에게 필요한지를 파악해야 하며, 그런 다음 그만큼의 시간을 자신의 일정에서 허용해야 한다.

- **상황의 변화에 적응.** 업무나 수업 일정의 변화가 운동 프로그램을 방해하지 못하도록 한다. 필요하다면, 통상적인 운동 순서나 방법을 조정함으로써 계속해서 자신의 체력 목표를 추구할 수 있다. 만일 바깥에서의 운동에 익숙해 있다면 나쁜 날씨 또는 겨울 동안의 짧은 일조시간이 트레이닝을 방해하지 않도록 한다. 집, 체육관, 또는 사설 피트니스 센터 등의 실내에서 자신의 운동을 계속한다.

- **퇴보를 예상.** 때로는 운동을 빼먹고 동기 부여를 상실할 수도 있다. 피로하거나 병이 났거나, 또는 삶에서 어떤 일이 일어났을 때에 그렇게 될 수도 있다. 이러한 퇴보 형태는 보편적이며, 자신을 낙담시키거나 체력 프로그램이 정상 궤도로 되돌아오지 못하도록 해서는 안 된다. 176쪽의 집중 분석은 퇴보를 피하는 전략을 제시하고 있다.

- **규칙적인 운동을 다른 건강한 행동과 결합.** 운동이 주요 건강 효과를 가져다주지만 좋은 건강을 성취하는 데 만병통치약은 아니다(13, 14). 좋은 식습관을 따르고 흡연과 약물 남용을 피하는 것 같은 다른 요인들도 건강한 상태를 유지할 가능성을 높인다. 이 장의 뒷부분에서, 건강한 행동을 위한 웰니스 계획의 작성에 대해 더 많이 공부할 것이다. (전반적인 웰빙을 향상시키고 질병 위험을 감소시키는 다양한 건강 행동에 대해 8~11장에서 논의하고 있다.)

상담 코너

자신의 근력 트레이닝과 유연성 프로그램에 흥미를 잃고 있는가? 새로운 트레이닝 형태를 시도해 볼 시간이 되었을 수도 있다! 체중부하를 이용하는 동작이 포함된 새로운 운동은 체육관에서 무게를 들어올리는 것만큼 효과적일 수 있다. 운동의 흥미로움을 지켜주는 추가적인 아이디어는 다음과 같다:

- 필라테스나 요가를 시도해 본다.
- 근력과 근지구력 트레이닝을 강조하는 그룹 체력 단련 강좌에 등록한다.
- 일상생활의 활동을 모방하는 복합관절 동작을 활용해서 자신만의 운동 방법을 개발한다.
- 동기 부여가 되는 음악을 준비한다.
- 새로운 경험을 위해 개인 트레이너의 도움을 받는 것을 고려해 본다.

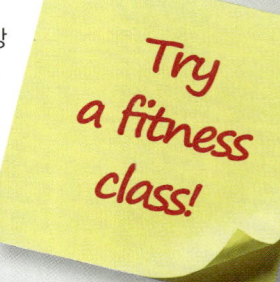
Try a fitness class!

정리하면...
- 체력 프로그램을 시작할 때에는 운동에 대해 점진적으로 접근하고 무리하지 않는 것이 중요하다.
- 규칙적이고 일관성 있게 운동하는 것이 가장 좋다.
- 친구와 함께 운동하는 것은 아주 유익할 수 있다.
- 트레이닝 활동을 변화시키는 것은 동기 부여를 증가시킬 수 있다.
- 충분한 수면을 취하는 것은 체력 프로그램의 성공에 아주 중요하다.
- 변화하는 일정과 상황을 수용하기 위해 통상적인 운동 순서나 방법을 조정하는 것이 필요할 수도 있다.
- 개인 체력에서의 퇴보는 보편적이며 좌절의 이유가 되어서는 안 된다.
- 좋은 건강을 위해 운동은 다른 건강한 행동과 결합되어야 한다.

나이 증가에 따른 운동처방의 조정

나이가 많아지면서, 삶의 변화하는 상황에 적응하기 위해 자신의 체력 프로그램을 조정할 필요가 있을 것이다. 예를 들면, 임신을 하더라도 운동은 일반적으로 안전하지만 임신은 운동 방식에 있어 변화를 요구할 수도 있다. 그 외에도, 노화 그 자체가 운동 프로그램의 변화를 요구하는 다양한 생리적 변화를 가져온다. (임신과 노년기 동안의 운동 지침에 관한 자세한 내용은 12장에 논의되어 있다.)

정리하면...
- 운동 프로그램은 시간이 지나면서 달라져야 한다. 예를 들면, 노화와 임신 같은 상황은 운동처방에서의 변화가 필요할 수도 있다.

웰니스 계획을 발달시키기 위한 단계

이 장의 첫 부분에서, 체력 향상을 위한 종합적인 계획의 작성에 관해 공부했다. 그리고 1장에서는 전반적인 건강의 거의 모든 다른 측면(체력 단련을 제외한)을 포함하는 용어가 소개되었다: 웰니스. 신체적 건강 외에도, 웰니스는 정서적, 지적, 영적, 사회적, 환경적 건강의 다양한 측면을 포함한다. (뒤의 장들에서, 건강에 중대한 영향

집중 분석

체력 단련 프로그램에서의 퇴보를 피하는 방법

예전 습관으로 되돌아가는 것, 즉 퇴보는 어떠한 행동 변화 프로그램에서도 보편적이다. 새로운 운동 습관을 시작하는 대부분의 사람은 규칙적인 운동 일정을 유지하는 데 어려움을 겪는다. 성공의 한 가지 비결은 퇴보가 아주 보편적임을 인식하는 것이다. 다음의 요령은 자신이 궤도에 머물러 있도록 그리고 체력 목표에 도달하도록 하는 데 도움이 될 수 있을 것이다.

- 자신의 운동 일정에서 벗어나더라도 쉽게 되돌아갈 수 있음을 기억한다. 건강과 체력의 목표 그리고 자신이 원하는 효과에 집중한다.
- 좌절하지 않도록 노력한다. 긍정적인 태도가 많은 도움이 된다! 프로그램을 지속한다면 결국에는 성공에 이를 것임을 기억한다.
- 자신이 동기 부여를 상실한다면, 운동은 신체적 그리고 정신적 에너지에 긍정적인 영향을 미친다는 것을 명심한다(2,17). 평상시 운동의 일부분만 실행하더라도 기분이 좋아지도록 만들어 줄 것이다(6).
- 트레이닝 일지의 작성 또한 자신이 궤도에 머물러 있도록 도움을 준다. 자신의 노력에 대한 기록은 자신의 진전에 자부심을 느끼도록 그리고 목표 달성을 위한 계속해서 앞으로 나아가도록 도움을 줄 수 있다.

을 미치는 웰니스의 여러 측면에 대해 상세히 살펴볼 것이다.) 추후의 장들에서 제시될 웰니스의 개념을 앞서 논의된 체력 개념과 결합할 수 있다면 평생 동안의 좋은 건강, 높아진 삶의 질, 진정한 의미의 웰빙을 누릴 수 있을 것이다.

나머지 장들을 공부한 후에는 세부적인 "웰니스 계획"을 작성할 준비를 갖추게 된다. 아래에 제시된 4단계 계획은 높은 수준의 웰니스를 달성하는 데 도움을 줄 것이다.

1단계. 목표 설정

자신의 계획을 발전시키는 데 있어 목표 설정이 가장 중요한 단계이다. 목표가 없다면, 행동에서의 어떠한 변화도 마구잡이로 이루어지고 일시적이며, 초점이 결여되고 효과가 거의 없다. 1장에서 SMART 목표의 사용을 권장하였다. SMART는 구체적(Specific), 측정 가능한(Measureable), 행동 지향적(Action-oriented), 현실적(Realistic), 시간 확정적(Time-stamped)의 두문자어다. 예를 들면, 자신의 식단에서 포화지방의 양을 줄이기로 결정한다면 "내일부터 내 식단에 들어 있는 적색육의 양을 줄임으로써(A) 포화지방 섭취량을 50% 감소시키겠다(SMRT)"라는 목표를 설정할 수 있다.

목표를 글로 남기는 것은 특정 목표를 상기시키는 데 도움을 주기 때문에 목표 달성에 도움이 되는 새로운 행동을 계속해서 찾도록 해준다. 목표를 글로 남기고 쉽게 볼 수 있는 곳에 남겨둔다면(예, 휴대폰에 '해야 할 일' 목록에 저장) 그것을 볼 때마다 달성하려는 목표가 어떤 것인지를 상기시켜 줄 수 있다.

자신이 나열했던 목표 중에 어떠한 것이라도 달성한다면 자신을 보상하도록 노력한다. 이 같은 보상은 목표 달성을 위해 노력하는 과정에서의 계획과 행동을 강화하는 데 아주 좋은 방법이다. 앞서 논의했던 것처럼, 퇴화에 대비해야 한다. 예를 들면, 자신의 음식 섭취 목표에 도달하는 데 있어, 가끔씩 먹는 사탕이나 탄산음료는 달성했던 모든 효과가 없어지도록 하지는 않을 것이다. 그런 것들로부터 자신의 몸속으로 들어온 지방/설탕/나트륨의 악영향을 생각해보고 먹을 만한 가치가 있는지를 자신에게 물어본다. 그렇게 함으로써, 어떻게 그리고 왜 자신의 행동을 변화시키는지에 대해 자신을 교육하게 된다.

2단계. 웰니스 프로그램 작성을 위한 웰니스 개념의 선택

웰니스의 많은 개념이 자신의 웰빙에 영향을 미치지만 건강에 가장 큰 잠재적 영향력이 있는 것을 여기서 논의하고자 선택하였다: 음식 섭취, 스트레스 관리, 성매개 감염, 약물 중독과 남용.

음식 섭취 질병이 없는 상태에서, 음식 섭취와 체력은 웰니스에 영향을 미치는 가장 중요한 요인일 것이다. 나쁜 식습관은 비만, 심혈관계 질환, 당뇨병, 그 밖의 많은 다른 질병을 초래할 수 있다. 식습관의 변화는 건강과 웰니스에 커다란 향상을 가져올 수 있다(8장 참조).

스트레스 관리 삶에서 스트레스가 없는 사람은 아무도 없으며, 자신은 가능한 한 스트레스를 많이 줄이려고 노력해야 한다. 하지만 대부분의 사람은 직업, 가족, 학업과 연관된 스트레스를 현저히 줄일 수 없기 때문에 스트레스에 어떻게 대처해야 하는지를 배우는 것이 중요하다. (11장에서, 높은 스트레스 수준이 건강에 미치는 악영향에 대해 공부할 것이다. 그 외에도, 자신 삶에서의 스트레스의 근원을 검토하고 스트레스를 최소화하고 대처하는 방법을 배운다.)

성매개 감염 책임감 있는 성적 행동은 잠재적 파트너에게 질문을 하고, 예방 조치를 취하며, 성 활동과 연관된 위험에 대해 자신을 교육하는 것을 필요로 한다.

약물 중독과 남용 어떤 물질이나 행동과 관련해서 자신의 행위를 조절할 수 없을 때, 그 사람은 물질 또는 행동에 중독되었다고 말한다. 중독되는 것은 알코올이나 약물, 도박, 쇼핑, 또는 비디오 게임일 수도 있다. 그와는 달리, 물질 남용은 중독과 관련이 있을 수도 또는 없을 수도 있다. 예를 들면, 근육량을 늘리기 위해 아나볼릭 스테로이드를 일상적으로 사용하는 것은 물질 남용이지만 일반적으로 남용은 신체적 또는 심리적 중독으로 이어지지 않는다.

의료 서비스의 선택 건강관리에 많은 영향을 미치기 때문에 의료 서비스의 선택에 관해 좋은 결정을 내리는 것은 웰니스의 또 다른 아주 중요한 측면이다. 높은 수준의 웰니스를 유지하려면 현명한 의료 소비자가 되어야만 한다. 여기에는 자신의 의료보험을 이해하는 것도 포함되는데 이러한 주제는 20대 초반인 사람에게 특히 중요하다. 그 이유는 이 같은 중요한 결정이 대개 이러한 시점에 내려지기 때문이다. 의료 서비스 제공자를 선택하는 것에 관해서도 잘 알아야 한다. 자신이 선택할 수 있는 것을 여러모로 살펴본다—선택 가능한 것이 많이 있으며, 어떻게 가장 좋은 결정을 하는지를 배우는 것은 쉽지 않을 수 있다. 의료 전문인과 의료 서비스에 대한 더 많은 정보를 178쪽과 179쪽의 집중 분석에서 찾아볼 수 있다.

3단계. 웰니스를 위한 행동 변화를 계획

목표 설정의 중요성을 배웠고 자신의 노력을 집중할 필요가 있는 특정 영역을 선택하였으므로 이제는 자신의 행동을 변화시키는 방법에 대해 논의하자. 그렇게 하기 위해, 어떻게 행동 변화를 시작해야

집중 분석

의료 전문인 용어 해설

나이에 상관없이 모든 사람은 보편적인 의학적 문제를 치료하기 위한 양질의, 신뢰할 수 있는 의료 서비스 제공자를 필요로 한다. 정기적으로 찾아가는 의사는 자신의 병력에 대해 잘 알고 있을 것이며, 자신의 의학적 문제를 논의할 때에 더욱 편안함을 느끼도록 해주는 관계로 발전될 가능성이 크다. 자신에게 의료 서비스를 제공하는 사람은 일차 진료의(primary care physician)일 것이지만 다른 의료 전문인들도 때로는 의료 서비스를 제공한다. 예를 들면, 많은 여성은 연례 검진 및/또는 임신 중에 전담간호사(nurse practitioner)나 산파를 찾는다. 의사 보조사(physician's assistant) 또한 때때로 일상적인 검사와 검진을 실행한다. 이러한 의료 전문인들은 많은 일상적이고 예방적인 의료 서비스로 도움을 줄 수 있지만 어떤 의학적 문제에 대해서는 의사에게 환자를 보내야 할 필요가 있을 것이다.

전문의는 의학의 특정 분야에 초점을 맞춘 전문적인 훈련을 받은 의사다. 다음의 목록은 가장 보편적인 전문 분야를 묘사하고 있다.

마취 전문의 수술 동안 마취를 시행하고 수술 직후의 환자 회복을 지켜본다.

심장 전문의 심장과 혈관의 질병을 진단하고 치료한다.

피부과 전문의 피부질환의 관리 및 치료를 전문으로 한다.

응급의학과 전문의 외상 환자와 급성 질병의 관리 및 치료를 전문으로 한다.

위장병 전문의 소화계와 간의 질병을 진단하고 치료한다.

혈액병 전문의 혈액 질환의 진단 및 치료를 전문으로 한다.

내과 전문의 성인의 비수술적 치료를 전문으로 한다. 주된 관심 분야는 심장병, 암, 당뇨병, 관절염을 포함할 수도 있다.

신경과 전문의 두뇌와 신경계의 질환을 진단하고 치료한다.

신경외과 전문의 두뇌와 신경계 질환의 수술적 치료를 전문으로 한다.

산과 전문의/부인과 전문의 부인과 전문의는 여성 생식계의 치료를 전문으로 하는 반면에 산과 전문의는 임신 여성의 치료와 신생아의 분만을 전문으로 한다.

종양전문의 암 치료를 전문으로 한다.

이비인후과 전문의 귀, 코, 목 문제의 진단과 치료를 전문으로 한다.

소아과 전문의 어린이 치료를 전문으로 한다.

재활의학 전문의 물리치료와 재활을 전문으로 한다.

정신과 전문의 정신요법과 약물 모두 사용하면서 행동 및 정신 건강 장애를 치료한다.

영상의학과 전문의 질병(예, 암)과 부상(예, 골절)을 진단하기 위한 영상 기술(예, X선 영상, 초음파) 사용을 전문으로 한다.

외과 전문의 질병의 진단과 치료를 위한 수술을 전문으로 한다. 일반 외과의는 다양한 외과적 수술을 시행하는 반면에 다른 외과의는 특정 수술 분야(예, 심장혈관 수술, 성형 수술)를 전문으로 한다.

비뇨기과 전문의 남성과 여성의 배뇨관과 연관된 문제와 남성 생식기 장애를 진단하고 치료한다.

하는지를 보여줄 두 가지 보기를 사용한다: 금연과 체중 감소.

금연 흡연은 암과 심장병의 위험을 증가시킨다. 연구는 흡연이 미국에서의 예방 가능한 사망의 가장 중요한 원인임을 보여주었다(15). 비록 수백만 명의 사람이 흡연을 중단했지만, 흡연자의 숫자는 젊은 흡연자, 특히 젊은 여성의 증가로 인해 1960년대 후반부터 증가하였다. 니코틴 중독과 관련되어 있으므로 흡연은 변화시키기 어려운 행동이며 따라서 중독을 극복하는 것을 돕기 위해 외부의 도움이 필요할 수도 있을 것이다.

1. 금연의 첫 번째 단계는 흡연을 중단하려는 소망을 갖는 것이다. 흡연이 건강에 미치는 부정적인 영향을 인식하거나 또는 자신이 금연하기를 바라는 주위의 소중한 사람 때문에 금연을 원할 수도 있다.

2. 자신의 흡연 행동을 분석할 때에는 흡연하는 시간에 주의를 기울인다. 흡연을 결정한 이유에 대해 생각한다. 식사 후의 자동적인 행동인가, 또는 특정 친구와 함께 있을 때인가? 흡연에 대한 욕구가 없을 때는 언제인지 또는 어떤 때에 흡연 대

생각해 볼 것!

고등학교 3학년 학생의 54%가 흡연 경험이 있다.

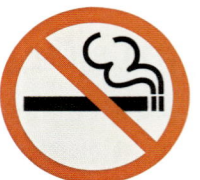

신 다른 행동을 선택하는지, 금연에 대한 장애물은 어떤 것인지에 대해 주목한다. 이러한 것들은 행동을 변화시키기 위한 자기-관찰 활용의 보기다.

3. 언제 그리고 왜 자신이 흡연하는지를 파악한 후에는 목표를 설정하고 계획을 작성할 시간이다. 퇴보 방지 및 대체 행동은 아주 큰 도움이 될 수 있다. 친구와 가족에게 자신이 하려고 계획하는 것 그리고 그들이 어떻게 도움을 줄 수 있는지에 대해 이야기함으로써 지지망을 가동한다.

자신의 목표를 설정할 때에는 SMART 목표이어야 한다. 또한 단기 목표뿐만 아니라 장기 목표도 설정해야 한다. 장기 목표는 영구적인 금연이겠지만, 금연을 위한 준비를 위해 그리고 흡연 중단을 유지하기 위해 자신이 해야 할 일들에 대한 목표도 설정해야 한다. 예를 들면, 룸메이트와 함께 행동 서약서에 서명하는 것은 책임감을 유지하는 데 도움이 된다. 자신이 식사 후에 흡연을 하는 사람이라면, 흡연 대신에 양치질을 하거나 껌을 씹는 것을 계획한다: 이것은 역조건 형성(counter conditioning)의 한 가지 보기다. 퇴보 예방은 흡연 금지 식당에서 점심을 먹는 것을 포함할 수도 있을 것이다. 앞서 계획하고 대체 행동을 하는 것은 퇴보의 위험이 높은 시간에 흡연할 가능성을 줄여줄 것이다.

어느 날 갑자기 흡연을 중단하는 것이 가장 보편적으로 보고되는

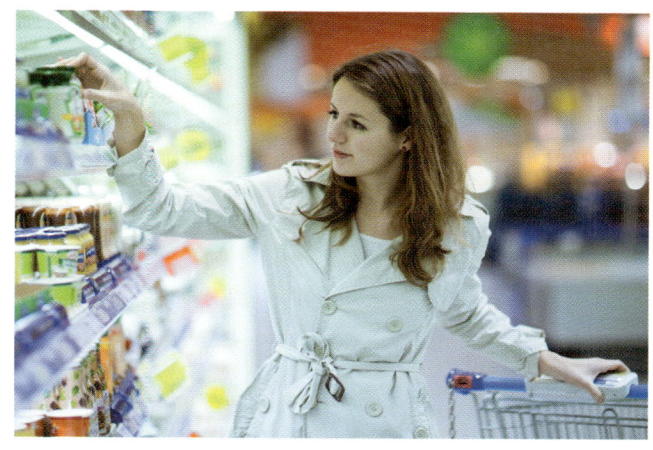

식료품점에서 건강한 식품을 선택하는 것은 건강한 식사를 계획하는 데 도움을 줄 것이다.

금연 방법이다(15, 16). 행동 단계에서 유지 단계로 이동하기 위해 계속해서 행동 수정 전략을 사용한다. 행동 단계 동안 심지어 한 개비의 담배만 피우더라도 준비 단계 또는 심사숙고 단계로 되돌아간다. 퇴보가 일어나면, 자신의 결정을 재평가하고, 왜 그러한 실수가 일어났는지를 파악하도록 노력하며, 계획을 변경한다. 흡연을 하지 않는 새로운 건강한 행동을 유지한다면 목표를 달성한 데 대해 자신을 보상한다.

체중 감소 체중을 감소시키고 그러한 상태를 유지하는 것은 많은 사람에게 어려운 일이다. 행동 수정 원리를 적용하고 행동 변화 모

집중 분석

의료인과의 효과적인 의사소통

환자와 의료인 사이의 관계는 의료의 질과 효과에 중요한 역할을 한다. 의료인에 대한 방문으로부터 가장 많은 것을 얻기 위한 지침의 일부는 다음과 같다.

- 사전에 자신의 예약 방문에 대해 준비한다. 정확한 의료 진단의 70%는 자신의 증상에 대해 의료 전문인에게 말하는 것에 의해 결정된다(13). 방문에 앞서, 증상 목록을 작성한다. 심지어 자신이 보기에 중요하지 않다고 생각되더라도 목록에서 빠뜨리는 것이 없도록 노력해야 한다. 사소하다고 자신이 생각하는 어떤 것이 아주 중요할 수도 있다.
- 일반의약품, 보충제, 약초 치료제를 포함해서, 자신이 복용하는 약물을 진료 예약 때에 가져가고, 현재 사용하는 의학적 치료가 있다면 언급한다. 그러한 것들이 중요하지 않다고 생각할 수도 있지만 부작용이 있을 수 있고 약물과 상호 작용을 할 수 있다.
- 어리석은 질문이란 없다는 것을 기억한다. 예약 방문 전에 질문 목록을 작성하고, 부담을 갖지 않고 질문을 한다. 질문에 대한 대답이나 자신에게 주어진 정보를 이해하지 못한다면 의료인이 그러한 상황을 알도록 만든다. 진단에 대해 그리고 치료 방법의 선택에 있어 어떤 부분을 완전히 이해하지 못한다면 자신의 문제 그리고 제의된 치료법에 관해 추가적인 설명을 요구한다.

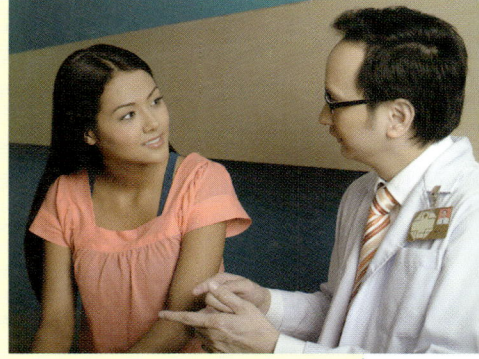

- 자신의 상태에 대해 더 많은 것을 알고 싶다면 주치의에게 추가적인 정보를 찾을 수 있는 자원을 추천하도록 요청한다. 마지막으로, 병원을 나서기 전에 자신의 치료를 위한 그 다음 단계를 명확히 이해해야 한다(즉 그 다음 번 방문, 추가적인 검사, 처방전을 받는 것).

형을 사용하는 것이 필수적이다. 어느 하나의 체중 감소 프로그램이 모든 사람에게 효과가 있는 것은 아니지만 다음은 가장 성공적인 노력의 보편적인 구성요소다:

1. 자기 자신을 위해 체중을 감소시키고 싶은지를 확인한다. 다른 사람을 즐겁게 하기 위해 체중 감소를 원한다면 성공 가능성은 그만큼 높지 않다.
2. 먹는 음식의 종류와 양 뿐만 아니라 음식 섭취와 관련된 환경적 및 사회적 상황도 포함해서, 자신의 식습관을 평가한다. 신체활동과 운동 패턴 또한 평가한다.
3. 단기 및 장기 SMART 목표를 설정한다. 자신의 목표를 감소시키기를 원하는 특정 kg 숫자로 한정시키지 않는다. 자신의 행동 단계는 운동 습관과 식습관의 변화를 위한 계획 또한 포함해야 한다.
4. 지지망을 구축하고 책임 파트너(accountability partner)를 구한다. 행동 서약서가 도움이 될 수 있다.
5. 음식 섭취와 신체활동에서의 변화를 포함하는 구체적인 계획을 작성한다. 계획을 아주 자세하게 만들고 구체적인 단계를 포함시킨다. 예를 들면, "건강한 식사를 준비한다"는 목표는 충분히 구체적이지 않다. 그 대신, 건강한 식사를 준비하기 위해 자신이 어떤 것을 할 것인지를 명확하고 간결하게 정리한다. 칼로리는 적고 영양소가 많은 요리의 조리법을 찾는다. 한 주 전체의 식사를 계획하고, 자신의 식단에 포함된 음식만을 위한 식료품 구매 목록을 만든다. 계획에 따라 식사를 준비하고, 식사의 분량을 고려한다. 각 단계는 사소해 보일 수도 있지만 각 단계마다 노력이 요구된다. 이 같은 수준의 세심함으로 계획을 구체화시키고, 각 단계에서의 성공을 경험함으로써 자신감을 높일 수 있다. (체중 관리에 대해 9장에서 더 많이 공부한다.)
6. 퇴보 예방과 역조건 형성은 음식 섭취의 변화와 운동 계획으로부터 이탈하도록 만들 수도 있는 상황에 대비한 계획에 도움이 될 것이다. 예를 들면, 식당에 들어가기 전에 차림표에 있는 건강한 음식을 안다면 그리고 집에 도착하자마자 TV를 시청하는 것이 아니라 운동을 할 계획이라면 정상 궤도에서 머물도록 하는 데 도움을 줄 수 있다.
7. 지지망(support network)과 그 밖의 다른 외부 도움을 활용한다.
8. 진행 과정 동안의 성공에 대해 자신을 보상한다(자기 강화). 보상이 자신의 성공을 약화시키지 않도록 해야 한다. 한 주일 동안의 체중 감소에 대해 자신을 초콜릿 케이크로 보상하는 것은 좋은 선택이 아니지만 가끔 먹는 후식은 그리 불합리하지 않다.

체중을 감소시키는 방법에 대해 많은 좋고 나쁜 정보가 나돌고 있다. 체중 감소 계획을 생각할 때에는 정보의 정확성을 확인할 필요가 있다. 비합리적인 계획이 빠른 체중 감소를 흔히 가져오지만 중요한 영양소의 섭취가 결여될 수도 있으며 추후에 체중이 더 많이 증가하도록 만들 수 있다. 또한 이러한 계획은 신체가 아니라 지갑을 가볍게 만들 수도 있을 것이다. 장기적인 결과에 대한 정보가 없는 제품이나 서비스는 피해야 한다. (체중 감소 계획에 관한 추가적인 내용이 9장에 논의되어 있다.)

체중 감소 프로그램에서의 핵심적인 요소는 자신을 위해 체중을 줄이고 싶다는 소망, 목표 설정, 계획 작성, 친구와 가족으로부터 지지를 받는 것이다. 계획을 세우면서, 변화에 대한 자신의 준비 태세뿐만 아니라 유익함, 장애물, 그리고 성공에 도움이 될 다른 요인도 평가한다.

4단계. 진전을 추적 관찰

자신의 체력 단련 계획에서처럼, 행동 변화의 목표를 충족시키도록

> **주간 행동 변화 일지**
>
> 이름: 케일라 존슨
> 목표: 음식 섭취 향상
> 기간: 2월 10~16일
>
> **자신의 목표를 향해 이번 주에는 어떤 것을 했는가?**
> 나의 식단에는 포화지방이 통상적으로 먹어야 하는 것보다 200%나 된다는 것을 파악했다. 한 주가 시작되면서 포화지방이 적은 음식을 선택하려고 노력했다.
>
> **목표를 향해 나아가면서 어떠한 장애물과 맞닥뜨렸는가?**
> 나의 보편적인 식사에 포함된 대부분의 음식은 많은 양의 포화지방이 들어 있는 적색육, 후식 등이었다. 더 나은 음식을 선택하려다가 오히려 퇴보하고 말았다! 목요일은 수요일보다 더 많은 지방을 섭취했지만 그 후로는 지방 섭취량을 줄일 수 있었다.
>
> **한 주 동안 나의 노력에 도움이 되었던 것은?**
> 식사에 포함되었던 적색육을 생선과 닭고기로 대체했다. 나는 생선과 닭고기를 좋아하므로 이러한 변화는 상당히 쉬웠다. 내가 먹었던 포화지방의 약 1/2은 적색육에 들어 있던 것이었다. 후식으로는 단것 대신에 과일을 먹음으로써 지방을 더 많이 제외시켰다.
>
> **다음 주의 목표를 향해 노력할 때에는 이번 주의 경험을 어떻게 활용할 것인가?**
> 나의 식단에 있는 음식을 대체하기 위해 포화지방이 적은 음식을 계속해서 찾아볼 것이다. 만일 다시 퇴보한다면 실망하지 않고 목표를 향한 궤도로 돌아오도록 노력할 것이다.

그림 7.5
위의 주간 일지 보기는 체중 감소 프로그램에서의 진전을 기록하고 있다.

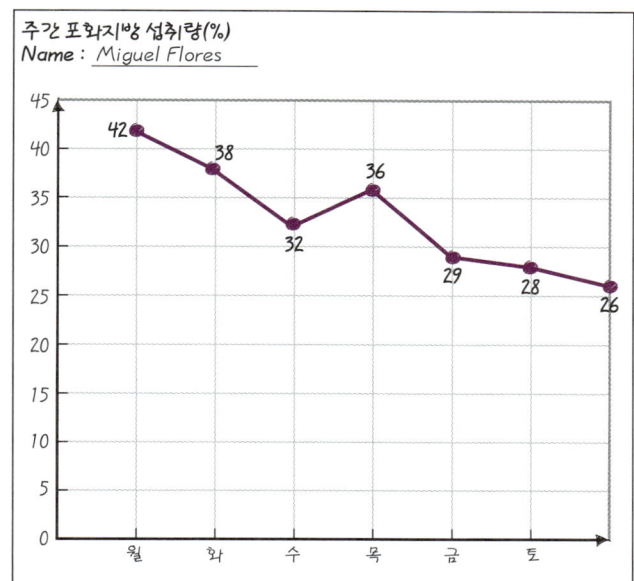

그림 7.6
그래프는 향상을 추적할 수 있도록 해주며 목표 달성을 위해 나아가도록 해준다.

의도된 자신의 행동을 기록하기 위해 주간 일지를 작성할 필요가 있다. 그렇게 함으로써, 자신이 극복한 장애물과 자신이 이룩한 성과를 볼 수 있다; 이러한 것들은 프로그램을 지속하도록 동기를 부여한다. 그림 7.5는 한 주일에 걸쳐 자신의 행동 변화를 추적할 수 있는 방법을 보여주고 있다.

자신의 진전을 추적하는 데 사용할 수 있는 다른 종류의 일지를 인터넷에서 찾거나 앱을 다운로드 받을 수도 있을 것이다. 그림 7.6은 자신이 어떻게 향상되고 있는지 그리고 목표에 도달하기 위해 얼마나 더 나아가야 하는지를 파악할 수 있도록 해주는 그래프를 보여준다. "감소된 kg", "소비한 칼로리", "흡연한 담배 개비 수" 같은 변인을 추적하는 데 그래프를 사용할 수 있다. 프로그램 실행 동안의 보상을 계획하는 데도 그러한 일지를 활용할 수 있다. 그렇게 함으로써 단기 목표는 장기 목표 도달에 대한 동기 부여를 제공한다.

정리하면...

- 행동 수정은 많은 건강 행동에 적용할 수 있다.
- 자신의 건강에 가장 큰 영향을 미치는 그러한 웰니스 측면의 변화를 선택한다.
- 행동 변화를 위한 자신의 목표는 구체적이고, 측정 가능하며, 행동 지향적이고, 현실적이며, 시간 확정적이어야 한다.
- 보편적인 장애물을 파악하고 동기 부여를 제공하기 위해 자신의 진전을 추적 관찰한다.

상담 코너

체력 단련 목표와 웰니스 목표의 달성을 향한 여정에는 한 걸음 한 걸음이 중요하다. 하지만 때로는 애초의 생각으로부터 자신이 벗어나고 있음을 발견할 수도 있다. 체력과 웰니스 프로그램에 대한 자신의 노력을 계속해서 강화하면서 다음의 질문을 생각해 본다. 자신의 계획을 실행하는 데 책임감을 느끼도록 도와줄 수 있는 사람과 자신의 대답을 논의할 수도 있을 것이다.

- 이 계획에 전념하겠다고 결정한 세 가지 가장 중요한 이유는 어떤 것들인가?
- 자신의 삶이 균형을 이루고 있는지 또는 균형을 잃고 있는지를 어떻게 아는가?
- 자신의 계획을 따르고 싶지 않은 날들에는 자신이 활용할 수 있는 "전혀 하지 않는 것보다는 나은" 선택은 어떤 것들이 있는가?
- 자신의 계획과 목표를 친한 친구에게 설명한다. 자신의 계획을 따르고 싶지 않을 때에 그 친구가 어떻게 가장 잘 도울 수 있는지를 논의한다.

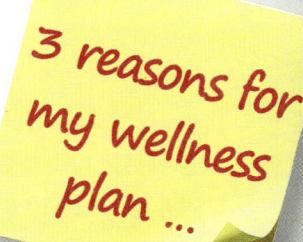

- **상세한 행동 계획은 건강하지 못한 행동을 바꾸기 위한 행동 변경 전략에 필수적이다.**

웰니스 계획의 실행

체력 단련 프로그램에서처럼, 위에서 설명한 단계들을 완료했다면 이제는 웰니스 계획을 실행에 옮길 시간이다! 쉬운 계획 과정은 끝났으며 이제는 자신의 계획을 실행할 시간이다. 아래의 지침은 계획을 제대로 실행하는 데 도움을 줄 것이다.

- **서서히 시작.** 자신이 시도하는 변화는 신체에 일부 조정이 일어나도록 만들 것이다. 예를 들면, 체중을 더 빨리 감소시키려고 하면, 신체의 에너지 대사는 더 효율적이 된다. 그러므로 체중이 빨리 감소되면 체중을 감소시키는 데 더 많은 노력이 들 것이다. 천천히 진행한다! 서서히 체중을 줄이면 새로운 습관을 발달시키기가 더 쉬워질 것이고, 에너지 대사에서의 급격한 변화를 초래하지 않으면서 신체가 적응하도록 해 줄 것이며, 더 오래 지속되는 결과를 가져다 줄 것이다.

- **일관성을 유지.** 앞의 경우처럼, 신체는 자신의 새로운 행동에

적응하려고 노력한다. 칼로리 섭취량의 감소에 있어서는 여러 번의 식사에 걸쳐 감소량을 분산시킨다. 저녁까지 기다렸다가 하루의 칼로리 감소량 모두를 저녁 식사에서 줄이지 말 것!

- **친구들과 그룹을 형성.** 그 자신들 또한 행동 변화의 과정을 거치고 있는 친구들을 찾을 수 있다면 그들의 진전에 대해 만나서 이야기하는 것은 아주 유익하다. 이러한 만남은 동기 부여의 역할을 하며 행동을 어떻게 계획/보상/분석하는지에 대한 새로운 아이디어를 교환하도록 해준다.

- **계획에 다양성을 포함.** 다양성은 행동의 변화가 더 쉽게 일어나도록 만들 수 있으며, 심지어 즐겁도록 만든다. 그렇게 되면 성공 가능성은 더 커진다! 다시 다이어트를 보기로 들자면, 에너지 소비량과 칼로리 섭취 감소량을 서로 다르게 조합하는 것을 시도해 본다. 예를 들면, 한 조각의 케이크에 들어 있는 칼로리를 소비하려면 몇 km를 걸어야 하는가? 계획에서의 다양성의 활용은 다이어트와 운동이 어떻게 상호 작용하는지를 배우도록 돕는 데 아주 유용하다.

- **변화하는 일정에 적응.** 행동 계획은 자신의 일정에 일부 융통성을 허용할 수 있어야 한다. 계획을 할 때에는 앞을 내다보고 업무 및/또는 수업 일정의 변화에 대해 생각한다. 사교 모임이 흡연, 음주, 또는 음식 섭취 욕구에 어떻게 영향을 미칠 것인가? 이 같은 고려 사항은 유혹을 극복하기 위해서는 많은 의지력이 요구되는 그러한 시간을 보내는 데 중요하다.

- **퇴보를 예상.** 체력 단련 계획에서 논의했던 것처럼, 웰니스 계획의 실행과 더불어 퇴보가 예상된다. 가끔씩의 후식이나 간식이 자신의 계획을 망치지는 않을 것이다. 다만 이러한 일이 자신을 계획으로부터 멀어지도록 만들어서는 안 된다. 삶에서 스트레스를 줄이려고 노력하더라도 스트레스가 심한 상황으로부터 자신을 떼어놓기가 불가능할 때가 있을 것이다. 그렇다면 그 경험을 스트레스에 대처하는 방법을 연습하는 학습 기간으로 사용한다. 그러한 상황은 미래에 동일한 상황을 어떻게 피하는지를 배우도록 해줄 수도 있을 것이다.

정리하면...

- 웰니스를 향상시키기 위해 변화를 시도할 때에는 서서히 나아간다.
- 계획의 실행에 있어서는 일관성을 유지한다.
- 친구는 도움이 되는 지지 시스템의 역할을 할 수 있다.
- 계획에 접근하고 적용하는 방법에서의 변화는 동기 부여를 유지하는 데 도움이 될 것이다.
- 융통성은 웰니스 프로그램의 성공에 중요하다.
- 퇴보는 예상된 것이며, 퇴보를 프로그램에서의 어려움에 대처하는 방법을 계획하는 학습 기회로 사용할 수 있다.

체력 단련을 위한 프로그램의 보기

다음의 샘플 프로그램은 자신의 주간 운동 일정을 계획하는 데 도움을 줄 것이다. 자신이 즐기는 다양한 활동을 선택하고, 심폐 지구력, 근력, 유연성 향상을 위한 활동을 포함시킨다. 174쪽의 표 7.2는 전반적으로 체력을 증진시킬 수 있도록 신체활동을 결합한 주간 운동 계획의 보기를 보여준다. 아래의 주간 운동 계획은 초보자, 6~20주의 트레이닝을 완료한 사람, 20주를 초과하는 트레이닝을 완료한 사람을 위한 샘플 프로그램을 보여준다. 실습 7.3에서 자신의 프로그램을 계획할 때에 이러한 주간 샘플을 참조한다.

초보자 운동 프로그램(1~5주 트레이닝)

이 샘플 운동 프로그램은 주간 운동 일정을 계획하는 초보자를 위해 작성된 것이다. 각 운동시간 전에 5~10분의 체조운동(calisthenics) 또는 빠른 걷기로 체온을 상승시킨다. 5~15분의 저강도 운동으로 체온을 낮춘다(정리운동).

웨이트 트레이닝에서는 주요 근육군(예, 팔, 가슴, 복부, 허리, 다리)을 목표로 하는 6~10개의 운동을 선택한다.

신체활동	월요일	화요일	수요일	목요일	금요일	토요일	일요일
심폐 지구력	걷기 및/또는 달리기 10~20분		걷기 및/또는 달리기 10~20분		걷기 및/또는 달리기 10~20분		
웨이트 트레이닝		15회 반복/1세트		15회 반복/1세트		15회 반복/1세트	
스트레칭	2회 반복/각 15초		2회 반복/각 15초		2회 반복/각 15초		

중급자 운동 프로그램(6~20주 트레이닝)

이 샘플 운동 프로그램은 6~20주의 트레이닝을 완료하였으며 주간 운동 일정을 계획하는 사람을 위해 작성된 것이다. 각 운동시간 전에 5~15분의 체조운동(calisthenics) 또는 빠른 걷기로 체온을 상승시킨다. 5~15분의 저강도 운동으로 체온을 낮춘다(정리운동).

웨이트 트레이닝에서는 주요 근육군(예, 팔, 가슴, 복부, 허리, 다리)을 목표로 하는 8~10개의 운동을 선택한다.

신체활동	월요일	화요일	수요일	목요일	금요일	토요일	일요일
심폐 지구력	걷기 및/또는 달리기 30~40분		걷기 및/또는 달리기 30~40분		걷기 및/또는 달리기 30~40분		
웨이트 트레이닝		6회 반복/2세트		6회 반복/2세트		6회 반복/2세트	
스트레칭	2~3회 반복/각 20초		2~3회 반복/각 20초		2~3회 반복/각 20초		

* 웨이트 트레이닝의 반복횟수는 조정이 필요할 수도 있다(예, 8~12회), 번역자

상급자 운동 프로그램(20주 초과 트레이닝)

이 샘플 운동 프로그램은 20주를 초과하는 트레이닝을 완료하였으며 주간 운동 일정을 계획하는 사람을 위해 작성된 것이다. 각 운동시간 전에 5~15분의 체조운동(calisthenics) 또는 빠른 걷기로 체온을 상승시킨다. 5~15분의 저강도 운동으로 체온을 낮춘다(정리운동).

웨이트 트레이닝에서는 주요 근육군(예, 팔, 가슴, 복부, 허리, 다리)을 목표로 하는 8~10개의 운동을 선택한다.

신체활동	월요일	화요일	수요일	목요일	금요일	토요일	일요일
심폐 지구력	걷기 및/또는 달리기 30~40분	자전거타기 20~25분	걷기 및/또는 달리기 30~40분	자전거타기 20~25분	걷기 및/또는 달리기 30~40분		걷기 및/또는 달리기 30~40분
웨이트 트레이닝		6회 반복/3세트		6회 반복/3세트		6회 반복/3세트	
스트레칭	3회 반복/각 30초	3회 반복/각 30초	3회 반복/각 30초	3회 반복/각 30초	3회 반복/각 30초		

* 웨이트 트레이닝의 반복횟수는 조정이 필요할 수도 있다(예, 8~12회), 번역자

요약

1. 개인적인 체력 단련 계획을 세우는 데 있어 4가지 단계는 (1) 목표 설정, (2) 신체활동 선택, (3) 주간 일정의 계획, (4) 진전의 점검이다.

2. 잘 설계된 체력 단련 프로그램은 심폐 체력, 근력과 근지구력, 유연성을 향상시키기 위한 활동을 포함한다.

3. FITT 원리는 주간 체력 단련 일정을 계획하는 데 유용한 도구를 제공한다.

4. 트레이닝 일지는 종합적인 체력 단련을 향한 자신의 진전을 점검하는 데 도움이 될 것이다.

5. 체력 단련 계획은 다음의 지침을 고려해야 한다: 운동에 대해 점진적인, 일관성 있는 접근법을 채택하고; 가능하다면 친구와 함께 운동하며; 트레이닝의 활동과 진행 방식을 변화시키고; 충분한 수면을 취하며; 변하는 일정에 적응하고; 트레이닝 프로그램에서의 퇴보를 예상하며; 운동을 다른 건강 행동과 결합한다.

6. 운동이 주요 건강 효과를 가져다주지만 운동만으로는 좋은 건강을 보장할 수 없다. 건강한 음식을 선택하고 흡연과 약물 남용 같은 해로운 습관을 피해야 한다.

7. 노화 및 삶에서의 변화는 체력 프로그램의 조정을 필요로 한다.

8. 목표를 설정할 때에는 자신의 목표는 SMART이어야 한다.

9. SMART는 구체적(specific), 측정 가능한(measurable), 행동 지향적(action-oriented), 현실적(realistic), 시간 확정적(time-stamped)을 의미한다.

10. 목표에 우선순위를 매긴다. 자신의 웰니스 수준을 저하시키는 데 가장 큰 영향을 미치는 행동의 변화를 선택한다.

11. 진전을 점검한다. 자신의 행동을 행동 변화 일지에 기록하고 어떻게 진전하고 있는지를 파악한다. 이러한 조치는 직면하는 장애물이 어떤 것인지를 알도록 해주고 자신이 성공을 확인하면서 동기 부여가 되도록 해준다.

학습문제

1. 개인적인 체력 단련 계획을 세우는 데 있어 첫 번째 그리고 가장 중요한 단계는
   a. 신체활동을 선택   b. 트레이닝 일지 작성
   c. 목표 설정   d. 주간 체력 단련 일정을 계획

2. 대부분의 건강 효과는 일주일에 ____분의 운동으로 나타난다.
   a. 50~75   b. 80~100
   c. 120~150   d. 200~250

3. 근력을 향상시키기 위한 운동 트레이닝은 다음과 같이 실시되어야 한다.
   a. 일주일에 2~3일   b. 일주일에 4~5일
   c. 일주일에 5~6일   d. 일주일에 6~7일

4. 스트레칭은 최소한 다음과 같이 실시되어야 한다.
   a. 일주일에 1일   b. 일주일에 2일
   c. 일주일에 3일   d. 일주일에 4일

5. 다음 중에서 웰니스의 개념에 포함되어 있는 것은?
   a. 소비자 건강   b. 질병 건강
   c. 운전 건강   d. 환경적 건강

6. 웰니스 계획을 세우는 데 있어 첫 번째 단계는
   a. 진전을 점검
   b. 웰니스를 위한 자신의 행동 변화 계획
   c. 목표 설정
   d. 웰니스의 어떤 측면을 변화시킬지를 선택

7. 현명한 의료 소비자의 한 가지 측면은 다음을 이해하는 것이다.
   a. 약물의 의료적 사용
   b. 자신의 건강 보험
   c. 음식이 인체에서 어떻게 대사되는가
   d. 삶의 스트레스를 어떻게 제거하는가

8. 체중 감소의 비결은
   a. 지지망의 활용
   b. 보상을 하지 않음
   c. 체중 감소의 이유가 다른 사람을 기쁘게 하는 것
   d. 자신의 목표를 설정하기 전에 계획을 세우는 것

9. 자신의 웰니스 실천 계획은 다음과 같아야 한다.
   a. 빨리 시작하고 가능한 한 빠르게 진전한다.
   b. 친구나 가족을 관련시키지 않는다.
   c. 자신의 행동에 다양성을 포함시키지 않는다.
   d. 일정의 변화에 대한 적응

10. (a)체력 단련 계획과 (b)웰니스 계획의 작성을 위한 4단계를 서술하시오.

11. 체력 목표의 세 가지 주요 형태를 논의하고, 개인적 체력 목표를 달성하는 데 도움이 되는 지침을 서술하시오.

12. FITT 원리의 구성요소는 어떤 것들이며, 자신의 주간 체력 단련 일정을 세우는 데 FITT 원리를 어떻게 적용하는가?

13. 자신의 운동 계획을 세울 때에 현재의 체력 수준을 고려하는 것이 왜 중요한지를 설명하시오.

14. 자신의 행동 일지를 작성하는 것이 웰니스 목표에 도달하는 데 어떻게 도움을 줄 것인지에 대해 논의하시오.

유용한 웹링크

미국스포츠의학회(ACSM)
이 웹사이트는 운동과 건강에 관련된 많은 양의 최신 정보를 포함하고 있다. www.acsm.org

스포츠응용심리협회(Association for Applied Sport Psychology)
이 사이트는 목표 설정 그리고 운동 프로그램의 지속에 관한 많은 정보를 포함하고 있다. www.appliedsportpsych.org

행동 변화/생활방식 관리 프로그램
캘리포니아-리버사이드 대학교에서 행동 변화 프로그램을 제공한다. http://wellness.ucr.edu/behavior_change_programs.html

행동 변화 지침
미국 심장, 폐, 및 혈액 연구소(National Heart, Lung, and Blood Institute)에서 제공하는 심장 건강 향상을 위한 행동 변화 지침. www.nhlbi.nih.gov/health/public/heart/obesity/lose_wt/behavior.htm

메이오 클리닉(Mayo Clinic)
건강-관련 웹사이트이며 체력단련 및 웰니스 프로그램을 시작하는 데 대한 많은 정보를 포함하고 있다. www.mayoclinic.org

실습 7.1

이름 _____   날짜 _____

체력 단련 프로그램 서약서와 단기 체력 목표

본인 _____(서명)은 개인적인 체력 단련 프로그램을 실행하고, 설정했던 단기 목표를 달성할 것을 다짐한다.

체력 단련 프로그램은 _____(날짜)에 시작할 것이다.

나의 단기 목표는

a. 운동 능력 목표: _____

b. 신체조성 목표: _____

c. 프로그램 준수 목표: _____

목표를 달성하면 나 자신을 아래와 같이 보상한다:

a. _____(목표 #1) _____(날짜) _____(보상)

b. _____(목표 #1) _____(날짜) _____(보상)

c. _____(목표 #1) _____(날짜) _____(보상)

실습 7.2

이름 _____ 날짜 _____

체력 단련 프로그램 서약서와 중기/장기 체력 목표

본인 _____(서명)은 개인적인 체력 단련 프로그램을 실행하고, 설정했던 중기 및 장기 목표를 달성할 것을 다짐한다.

나의 중기 목표는

a. 운동 능력 목표: _____

b. 신체조성 목표: _____

c. 프로그램 준수 목표: _____

나의 장기 목표는

a. 운동 능력 목표: _____

b. 신체조성 목표: _____

c. 프로그램 준수 목표: _____

목표를 달성하면 나 자신을 아래와 같이 보상한다:

a. _____ (목표 #1) _____ (날짜) _____ (보상)

b. _____ (목표 #1) _____ (날짜) _____ (보상)

c. _____ (목표 #1) _____ (날짜) _____ (보상)

실습 7.3

이름 _____ 날짜 _____

체력 단련 프로그램 작성

실습 7.3을 활용해서 자신의 체력 단련 프로그램을 계획한다. 아래의 빈 칸에 적절한 내용을 채워 넣는다.

신체활동	강도*	지속시간	월요일	화요일	수요일	목요일	금요일	토요일	일요일
심폐 지구력 운동									
근력/근지구력 운동									
유연성 향상을 위한 스트레칭 운동									

* 심박수나 RPE를 사용하면서 심폐 지구력 운동의 강도를 설정한다.

실습 7.4

이름 _____   날짜 _____

웰니스 개요

다음 장들에서, 웰니스의 다양한 측면 그리고 행동에서의 유의한 변화를 위해 필요한 기술을 살펴볼 것이다. 이러한 내용을 더욱 자세히 검토하기 위해 준비하면서, 웰니스의 6가지 영역에서 자신의 장점이 어떤 것인지를 예측하기 위해 실습 7.4를 사용할 수 있다. 이전에 나열했던 목록을 재검토하기 위해 실습을 다시 참조하고, 웰니스 목표를 평가하고 웰니스 향상을 위한 계획을 세우면서 새롭게 목록을 작성한다.

자신이 웰니스의 각 구성요소에서 가지고 있는 상위 세 가지 장점을 적는다.

신체적 웰니스

전반적인 신체적 건강을 유지하고 신체활동에 참가하는 것. 장점의 보기에는 심폐 지구력, 평형성, 유연성 등이 포함된다.

1. _____
2. _____
3. _____

정서적 웰니스

긍정적인 자아상을 소유하고 자신의 감정을 적절하게 다루는 것. 장점은 자긍심, 신뢰, 낙천주의 등을 포함한다.

1. _____
2. _____
3. _____

지적 웰니스

지식 보유, 주제에 대한 비평적 생각, 합리적인 판단, 문제에 대한 해결책 강구. 장점은 탐구심, 호기심, 전념 등을 포함한다.

1. _____
2. _____
3. _____

사회적 웰니스

가족과 친구와의 지속적인 관계 발달 및 지역사회에 대한 기여. 이러한 웰니스 측면에서의 장점은 연민과 친절을 포함한다.

1. _____
2. _____
3. _____

환경적 웰니스

환경적 위험으로부터 자신을 보호하고 자신이 환경에 미치는 부정적 영향을 최소화하는 것. 이러한 웰니스 측면에서의 장점으로는 재활용과 카풀 같은 행동을 보기로 들 수 있다.

1. _____
2. _____
3. _____

영적 웰니스

삶의 의미와 목적이 있는 것. 기도, 명상, 다른 사람을 돕는 것, 자연을 즐기는 것 같은 행동은 이러한 웰니스 측면에서의 장점의 보기다.

1. _____
2. _____
3. _____

더욱 완전히 발달시킬 필요가 있는 웰니스 측면이 있는가? 있다면 어느 것인가? 자신의 삶에서 이러한 웰니스 구성요소를 향상시키기 위해 현재 할 수 있는 구체적인 행동은 어떤 것들인가?

_____
_____
_____
_____
_____

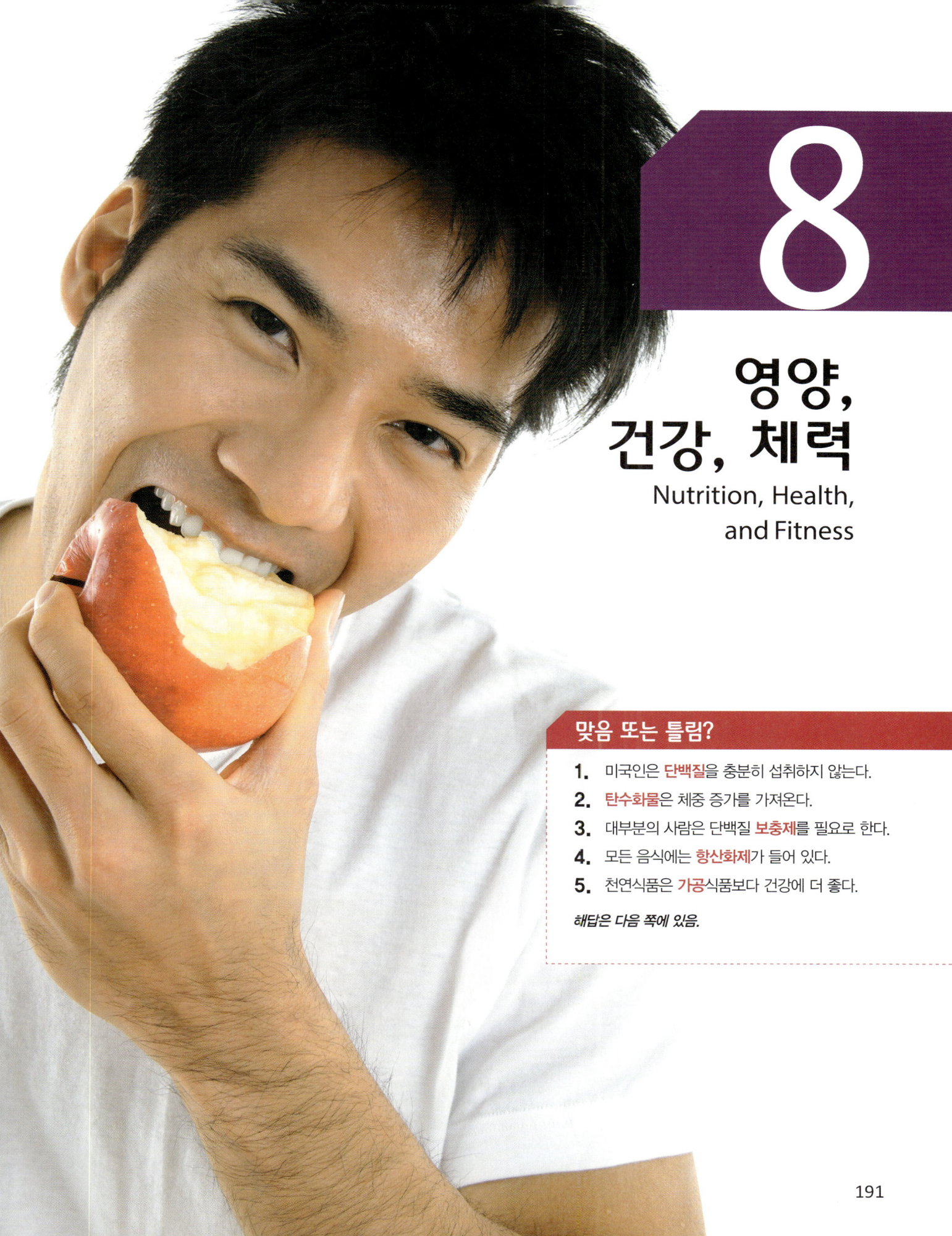

8

영양, 건강, 체력
Nutrition, Health, and Fitness

맞음 또는 틀림?

1. 미국인은 **단백질**을 충분히 섭취하지 않는다.
2. **탄수화물**은 체중 증가를 가져온다.
3. 대부분의 사람은 단백질 **보충제**를 필요로 한다.
4. 모든 음식에는 **항산화제**가 들어 있다.
5. 천연식품은 **가공**식품보다 건강에 더 좋다.

해답은 다음 쪽에 있음.

학교 식당에 앉아 점심을 먹으려고 할 때 "우와! 이 접시의 음식에는 단백질, 탄수화물, 피토케미컬(phytochemical)이 풍부할 것 같다"라고 생각하는가? 또는 그냥 단순히 쟁반 위의 햄버거, 프렌치프라이, 케첩을 반가워하는가? 음식의 영양소 구성성분 또는 음식이 어떻게 신체가 기능하도록 하는지에 대해서는 아마도 자주 생각하지 않겠지만 이러한 영양소를 이해하고, 인체 내에서 사용될 수 있도록 영양소를 분해하는 과정을 이해한다면 건강에 대한 영양소의 중요성을 인식하는 데 그리고 자신의 음식 선택을 향상시키는 데 도움이 될 수 있다.

이 장에서, 인체는 우리가 먹는 음식을 어떻게 사용하는지를 공부할 것이다. 영양소의 종류와 기능, 좋은 영양의 핵심적인 개념, 건강에 좋은 식단을 논의할 것이다. 또한 운동 트레이닝이 영양소 요구량을 어떻게 변경시키는지를 살펴볼 것이다.

해답

1. **틀림** 평균적으로, 대부분의 미국인은 좋은 건강에 요구되는 것보다 더 많은 양의 단백질을 섭취한다.
2. **틀림** 탄수화물이 칼로리를 제공하기는 하지만 직접적으로 체중 증가를 가져오지는 않는다. 탄수화물이든 또는 다른 영양소이든 간에 과다한 칼로리가 체중 증가의 원인이다.
3. **틀림** 일부 예외가 있지만 대부분의 사람은 건강한 식사로부터 자신들이 필요로 하는 모든 영양소를 쉽게 얻을 수 있으며 따라서 보충제를 섭취할 필요가 없다.
4. **틀림** 항산화제는 과일, 채소, 일부 곡물류를 포함해서 많은 음식에서 발견되지만 모든 음식에 들어 있지는 않다. 예를 들면, 도넛에는 항산화제가 들어 있지 않다.
5. **맞음** 일반적으로, 음식의 가공 처리가 더 적을수록 영양소는 더 많으며, 심장 건강에 나쁜 나트륨과 포화지방이 더 적을 것이다. 신선한 과일, 채소, 전곡과 함께 지방분이 적은 고기와 저지방 유제품을 섭취하는 것이 건강한 식사를 위한 가장 좋은 선택이다.

영양이란 무엇이며 왜 중요한가?

영양학은 음식 그리고 에너지의 생산과 신체의 발달 및 회복을 위해 음식을 사용하는 방법에 관한 학문이다. 영양학은 음식과 건강 또는 질병 사이의 관계를 이해하는 것을 포함한다. 좋은 영양은 건강한 신체를 유지하는 데 요구되는 모든 필수적인 영양소를 공급하는 식사를 의미한다. 어떠한 필수 영양소라도 지나치게 많이 또는 적게 섭취한다면 결국에는 건강 문제가 초래될 것이다. 과거에는, 많은 사람에게서 건강 문제를 초래한 것은 영양소의 섭취 부족이었다. 예를 들면, 불충분한 비타민C 섭취는 괴혈병을 초래할 수 있고, 불충분한 철분 섭취는 빈혈을 초래할 수 있다—두 가지 모두 한 때는 세계의 많은 사람에게 일반적이었다(아직도 개발도상국에서는 보편적이다). 비록 이 같은 상태가 오늘날에도 여전히 존재하지만 과다한 칼로리 섭취, 그에 따른 과체중과 비만이 미국에서의 건강 문제의 더 큰 원인이다.

칼로리, 설탕, 지방, 그리고/또는 나트륨이 과다한 식사는 심혈관계 질환, 암, 비만, 당뇨병 같은 질병과 관련되어 있으며 이 같은 건강 문제는 미국에서의 주된 사망 원인이다(1). 미국 보건복지부 (US Department of Health and Human Services)에 따르면, 건강 문제와 연관된 모든 죽음의 절반 이상이 나쁜 영양과 관련이 있다(2). 좋은 소식은 자신의 식사를 분석하고 변경함으로써 이러한 많은 영양 관련 질병을 예방하는 데 도움이 될 수 있다는 것이다. 그러므로 영양학에 대한 기본적인 이해는 모든 사람에게 중요하다.

어떤 것이 영양소인가?

영양소는 음식에 들어 있는 기본 물질이며 건강을 유지하기 위해 신체가 사용한다. 영양소는 두 가지 범주로 나눌 수 있다: 다량영양소와 미량영양소. **다량영양소**(탄수화물, 지방, 단백질)는 많은 양이 요구된다; 신체 조직을 만들고 유지하는 데 요구되며 일상 활동을 위한 에너지를 제공한다. **미량영양소**(비타민과 무기질)는 신체가 훨씬 적은 양을 필요로 하지만 세포 기능의 조절을 포함해서, 많은 과정에 필수적이다. 영양소의 마지막 종류는 물이며, 신체 기능에 아주 중요하기 때문에 물 없이는 며칠 이상을 생존할 수 없다.

다량영양소

다량영양소는 신체가 기능하기 위해 일상적으로 필요로 하는 에너지를 **킬로칼로리**(kilocalorie, 하지만 보편적으로 칼로리라고 부른다) 형태로 제공한다. 탄수화물과 단백질은 1g당 4칼로리를 제공하

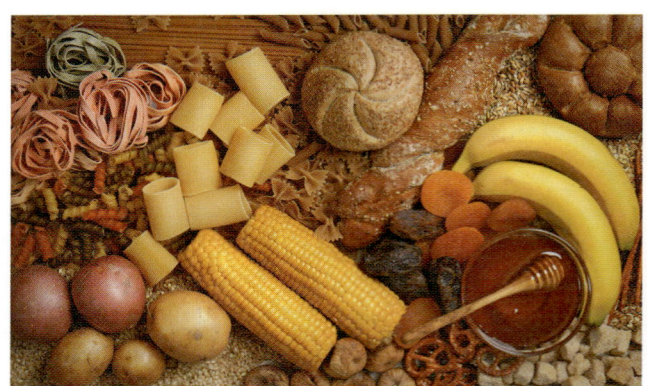

전곡, 파스타, 감자, 과일, 채소는 아주 좋은 탄수화물 식품이다.

표 8.1 다량영양소를 제공하는 식품		
탄수화물 (4칼로리/g)	단백질 (4칼로리/g)	지방 (9칼로리/g)
곡물류	육류	버터
과일	생선	마가린
채소	가금류	기름
농축된 단 것(예, 시럽)	달걀	쇼트닝
빵	우유	크림
콩/완두	콩	
	쌀	

고, 지방은 1g당 9칼로리를 제공한다. 정상적인 상태에서는, 탄수화물과 지방이 에너지 생산을 위해 신체가 사용하는 일차적인 연료다.

단백질의 일차적인 역할은 신체 조직을 생성하고 회복시키는 것이지만 탄수화물이 부족하거나 신체가 스트레스를 받고 있을 때에는 단백질이 에너지를 생산하는 데 사용될 수 있다. 균형 잡힌 식사는 탄수화물이 약 58%(복합탄수화물과 단순탄수화물을 포함해서), 지방이 30%, 단백질이 12%로 구성된 것이다(그림 8.1).

표 8.1은 탄수화물, 단백질, 지방을 제공하는 주요 식품을 나열하고 있다.

탄수화물 전곡, 파스타, 과일, 채소는 두뇌의 주된 연료인 **탄수화물**을 제공하는 아주 좋은 식품이다. 탄수화물은 많은 종류의 신체활동 동안 특히 중요한데, 그 이유는 근육 수축을 위한 핵심 에너지원이기 때문이다. 하지만 모든 탄수화물이 동일하지는 않다—단순탄수화물(또는 단순당)은 신체가 분해하고 에너지로 사용하기에 더 쉽다; 복합탄수화물(전분과 섬유소)은 에너지로 사용될 수 있지만 다른 기능도 있다.

탄수화물의 종류 단순탄수화물은 하나 또는 연결된 두 개의 단순탄수화물로 구성되어 있다. **글루코스**는 단순탄수화물 중에서 주목할 만한데 그 이유는 인체에 의해 직접적으로 사용될 수 있는 유일한 탄수화물 분자이기 때문이다. 연료로 사용되려면 모든 다른 탄수화물은 먼저 글루코스로 바뀌어야만 한다. 인체는 글루코스를 **글리코겐** 형태로 골격근과 간에 저장한다. 에너지로 곧바로 사용되지 않거나 글리코겐으로 저장되지 않는 글루코스는 추후의 에너지 사용을 위해 지방으로 저장된다. 중추신경계는 필요한 에너지를 거의 글루코스만으로 사용한다. 음식으로 충분한 탄수화물을 섭취하지 않으면 인체는 단백질로부터 글루코스를 만들어야만 한다. 이러한 상황은 바람직하지 않은데, 그 이유는 연료로 사용하기 위해 신체 단백질을 분해해야 하기 때문이다. 음식으로 섭취하는 탄수화물은 직접적인 연료원으로 중요할 뿐만 아니라 단백질 보존 효과를 위해서도 중요하다.

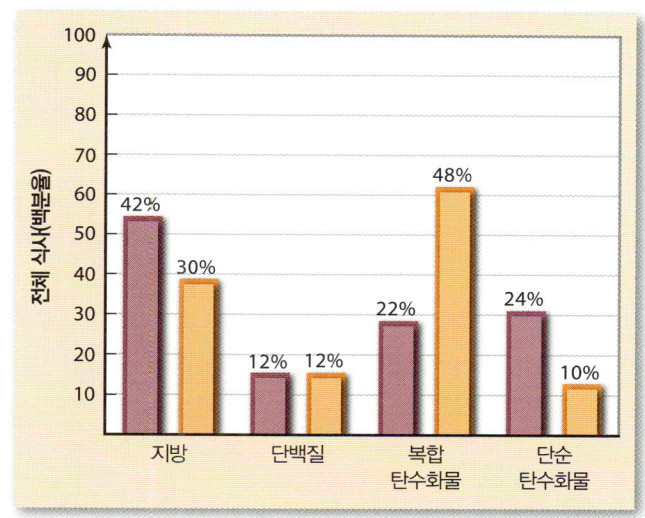

설명
- 전형적인 식사
- 권장되는 식사

그림 8.1
권장되고 있는 영양학적으로 균형 잡힌 식사와 전형적인 미국인 식사의 비교. 평균적인 미국인은 지나치게 많은 양의 지방과 단순탄수화물 그리고 지나치게 적은 양의 복합탄수화물을 섭취한다.

출처: Block, G. Junk foods account for 30% of caloric intake. *Journal of Food Composition and Analysis* 17:439-447, 2004.

영양학 영양학은 음식 그리고 에너지의 생산과 신체의 발달 및 회복을 위해 음식을 사용하는 방법에 관한 학문이다.

영양소 음식에 들어 있는 물질이며 좋은 건강을 위해 필요하다.

다량영양소 탄수화물, 지방, 단백질을 말하며 이러한 영양소는 신체 조직을 만들고 유지하는 데 필요하며 일상 활동의 에너지를 제공한다.

미량영양소 비타민과 무기질. 미량영양소는 세포 기능의 조절을 포함해서, 신체의 많은 과정에 관련되어 있다.

킬로칼로리(kilocalorie) 음식 에너지 또는 신체에 의해 사용되는 에너지를 정량화하는 데 사용되는 측정단위다. 킬로칼로리와 칼로리는 흔히 서로 바꿔서 사용하는데 엄밀하게 말하면, 1칼로리는 1g의 물을 1℃ 상승시키는 데 필요한 에너지의 양이고, 1킬로칼로리는 1,000칼로리다.

탄수화물 다량영양소이며 근육 수축을 위한 핵심 에너지원이다.

글루코스 단순탄수화물이며 신체에 의해 직접적으로 사용될 수 있다. 다른 모든 탄수화물은 연료로 사용되기 전에 글루코스로 바뀌어져야만 한다.

글리코겐 간과 근육에서의 탄수화물 저장 형태.

프룩토스(과당), 갈락토스, 락토스(유당), 말토스(맥아당), 수크로스(자당)를 포함해서 여러 다른 단순탄수화물을 음식에서 찾을 수 있다. 과당은 주로 과일에서, 유당은 우유와 유제품에서 찾을 수 있다. 맥아당은 일부 곡물에서, 설탕으로 흔히 알려져 있는 자당은 가정에서 빵을 만들 때 사용하는 흰색의 가루 제품이다.

복합탄수화물은 전분과 섬유소 형태로 되어 있다. **전분**은 글루코스가 기다랗게 연결된 것이며 신체활동 동안 우리가 필요로 하는 갑작스러운 에너지 생산에 흔히 사용된다. **섬유소**는 식물에서 발견되는 실(stringy) 모양의 소화되지 않는 탄수화물이다. 섬유소는 소화될 수 없기 때문에 연료원은 아니지만 일부 만성적 질병의 예방을 돕는 데 중요하다.

섬유소의 중요성 식이섬유는 창자에서 덩어리 모양을 만든다. 이 같은 덩어리는 음식 배설물의 형성 및 제거에 도움을 주며, 따라서 배설물이 소화계를 지나가는 데 걸리는 시간을 줄이고 대장암의 위험을 감소시킨다. 또한 식이섬유는 관상동맥질환과 유방암의 발병 위험을 감소시키고 당뇨병 환자의 혈당을 조절하는 데 도움이 된다(3). 일부 형태의 섬유소는 소화관에서 콜레스테롤과 결합하여 콜레스테롤이 혈액 속으로 흡수되는 것을 방지함으로써 혈액 콜레스테롤 수준을 감소시킨다.

섬유소는 점성(창자에서 소화액과 섞일 때의 걸쭉함)에 따라 구분될 수 있다. **수용성 섬유소**는 **불용성 섬유소**보다 점성이 더 크며 귀리, 보리, 콩(beans), 완두(peas), 감귤류 과일에서 발견된다. 불용성 섬유소는 통밀과 채소에 많이 포함되어 있다. 높은 점성은 창자에서의 이동을 늦추어 영양소가 더 순조롭게 흡수되도록 해준다. 이러한 작용은 혈당 수준, 식욕, 담즙산의 재흡수를 조절하는 데 도움을 준다. 불용성 섬유소의 주된 건강 효과는 섬유소의 수분 결합 능력이며 이것은 대장에서의 이동 시간이 빨라지도록 해준다. 빨라진 이동 시간은 장운동의 규칙성을 유지하고 대장암의 위험을 줄이는 데 도움이 된다(4).

하루에 최소 25g의 섬유소를 섭취해야 한다; 하지만 과다한 양의 섬유소 섭취는 장의 불편함과 칼슘 및 철의 체내 흡수 감소를 초래할 수 있다(3). 풍부한 양의 섬유소를 섭취하는 가장 좋은 방법은 전곡, 콩과 식물(legume), 과일, 채소(껍질을 포함해서)를 충분히 먹는 것이다. 변비 예방을 위해 충분한 양의 물도 섭취해야 한다.

탄수화물 음식 파스타, 감자, 빵 같은 식품에는 많은 양의 탄수화물이 들어 있다고 잘 알려져 있지만 다른 많은 식품 또한 하루 탄수화물 요구량에 기여할 수 있다. 과일과 꿀은 과당을 제공한다. 유제품에는 유당이 포함되어 있다. 자당은 커피나 차에 단맛을 내기 위해 사용하는 소포장 설탕 봉지 및 식탁 위의 설탕에 들어 있다. 전분은 감자, 옥수수, 빵, 쌀에 풍부하며, 섬유소는 모든 식물성 식품에 들어 있다.

지방과 지질 **지방**(전문적인 용어로는 **중성지방**)은 **지질**(lipids)이라고 불리는 많은 물질 중 한 가지 형태다. 지방은 음식과 신체에서 발견되는 가장 보편적인 지질 형태다. 섭취된 후, 지방은 분해되어 운동 동안의 근육 수축에 요구되는 에너지를 생산하는 데 사용된다. 지방은 효율적인 에너지 저장 형태인데, 그 이유는 1g당 9칼로리를 제공하며 탄수화물이나 단백질보다 두 배 이상의 에너지를 포함하고 있기 때문이다.

음식으로 섭취한 과다한 양의 지방은 피부 아래쪽 그리고 장기 둘레에 있는 지방세포에 저장된다. 음식으로부터 섭취한 지방 외에도, 인체는 섭취한 음식에 들어 있던 과다한 양의 탄수화물, 단백질로부터 지방을 만든다.

체중을 줄이고 싶은 사람은 종종 지방 섭취를 피하지만 자신의 식사에서 완전히 제외시켜서는 안 된다. 음식으로 섭취하는 지방은 정상적인 성장과 건강한 피부에 필수적인 두 가지 지방산인 리놀레산(linoleic acids)과 리놀렌산(linolenic acids)의 유일한 공급원이다. 지방은 또한 장기를 보호하고, 지용성 비타민인 A, D, E, K의 흡수, 운반, 저장에 도움을 준다.

지방의 종류 중성지방은 글리세롤에 3개의 **지방산**(기본적으로, 탄소와 수소 원자가 길게 연결된 것)이 결합된 것이다. 구조적 차이에 따라 지방산은 단순불포화, 복합불포화, 포화, 트랜스로 구분된다.

불포화지방산은 단순불포화지방산과 복합불포화지방산을 포함한다. 불포화지방산은 식물(견과, 씨, 곡물, 채소)에서 발견되고 실내 온도에서 액체이다. 불포화지방산이 대부분인 불포화지방은 혈액 콜레스테롤 수준에 미치는 영향 때문에 심장에 좋다고 생각되고 있다. 단순불포화지방은 LDL 수준을 감소시키고 복합불포화지방은 LDL과 HDL 수준을 감소시킨다(추후의 내용에 논의되어 있음).

오메가3지방산이라고 불리는 한 종류의 복합불포화지방산은 혈액 콜레스테롤과 중성지방 수준 두 가지 모두 감소시킨다고 보고되었다. 이러한 지방산은 신선한 또는 냉동 고등어, 청어, 참치, 연어 같은 생선에서 주로 발견된다. 일부 연구진은 일주일에 한두 번 오메가3지방산이 들어 있는 생선을 섭취할 경우 심장병의 위험을 감소시킨다고 주장하였다(5). 하지만 일부 사람, 특히 임신 여성과 어린이는 수은 중독의 가능성 때문에 이러한 생선의 섭취를 제한할 필요가 있을 것이다(195쪽의 다양성의 인식 참고).

포화지방산은 실내 온도에서 고체다. 포화지방산은 일반적으로 동물성 식품에 들어 있지만(육류와 유제품) 일부는 식물성 식품에도 들어 있다(예를 들면, 코코넛 기름). 포화지방산은 혈액의 LDL과

다양성의 인식

임신 여성이 생선을 먹어도 되는가?

해산물은 임신 동안 건강한 식사의 중요한 한 부분이 될 수 있다. 생선은 지방이 적고 양질의 단백질 및 다른 영양소의 아주 좋은 공급원이다. 하지만 일부 생선에는 성장하는 태아의 신경계에 해를 끼칠 수 있는 수은의 한 형태가 들어 있다. 임신 여성은 문제가 될 수 있는 이러한 생선의 섭취를 임신 동안 피하거나 줄일 수 있도록 메틸수은(methylmercury) 및 다른 오염물질이 들어 있을 가능성이 가장 큰 생선의 종류를 알 필요가 있다.

메틸수은은 쓰레기나 화석연료의 연소 후에 물로 들어가는 무기수은(inorganic mercury)으로부터 만들어지는 독성 물질이다. 생선과 그 밖의 다른 수중 생물이 물에서 메틸수은을 얻게 되면 메틸수은이 먹이 사슬로 들어오게 된다. 큰 생선이 작은 생선을 잡아먹으면 작은 생선에 들어 있던 메틸수은은 큰 생선의 몸체에 축적된다. 그러므로 나이 든, 커다란 생선은 작고, 어린 생선보다 몸체에 있는 메틸수은의 농도가 더 높다. 가장 높은 메틸수은 수준은 상어, 황새치, 동갈삼치(king mackerel), 옥돔(tilefish) 같은 커다란 포식어류에서 발견되므로 임신 여성은 이러한 생선을 피해야 한다. 하지만 조개, 통조림생선, 작은 바다생선, 또는 양식 어류 같은 다른 해산물을 일주일 동안 340g 미만으로 섭취한다면 단백질 및 다른 영양소를 안전하게 공급할 수 있을 것이다.

식품점에서 판매하는 자연산 어류나 양식 어류 외에도, 임신 여성은 지역에서 잡힌 생선의 오염 위험 또한 인식할 필요가 있다. 미국환경보호청(US. Environmental Protection Agency; EPA)은 지역의 담수호나 개울에서 잡힌 생선의 소비에 대한 조언을 제공하고 있다. 자신의 지역에서 잡혔거나 또는 판매되는 생선에 대한 구체적인 소비자 정보를 얻으려면 주 또는 지역의 보건 부서에 문의할 수도 있다.

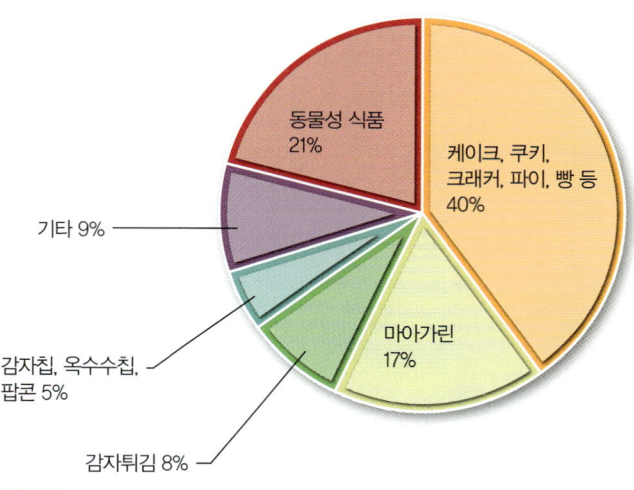

그림 8.2
트랜스 지방의 주요 공급원

출처: National Cancer Institute. Sources of saturated fat in the diets of the U.S. population ages 2 years and older, NHANES 2005-2006; USDA and HHS. *Dietary Guidelines for Americans, 2010.* www.health.gov/dietaryguidelines.

총콜레스테롤 수준을 증가시킨다. 높은 콜레스테롤 수준은 관상동맥의 지방 플라크(plaque) 생성을 촉진하며, 이것은 궁극적으로 심장병을 초래할 수 있다(10장).

트랜스지방산(trans fatty acids)은 굽거나 튀긴 음식에서 주로 발견되지만 일부 동물성 천연식품(예, 소고기, 양고기, 유지방; 그림 8.2 참고)에서도 발견되며 혈액의 총콜레스테롤과 LDL 수준을 증가시키는 경향이 있다. 이러한 이유에서, 트랜스지방은 심장에 나쁜 것으로 생각되고 있다.

복합탄수화물 당 분자가 기다랗게 연결되어 전분이나 섬유소를 형성한다.

전분 글루코스가 기다랗게 연결된 것; 옥수수, 곡물류, 감자 같은 식품에서 보편적으로 발견된다.

섬유소 전분, 채소, 과일에서 발견되는 실 모양의 소화되지 않는 복합탄수화물.

수용성 섬유소 귀리, 보리, 콩(beans), 완두(peas), 감귤류 과일에서 발견되는 점성이 큰 섬유소.

불용성 섬유소 통밀과 채소에서 발견되는 섬유소의 종류.

지방(중성지방) 운동 동안 근육 수축에 요구되는 에너지를 생산하기 위해 신체 내에서 분해되어 사용되는 지질 형태.

지질 일단의 불용성 화합물이며 지방과 콜레스테롤을 포함한다.

지방산 중성지방의 기본적인 구조적 단위; 포함되어 있는 에너지의 양뿐만 아니라 심혈관계 질환에 미치는 영향 때문에 영양학적으로 중요하다.

불포화지방산 주로 식물성 식품에 들어 있는 지방산이며 실내온도에서 액체다.

오메가3지방산 혈액 콜레스테롤과 중성지방을 감소시키는 한 종류의 불포화지방산이며 일부 생선에서 풍부하게 발견된다.

포화지방산 동물성 식품에 들어 있는 지방산이며 실내온도에서 고체다.

트랜스지방산 혈액의 콜레스테롤을 증가시키는 한 종류의 지방산이며 심장병의 주요 원인이다.

미국식품의약국(FDA: U.S. Food and Drug Administration)은 식사에서 트랜스지방의 양을 제한하도록 권고하며, 심지어 트랜스지방이 포함된 제품을 소비자가 피하도록 돕기 위해 식품 라벨(label)에 트랜스지방 함유량을 표시하도록 제조사에 요구하고 있다. 뉴욕과 필라델피아를 포함해서, 일부 미국 도시는 식당에서의 트랜스지방 사용을 금지하거나 또는 엄격히 제한한다. 건강에 미치는 트랜스지방의 영향에 대해 더 많이 알게 되면서 식품 제조사와 식당에서는 자신들의 제품에서 트랜스지방을 단계적으로 제외시킬 가능성이 크다.

그 밖의 다른 지질 지방 외에도, 지질에는 두 가지 다른 종류가 있다: **인지질**(phospholipids)과 **스테롤**(sterols). 인지질은 세포막의 중요한 구성성분이며 유화 작용(emulsification)에서 핵심적인 역할을 한다. 가장 보편적인 스테롤인 **콜레스테롤**은 세포의 중요한 구성성분이며 남녀의 성호르몬을 포함해서 특정 형태의 호르몬을 생산하는 데 사용된다.

지질단백질(lipoprotein)은 단백질, 중성지방, 그리고 콜레스테롤이 결합된 것이다. 지질단백질에는 여러 가지 형태가 있지만 두 가지 주된 유형은 저밀도지질단백질(LDL 콜레스테롤)과 고밀도지질단백질(HDL 콜레스테롤)이다. LDL, 즉 "나쁜" 콜레스테롤은 적은 양의 단백질과 중성지방으로 구성되어 있지만 많은 양의 콜레스테롤을 포함하고 있다. LDL은 심장병의 주된 원인인 심장동맥에서의 지방 플라크 형성과 관련되어 있다. 그와는 달리 HDL, 즉 "좋은" 콜레스테롤은 주로 단백질로 구성되어 있고, 적은 양의 콜레스테롤이 들어 있으며, 심장병의 낮은 위험과 연관이 있다. (HDL과 LDL 콜레스테롤에 대해 10장에서 다시 논의한다.)

음식의 지방과 지질 두 가지 필수지방산을 포함해서 "좋은" 지방을 생선, 씨, 견과, 식물성 기름에서 발견할 수 있다. 건강에 나쁜, 포화지방은 기름기 많은 육류, 버터, 라드(lard), 튀긴 음식, 많은 구운 음식에서 발견된다. 이러한 음식은 피하거나 또는 소량만을 먹어야 한다.

식이 콜레스테롤은 육류, 조개류, 유제품을 포함해서 많은 동물성 식품에 들어 있다. 신체의 정상적인 기능을 위해서는 약간의 콜레스테롤이 필요하지만 신체는 필요한 모든 콜레스테롤을 만들어 낼 수 있기 때문에 실제로는 콜레스테롤을 음식으로 섭취할 필요는 없다. 포화지방이 많이 포함된 식사는 신체가 정상적인 양보다 더 많은 콜레스테롤을 생산하도록 만든다.

단백질 단백질의 일차적인 역할은 근육과 결합 조직을 포함해서, 신체 조직의 생성과 회복을 위한 구조적 단위를 제공하는 것이다. 또한 단백질은 효소, 호르몬, 항체의 합성에도 중요하다. 이러한 화합물은 인체대사를 조절하고 질병으로부터 보호해 준다.

앞서 언급한 것처럼, 일반적으로 단백질은 주요 에너지원이 아니다. 하지만 탄수화물의 섭취가 적다면(다이어트나 음식을 굶을 때처럼) 단백질은 글루코스로 전환될 수 있으며 연료로 사용될 수 있다. 충분한 양의 탄수화물을 섭취한다면 음식으로 먹은 단백질로부터의 과다한 칼로리는 에너지 비축량으로 지방조직에 저장된다.

단백질의 구조 단백질의 기본적인 구조적 단위는 **아미노산**이라고 불린다. 20종류의 서로 다른 아미노산이 있으며, 다양한 조합으로 연결될 수 있어 독특한 기능을 가진 서로 다른 단백질을 합성할 수 있다. 일부는 **필수아미노산**이며, 이것은 인체가 생산할 수 없고 음식으로 섭취해야만 한다는 것을 의미한다. 나머지는 **불필수아미노산**이며, 인체가 충분한 양을 합성할 수 있다는 것을 의미한다. 9개의 필수아미노산과 11개의 불필수아미노산이 있다.

음식의 단백질 **완전단백질**(complete protein)에는 모든 필수아미노산이 함유되어 있으며 이러한 단백질은 동물성 식품과 대두 제품에만 들어있다. **불완전단백질**에는 하나 이상의 필수아미노산이 함유되어 있지 않으며 이러한 단백질은 여러 식물성 식품에 들어 있다. 동물성 음식을 피하는 채식주의자는 모든 필수아미노산을 섭취

완전단백질 모든 필수아미노산을 함유하고 있는 단백질; 대두 제품과 동물성 식품(육류와 유제품)에서만 발견된다.

불완전단백질 하나 이상의 필수아미노산이 함유되어 있지 않은 단백질; 견과나 콩과 식물 같은 식물성 식품에서 발견된다.

인지질 인이 포함되어 있는 한 종류의 지질이며 세포막의 중요한 구성요소다.

스테롤 지방산이 들어 있지 않은 한 종류의 지질; 콜레스테롤이 가장 보편적으로 알려져 있는 스테롤이다.

콜레스테롤 세포와 호르몬 합성에 필요한 지질의 한 종류. 동물성 식품에서 발견되지만 인체에서 충분한 양이 만들어진다.

지질단백질 단백질, 중성지방, 콜레스테롤이 결합된 것이며 심장병 발병 위험에 미치는 영향 때문에 중요하다.

아미노산 단백질의 기본적인 구조적 단위. 20종류의 아미노산이 있으며 다양한 조합으로 연결될 수 있어 서로 다른 단백질을 합성할 수 있다.

필수아미노산 인체에 의해 생산될 수 없으며 따라서 음식으로 섭취해야만 하는 9종류의 아미노산.

불필수아미노산 인체에서 만들 수 있으며 따라서 식사에 포함되지 않아도 되는 11종류의 아미노산.

단백질 요구량의 계산	보기(성인 여성)
1. 체중 측정 2. 0.8(성인 여성) 또는 0.9(성인 남성)를 곱해서 일일 권장량(g/하루)을 찾아낸다.	1. 체중이 60kg 성인 여성 2. 60kg × 0.8g/kg = 48g 60kg인 성인 여성은 하루에 48g의 단백질을 섭취할 필요가 있다.

그림 8.3
성인의 하루 단백질 요구량 추정치. 하루에 섭취해야 하는 단백질의 양을 계산할 수 있다.

할 수 있도록 다양한 음식을 먹는 데 주의를 기울여야 한다.

신체 조직을 생성하는 데 있어서의 역할 때문에 단백질은 청소년기 같은 빠른 성장의 기간 동안에 특히 중요하다. 청소년은 하루 전체 칼로리의 12% 이상을 단백질로 섭취할 필요가 있다. 청소년의 경우, 단백질 1일 권장량(RDA)은 체중 1kg당 1g이다(3). 청소년기가 끝날 때에는 여성의 권장량은 0.8g/kg으로, 남성의 권장량은 0.9g/kg으로 줄어든다(197쪽의 그림 8.3 참고).

산업화된 사회에서의 평균적인 사람은 필요 이상의 단백질을 먹기 때문에 단백질 섭취와 관련된 영양 문제는 과다 섭취와 관련된 것이다. 동물성 식품으로 만든 단백질 음식에는 흔히 지방이 많이 들어 있으므로(그리고 고칼로리) 심장병, 암, 비만의 위험 증가를 초래할 수 있다.

미량영양소

미량영양소는 **비타민**과 **무기질**을 포함한다. 적은 양을 필요로 하지만 미량영양소는 다량영양소만큼이나 신체의 기능에 중요하며 생명을 유지하는 데 요구된다. 미량영양소는 에너지를 제공하지 않지만 다량영양소의 분해와 사용에 필수적이다.

비타민 비타민은 성장과 대사의 조절을 포함해서, 많은 신체 기능에 핵심적인 역할을 한다. 일부 비타민은 물에 용해되고, 다른 비타민은 지방에 용해된다. 수용성비타민에는 비타민B와 비타민C가 포함된다. 이러한 비타민들은 일반적으로 신체에 저장되지 않으며 신장에 의해 제거될 수 있다. 비타민 A, D, E, K는 지용성이다. 이러한 비타민들은 신체지방에 저장되므로 중독 수준으로 축적될 수도 있다. 198쪽의 표 8.2는 수용성과 지용성 비타민의 일부 기능 그리고 식품 공급원을 나열하고 있다.

신체 기능에서의 필수적인 역할 외에도 일부 비타민과 무기질은 조직 손상에 대한 보호 작용을 할 수도 있다(3, 6). 이러한 효과는 운동 프로그램에 참가하는 사람에게 중요한 의미를 지닌다. 미량영양소의 이 같은 잠재적인 새로운 역할은 이 장의 뒷부분에 논의되어 있다.

무기질 무기질은 나트륨이나 칼슘 같은 화학 원소이며 신체의 정상적인 기능을 위해 요구된다. 비타민처럼, 무기질은 신경 자극 전달, 근육 수축, 효소 기능, 수분 균형 유지 같은 핵심적인 신체 기능을 조절하는 데 중요한 역할을 한다. 또한 무기질은 신체의 구조적인 기능도 가지고 있다. 칼슘, 인, 플루오린화물(fluoride) 모두는 뼈와 치아의 중요한 구성 성분이다.

인체에서 중요한 역할을 하는 세 가지 무기질은 칼슘, 철, 나트륨이다. 칼슘은 뼈 형성에 중요하다. 칼슘 결핍은 **골다공증**이라 불리는 골질환의 발병 원인의 하나다. 철 섭취가 부족하게 되면 만성적 피로를 초래하는 철-결핍성 **빈혈**로 이어질 수 있다. 과다한 나트륨 섭취는 심장병의 주된 위험 요인인 고혈압과 관련이 있다.

199쪽의 표 8.3은 여러 가지 핵심적인 무기질과 그 기능을 요약하고 있다.

음식의 비타민과 무기질 비타민 A, D, K를 포함해서, 몇몇 비타민은 인체 내에서 만들어질 수 있지만 대부분은 음식으로 섭취해야만 한다. 풍부한 양의 신선한 과일, 채소, 전곡, 그리고 기름기가 적은 약간의 고기와 가금류로 구성된 균형 잡힌 식사를 섭취한다면 자신이 필요로 하는 모든 비타민과 무기질을 얻을 수 있을 것이다. (비타민과 무기질이 많이 포함된 식품이 표 8.2와 8.3에 제시되어 있다.) 일반적으로 과일이나 채소의 색깔이 선명할수록 비타민과 무기질 함유량이 더 많다. 일부 수용성 비타민은 조리 또는 가공 과정 동

> **비타민** 비타민은 성장과 대사의 조절을 포함해서, 많은 인체 기능에 핵심적인 역할을 하는 미량영양소이다. 비타민은 물 또는 지방 어느 것에 용해되는가에 따라 분류된다.
>
> **무기질** 인체의 정상적인 기능을 위해 소량이 요구되는 화학 원소(예, 나트륨과 칼슘).
>
> **골다공증** 뼈의 무기질 함유량이 감소되고 뼈가 약해지며 골절의 위험이 증가하는 골질환.
>
> **빈혈** 혈액의 산소 운반 능력 감소를 초래하는 적혈구 및/또는 헤모글로빈의 부족.

표 8.2 비타민: 식품 공급원, 기능, 결핍 증상, 중독 증상

비타민	일부 식품 공급원	기능	결핍 증상	중독 증상
지용성				
A	간, 시금치, 당근, 고구마, 오렌지와 녹색 잎채소	시력에 필요, 뼈 성장, 생식력	야맹증, 면역력 저하, 불임	출생 결함, 식욕 상실, 흐릿한 시력, 탈모, 간 손상
D	강화된 우유, 햇빛에 의해 피부에서 만들어짐	혈액 칼슘 수준 조절; 뼈 건강, 세포 분화	아이에게서 구루병, 성인에게서 뼈의 약화 및 골절 증가	고칼슘혈증, 신장과 간의 칼슘 축적
E	식물성 기름, 전곡, 견과, 씨	항산화제; 비타민A 흡수 향상	빈혈, 신경자극 전달 장애, 근육 약화	혈액 응고 억제
K	녹색 잎채소, 양배추, 콜리플라워	혈액 응고를 도움	혈액 응고를 형성하는 능력의 저하	알려진 증상 없음
수용성				
티아민(B_1)	전곡, 내장육, 지방질 적은 돼지고기	탄수화물 대사와 일부 단백질 대사의 조효소	각기병, 체중 감소, 정신혼돈 (confusion), 근육 약화	알려진 증상 없음
리보플라빈(B_2)	유제품, 강화된 빵과 시리얼, 지방질이 적은 육류, 가금류, 생선	조효소; 점막 유지에 도움	인후염, 혀의 부기, 빈혈	알려진 증상 없음
니아신(B_3)	달걀, 가금류, 생선, 우유, 전곡, 견과, 강화된 빵과 시리얼	탄수화물과 지방 대사의 조효소; DNA 복제와 복구 그리고 세포 분화에 관련	펠라그라, 발진, 구토, 변비 또는 설사	알려진 증상 없음
비타민B_6	달걀, 가금류, 생선, 전곡, 간, 콩팥, 돼지고기	아미노산과 탄수화물 대사에 관련된 조효소; 혈액세포의 생성	피부염, 빈혈, 경련(convulsion)	피부 병변
비타민B_{12}	육류, 생선, 가금류, 강화된 시리얼	혈액세포 형성을 돕는 조효소, 신경계의 정상적 기능	악성 빈혈, 창백한 피부, 피로, 숨참, 치매	알려진 증상 없음
엽산	녹색 잎채소, 효모, 오렌지, 전곡, 콩과 식물	DNA 합성과 아미노산 대사에 관련된 조효소	대적혈구 빈혈, 허약함과 피로, 두통, 성장하는 태아의 신경관 결함	비타민B_{12}의 결핍 증상을 가림; 신경계 손상
비타민C	감귤류 과일, 피망, 시금치, 딸기, 토마토, 감자	항산화제; 콜라겐 합성을 도움; 면역 기능 강화; 철 흡수 증가	괴혈병, 잇몸 출혈, 느슨한 치아, 우울증, 빈혈	메스꺼움과 설사, 코피, 복부경련(abdominal cramp)

출처: Thompson, Janice; Manore, Melinda, Nutrition: *An Applied Approach*, 3rd Ed., © 2012. Reprinted and Electronically reproduced by permission of Pearson Education, Inc., Upper Saddle River, New Jersey.

표 8.3 일부 무기질: 식품 공급원, 기능, 결핍 증상, 중독 증상

무기질	일부 식품 공급원	기능	결핍 증상	중독 증상
다량무기질				
칼슘	우유와 유제품; 정어리; 진녹색 잎채소; 강화된 오렌지 주스	뼈와 치아 형성; 산-염기 균형 유지에 도움; 신경 자극 전달을 정상적으로 유지	골다공증, 골절, 경련(convulsion)과 근육연축(spasm), 심부전	철, 아연, 마그네슘 흡수를 방해할 수 있음; 쇼크(shock), 피로, 신부전
인	육류, 가금류, 생선, 달걀, 우유, 청량음료	수분 균형 유지; 뼈 형성과 관련	근육 약화 또는 손상, 뼈의 통증, 현기증	근육연축, 경련, 낮은 혈액 칼슘 수준
마그네슘	곡물, 콩과 식물, 견과(특히 아몬드와 캐슈우), 씨, 대두	뼈 조직의 필수 구성성분, 뼈 성장, 근육 수축과 혈액 응고를 도움	저마그네슘혈증은 낮은 혈액 칼슘 수준, 근육경련(cramp), 근육연축, 또는 발작을 초래함; 심장병, 고혈압, 골다공증 같은 만성질환	설사, 메스꺼움, 복부경련
칼륨	감자, 바나나, 토마토 주스, 오렌지 주스	근육 수축과 신경 자극 전달을 조절; 혈압 유지	근육 약화, 마비, 경련	근육 약화, 불규칙한 심장 박동, 구토
나트륨	소금, 간장, 패스트푸드와 가공 식품	산-염기 균형 유지; 신경 자극 전달과 근육 수축에 관련	근육경련, 현기증, 피로, 메스꺼움, 구토, 정신혼돈	체내 수분 보유; 고혈압; 소변으로의 칼슘 상실을 증가시킬 수도 있음
미량무기질				
철	육류와 가금류; 녹색 잎채소; 강화된 곡물 제품	혈액과 근육에서의 산소 운반; 에너지 대사의 조효소	빈혈, 피로, 면역 기능 저하, 기억 장애	메스꺼움, 구토, 설사, 현기증, 빠른 심장 박동, 죽음
아연	전곡, 육류, 간, 해산물	헤모글로빈 생산의 조효소; 세포 복제와 단백질 합성에 관련	성장 저하, 설사, 성적 성숙 지연, 탈모	복통, 메스꺼움, 구토, 식욕 상실, 설사, 두통, 면역 기능 저하
요오드	요오드 첨가 소금, 해산물, 가공 식품	갑상선 호르몬 합성; 체온 조절	갑상선종(갑상선의 비대), 갑상선 저하증; 임신 기간 동안의 결핍은 출생 결함을 초래할 수 있음	갑상선종
불소	불소화된 물, 차, 생선	뼈와 치아 건강 유지	충치와 치아 부식; 골밀도 감소	치아 불소침착증(치아의 반점); 골격 불소침착증(skeletal fluorosis)
셀렌	간과 콩팥 같은 내장육; 돼지고기; 해산물	항산화제; 면역 기능; 갑상선 호르몬 생산을 도움	면역 기능 장애, 불임, 근육통	부서지기 쉬운 모발, 피부발진, 허약함, 간경화

출처: Thompson, Janice; Manore, Melinda, *Nutrition: An Applied Approach, 3rd Ed.*, © 2012. Reprinted and Electronically reproduced by permission of Pearson Education, Inc., Upper Saddle River, New Jersey.

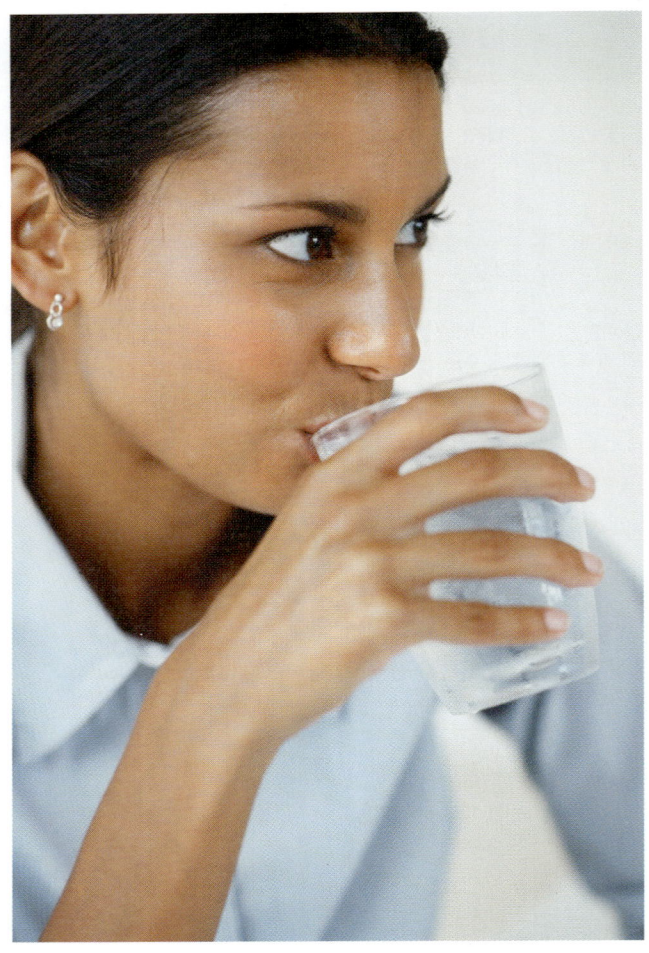

물은 건강한 식사의 핵심 구성 요소다.

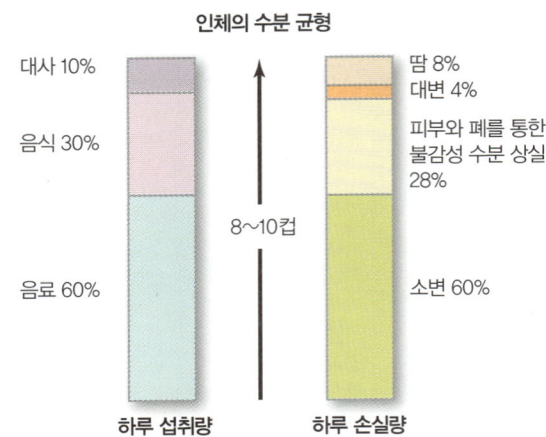

그림 8.4
음식과 음료로 섭취하고 대사 동안에 생산되는 물의 양은 소변, 땀, 대변 그리고 호흡 및 불감성 수분 상실을 통해 손실되는 양과 거의 동일하다.

안 파괴될 수 있으므로 최소한의 조리(예, 끓이기 보다는 찌는 것) 그리고 통조림 제품보다 신선한 식품이 더 많은 양의 미량영양소를 제공할 것이다.

물

물은 신체의 약 60~70%를 구성하며, 체온 조절, 소화, 흡수, 혈액 형성에서부터 노폐물 배설에 이르기까지 모든 것에서 중요하다. 물은 신체적으로 활동적인 사람에게 특히 중요하다. 무더운 환경에서 힘든 운동을 하는 사람은 땀 분비로 인해 시간당 1~3리터의 수분을 상실할 수 있다(7). 신체 수분이 5%만 상실되더라도 피로, 허약함, 집중력 상실을 초래한다. 15% 이상의 상실은 치명적일 수 있다. (12장은 운동 트레이닝 동안 적절한 수화 상태를 유지하기 위한 지침을 제공하고 있다.)

음식과 음료를 통해 하루에 8~10컵의 물을 섭취해야 한다. 하루 전체에 걸친 수분 섭취는 이러한 목표를 달성하는 데 도움이 되며, 과일이나 채소 같이 수분이 많은 음식물의 섭취 또한 도움이 될 것이다. 과도한 땀 분비, 설사, 또는 구토를 하는 사람이나 헌혈을 하는 사람에게는 더 많은 수분 섭취량이 요구될 것이다. 그림 8.4는 일반적인 사람의 수분 섭취와 손실의 경로를 비교하고 있다.

정리하면...

- 영양학은 음식 그리고 음식과 건강 또는 질병 사이의 관계를 공부하는 학문이다.
- 탄수화물, 지방, 단백질은 칼로리를 함유하고 있는 세 가지 다량영양소다. 균형 잡힌 식사는 약 58%의 복합 탄수화물, 30%의 지방, 12%의 단백질로 구성된다.
- 칼로리는 음식에 들어 있는 에너지 또는 인체에 의해 사용되는 에너지의 측정단위다. 킬로칼로리는 보편적으로 칼로리로 언급된다.
- 탄수화물은 인체의 일차적인 에너지원이다. 글루코스가 가장 중요한 단순탄수화물이며, 다른 모든 단순탄수화물과 복합탄수화물은 인체에 의해 사용되기 전에 글루코스로 바뀌어야만 한다. 전분과 섬유소는 복합탄수화물이다.
- 지방은 음식과 신체에서 가장 보편적인 지질 형태다. 음식으로 섭취한 모든 과잉 칼로리는 결국은 지방으로 저장된다. 음식의 콜레스테롤과 트랜스지방은 심장 건강에 해롭기 때문에 그러한 지질을 포함하는 음식물의 섭취는 제한하거나 피해야 한다.
- 아미노산으로 만들어진 단백질은 세포의 생성과 회복에 핵심적인 구조적 단위다. 모든 아미노산은 인체에 의해 만들어지거나(불필수아미노산) 또는 음식으로 섭취해야 한다(필수아미노산).
- 비타민은 신진대사의 촉진을 포함해서, 인체 내에서 많은 중요한 기능을 한다. 비타민 B와 C는 수용성이며 일반적으로 인체

에 저장되지 않는다. 비타민 A, D, E, K는 지용성이며 인체에 저장될 수 있다.
- 무기질은 비타민처럼 음식에 들어 있는 화학 원소이며 많은 인체 기능에 중요한 역할을 한다. 칼슘은 뼈의 건강에 중요하고, 철은 혈액의 건강에 중요하며, 과다한 나트륨은 심장 건강에 부정적인 영향을 미칠 수 있다.
- 인체의 약 60~70%는 물이다. 하루에 음식과 음료로부터 8~10컵을 물을 섭취해야 한다.

건강에 좋은 식사를 위한 지침은 어떤 것들인가?

영양은 복잡한 주제인 것처럼 보일 수도 있지만 건강에 좋은 식사의 기본은 상당히 단순하다; 칼로리 균형을 맞추고, 다양한 음식을 먹고, 건강에 덜 좋은 음식은 소량만을 섭취하는 것이다. 그 외에도, 모든 사람은 신체적으로 활동적이 되도록 노력해야 한다.

이러한 사항을 더욱 명확하게 만들기 위해, 그리고 이러한 분야에 구체적인 지침을 제공하기 위해 국가의 여러 건강-관련 기관에서 건강한 식사를 위한 지침을 제의하였다. 예를 들면, 미국 농무부(US. Dept. of Agriculture)는 2011년 1월에 *미국인을 위한 2010년 식사 지침*을 발표했다. 이러한 지침은 두 가지 주요 개념에 초점을 맞추고 있다; 첫째, 건강 체중을 달성하기 위해 장기간에 걸쳐 칼로리 균형을 유지해야 한다. 둘째, 영양 밀도가 높은 음식과 음료의 섭취에 노력을 기울여야 한다. 이 같은 개념과 관련된 권고지침 및 구체적인 핵심 조언에는 다음과 같은 내용이 포함된다:

- 칼로리 요구량을 충족시키도록(하지만 초과하지는 않도록) 음식과 음료를 섭취한다. 포화지방과 *트랜스지방*, 콜레스테롤, 첨가된 설탕, 소금, 알코올의 섭취를 제한하는 음식을 선택한다.
- 삶의 각 단계 동안 적절한 칼로리 균형을 유지한다.
- 규칙적으로 신체활동을 한다. 신체적 비활동을 피한다.
- 에너지 요구량을 초과하지 않으면서 충분한 양의 과일, 채소, 전곡을 섭취한다.
- 에너지 섭취량의 10% 미만을 포화지방으로부터, 그리고 하루에 300mg 미만의 콜레스테롤을 섭취한다; 트랜스지방은 가능한 적게 먹는다.
- 섬유소가 많은 과일, 채소, 전곡을 자주 선택한다. 섭취하는 곡물류의 최소한 절반은 전곡이어야 한다.
- 설탕이나 감미료가 거의 추가되지 않은 음식이나 음료를 선택하고 준비한다.

상담 코너

사전에 계획하면 건강한 음식을 선택하는 데 더욱 성공적임을 사람들이 보고한다. 하루 동안의 음식 섭취를 계획하면서 다음 전략을 고려한다.

- 2~3시간마다 무언가를 먹도록 계획한다. 혈당 수준의 안정적인 유지는 음식에 대한 갈망을 줄이는 데 도움이 된다고 알려져 있다.
- 하루에 최소한 5인분의 과일 및/또는 채소를 섭취할 수 있도록 자신이 챙겨서 가지고 다닐 수 있는 과일과 채소에 대해 생각해 본다. 아침에 집을 나서기 전에 건강한 간식거리를 들고 나온다.
- 먹는 음식의 양을 조심스럽게 판단한다. 자신이 섭취하는 품목과 양은 의도적이어야 한다.

적절한 수화 상태를 유지한다. 수분 섭취는 좋은 영양에 중요한 전략이다. 음식을 먹을 때마다 수분을 섭취하도록 계획한다.

Pack a healthy snack!

- 하루에 티스푼 한 술 미만의 소금을 섭취한다.
- 알코올성 음료를 마신다면 적당량만을 섭취해야 한다.
- 적절한 식품 안전 조치를 취한다.
- 섭취한 모든 음식과 음료를 되돌아본다. 이러한 것들이 건강한 음식 섭취 계획에 어떻게 들어맞는지를 생각해 본다.

이러한 지침을 좀 더 자세히 살펴보고 건강한 식사를 계획하는 데 자신이 사용할 수 있는 추가적인 도구들(ChooseMyPlate.gov를 포함해서)을 논의해 보자. 주간 음식 섭취를 계획하는 데 있어 218~219쪽의 샘플 프로그램 또한 사용할 수 있다.

더 많은 과일, 채소, 전곡의 섭취

칼로리가 그리 높지 않고 지방과 나트륨이 적은, 가공되지 않은 식품을 선택하는 것이 건강한 식사를 준비할 수 있는 가장 좋은 방법이다. 이것은 농산물 코너에서 대부분의 식료품 쇼핑이 이루어지고 (육류나 수산물 코너에 잠깐 들릴 수도 있을 것이다) 전곡으로 만든 빵이나 시리얼을 구매하는 것을 의미한다. 친구와 함께 외식을 하거나 가족과 함께 저녁을 먹을 때에는 기름기 많은 육류와 설탕이 많이 든 후식은 소량을 먹고, 소스가 추가되지 않은 과일과 채소를 많이 먹도록 노력한다. 이와 비슷하게, 오전이나 오후에 간식이 필요할 때에는 칩이나 초콜릿 바 대신에 바나나, 전곡 과자, 또는 크기만 부풀린 팝콘(저칼로리)을 선택한다.

이 같은 건강한 음식 섭취 전략을 채택한다면 빠르게 효과를 거둘 가능성이 있다. 오후에 더 많은 활력을 갖게 되고 무기력함이 줄어들며, 심지어 체중이 감소될 수도 있다. 장기적인 측면에서 본다면, 많은 만성적 질병의 위험이 줄어들 것이다.

칼로리, 설탕, 알코올, 지방, 나트륨의 섭취 감소

과체중과 비만의 발생률 상승과 함께, 칼로리 섭취량과 칼로리 소비량의 균형은 많은 사람에게 중요한 문제가 되어버렸다. 여러 요인이 칼로리 섭취량을 증가시킨다. 예를 들면, 사람들은 많은 양의 단순당을 섭취하며 흔히 이러한 당은 케이크, 사탕, 아이스크림을 만들기 위해 그리고 음료, 시리얼, 그 밖의 다른 음식에 단맛을 내기 위해 사용하는 자당(설탕)이나 고과당(high fructose) 옥수수 시럽(상업용 감미료)의 형태. 단순당의 문제점은 흔히 많은 칼로리를 함유하지만 미량영양소는 거의 없다는 점이다(이러한 이유 때문에 "실속 없는" 칼로리라고 불린다). 평균적인 미국 시민의 추정된 식이 탄수화물 섭취량의 절반이 단순당의 형태다(3).

단 것에 들어 있는 설탕의 양은 다량의 칼로리를 식사에 추가시킨다. 그렇게 되면 비만으로 이어지게 되고 많은 건강 문제를 초래하게 된다(예, 당뇨병). 단 것에 들어 있는 설탕은 또한 치아 부식을 가져온다. 단 것을 먹고 난 후에 양치질을 하면 이러한 문제는 예방할 수 있지만 설탕의 과다소비와 관련된 다른 문제는 해결하지 못할 것이다. 설탕 섭취를 줄이는 한 가지 방법은 음식이나 음료에 단 맛을 내기 위해 사용하는 설탕 대신에 설탕 대용품을 사용하는 것이다. 사카린, 아스파탐(aspartame), 수크랄로스(sucralose) 같은 인공 감미료는 칼로리가 거의 없으면서 단 맛을 준다.

과다하게 섭취한다면, 알코올은 또 다른 실속 없는 칼로리 공급원이 되며 건강한 식사를 망칠 수 있다. 만성적 알코올 섭취는 또한 일부 비타민의 신체 저장량을 고갈시키는 경향이 있으며 아마도 심각한 결핍 상태로 이어질 것이다. 지나치게 많은 양의 알코올 섭취는 배가 너무 불러 음식을 먹지 못하도록 만들거나 또는 음식 먹는 것을 잊도록 만들어 다른 건강한 음식을 섭취하지 못하게 할 수 있다. 끝으로, 알코올은 사고와 부상의 위험을 크게 증가시킨다. 알코올 섭취와 관련해서, 가장 좋은 계획은 피하거나 또는 만일 마신다면 적당량만을 마시는 것이다.

미국에서의 과체중과 비만 발생률 증가의 원인이 되는 또 다른 요인은 많은 사람의 식사에 들어 있는 다량의 지방이다. 지방이 많

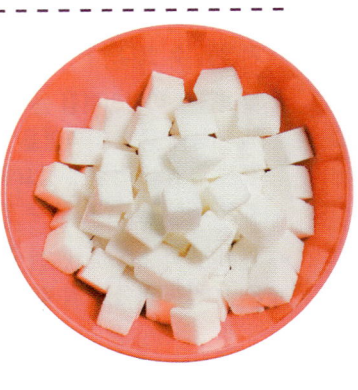

생각해 볼 것!

일반적인 미국인은 한 해에 36kg 이상의 설탕과 20kg의 이상의 고과당 옥수수 시럽을 소비한다.

이 들어 있는 음식에는 콜레스테롤이 많은 경향이 있을 뿐만 아니라 탄수화물이나 단백질보다 1g당 두 배를 초과하는 칼로리 또한 들어있다(9칼로리/g과 4칼로리/g). 식사에 포함된 지방의 양을 제한하는 것은 섭취하는 칼로리를 줄이고 심장병의 위험을 감소시키는 데 도움이 된다. 포화지방과 불포화지방 모두 심장병, 비만, 특정 암과 연관되어 있다.

자신의 식사에서 지방의 양을 줄이려면 식품 라벨을 살펴보는 것이 중요하다. 지방이 적은 품목을 찾거나, 가능한 경우에는 무지방(nonfat) 대안을 선택한다. 또한 음식을 어떻게 조리할 것인지에 대해서도 생각해 본다. 굽거나 찌는 것이 튀기는 것보다 낫다. 가공된 음식에는 흔히 지방과 나트륨이 많으며, 많은 유제품에는 지방이 많이 들어 있다. 크림이 주성분인 소스와 드레싱을 많이 넣으면, 그렇게 하지 않았다면 건강했을 자신의 식사에 많은 양의 지방을 추가하게 된다. 한 번의 고지방 식사는 다른 식사에서 지방 섭취를 줄임으로써 상쇄할 수 있다. 표 8.4는 식이 지방의 섭취를 줄이는 데 도움이 되는 지침을 제공하고 있다.

자신의 식사에 포함되는 콜레스테롤을 줄이면 혈액 콜레스테롤 수준을 낮추는 데 도움이 될 것이며 따라서 심장병의 위험을 감소시킬 수 있을 것이다. 식이 콜레스테롤을 1% 감소시키면 심장병 위험이 2% 감소된다고 연구에서 보여주었다(10장). 그 외에도, 콜레스테롤 수준이 높은 많은 음식에는 지방(그러므로 칼로리) 또한 많이

표 8.4 저지방 또는 무지방적 대안

고지방의 선택	저지방 또는 무지방의 선택
전유	1% 또는 탈지 우유
전유 치즈	저지방 또는 무지방 치즈
튀긴 닭고기를 껍질째 먹음	굽거나 삶은 닭고기를 껍질을 벗기고 먹음
이탈리안 또는 랜치 드레싱	저지방 이탈리안 또는 식초 드레싱
마요네즈	머스터드
알프레도 소스	마리나라 소스
쇼트닝 또는 버터	쿠킹 스프레이 또는 올리브유

들어 있다.

소금(염화나트륨)은 필요한 미량영양소이지만 인체의 하루 요구량은 적다(땀을 많이 흘리는 아주 활동적인 사람은 하루에 티스푼 1⅛술이 필요할 수도 있지만 일반적으로 티스푼 1/4술 미만). 하지만 대부분의 사람은 자신들이 필요로 하는 것보다 더 많은 나트륨을 섭취하며 이 같은 증가된 섭취량은 그들에게 고혈압 발병 가능성을 증가시킨다. 자신이 먹는 많은 음식에 소금이 얼마나 들어 있는지를 알면 놀라게 될 것이다. 그림 8.5는 보편적인 피자에 "숨겨져 있는" 소금의 양을 보여준다.

앞서 언급했듯이, 고혈압이 있는 사람에게 과다한 나트륨 섭취는 상태를 악화시키는 요인이 될 수 있다. 조리하는 동안 또는 식탁에서 음식에 소금을 추가하지 않는 나라에서는 고혈압 환자가 거의 없다(8). 자신이 고혈압 환자가 아니더라도 자신의 식사에서 소금을 하루의 최소 요구량으로 제한해야 한다.

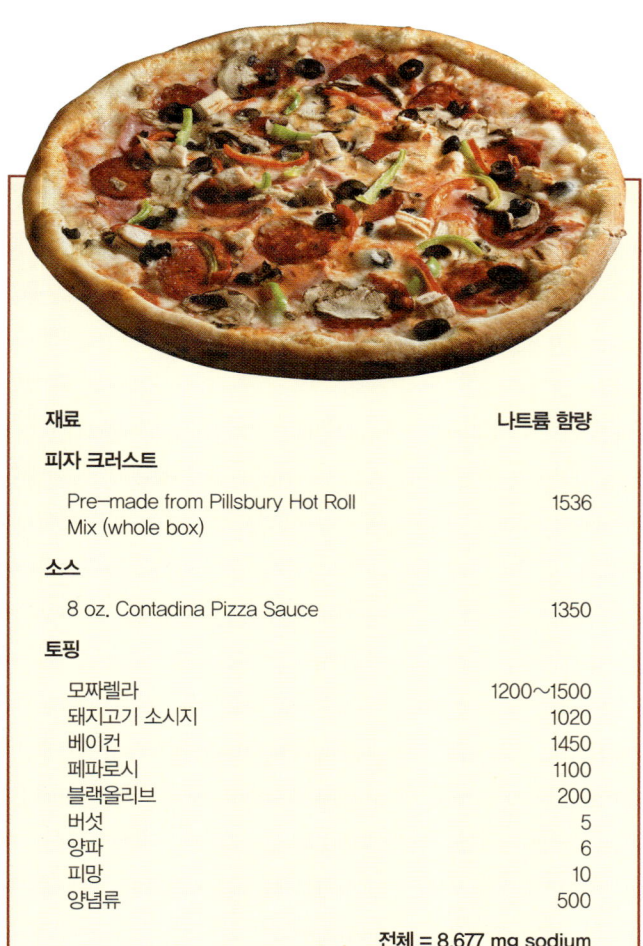

그림 8.5
중간 크기의 일반적인 피자에 들어 있는 나트륨의 양. 두 조각만 먹어도 나트륨을 1000mg 이상을 섭취할 가능성이 높다. 하지만 육류 토핑을 줄이고 채소를 추가한다면 나트륨을 많이 줄일 수 있다.

건강한 식사를 계획하기 위한 영양권장량, MyPlate, 식품 라벨의 사용

미국 과학원(National Academy of Science)은 대부분의 사람들의 최소 요구량을 충족시키는 데 요구되는 각 미량영양소의 양에 관한 지침을 설정하였다. 1일영양권장량(RDA)은 미국 과학원이 건강한 사람에게 적당하다고 생각하는 각기 다른 영양소의 하루 권장량이다(204~205쪽의 표 8.5 참고).

하지만 심지어 오늘날까지도, 일부 영양소의 RDAs는 알려져 있지 않다. 그러므로 과학원은 사람들이 자신의 식사를 점검하는 데 도움이 되도록 몇 가지 추가적인 지표를 제시하였으며, 이러한 지표들을 영양섭취기준[Dietary Reference Intakes(DRIs)]이라고 부른다. DRIs는 4가지 범주로 나누어지며 서로 다른 영양적인 문제를 다루고 있다.

1. *1일영양권장량(Recommended Dietary Allowance: RDA).* RDAs는 특정 연령과 성별 집단의 거의 모든 건강한 사람의 요구량을 충족시키는 영양소의 양이다. 또한 최신의 RDAs는 단지 결핍만을 방지하는 것이 아니라 질병 위험을 감소시키기 위한 것이다.

생각해 볼 것!
일반적인 미국인은 하루에 티스푼으로 3~10술 분량의 소금을 섭취한다.

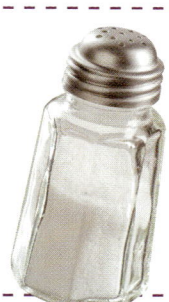

2. *적정섭취량(Adequate Intake: AI).* 개별적인 권장량을 제시할 정도로 과학적인 자료가 충분하지 않기 때문에 RDAs가 알려져 있지는 않지만 일반적인 지침을 줄 수 있을 정도의 증거가 있을 때에 이 값이 사용된다. 그러므로 AI는 만일 RDAs가 밝혀져 있다면 그 정도 수준일 것이라는 "지식에 근거한 추측"이다.

3. *추정평균필요량(Estimated Average Requirement: EAR).* 이것은 주어진 연령 집단에서 50%가 되는 사람의 요구를 충족시킨다고 추정되는 수준이다. 이 값은 RDA를 설정하는 데 주로 사용된다. 그 외에도, 개인이 아니라 대규모 집단(육군 같은)의 식단을 평가하고 계획하는 데 사용된다.

4. *섭취허용상한치(Tolerable Upper Intake level: UL).* "부정적인 건강 결과"를 초래하지 않으면서 개인이 섭취할 수

표 8.5 미량영양소 1일영양권장량

연령과 성별	무기질											
	Calcium (mg/d)	Phosphorus (mg/d)	Magnesium (mg/d)	Iron (mg/d)	Zinc (mg/d)	Selenium (Mg/d)	Iodine (Mg/d)	Copper (Mg/d)	Manganese (mg/d)	Fluoride (mg/d)	Chromium (Mg/d)	Molybdenum (Mg/d)
유아												
0 to 6 mo	200*	100*	30*	0.27*	2*	15*	110*	200*	0.003*	0.01*	0.2*	2*
6 to 12 mo	260*	275*	75*	11	3	20*	130*	220*	0.6*	0.5*	5.5*	3*
어린이												
1–3 y	700	460	80	7	3	20	90	340	1.2*	0.7*	11*	17
4–8 y	1000	500	130	10	5	30	90	440	1.5*	1*	15*	22
남성												
9–13 y	1300	1250	240	8	8	40	120	700	1.9*	2*	25*	34
14–18 y	1300	1250	410	11	11	55	150	890	2.2*	3*	35*	43
19–30 y	1000	700	400	8	11	55	150	900	2.3*	4*	35*	45
31–50 y	1000	700	420	8	11	55	150	900	2.3*	4*	35*	45
51–70 y	1000	700	420	8	11	55	150	900	2.3*	4*	30*	45
>70 y	1200	700	420	8	11	55	150	900	2.3*	4*	30*	45
여성												
9–13 y	1300	1250	240	8	8	40	120	700	1.6*	2*	21*	34
14–18 y	1300	1250	360	15	9	55	150	890	1.6*	3*	24*	43
19–30 y	1000	700	310	18	8	55	150	900	1.8*	3*	25*	45
31–50 y	1000	700	320	18	8	55	150	900	1.8*	3*	25*	45
51–70 y	1200	700	320	8	8	55	150	900	1.8*	3*	20*	45
>70 y	1200	700	320	8	8	55	150	900	1.8*	3*	20*	45
임신 여성												
14–18 y	1300	1250	400	27	12	60	220	1000	2.0*	3*	29*	50
19–30 y	1000	700	350	27	11	60	220	1000	2.0*	3*	30*	50
31–50 y	1000	700	360	27	11	60	220	1000	2.0*	3*	30*	50
수유 여성												
14–18 y	1300	1250	360	10	13	70	290	1300	2.6*	3*	44*	50
19–30 y	1000	700	310	9	12	70	290	1300	2.6*	3*	45*	50
31–50 y	1000	700	320	9	12	70	290	1300	2.6*	3*	45*	50

있는 최대량이다. 이보다 더 많은 양은 중독 증상을 가져올 수도 있다. 대부분의 경우 이 수준은 영양소의 전체 섭취량에 적용된다—음식, 강화식품, 그리고 영양보충제의 전체 섭취량.

일단 각 영양소의 1일영양권장량을 알고 나면, 핵심적인 질문은 이러한 목표를 달성하기 위해 어떻게 음식을 선택하는가이다.

MyPlate USDA에 의해 개발된 MyPlate는 건강한 음식 섭취에 대한 최신의 시각적 교육 자료다. MyPlate는 각 식품군이 음식 접시에서 차지해야 하는 비율을 보여주므로 음식을 섭취할 때에 건강한 선택을 하도록 상기시키는 역할을 한다(그림 8.6). 예를 들면, 접시의 절반이 과일과 채소로 채워져 있음을 볼 수 있으며, 이것은 2010년의 음식 섭취 지침과 일치한다.

음식을 선택할 때에 소비자가 이용할 수 있는 또 다른 도구는 거의 모든 포장 식품에 요구되는 영양표시다(그림 8.7). 라벨의 영양 표시에 포함되어 있는 중요한 정보 중에는 1인분에 들어 있는 칼로리의 양, 식품에 들어 있는 영양소의 목록(함유량의 순서에 따라 나열되어 있음), 1인분에 들어 있는 나트륨과 지방의 양, 그리고 1인분에 들어 있는 지방, 탄수화물, 단백질에 해당되는 **하루 권장량**(daily

표 8.5 미량영양소 1일영양권장량

연령과 성별	비타민												
	Vitamin A (Mg/d) a	Vitamin D (Mg/d) b	Vitamin E (mg/d) c	Vitamin K (Mg/d)	Thiamin (mg/d)	Riboflavin (mg/d)	Niacin (mg/d) d	Pantothenic Acid (mg/d)	Eiotin (Mg/d)	Vitamin B6 (mg/d)	Folate (Mg/d) e	Vitamin B12 (Mg/d)	Vitamin C (mg/d)	Choline (mg/d)
유아														
0 to 6 mo	400*	400*	4*	2.0*	0.2*	0.3*	2*	1.7*	5*	0.1*	65*	0.4*	40*	125*
6 to 12 mo	500*	400*	5*	2.5*	0.3*	0.4*	4*	1.8*	6*	0.3*	80*	0.5*	50*	150*
어린이														
1-3 y	300	600	6	30*	0.5	0.5	6	2*	8*	0.5	150	0.9	15	200*
4-8 y	400	600	7	55*	0.6	0.6	8	3*	12*	0.6	200	1.2	25	250*
남성														
9-13 y	600	600	11	60*	0.9	0.9	12	4*	20*	1	300	1.8	45	375*
14-18 y	900	600	15	75*	1.2	1.3	16	5*	25*	1.3	400	2.4	75	550*
19-30 y	900	600	15	120*	1.2	1.3	16	5*	30*	1.3	400	2.4	90	550*
31-50 y	900	600	15	120*	1.2	1.3	16	5*	30*	1.3	400	2.4	90	550*
51-70 y	900	600	15	120*	1.2	1.3	16	5*	30*	1.7	400	2.4	90	550*
>70 y	900	700	15	120*	1.2	1.3	16	5*	30*	1.7	400	2.4	90	550*
여성														
9-13 y	600	600	11	60*	0.9	0.9	12	4*	20*	1	300	1.8	45	375*
14-18 y	700	600	15	75*	1	1	14	5*	25*	1.2	400	2.4	65	400*
19-30 y	700	600	15	90*	1.1	1.1	14	5*	30*	1.3	400	2.4	75	425*
31-50 y	700	600	15	90*	1.1	1.1	14	5*	30*	1.3	400	2.4	75	425*
51-70 y	700	600	15	90*	1.1	1.1	14	5*	30*	1.5	400	2.4	75	425*
>70 y	700	800	15	90*	1.1	1.1	14	5*	30*	1.5	400	2.4	75	425*
임신 여성														
14-18 y	750	600	15	75*	1.4	1.4	18	6*	30*	1.9	600	2.6	80	450*
19-30 y	770	600	15	90*	1.4	1.4	18	6*	30*	1.9	600	2.6	85	450*
31-50 y	770	600	15	90*	1.4	1.4	18	6*	30*	1.9	600	2.6	85	450*
수유 여성														
14-18 y	1200	600	19	75*	1.4	1.6	17	7*	35*	2	500	2.8	115	550*
19-30 y	1300	600	19	90*	1.4	1.6	17	7*	35*	2	500	2.8	120	550*
31-50 y	1300	600	19	90*	1.4	1.6	17	7*	35*	2	500	2.8	120	550*

출처: Adapted from Thompson, Janice; Manore, Melinda, Nutrition: *An Applied Approach, 3rd Ed*., © 2012. Reprinted and Electronically reproduced by permission of Pearson Education, Inc., Upper Saddle River, New Jersey.

Note: This table is adapted from the DRI reports; see www.nap.edu. It lists Recommended Dietary Allowances (RDAs), with Adequate Intakes (AIs) indicated by asterisks (*). RDAs and AIs may both be used as goals for individual intake. RDAs are set tc meet the needs of almost all (97% to 98%) individuals in a group. For healthy breastfed infants, the AI is the mean intake. The AI for other life stage and gender groups is believed to cover the needs of all individuals in the group, but lack of data prevent being able to specify with confidence the percentage of individuals covered by this intake.

[a] Given as retinal activity equivalents (RAE).
[b] Also known as calciferol. The DRI values are based on the absence of adequate exposure to sunlight.
[c] Also known as a-tocopherol.
[d] Given as niacin equivalents (NE), except for infants 0-6 months, which are expressed as performed niacin.
[e] Given as dietary folate equivalents (DFE).

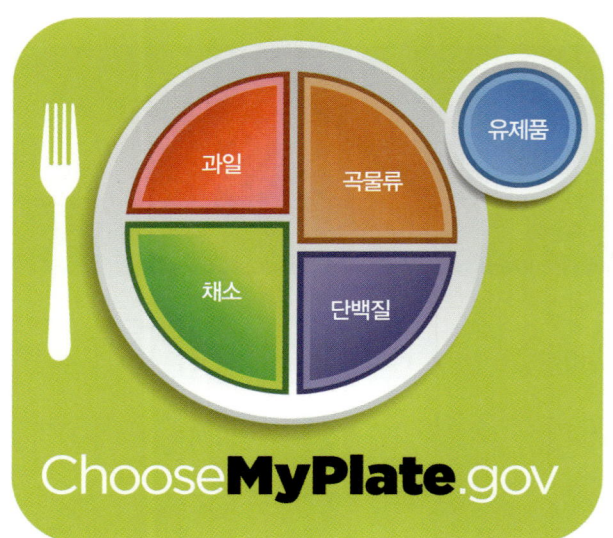

그림 8.6
미국농무부의 MyPlate 식품 안내 시스템은 영양밀도가 높은 음식들을 다양하게 섭취하고 신체활동을 자신의 일상생활에 포함시키도록 상기시킨다.

출처: www.chhsemyplate.gov

value) 백분율 등이 있다.

건강한 식사에 대한 지침을 제시하였으므로 이제는 이러한 원리를 실행에 옮겨 하루의 건강한 식사를 구성할 단계이다. 체중이 60kg이고 일상적인 신체활동 수준이 중간 정도인 대학생 연령의 여성을 위한 건강한 하루 식단의 보기를 보여주는 207쪽의 표 8.6을 참고하면서 올바른 음식의 선택에 대해 구체적으로 살펴보자. 그녀의 추정된 하루 칼로리 요구량은 약 1980칼로리이다(신체활동 수준에 근거한 하루 칼로리 요구량을 추정하기 위해 9장의 표 9.1을 참고한다). 이러한 식단 계획을 자신이 사용하려면, 자신에게 적합하게 양을 조정한다.

아침 건강한 아침 식사는 자몽, 전곡 시리얼, 무지방 우유, 바나나를 포함할 수도 있을 것이다. 이러한 식사는 하루를 시작하도록 두 개의 과일, 빵/시리얼, 유제품을 제공한다. 아침 식사에 들어 있는 지방, 콜레스테롤, 나트륨은 적다. 단백질 요구량의 1/4이 충족되었고, 그녀의 칼슘과 철 요구량 또한 40% 이상 충족되었다. 과일만으로도 비타민A와 비타민C의 하루 권장량 거의 대부분이 제공된다.

간식 오전 간식은 약간의 에너지를 보충하고 점심 전의 식욕을 억제하는 데 도움이 된다. 많은 양의 칼슘과 115kcal의 에너지를 제공하는 하루 두 번째의 유제품을 선택할 수도 있다(보기의 경우, 저지방 야쿠르트). 한 줌의 아몬드는 약간의 단백질을 추가하며, 섬유소의 좋은 공급원이 된다.

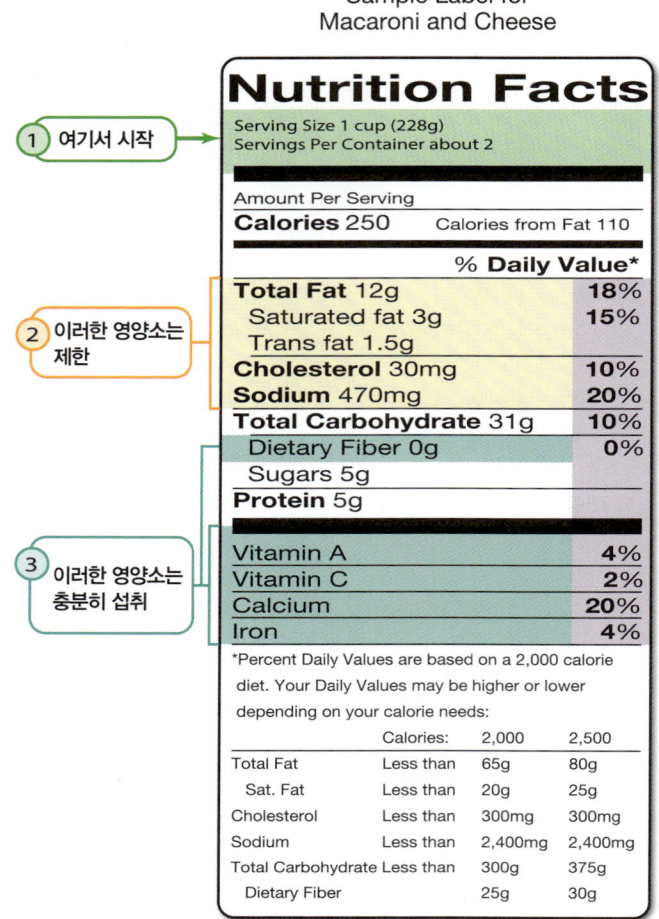

그림 8.7
라벨의 영양표시는 지방, 콜레스테롤, 나트륨, 칼로리가 적으며 단백질, 비타민 A와 C, 칼슘이 적절하게 포함된 음식을 선택하는 데 도움을 줄 수 있다. 하루 권장량(DV)의 %는 각 영양소에 대해 음식이 얼마나 좋은 공급원인지를 판단하도록 도움을 준다. 일반적으로, DV가 5% 미만인 음식은 그 영양소가 적다고 여겨지는 반면에 DV가 20% 이상인 음식은 그 영양소가 많다고 여겨진다.

출처: U.S. Department of Agriculture. *Dietary Guidelines for Americans 2000*. Washington, DC: U.S. Government Printing Office.

점심 통밀빵으로 만든 칠면조 샌드위치(저나트륨 칠면조 고기로 만든)와 한 줌의 미니 당근으로 구성된 점심은 1인분의 육류, 2인분의 빵/시리얼, 그리고 1인분의 채소를 제공할 것이다. 샌드위치에 상추와 토마토를 추가함으로써 칼로리는 거의 없으면서 비타민과 무기질을 제공하는 채소를 추가적으로 섭취할 수 있다. 이러한 점심은 많은 양의 단백질, 비타민A와 철이 들어 있는 저칼로리 식사를 제공한다.

간식 가벼운 간식(예를 들면, trail mix는 견과, 씨, 건조과일로 만든 대표적인 간식 상품이다)은 섬유소와 단백질을 제공할 것이다. 일부 trail mix 제품에는 지방이 많이 포함되어 있으므

표 8.6 신체활동 수준이 중간 정도이고, 체중이 60kg인 대학연령 여성을 위한 식단의 예.

	kcal	지방 (g)	콜레스테롤 (mg)	나트륨 (mg)	탄수화물 (g)	단백질 (g)	비타민 A (RE)*	비타민 C (mg)	칼슘 (mg)
아침									
½ 자몽	41	0	0	0	10	1	59	44	15
전곡 시리얼(1컵)	114	0.5	0	207	29	2	155	16	104
무지방 우유(1컵)	83	0	5	103	12	8	149	0	299
1 바나나	105	0	0	1	27	1	4	10	6
간식									
저지방 야구르트(4 oz.)	115	1	5	66	22	5	11	0	172
아몬드, 소금이 추가되지 않은 것 (1 oz.)	169	14	0	0	5	6	0	0	75
점심									
칠면조 샌드위치 : 상추, 토마토, 겨자 소스, 통밀빵	199	1.6	19	446	27	15	67	7	81
미니 당근(8)	33	0	0	55	8	1	668	5	26
간식									
Trail mix : 견과, 씨, 건조과일이 들어있는(⅓컵)	176	7	0	2	13	6	0	0	30
저지방 모짜렐라 치즈 스틱(1)	78	4.5	15	4	-	8	38	0	205
저녁									
고기가 포함되지 않은 토마토소스의 통밀 파스타 1½컵	363	8	3	818	62	11	99	3	56
버섯(½컵)	22	0	0	2	4	2	0	3	5
통밀 롤빵(2)	149	2.7	0	268	29	5	0	0	59
브로콜리(2 spears)	26	0	0	30	5	2	57	48	30
과일 샐러드(1컵)	93	0	0	2	24	1	28	26	14
저녁 간식									
무지방 우유(1컵)	83	0	0	103	12	8	149	0	299
잡곡 플렛즐(½컵)	76	0	0	2	16	2	0	0	6
전체	1925	51	52	2110	302	85	1486	163	1481
RDA	1980	<30%	<300	<2300	<58%	48	700	75	1000
% of RDA	97	9	17	92	105	177	212	217	148

*RE = retinol equivalent(레티놀 당량)

로 주의를 기울여서 선택해야 한다. 저나트륨, 저지방 모짜렐라 치즈 스틱은 칼슘이 풍부한 또 다른 유제품이다.

저녁 하루의 마지막 식사는 고기가 포함되지 않은 토마토소스의 통밀 파스타와 버섯으로 준비함으로써 채소와 전곡을 식단에 추가시킨다. 브로콜리와 과일 샐러드는 비타민 A와 C 그리고 칼슘을 추가시킨다.

저녁 간식 한 줌의 잡곡(multigrain) 프렛즐과 한 컵의 무지방 우유는 저녁 공부시간 동안 에너지가 필요할 때의 저칼로리, 저지방 간식이다.

영양에 대해 특별히 주의해야 할 점

일부 사람은 특정 영양소에 대한 자신의 요구량에 영향을 미치는 특별한 상황이나 시기에 있을 수도 있다. 예를 들면, 엄격한 채식주의자는 자신의 단백질, 칼슘, 일부 비타민의 섭취량을 점검할 필요가

> **하루 권장량(Daily Value: DV)** 영양소 요구량의 표준값이며, 식품 라벨의 영양표시에서 기준으로 사용된다. 하루 권장량은 모든 사람의 영양소 요구량을 정확하게 반영하지 않을 수도 있다.

있으며, 어린이와 임신 여성은 성장을 돕기 위해 충분한 철을 섭취해야 할 필요가 있다. 고려해야 할 이 같은 일부 영양소에 대해 살펴보자.

비타민: B_{12}, D, 엽산 건강한 식사를 한다면 대부분의 사람은 비타민 보충제가 필요 없겠지만 영양소 요구량이 증가했거나 또는 특별한 상황에 있는 사람은 강화된 식품, 복합비타민, 또는 비타민 보충제가 유익할 수도 있다. 예를 들면, 동물성 식품을 전혀 먹지 않는 완전 채식주의자(베건)라면 아침 시리얼 같은 강화된 식품 또는 보충제 사용을 통해 충분한 양의 비타민B_{12}(주로 동물성 식품에서 발견됨)를 섭취할 필요가 있다. 며칠마다 15~30분의 햇볕 노출을 갖지 않는 채식주의자는 비타민D 보충제 또한 필요할 수도 있다.

임신 여성은 성장하는 태아의 선천적 장애 위험을 줄이기 위해 충분한 엽산을, 일반적으로 보충제를 통해, 섭취해야 할 필요가 있다. 식욕이 저하되었거나 또는 쉽사리 식사를 준비하거나 먹지 못할 수도 있는 일부 노인은 그들의 요구량이 충족되도록 하기 위해 복합비타민의 섭취를 권고 받을 수도 있을 것이다.

그 밖의 사람들 또한 비타민 보충제가 유익할 수 있을 것이다:

- 식욕이나 영양소의 흡수를 저하시키는 만성적 질병이 있는 사람.
- 식욕 또는 소화에 영향을 미치는 약물을 복용하는 사람.
- 힘든 트레이닝 프로그램을 실시하는 운동선수.
- 수유하는 여성.
- 장기간 저칼로리 식사를 섭취하는 사람.

무기질: 철과 칼슘 철은 에너지 생산을 위해 인체의 모든 조직으로 산소를 운반하는 적혈구의 필수적인 구성요소다. 철 결핍은 조직으로의 산소 운반 감소를 가져올 수 있으며, 따라서 에너지 생산에 영향을 미칠 수 있다. 월경을 하는, 임신 중인, 또는 수유하는 여성에게는 충분한 양의 철을 섭취하는 것이 문제가 될 수 있다. 실제로, 모든 가임 여성의 겨우 1/2만이 하루에 필요한 15mg의 철을 섭취한다(3). 5%는 철 결핍 빈혈로부터 고통을 받는다! 이러한 사람은 주치의가 처방을 내리지 않는 한 철 보충제를 섭취해서는 안 되겠지만 (인체는 아주 적은 양의 철을 배설하므로 지나치게 많은 양을 섭취하면 중독 가능성이 있다) 1일영양권장량의 섭취가 가능하도록 자신의 식단을 변경시킬 수 있다. 아래와 같은 음식 섭취에서의 변화는 이러한 요구량을 충족시키는 데 도움이 될 수 있다:

- 콩류, 신선한 과일, 전곡(whole grain) 시리얼, 브로콜리를 먹는다. 이러한 식품에는 철이 많이 들어있다.
- 비타민C가 많이 들어 있는 식품을 먹는다. 비타민C는 철의 흡수를 돕는다.
- 붉은 살코기(철이 많이 들어 있음)를 일주일에 최소한 2~3회 먹는다.
- 철이 많이 들어 있는 부위(예, 간)를 한 달에 1~2번 먹는다.
- 음식과 함께 차를 마시지 말 것; 철 흡수를 방해한다.

또 다른 무기질인 칼슘은 인체에 가장 많은 무기질이며, 뼈와 치아를 형성할 뿐만 아니라 신경과 근육의 정상적인 기능을 위해서도 필수적이다. 충분한 양의 칼슘 섭취는 임신 또는 수유 중인 여성에게 특히 중요하다. 칼슘이 결장암 예방에 도움이 된다는 일부 증거가 있다(3).

가장 최근의 RDA는 9세부터 남녀 모두 칼슘 섭취량을 유의하게 증가시키도록 권장하고 있다. 9세에서 18세 사이의 어린이는 매일 1300mg의 칼슘을 섭취해야 한다. 이러한 기간 동안의 충분한 칼슘 섭취는 50세 이상인 여성의 2명 중 1명 그리고 남성의 5명 중 1명꼴로 노년기에 발생하는 골다공증을 예방하는 데 결정적인 요인이 될 수도 있다(10). 18세를 초과하는 성인은 하루에 1000mg의 칼슘을 섭취해야 한다. 다음의 권고 사항은 자신이 필요로 하는 칼슘을 섭취하는 데 도움이 될 수 있다:

- 자신의 식사에 저지방 또는 무지방 유제품을 추가한다.
- 생선 통조림(뼈째, 물로 채운), 순무와 겨자잎(mustard green), 브로콜리처럼 칼슘이 많이 들어 있는 식품을 선택한다.
- 칼슘의 흡수를 증가시키도록 비타민C가 많이 들어 있는 음식을 먹는다.
- 감귤류(citrus) 과일의 주스 또는 식초로 만든 산성 드레싱(acidic dressing)을 사용해서 채소 샐러드로부터의 칼슘 흡수를 증가시킨다.
- 자신이 좋아하는 음식으로부터 충분한 칼슘을 섭취할 수 없다면 보충제를 추가한다. 납으로 오염되었을 수도 있기 때문에 백운석(dolomite) 또는 뼛가루로 만든 보충제는 주의해야 한다.

채식주의 식사

사람들은 건강, 종교, 또는 동물의 권리를 포함해서, 다양한 이유로 인해 채식주의 식사를 선택한다. 채식주의 식사는 건강한 식사이지만 동물성 식품에 많은 양이 발견되는 단백질, 철, 칼슘, 비타민B_{12}, 그리고 그 밖의 다른 영양소의 인체 요구량을 충족시킬 수 있는 식사를 어떻게 계획하는지를 아는 것이 중요하다. B_{12}는 주로 동물성 식품에서 발견되므로 채식주의자 특히, 자신의 식사에 어떠한 동물성 식품이나 음료도 포함시키지 않는 완전 채식주의자(vegan)에게는 이러한 비타민의 보충이 필요할 수도 있다. 페스코(pesco)

집중 분석

혈당지수란 무엇이며 어떻게 활용할 수 있는가?

저탄수화물 다이어트는 탄수화물이 풍부한 일부 음식은 혈액 인슐린 수준의 급격한 상승을 초래하고, 이것은 지방 저장의 증가를 가져오며, 식욕을 증가시키는 혈당 감소를 가져온다는 생각에 근거하고 있다. 이러한 다이어트는 음식을 먹은 후에 그 음식이 혈액의 글루코스 농도에 미치는 영향을 판단하는 척도인 음식의 혈당지수(glycemic index: GI)에 근거한다. 저혈당지수의 음식을 섭취하면 혈당 농도에 작은 변동을 가져오며, 이것은 인슐린 수준과 식욕을 안정시킨다는 개념이다. GI의 대표적인 참고 기준은 GI가 100인 순수 글루코스다.

음식의 GI는 예측하기가 항상 쉽지는 않다. 사탕처럼 단당이 들어 있는 일부 음식은 GI가 논리적으로 더 높겠지만 사과(과당이 많은)처럼 천연당(natural sugar)이 함유된 일부 음식의 GI는 낮다. 그 외에도, 음식이 조리되는 방식 그리고 음식의 지방과 섬유소 함유량은 GI 순위에 영향을 미칠 수 있다. 인스턴트(즉석요리용) 으깬 감자, 식빵(white bread), 흰쌀밥은 현미밥이나 강낭콩보다 GI가 높다.

혈당지수는 당뇨가 있는 사람처럼 일부 사람에게는 혈당 수준의 변동을 피하도록 돕는 데 유용할 수 있다. 높은 GI보다는 낮은 GI 음식을 섭취하고 싶다면 다음의 지침을 따른다:

- 귀리, 보리, 겨로 만든 시리얼을 먹는다.
- 일반 식빵이 아니라 통곡으로 만든 딱딱하고(dense) 꼭꼭 씹어 먹어야 하는 빵을 먹는다.
- 감자를 줄이고, 씹힐 만큼 단단한(dente) 파스타를 더 많이 먹는다.
- 흰쌀밥 대신에 바스마티(basmati) 쌀밥을 선택한다.
- 모든 종류의 채소를 먹는다.
- 비네그레트(vinaigrette) 드레싱을 뿌린 샐러드를 많이 먹는다.
- GI가 높은 음식이 포함되어 있는 식사를 GI가 아주 낮은 음식으로 균형을 이룬다.
- 음식물이 뒤를 통과하는 시간을 지연시키고 혈당 반응을 줄이는 것을 돕기 위해 음식의 산(감귤류 과일 같은)을 추가한다.
- 쿠키, 케이크, 사탕, 청량음료 같이 설탕이 많이 든 음식을 적게 먹는다.

혈당지수 범위

	범위	음식의 보기
낮은 GI	0–55	사과, 오렌지, 바나나
중간 GI	56–69	현미밥, 아이스크림
높은 GI	70–100	식빵, 인스턴트 쌀밥

채식주의자의 식단에는 생선이 포함되지만 다른 종류의 육류는 없다. 락토-채식주의 식사를 섭취하는 사람은 유제품을 포함시키고, 오보-락토-채식주의자는 달걀과 유제품을 자신의 식사에 포함시킨다. 채식주의 유형에 따라, 영양 요구량을 충족시키기 위해서는 더 많은 노력과 더 다양한 음식의 선택이 요구될 수도 있을 것이다. ChooseMyPlate.gov에 있는 Supertracker는 권장량의 영양소를 제공하는 식사를 계획하는 데 도움을 줄 수 있다.

정리하면…

- 건강한 식사를 위한 기본 지침은 충분한 양의 과일, 채소, 전곡을 섭취하고 칼로리, 설탕, 알코올, 지방, 나트륨의 섭취를 지켜보는 것이다. 술을 마신다면 적당량만을 마신다.
- 1일영양권장량, 적정섭취량, 추정평균필요량, 섭취허용상한치는 건강한 식사를 계획하는 데 사용할 수 있는 도구이다. 식품의 라벨에 있는 영양표시를 이용하여 칼로리, 지방, 나트륨, 설탕이 적은 식품을 선택한다.
- 일부 사람, 어린이, 임신 여성과 수유 여성, 완전 채식주의자는 영양소 요구량이 특별할 수도 있으므로 영양소가 강화된 음식의 선택 및/또는 비타민이나 무기질 보충제의 섭취가 유익할 수도 있을 것이다.
- 여러 유형의 채식주의 식사가 있으며 이러한 식사는 아주 건강한 선택이 될 수 있다. 그렇지만 채식주의 식사를 선택하는 사람은 자신의 식사가 동물성 식품에 흔히 많이 들어 있는 영양소를 권장량만큼 제공하는지를 확인하는 것이 중요하다.

영양이 체력에 어떻게 영향을 미치는가?

영양 관련 지품에 대해 자신이 마지막으로 본 잡지, TV, 또는 온라인의 광고를 생각해 본다. 광고에서 제품에 대해 어떤 말을 했는지 기억하는가 그리고 그러한 말이 사실인지 의심을 하지는 않았는가?

혈당지수 혈당 수준에 미치는 음식의 영향에 근거해서 탄수화물의 순위를 평가하는 방법.

행동 변화를 위한 단계적 접근

자신은 패스트푸드 중독자인가?
패스트푸드점에서 음식을 먹는 것은 일반적으로 건강한 습관은 아니지만 자신의 식사를 향상시키기 위해 음식을 선택할 수는 있다.

Y N
- ☐ ☐ 차림표에 있는 가장 큰 사이즈를 늘 주문하는가?
- ☐ ☐ 햄버거나 튀긴 생선 또는 튀긴 닭고기 샌드위치를 항상 주문하는가?
- ☐ ☐ 감자튀김을 항상 부식으로 먹는가?
- ☐ ☐ 탄산음료를 항상 주문하는가?
- ☐ ☐ 샌드위치나 샐러드에 항상 마요네즈, 많은 양의 드레싱, 또는 다른 고지방 소스를 넣는가?

예라고 대답한 질문이 2개를 초과한다면 자신이 패스트푸드로 식사할 때마다 많은 양의 지방과 칼로리를 섭취할 가능성이 높다. 다행히도, 패스트푸드점을 포기하지 않고서도 다음 번 패스트푸드 식사의 영양적 측면을 향상시키기 위해 할 수 있는 많은 것들이 있다.

다음번에 패스트푸드점에 들렀을 때를 위한 조언

내일:
- ☑ 자신이 즐겨 가는 패스트푸드점의 차림표를 검토해서 늘 주문하던 음식의 칼로리와 영양 성분을 확인한다.
- ☑ 새로운 건강한 음식 섭취 계획과 부합하지 않는 음식을 대체하기 위해 대안적인 음식을 선택한다.

2주 이내에:
- ☑ 패스트푸드점에 들를 때에 좀 더 건강한 음식을 선택한다. 예를 들면, 작은 사이즈의 품목을 주문하고, 약간만 더 지불하면 아주 큰 사이즈로 바꾸어 주겠다는 제안을 받아들이지 않는다. 다음의 숫자를 생각해 본다: 식당에 따라, 더블 치즈버거에는 600~700kcal, 30~40g의 지방, 120~140mg의 콜레스테롤, 1000~1200mg의 나트륨이 들어 있다. 햄버거 하나와 작은 사이즈의 감자튀김만으로도 얼마나 만족스러운지 놀라게 될 것이며, 많은 칼로리를 줄일 수 있다.
- ☑ 소스나 크림이 많이 든 샐러드 드레싱은 포기한다. 테이블스푼 한술 분량의 타르타르소스에는 약 20g의 지방과 220mg의 나트륨이 들어 있고, 티스푼 한술 분량의 마요네즈는 샌드위치에 100kcal와 11g의 지방을 추가할 것이다.
- ☑ 튀긴 고기 대신에 구운 고기를 주문한다. 빵가루를 입혀 튀긴 닭고기는 일반적으로 구운 닭고기보다 지방이 2배나 많다.
- ☑ 좀 더 건강한 부식을 선택한다: 감자튀김 대신에 작은 샐러드를 주문하거나, 사과 파이 대신에 컵 과일을 후식으로 선택한다.
- ☑ 탄산음료나 밀크 셰이크를 생략한다. 물, 무지방 우유, 또는 100% 주스를 식사 때에 마신다.

학기말에는:
- ☑ 패스트푸드점에서 일주일 동안에 먹는 횟수를 줄인다.

사실은 그러한 광고에서 자신이 보고 듣는 대부분은 타당한 연구에 근거하지 않은 것이며, 일부 경우에는 전부 지어낸 것이다. 성공한 운동선수가 다양한 영양 제품을 보증하고 특정 음식이나 음료가 자신의 성공 원인이라고 대중을 설득하는 것을 흔히 볼 수 있다. 이러한 광고에서 언급되는 대부분의 주장은 연구에 의해 뒷받침되지 않지만 그러한 주장은 종종 사실로 받아들여진다.

체력이나 운동 경기력을 향상시키는 기적의 음식이란 존재하지 않는다. 신체적으로 더욱 활동적이 되면 자신의 에너지 요구량이 변하기는 하지만 보충적인 음식 섭취에 대해 주의해야 한다. 운동을 하기 때문에 자신이 원하는 것은 어떤 것이라도 먹을 수 있다고 믿을 때 이러한 습관이 생긴다. 자신의 에너지 요구량을 초과해서 먹는 경우가 흔히 있으며 그렇게 되면 체중 감소가 목표일 때에는 체중 감소에 실패하고, 일부 경우에는 체중이 증가한다. 아래의 내용에서는 규칙적인 운동 프로그램에 참가하는 사람의 특정적인 영양 요구에 대해 논의한다.

탄수화물을 운동 동안의 에너지로 사용

가만히 앉아 있을 때보다 운동 동안에 더 많은 연료가 필요하다. 탄수화물과 지방이 운동을 위한 에너지를 제공하기 위해 사용되는 주된 연료임을 기억하는가. 심지어 아주 마른 사람에게도 많은 양의 에너지가 지방으로 저장되어 있기 때문에 지방 연료 부족이 운동 동안의 문제는 아니다. 그와는 달리, 간과 근육의 탄수화물 저장량은

VO₂max 백분율	<30%	40~60%	75%	>80%
유산소 운동 동안의 연료 사용	대부분이 지방 저장량	지방과 탄수화물이 동등하게	주로 탄수화물	탄수화물이 거의 100%

그림 8.8 운동 강도가 연료 사용에 미치는 영향.

고강도 또는 장시간의 운동 동안 아주 낮은 수준에 도달할 수 있다(7).

운동 동안의 에너지를 제공하는 데 탄수화물이 필수적인 역할을 하기 때문에 일부 운동과학자들은 매일 규칙적으로 운동하는 사람의 경우 자신의 식단에 포함되는 전체 칼로리의 58%에서 70%로 증가시켜야 한다고 제의하였다(지방 섭취량은 전체 칼로리 섭취량의 18%로 감소) (7). 운동이 강도 높게 실시된다면, 간과 근육에서 탄수화물이 고갈될 수 있으며, 피로를 초래하게 된다. 운동의 강도가 탄수화물 또는 지방 어느 것이 에너지 생산의 주된 공급원이 될 것인지를 결정한다(7, 11) (그림 8.8).

대부분의 경우, 운동 동안 자신이 사용하는 에너지는 그 전날 먹었던 식사로부터 저장된 에너지에서 나온다. 그러므로, 스포츠 음료와 젤 같은 제품은 선전하는 것만큼 운동 동안의 에너지로 유용하지 않을 수도 있다. 실제로, 일부 스포츠 음료는 혈당의 빠른 상승을 초래할 수 있으며 이것은 정상 수준 아래로 혈당을 낮추는 호르몬 변화를 촉진시키고 피로하다는 느낌을 초래한다.

식단의 복합탄수화물 비율을 증가시키고 칼로리 섭취량을 충분히 유지함으로써 강도 높은 운동 트레이닝 프로그램의 요구를 충족시킬 수 있는 탄수화물 에너지 공급량이 간과 근육에 저장되도록 해준다.

건강한 식사로 단백질 요구량을 충족

많은 보디빌더들이 자신들의 정상적인 식사를 통해 섭취하는 것 외에도 많은 양의 단백질을 보충제로 섭취하는데 그 이유는 그렇게 함으로써 근육 성장이 촉진될 거라고 생각하기 때문이다. 안타깝게도

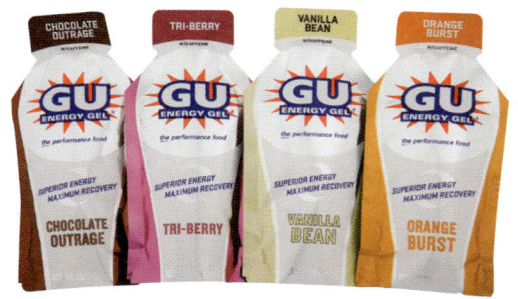

경기 동안, 선수들이 스포츠 젤이나 음료 같은 제품을 사용한다. 일반적으로 이러한 제품은 불필요하다. 이러한 제품을 사용할 때에는 주의를 기울여야 하며, 자신의 상황에 적합한지를 확인해야 한다.

거의 아무런 보람도 없이 단백질 셰이크를 마시고 단백질 바를 먹는 셈인데 그 이유는 정상적인, 잘 균형 잡힌 식사는 대부분의 보디빌더에게서 요구되는 단백질의 양을 충족시킨다고 연구에서 보여주기 때문이다(12, 13). 근력 트레이닝 프로그램을 실시하는 사람의 증가된 칼로리 요구량은 단지 추가적인 단백질로부터가 아니라 영양이 풍부한 음식의 추가적인 섭취로부터 공급되어야 한다. 이러한 전략은 다량영양소를 추가로 공급할 뿐만 아니라 에너지 생산에 필요한 미량영양소도 제공한다.

많은 양의 비타민 섭취는 운동 능력을 향상시키지 않음

일부 비타민 제조업자들은 많은 양의 비타민 섭취가 운동 능력을 향상시킬 수 있다고 주장하고 있다. 이러한 믿음은 운동이 에너지 요구량을 증가시키고, 비타민은 에너지의 생산을 위한 음식 분해에 필요하므로 비타민의 추가 섭취가 도움이 될 거라는 생각에 근거하고 있다. 하지만 이러한 주장을 뒷받침하는 증거는 없다(14). 근육 수축을 위해 공급되는 에너지는 비타민 보충제에 의해 증가되지 않는다. 실제로, 많은 양의 비타민은 다른 미량영양소의 정교한 균형을 저해할 수 있으며 중독 증상 또한 초래할 수 있다(3). 예를 들면, 과다한 양의 비타민A는 신경계와 눈의 손상 및 구개열(cleft palate)을 포함해서, 태아에게 문제를 초래할 수 있다.

항산화제는 산화적 손상을 예방하는 데 도움

항산화제는 산화라고 불리는 과정을 방지함으로써 세포를 보호하는 비타민과 미량영양소이다. (산화는 시간이 지나면서 철이 녹슬도록 만드는 것과 동일한 과정이다. 실제로, 신체의 산화를 마치 내부로부터 녹이 스는 것과 같은 과정이라고 생각할 수 있다.) 항산화제는 유리기가 세포를 손상시키기 전에 **유리기**와 결합함으로써, 그리고 중화시킴으로써 기능한다. 유리기의 과도한 생산은 암, 폐질환, 심장질환, 그리고 심지어 노화 과정과도 관련이 있다(15). 그러므로 항산화제 수준의 증가는 건강에 도움이 될 수도 있을 것이다. 비타민 A, C, E, 비타-카로틴, 아연, 셀레늄(selenium)을 포함해서 여러 미량영양소가 항산화제로 알려져 있다.

> **항산화제** 유리기를 중화시키는 분자이며 따라서 유리기가 세포에 손상을 초래하는 것을 방지한다.
>
> **유리기** 잠재적으로 세포를 손상시킬 수 있는 산소 분자.

상담 코너

정말로 배가 고픈가? 음식을 먹어야 할 시간이 언제인지를 이해하는 데 다음의 요령을 활용한다.

- 사과, 당근, 복숭아, 또는 그 밖의 다른 과일/채소를 먹을 정도로 배가 고픈가? 만일 그렇다면, 음식을 먹을 필요가 있다는 신호를 자신의 신체가 보내고 있을 가능성이 높다. 그렇지 않다면 단지 지루하기 때문일 수도 있다.
- 자신이 계획하지 않았던 어떤 것을 먹으려고 하는 순간에는, 먹어야 한다고 느끼도록 만든 이유가 어떤 것인지를 판단하기 위해 잠시 생각해 본다. 음식이 있기 때문에 또는 자신이 실제로 배가 고파서 먹는가?
- 먹는 동안, 아직도 자신이 배가 고픈지 또는 단순히 음식이 남아 있기 때문에 먹는지를 잠시 생각해 본다. 만족스럽다고 느끼는 시점을 인식하도록 노력하고, 나중을 위해 나머지 음식을 남기는 것에 만족한다.
- 자신이 섭취하는 음식의 질적인 면을 향상시키면 음식의 양을 쉽게 줄일 수 있는 경우가 종종 있다. 풍미가 있고, 영양소가 풍부하며, 정제하지 않은(예, 통밀이나 현미로 만든) 음식을 먹으면 배가 부르다고 느끼는 데 더 적은 양이 필요할 것이다.

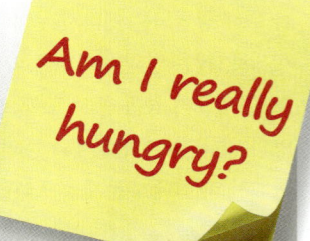

최근 연구는 운동과 관련한 근육대사의 증가는 유리기 생성을 증가시킬 수 있다고 제의하였다(16). 여러 연구에서 유리기의 이러한 증가는 피로 그리고 심지어 근육 손상까지도 가져올 수도 있음을 보여주었다.

예비 연구에서 항산화제, 주로 비타민E가 운동으로 생성된 유리기를 중화시키는 데 긍정적인 역할을 한다고 암시하였다. 실제로, 최근 연구는 항산화제 투여 후 근육 손상에서의 감소를 보여주었다(16). 여러 연구에서 유리기로 인한 손상을 방지하기 위해 매일 추가적으로 400IU의 비타민E를 섭취하도록 제의하였다.

하지만 지용성 비타민의 RDA보다 더 많은 양을 섭취하기 전에 영양사와 상담해야 한다. 기억할 것: 지용성 비타민은 인체에 저장되며, 이러한 비타민의 축적은 중독 증상을 가져올 수도 있다.

정리하면...

- 운동 동안 연료로 사용되는 탄수화물과 지방의 양은 운동의 강도에 따라 달라질 것이다.
- 근력 트레이닝에 요구되는 추가적인 에너지는 단백질 섭취량의 증가만으로 제공되어서는 안 된다.
- 필요 이상의 비타민 섭취는 운동 경기력을 향상시키지 않는다.
- 항산화제는 유리기가 세포를 손상시키는 것을 방지하는 데 도움이 된다. 이제까지 비타민 A, C, E, 베타-카로틴, 아연, 셀렌이 강력한 항산화제인 것으로 파악되고 있다.

보충제가 건강과 경기력에 유익함을 제공하는가?

앞서 언급했듯이, 선수들만이 보충제 섭취를 고려하는 것은 아니다. 그보다 덜 활동적인 사람 또한 건강과 웰니스를 향상시키기 위해 비타민, 무기질, 약초, 효소, 아미노산, 또는 그 밖의 다른 화합물로 만든 알약, 분말, 정제 형태를 사용(또는 사용을 고려)하고 있다. 지난 10년 동안, 영양 보충제와 의약물 보충제의 사용은 미국에서 보편적인 것이 되어버렸다. 건강, 웰니스, 체력 달성의 지름길에 대한 욕구는 미국인들로 하여금 2010년 한 해 동안 식이 보충제에 약 281억 불을 사용하도록 만들었다(1). 그 결과, 미국정부는 이러한 산업이 어떻게 통제되고 있는지를 면밀히 검토해 오고 있다. 다음의 내용에서는 보충제가 어떻게 규제되는지 그리고 어떤 것들이 효과가 있을 가능성이 높은지를 살펴본다.

건강한 식단에서의 보충제의 역할

FDA는 25,000가지 이상의 식이보충제가 판매되고 있다고 추정한다. 보충제가 건강 또는 운동 경기력을 향상시킨다는 주장의 대부분은 과학적으로 입증되지 않았다. 213쪽의 표 8.7은 건강을 향상시키고 운동 경기력을 증가시킨다고 현재 광고되고 있는 몇 가지 인기 있는 보충제를 나열한 것이다.

음식과 질병 사이의 관계는 과다한 음식 섭취를 피하면서 충분한 양의 영양소를 섭취하는 것의 중요성을 강조하고 있다. 하지만 식품 속에 포함되어 있으면서 새롭게 발견되었고, 분류되지 않았으며, 천연적으로 존재하는 미량영양소와 그러한 영양소가 건강과 질병에 미치는 효과에 관해서는 많은 것이 알려져 있지 않다. 예를 들면, 여러 연구는 소량을 섭취했을 때 다양한 질병에 대해 보호 작용 효과를 보일 수도 있는 생리활성물질(phytochemical)이라고 불리는 많은 식물 성분을 찾아내었다. 보충제에 일반적으로 들어 있는 많은 양의 생리활성물질이 안전한지 또는 효과적인지를 아직까지 알지 못하고 있다. (214쪽의 집중 분석을 참조할 것.) 현재의 불충분한 지식을 고려해 볼 때, 다양한 음식을 섭취하고 식이보충제의 과도한

표 8.7 식이보충제 비교

Supplement	공급원	선전되는 효과	효과에 대한 증거
카페인	커피, 콜라, 사탕, 자극제, 체중 감소 제품에서 발견되는 성분.	더 큰 힘을 발휘하도록 근섬유를 동원시키거나 또는 지방 대사와 지구력을 향상시키기 위해 사용됨.	20분 이상 지속되는 운동에서의 지구력을 증가시킴. 근력에 있어서는 일관된 효과가 없음.
탄수화물	대부분의 음식에 포함되어 있음. 일반적으로 음료 또는 바(bar) 형태의 식이보충제로 섭취됨.	근육과 간의 글루코스 저장 증가와 지구력 증가.	90~120분을 초과하는 종목에서의 지구력 향상. 운동 후의 글루코스 보충에 도움이 됨.
L-카니틴 (carnitine)	인체에 의해 생산되며 육류 제품으로 섭취됨.	세포에서의 지방 운반을 증가시키고, 젖산 축적을 감소시킴.	카니틴은 세포 내에서 적절하게 공급되고 있으며 추가적인 양은 운동 이전, 동안, 그리고 이후에 효과를 제공하지 않음.
크로미움 피콜리네이트 (chromium picolinate)	크로미움은 여러 음식에 들어 있는 미량 원소; 장에서의 흡수를 돕기 위해 보충제에 피콜리네이트가 첨가됨.	인슐린 작용을 향상시키며 글루코스 대사에 도움이 되고, 동화작용 효과가 있음.	어떠한 효과도 증명할 수 없음. 부작용: 위 기능 장애, 빈혈, 유전 물질 손상, 신장 손상.
조효소 Q-10	ATP를 생산하는 생화학적 경로의 구성요소이며 인체에 의해 만들어짐.	ATP 생산을 증가시킴.	운동 동안 또는 운동 후에 효과가 있음을 암시하는 증거는 없음.
크레아틴	인체에 의해 생산되며 육류 제품에서도 발견됨.	짧은 시간의 강도 높은 운동에서 피로를 감소시킴. 근육 크기와 근력을 증가시킴.	짧은 시간의 강도 높은 운동에서 지구력을 증가시킴. 근육의 수분 축적을 가져오며 근력은 증가하지 않음.
에키네시아 (Echinacea)	약초 제품.	감기 지속기간을 줄여주며, 면역 기능을 향상시키고, 상처를 치유.	이러한 상태에 효과가 있음을 암시하는 일부 증거가 있음. 부작용: 흔하지는 않지만 위장 기능 장애, 오한(chills), 메스꺼움을 가져옴.
은행나무 (Ginkgo biloba)	마른 은행잎의 추출물.	항산화적 특성이 있으며 혈액 순환과 기억력 향상.	항산화적 특성이 있으며 혈액 순환과 신경계의 기능을 향상시키고 스트레스 호르몬 생산을 감소시키는 데 도움이 될 수도 있음. 부작용: 메스꺼움, 두통, 현기증, 피부 발진, 혈액 희석제와 함께 사용되면 출혈을 가져옴.
세인트존스 월트 (St. John's Wort)	식물 추출물.	우울증, 외상, 화상, 근육통 치료에 사용.	이러한 상태를 치료하는 데 도움이 된다고 암시하는 일부 증거가 있음.

사용을 피하는 것이 음식의 유익한 성분을 충분히 섭취하는 가장 좋은 방법이다.

식이보충제의 규제

식이보충제는 식품, 처방 약품, 그리고 비처방 약품이 규제되는 것과 동일한 방식으로 규제되지 않는다. 차이점은 식품과 약물은 정부 기관(FDA 같은)에 의해 검사되고 승인되는 반면에 보충제는 그렇지 않다는 것이다. 보충제의 안전에 대한 책임은 정부가 아니라 제조업자에게 있다. 보충제 제조업자는 자신의 상품을 광고하기 전에 FDA의 승인을 받도록 요구되지 않으며 FDA는 보충제를 검사하지 않는다. 오히려 제조업자가 자신의 제품이 안전하고 효과적임을 보장하도록 하고 있다.

그렇지만 보충제 라벨에 표기되는 주장은 규제된다. 보충제 제조업자들이 인체의 "구조나 기능"에 대한 효과를 주장하는 것은 허용하지만 질병의 치료, 예방, 회복, 또는 진단과 관련된 주장은 허용되지 않는다. FDA는 질병에 관한 주장과 구조/기능에 관한 주장을 구분하기 위해 2000년에 "구조/기능 규정"을 도입하였다. 질병에 관한 주장은 시판하기 전에 안전과 유익함의 증거를 FDA에 보여주도록 요구된다: 구조/기능에 관한 주장은 요구되지 않는다. FDA 규정은 질병에 관한 주장(예, "심장병 예방")과 암시적인 주장(예, "폐경 이후 여성의 뼈 약화 방지") 모두 FDA 심의 이전에는 금지하고 있다. 하지만 규정은 건강 유지 주장 (예, "건강한 뼈를 유지"), 질병과 관련되지 않은 주장 (예, "근육 강화를 위한"), 그리고 삶의 단계와 연관된 보편적인 경미한 증상(예, "PMS의 보편적인 증상")의 완화에 대한 주장은 허용하고 있다.

규정이 공표되고 난 이후, 받아들일 수 있는 구조/기능 관련 주장의 숫자를 확대하고 노화, 임신, 폐경, 사춘기와 관련한 구조/기능 주장을 하지 못하도록 질병의 정의를 좁히기 위해 규정이 변경되었다. 보충제 제조업자는 자신이 하는 구조/기능 주장에 대해 증빙자료를 갖추도록 요구된다. 하지만 FDA는 그러한 자료의 적법성을 검토하거나 또는 입증하지 않는다. 제조업자는 또한 제품의 겉포장에 자신의 식이보충제가 의약품이 아니며 FDA 승인을 받지 않았

집중 분석

피토케미컬이 우리를 질병으로부터 보호해 주는가?

식물성 식품은 콩류, 채소, 과일, 전곡-영양소 외에도 생리활성물질(피토케미컬: 피토는 "식물"을 의미한다)이라고 불리는 전혀 다른 화학물질을 포함하고 있다. 식물들이 바이러스, 박테리아, 곰팡이로부터 자신들을 보호하기 위해 자연적으로 생산하는 이러한 물질들이 우리를 질병으로부터 보호하는 데 도움을 줄 수 있을지도 모른다.

피토케미컬에는 카로티노이드(carotenoids), 플라버노이드(flavenoids), 인돌(indoles), 아이소플라본(isoflavones), 캡사이신(capsaicin), 단백질분해효소 억제제(protease inhibitor)를 포함해서, 수백 종류의 천연 물질이 있다. 비타민과 무기질의 경우처럼, 각기 다른 식물성 식품에는 서로 다른 종류와 양의 생리활성물질이 들어있다.

어떤 생리활성물질은 일부 종류의 암, 심장질환, 그리고 다른 만성적 질병으로부터 보호해 주는 것처럼 보인다. 이러한 물질들의 역할에 대한 연구가 진행 중이므로 결과가 기대된다. 하지만 더 많은 것이 밝혀질 때까지는 영양 섭취의 기본 원칙을 지켜야만 한다: 다양한 과일, 채소, 콩류, 전곡을 섭취하며, 신체가 필요로 하는 영양소를 보충제가 아닌 음식으로부터 얻는다. 그렇게 함으로써, 모든 종류의 식물성 식품에서 발견되는 많은 생리활성물질의 잠재적인 효과를 거둘 수 있을 것이다.

출처: Heber, D. Vegetables, fruits and phytoestrogens in the prevention of diseases. *Journal of Postgraduate Medicine* 50(2):145-149, 2004.

다는 내용을 포함시켜야만 한다. 그 외에도, 제조업자는 시판 후 30일 이내에 제품의 효과에 대한 주장을 FDA에 알려야만 한다. 이 모든 것들은 특정한 보충제가 필요한지 또는 안전한지를 결정하는 것은 궁극적으로 소비자의 몫임을 의미한다(215쪽의 소비자 코너를 참조).

정리하면...

- 보충제가 식이 영양소의 주요 공급원으로 음식을 대체해서는 안 된다.
- 보충제는 FDA 또는 다른 기관에 의해 검사되거나 승인되지 않는다. 하지만 FDA는 보충제에 대해 제조업자가 할 수 있는 유일한 주장은 인체의 "구조 또는 기능"에 대한 효과와 관련된 것이어야 한다고 규정하고 있다. 제조자는 질병에 대한 보충제의 효과에 관한 주장을 라벨에 포함시킬 수 없다.
- 식이보충제는 철저히 규제되지 않기 때문에 소비자는 그러한 보충제를 선택하거나 사용할 때에는 주의를 기울여야 한다.

식품의 안전성과 관련된 문제들

식품의 현명한 선택과 충분한(하지만 지나치지 않은) 칼로리 섭취가 건강한 식사의 두 가지 측면이다. 건강한 음식 섭취의 또 다른 요소는 자신이 먹는 음식이 안전하고 오염되지 않은 것이어야 한다. 다음의 내용에서 식품 안정성과 식품공학에 관한 구체적인 내용을 논의하자.

식중독

박테리아처럼 질병을 일으키는 미생물이 음식물에 들어 있다면, 그러한 음식물의 섭취는 사람을 아프게 만들 가능성이 있다. 전문기관에 따르면 매년 약 8천만 건의 박테리아 식중독이 발생한다. 이러한 질병은 감염 후 12시간에서 5일까지 구역질, 구토, 설사를 가져온다(17). 질병의 심각성은 음식물에 들어 있던 미생물과 피해자의 전반적인 건강 상태에 좌우된다. 식중독 감염은 어린이, 면역 기능이 저하된 사람, 또는 건강이 나쁜 사람에게 치명적일 수 있다.

자신이 들어 보았을 수도 있는 두 가지 식중독 형태는 *살모넬라* 감염과 보툴리누스 중독일 것이다. *살모넬라균*(salmonella bacterium)은 익히지 않은 또는 덜 익은 닭고기와 달걀 그리고 가공처리된 육류에서 발견된다. 비교적 흔하지는 않지만 때로는 치명적인 보툴리누스 중독(botulism)은 일반적으로 가정에서의 부적절한 통조림 제조 절차에서 비롯된다. *대장균*의 한 종류인 O157:H8은 오염된 익히지 않은 또는 덜 익은 쇠고기 분쇄육에서 때때로 발견되며 피가 섞인 설사를 포함해서 여러 증상을 초래할 수 있다.

식중독 발생의 위험을 줄이기 위해 다음의 지침을 따른다:

- 깨끗하고 신선하게 보이는 식품을 선택한다.
- 흐르는 물로 농산물을 철저히 씻는다; 단단한 과일이나 채소에는 채소솔을 사용한다.
- 살균된 우유와 주스만을 마신다.
- 생달걀을 먹지 않는다.
- 상하기 쉬운 음식을 추후에 먹으려고 보관할 때에는 박테

소비자 코너

엉터리 보충제

오늘날 시판되고 있는 대부분의 보충제는 쓸모없는 것들이다. 이러한 제품들은 흔히 소비자를 현혹해서 그들의 돈을 빼앗아가는 것에 지나지 않거나 또는 유용하다고 증명된 제품으로부터 멀어지도록 만든다. 일부 보충제는 해를 끼칠 수도 있다.

이러한 쓸모없는 보충제의 현란한 선전에 속아 넘어가지 않으려면 어떻게 해야 하는가? 판매업자는 자신의 제품이 잠재적인 소비자에게 매력적으로 보이도록 만드는 교묘한 방법을 사용하고 있지만 그들의 판매 전략을 안다면 자신을 보호할 수 있을 것이다. 다음과 같은 수법, 주장, 선전 구호에 대해 주의를 기울일 것.

- **모든 문제를 해결한다.** 복합적인 효과가 있다고 주장하는 보충제에 대해 의심을 가질 것. 어느 한 제품이 그렇게 다양한 효과를 발휘할 수 있을 가능성은 거의 없다.
- **제품이 개인적인 증언에 의해 뒷받침된다.** 증언은 흔히 사람의 입에서 입으로 전해진 단순한 이야기인 경우가 많으며, 때로는 지어낸 것일 수도 있다. 증언은 증명하기가 어렵기 때문에 그러한 제품이 엉터리임을 암시하는 정보일 수도 있다.
- **효과가 신속하게 나타난다.** 곧바로 효과를 거둘 수 있다고 주장하는 제품은 일단 의심할 것. 엉터리 제품임을 암시하는 것들 중에는 "며칠 내에 효과가 나타난다" 또는 "곧바로 활력을 느낀다"와 같은 모호한 문구들이 있다. 비양심적인 판매업자는 법률적인 문제로부터 자신을 보호하기 위해 그러한 문구를 사용한다.
- **제품이 가공되지 않은 자연적인 것이다.** 자연이란 용어는 기존의 제품보다 안전하다는 것을 시사한다. 하지만 어떠한 제품이라도-합성 또는 자연적이든 간에-유의한 생리적 효과를 가져올 정도로 강력하다면 부작용을 초래할 정도로 강력하다.
- **새롭지만 오랜 세월 동안 검증 받아온 치료법이다.** 제품은 보통 어느 한 쪽이어야 하는데, 만일 완전히 새로운 것이면서 또한 수십 년 동안 사용된 치료법이라고 주장하는 제품이라면 의심을 가져야만 한다. 만일 제품이 주장하는 것처럼 정말로 "혁신적", "독창적"인 제품이거나 또는 "새로운 발견"이라면 눈에 잘 띄지도 않는 광고에서 선전될 것이 아니라 대중대체에서 널리 보도될 것이며, 전문 의료진들에 의해 실제로 처방될 것이다.
- **고객의 만족을 보증한다.** 환불 보장은 흔히 공수표에 지나지 않는다. 이러한 주장을 하는 사람은 대부분의 사람이 10달러 정도의 금액을 환불받기 위해 모든 노력을 기울이지는 않을 것임을 알고 있다.
- **제품의 광고에는 의미도 없는 어려운 의학적 용어가 포함되어 있다.** "유산소 효소 활성제" 같이 과학적인 것처럼 들리는 용어의 사용은 그럴듯해 보이며, 일부 과학적인 의미를 가지고 있기도 하지만 이러한 용어는 제품에 대한 과학적인 자료의 부족을 숨기기 위한 것이다.

이러한 주장이 과연 현실적인가? 라고 항상 자신에게 묻는다. 만일 그러한 의심이 든다면 그 제품은 아마도 엉터리일 것이다. 소비자 보호단체에 문의한다면 그러한 제품 또는 판매업자에 대한 불만이 접수되어 있는지를 확인할 수 있을 것이다. 만일 제품이 어떠한 특정 상태에 도움이 된다고 선전한다면 과연 그러한지를 적합한 전문단체에 문의한다. 예를 들면, 심장질환과 관련된 효과가 있다고 주장하는 제품에 대해서는 미국심장협회에 문의한다.

리아 증식 방지를 위해 냉장 또는 냉동 보관한다.

- 닭고기, 돼지고기, 쇠고기 분쇄육 같은 모든 육류 제품은 완전히 익힌다. 외식을 할 때에는 고기를 완전히 익히도록 주문한다.
- 모든 갑각류는 완전히 익힌다. 뜨거운 수증기로 껍질을 여는 것만으로는 충분하지 않을 수도 있다.
- 생선을 날로 먹지 않는다; 기생충이 들어 있을 수도 있다. 생선은 냉동으로 보관하며, 잘 익을 때까지 요리한다.
- 육류와 농산물에 사용하는 도마와 부엌용품(예, 칼)은 별도로 구분한다; 날고기와 채소를 같은 칼로 자르면(먼저 철저히 세척하지 않고) 교차오염을 초래할 수 있다.
- 부엌용품, 접시, 도마, 칼, 믹서기, 그리고 그 밖의 다른 조리 도구는 매번 사용 후 비누와 아주 뜨거운 물로 씻는다.

식중독 발병 위험의 최소화에 관해 더 많은 정보가 216쪽의 집중 분석에 제공되어 있다.

식품첨가물

식품첨가물은 다양한 이유에서 제조업자들에 의해 사용되고 있다: 영양의 질적인 측면을 향상시키기 위해, 신선도 및/또는 유통 기한을 늘리기 위한 방부제로서, 맛이나 색감을 향상시키기 위해, 또는 그 밖의 다른 방식으로 더 보기 좋게 만들기 위해 가장 보편적으로 사용되는 첨가물로는 설탕, 소금, 옥수수 시럽이 있다. 글루탐산모

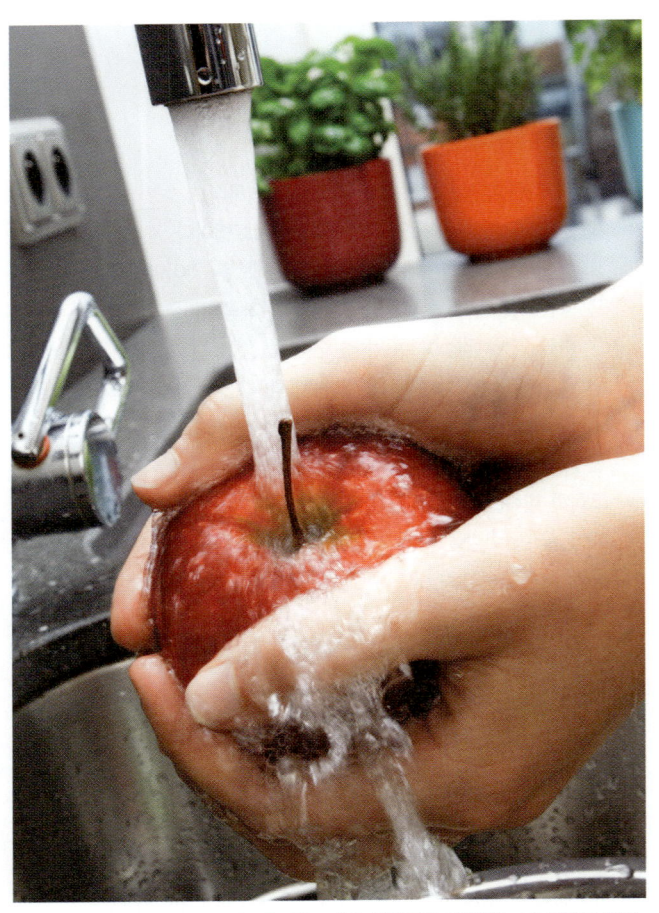

흐르는 수돗물로 신선한 농산물을 씻는 것은 식중독을 예방하는 데 도움이 된다.

모노나트륨(MSG)과 아황산염(sulfites) 같은 첨가물은 그러한 화합물에 특히 민감한 사람에게 유해한 반응을 초래할 수도 있다. 베이컨, 소시지, 런치미트(lunch meat), 그리고 그 밖의 다른 가공 처리된 식품에서 발견되는 아질산염(nitrites) 또한 인체 내에서 발암물질(니트로소아민)을 생성할 수도 있다. 자신이 특정 식품첨가물에 민감하다고 생각하면, 식품의 겉포장을 주의 깊게 읽고 자신에게 유해한 반응이 일어날 가능성이 높은 첨가물이 들어 있는 식품은 피한다.

항생제, 호르몬, 유기농산물

소비자가 자신이 먹는 음식의 품질에 대해 더 많은 관심을 기울이면서 점차 더 많은 양의 **유기농** 식품이 판매되고 있다. 유기농 식품이란 농약, 호르몬, 항생제, 또는 화학 비료를 사용하지 않으면서 재배하거나 사육한 식품을 말한다. 현재 미국, 유럽, 일본, 그리고 많은 다른 나라에서는 유기농 식품으로 판매하기 위해서는 생산자에게 인증 절차를 거치도록 요구하고 있다(217쪽의 그림 8.9 참조).

공장 형태의 농장에서 사육되는 가축에는 감염 방지를 위해 많은 분량의 항생제가 흔히 사용된다. 자신들의 생각을 뒷받침하는 증거는 거의 없지만, 일부 사람은 이러한 가축으로부터 나오는 육류와 우유를 먹는 것은 인체 내에서 항생제에 내성을 가진 박테리아의 발생을 초래할 수 있다고 걱정한다.

농부들은 육류와 우유의 생산을 늘리기 위해 가축에게 호르몬을

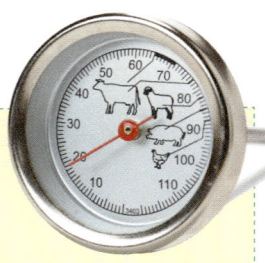

> **집중** 분석
>
> ## 식중독 예방을 위해 뜨거운 음식은 뜨겁게, 차가운 음식은 차갑게 보관한다
>
> 식당, 슈퍼마켓, 또는 편의점 어디서 구매하든지 간에 포장 음식(take-out food)은 이제 우리 생활의 한 부분이 되어버렸다. 하지만 식중독을 피하기 위해서는 이러한 음식은 조심스럽게 다루어져야만 한다. 다음번에 포장 음식을 구매할 때 또는 파티나 가족 모임에 뜨겁거나 차가운 음식을 가져갈 때에는 아래의 권고 사항을 기억할 것.
>
> **뜨거운 음식**
> - 뜨거운 음식은 60℃ 이상 되도록 한다. 음식을 호일(foil)로 감싸서(수분을 유지하도록) 오븐 안에서 따뜻한 상태-60℃ 이상-를 유지하도록 한다(고기 내부 온도를 측정하는 온도계(meat thermometer)를 사용하여 음식의 온도를 점검한다). 일부 음식의 경우 전기 도기냄비(crockpot)를 사용하는 것도 또 다른 방법이다. 조리된 후 2시간 이내에 음식을 먹는 것이 가장 좋다.
> - 음식을 2시간 이내에 먹지 않을 경우에는 덮개가 있는 보관 용기에 넣어 냉장시킨다. 음식을 먹기 전에 오븐에서 74℃가 될 때까지 또는 뜨겁고 김이 날 때까지 다시 데운다. 전자레인지를 사용한다면, 음식을 전자레인지로 데운 다음에는-뚜껑을 덮고 회전시키며-완전히 그리고 균등하게 데워지도록 2분 동안 놓아둔다.
>
> **찬 음식**
> - 찬 음식은 4℃ 또는 그 아래가 되도록 한다.
> - 찬 음식을 곧바로 먹지 않는다면 가능한 한 빨리 냉장고에 넣어둔다.
> - 2시간 이상 실내 온도에 놓아둔 음식은 버린다. 주변 상황이 32℃보다 높을 때에는 1시간 이상만 되어도 음식을 버린다.
> - 운반할 경우에는 찬 음식은 차가운 냉각용 용기(cooler) 안에 넣는다.
> - 여러 음식을 모아 놓은 큰 접시(deli platter)는 얼음을 담은 그릇 위에 놓아둔다.

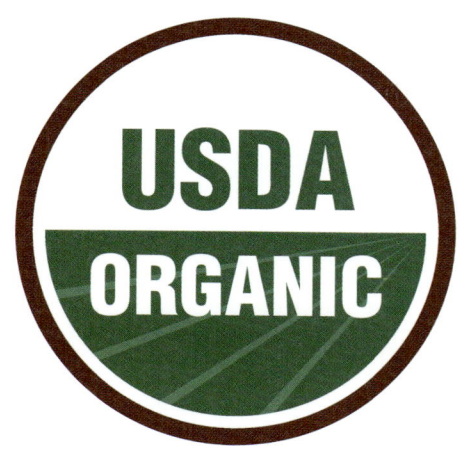

그림 8.9 유기농 식품의 표시

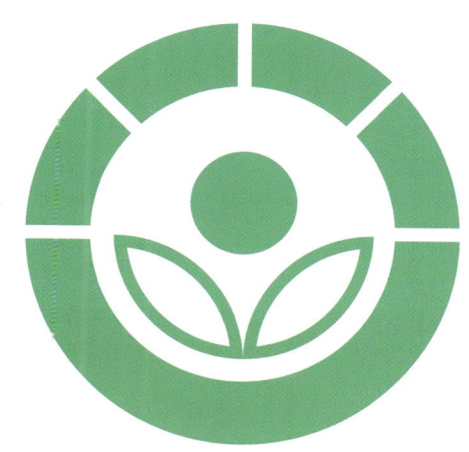

그림 8.10 방사선조사 식품의 표시

흔히 사용하기도 한다. 특히 성장호르몬의 한 형태인 젖소 산유력 증강제(vobine somatotropin)가 젖소의 우유 생산을 증가시키기 위해 사용되어 왔다. 일부 사람은 식품에 들어 있는 호르몬이 사람에게 암을 포함해서, 건강 문제를 초래할 수도 있다고 염려한다. 많은 슈퍼마켓은 호르몬 보충제를 사용하여 생산된 우유는 판매하지 않고 있다.

유기농 식품을 구매해야 하는가? 이러한 결정은 자신이 내려야만 한다. 하지만 유기농 식품이 비유기농 식품보다 영양적으로 더 우월하다는 생각을 뒷받침하는 연구는 없으며, 유기농 식품이 동일한 비유기농 식품보다 값이 더 비싼 경향이 있음을 알아야 한다.

방사선조사 식품(Irradiated Food)

식품에 들어 있는 미생물을 죽이기 위해 그리고 식품의 유통 기간을 늘리기 위해 때로는 **방사선조사**가 사용된다(17). 실제로, 방사선조사 식품은 실내 온도에서 밀봉된 용기 내에 수년 동안 부패되지 않은 상태로 저장할 수 있다. 그 외에도, 방사선조사는 감자와 양파 같은 채소의 싹이 트는 것을 지연시키고 바나나, 망고, 토마토, 아보카도 같은 과일이 익는 것을 지연시킬 수 있다. 이러한 방법은 많은 비용을 줄일 수 있다.

이 같은 방사선조사 식품은 먹어도 안전한가? 현재로서는 식품이 안전하며 영양 성분이 유지된다고 연구에서 알려주고 있지만 제시되어 있는 자료는 제한적이다(17). 방사선조사 식품에는 소비자에게 식품이 방사선 처리가 되었음을 알려주는 승인 표시가 붙여 있어야만 한다(그림 8.10).

논란이 된 또 다른 문제는 생명공학 기술을 식품에 적용하는 것이다. 생명공학은 원하는 특성을 얻기 위해 하나의 식물 또는 동물 종(species)의 유전자를 다른 식물 또는 동물의 DNA에 삽입하는 것을 포함한다. 옥수수와 토마토 같은 농작물에는 수확량, 해충 저항성, 보존한도(먼 곳으로 운송될 수 있는 작물의 능력을 향상시킴)를 향상시키기 위해 생명공학이 응용되어 왔다. 생명공학의 유익함이 아주 클 수 있지만 일부 국가에서는 그러한 방식이 검증되지 않은 그리고 아마도 안전하지 않은 것으로 생각되고 있다.

정리하면...

- 적절하게 식품을 보관하고 준비하는 것이 식중독 예방의 비결이다. 깨끗하고 신선하게 보이는 식품을 고른다; 박테리아 번식을 막기 위해 식품을 냉장 또는 냉동 보관한다; 신선한 과일, 채소, 육류를 철저히 씻는다; 모든 육류는 완전히 익힌다; 외식을 할 때에는 고기를 완전히 익히도록 주문한다.
- 유기농이란 단어를 식품 라벨에 사용하는 것은 철저히 규제되고 있다; 유기농 식품은 농약과 그 밖의 다른 화학 물질의 사용 없이 재배한 것이다.
- 방사선조사와 생명공학은 식품의 안전성을 향상시키고 수확량과 해충 저항성을 증가시키기 위해 사용하는 두 가지 형태의 식품공학 기술이다. 이러한 과학 기술이 안전하다는 모든 지적에도 불구하고 두 기술은 상당한 논란거리로 남아 있다.

> **유기농 식품** 농약, 호르몬, 항생제, 또는 화학 비료를 사용하지 않으면서 재배하거나 사육한 식물성 및 동물성 식품.
>
> **방사선조사** 식품의 외부 또는 내부에 번식하는 미생물을 죽이기 위해 방사선(방사능과 X-선을 포함해서, 고에너지 파동 또는 입자)을 사용하는 것.

칼로리 섭취량 변화를 위한 샘플 프로그램

아래의 계획은 하루에 섭취하는 칼로리의 구성비율을 변화시키고 전체 칼로리 섭취량을 감소시킬 필요가 있는 사람을 위한 것이다. (또한 실습 8.1의 MyPlate.gov 영양 분석의 권고를 고려하고 있다.) 체중 감소, 체중 증가, 또는 변화를 위한 구체적인 권고는 신체활동의 증가로 인해 달라질 것이다. 제시된 계획은 모든 "나쁜 음식"을 제외시키지 않으며, 단 것 또는 지방이 많은 음식은 적당량을 허용하도록 권고하는 것에 주목한다. 매주 변화를 유지하고 MyPlate.gov로부터의 권고를 충족할 때까지 새로운 변화를 포함시킨다.

청량음료, 사탕, 초콜릿을 줄임으로써 "실속 없는" 칼로리를 제거할 수 있다. 청량음료를 물이나 저칼로리 음료로 대체한다; 예를 들면 2% 우유를 무지방 우유로, 라테를 레귤러에 무지방 우유를 넣은 것으로.

	음식 분류	월요일	화요일	수요일	목요일	금요일	토요일	일요일
1주	칼로리 섭취	"실속 없는" 칼로리를 최소한 150 줄임	"실속 없는" 칼로리를 최소한 150 줄임			"실속 없는" 칼로리를 최소한 150 줄임	"실속 없는" 칼로리를 최소한 150 줄임	
	음료와 알코올	음료를 물이나 저칼로리 음료로 대체	음료를 물이나 저칼로리 음료로 대체	음료를 물이나 저칼로리 음료로 대체	음료를 물이나 저칼로리 음료로	(1) 음료를 물이나 저칼로리 음료로 대체 (2) 술을 마신다면 1~2잔으로 제한	음료를 물이나 저칼로리 음료로 대체	음료를 물이나 저칼로리 음료로 대체
	과일과 채소							
	탄수화물							
	단백질							
	지방			고지방 음식을 저지방 음식으로 교체	고지방 음식을 저지방 음식으로 교체		고지방 음식을 저지방 음식으로 교체	
	보상						자신이 즐기는 음식의 1인분을 넉넉히 허용	

	음식 분류	월요일	화요일	수요일	목요일	금요일	토요일	일요일
2주	칼로리 섭취							
	음료와 알코올							
	과일과 채소	과일과 채소 섭취량을 늘리고, 다양한 과일과 채소를 섭취		과일과 채소 섭취량을 늘리고, 다양한 과일과 채소를 섭취		과일과 채소 섭취량을 늘리고, 다양한 과일과 채소를 섭취	과일과 채소 섭취량을 늘리고, 다양한 과일과 채소를 섭취	
	탄수화물		정제 탄수화물 식품을 전곡으로 대체		정제 탄수화물 식품을 전곡으로 대체			
	단백질	단백질 섭취량을 줄임		단백질 섭취량을 줄임		단백질 섭취량을 줄임	단백질 섭취량을 줄임	
	지방							
	보상							자신이 즐기는 음식의 1인분을 넉넉히 허용
3주	칼로리 섭취							
	음료와 알코올	물이나 저지방/저설탕 음료를 섭취	물이나 저지방/저설탕 음료를 섭취	물이나 저지방/저설탕 음료를 섭취	물이나 저지방/저설탕 음료를 섭취	(1) 물이나 저지방/저설탕 음료를 섭취 (2) 술을 마신다면 1~2잔으로 제한	(1) 물이나 저지방/저설탕 음료를 섭취 (2) 술을 마신다면 1~2잔으로 제한	물이나 저지방/저설탕 음료를 섭취
	과일과 채소	과일과 채소 섭취량을 늘리고, 다양한 과일과 채소를 섭취	과일과 채소 섭취량을 늘리고, 다양한 과일과 채소를 섭취	과일과 채소 섭취량을 늘리고, 다양한 과일과 채소를 섭취	과일과 채소 섭취량을 늘리고, 다양한 과일과 채소를 섭취	과일과 채소 섭취량을 늘리고, 다양한 과일과 채소를 섭취	과일과 채소 섭취량을 늘리고, 다양한 과일과 채소를 섭취	과일과 채소 섭취량을 늘리고, 다양한 과일과 채소를 섭취
	탄수화물	정제 탄수화물 식품을 전곡으로 대체	정제 탄수화물 식품을 전곡으로 대체	정제 탄수화물 식품을 전곡으로 대체	정제 탄수화물 식품을 전곡으로 대체	정제 탄수화물 식품을 전곡으로 대체	정제 탄수화물 식품을 전곡으로 대체	정제 탄수화물 식품을 전곡으로 대체
	단백질	고지방 단백질 식품을 저지방 단백질 식품으로 대체	고지방 단백질 식품을 저지방 단백질 식품으로 대체	고지방 단백질 식품을 저지방 단백질 식품으로 대체	고지방 단백질 식품을 저지방 단백질 식품으로 대체	고지방 단백질 식품을 저지방 단백질 식품으로 대체	고지방 단백질 식품을 저지방 단백질 식품으로 대체	고지방 단백질 식품을 저지방 단백질 식품으로 대체
	지방							
	보상							자신이 즐기는 음식의 1인분을 넉넉히 허용

요약

1. 영양학은 음식에 대한 그리고 음식이 건강과 질병에 미치는 영향에 대한 공부다. 산업화된 국가에서, 현재의 주요한 문제는 과다한 음식 섭취다.

2. 잘 균형 잡힌 식단은 약 58%의 복합탄수화물, 30%의 지방, 12%의 단백질로 구성된 것이다. 다량영양소는 인체의 기능에 필요한 에너지(칼로리)를 제공한다. 칼로리는 음식의 에너지 또는 신체활동에 요구되는 에너지의 측정단위다.

3. 탄수화물은 에너지의 생산을 위해 인체에 의해 사용되는 주된 연료다. 단순탄수화물에는 글루코스, 푸룩토스, 갈락토스, 락토스, 말토스 등이 포함된다. 복합탄수화물로는 전분과 섬유소가 있다. 전분은 글루코스 사슬로 구성되어 있다. 섬유소는 소화되지 않지만 필수적인 복합탄수화물이며, 전곡, 채소, 과일에 들어 있다. 섬유소는 소화를 조절하고 노폐물을 형성하는 데 중요하다.

4. 지방은 에너지의 효율적인 저장 형태인데, 그 이유는 1g의 지방은 1g의 탄수화물이나 단백질보다 2배 이상의 에너지를 포함하고 있기 때문이다. 지방은 음식의 지방으로부터 얻거나 또는 섭취한 잉여 탄수화물이나 단백질로부터 합성될 수 있다.

5. 지방은 지질의 한 종류이다. 음식에서 그리고 인체에서 발견되는 대부분의 지방은 중성지방 형태다. 중성지방은 3개의 지방산이 하나의 글리세롤에 결합된 형태로 구성되어 있다. 지방산은 화학구조에 따라 포화 또는 불포화로 분류된다. 콜레스테롤은 또 다른 형태의 지질이다. 혈액 콜레스테롤 수준은 심장병 발병 위험에 영향을 미칠 수 있다.

6. 단백질의 일차적인 역할은 신체 조직의 합성과 복원을 위한 구조적 단위를 제공하는 것이다. 단백질은 인체에 의해 만들어진 아미노산(11가지 불필수아미노산)과 음식을 통해서만 얻을 수 있는 아미노산(9가지 필수아미노산)으로 구성된다. 탄수화물이나 지방을 불충분하게 섭취하면 단백질은 분해되고 에너지 생산에 사용될 수 있다.

7. 비타민은 성장과 대사의 조절을 포함해서, 많은 중요한 기능을 한다. 비타민B 복합체와 비타민C는 수용성이며 인체에 저장될 수 없다. 지용성 비타민A, D, E, K는 지용성 비타민이며 인체에 저장될 수 있다.

8. 무기질은 인체의 기능 조절에 많은 중요한 역할을 하는 무기화학 원소이다.

9. 인체의 약 60~70%는 물이다. 물은 인체의 모든 필수적인 과정에 관련되어 있으며 신체적으로 활동적인 사람에게 특히 중요하다. 음식과 음료로 매일 8~10컵의 물을 섭취할 필요가 있다.

10. 건강한 식사는 충분한 양의 과일, 채소, 전곡, 지방질이 적은 육류와 유제품으로 구성된다. 자신이 섭취하는 칼로리는 자신이 소모하는 칼로리와 균형을 이루어야 하고, 술을 마신다면 적당량만을 마신다. 건강한 음식을 선택하는 데 도움이 되도록 RDAs, DRIs, MyPlate, 식품 라벨을 사용할 수 있다.

11. 운동의 강도가 운동 동안에 연료로 사용되는 지방과 탄수화물의 상대적 비율을 결정한다. 일반적으로, 운동 강도가 낮을수록 더 많은 지방이 연료로 사용된다. 그와는 달리, 운동 강도가 높을수록, 더 많은 탄수화물이 연료로 사용된다.

12. 항산화제는 유리기가 세포를 손상시키는 것을 방지하는 영양소다. 비타민C, 비타민E, 베타카로틴, 아연, 셀렌은 항산화제로 알려져 있다.

13. 대부분의 사람은 건강한 식사를 통해 영양소를 충분히 섭취할 수 있으며 보충제를 사용할 필요가 없다. 하지만 임신 여성, 엄격한 채식주의자, 노인, 그리고 일부 사람은 식이보충제가 유익할 수도 있다.

14. 식중독을 예방하는 비결은 식품을 적절하게 준비하고, 저장하고, 조리하는 것이다. 깨끗하고 신선해 보이는 식품을 선택한다; 박테리아 번식을 막도록 식품을 냉장 또는 냉동 보관한다; 신선한 과일, 채소, 육류를 깨끗이 씻는다; 모든 육류는 완전히 익힌다; 외식을 할 때에는 고기를 완전히 익히도록 주문한다.

학습문제

1. 음식으로 섭취하는 탄수화물의 주된 역할은?
   a. 신체조직 합성　　　b. 에너지 제공
   c. 호르몬 합성　　　　d. 효소 합성

2. 음식으로 섭취하는 단백질의 주된 역할은?
   a. 에너지 제공　　　　b. 수분 제공
   c. 조직 합성　　　　　d. 호르몬 조절

3. 물은 다음을 위해 중요하다
   a. 에너지 제공   b. 뼈 합성
   c. 혈액 형성   d. 단백질 합성

4. 매일의 식사에서 권장되는 탄수화물, 지방, 단백질의 백분율은?
   a. 60, 20, 20   b. 58, 22, 20
   c. 40, 20, 40   d. 58, 30, 12

5. 다음 중 어느 것이 정상적이고 상승된 신체대사 동안 인체 세포를 손상으로부터 보호해 줄 수 있는가?
   a. 단백질   b. 호르몬   c. 항산화제   d. 항생제

6. 식이 탄수화물의 주된 공급원을 나열하시오.

7. 탄수화물은 어떻게 분류할 수 있는가?

8. 중성지방이란, 인체에서는 어떻게 사용되는가?

9. 포화지방산과 불포화지방산을 구분하시오.

10. 오메가3지방산이란?

11. 필수아미노산과 불필수아미노산의 차이점은?

12. 비타민의 종류는 어떤 것들인가? 인체의 기능에서 비타민의 역할은?

13. 인체의 기능에서 무기질의 역할에 대해 나열하시오.

14. 1g의 탄수화물, 지방, 단백질에 각각 들어 있는 칼로리는?

15. 운동 트레이닝 프로그램을 실행하고 있는 사람의 탄수화물 요구량에 대해 논의하시오.

16. 운동 트레이닝 프로그램을 실행하고 있는 사람의 단백질 요구량에 대해 논의하시오.

17. 다음의 것들이 심장질환에 미치는 영향은?
    고밀도지질단백질(HDL콜레스테롤), 저밀도지질단백질(LDL콜레스테롤).

18. 식이보충제와 관련한 "구조/기능" 규정을 논의하시오.

유용한 웹링크

영양과 식이요법학회(Academy of Nutrition and Dietetics)
영양과 관련된 자료, 자주 묻는 질문(FAQs), 링크 등을 제공하고 있음. www.eatright.org

Ask the Dietician(영양사에게 묻기)
음식 섭취와 관련된 많은 질문에 대한 합리적인 조언 제공. 식단과 운동 프로그램을 작성하는 데 아주 유용한 "건강한 신체 계산기"를 포함하고 있음.
www.dietitian.com

Fast Food Nutrition Facts(패스트푸드 영양 정보)
패스트푸드 식당 위치와 판매하는 음식의 영양 정보를 제공. www.fastfoodnutrition.org

식품의약국(Food and Drug Administration)
식품과 보충제의 규제와 관련된 FDA의 홈페이지. 식품 안전과 보충제에 관한 다양한 정보. FDA는 식품 라벨, 영양, 식이보충제와 관련된 규제 조치에 관한 가장 최신의 정보뿐만 아니라 교육용 자료와 중요한 발표 내용 또한 제공. www.fda.gov

FoodSafety
정부의 식품 안전 정보 제공. 식품 안전과 관련된 소식, 안전 경계경보, 소비자 상담, 천연 식품 안전 프로그램, 식중독균 정보 등을 제공.
www.foodsafety.gov

MedlinePlus Health Information: Vitamin and Mineral Supplement
국립의학도서관, 국립보건원의 공익사업으로 비타민과 무기질 보충제를 포함해서 건강 관련 주제에 대한 정보 제공. www.nlm.nih.gov/medlineplus/vitamins.html와 www.nlm.nih.gov/medlineplus/dietarysupplements.html

MyPlate
미국 농무부(USDA)의 식품 안내 시스템의 홈페이지. 개인의 음식 섭취와 신체활동을 추적하는 데 도움을 주는 SuperTracker를 포함하고 있다. www.choosemyplate.gov

Nutrition.gov
영양에 관한 연방정부의 모든 온라인 정보에 대한 쉬운 접근을 제공하는 연방정부 사이트.
www.nutrition.gov

USDA Center for Nutrition Policy and Promotion
음식 섭취에 대한 지침 제공. www.cnpp.usda.gov

USDA Food Safety Publications
음식의 준비, 저장, 취급에서의 안전과 관련된 모든 측면에 대한 자료를 포함하고 있음.
www.fsis.usda.gov/Factsheets/index.asp

실습 8.1

이름 _____   날짜 _____

자신의 식단 분석

이번 실습의 목적은 자신의 식습관을 분석하는 것이다. 3일 동안(주중의 이틀과 주말 하루), 자신이 평상시에 보편적으로 먹는 음식을 섭취한다. ChooseMyPlate.gov에 있는 SuperTrack 기능을 사용하여 자신이 섭취한 음식과 음식의 양을 기록한다. Track Food & Activity(weight & calories 항목 내에 있음) 아래의 Food Tracker를 선택한다. 자신이 섭취한 음식을 입력하거나 또는 섭취한 음식을 검색할 수 있다. 섭취한 음식을 모두 입력한 다음에는 각 음식, 하루 전체, 3일 평균의 영양소를 결정하는 데 식단 분석 기능을 사용할 수 있다. 영양소에 대한 권고는 자신이 입력한 나이, 체중, 성, 활동 수준의 자료에 근거하고 있다.

Food Detail Report(My Report 내에 있는)를 선택한 다음 영양소(nutrients) 아래에 있는 Select All을 선택한다. 결과 보고서는 자신이 하루에 섭취한 각 음식의 영양소 함량을 제공한다. 그리고는 Nutrients Report(My Report 내에 있는)를 선택해서 3일 동안의 칼로리와 영양소 함량의 평균값을 얻는다. 자신의 자료는 SuperTracker에 저장될 것이다. 건강한 변화를 실천해 가면서 자신의 식단을 점검하는 데 이 사이트를 사용할 수 있을 것이다. 자신의 영양 분석 결과를 프린트하거나 또는 컴퓨터에 저장할 수도 있다.

나이, 성, 활동 수준에 근거한 각 영양소의 권장량과 자신의 평균 섭취량을 비교한다. (이 분석은 3일에 걸쳐 섭취한 음식을 자신의 대표적인 평상시 식단으로 활용한 것임을 기억해야 한다.) 그런 다음, 아래의 질문에 대답한다:

1. 칼로리 섭취량은 어느 정도인가? 자신의 나이, 성, 활동 수준보다 더 많은 또는 더 적은 칼로리를 섭취하고 있는가?
   _____

2. 지방, 나트륨, 콜레스테롤, 또는 "실속 없는" 칼로리의 섭취량이 필요 이상으로 많은가?
   _____

3. 불충분하게 먹는 영양소는 어떤 것들인가?
   _____

4. 식사의 질 향상을 위해 자신이 할 수도 있었던 세 가지 대안은 어떤 것들인가?
   _____

1일영양권장량*

- 전체 칼로리(하루의 에너지 소비량)는 체중 1파운드당 kcal를 체중으로 곱한 값이다:

  _____ × _____ = _____
  파운드 단위의 체중   하루에 체중 1파운드당 kcal   **전체 kcal(하루의 에너지 소비량)**
                      (232쪽의 표 9.1 참고)

- 지방 kcal는 하루 전체 칼로리의 30%보다 많아서는 안 된다.

  _____ × _____ = _____
  30%(0.3)   하루 전체 kcal   지방의 권장 최대 kcal

- 단백질 섭취량은 하루 전체 칼로리의 12% 또는 체중 1kg당 0.8~0.9g이어야 한다. (임신 여성은 15g 그리고 수유 여성은 20g을 추가해야 한다.):

  _____ × _____ = _____
  0.36g   파운드 단위의 체중   단백질 권장 섭취량

- 탄수화물 섭취량은 하루 전체 칼로리의 약 58%가 되어야 한다:

  _____ × _____ = _____
  58%(0.58)   하루 전체 kcal   탄수화물 권장 섭취량

지방<식단의 30%; 포화지방<식단의 10%; 콜레스테롤<300mg; 나트륨<3000mg.

* 204쪽과 205쪽의 비타민과 무기질의 RDA 값을 참고한다.

실습 8.2

이름 _____ 날짜 _____

건강한 식단을 위한 목표 설정

자신의 가장 나쁜 세 가지 식습관은? (자신의 식습관에 문제가 있는 부분을 파악하는 데 도움이 되도록 실습 8.1의 Nutrition Report를 사용한다.)

1. _____
2. _____
3. _____

자신의 식단을 향상시키기 위해 필요하다고 생각되는 변화를 아래 표에서의 적절한 부분에 표시한다.

	증가	감소	현재 상태 유지
칼로리			
탄수화물			
지방			
단백질			
비타민			
무기질			

위의 표에 표시된 내용에 근거해서, 자신의 식단을 향상시키기 위한 두 가지 단기 및 장기 SMART 목표를 나열한다.

_____

_____

단기 목표 1

_____

_____

단기 목표 2

_____

_____

장기 목표 1

_____

_____

장기 목표 2

_____

_____

실습 8.3

이름 _____ 날짜 _____

새로운 식단의 설계

이 실습의 목적은 이 장에서 제시되었던 원리를 사용하면서 새로운 식단을 계획하는 것이다. 식단을 계획하는 데 있어 SuperTracker의 My Plan Tool 또한 활용할 수 있다. 이러한 기능은 일반적인 권고지침을 제공하며, 이러한 권고지침에 부합하는 특정 음식을 선택할 수 있다. 실습 8.1을 완료한 후에는, 자신의 식단에 어떠한 변화가 필요한지를 대략 알 수 있을 것이다. 207쪽의 표 8.6에 주어진 보기와 교재의 논의 내용을 따르면서, 이 장에서 제시된 음식 섭취 권고 목표를 충족시키는 새로운 식단의 구성을 위해 음식을 선택한다. SuperTracker의 Food-A-Pedia 또는 식품의 라벨로부터 얻은 필요한 정보를 아래의 양식에 기입한다. 각 세로줄의 합계와 실습 8.1의 각 영양소에 대한 RDA 또는 204쪽과 205쪽의 표 8.5를 사용하여 각 영양소에 대한 자신의 RDA 백분율(%)을 결정한다.

	kcal	단백질(g)	포화지방(g)	콜레스테롤(mg)	나트륨(mg)	탄수화물(g)	비타민 A(IU)	비타민 C(mg)	칼슘(mg)	철(mg)	GI
아침											
점심											
저녁											
합계											
RDA	*	<30%†	<10%	<300	3000	>58%	1000	60	1200	12	‡
RDA%											

* kcal 요구량은 9장의 표 9.1(232쪽)을 참고한다.

† 단백질 섭취량은 체중 1kg당 0.8g이어야 한다. 임신 여성은 15g, 수유 여성은 20g을 추가해야 한다.

‡ 다양한 음식의 혈당지수는 www.glycemicindex.com에서 찾을 수 있다.

실습 8.4

이름 _____   날짜 _____

식습관의 평가

아래의 내용을 읽고 자신에게 해당되는 것을 선택한 다음 맨 아래에 있는 설명을 참고한다.

1. 저녁을 조리할 시간이 없어 "패스트푸드"를 사먹을 생각으로 밖으로 나간다. 어떤 것을 먹는가?
    a. 구운 닭고기 샌드위치
    b. 특대 사이즈 햄버거

2. 영화관에 갔는 데 배가 고파서 간식을 먹어야만 한다. 어떤 것을 사는가?
    a. 버터를 바르지 않은 팝콘
    b. 사탕이나 초콜릿

3. 출근 시간에 쫓겨서 아침을 못 먹고 나왔다. 출근길에 가게에 잠시 들러 먹을 것을 살 생각이다. 어떤 것을 선택하는가?
    a. 바나나
    b. 소시지 비스킷

4. 이탈리아 식당에서 멋진 저녁을 먹으려고 외출한다. 어떤 음식을 주문하는가?
    a. 붉은 소스의 스파게티
    b. 파이브-치즈 라자냐

5. 오후 3시이고, 점심을 충분히 먹지 않아 오후 간식이 필요하다. 어떤 것을 먹는가?
    a. 사과
    b. M&M

6. 아이스크림을 사러 왔다. 어떤 것을 선택하는가?
    a. 과일 셔벗(sorbet)
    b. 일반적인 아이스크림

7. 평상시에 어떤 후식을 선택하는가?
    a. 여러 종류의 딸기에 설탕을 약간 뿌린 것
    b. 설탕을 입힌 초콜릿

8. 채소를 볶을 때에 어느 것을 사용하는가?
    a. 올리브유
    b. 마가린

9. 다음의 짠 간식 중에서 어느 것을 선호하는가?
    a. 프레첼(pretzels)
    b. 포테이토칩

10. 아침으로 시리얼을 먹는다. 어떤 것을 선택하는가?
    a. 전곡 프레이크
    b. 땅콩버터 퍼프

위의 질문 중에 어느 것이라도 "b"라고 대답한다면 칼로리, 지방, 또는 설탕이 많은 음식을 선택하는 것이다. 이 장 그리고 MyPlate 식품 안내 시스템에 제시된 내용을 따름으로써 자신의 음식 선택을 향상시킨다.

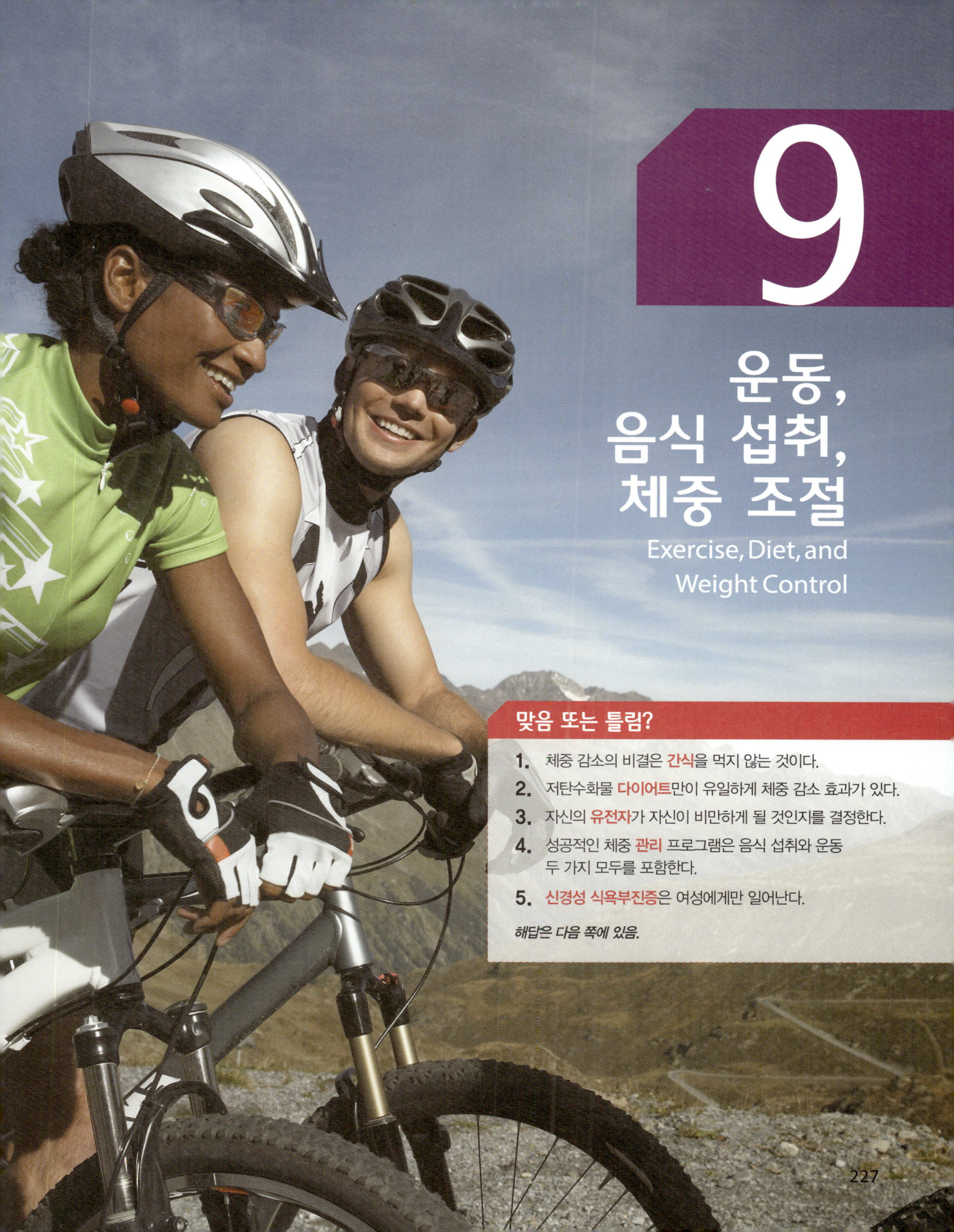

9

운동, 음식 섭취, 체중 조절
Exercise, Diet, and Weight Control

맞음 또는 틀림?

1. 체중 감소의 비결은 **간식**을 먹지 않는 것이다.
2. 저탄수화물 **다이어트**만이 유일하게 체중 감소 효과가 있다.
3. 자신의 **유전자**가 자신이 비만하게 될 것인지를 결정한다.
4. 성공적인 체중 **관리** 프로그램은 음식 섭취와 운동 두 가지 모두를 포함한다.
5. **신경성 식욕부진증**은 여성에게만 일어난다.

해답은 다음 쪽에 있음.

많은 미국인이 과체중이다. 실제로, 성인의 60% 그리고 어린이의 20% 이상이 과체중 또는 비만이다(1). 미국이 세계에서 과체중 발생률이 가장 높지만, 비만은 전 세계적인 문제이며 질병의 주된 원인의 하나다(1, 2). 과체중은 당뇨병, 담낭질환, 고혈압, 고지혈증, 심장병 같은 건강 문제 그리고 심지어 일부 암의 위험 요인으로 밝혀져 있다(1). 건강과 증가된 체중 사이의 이러한 관련성 때문에 더 많은 사람들이 체중을 감소시키려고 노력한다.

과체중과 비만의 이 같은 확산은 미국에서 수십억 달러 규모의 체중-감소 산업을 탄생시켰다. 실제로, 5~7천만 명의 미국인이 매년 다이어트를 한다고 추정하고 있다. 그 결과, 소비자는 체중을 감소시키기 위해 다이어트 음료, 식욕 억제제, 다이어트 서적, 상업용 다이어트 제품, 의료진이 처방하는 다이어트 등에 매년 수십억 달러를 쓴다. 그 외에도, 위우회술(gastric bypass surgery)을 하려는 사람의 숫자는 지난 15년 동안 급격히 증가해 왔다(3). 많은 상업용 체중-감소 프로그램에서는 자신들의 프로그램이 아주 성공적이라고 광고한다. 안타깝게도, 다른 치료법과 병행되지 않으면 겨우 5%의 사람만이 프로그램 종료 후 5년 동안 체중 감소를 유지한다고 연구에서 보여주었다(3). 좋은 소식은 장기간 지속되는 체중 감소가 가능하며, 많은 사람이 건강한 체중을 달성하기 위해 자신의 식습관과 생활습관을 성공적으로 변경시킨다는 것이다. 단기적 다이어트와 술수(gimmick)는 단지 일시적으로 작용하며, 장기간 지속되는 체중 감소를 위한 유일한 해결책은 음식 섭취와 신체활동 패턴을 변화시키는 것임을 인식하는 것이 비결이다.

이 장에서는, 건강과 체력을 위한 이상적인 체중을 결정하는 방법; 다이어트, 운동, 그리고 행동 변화를 어떻게 결합시켜서 성공적으로 체지방을 감소시키는지; 생애에 걸쳐 바람직한 체중을 유지하는 것과 관련된 원리들을 논의할 것이다. 끝으로, 여러 가지 식이장애의 증상과 건강에 미치는 결과를 살펴볼 것이다. 최적 체중의 개념(6장에서 공부하였음)을 되새겨봄으로써 시작한다.

최적 체중이란?

체중-감소 프로그램을 실행해야 하는지를 결정하기 전에 자신이 현재 최적 체중에 있는지를 결정할 필요가 있다. 일반적으로, 남성의 건강과 체력을 위한 최적 체지방률은 8~19% 범위인 반면에 여성의 최적 체지방률 범위는 21~32%이다(4) (6장). 이러한 범위는 신체활동과 외모에서의 개인별 차이를 허용하며 신체지방으로 인한 질병의 위험이 제한적이라고 알려져 있다. 바람직한 체중 범위는 어떻게 계산할 수 있는가? 계산은 간단한 2단계로 이루어진다: 첫 번째 단계는 제지방 무게를 계산하는 것이다. 체중이 80kg이고 체지방

> **해답**
>
> 1. **틀림** 간식으로 먹는 음식이 건강한 것이라면 식사 사이의 간식은 식욕을 억제하는 데 도움을 줄 수 있으며 체중 관리를 위한 건강한 전략이 될 수 있다.
> 2. **틀림** 저탄수화물 다이어트는 초기에 체중을 감소시키는 데 도움이 될 수도 있지만 자신의 평상시 탄수화물 섭취로 되돌아가면 원래 체중으로 되돌아 올 것이다.
> 3. **틀림** 유전자는 과체중과 비만에 영향을 미친다. 하지만 전체 인구의 겨우 1~5%가 비만을 초래하는 유전적 상태에 있다. 대부분의 비만한 사람에게는 음식 섭취와 생활방식의 결과로 인해 비만이 초래되었다.
> 4. **맞음** 다이어트와 운동의 결합이 체중을 감소시키고 장기간에 걸쳐 체중 감소를 유지하는 유일한 효과적인 수단이다.
> 5. **틀림** 신경성 식욕부진증은 남성과 여성 모두에게서 발병할 수 있다.

률이 25%인 남자 대학생을 보기로 사용하자.

1단계. 제지방 무게–다시 말하면 체중에서 뼈, 기관, 근육이 차지하는 무게:

$$체중 - 지방\ 무게 = 제지방\ 무게$$
$$100\% - 25\% = 75\%$$

이것은 체중의 75%(소수로 나타내면 0.75)가 제지방 무게라는 것을 의미한다. 따라서 이 학생의 제지방 무게는

$$75\% \times 80kg = 60kg$$

이다.

2단계. 최적 체중을 계산한다(남자의 경우 체지방률은 8~19% 범위다): 최적 체중을 계산하기 위한 공식은 다음과 같다.

$$최적\ 체중 = 체지방\ 무게 \div (1 - 최적\ 체지방률)$$

공식에서 체지방률은 소수로 나타내어야 한다. 따라서 체지방율이 8%인 경우에는

$$최적\ 체중 = 60 \div (1 - 0.08) = 65.2kg$$

이 된다.

체지방율이 19%이면

$$최적\ 체중 = 60 \div (1 - 0.19) = 74kg$$

이 된다.

따라서 이 학생의 최적 체중은 65.2kg과 74kg 사이다. 실습 9.1에서는 체지방율과 체질량지수(6장 참고) 두 가지 모두를 사용하면서 최적 체중을 계산한다.

정리하면...

- 건강과 체력을 위한 최적의 체지방률 범위는 남성의 경우 8~19%이고, 여성은 21~32%다.
- 자신의 체지방률과 현재 체중을 사용하면서 최적 체중을 계산할 수 있다.

어떠한 요인이 체중 관리에 영향을 미칠 수 있는가?

대부분의 비만한 사람에게서, 과다한 지방은 내적 및 외적 요인 사이의 복잡한 상호 작용의 결과다. 내적 요인은 유전과 호르몬 분비를 포함한다. 음식 섭취, 운동, 사회적 환경 같은 외적 요인 또한 체중 관리에 직접적으로 영향을 미친다. 이러한 두 가지 요인의 영향을 더욱 자세히 살펴보자.

유전적 요인과 호르몬

프래더-윌리 증후군(Prader-Willi syndrome)과 바데트-비들 증후군(Bardet-Biedl syndrome)을 포함해서 몇 가지 희귀한 의학적 문제가 인구의 약 1%에게서 극도의 비만을 초래한다. 이러한 두 가지 문제는 유전적 장애이며 태어날 때부터 존재한다(5). 비만의 다른 생리적 원인은 식욕을 조절하는 호르몬(특히 렙틴과 그렐린)의 분비와 관련이 있을 수도 있으며 현재 많은 연구가 그러한 분야에 초점을 맞추고 있다.

식욕 통제는 두뇌의 기능이다(6). 좀 더 구체적으로 말하면, 시상하부는 식욕센터가 위치하고 있는 두뇌의 한 부분이다. 이러한 식욕 통제 부위에는 특정 호르몬에 반응하는 수용체를 포함해서, 혈액의 지방과 혈당 수준을 감시하는 감지기(센서)가 있다.

렙틴 호르몬은 지방 세포에서 생산되며 혈액 속으로 분비된다(7). 혈관 내에서 순환하는 렙틴은 시상하부의 수용체에 작용함으로써 식욕을 저하시킨다(8). 호르몬과 비만 사이의 연결고리를 조사하고 있는 과학자들은 비만 쥐의 렙틴 수준이 아주 낮다는 것을 발견하였다. 렙틴은 그 후 많은 비만한 사람이 비정상적으로 높은 수준의 렙틴을 생산한다는 것을 발견할 때까지 비만 확산에 대한 만병통치약이라고 믿었다. 이러한 비만한 사람에게 렙틴은 식욕을 저하시킬 수 없는데 그 이유는 두뇌의 렙틴 수용체가 호르몬에 대해 반응하는 능력을 상실했기 때문이다(6). 추후의 연구는 렙틴이 인슐린(췌장에서 생산되는 호르몬) 같은 다른 호르몬과도 작용하면서 식욕을 억제한다는 것을 보여주었다(6, 7).

그렐린이라고 불리는 또 다른 호르몬은 배고픔의 느낌을 가져온다(8). 높은 수준의 그렐린은 두뇌의 신경 신호를 촉발시켜 배고픔

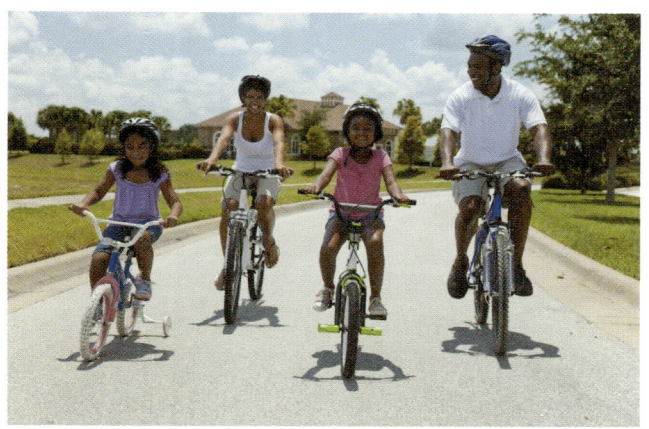

운동은 어떠한 체중-감소 프로그램에서도 핵심적인 요소다. 가족과 친구는 운동과 건강한 행동을 장려하는 데 도움이 될 수 있다.

을 증가시킨다(9). 그렐린이 배고픔을 증가시키기 때문에 많은 연구는 그렐린 생산을 억제하는 방법을 개발하는 쪽으로 목표를 정해왔었다. 비록 논란의 여지는 있지만, 중강도의 저항 운동과 심폐 운동이 그렐린 생산을 억제할 수 있으며 따라서 식욕을 억제할 수 있다는 증거가 있다.

일반적으로, 위(stomach)의 음식은 그렐린 생산과 분비를 억제한다. 하지만 음식이 그렐린을 억제하는 능력에는 차이가 있다. 예를 들면, 지방이 많은 음식은 단백질이나 탄수화물(즉, 설탕)이 들어 있는 음식보다 그렐린 생산을 억제하는 데 덜 효과적이다. 단백질이 그렐린을 억제하는 데 가장 좋은 음식이다. 고탄수화물 식사를 섭취하면 그렐린 생산이 처음에는 억제되지만 이 같은 효과는 오래 가지 않으며 그러한 식사 후 그렐린 생산은 급격히 상승한다(8).

환경적 요인

환경적 요인은 과체중과 비만을 치료하는 데 있어 많은 건강관리 전문가들에게 여전히 주된 관심 영역이다. 다이어트와 운동이 비만 확산과의 싸움에서 통제되고 변경될 수 있는 두 가지 주요 요인이다. 무엇을 먹는가, 그리고 얼마나 먹는가뿐만 아니라 얼마나 운동하는가 또한 아주 많은 부분이 자신의 통제하에 있다.

무엇이 자신의 식습관을 촉발시키는지를 이해하는 것은 체중 관리에 있어 중요한 첫 번째 단계다. 일부 사람에게는 음식 섭취가 좋은 그리고 나쁜 두 가지 모두의 감정적 스트레스에 대한 반응이 되어버렸다. 생일이나 기념일 같은 중요한 날이나 대학교 졸업 같은

> **렙틴** 식욕을 억제하는 호르몬.
>
> **그렐린** 배고픔의 느낌을 가져오는 호르몬.

행동 변화를 위한 단계적 접근

무엇이 음식 섭취를 촉발시키는가?

Y N
- ☐ ☐ 공부할 때에는 간식이나 음료가 가까이에 있어야 한다.
- ☐ ☐ 손에 간식이 없으면 TV 시청이나 영화 관람을 할 수 없다.
- ☐ ☐ 패스트푸드 식당에서 적은 분량의 1인분을 주문할 것이지만 만일 내가 가장 큰 사이즈를 주문한다면 지불하는 돈에 비해 음식을 더 많이 받는다.
- ☐ ☐ 접시에 음식을 남기는 것은 낭비하는 것이다.
- ☐ ☐ 운전할 때에는 컵 홀더에 음료를 놓아두는 것을 좋아한다.

예라고 대답한 질문이 하나보다 많다면 습관 때문에 또는 자신의 환경 때문에 음식을 먹을 가능성이 높다. 이러한 행동은 체중 증가를 가져올 수 있다.

칼로리 섭취량을 줄이는 요령

내일:
- ☑ 공부하면서 청량음료 대신에 물을 마시고, 배가 고프면 잠시 공부를 중단하고 간식으로 과일을 먹는다.
- ☑ TV 시청보다는 친구를 찾아가거나 산책을 한다. 음식을 적게 먹고 약간의 신체활동을 포함시킨다.

2주 이내에:
- ☑ 패스트푸드를 먹을 때에는 작은 샌드위치와 감자튀김을 주문하며, 더 좋은 것은 감자튀김 대신에 샐러드를 주문한다.
- ☑ 집이나 식당에서 음식을 먹을 때 이미 배가 부르다고 느낀다면 접시의 모든 음식을 먹어야 한다고 생각하지 않는다. 가정교육을 어떻게 받았든지 간에, 접시를 깨끗이 비우는 것은 배가 가득 찬 후에도 음식을 먹게 만들 가능성이 있다.

학기말에는:
- ☑ 재사용할 수 있는 물통을 차에 두고, 장거리 운전 동안 수분을 섭취하는 데 사용한다. 청량음료 그리고 설탕과 우유를 잔뜩 넣은 커피에는 상당히 많은 양의 칼로리가 들어 있다.

노력의 결실을 자신의 가족이 어떻게 축하하는지를 생각해보라. 이러한 긍정적인 스트레스는 축하를 하기 위해 사람들이 함께 모이도록 만들고, 음식은 종종 그러한 축하의 중심이 된다. 그와는 달리 우울함, 외로움, 또는 지루함 같은 부정적인 느낌에 대처하기 위해 일부 사람은 음식에서 위안을 찾는다. 식습관은 우리들의 일상사의 한 부분으로 단단히 자리를 잡았으며 변화시키기가 어려울 것이다.

식습관은 전국에 걸쳐 패스트푸드 식당이 급증하면서 또한 변화하였다. 이 같은 식당의 편리성은 신속하게 샌드위치를 손에 넣어 직장, 놀이, 또는 그 다음 일정으로 가는 도중에 쉽게 먹을 수 있도록 해주었다. 편리성, 가격, 1인분의 양은 패스트푸드 식당이 비만 확산의 한 원인이 되도록 만들었다. 식당 산업 또한 수요자의 요구를 충족시키기 위해 전체적으로 1인분의 양을 증가시켰다. 1인분의 양이 증가하면 소비자의 허리둘레 또한 늘어난다. 실제로, 1인분의 양은 보통 사람이 정상적인 1인분이 어느 정도가 되어야 하는지를 인식하지 못할 정도로 증가하여 왔다. 결국 대부분의 사람은 자신이 먹는 음식의 양을 과소평가한다. 얼마나 많이 그리고 무엇을 먹는지에 대해 관심을 기울이는 것은 체중 관리의 중요한 첫 번째 단계다.

어떤 상황이나 일은 자신의 식습관에 영향을 미친다는 것을 아는가? 자신의 음식 섭취를 촉발시키는 것을 파악하기 위해 위쪽에 있는 '행동 변화를 위한 단계적 접근'을 살펴본다.

에너지 균형의 개념

신체지방 저장량은 두 가지 요인에 의해 조절된다: (1)지방이 섭취 또는 합성되고 지방세포에 저장되는 속도; (2)에너지가 소비되고 지방이 대사(분해)되면서 연료로 사용되는 속도. 일반적으로, 지방 저장량은 에너지 섭취량이 에너지 소비량을 초과할 때에 증가하고 에너지 소비량이 에너지 섭취량을 초과할 때에 감소한다. 이러한 개념은 "칼로리 섭취량 대 칼로리 소비량"으로 단순화할 수 있다. 자신이 소비하는 것보다 더 많은 칼로리를 섭취하면 신체지방이 증가하고, 자신이 섭취하는 것보다 더 많은 칼로리를 소비하면 신체지방이 감소할 것이다[231쪽의 그림 9.1(a)-(b) 참고]. 식욕 증가에 따른 에너지 섭취량(칼로리)의 증가는 지방의 합성 및 저장 증가를 가져온다. 그와는 반대로, 지방이 분해되어 신체의 에너지원으로 사용되면 지방 저장량은 줄어든다.

체중을 일정하게 유지하고 싶다면 자신의 음식 에너지 섭취량(칼로리)은 자신의 에너지 소비량과 같아야 한다; 다시 말하면, **에너지 균형** 상태에 있어야 한다[그림 9.1(c)]. 건강한 체중 감소 프로그램은 칼로리 섭취량의 감소 그리고 운동을 통한 칼로리 소비량의 증가 두 가지 모두를 포함한다(13~15).

하루 에너지 소비량을 추정하는 것은 체중 감소 프로그램을 계획하고 에너지 균형 등식을 조정하는 데 핵심 요인이며, 하루 에너지 소비량에는 휴식 대사율과 운동 대사율이 포함된다.

휴식 대사율(resting metabolic rate: RMR)은 모든 비활동적인(sedentary)인 상태 동안에 소비되는 에너지의 양이다. RMR은 필요한 인체 기능을 유지하는 데 요구되는 에너지(기초대사율이라 불린다)에 앉아 있거나, 독서를 하거나, 타이핑을 하거나, 음식을 소화하는 것 등에 요구되는 추가적인 에너지를 더한 것이다. RMR은 에너지 균형 등식의 중요한 구성요소인데, 그 이유는 이것이 비활동적인 사람의 하루 전체 에너지 소비량의 약 90%를 차지하기 때문이다(16).

휴식 대사율은 나이, 성, 개인의 제지방량을 포함해서 여러 요인에 의해 영향을 받는다. 예를 들면, 휴식 대사율(체중 1kg당으로 나타냈을 때)은 성장하는 어린이가 일반적으로 성인보다 높다. 그 외에도, RMR은 나이와 함께 감소하며, 남성은 여성보다 휴식 대사율이 더 높다. 끝으로, RMR은 체지방 비율이 낮은 사람과 제지방 비율이 높은 사람에게는 상승되어 있다. 이것에 대한 설명은 근육 조직을 유지하는 데 요구되는 에너지가 지방 조직을 유지하는 데 요구되는 에너지보다 더 크다는 것이다(13).

운동 대사율(exercise metabolic rate: EMR)은 모든 형태의 운동(걷기, 계단 오르기, 웨이트 트레이닝 등) 동안에 소비되는 에너지를 의미한다. 비활동적인 사람에게, EMR은 하루 전체 에너지 소비량의 겨우 10%를 차지한다. 이와는 대조적으로, 활동적인 사람에

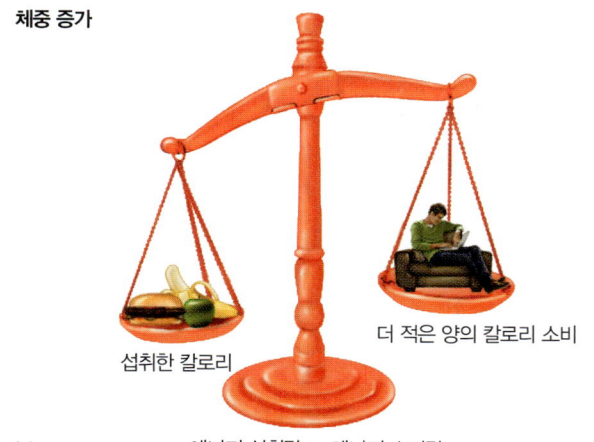
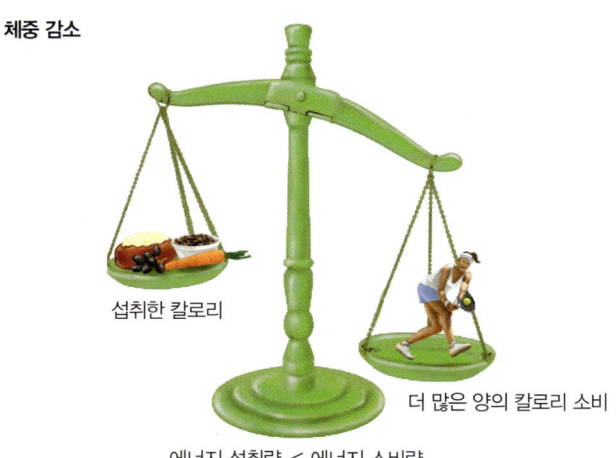
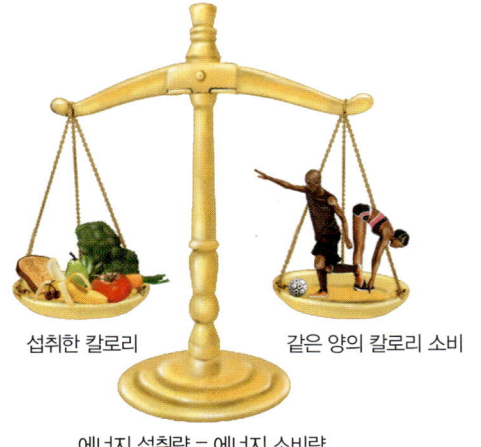

그림 9.1
에너지 균형의 개념. 저울의 어느 쪽에라도 불균형이 있으며 체중의 변화를 가져온다(a, b). 체중을 유지하려면 섭취하는 칼로리의 양은 소비하는 칼로리의 양과 같아야 한다.

> **에너지 균형** 소비되는 칼로리의 양과 동일한 양의 칼로리를 섭취하는 상태. 장기적으로 보면, 에너지 균형은 체중이 일정하게 유지되도록 해준다.
>
> **휴식 대사율(RMR)** 모든 비활동적인 상태 동안에 소비되는 에너지의 양.
>
> **운동 대사율(EMR)** 모든 형태의 운동 동안에 소비되는 에너지의 양.

표 9.1 하루 칼로리 소비량의 추정

하루 칼로리 소비량을 추정하려면 자신의 체중(파운드 단위)을 자신의 신체활동 수준과 일치하는 칼로리(파운드당)와 곱하기 한다.

활동 수준	설명	24시간 동안 소비된 (체중)파운드당 칼로리
1 아주 비활동적	집에 머물러 있어야 하는 환자처럼 제한된 움직임	13
2 비활동적	가벼운 작업 또는 사무실 작업	14
3 중정도 활동	약간의 신체활동과 주말의 레크리에이션 활동	15
4 신체적으로 아주 활동적	일주일에 최소한 3~4회의 활발한 활동	16
5 운동선수	많은 에너지가 소비되는 스포츠 활동을 거의 매일	17-18

게는 EMR이 하루 전체 에너지 소비량의 20~40%를 차지한다(16, 17). 예를 들면, 힘든 운동 동안 EMR은 RMR보다 10~20배나 더 클 수도 있다(13). 그러므로 하루 동안의 운동량 증가는 EMR 증가를 가져오며, 체중 조절 프로그램의 핵심 요인이다.

하루 에너지 소비량을 추정하는 가장 간단한 방법 중의 하나는 자신의 신체활동 수준을 판단해서 24시간 동안 자신이 소비하는 평균 칼로리를 계산하는 데 사용하는 것이다. 예를 들면, 체중이 120lb(54.5kg)이고 중정도로 활동적인 대학생 연령 여성의 하루 에너지 소비량을 계산해보자. 표 9.1의 정보를 사용하면, 이 여성은 24시간 동안 체중 1파운드당 15kcal를 사용할 것이다. 그러므로 이 여성의 추정된 하루 칼로리 소비량은 120(파운드 단위 체중)에 15(하루에 체중 1파운드당 소비되는 칼로리)를 곱함으로써 계산된다:

$$\text{하루 칼로리 소비량} = 120\text{파운드} \times 15\text{kcal/파운드/일}$$
$$= 1800\text{kcal/일}$$

만일 이 여성이 식사와 간식으로 하루 평균 2000kcal를 섭취한다면 여분의 200kcal는 체중이 증가하도록 만들 것이다. 동일한 방식으로 자신의 하루 칼로리 소비량을 계산한다. 자신의 하루 소비량은 하루에 섭취하는 칼로리의 양과 같은가 또는 더 많다고 생각하는가? 이제는 체중 관리에 영향을 미치는 기본적인 생리적 및 환경적 요인이 어떤 것인지를 알고 있으며 에너지 균형의 개념을 이해하고 있으므로 안전하고 효과적인 체중 감소를 가져다 줄 수 있는 전략을 논의하자.

정리하면...

- 과체중과 비만을 가져오는 생리적(내적) 요인은 유전과 호르몬 분비를 포함한다; 체중 관리에 영향을 미치는 외적 요인은 다이어트, 운동, 사회적 환경을 포함한다.
- 체중을 일정하게 유지하려면 음식 에너지(칼로리) 섭취량이 자신의 칼로리 소비량과 같아야 한다; 다시 말하면, 에너지 균형 상태를 유지해야 한다. 소비하는 것보다 더 많은 칼로리를 섭취하면 체중 증가를 초래하며, 소비하는 것보다 더 적은 칼로리를 섭취하면 체중 감소를 초래한다.
- 하루 에너지 소비량은 자신의 휴식 대사율과 운동 칼로리 소비량을 고려함으로써 추정할 수 있다.

성공적인 체중 감소 프로그램의 설계

성공적인 체중 감소를 위한 기본 전략은 자신이 섭취하는 것보다 더 많은 칼로리를 소비하는 것이다. 그렇게 하기 위해서는 종종 자신의 다이어트 그리고 생활방식 두 가지 모두의 변화를 필요로 한다. 중요한 것은 이러한 다이어트와 생활방식의 변화가 장기간에 걸쳐 지속 가능해야 한다. 권장되는 최대 체중 감소 속도는 일주일에

상담 코너

자신의 음식 섭취와 칼로리 소비를 어떻게 관리하는가는 개인적 취향의 문제이다. 자신의 체중-관리 전략을 개발하면서 다음의 것을 생각해 본다.

- 일부 사람은 매일 자신의 하루 칼로리 섭취량과 소비량에 대한 추정치를 알면 유익하다는 것을 발견한다. 하루의 칼로리 균형을 추정하기 위해 섭취하는 음식을 기록하고 신체활동 일지를 사용하는 것을 고려해 본다. 이와 비슷한 방식으로 추정치를 제공하는 컴퓨터 프로그램을 활용할 수도 있을 것이다.
- 음식 섭취와 운동 모두에서의 조그마한 변화는 비교적 짧은 시간에 유의한 결과를 가져올 수 있다. 급격한 변화는 시간이 흐르면서 유지하기가 더 힘들기 때문에 일반적으로 그렇게 성공적이지 않다. 자신의 목표를 향해 오늘 자신이 할 수 있는 세 가지 작은 조치는 어떤 것들인가?
- 분량 조절을 연습한다. 배가 고프지 않으면 자신의 접시에 놓여 있는 모든 것을 먹지 않아도 된다!

Log snacks in daily journal!

1~2lb(0.45~0.9kg)이다. 일주일에 2lb 이상의 체중 감소를 가져오는 다이어트는 제지방 무게(즉, 근육과 신체 기관)의 상당한 감소와 연관되어 있으며 따라서 권장되지 않는다.

일주일에 1lb를 감소시키는 데 요구되는 에너지 결손은 약 3500kcal이다. 그러므로 하루 500kcal의 음성 에너지 균형은 이론적으로 일주일에 1lb의 체중 감소를 가져올 것이다(3500kcal/1주 ÷ 7일/1주 = 500kcal/일).

다이어트의 초반 며칠 또는 몇 주 동안의 체중 감소 속도는 그 이후의 다이어트 기간보다 더 빠를 것이다. 다이어트를 시작하면, 지방뿐만 아니라 탄수화물과 수분의 저장량 또한 줄어들며 이것 역시 약간의 체중 감소를 가져온다(13). 그뿐만 아니라, 근육 같은 일부 제지방 조직 또한 다이어트 초기에 상실된다; 그러므로 첫 번째 3500kcal의 결손 동안에는 1lb보다 더 많이 감소한다. 하지만 다이어트가 계속되면서 체중 감소는 느린 속도로 이루어질 것이다. 처음 2~4주 후에 체중 감소가 정체되더라도 실망해서는 안 된다. 추후의 체중 감소는 주로 신체의 지방 저장에서 일어나며, 몇 주 동안 꾸준히 체중 감소 계획을 실천한다면 뚜렷한 지방 감소를 가져올 것이다.

체중을 감소시키고 감소된 체중을 유지하기 위해서는 다음의 네 가지 기본 단계를 실행할 필요가 있다:

집중 분석

체중 감소의 뜨거운 논란거리: 과당과 보충제에 초점을 맞추면서

과당에 대해

설탕 섭취가 비만의 급속한 확산을 가져온 요인 중의 하나라고 널리 믿어지고 있다(29~32). 사탕수수 설탕과 고과당(high-fructose) 옥수수 시럽은 글루코스와 과당을 포함하고 있다. 글루코스와 비교해서, 과당은 지방 합성을 증가시키는 것으로 나타났으며 과당의 섭취는 식욕을 거의 억제하지 않는다. 이러한 이유 때문에, 많은 양의 과당 섭취(즉, >50g/하루)는 신체지방의 저장을 증가시킨다고 예측되고 있다. 그보다 더 나쁜 것은, 과다한 과당 섭취는 고혈압과 당뇨병의 위험 증가와 연관되어 있음을 시사하는 증거가 늘어나고 있다(30, 31, 33).

고과당 옥수수 시럽은 청량음료, 주스, 스포츠음료를 포함해서 많은 음료의 단맛을 내는 데 사용되므로 과당은 미국인의 음식에 널리 이용되고 있다. 비만의 급격한 증가와 함께 미국의 청량음료 소비가 지난 수십 년 동안 3배나 늘었으므로 이러한 사실은 과당으로 단맛을 낸 청량음료의 섭취가 악화되는 비만 위기의 주된 원인의 하나라고 추측하도록 만들었다. 비록 연구는 과당으로 단맛을 낸 청량음료가 체중 증가를 초래하였다고 보여주고 있지만 청량음료의 섭취만이 비만 위기의 주된 요인인지는 불분명하다(32).

식이보충제가 체중 감소를 촉진시킬 수 있는가?

수백 가지의 식이보충제가 판매되고 있으며, 체중을 감소시키기 위해 4천만 명의 미국인이 식이보충제를 사용한다고 추정되고 있다. 안타깝게도, 이 같은 "비처방" 체중-감소 보충제의 대부분은 체중 감소를 촉진시킨다고 입증되지 않았다(34, 35). 예를 들면, "지방 연소제"라고 불리는 많은 영양 보충제는 체중 감소를 촉진시키기 위해 지방 대사를 증가시킨다고 주장한다. 흔히 이러한 보충제에는 카페인, 녹차 추출물, 크롬, 켈프(kelp), 공액리놀렌산(conjugated linoleic acid)을 포함해서 많은 성분이 들어 있다. 하지만 이러한 성분 중에서 카페인과 녹차만이 지방 대사를 증가시킨다는 주장을 뒷받침하는 과학적 증거가 있다(36). 그뿐만 아니라, 지방 대사에서의 이 같은 증가는 아주 작으며 체중 감소에는 제한적인 효과가 있을 것이다(36).

또한 일부 연구결과는 보충제 또는 유제품으로 섭취하는 칼슘이 체중 관리에 중요한 역할을 한다고 암시하고 있다. 제시된 기전은 칼슘이 지방 대사와 지방 저장에 핵심 역할을 한다는 사실과 관련이 있다. 구체적으로, 유제품 칼슘이 많은 식단은 지방 대사를 촉진하고, 지방 합성을 억제하며, 따라서 신체지방의 감소를 증가시킨다고 보여주었다. 과학적 문헌을 검토한 최근 보고서는 칼슘 보충제가 과체중인 사람과 비만한 사람에게서 작지만 유의한 체중 감소를 가져온다고 결론을 내리고 있다(34). 그럼에도 불구하고, 이러한 결과의 임상적 중요성은 밝혀져 있지 않다.

요약하면, 대부분의 "비처방" 체중-감소 제품의 효과를 뒷받침하는 증거는 제한적이다. 또한 이러한 식이 보충제는 FDA에 의해 규제되지 않으며 따라서 대부분의 제품은 품질 검사를 거치지 않았음을 알아야 한다. 그뿐만 아니라, 비록 일부 체중-감소 제품은 체중 감소를 촉진시킨다고 보고되었지만 감소량은 일반적으로 작으며(즉, 1~2kg), 이러한 제품이 장기적인 체중 감소에 효과적일 것임을 가리키는 증거는 없다(35). 그러므로 영양 전문가는 체중 감소를 위한 "비처방" 식이보충제의 사용을 권장하지 않는다(35, 36).

1. 현실적인 체중 감소 목표를 설정한다.
2. 자신의 식단을 평가하고, 건강에 필요한 모든 영양소는 여전히 섭취하면서 칼로리 섭취량을 줄이려면 식단을 어떻게 변경해야 하는지를 결정한다.
3. 하루 칼로리 소비량을 증가시키고 근육량을 증가(또는 유지)시키기 위해 자신이 어떤 신체활동을 실행하기 시작할 것인지를 결정한다. 자신이 즐기며 장기간 동안 실행할 수 있는 활동을 선택한다.
4. 자신이 줄이고 싶은 체중을 줄이고 추후의 체중 증가를 방지하기 위해 자신의 식단과 생활방식을 바꾼다.

이러한 각 단계에 관련된 것들을 좀 더 자세히 살펴보자.

현실적인 체중 감소 목표 설정

현실적인 체중 감소 목표를 설정하는 데 있어 첫 걸음은 자신의 체지방율이 최적의 건강 범위 이내의 어느 수준이 되어야 하는지를 결정하는 것이다(남자의 경우 8~19%, 여자의 경우 21~32%). 종합적인 체중 감소 프로그램을 시작하는 많은 사람은 자신들의 체지방율이 최적 범위의 중간 수준이 되도록 해줄 장기적인 체중 감소 목표를 정한다(남자의 경우 13~15%의 체지방율, 여자의 경우 24~26%). 자신의 장기 목표를 선택한 후에는 단기 체중 감소 목표를 설정하는 것 또한 유용하다—일반적으로 주당 감소되는 lb(또는 kg)의 숫자로 나타낸다. 일주일에 1~2lb가 현실적인 체중 감소 목표임을 기억한다. 일주일에 5lb(약 2.3kg)를 줄이겠다는 목표는 현실적이지 않으며 실패하도록 만들 것이다.

자신의 목표가 주당 1lb(0.45kg) 감소라면 그러한 목표를 어떻게 달성할 것인지를 계획해야 한다. 예를 들면, "나는 하루 동안의 신체활동량을 증가시키고(예, 매일 20~30분 걷기) 칼로리 섭취량을 줄임으로써(예, 식사 시간 사이에 건강하지 않은 간식을 먹지 않고, 청량음료 섭취를 하루에 1잔으로 제한) 하루 500kcal의 칼로리 결손이 일어나도록 할 것이다"라고 계획할 수도 있다.

현실적인 목표를 설정하는 것은 체중 관리에서 중요한 첫 번째 단계임을 기억한다. 건강한 범위의 체지방율을 자신의 목표로 활용하는 것이 옷의 사이즈나 허리둘레를 목표로 하는 것보다 훨씬 더 현실적이다. 실습 9.3에 자신의 장기 및 단기 목표를 설정하는 데 사용할 수 있는 양식이 주어져 있다.

식단의 평가와 변경

체중을 성공적으로 감소시키는 비결은 자신의 건강한 그리고 덜 건강한 음식 선택을 매일 인식하는 것이다. 매일 패스트푸드를 규칙적으로 먹는다면 체중 감소 능력을 저해하는 고지방, 고칼로리 음식을 지나치게 많이 섭취할 가능성이 높다. 이와 비슷하게, 신선한 과일이나 채소를 마지막으로 먹은 것이 언제인지를 기억하지 못한다면 섭취하는 영양소가 지나치게 적을 수도 있다. 균형 잡힌, 건강한 식사는 칼로리 결손과 체중 감소를 가져올 수 있으며, 자신의 식단에서 어느 부분이 향상될 수 있는지를 일단 알면 체중을 감소시키는데 도움이 되는 변화를 꾀할 수 있다.

자신의 식단을 변화시키는 데 있어 첫 걸음은 자신이 매일 얼마나 많은 칼로리를 섭취하는지를 알아내는 것이다. 대부분의 사람은 자신이 섭취하는 음식의 양을 과소평가하는 경향이 있다. 겨우 3일의 식이일지 작성만으로도 자신의 전체 칼로리 섭취량을 파악할 수 있고, 자신이 어떤 음식을 선택하는지를 인식하도록 만들어 줄 것이며, 자신의 식단 어디에 변화가 필요한지를 알 수 있도록 해줄 것이다.

체중 감소를 목적으로 다이어트를 고려할 때에는 다음을 알아야 한다: 책과 웹사이트에서 광고되는 다이어트는 균형 있게 영양을 제공하지 않는 경우가 흔하며 지속하기 어려운 다이어트일 수도 있다(235쪽의 집중 분석 참고). 새로운 다이어트를 평가할 때의 일반적인 원칙은 빠르고 쉬운 체중 감소를 약속하는 유행성 다이어트는 피해야 한다는 것이다. 알려져 있는 다이어트의 안전성이나 효과에 대해 염려가 된다면 병원이나 대학교에 근무하는 영양사에게 문의할 수 있을 것이다. 또한 자신이 식이보충제의 사용을 고려한다면 이러한 제품에 대한 보다 자세한 내용을 233쪽의 집중 분석에서 찾을 수 있다. 이 장(그리고 8장)에 제시되어 있는 기본 영양 원리를 공부한 후에는 대부분의 다이어트 계획을 비판적으로 평가할 수 있어야 한다.

안전하고 영양적으로 건실한 다이어트가 되기 위해서는 다음의 지침을 따라야만 한다(2, 18, 19).

생각해 볼 것!

약 90%의 지방 감소는 지방 저장량이 가장 많은 신체 부위, 일반적으로 여성의 경우 허벅지와 엉덩이 그리고 남자의 경우 복부에서 일어난다.

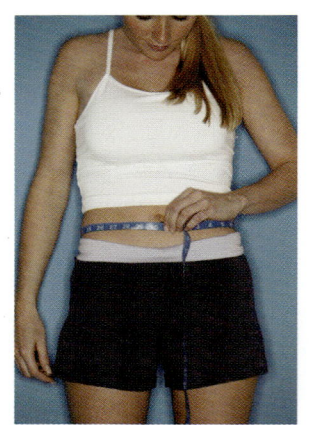

집중 분석

인기 높은 다이어트 계획의 사실과 거짓

많은 다이어트 계획이 존재하며 천 권 이상의 다이어트 책이 현재 판매되고 있다. 비록 일부 인기 있는 다이어트 계획은 오래된 영양학적 및 의학적 조언에 근거하고 있지만 다른 것들은 영양학적 지침의 주류에서 벗어난다(37, 38). 가장 인기 있는 다이어트 계획은 다음의 네 가지 일반적 범주의 하나에 속한다:

1. **초저탄수화물 다이어트:** 이러한 다이어트는 탄수화물이 전체 섭취 칼로리의 30% 미만이 되도록 권장하며, 단백질과 지방 두 가지 모두로부터 많은 양을 섭취하도록 만든다. Atkins 다이어트가 가장 인기 있는 초저탄수화물(very low-carbohydrate) 다이어트 계획이다.

   일반적으로, 대부분의 이러한 다이어트 계획은 3~4단계로 구성되어 있다. 첫 번째 단계는 탄수화물 섭취를 아주 낮은 수준으로 제한한다(하루에 100칼로리 미만). 후속 단계에서는 탄수화물 섭취량이 일반적으로 전체 칼로리 섭취량의 20~30%로 증가한다.

   이러한 초저탄수화물 다이어트 지지자들은 종래의 다이어트 계획과 비교해서 두 가지 주요 장점이 있다고 주장한다. 첫째, 고탄수화물 음식은 지방 대사율을 감소시킨다. 이러한 주장을 뒷받침하는 증거는 고탄수화물 음식을 섭취하면 인슐린의 분비가 증가하는 것이다. 인슐린은 지방 저장을 촉진시키고 신체 연료로서의 지방 사용을 감소시키기 때문에 높은 수준의 인슐린은 체중 감소에 역효과를 가져올 수 있다(13, 29).

   두 번째 주장은 고탄수화물 음식이 많은 양의 단백질을 포함하는 음식보다 포만감이 적다는 것이다(29). 그러므로 저탄수화물 다이어트는 포만감을 높이고, 전체 칼로리 섭취량을 줄이며, 음성 칼로리 균형을 달성하는 데 도움이 될 수도 있다.

   초저탄수화물 다이어트의 이 같은 추정된 장점에 근거해서, "절대 배가 고프지 않은" 그리고 "지방 감소가 빠른" 다이어트로 흔히 홍보된다. 두 가지 주장 모두 오해의 소지가 있다. 초저탄수화물 다이어트를 하는 동안 누구나 식욕 억제를 경험하는 것은 아니다. 그뿐만 아니라, 지방이 아닌 신체 수분의 감소로 인해 초기 체중 감소는 흔히 일시적이다. 따라서 개인이 보편적인 식사로 되돌아가면 신체는 수분을 되찾으며 초기 체중 감소는 사라진다(13).

2. **저탄수화물 다이어트:** 일반적으로, 이러한 유형의 다이어트는 다량영양소(즉, 탄수화물, 단백질, 지방)의 칼로리를 일정한 비율로 처방한다. 이러한 유형 중에서 가장 인기 있는 다이어트의 하나는 "Zone" 다이어트라고 불리는 것이다. 이 다이어트 프로그램은 탄수화물, 단백질, 지방으로부터 얻는 칼로리가 40:30:40의 비율이 되도록 초점을 맞춘다. Zone 다이어트는 탄수화물 섭취량을 전체 칼로리 섭취량의 40%로 제한하기 때문에 탄수화물-제한 다이어트이며, 고혈당지수 탄수화물의 섭취를 제한함으로써 섭취하는 탄수화물의 종류 또한 통제한다.

3. **저지방 다이어트:** 저지방 다이어트는 지방으로부터 섭취하는 칼로리의 양을 제한한다. 일부 저지방 다이어트는 채식주의 다이어트인 반면에 다른 것은 단순히 적색육으로부터(적색육은 많은 양의 지방을 포함한다)의 단백질 섭취를 제한한다.

   저지방 다이어트 지지자들은 지방 섭취량의 제한이 두 가지 이유에서 유익하다고 주장한다. 첫째, 지방이 많은 음식은 고칼로리 음식이기도 하다. 둘째, 고지방 다이어트는 흔히 혈액 콜레스테롤 상승을 촉진하므로 지방이 많은 음식의 섭취는 종종 심혈관계 질환의 위험 증가와 연관이 있다(38~41).

   가장 잘 알려진 저지방 다이어트의 하나는 Ornish 다이어트이며, 이것은 조곡, 콩과 식물, 과일, 채소를 추가함으로써 식단으로부터 지방, 콜레스테롤을 제거하는 데 초점을 맞춘 채식주의 계획이다. Ornish 다이어트는 탄수화물, 단백질, 지방으로부터 얻는 하루 칼로리의 비율을 70:20:10로 권장한다.

4. **칼로리는 제한하지만 영양적으로 균형 잡힌 다이어트:** 영양과 식이요법학회는 체중 감소를 위한 어떠한 다이어트도 MyPlate 식품 안내 시스템(8장 참조)을 따라야 한다고 권고한다. Myplate의 식품 안내 시스템은 국가 영양 지침에 근거한 것이며, 이를 따를 때에는 지방이 적고 탄수화물이 많은 다이어트가 된다. 이러한 체중 감소 다이어트 계획은 오래된 영양학적 지침에 근거하고 있으며 음식 분량의 크기를 제한함으로써 칼로리 섭취량을 줄여 체중 감소를 달성한다.

   이러한 접근법을 사용하는 두 가지 잘 알려진 다이어트는 Weight Watchers 다이어트와 LEARN 다이어트다. Weight Watchers 다이어트는 더 많은 운동을 하면서 건강하고 현명하게 음식을 섭취하는 것에 초점을 맞춘다. LEARN[lifestyle(생활방식), Exercise(운동), Attitudes(마음가짐), Relationships(관계), Nutrition(영양)] 다이어트는 탄수화물, 단백질, 지방으로부터 얻는 하루의 칼로리를 60:30:10의 비율로 섭취하도록 권고한다. Ornish 다이어트와 비슷하게, LEARN 다이어트는 저지방 다이어트이며 균형 잡힌 다이어트로 분류된다.

   그렇다면 체중 감소 다이어트에 대한 최종적인 권고는? 간략하게 말하면, 칼로리를 줄인 다이어트는 그러한 다이어트가 강조하는 다량영양소와는 상관없이 체중 감소를 가져올 것임을 연구에서 시사하고 있다(41). 그러므로 영양과 식이요법학회의 권고에 근거해서, 칼로리는 줄었지만 영양적으로 균형 잡힌 다이어트가 체중 감소에 가장 바람직한 다이어트다. 그 이유는 이러한 다이어트는 다량영양소와 미량영양소를 균형 있게 포함하고 있으며 장기간 동안 지속될 수 있기 때문이다.

- 다이어트에 포함된 칼로리는 적어야 하지만 인체가 필요로 하는 모든 필수영양소는 공급해야 한다. 다이어트는 충분한 비타민과 무기질을 제공하는 음식으로 균형을 이루어야 한다.
- 다이어트는 지방이 적어야 하며(전체 칼로리의 30% 미만), 복합 탄수화물이 많아야 한다.
- 지겨워지지 않도록 하기 위해서뿐만 아니라 구미가 당기도록 그리고 식사 시간 사이의 배고픔을 방지할 수 있도록 다이어트는 다양한 음식을 포함해야 한다.
- 다이어트는 자신의 생활방식과 잘 들어맞아야 하며, 음식은 쉽게 얻을 수 있는 것이어야 한다.
- 다이어트는 일생 동안의 다이어트이어야 한다; 다시 말하면, 장기간 동안 실행할 수 있는 것이어야 한다. 이러한 다이어트는 줄어든 체중을 그대로 유지할 가능성을 크게 높인다.

이러한 다이어트 지침 외에도, 건강하고, 균형 잡힌 다이어트를 계획하는 데 도움이 되는 몇 가지 요령이 있다(일부는 8장에서 다루었다).

- 설탕이 많이 든 음식처럼(예, 사탕, 과자, 청량음료, 알코올) 칼로리가 높고 영양소가 적게 든 음식은 피한다. 그 대신에 과일, 채소, 전곡빵과 같이 칼로리가 적고 영양소가 많이 든 음식을 선택한다.

상담 코너

다이어트는 박탈 그리고 운동은 아픔과 동일시할 필요가 없다. 다이어트는 칼로리 감소를 필연적으로 의미하는 것은 아니다: 이 단어는 우리가 섭취하는 음식의 총계를 묘사하기 위해 사용된다(식사나 식단의 의미로도). 이와 비슷하게, 운동이라는 단어는 흔히 "아픔이 없으면 얻는 것도 없다"라는 케케묵은 생각과 연관되어 있다. 아래의 내용을 생각해 봄으로써 다이어트와 운동에 대한 자신의 개념을 재정립한다:

- 오늘은 어떤 음식으로 자신의 다이어트가 구성되었는가? 어떤 방식으로 자신의 다이어트가 다양성을 가지는가(색, 질감, 맛 기타)?
- 내일은 자신의 다이어트를 어떻게 향상시킬 수 있는가?
- 오늘은 어떤 운동을 했는가? 운동 동안 어떤 부분이 가장 좋았는가?
- 자신이 선택한 운동의 의도된 목표는 무엇이었는가? 자신의 운동에서 어떤 측면이 성공적이었나?

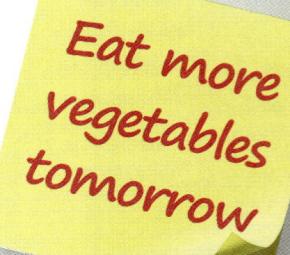

- 자신의 식단에 들어 있는 지방의 양을 줄이고, 트랜스지방(가공 처리된 음식과 구운 빵에서 때때로 발견되는)을 피한다. 고지방 식품은 칼로리가 높으며, 지나치게 많은 양의 포화지방 섭취는 심장병의 위험 또한 증가시킬 수 있다. 예를 들면, 더 적은 양의 버터를 섭취하고, 기름기 적은 소고기, 닭고기, 생선처럼 지방 함유량이 적은 음식을 선택한다. 튀긴 음식을 피한다; 우유, 야쿠르트, 코티지치즈처럼 무지방 또는 저지방 유제품을 선택한다.
- 가능하다면 언제라도 신선한 과일과 채소를 선택하고, 진한 시럽의 통조림 과일은 피한다.
- 소금 섭취를 제한한다. 음식의 맛을 내는 데 소금 대신 허브(herb)나 다른 조미료를 사용한다.
- 알코올이 든 음료의 섭취를 줄인다. 알코올성 음료는 영양소가 적고 칼로리는 높다.
- 지루해서 또는 그 밖의 다른 감정적 상황으로 인해서가 아니라 배고픔을 없애기 위해 먹는다. 하루 500kcal의 음성 에너지 균형은 일주일에 약 0.45kg(1파운드)의 체중 감소를 가져올 것이다. 하루 500kcal의 칼로리 결손을 유지하는 비결은 자신의 식사를 조심스럽게 계획하고 칼로리를 정확하게 계산하는 것이다.

신체활동 계획

운동은 여러 가지 이유에서 체중 감소에 핵심적인 역할을 한다(13, 17, 20~23). 첫째, 신체활동 증가는 하루 동안의 칼로리 소비량을 증가시켜 더 많은 칼로리를 소비하는 데 도움이 되며, 규칙적인 심폐 운동 트레이닝은 지방을 에너지로 분해하는 골격근 능력을 향상시킨다. 그뿐만 아니라, 규칙적인 저항 운동(웨이트 트레이닝 같은)은 다이어트 동안에 나타나는 근육 상실을 줄일 수 있다. 이것은 중요한데, 왜냐하면 다이어트의 일차적인 목표는 근육이 아니라 지방의 감소이기 때문이다. 끝으로, 저항 트레이닝을 통한 근육량 증가는 휴식 대사율을 증가시키며 이것은 체중 감소에 추가적으로 도움이 된다(22).

체중 감소를 위해서는 어떤 형태의 운동이 가장 좋은가? 다이어트를 하는 동안 심폐 지구력 트레이닝(달리기, 자전거타기, 수영 등)과 근력 트레이닝 두 가지 모두 실시해야 한다. 이러한 두 가지 트레이닝 형태의 결합은 심폐 체력을 유지시키고 근육 상실을 줄일 것이다.

많은 사람은 지방이 연료로 사용되기 위해서는 유산소 운동(달리기, 자전거타기 등)이 낮은 강도에서 유지되어야 한다고 생각한다. 지방이 저강도 운동 동안의 주된 연료원이라는 것은 사실이다. 그림 9.2에서 보여주듯이, 운동 동안에 분해되는 지방의 양은 운동 강도와 함께 변하며, 주어진 운동 지속시간 동안 더 많은 양의 지방

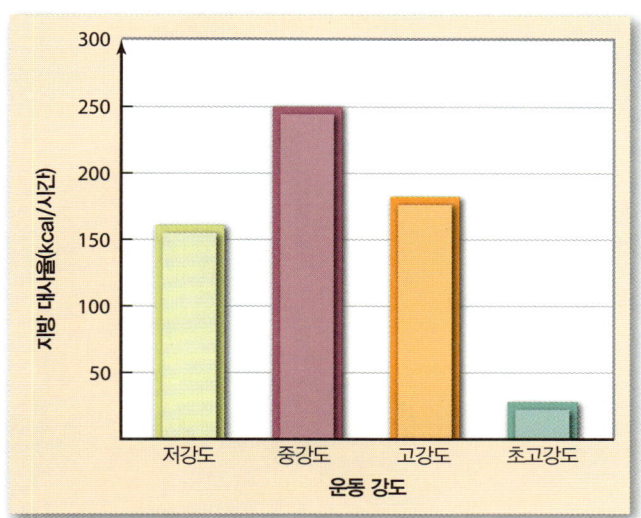

그림 9.2
저강도($\dot{V}O_2$max 20%), 중강도($\dot{V}O_2$max 50%), 고강도($\dot{V}O_2$max 80%), 초고강도($\dot{V}O_2$max 90%) 운동 동안의 지방 대사율. 이 그림은 모든 사람을 위한 "이상적인" 운동 강도를 보여주기 위한 것은 아니지만 중강도 운동이 신체활동 동안에 대사되는 지방의 양을 최대화하는 데 최적임을 암시하고 있다.

표 9.2 신체활동 동안에 소비되는 칼로리			
신체활동	kcal/분/kg	kcal/분*	METs†
볼링	0.0471	3.2	2.7
골프	0.0559	3.8	3.2
걷기(17분/마일)	0.0794	5.4	4.5
테니스(복식)	0.0882	6.0	5.1
사이클링(6.4분/마일)	0.0985	6.7	5.6
테니스(단식)	0.1029	7.0	5.8
카누(15분/마일)	0.1029	7.0	5.8
수영(500야드/분)	0.1333	9.1	7.6
달리기(10분/마일)	0.1471	10.0	8.0
사이클링(5분/마일)	0.1559	10.6	8.5
핸드볼(단식)	0.1603	10.9	9.1
달리기(8분/마일)	0.1856	12.6	10.0
달리기(6분/마일)	0.2350	16.0	12.8

*68kg인 사람을 기준으로 한 값이다.
†1MET는 휴식 대사율과 동일하다.

출처: From *Physical Fitness: A Way of Life*, 5/e by Bud Getchell, Alan E. Mikesky and Kay Mikesky. Reprinted by permission of Cooper Publishing Group.

이 중강도(moderate) 운동 동안에 대사된다. 그러므로 중강도 (즉, $\dot{V}O_2$max의 약 50% 또는 최대심박수의 70%) 운동이 일반적으로 지구력 운동 동안 가장 많은 양의 지방을 분해하는 최적의 운동 강도다. 하지만 자신이 과체중이거나 체력 수준이 낮다면 더 높은 운동 강도를 뒷받침할 수 있는 심폐 체력 수준으로 향상될 때까지 저강도(즉, $\dot{V}O_2$max의 약 25% 또는 최대심박수의 50%)로 운동을 시작해야 한다.

체중 감소 프로그램 동안 얼마나 많은 운동을 해야 하는가? 일반적으로, 체중 감소를 촉진하기 위해 계획된 운동시간 동안에는 250kcal 이상이 소비되어야 한다(13). 그렇게 함으로써, 음성 칼로리 균형이 운동과 다이어트에 의해 균등하게 이루어질 수 있다. 예를 들면, 하루에 500kcal의 결손이 일어나게 하려면 에너지 소비량을 250kcal 증가시키고(예, 45~60분 걷기) 칼로리 섭취량을 250kcal 감소시키면 된다(음식의 분량을 줄임).

심폐 체력을 향상시키는 데 있어 운동 강도가 중요한 요인이지만, 체중 감소에는 소비된 전체 에너지와 사용된 지방의 양이 중요하다. 일부 연구진은 장시간의 저강도 운동(예, 하루 1.6~3.2km의 걷기)이 단시간의 고강도 운동보다(예, 50m 달리기) 지방 칼로리를 소비하고 체중 감소를 촉진시키는 데 더 효과적이라고 주장하였다. 하지만 연구결과는 고강도와 저강도 운동 두 가지 모두 지방 감소를 촉진시킬 수 있음을 명백히 보여주었다(23). 그럼에도 불구하고, 비활동적이거나 비만한 사람에게는 저강도 운동이 적절한데, 그 이유는 더 오랜 시간 동안 실행될 수 있으며 지방을 에너지원으로 사용하는 골격근 능력을 증가시키기 때문이다(238쪽의 다양성의 인식 참고) (20).

신체활동 동안의 칼로리 소비량을 결정하려면, 자신의 kg 단위 체중을 1kg당 1분에 소비되는 칼로리를 곱한 다음 다시 운동시간을 곱한다(다양한 운동 동안에 소비되는 칼로리는 표 9.2를 참고). 예를 들면, 70kg인 사람이 20분 동안 핸드볼을 했다고 가정하자. 운동시간 동안 얼마나 많은 칼로리를 소비하였는가? 추정된 전체 칼로리 소비량은 다음과 같이 계산된다:

칼로리 소비량 = 70kg × 0.1603kcal/kg/분 × 20분 = 224kcal

자신이 피트니스 클럽에서 고정식 자전거, 트레드밀, 일립티컬 같은 장비를 사용하면서 운동을 한다면 이러한 장비들은 운동이 끝날 때에 대략적인 칼로리 소비량을 알려준다.

행동 수정에 초점

행동 수정(behavior modification)이 단기간에 체중 감소를 달성하고 장기간에 걸쳐 체중 감소를 유지하는 데 핵심적인 역할을 한다는 것을 연구에서 보여주었다(18). 많은 행동은 학습되며 따라서 변화될 수 있다. 예를 들면, 많은 사람이 극장에서 영화를 관람하면서 팝콘과 단 것을 먹는다. 이와 비슷하게, 매일 밤의 TV 시청 습관은 칩, 청량음료, 그 밖의 다른 고칼로리, 저영양소 음식물을 간식으로 먹으면서 흔히 함께 이루어진다. 이러한 행동이 학습된다는 사실은 이러한 행동을 의도적으로 없앨 수도 있음을 의미한다. 체중 조절과 관련해서, 행동 수정은 과다섭취를 촉진하는 사회적 또는 환경적 자극을 줄이거나 또는 (이상적으로는) 제거하기 위해 주로 사용된다.

다이어트와 관련된 행동 수정 프로그램에서의 첫 번째 단계는 과다섭취를 촉진하는 사회적 또는 환경적 요인을 파악하는 것이다. 이러한 작업은 고칼로리 식사를 섭취하도록 만드는 요인을 파악하기 위해 1~2주 동안 매일 활동일지를 작성함으로써 완료할 수 있다. 과다섭취를 가져올 수도 있는 보편적인 사회적 및 환경적 요인들을 그림 9.3에서 참고할 수 있다. 이러한 요인들이 얼마나 많이 자신의 일지에 등장하는가?

체중 증가를 가져오는 행동을 파악한 후에는 이러한 행동을 변화시키기 위한 프로그램을 계획할 수 있다. 다음의 체중 조절 기법은 체중 감소가 더 쉽게 일어나도록 해줄 것이다(18):

- 체중을 감소시키겠다는 개인적 결심을 한다. 이것이 행동 수정과 체중 감소를 향한 첫 걸음이다. 현실적인 단기 및 장기 체중 감소 목표의 설정은 체중 관리에 대한 평생 동안의 결심을 유지하는 데 도움을 준다.
- 건강한 저칼로리 음식 섭취 습관을 기른다. 허기를 느끼지 않을 때에는 음식을 먹지 않는다. 천천히 먹는 것을 배우며 식탁에 앉아 있을 때에만 음식을 먹는다. 끝으로, 자신의 적정 칼로리 범위 이내에 음식 섭취량을 유지할 수 있도록 음식의 분량을 줄인다.
- *과다섭취 또는 지나치게 많은 액체 칼로리를 섭취할 가능성이 높은 사교적 환경은 피한다.* 고칼로리 음식이 차려져 있는 파티에 간다면 배고픈 상태로는 참석하지 말 것. 가기 전에 저칼로리 식사를 한다. 한 잔보다 더 많은 알코올성 음료를 마시도록 부추기는 사교적 상황은 피한다. 식사 이전 또는 이후에 마시는 알코올은 음식 섭취를 증가시키는 경향이 있음을 연구에서 보여주었다.

1. 활동. TV 시청과 간식 섭취 같은 특정 형태의 활동 사이에 상관관계를 찾을 수도 있을 것이다.
2. 음식을 먹기 전과 먹는 동안의 감정적인 상태. 많은 사람이 우울하거나 또는 스트레스를 받을 때 과다섭취를 한다.
3. 음식 섭취 장소. TV를 보면서 식사를 하는가? 특정 장소가 간식과 연관되어 있는가?
4. 하루 동안의 시간과 배고픔의 정도. 하루 중 어느 특정 시간에 음식을 먹는가? 심지어 배가 고프지 않더라도 음식을 먹는가?
5. 관련된 사람. 과다섭취가 어떤 특정한 사람과 연관되어 있는가?

그림 9.3
자신이 위와 같은 사회적 또는 환경적 영향 때문에 과다섭취를 하는가?

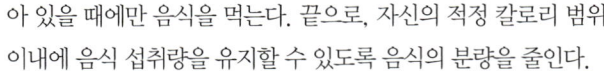

다양성의 인식

비만한 사람을 위한 운동

운동이 체중 감소를 촉진하는 데 중요한 요인임은 잘 알려져 있지만 비만한 사람을 위한 운동처방은 특별한 주의를 요구한다. 예를 들면, 비만한 사람은 다음과 같은 상태로 인해 신체활동에 제약을 받을 수도 있다: 열과민증(heat intolerance), 힘든 운동 동안의 숨참, 유연성 부족, 빈번한 근골격계 부상, 고혈압, 걷기나 달리기 같은 체중부하 활동 동안의 평형성 결여.

비만한 사람을 위한 운동 프로그램은 걷기, 수영, 수중운동, 또는 자전거타기 같이 오랜 시간 동안(60~90분) 지속될 수 있는 활동을 강조해야 한다. 그뿐만 아니라, 비만한 사람은 덥거나 무더운 환경에서는 운동을 피해야만 한다. 운동 프로그램의 초기 목표는 심폐체력을 향상시키는 것이 아니라 자의적인 에너지 소비량을 증가시키고 규칙적인 운동 습관을 형성하는 것이다. 그러므로 초기의 운동 강도는 심폐체력 향상을 위한 전형적인 목표 심박수 범위보다 낮아야 하고, 초기의 운동 지속시간은 통증과 부상 위험을 줄이기 위해 짧아야 한다(하루에 5~10분). 지속시간은 한 번의 운동시간에 약 300kcal의 에너지 소비량을 달성하도록 1분 단위로 점진적으로 증가시킬 수 있다. 근골격계가 운동 방법에 적응하면서 강도 또한 점진적으로 증가시킬 수 있다.

출처: Fransen, M. Dietary weight loss and exercise for obese adults with knee osteoarthritis: Modest weight loss targets, mild exercise, modest effects. *Arthritis and Rheumatology* 50(5):1366-1369, 2004; Jakicic, J. M. Exercise in the treatment of obesity. *Endocrinology and Metabolic Clinics of North America* 32(4):967-980, 2003; and American College of Sports Medicine. Position stand: The recommended quantity and quality of exercise for developing and maintaining cardiorespiratory and muscular fitness, and flexibility in healthy adults. *Medicine and Science in Sports and Exercise* 30:975-991, 1998.

- *규칙적으로 운동을 한다.* 큰 근육군을 사용하는 규칙적인 운동은 하루 칼로리 소비량을 증가시키는 데 중요한 역할을 하며 체중 감소와 체중 관리에 도움을 줄 수 있다.
- *성공적인 체중 감소에 대해 음식이 아닌 것으로 자신을 보상한다.* 긍정적인 피드백은 행동 수정의 중요한 한 부분이며, 효과적이기 위해서는 반드시 음식과 관련될 필요는 없다. 예를 들면, 자신의 부분적 체중 감소 목표에 도달한 다음에는 새 옷을 사거나 또는 영화관에 가는 것처럼 자신이 하고 싶어 하지만 자주 할 수 없는 것을 한다.
- *긍정적으로 생각한다.* 자신의 체중 감소 능력에 대한 긍정적인 생각은 자신감을 키워주고 일생 동안의 성공적인 체중 조절에 필요한 열의를 유지시켜 준다.

정리하면...

- **안전한 체중 감소율은 일주일에 0.45~0.9kg이다: 이것은 섭취량을 일주일에 약 3,500kcal 또는 하루에 500kcal를 줄이는 것과 같다.**
- **성공적인 체중 감소 프로그램의 설계에는 4가지 기본 단계가 있다: 현실적인 목표를 설정하고, 식단을 평가하고 변경하며, 규칙적인 운동을 계획하고, 과다섭취 또는 지나치게 많은 액체 형태 칼로리를 섭취하도록 부추기는 상황은 피한다.**

체중 증가를 위한 운동과 다이어트 프로그램

이제까지, 이 장은 어떻게 신체지방을 감소시키는가에 초점을 맞추었다. 하지만 일부 사람은 상반되는 문제를 가지고 있을 수도 있으며—과소체중—체중 증가 프로그램을 시행할 필요가 있을 수도 있다. 양성 에너지 균형을 가져옴으로써, 즉 소비하는 것보다 더 많은 칼로리를 섭취함으로써 체중을 증가시킬 수 있다. 하지만 체중을 증가시킬 때에는 자신의 건강을 위해 지방량보다는 근육량의 증가가 목표가 되어야 할 것이다. 어떻게 이러한 목표를 달성할 수 있는지 살펴보자.

근육량 증가의 비결은 적극적인 웨이트 트레이닝 프로그램을 증가된 에너지 소비량과 근육 합성에 요구되는 에너지를 충족시키는 데 필요한 칼로리 및 단백질 섭취량 증가와 결합하는 것이다. (근력과 근육 크기를 향상시키기 위한 운동 프로그램은 5장에서 논의되어 있으므로 여기서는 다루지 않겠다.) 여기서는 근육량 증가를 최적화하는 데 필요한 식이 조절에 초점을 맞춘다. 다시 강조하지만, 근육량 증가를 위해서는 새로운 근육 단백질을 합성하는 데 요구되는 에너지를 제공하기 위해 약간의 양성 칼로리 균형을 만들어야 할 필요가 있다. 그럴더라도 음식 섭취 지침을 제시하기 전에 웨이트 트레이닝 동안 얼마나 많은 에너지가 소비되는지, 근육 성장을 촉진시키기 위해서는 얼마나 많은 에너지가 요구되는지를 살펴보자.

일상적인 웨이트 트레이닝 동안의 에너지 소비량은 놀랄 정도로 적다. 예를 들면, 70kg인 사람이 30분의 웨이트 트레이닝 동안에 소비하는 에너지는 아마도 70kcal 미만일 것이다(13, 19). 칼로리 소비량이 이렇게 적은 이유는 웨이트장에 있는 30분 동안, 실제로 무게를 들어 올리는 데 사용되는 시간은 겨우 8~10분이고 대부분의 시간은 세트 사이의 회복시간에 사용되기 때문이다.

현재로서는 0.45kg(1파운드)의 근육을 합성하는 데 약 2500kcal가 요구되며, 그 중에 약 400kcal(100g)는 단백질이어야 한다고 추정되고 있다(19). 근육량 증가를 가져오는 데 요구되는 추가적인 칼로리를 계산하기 위해서는 근육 성장율을 먼저 추정해야 한다. 이것은 어려운 일인데, 그 이유는 웨이트 트레이닝 동안의 근육 성장율은 사람마다 다르기 때문이다. 비교적 많은 양의 근육 증가가 일부 사람에게는 가능하지만, 대부분의 남성과 여성에게서 20주의 웨이트 트레이닝 프로그램 동안(3일/주, 30분/일)의 근육량 증가는 일주일에 0.25lb(0.11kg)를 초과하는 경우가 드물다는 것을 연구에서 보여주었다. 평균적인 근육량 증가가 일주일에 0.25lb이고 1lb의 근육을 합성하는 데 2500kcal가 요구된다고 가정하면, 하루 100kcal 미만의 양성 칼로리 균형이 근육 성장을 촉진시키는 데 요구된다. 이 같은 추정은 다음과 같이 계산된다:

$$0.25 \text{lb/주} \times 2500 \text{kcal/lb} = 625 \text{kcal/주}$$

그러므로 325kcal/주 ÷ 7일/주 = 90kcal/일이 된다.

자신의 칼로리 섭취량을 증가시키는 데 MyPlate 식품 안내 시스템(8장 참고)을 사용할 수 있다. 그렇게 한다면 자신의 식단이 건강한 삶을 위한 기준을 충족시키고 근육 발달을 위한 충분한 단백질을 제공할 것이다. 고지방 음식은 피하고, 양성 칼로리 균형을 하루에 약 90kcal로 제한해야 한다. 이러한 수준 이상으로 양성 칼로리 균형을 증가시키더라도 더 빠른 속도로 근육 성장을 촉진시키지는 못할 것이며 신체지방은 증가할 것이다. 끝으로, 웨이트 트레이닝 프로그램을 중단하면 자신의 하루 에너지 소비량에 맞도록 칼로리 섭취량을 줄여야 하며, 그렇게 하지 않을 경우에는 지방의 증가를 가져올 것이다.

정리하면...

- **체중 증가는 양성 칼로리 균형을 이룸으로써 달성할 수 있다. 체중 증가를 결정하기 전에 자신의 현재 신체조성이 바람직한**

- 범위 내에 있는지를 고려해야 한다.
- 근육량 증가는 운동과 적절한 영양을 결합함으로써 달성할 수 있다.

지속적인 체중 관리

체중 감소와 체중 관리는 단기적인 행사가 아니다. 장기간에 걸쳐 건강한 체중을 유지하려면 건강한 식사와 규칙적인 운동 지침을 따라야만 한다. 체중 감소를 위해 잠시 동안 다이어트와 운동을 해서 일단 체중이 줄어든 다음에 과식 같은 건강하지 않은 습관에 빠지거나 또는 지나치게 비활동적이 된다면 자신의 노력은 물거품이 될 것이다. 심지어 자신에게서 줄어들었던 것보다 체중이 더 많이 늘어날 것이다. 바로 이것이 단기간 실시하는 유행성 다이어트가 일반적으로 성공적이지 않은 이유다.

장기적인 체중 관리에서의 핵심 요인은 체중 관리에 대한 긍정적인 마음가짐, 규칙적인 운동, 바람직한 신체조성을 유지하려는 개인적인 결심이다. 삶의 많은 다른 측면들처럼 체중 조절 또한 굴곡이 있게 마련이다. 때때로 발생하는 실패에 대해 준비되어 있어야 한다. 예를 들면, 많은 사람에게서 휴가 기간 동안 체중 증가가 나타난다. 이러한 일이 자신에게 일어난다면 자신을 비난하지 말고, 단기간의 체중 감소 목표에 대한 자신과의 약속을 신속히 재정립하고, 원하지 않는 지방을 줄이기 위한 새로운 식단과 운동 계획을 작성한다. 이 장에서 논의된 원칙을 적용함으로써 자신에게서 증가되었던 어떠한 양의 체중이라도 줄일 수 있음을 기억할 것.

끝으로, 일생 동안의 체중 관리에 있어 가족과 친구의 중요성은 상당하다. 그들의 격려와 지지는 건강한 식습관을 유지하고 규칙적인 운동을 지속하도록 도움을 줄 수 있다. 체중 감소는 자신과 친한 사람이 자신의 목표 달성을 도우려고 노력하는 경우가 건강하지 않은 행동을 하도록 유혹하는 경우보다 훨씬 쉬울 것이다. 자신과 함께 운동에 동참하도록 주위 사람을 격려한다. 자신의 친구와 가족은 그러한 변화를 시작하는 데 약간의 격려가 필요할 수도 있지만 자신이 바로 그들이 변화하는 데 필요한 역할 모델일 수도 있을 것이다. 체중 감소에 대한 일부 진실과 거짓이 표 9.3에 요약되어 있다.

체중 감소를 위한 극단의 방법

많은 사람이 다이어트와 운동을 통해 건강한 체중에 이를 수 있지만 일부 극도로 비만한 사람에게는 이 같은 방법이 충분하지 않을 수도 있다. 그러한 경우에는, 외과적 수술(surgical procedure)이나 처방 약물이 건강관리 전문가에 의해 권장될 수도 있을 것이다.

수술

미국 비만수술학회(American Society for Bariatric Surgery)에 따르면, 외과적 수술이 아주 비만한 사람의 체중 감소를 위해 권장될 수도 있다. 수술은 체중 감량을 시도해 보았지만 실패했고, 비만 수준이 심각한 건강 문제를 초래하는 사람의 마지막 수단으로 생각되고 있다. 체중 감소 수술법은 두 가지 유형이 있다: 위밴드술(gastric banding)같이 음식물 섭취를 제한하는 수술법은 한 번에 섭취하는 음식의 양을 줄임으로써 효과를 보인다. 행동적 변화와 함께 위의 줄어든 용량은 칼로리 섭취량 감소와 체중 감소를 가져올 수 있다. 흡수저하 수술법은 소장을 우회함으로써 소화에 변화를 주며 따라서 칼로리 흡수를 제한한다. 가장 보편적인 비만수술법은 두 가지 수술법을 결합한 것이다. 이와 같은 결합은 환자에게서 빠르게 체중이 감소하도록 만들며 수술 후 18~24개월 동안 계속해서 체중

표 9.3 체중 감소에 대한 진실과 거짓	
체중 감소에 대한 거짓	진실
부위별 지방 감소가 가능하다.	신체의 특정 부위를 운동시키면 그러한 부위에서의 지방 감소를 촉진시킨다는 것을 보여주는 과학적 증거는 제한적이다. 사실, 대부분의 증거는 칼로리 결손이 있을 때 지방이 가장 많이 저장된 부위로부터 지방이 감소될 것임을 시사한다(13). 그와는 달리, 최근 연구는 특정 신체 부위의 운동은 가까이에 있는 지방 저장의 국부적 감소에 도움이 될 수 있음을 시사한다(25). 하지만 부위별 감소 개념이 사실로 받아들여지려면 더 많은 증거가 요구된다.
잠자기 전에 음식을 먹으면 체중 증가를 가져온다.	늦은 밤에 먹는 식사나 간식이 좋은 식습관은 아니지만 그렇게 하더라도 같은 식사를 하루 중의 다른 시간에 먹는 것보다 더 많은 체중 증가를 가져오지는 않는다. 식사 시간이 아니라 하루 전체의 칼로리 섭취량이 지방량 증가를 결정한다.
셀룰라이트는 특정한 형태의 지방이다.	많은 사람이 셀룰라이트는 신체의 다른 지방과는 다르다고 믿지만 이것은 사실이 아니다. 셀룰라이트는 단순히 지방일 따름이며, 어떤 특수한 형태의 지방이 아니다. 울퉁불퉁한 모양은 지방이 피부 밑에 조그마한 덩어리로 축적되기 때문에 나타나는 것이다. 특수한 크림과 로션에서부터 마사지 기기에 이르기까지 많은 제품이 셀룰라이트를 줄이는 데 도움을 준다고 광고되고 있지만 이러한 주장을 뒷받침하는 과학적 증거는 없다. 지방을 감소시키는 유일한 방법은 칼로리 섭취량을 줄이고 운동량을 증가시키는 것이다. 웨이트 트레이닝은 근육 위쪽의 피부를 팽팽하게 하는 데 도움이 되며 피부와 근육 사이의 지방 저장 공간을 없앤다.
사우나, 한증탕, 땀복이 체중 감소에 도움이 된다.	이러한 방법들은 땀의 분비로 인해 신체 수분의 감소를 가져온다. 하지만 신체 수분이 정상 수준으로 보충되자마자 체중은 원래 상태로 되돌아온다. 사우나 또는 한증탕을 이용하거나, 땀복을 입고 운동을 하면 체온을 정상 수준보다 훨씬 높게 상승시킬 수도 있으며, 이것은 심장과 순환계에 추가적인 부담을 주어 나이가 많은 사람 또는 심장에 문제가 있는 사람에게 심장병의 위험을 증가시킬 수 있다.

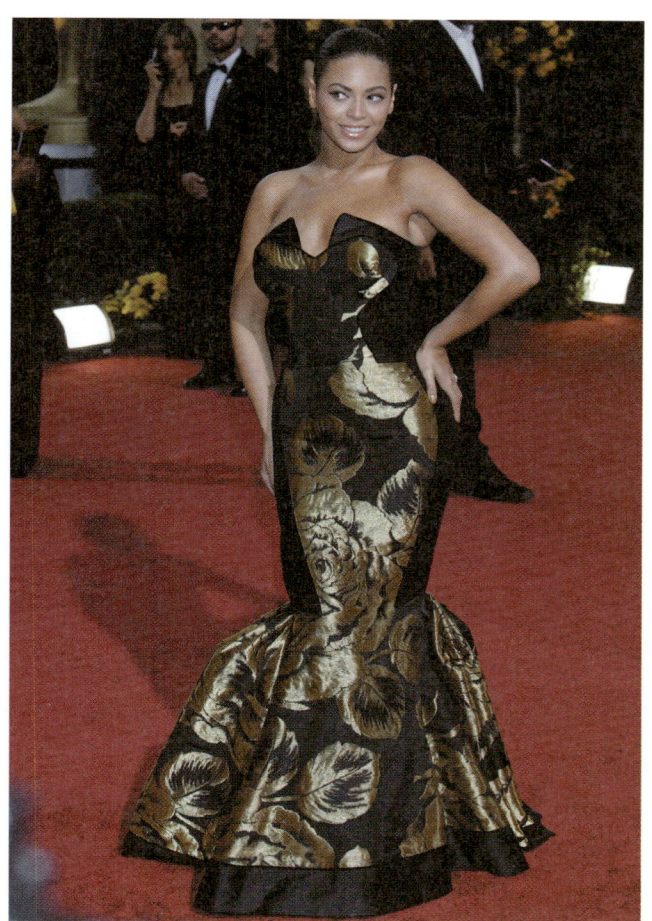

일부 연예인은 체중을 빨리 줄이기 위해 정해진 기간 동안 특정 액체만을 마시는 액체 다이어트를 해왔었다. 이러한 다이어트는 영양적으로 불충분하며 부작용을 가져온다.

이 줄어들도록 돕는다(26).

처방 약물

일반적으로 비효과적인 다이어트 알약(pills)과는 달리 올리스태트(orlistat)와 머리디아(meridia) 같은 처방 약물은 일부 사람의 체중 감소에 도움이 되는 것으로 밝혀져 있다. 올리스태트(제니칼(Xenical)로도 불린다)는 섭취한 지방의 약 1/3이 소화관에서 흡수되는 것을 방지함으로써 효과를 보인다. 소화되지 않은 지방은 장의 운동으로 제거된다; 그러므로 한 가지 부작용은 기름기가 많은 대변이다. 올리스태트는 FDA의 승인을 받은 유일한 체중 감소 약물이며 지방 흡수를 방지하는 작용을 한다.

처방 약물인 머리디아는 두뇌에서 세로토닌 수준을 증가시킴으로써 식욕을 억제한다. 머리디아와 제니칼은 심각하게 비만한 사람에게 장기간 사용이 승인된 유일한 두 가지 체중 감소 약물이다. 하지만 이러한 약물의 안전성과 장기적 효과는 명확하지 않다.

식이장애란?

건강한 체중에 도달하는 것이 아주 바람직한 목표이기는 하지만 일부 사람에게는 날씬하게 되어야 하는 것 그리고/또는 근육질이 되어야 하는 것에 대한 사회적 압박이 부정적인 신체 이미지 그리고 음식과의 건강하지 않은 관계로 유도할 수 있다. 좀 더 "완벽한" 신체를 추구하면서, 여성은 종종 실현 불가능할 정도의 늘씬한 여배우와 모델의 외모를 따라가야 할 필요가 있다고 느낄 수도 있으며, 또한 남성은 프로 운동선수의 아주 잘 발달된 근육질 몸매를 원할 수도 있다. 이러한 욕망이 굶는 것, 폭식, 그리고/또는 구토 같은 건강하지 않은 행동으로 이어진다면 식이장애 패턴이 형성될 수도 있다.

젊은 성인에게서 발생하는 세 가지 보편적인 형태의 식이장애는 신경성 식욕부진증, 신경성 과식증, 폭식이다. 이러한 장애의 증상 및 건강에 미치는 결과를 살펴보자.

신경성 식욕부진증

신경성 식욕부진증은 자신의 칼로리 섭취량을 극도로 제한하며, 결국에는 기아 상태를 초래하는 식이장애다. 이러한 상태가 진행되면

생각해 볼 것!

"여성용" 상점의 평균적인 마네킹의 키와 허리둘레는 180cm와 23인치인 반면에 평균적인 여성의 키와 허리둘레는 162cm와 30인치다.

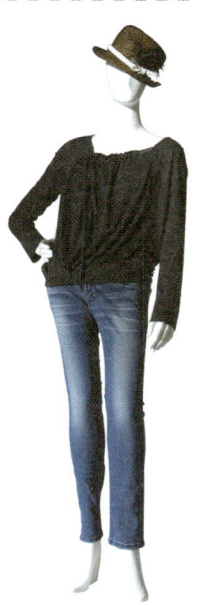

신경성 식욕부진증 체중 증가에 대한 극심한 두려움 때문에 자신의 칼로리 섭취량을 극도로 제한하는 식이장애.

서 몸이 쇠약해진다. 신경성 식욕부진증의 심리적 원인은 분명하지 않지만 비만에 대한 근거 없는 두려움과 관련이 있는 듯하며, 날씬함에 대한 가족 또는 사회의 압박과 연관이 있을 수도 있다(12).

남녀 모두에게서 이러한 장애가 발생할 수 있지만 신경성 식욕부진증 발병률은 특히 청소년기 소녀에게서 높으며, 100명 중에서 한 명일 정도로 많은 청소년기 소녀들이 이 같은 장애로부터 고통을 받을 수도 있다. 신경성 식욕부진증은 청소년기 소녀의 약 1%에 영향을 미치며, 평균 발병 연령은 14세와 18세 사이다(27, 28). 상위 중산층의 극도로 자기비판적인 젊은 여성에게서 신경성 식욕부진증이 발생할 가능성이 가장 높다.

신경성 식욕부진증인 사람은 여윈 상태를 유지하기 위해 굶주림, 과다한 운동, 그리고 완하제(laxative)를 포함해서 여러 가지 방법을 사용한다. 신경성 식욕부진증의 결과는 과도한 체중 감소, 월경 중단, 그리고 심한 경우에는 죽음까지도 포함한다. 신경성 식욕부진증은 심각한 정신적, 신체적 장애이므로, 이러한 문제를 치료하기 위해서는 전문팀(의사, 임상 심리 의사, 영양사)에 의한 의료적 치료가 요구된다. 치료는 장기간의 심리적 상담과 영양 섭취에 대한 지도를 필요로 할 것이다.

신경성 식욕부진증의 치료법을 찾는 데 있어 첫 번째 단계는 문제가 존재한다는 것을 인식하는 것이다. 다음은 어느 개인에게서 신경성 식욕부진증이 있음을 암시하는 보편적인 증상이다:

- 체중 증가 또는 비만하게 되는 것에 대한 극도의 공포심.
- 심하게 왜곡된 신체 이미지 때문에 정상적인 또는 그보다 야윈 신체 상태임에도 불구하고 자신이 비만하다는 느낌.
- 여성의 경우 3회 이상 월경주기가 없다.
- 음식에 대한 이상한 행동이 나타날 수 있다; 예를 들면, 다른 사람을 위해서는 아주 정성껏 음식을 준비하지만 자신을 위해서는 몇 가지 저칼로리 음식만을 준비한다.

신경성 과식증(Bulimia Nervosa)

신경성 식욕부진증인 사람의 약 50%가 결국에는 폭식과 그에 뒤이은 구토로 특징되는 **신경성 과식증**으로 고통을 받는다. 신경성 과식증인 사람은 많은 양의 음식을 먹은 후 체중 증가를 방지하기 위해

> **신경성 과식증** 과다한 음식물 섭취(폭식으로도 불림) 후 구토가 뒤따르는 형태의 식이장애.
>
> **폭식장애** 충동적인 과다한 음식 섭취 후 구토는 없음.

구토를 일으키며, 이런 일이 반복된다. 신경성 과식증과 연관된 빈번한 구토는 위산에 대한 노출로 인해 치아와 식도의 손상을 초래할 수도 있다. 신경성 식욕부진증처럼, 신경성 과식증은 젊은 여성에게서 가장 보편적이고, 심리적 원인이 있으며, 진단 후에는 전문적인 치료가 필요하다. 신경성 과식증은 미국 청소년의 약 1~3%에서 발생한다(28).

신경성 과식증인 사람은 "정상적"으로 보이고 정상 체중일 수도 있다. 하지만 신체가 날씬하더라도 빈번한 폭식으로 인한 위의 늘어남 때문에 배가 앞으로 나올 수도 있다. 신경성 과식증의 다른 보편적인 증상은 다음을 포함한다:

- 되풀이되는 폭식
- 음식 섭취에 대한 통제력 부족
- 잦은 의도적인 구토 및/또는 이뇨제나 완하제의 사용
- 체중 증가를 방지하기 위한 엄격한 단식 또는 활발한 운동
- 2~3개월의 기간 동안 주당 평균 2회 이상의 폭식
- 외모와 체중에 대한 지나친 염려

폭식장애

대중매체로부터 최근에 관심을 끌기 시작한 한 가지 식이장애는 **폭식장애**다. 폭식장애가 있는 사람은 많은 양의 음식을 섭취하지만 신경성 과식증과는 달리 폭식 후에 구토를 하지 않는다. 음식을 잔뜩 먹는다는 것은 창피스럽고 부끄러운 짓이라고 느끼며 그렇게 하지 않겠다고 다짐하지만 충동적 폭식은 지속되며, 결국에는 체중이 증가한다. 폭식의 원인은 알려져 있지 않으며, 과체중인 사람과 비만한 사람의 아주 적은 비율만이 폭식을 한다.

최적의 신체조성을 유지하는 것이 일차적인 건강 목표이기는 하지만 식이장애는 적절한 체중 감소 방법이 아니다. 자신 또는 친구가 위에서 언급한 증상을 하나 이상 보인다면 전문가의 조언과 치료가 필요하다.

정리하면...

- 신경성 식욕부진증, 신경성 과식증, 그리고 폭식장애 같은 식이장애는 심각한 칼로리 제한, 폭식, 그리고/또는 구토의 패턴과 관련이 있다.
- 심각한 그리고 장기간의 식이장애는 건강하지 못한 체중을 초래할 수 있으며, 나쁜 건강 그리고 죽음으로도 이어진다.

요약

1. 체중 관리에 영향을 미칠 수 요인은 유전, 음식 섭취, 생활방식을 포함한다. 유전질환은 인구의 약 1%에게서 극도의 비만을 초래한다. 하지만 나머지 사람에게는 유전보다 환경과 생활방식 요인이 체중에 영향을 미칠 가능성이 높다고 연구에서 보여주고 있다.

2. 에너지 균형은 음식과 음료를 통해 자신이 섭취하는 칼로리의 양이 신체활동과 정상적인 신체 기능을 통해 소비되는 칼로리의 양과 같을 때에 달성된다.

3. 하루 에너지 소비량은 휴식 대사율과 운동 대사율을 합한 것이다.

4. 일주일에 0.45~0.9kg(1~2lb)을 줄이는 것이 안전한 체중 감소 속도라고 생각한다. 신체지방은 여성의 경우 허벅지와 엉덩이, 남성의 경우 복부 부위처럼 지방이 가장 많이 저장된 부위에서 먼저 감소될 것이다.

5. 종합적인 체중 조절 프로그램의 네 가지 기본적 구성요소는 현실적인 체중 감소 목표를 설정하는 것, 식단을 평가하고 변경시키는 것, 신체활동을 계획하는 것, 체중 증가를 가져오는 자신의 행동을 변화시키는 것이다.

6. 체중 감소 목표는 단기 및 장기 목표 두 가지 모두 포함해야 한다.

7. 칼로리를 줄인 다이어트는 그러한 다이어트가 어떠한 다량영양소를 강조하는가와는 상관없이 체중 감소를 가져올 것임을 연구에서 보여주고 있다. 그러므로 저탄수화물 또는 저지방 다이어트는 비슷한 칼로리 결손을 가져오는 다른 어떤 다이어트보다 더 낫지 않다.

8. 영양적으로 균형 잡힌, 하지만 칼로리가 줄어든 다이어트가 체중 감소에 가장 바람직한 다이어트라고 현재 믿어지고 있는데 그 이유는 이러한 다이어트에는 영양소가 균형을 이루고 있고 장기간 동안 지속될 수 있기 때문이다.

9. 체중 증가를 원하는 사람은 자신이 소비하는 것보다 더 많은 칼로리를 섭취할 필요가 있다. 적절한 근력 트레이닝 프로그램을 실시함으로써 지방보다는 근육의 증가를 추구해야 한다.

10. 신경성 식욕부진증, 신경성 과식증, 폭식장애는 식이장애이며 전문적 치료가 요구되는 심각한 의학적 문제이다.

학습문제

1. 남성과 여성을 위한 최적의 체지방률은
   a. 남성은 5~15%, 여성은 10~20%
   b. 남성은 8~19%, 여성은 21~32%
   c. 남성은 15~25%, 여성은 20~30%
   d. 남성은 20~30%, 여성은 25~35%

2. 식욕에 영향을 미치는 호르몬은 다음 중 어느 것인가?
   a. 인슐린 b. 그렐린
   c. 렙틴 d. 에스트로겐
   e. a와 d f. b와 c

3. 에너지 균형에 관해 맞는 것은?
   a. 칼로리 섭취량은 칼로리 소비량과 같아야 한다.
   b. 칼로리 섭취량이 칼로리 소비량을 초과할 때에 체중 증가가 일어난다.
   c. 체중 감소는 칼로리 소비량이 칼로리 섭취량을 초과할 때에 일어난다.
   d. 위의 내용 모두 맞다.

4. 체중의 감소와 유지를 돕는 데 있어 가장 유익한 두 가지 형태의 운동은
   a. 유연성과 필라테스 트레이닝
   b. 요가와 무산소 운동
   c. 근력 트레이닝과 심폐 지구력 트레이닝
   d. 운동은 체중 감소에 도움이 되지 않는다.

5. 식이장애에 해당되지 않는 것은?
   a. 신경성 식욕부진증
   b. 신경성 과식증
   c. 폭식장애
   d. 건강한 식사를 위해 MyPlate를 사용하는 것

6. 최적 체중이란? 어떻게 계산하는가?

7. 전체 칼로리 소비량을 결정하는 데 있어 휴식 대사율과 운동 대사율의 역할을 설명하시오. 비활동적인 사람의 경우 어느 것이 하루 칼로리 소비량에 더 중요한가?

8. 자신의 하루 칼로리 소비량을 계산하는 간단한 방법을 설명하고, 한 가지 보기를 제시하시오.

9. 체중 감소 프로그램의 4가지 주요 구성요소를 나열하시오.

10. 체중 감소에 있어 행동 수정의 역할을 논의하시오.

12. 다음의 용어를 정의하시오:
    에너지 균형 이론
    휴식 대사율
    유행성 다이어트

13. 휴식 대사율과 운동 대사율을 비교하시오.

14. 체중 감소 다이어트의 네 가지 주요 유형을 나열하시오. 이들 다이어트 중에서 체중 감소를 위해 영양과 식이요법학회에서 권장하는 것은?

유용한 웹링크

영양과 식이요법학회
영양과 유행성 다이어트에 대한 자료를 제공하고 있다.
www.eating.org

질병통제센터: 2011년의 비만 실태
확산되는 비만 그리고 건강에 미치는 비만의 악영향에 대해 논의하고 있다.
www.cdc.gov/chronicdisease/resources/publications/aag/obesity.htm

ChooseMyPlate.gov
Myplate 음식 섭취 안내 시스템에서 제시하는 조언을 보여주고 있다.
www.choosemyplate.gov

실습 9.1

이름 _____ 날짜 _____

체지방률과 체질량지수를 사용하면서 이상적인 체중을 결정하는 방법

이상적인 체중을 계산하는 여러 가지 방법이 있다. 실습의 A방법은 체지방률을 사용하면서 자신의 이상적인 체중을 계산할 수 있도록 해준다. (6장에서 피하지방 측정으로부터 체지방률을 추정하는 것에 관해 논의하였다.) B방법은 체질량지수를 사용하면서 이상적인 체중을 계산할 수 있도록 해준다(6장).

방법 A: 체지방률을 사용하면서 이상적인 체중을 계산

단계 1: 제지방 무게의 계산

$$100\% - \text{피하지방 측정법으로 추정된 체지방률} = \underline{} \% \text{ 제지방 무게.}$$

그러므로

$$\underline{} \% \text{ 제지방 무게를 소수로 나타낸 값} \times \underline{} \text{ kg단위의 체중} = \underline{} \text{제지방 무게(kg).}$$

단계 2: 이상적인 체중 계산

최적 체지방율은 남성의 경우 8~19%이고 여성의 경우 21~32%이다. 최적 체중 = 제지방 무게/(1.00 − 소수로 나타낸 최적 체지방율). 그러므로 최적 체중 범위의 낮은 그리고 높은 값은 다음과 같다.

$$\text{낮은 체지방율의 경우: 최적 체중} = \underline{} \text{ kg}$$
$$\text{높은 체지방율의 경우: 최적 체중} = \underline{} \text{ kg}$$

방법 B: 체질량지수(BMI)를 사용하면서 이상 체중을 계산

BMI 방법은 kg단위의 체중과 m단위의 신장을 사용한다.

단계 1: 자신의 BMI를 계산

$$\text{BMI} = \text{체중(kg)} / (\text{m단위의 신장})^2$$

자신의 BMI = _____

단계 2: BMI에 근거한 이상 체중 계산

이상적인 BMI는 남성의 경우 21.9~22.4이고 여성의 경우 21.3~22.1이다. BMI를 사용하면서 이상적인 체중을 계산하는 공식은

$$\text{이상 체중(kg)} = \text{원하는 BMI 수준} \times (\text{m단위의 신장})^2$$

다음의 보기는 이상적인 체중의 계산을 설명하기 위한 것이다. 체중이 60kg이고 신장이 1.5m인 여성의 BMI는 26.7로 계산된다. 그녀의 이상적인 BMI는 21.9에서 22.4 사이이다; 그러므로 그녀의 이상적인 체중 범위는

$$\text{이상적인 체중 범위의 하한 값} = 21.9 \times 2.25 = 49.3 \text{ kg}$$
$$\text{이상적인 체중 범위의 상한 값} = 22.4 \times 2.25 = 50.4 \text{ kg}$$

자신의 자료를 공식에 대입하여 이상적인 체중을 계산한다.

BMI 방법을 사용하면서 계산한 나의 이상적인 체중 범위는 _____에서 _____ kg이다.

참고: 근육질인 사람의 경우 BMI가 이상적인 체중을 결정하는 데 좋은 방법은 아니다.

실습 9.2

이름 _____ 날짜 _____

하루 칼로리 소비량과 일주일에 1lb의 체중 감소를 가져오기 위해 요구되는 칼로리 결손의 추정

단계 1: 하루 칼로리 소비량의 추정

아래의 표를 사용하면서 자신의 추정된 하루 칼로리 소비량을 계산한다.

추정된 하루 칼로리 소비량 = _____ kcal / 일

참고: 현재 체중을 유지하려면 자신의 칼로리 섭취량은 하루 칼로리 소비량과 같아야 한다.

자신의 하루 칼로리 소비량을 추정하려면, 파운드 단위의 체중을 자신의 신체활동 수준과 일치하는 칼로리/파운드 값으로 곱한다. (1kg = 2.2lb)

활동 수준	설명	24시간 동안 소비된 칼로리/파운드(체중)
1 아주 비활동적	집에 머물러 있어야 하는 환자처럼 제한된 움직임	13
2 비활동적	가벼운 작업 또는 사무실 직업	14
3 중정도 활동	약간의 신체활동과 주말의 레크리에이션 활동	15
4 신체적으로 아주 활동적	일주일에 최소한 3~4회의 활발한 활동	16
5 운동선수	많은 에너지가 소비되는 스포츠 활동을 거의 매일	17-18

단계 2: 일주일에 1lb의 체중 감소를 가져오기 위해 요구되는 칼로리 섭취량의 계산

1lb의 지방은 약 3500kcal를 포함하고 있음을 기억할 것. 따라서 1일 500kcal의 음성 칼로리 균형은 일주일에 1lb의 체중 감소를 가져올 것이다. 1일 500kcal의 결손을 가져오는 자신의 칼로리 섭취량을 계산하기 위해 다음의 공식을 사용한다.

추정된 하루 칼로리 소비량 − 500kcal (결손) = 500kcal의 결손을 가져오기 위해 요구되는 하루 칼로리 섭취량

아래의 빈칸에 일주일에 1lb의 체중 감소를 가져오기 위해 요구되는 자신의 하루 칼로리 섭취량을 계산한다.

_____ (추정된 칼로리 소비량) − 500(칼로리 결손) = _____ (칼로리 섭취량 목표)

참고: 일주일에 1~2lb의 체중을 증가시키려면 하루에 칼로리 섭취량을 90~180kcal 증가시켜야 한다.

실습 9.3

이름 _____ 날짜 _____

체중 감소 목표와 진전 보고서

아래의 빈칸에 자신의 단기 그리고 장기 체중 감소 목표를 기록한다. 그런 다음, 자신의 체중 변화를 표에 기록한다.

이상적인 체중(범위): _____

단기 체중 감소 목표: __1–2__ (lb/주)

장기 체중 감소 목표: _____ lb

주	체중	날짜	체중 감소
1			
2			
3			
4			
5			
6			
7			
8			
9			
10			
11			
12			
13			
14			
15			

실습 9.4

이름 _____ 날짜 _____

신체 이미지 평가

자신의 신체 이미지를 평가하기 위해 아래의 질문에 대답한다.

1. "이상적인 신체"에 대한 자신의 생각은 어디에서 얻는가? 두 가지 이상이라면 순서는 어떻게 되는가?

    a. TV/영화 _____

    b. 친구(파트너를 포함해서) _____

    c. 부모와 가족 _____

    d. 프로 운동선수 _____

2. "이상적인 신체" 이미지에 대한 위의 대답 외에 다른 것은?
   _____
   _____

자신의 신체 이미지에 대한 아래의 내용을 완성하도록 빈칸을 채우시오.

3. 나의 신체에서 내가 가장 좋아하는 것은
   _____
   _____

4. 나의 신체에서 내가 가장 좋아하지 않는 것은
   _____
   _____

5. 양이 많은 식사를 할 때, 내가 느끼는 것은
   _____
   _____

6. 거울을 볼 때, 나에게 보이는 것은
   _____
   _____

7. 나는 옷을 사기 위해 쇼핑하는 것을 좋아한다/싫어한다(하나를 선택). 그 이유는
   _____
   _____

실습 9.4 (계속)

8. 이럴 때에 나는 자의식을 느낀다

_____

_____

9. 다른 사람과 비교해서, 나의 신체에 대해 느끼는 것은

_____

_____

10. 매력적이라고 느끼는 사람이 있는 데서 내가 느끼는 것은

_____

_____

11. 나의 외모에 대한 나의 느낌은

_____

_____

12. 내 신체를 묘사하는 한 가지 낱말은

_____

_____

설명

앞의 질문에 대한 자신의 대답을 검토하고 대답이 긍정적인지 또는 부정적인지를 판단한다. 부정적인 신체 이미지를 향상시키려면 다음의 전략을 명심한다:

- 좋은 신체적 건강에 집중한다. 자신이 즐기는 신체활동을 한다.
- 자신의 가치는 자신의 외모에 좌우되지 않음을 기억한다.
- 만성적인 절제된 다이어트는 피한다.
- 자신에게는 신체보다 훨씬 많은 것이 있음을 인식한다. 가장 좋아하는 자신의 자질에 대해 생각하고 그러한 자질의 진가를 인정한다.

실습 9.5

이름 _____ 날짜 _____

음식 섭취를 촉발시키는 것은?

우리가 음식을 먹도록 만드는 것은 여러 가지가 있다. 일반적으로, 자신의 음식 섭취를 촉발시키는 것들을 파악함으로써 이러한 습관에 대응하는 전략을 마련할 수 있을 것이다. 아래의 질문을 사용하여 자신의 음식 섭취를 자극하는 것이 어떤 것인지를 결정한다. 각 문항에 대해 "예" 또는 "아니오"에 표시한다.

감정적 요인

예   아니오

____ ____ 체중을 줄여서 그 상태를 유지할 수 없다.
____ ____ 나의 음식 섭취는 통제불능이다.
____ ____ 심지어 배가 고프지 않더라도 먹는다.
____ ____ 스트레스를 받거나 화가 날 때에는 먹는다.
____ ____ 음식은 나에게 커다란 기쁨을 주며 나는 음식을 보상으로 사용한다.
____ ____ 음식을 먹는 것이 늘 나의 관심사다.
____ ____ 나의 음식 섭취는 체중 관리에 문제를 초래한다.
____ ____ 폭식을 하거나 또는 끊임없이 음식을 먹는 자신을 발견한다.
____ ____ 나의 식습관은 나를 부끄럽게 만든다.
____ ____ 감정에 대처하는 데 도움이 되도록 음식을 사용한다.

사회적 요인

예   아니오

____ ____ 언제라도 주위에 있는 사람이 음식을 먹으면 나도 먹는다.
____ ____ 누구라도 나에게 음식을 권하면 나는 받는다.
____ ____ 스트레스를 받는 상황에 있을 때에는 음식을 먹고 싶다.
____ ____ 편안한 상황에 있을 때에는 음식을 먹고 싶다.
____ ____ 사교적 환경에 있을 때에는 집에 있을 때보다 더 많이 먹는다.
____ ____ 주위 사람이 나를 볼 때에는 음식을 적게 먹는다.
____ ____ 사교적 환경에 있을 때, 내가 먹는 음식의 양은 어떤 집단의 사람인가에 좌우된다.
____ ____ 사교적 환경에서는 집에서 먹을 때와는 다른 음식을 먹는다.

환경적 요인

예   아니오

____ ____ 집에 있을 때보다 식당에서 더 많이 먹는다.
____ ____ 집에 있을 때보다 식당에서 더 적게 먹는다.
____ ____ 음식 냄새를 맡거나 보면 먹고 싶은 생각을 억제할 수 없다.

_____ _____ 식당이나 빵가게 옆을 지나칠 때에는 먹고 싶은 생각을 억제할 수 없다.

_____ _____ 책을 읽거나 TV를 시청하면서 먹는 것을 좋아한다.

_____ _____ 비오는 날 또는 추운 날씨 같은 각각 다른 환경적 상태에서 음식이 위안이 된다.

_____ _____ 주위가 친숙하지 않은 곳에 있을 때에 음식이 위안이 된다.

_____ _____ 야외에 있으면 더 많이 먹을 수 있을 것 같다.

설명

영향이 거의 없음: 한 요인에서 "예"라고 대답한 것이 하나이거나 또는 전체에서 6개 미만이면 체중 관리는 아마도 비교적 쉬울 것이다.

약간의 영향을 미침: 한 요인에서 "예"라고 대답한 것이 2개 또는 전체에서 6~9개이면 자신의 체중 관리를 복잡하게 만드는 문제들이 있다. 체중관리 계획을 작성하는 동안 건강관리 전문가와 대화하는 것이 도움이 될 수도 있다.

상당한 영향을 미침: 한 요인에서 "예"라고 대답한 것이 3개 또는 전체에서 10~13개이면 자신의 체중관리 계획에 영향을 미치는 여러 가지 문제들이 있다. 건강관리 전문가와의 대화는 자신의 음식 섭취를 촉발시키는 문제를 다루는 데 도움이 될 수 있다.

심각하게 영향을 미침: 한 요인에 "예"라고 대답한 것이 4개 또는 전체에서 14개 이상이라면 자신의 체중 관리를 복잡하게 만드는 많은 문제들이 있다. 건강관리 전문가의 상담과 대화는 체중관리 계획을 작성하는 데 도움이 될 것이다.

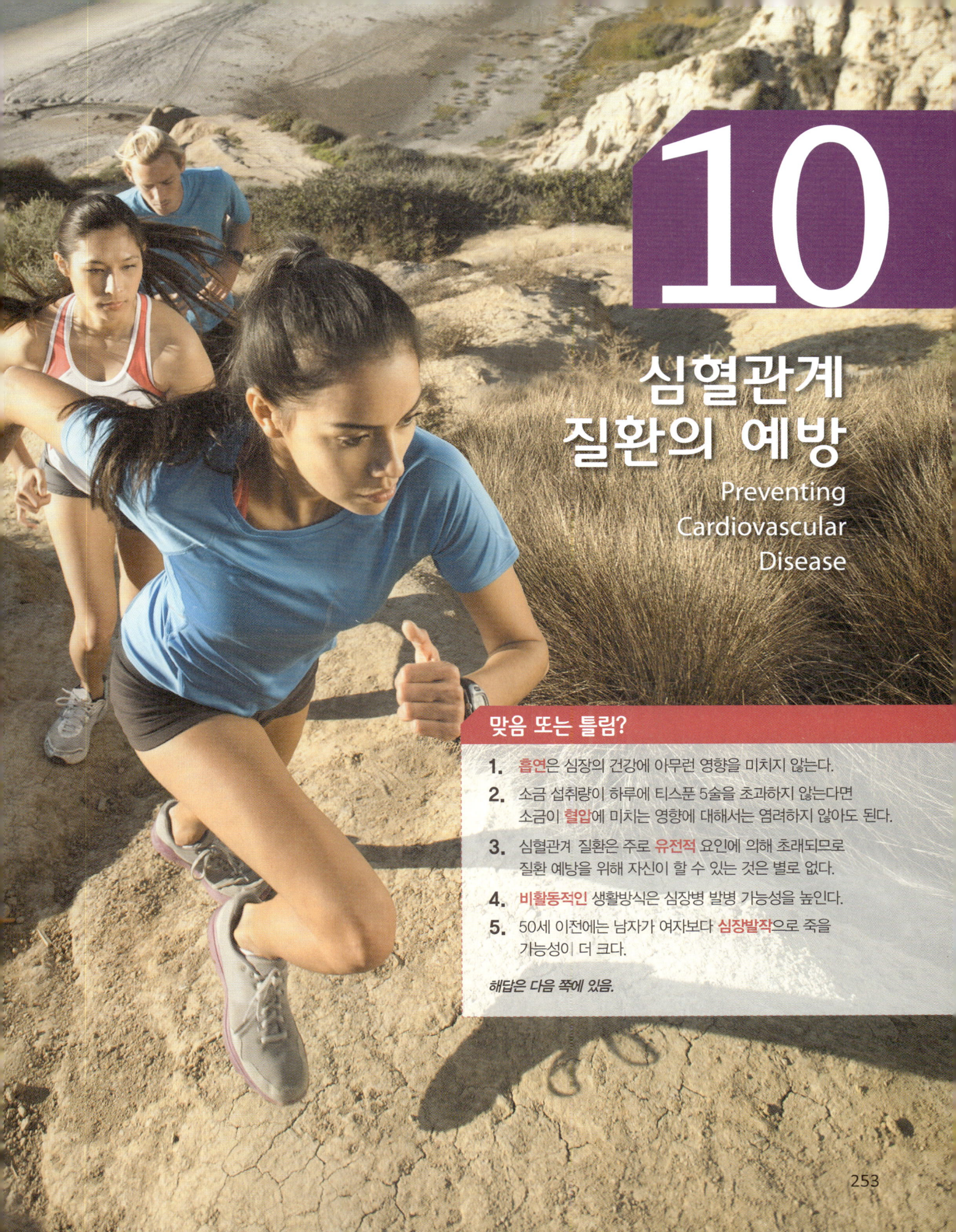

10

심혈관계 질환의 예방
Preventing Cardiovascular Disease

맞음 또는 틀림?

1. **흡연**은 심장의 건강에 아무런 영향을 미치지 않는다.
2. 소금 섭취량이 하루에 티스푼 5술을 초과하지 않는다면 소금이 **혈압**에 미치는 영향에 대해서는 염려하지 않아도 된다.
3. 심혈관계 질환은 주로 **유전적** 요인에 의해 초래되므로 질환 예방을 위해 자신이 할 수 있는 것은 별로 없다.
4. **비활동적인** 생활방식은 심장병 발병 가능성을 높인다.
5. 50세 이전에는 남자가 여자보다 **심장발작**으로 죽을 가능성이 더 크다.

해답은 다음 쪽에 있음.

심장발작이나 뇌졸중이 발생한 사람을 알고 있는가? 만일 그렇다면, 심장발작 동안에 일어나는 증상 그리고 심장발작 또는 뇌졸중 생존자들이 "정상적인" 삶으로 되돌아가기 위해 필요한 오랜 기간(몇 주 또는 몇 달)의 재활과정을 알고 있을 것이다. 매년 전 세계적으로 수백만 명의 사람이 심장발작과 뇌졸중으로 인해 사망하거나 영구적인 신체 손상을 입는다. 비록 유전적 요인이 일부 사람의 심혈관계 질환에 영향을 미치지만 대부분의 사람은 건강한 식단과 생활습관을 실천함으로써 위험을 줄일 수 있다. 이 장에서 우리는 심혈관계 질환의 발병 위험을 증가시키는 요인들을 살펴보겠다. 우리는 또한 심혈관계 질환의 위험을 줄일 수 있는 생활방식의 변화(예, 운동과 음식 섭취)에도 초점을 맞출 것이다.

해답

1. **틀림** 흡연은 심혈관계 질환 발병의 주된 위험 요인이다.
2. **틀림** 소금에 민감한 사람에게는 많은 양의 소금(나트륨이 들어 있음) 섭취가 혈압을 증가시킬 수도 있다.
3. **틀림** 유전은 심장병의 여러 주된 요인 중의 하나일 뿐이다. 자신의 행동을 변화시킴으로써(예, 금연, 더욱 활동적이 되는 것) 변경 가능한 여러 다른 주된 위험 요인들이 있다.
4. **맞음** 비활동은 심장병 발병의 주된 위험 요인이다.
5. **맞음** 나이가 그리 많지 않을 때에는 남자가 여자보다 심장발작으로 사망할 위험이 더 크다. 하지만 65세 이후에는, 심장병으로 사망할 위험이 여성에게서 급격히 증가한다.

심혈관계 질환이란? 그리고 어떻게 예방하는가?

심혈관계 질환(cardiovascular disease: CVD)은 전 세계적으로 중요한 건강 문제이고, 산업화된 국가에서 발병률이 가장 높으며, 미국은 세계에서 가장 높은 CVD 사망률을 보이는 나라다(1, 2).

사람의 생명에 금전적인 가치를 부여하기란 불가능하지만, 심혈관계 질환으로 인한 미국의 경제적 손실은 아주 크다. 급여 손실, 의료비, 그리고 질병과 관련된 그 밖의 비용은 2010년에 4,440억 달러를 초과할 것으로 추정된다(3). 그 뿐만 아니라, 미국 인구가 고령화되면서 국가의 건강관리 시스템에 미치는 심혈관계 질환의 경제적 부담은 더욱 커지게 될 것이다. 예를 들면, 다음 이십년 동안 미국 인구의 40% 이상이 어떤 형태로든 심혈관계 질환을 앓게 될 것이며, 이것은 그러한 기간 동안 심장병을 치료하기 위한 의료비를 세 배로 증가시킬 것이라고 추정하고 있다(그림 10.1). 그러므로 심혈관계 질환의 위험을 감소시키기 위한 국가적 전략 개발은 중요한 건강 목표가 되어야 한다. 미국에서의 심혈관계 질환의 전반적인 상황에 대한 논의로부터 시작하자.

미국에서의 심혈관계 질환

비록 대중들의 관심은 암 같은 질병에 더 많이 쏠려 있지만 심혈관계 질환이 미국인의 사망원인 1위이며, 두 건의 사망마다 거의 한 건을 차지한다. 미국 성인 8천3백만 명 이상이 하나 또는 그보다 많은 형태의 CVD를 가지고 있고, 백만 명 이상이 매년 심혈관계 질환으로 사망한다(1). CVD는 35~44세 사이 남성의 첫 번째 사망원인이며, 여성의 CVD 발병률도 상승하고 있다(1).

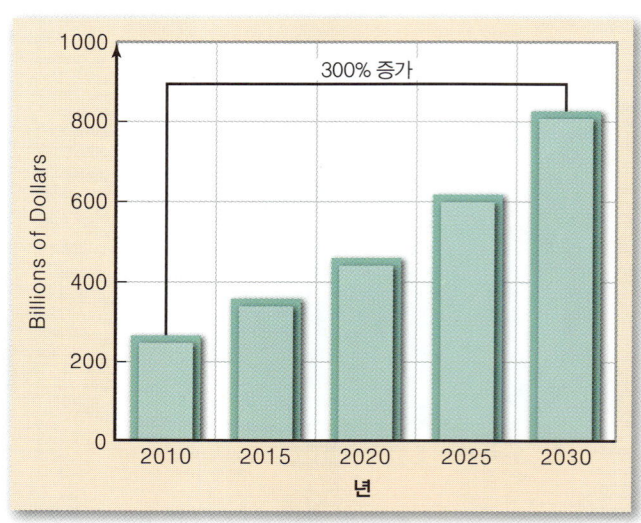

그림 10.1
2010년부터 2030년까지 미국에서의 심혈관계 질환의 건강관리 비용 추정치.

출처: Data from Trogdon, P., O. Khavjou, J. Butler, K. Dracup, M. Ezekowitz, et al. Forecasting the future of cardiovascular disease in the United States: A policy statement from the American Heart Association. *Circulation* 123:933-944, 2011.

심혈관계 질환

수백 가지 이상의 질병이 정상적인 심혈관계 기능을 저하시킬 수 있다. 4가지 가장 보편적인 것은 동맥경화증, 관상동맥질환, 뇌졸중, 고혈압이다. 이러한 것들을 좀 더 자세히 살펴보자.

동맥경화증 동맥경화증(arteriosclerosis)은 동맥의 "좁아짐" 또는 "딱딱해짐"으로 특징되는 일련의 질병들을 말한다. 어떠한 형태의 동맥경화증이라도 최종적인 결과는 동맥의 점진적인 폐색(막힘)이며, 이것은 결국에는 필수적인 기관으로의 혈액 흐름을 방해한다. **죽상동맥경화증**(atherosclerosis)은 혈관 내부의 지방 침전물 축적으로 인해 동맥이 막히는 결과를 가져오는 특별한 형태의 동맥경화증이다(그림 10.2). 이러한 플라크 침전물은 일반적으로 콜레스테롤, 세포 조각, 피브린(fibrin, 혈액 속의 응고물질), 칼슘으로 구성되어 있다. 죽상동맥경화증은 어린 시절부터 시작되어 점진적으로 진행되는 질병이며, 증상은 그 이후의 삶에서 나타난다. 죽상동맥경화증은 다양한 수준으로 나타나며, 일부 동맥은 막힘이 거의 없는 반면에 다른 동맥은 심각하게 막힌 상태를 보여준다. 심장에 혈액을 공급하는 동맥 내에서의 심각한 죽상동맥경화증 발달이 거의 대부분 심장발작(심장마비)의 원인이다.

관상동맥질환 관상동맥질환(CHD: coronary heart disease 또는 coronary artery disease)은 죽상동맥경화성 플라크가 하나 또는 그 이상의 혈관을 막아버림으로써 초래된다. 어느 주요 관상동맥이 75% 이상 막혀버리면 심장 근육으로의 혈류 감소는 가슴 통증을 초래한다. 협심증(angina pectoris)이라고 불리는 이러한 형태의 가슴 통증은 심박수가 증가하고 심장이 평소보다 더 열심히 일을 해야 하는 때인 운동 또는 심리적인 스트레스를 받는 동안에 가장 흔히 일어난다(4). 많아진 심장의 일은 산소와 영양소를 공급하기 위한 심장 근육으로의 혈류 증가를 필요로 한다. 죽상동맥경화성 플라크에 의한

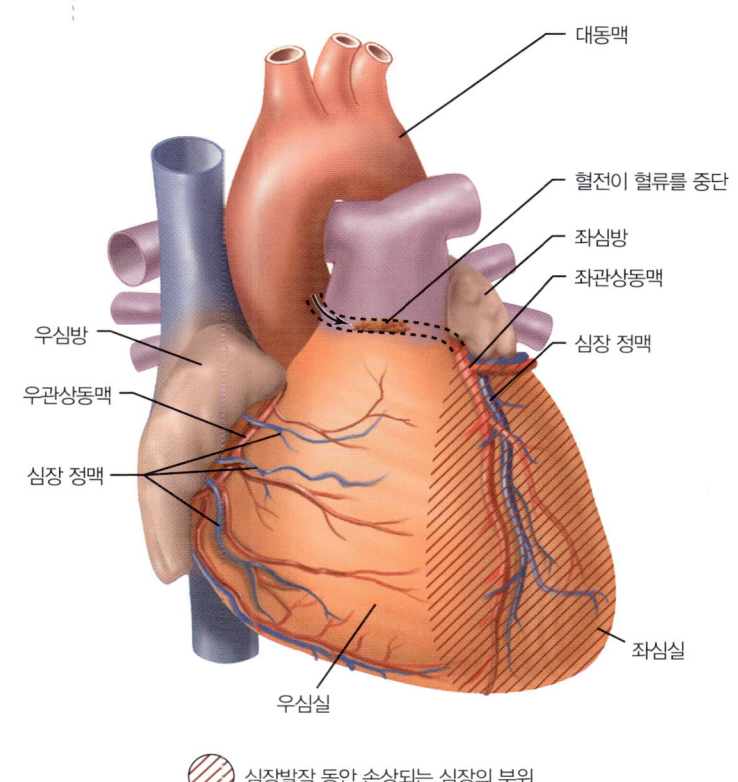

그림 10.3
관상동맥이 막혀버리면, 제한된 혈류로 인한 산소 부족은 근육조직의 손상을 가져올 것이다.

출처: Johnson, Michael D., *Human Biology: Concepts and Current Issues, 4th Ed.*, © 2008. Reprinted and Electronically reproduced by permission of Pearson Education, Inc., Upper Saddle River, New Jersey.

관상동맥의 닫힘은 심장으로의 필요한 혈류 증가를 막으며 통증을 가져온다.

관상동맥이 심하게 막히면 플라크 부위에 혈전(blood clot, 혈액응고)이 형성될 수 있다. 그에 따른 막힘이 심장의 혈류를 완전히 차단하면 **심장발작**(heart attack)이 일어날 수 있다(그림 10.3).

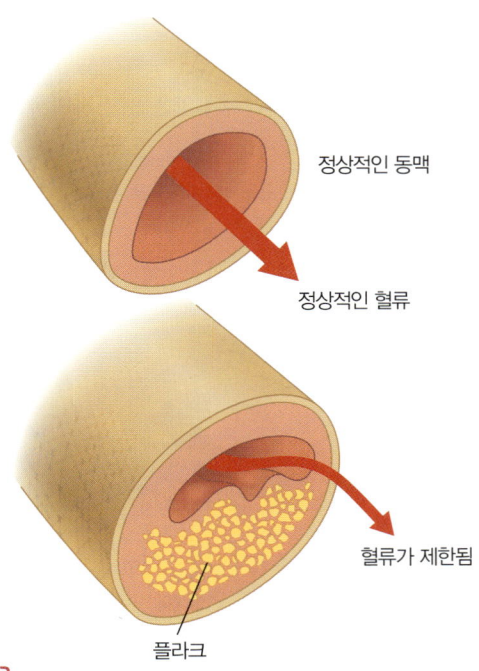

그림 10.2
플라크가 동맥에 축적되면서 혈액의 흐름이 제한된다.

출처: Blake, Joan Salge, *Nutrition and You, 1st Ed.*, © 2008. Reprinted and Electronically reproduced by permission of Pearson Education Inc., Upper Saddle River, New Jersey.

> **심혈관계 질환(CVD)** 심장 또는 혈관에 영향을 미치는 질병.
>
> **동맥경화증** 동맥의 좁아짐 또는 "딱딱해짐"으로 특징되는 일련의 질병.
>
> **죽상동맥경화증** 혈관 내부의 지방 침전물 축적(플라크)으로 동맥이 막히는 결과를 가져오는 특별한 형태의 동맥경화증.
>
> **관상동맥질환(CHD)** 하나 또는 그 이상의 관상동맥을 동맥경화성 플라크가 막아버림으로 인한 결과.
>
> **심장발작** 심장으로의 혈류 중단으로 인한 심장세포의 괴사; 심근경색이라고도 한다.

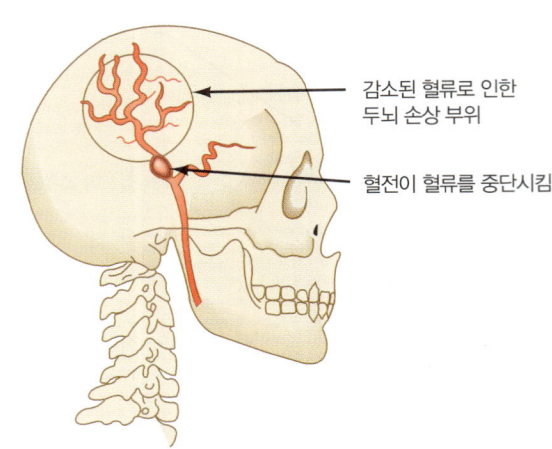

그림 10.4
뇌의 막힌 동맥은 뇌졸중을 초래할 수 있다.

심장발작은 좌심실 심근세포의 괴사를 초래한다. 심장발작의 심각성은 얼마나 많은 심근세포가 손상되었는지에 의해 결정된다(5). 가벼운 심장발작은 심장의 일부분만을 손상시킬 수도 있는 반면에 심한 심장발작은 많은 숫자의 심근세포를 손상시킬 수도 있다. 심장발작 동안에 손상된 심근세포의 숫자가 환자의 회복 가능성을 결정하므로 심장발작의 증상을 인식하고 곧바로 치료가 이루어지는 것이 아주 중요하다(아래의 집중분석 참고).

뇌졸중 매년 79만명의 미국인에게서 **뇌졸중**이 발생한다고 추정되고 있으며(1), 뇌졸중이 일어나는 동안 두뇌로의 혈액 공급은 상당 시간 동안 감소된다. 뇌졸중의 보편적인 원인은 두뇌에 혈액을 공급하는 동맥의 막힘이다(그림 10.4). 하지만 뇌졸중은 두뇌의 혈관이 파열되어 그러한 두뇌 부위로의 정상적인 혈액 흐름이 방해될 때에도 나타날 수 있다.

심장세포의 괴사를 가져오는 심장발작과 비슷하게, 뇌졸중은 뇌세포의 괴사를 초래한다. 뇌졸중의 심각성은 가벼운 수준에서 심각한 수준까지 다양할 수 있으며 이것은 손상된 뇌세포의 위치와 숫자에 좌우된다. 가벼운 뇌졸중은 기억 상실, 언어 장애, 시력 장애, 그리고/또는 사지의 경증 마비를 포함할 수도 있다. 심한 뇌졸중은 신체의 많은 부분의 마비 및/또는 죽음을 초래할 수도 있다.

생각해 볼 것!

심장발작이 발생하는 사람의 40%가 한 시간 이내에 사망한다.

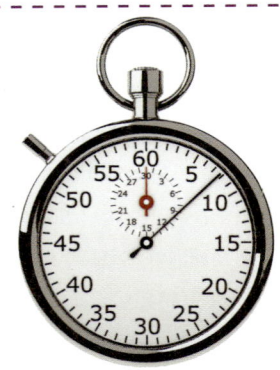

고혈압 **고혈압**은 비정상적으로 높은 혈압을 말한다. 혈압은 동맥벽에 대해 혈액이 발휘하는 힘이다. 심장이 수축하면 혈압이 증가하고, 심장이 이완되면 혈압은 감소한다. 혈압은 수은의 밀리미터(mm) 단위로 측정되고(mmHg) 두 가지 숫자로 나타낸다: 수축기 혈압(심장이 수축할 때의 혈압)과 이완기 혈압(심장이 이완될 때의 혈압). 휴식 상태에서의 정상적인 수축기 혈압은 통상적으로 120mmHg이고 정상적인 이완기 혈압은 80mmHg이다. 임상적으로, 고혈압은 휴식 상태에서의 수축기 혈압이 140mmHg 또는 이완기 혈압이 90mmHg를 초과하는 것으로 정의된다(4).

집중 분석

심장발작 동안에는 일분일초가 중요하다

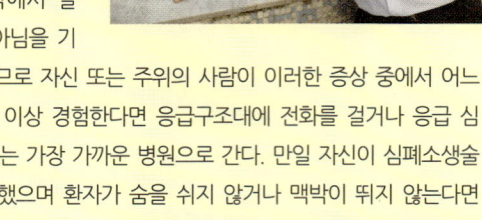

심장발작이 일어나는 사람을 목격하거나 또는 자신에게 심장발작이 일어난다면, 증상을 인식하고 적절한 응급조치를 취하는 것이 생사를 가를 수 있다. 심장발작의 보편적인 증상은 다음과 같다(4):

- 가슴에 가벼운(light) 또는 그리 심하지 않은(moderate) 통증을 느끼며, 어깨, 목, 팔로 통증이 번질 수도 있다.
- 가슴이 짓눌리는 또는 꽉 찬 느낌
- 가슴에 심한 통증
- 어지러움, 실신, 발한, 메스꺼움, 또는 가쁜 호흡

이러한 증상 모두가 모든 심장발작에서 일어나는 것은 아님을 기억할 것. 그러므로 자신 또는 주위의 사람이 이러한 증상 중에서 어느 것이라도 2분 이상 경험한다면 응급구조대에 전화를 걸거나 응급 심혈관센터가 있는 가장 가까운 병원으로 간다. 만일 자신이 심폐소생술(CPR)을 습득했으며 환자가 숨을 쉬지 않거나 맥박이 뛰지 않는다면 119 또는 자신의 지역에 있는 응급의료센터에 전화를 건 다음, 곧바로 CPR을 실시한다. 어떠한 심장발작에도 신속한 행동이 필수적이다.

혈압은 운동(걷기 또는 달리기) 동안 증가할 것이다. 혈압의 이 같은 증가는 단기적인 것이며 심장이나 혈관에 손상을 가져오지 않는다. 하지만 장기적이고, 만성적인 고혈압은 중요한 건강 문제가 될 수 있다. 고혈압은 심장의 작업량을 증가시킨다. 이것은 신체 전체에 혈액을 효과적으로 공급해야 하는 심장 근육의 능력을 결국에는 손상시킬 수도 있다(4). 만성적 고혈압은 동맥의 내벽 또한 손상시킬 수 있어 죽상동맥경화증을 초래하고 CHD와 뇌졸중의 위험을 증가시킨다(4).

규칙적인 운동의 부족, 소금이 많이 든 음식, 비만, 만성적 스트레스, 고혈압 가족력, 성(남성이 여성보다 발병률이 더 높다), 인종(흑인이 백인보다 발병률이 높다)을 포함해서 여러 요인이 고혈압 발병 위험을 증가시킬 수 있다. 이러한 요인들의 일부는 자신이 통제할 수 있지만 다른 것들은 통제할 수 없음에 주목한다(추후의 내용에서 좀 더 논의).

미국인의 고혈압 발병률은 아주 높다(그림 10.5). 미국 심장협회는 미국인 3명 중 약 1명에게서 고혈압이 발병한다고 추정한다. 안타깝게도 심한 두통 또는 현기증 같은 고혈압 증상이 모든 환자에게서 나타나지는 않기 때문에 많은 사람은 자신이 고혈압인지를 모르고 있다. 실제로, 정기적인 건강검진 또는 혈압 검사를 하지 않으면 자신이 고혈압인지도 모른 채 여러 해를 보낼 수도 있다. 이러한 이유로, 고혈압은 흔히 "침묵의 살인자(silent killer)"라고 불린다.

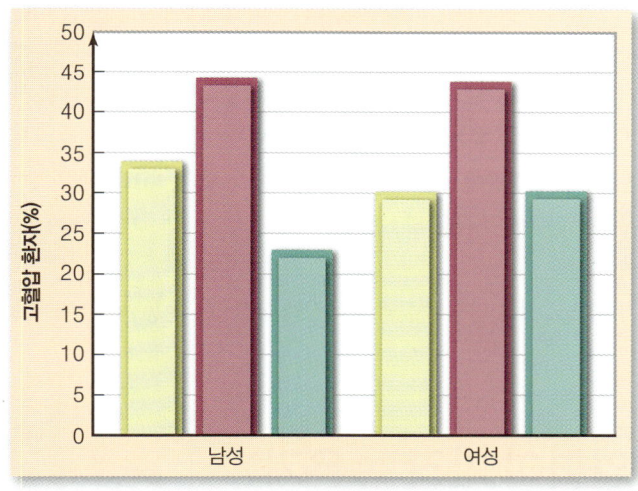

설명
- 백인
- 아프리카계 미국인
- 멕시코계 미국인

그림 10.5
미국인의 3명 중 1명에게서 고혈압이 발생한다.
출처: Heart disease and stroke statistics-2009 update. *Circulation* 119:e21-e181, 2009.

정리하면...
- 심혈관계 질환이 미국인의 사망 원인 1위로 남아 있다.
- 심혈관계 질환은 심장이나 혈관에 영향을 미치는 질병을 말한다.
- 4가지 주요 심혈관계 질환은 동맥경화증, 관상동맥질환, 뇌졸중, 그리고 고혈압이다.

관상동맥질환과 관련된 위험 요인은 어떤 것들인가?

CHD가 심장발작의 주요 원인이므로 과학자들은 CHD 발병을 줄이는 데 그리고 CHD 발병 요인을 이해하는 데 초점을 맞추고 있다. 과학자들은 관상동맥질환과 뇌졸중의 발병 가능성을 증가시키는 여러 가지 주요 위험 요인과 기여 위험 요인을 찾아냈다. 주요 위험 요인(*일차적 위험 요인*이라고도 불린다)은 관상동맥질환과 뇌졸중의 발병에 직접적으로 관련이 있다. 그와는 달리, 기여 위험 요인(*이차적 위험 요인*이라고도 불린다)은 관상동맥질환의 발병 위험을 증가시키지만 질병 진행 과정에 대한 직접적인 관련성은 명확하게 밝혀지지 않은 요인이다.

주요 위험 요인

매년 미국심장협회는 관상동맥질환과 뇌졸중의 발병에 연관된 주요 위험 요인들에 관한 새로운 정보를 발표한다. 가장 최근의 목록에는 흡연, 고혈압, 높은 혈액 콜레스테롤 수준, 신체적 비활동, 비만 및 과체중, 당뇨병, 유전, 성, 그리고 나이 증가가 포함되어 있다(1). 자신에게 해당되는 위험 요인의 숫자가 많을수록 관상동맥질환의 발병 가능성은 더 커진다(258쪽의 그림 10.6 참고).

흡연 흡연자의 관상동맥질환 발병 위험은 비흡연자보다 두 배 이상 크다(1). 흡연은 또한 심장정지, 심장발작, 또는 불규칙적인 심장박동(**부정맥**)으로 인한 급사의 가장 큰 위험요인으로 생각되고 있다. 그 밖에도 흡연은 말초혈관(팔이나 다리의 혈관)의 죽상동맥경화증 발생을 촉진시키며 이것은 고혈압과 뇌졸중의 위험 증가로 이어질 수 있다. 끝으로, 심장발작이 일어나면 흡연자들은 비흡연자들보다 급사(발작 후 한 시간 이내)할 가능성이 더 높다. 또한 연구는 담배 연기의 수동적 흡입이 심혈관계 질환과 폐질환의 위험을 증가

뇌졸중 두뇌로의 혈액 공급이 장시간 감소될 때에 일어나는 두뇌 손상.

고혈압 높은 혈압.

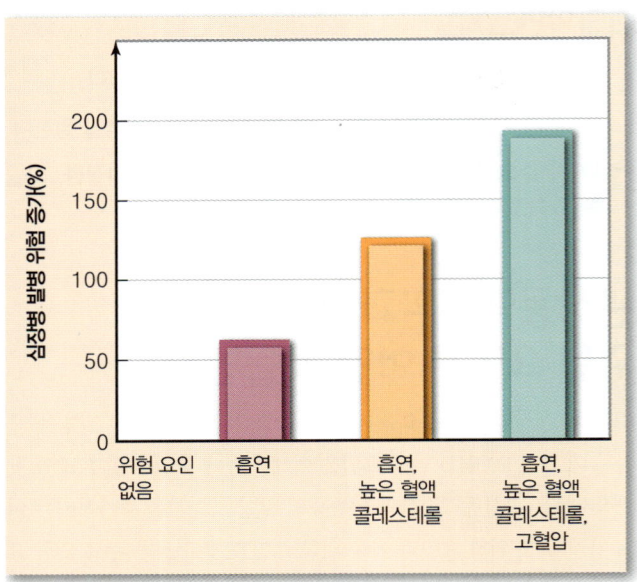

그림 10.6
CHD 발병 위험은 위험 요인의 숫자가 많아지면서 증가한다.

시킬 수 있다고 결론을 내렸다(6). 실제로 미국심장협회와 미국암협회 모두 간접흡연이 담배 연기의 직접적인 흡연만큼 건강에 해롭다고 보고하고 있다.

흡연은 최소한 4가지 측면에서 심혈관계 질환의 발병 위험에 영향을 미칠 수 있다. 첫째, 담배 연기에 포함되어 있는 니코틴은 심박수와 혈압을 증가시킨다. 둘째, 흡연은 혈액 혈소판의 끈적거림을 증가시켜 혈액응고의 가능성을 증가시키고 심장발작 위험을 높인다. 셋째, 니코틴은 심장의 기능에 영향을 미쳐 부정맥을 가져오며 이것은 급성심장사로 이어질 수 있다. 끝으로, 흡연은 혈액 속의 콜레스테롤 농도를 상승시키고 동맥 내벽의 지방 축적을 촉진시킴으로써 죽상동맥경화증 발생 가능성을 증가시킨다(6). 흡연을 하고, 피임약을 복용하는 여성은 더 큰 위험에 처해 있다. 연구는 그러한 여성에게는 심장발작 위험이 훨씬 더 크며, 흡연을 하지 않는 여성보다 뇌졸중이 발생할 가능성이 더 크다고 보여주었다(1).

생각해 볼 것!
금연 후 10년 이내에, CHD로 사망할 위험은 흡연을 전혀 하지 않은 사람과 같은 수준으로 감소한다.

고혈압 고혈압은 그 자체가 질병이면서 뇌졸중과 CHD의 위험 요인이기도 하다. 고혈압은 죽상동맥경화증의 발생 속도를 가속화시킴으로써 CHD의 한 원인이 된다(4, 7).

나트륨이 많이 든 음식(가공 처리된 음식 그리고/또는 식탁 소금으로부터)은 고혈압 발생 위험을 증가시킨다. 높은 혈장 나트륨 수준은 혈액의 양을 늘리며 따라서 혈압을 높인다. 나트륨은 필요한 미량영양소이기는 하지만 대부분의 사람이 하루에 필요로 하는 양은 소량이다(티스푼 1/4술 미만, 또는 400mg). 일부 사람은 다른 사람보다 나트륨에 더 민감하며, 나트륨에 민감한 고혈압 환자는 자신의 소금 섭취량을 줄임으로써 흔히 혈압을 낮출 수 있다. 예를 들면, 하루에 나트륨을 티스푼 1/2술 미만을 섭취하는 사람에게는 일반적으로 고혈압이 발생하지 않는다. 그와는 달리, 나트륨에 민감한 사람이 하루에 소금을 티스푼 1술 이상 섭취한다면 고혈압 발병 위험이 있다.

땀으로 많은 양의 수분과 전해질을 상실하는 운동선수나 육체노

다양성의 인식

어떤 사람에게서 심혈관계 질환의 위험이 가장 높은가?

인종, 성, 나이, 사회경제적 수준 모두 심혈관계 질환의 발병 위험에 영향을 미칠 수 있으며, 이러한 요인들은 왜 심혈관계 질환이 미국 인구의 특정 집단에 더 많이 발생하는지를 설명해 준다. 예를 들면, 아프리카계 미국인은 미국인 전체와 비교해서 고혈압(심혈관계 질환의 한 종류) 발병 가능성이 더 크다. 이와 비슷하게, 미국 원주민과 라틴계 사람에서 심혈관계 질환의 중요한 기여 위험 요인인 당뇨병의 발병률이 더 높다.

20~50세 사이의 연령에서, 남성의 심혈관계 질환 발병 위험은 여성보다 더 크다. 끝으로, 소득 수준이 낮은 사람은 심장병과 비만(심장병의 기여 위험요인) 두 가지 모두 발병률 더 높다.

동자라도 하루에 티스푼 1.5술(3000mg) 이상의 소금이 요구되는 경우는 드물다. 현재 많은 미국인은 하루에 티스푼 6술 이상의 소금을 섭취한다; 이러한 수준의 나트륨 섭취량은 정상적인 신체 기능에 요구되는 양을 초과하는 것이 명백하다.

나트륨 섭취를 줄이는 비결은 소금이 많이 든 음식을 피하는 것이다. 표 10.1은 나트륨이 많이 포함된 보편적인 음식의 목록이다. 어떤 음식에 많은 양의 나트륨이 포함되어 있는지를 기억하고, 하루에 소금 섭취를 티스푼 1술 미만으로 제한한다(8). 고혈압과 소금 섭취 사이의 관련성 때문에 미국 국립보건원은 '고혈압 예방을 위한 음식 섭취 지침(Dietary Approach to Stop Hypertension: DASH)'을 제시하였다. 이러한 음식 섭취 지침은 고혈압을 낮추고 예방하는 데 아주 좋은 접근법으로 인정받고 있다.

높은 혈액 콜레스테롤 수준 콜레스테롤은 음식으로 섭취하거나 또는 인체 내에서 합성될 수 있는 지질의 한 종류이며, 관상동맥질환의 일차적 위험 요인이다(8장에서 논의). 관상동맥질환의 위험은 혈액 콜레스테롤 수준이 증가하면서 더 커진다.

콜레스테롤은 혈액에 용해되지 않기 때문에 혈액 속에서 운반될 수 있도록 하기 위해 간에서 단백질과 결합된다. 콜레스테롤과 단백질의 이러한 결합은 두 가지 주요 형태의 콜레스테롤을 가져온다: **저밀도지질단백질**(low density lipoprotein: LDL)과 **고밀도지질단백질**(high density lipoprotein: HDL). 상승된 혈액 콜레스테롤과 관상동맥질환 사이의 연관성은 주로 LDL 때문이다. 혈액 LDL 수준이 높은 사람은 관상동맥질환의 발병 위험이 높은 반면에, HDL 수준이 높은 사람은 관상동맥질환의 위험이 낮다(1, 4, 9, 10). 이러한 관계 때문에 LDL은 "나쁜 콜레스테롤"이라고 불리는 반면에 HDL은 "좋은 콜레스테롤"이라고 불린다.

관상동맥질환의 발병 위험은 혈액 속의 LDL과 HDL 수준에 의해 가장 잘 예측되지만 총콜레스테롤 측정치 또한 관상동맥질환의 위험성에 대한 좋은 지표이다(1, 4, 10). 총콜레스테롤 농도가 200mg/dl 미만이면 관상동맥질환의 발병 위험이 낮은 반면에 240mg/dl를 초과하는 수준은 관상동맥질환의 발병 위험이 높다는 것을 암시한다(4, 10). 안타깝게도, 고지방 식사와 운동 부족 때문에 3천4백만 명 이상의 미국인이 240mg/dl를 초과하는 총콜레스테롤 수준을 보이고 있다(1).

미국 국립보건원은 LDL과 HDL의 혈액 수준을 사용하면서 관상동맥질환의 위험을 평가하는 새로운 지침을 발표했다. 이러한 지침에 대한 간략한 개요가 260쪽의 집중분석에 소개되어 있다.

신체적 비활동 신체적 활동이 심장병의 위험을 감소시킨다는 첫 번째 증거는 영국 런던의 버스 차장(즉, 검표원)과 버스 운전사의

표 10.1 음식의 나트륨 함유량

음식	양	나트륨 함유량(mg)
볼로나	2온스	700
치즈		
어메리칸	1온스	305
체더	1온스	165
파마산	1온스	525
프랑크푸르트 소시지	1개	495
햄버거 패티	1개(작은)	550
피클(딜)	1개(중간 크기)	900
피자(치즈)	1쪽(지름 14인치)	600
감자 칩	20개	300
프렛즐	1온스	890
통조림 수프		
닭고기 국수	1컵	1010
소고기 야채	1컵	1046
간장	1술(테이블스푼)	1320

CHD 발병률을 비교한 50여 년 이전의 연구에서 제시되었다(11).

검표원은 승차권을 확인하느라 런던의 이층 버스 계단을 오르락내리락 하면서 하루를 보냈고, 버스 운전사는 하루 종일 좌석에 앉아서 비활동적인 상태로 보냈다. 이 연구는 좀 더 신체적으로 활동적인 검표원보다 비활동적인 운전사에게서 CHD 발병률이 훨씬 높다는 것을 발견했다. 이 연구가 발표된 이후, 수많은 연구진들이 규칙적인 신체활동은 CHD 발병 위험을 줄인다고 지속적으로 보고하였다(10, 12~16).

운동이 CED 위험을 줄인다는 것은 잘 알려져 있지만 어떠한 기전을 통해 그러한 효과를 가져오는지는 명확하지 않다. 가능한 설명으로는 체중, 혈압, 혈액 지질 수준의 향상 및 당뇨병 위험의 감소를 포함하며(8, 16~19), 이 모든 것은 규칙적인 운동과 연관되어 있다. 종합적으로, 이 같은 변화는 CHD 발병의 전반적인 위험을 크게 감

부정맥 불규칙적인 심장 박동.

저밀도지질단백질(LDL) 혈액에 있는 단백질, 지방, 콜레스테롤 결합체이며, 비교적 많은 양의 콜레스테롤로 구성되어 있다. LDL은 관상동맥의 지방 플라크 형성을 촉진시켜 심장병을 초래한다; "나쁜 콜레스테롤"이라고 불리기도 한다.

고밀도지질단백질(HDL) 혈액에 있는 단백질, 지방, 콜레스테롤 결합체이며, 비교적 많은 양의 단백질로 구성되어 있다. HDL은 심장병을 초래하는 관상동맥의 지방 플라크 형성을 억제한다; "좋은 콜레스테롤"이라고 불리기도 한다.

상담 코너

운동 부족, 건강에 좋지 않은 식사, 그리고 흡연은 심장병을 초래하는 요인들 중에서 높은 순위를 차지한다. 일반적으로 우리 모두에게는 이러한 행동적 측면의 최소한 한 가지에는 향상의 여지가 있다. 자신의 심장병 위험을 평가하면서 어떤 분야를 향상시킬 수 있는지를 생각해 본다.

- 매일 신체활동을 한다. 신체활동이 단지 운동만을 의미하는 것은 아니다. 계단오르기 같은 행동은 신체활동 수준을 증가시켜 긍정적인 효과를 가져다 줄 수 있다.
- 자신의 식사를 계획함으로써 패스트푸드에 의존할 가능성을 줄인다.
- 흡연이 허용되는 장소를 피한다. 자신이 흡연가라면 담배 제품을 줄이거나 끊는 데 도움을 주는 프로그램을 찾는다.
- 매일 또는 일주일에 여러 번 스트레스 관리 기법을 실행함으로써 자신의 스트레스 수준을 낮춘다.

Take the stairs!

소시킬 수 있다.

당뇨병 당뇨병은 신체가 혈액의 글루코스를 적절하게 사용할 수 없으므로 혈액 글루코스 수준의 상승을 가져오는 질병이다(1장에서 논의). 당뇨병은 중년의 연령에서 가장 흔히 발병하며, 과체중인 사람에게서 보편적이다. 당뇨병과 CHD 사이의 연관성은 잘 밝혀져 있으며, 당뇨병이 있는 사람의 약 75%가 심혈관계 질환으로 사망한다. 당뇨병이 CHD 위험 증가에 미치는 역할은 당뇨병 환자들이 흔히 비활동적이고, 높은 혈액 콜레스테롤 수준을 보이며, 고혈압으로 고통 받는다는 사실과 관련이 있을 것이다(13).

비만과 과체중 이상적인 체중을 유지하는 사람과 비교해서, 과체중이거나 비만한 사람에게는 심지어 다른 주요 위험요인이 없더라도 CHD 발병 가능성이 더 크다(20). 하지만 비만한 사람은 상승된 혈액 콜레스테롤 수준과 고혈압 같은 여러 가지의 CHD 주요 위험요인을 더욱 보편적으로 보여줄 것이다(13).

집중 분석

미국 국립보건원의 혈액 콜레스테롤 관리 지침

혈액 저밀도지질단백질 수준의 감소가 심장질환의 위험을 40% 감소시킬 수 있음을 명확히 보여준 연구들이 발표됨에 따라(9) 미국 국립보건원(NIH)은 LDL과 HDL의 최적 혈액 수준에 대한 지침을 제시하였다. 지침의 주요 초점은 혈액 LDL 수준의 관리에 대한 권고이지만 HDL이 콜레스테롤을 동맥에서부터 간으로 운반할 수 있기 때문에 HDL의 혈액 수준에 대한 권고 또한 지침에 포함시켰다. 지침은 표에 요약되어 있다.

간략하게 말하면, LDL 수준이 100mg/dl 이하는 CHD 발병 위험을 줄이는 데 최적이며, 190mg/dl를 초과하는 LDL 수준은 CHD 발병 위험이 높음을 암시한다고 생각되고 있다. 총콜레스테롤 중에서 HDL이 많을수록 LDL은 적어지기 때문에 낮은 혈중 HDL 수준은 CHD 발병 위험의 증가를 시사한다. 그런 이유로, 혈액 HDL이 40mg/dl 미만은 낮은 수준이며 CHD 위험 측면에서 볼 때 바람직스럽지 않다고 생각된다.

혈액 콜레스테롤 농도(mg/dl)	분류
LDL	
<100	최적
100~129	최적에 가까움
130~159	경계 수준
160~189	높음
>190	아주 높음
HDL	
<40	낮음(바람직하지 않음)
>60	높음(아주 바람직함)

특히 흥미로운 것은 개인의 지방 분포 패턴이 CHD 위험에 영향을 미친다는 사실이다. 허리-엉덩이 둘레 비율이 남성에게서 1.0 그리고 여성에게서 0.8을 초과하면 CHD 발병 위험이 상당히 크다는 것을 암시한다. CHD와 부위별 지방 분포 사이의 관련성에 대한 생리적인 이유는 허리-엉덩이 둘레 비율이 높은 사람은 혈액 콜레스테롤 수준을 상승시키는 고지방 식사를 흔히 섭취한다는 것일 수도 있다.

비만한 사람의 고혈압에 대한 가능한 설명으로는 혈압을 상승시키는 많은 양의 나트륨 섭취, 조직으로 혈액을 공급하기 위해서는 더 높은 압력이 필요하도록 만드는 증가된 혈관 저항이 포함된다(4).

유전 CHD가 있는 부모를 가진 어린이는 CHD가 없는 부모를 가진 어린이보다 CHD 발병 가능성이 더 크다(1, 4). CHD의 가족성(familial) 위험은 높은 혈액 콜레스테롤, 고혈압, 당뇨병, 비만 같은 요인과 관련이 있을 수도 있다. CHD 가족력이 있는 사람은 이러한 질병이 발생할 수밖에 없는 운명에 처한 것이 아니며, CHD에 대한 자신의 위험성을 줄이기 위해서는 생활방식의 개선을 위해 더 열심히 노력해야만 할 것이다.

성 55세까지, 남성이 여성보다 CHD와 뇌졸중 발병 위험이 더 크다. 여성에게 있어 CHD에 대한 이 같은 보호 작용의 많은 부분은 HDL 콜레스테롤을 상승시키는 여성 성호르몬인 에스트로겐과 관련이 있다. CHD 발병 위험은 폐경 이후에 여성에게서 급격히 증가하지만 남성만큼 커지지는 않는다(4).

나이 증가 나이가 많아지면서 CHD 발병 위험이 증가한다. 이것은 동맥 플라크의 성장은 계속해서 진행되는 과정이라는 사실이 부분적인 이유일 것이다: 더 오래 살수록 플라크는 더 커진다. 실제로, CHD로 사망하는 사람의 80% 이상이 65세 이상이다(13). 나이의 증가는 뇌졸중의 위험 또한 증가시킨다. 뇌졸중이 발병하는 사람의 대부분은 55세를 초과하며, 뇌졸중의 위험은 나이와 함께 증가한다(21).

기여 위험 요인

기여 위험 요인은 주요 위험 요인의 발생 가능성을 증가시키는 것들이다. 미국심장협회는 스트레스, 알코올, 음식 섭취가 CHD의 기여 위험 요인이라고 인식하고 있다.

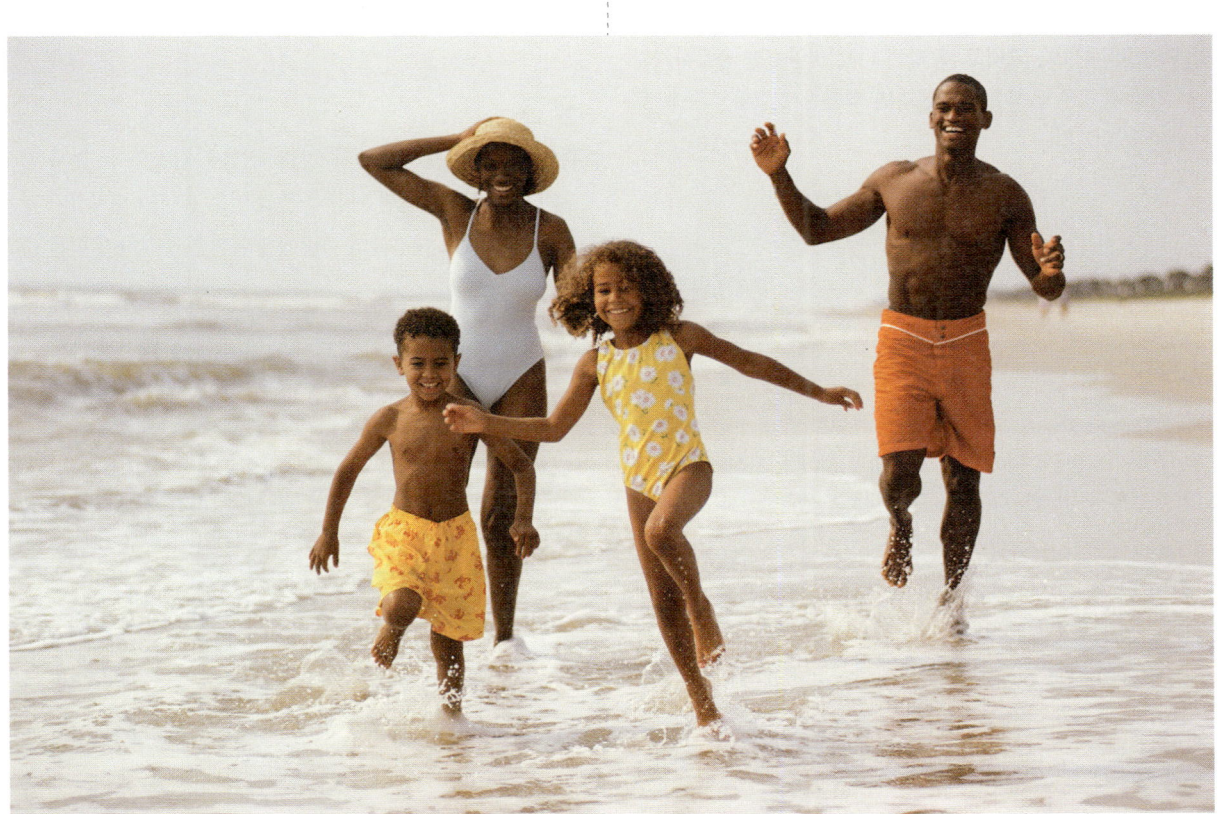

규칙적으로 신체활동을 하는 사람은 심장병 발병 위험이 낮다.

스트레스 스트레스는 여러 가지 주요 CHD 위험 요인의 발생을 촉진시킨다. 예를 들면, 스트레스는 흡연 습관과 관련될 수도 있다. 스트레스를 받는 사람은 스트레스 해소를 위해 흡연을 시작할 수도 있으며, 스트레스는 흡연자에게 평소보다 담배를 더 많이 피우도록 만들 수 있다. 그뿐만 아니라, 스트레스는 고혈압 발생과 혈액 콜레스테롤 상승 위험 두 가지 모두 증가시킨다. 스트레스와 고혈압 사이의 생리적 연결고리는 스트레스로 인한 호르몬 분비인 듯하며 이러한 호르몬들은 혈압을 상승시킨다.

알코올 섭취 적당한 알코올 섭취(여성은 하루에 한 잔, 남성은 두 잔)는 심장병 위험을 낮출 수도 있다는 일부 증거가 있지만 과다한 알코올 섭취는 위험을 높인다. 지나치게 많은 양의 알코올을 섭취하는 사람은 고혈압, 심부전, 뇌졸중의 발병 가능성이 더 크다. 또한 과다한 알코올 섭취는 높은 혈중 중성지방 수준, 암, 그리고 그 밖의 다른 질병의 원인이 될 수 있다. 미국심장협회는 술을 마시지 않은 사람은 계속해서 금주를 하고 적당량을 마시는 사람은 자신의 섭취량을 증가시키지 않도록 권고한다(13).

음식 섭취 건강한 식사는 심혈관계 질환의 발병 위험을 줄일 수 있다. 자신이 섭취하는 음식(그리고 양)은 혈액 콜레스테롤 수준, 혈압, 당뇨병, 과체중과 비만을 포함해서 여러 가지 통제 가능한 위험 요인에 영향을 미칠 수 있다. 그러므로(8장에서 논의되었던 것처럼) 비타민, 무기질, 섬유소, 그리고 그 밖의 다른 영양소는 풍부하지만 칼로리와 지방이 적은 음식을 섭취한다면 심혈관계 질환의 주요 위험 요인을 줄일 수 있다.

정리하면...

- 과학자들은 관상동맥질환(CHD)과 뇌졸중의 발병 가능성을 증가시키는 여러 가지 주요 및 기여 위험 요인을 발견하였다.
- CHD와 뇌졸중의 주요 위험 요인에는 흡연, 고혈압, 높은 혈액 콜레스테롤 수준, 신체적 비활동, 당뇨병, 비만과 과체중, 유전, 성, 나이 증가가 포함된다.
- CHD와 뇌졸중의 기여 위험 요인에는 스트레스, 과다한 양의 알코올 섭취, 고지방 식사가 포함된다.

어떻게 심장병의 위험을 줄일 수 있는가

심혈관계 질환이 미국인의 사망원인 1위를 차지하고는 있지만 질병 발병률은 최근 수년 동안 감소해 왔다(1). 이 같은 감소는 사람들이 CHD에 대한 자신들의 위험 요인을 줄임으로써 주로 나타났다. 9개의 주요 위험 요인 중에서 6개 그리고 모든 기여 위험 요인은 자신의 행동에 의해 변경될 수 있다. 따라서 심혈관계 질환의 발병 위험을 줄이는 데 있어 CHD 위험 요인의 70%를 변경시킬 수 있다.

위험요인을 더 많이 방지하거나 제거할수록 CHD 발병 위험은 줄어든다. 이러한 위험요인을 제거하는 데 자신이 오늘 취할 수 있는 행동은 어떤 것이 있는지를 살펴보자.

금연

흡연자가 담배를 끊자마자 CHD 위험은 감소한다. 현재 담배를 피우지 않는 사람이라면 가장 좋은 조언은 흡연을 시작하지 않는 것이다. 안타깝게도 대부분의 사람에게 흡연은 중단하기 힘든 습관이다.

상담 코너

심장병은 미국인의 평균수명에 대한 최대의 위협이다. 자신의 심혈관계 질환의 위험을 평가하면서 다음과 같은 질문을 생각해 본다:

- 지난 100년 동안 일반적인 미국인의 "정상적인" 신체활동 수준은 어떻게 변화했는가? 그 때와 지금의 정상적인 신체활동량 또는 일반적인 식단에 대한 구체적인 정보를 찾을 수 있는가?
- 부모, 조부모, 또는 보호자와 자신이 공통적으로 가지고 있는 생활습관은 어떤 것인가? 어떤 생활습관이 다른가? 생활습관 패턴이 비슷하다면 그러한 유사함으로 인해 자신이 경험할 수 있는 결과는 어떤 것들인가?
- 자신의 가족을 인터뷰한다. 부모, 조부모, 또는 보호자가 어느 연령에서 심혈관계 질환과 관련된 증상이 나타나기 시작했는가? 이제까지 배운 지식에 근거해서 볼 때, 의사의 진단을 받지는 않았지만 증상이 있는 사람이 있는가?

Ask Mom about heart disease

화지방과 콜레스테롤 섭취를 줄이면 혈액 콜레스테롤 수준을 유의하게 감소시킬 수 있을 것이다. 포화지방은 간에서의 콜레스테롤 합성을 촉진시키며, 따라서 혈액 콜레스테롤 상승에 기여한다. 포화지방은 주로 육류와 유제품에 들어 있으므로 이러한 음식의 섭취를 줄임으로써 혈액 콜레스테롤 수준을 낮출 수 있다. 표 10.2는 여러 식품의 콜레스테롤 함유량을 보여주고 있다. 음식 섭취와 운동이 혈액 지질 수준을 바람직한 범위로 낮추는 데 효과적이지 않다면 콜레스테롤 치료 약물(스태틴이라고 불림)을 사용할 수도 있다(264쪽의 집중분석 참고).

신체적으로 활동적

규칙적인 운동은 대부분의 사람에게서 혈중 지질 수준을 향상시킨다. 심지어 적당한 수준의 운동(예, 일주일에 3~5번의 30분 걷기)도 신체적 비활동으로 인한 CHD 발병 위험을 줄인다고 보고되었다 (1, 4, 12~14). 그 외에도, 규칙적인 유산소 운동은 혈압, 신체조성, 인슐린 저항성, 혈액 콜레스테롤 수준에 긍정적인 영향을 미침으로써 그 밖의 다른 CHD 위험요인을 변경시키는 것으로 나타났다.

적은 양의 운동도 CHD에 대한 일부 보호 효과를 제공할 수 있지만 연구들은 신체활동 에너지 소비량이 일주일에 500kcal에서 3500kcal로 증가하면 CHD로 인한 사망 위험이 줄어든다는 것을 보여주었다(16). 운동으로 소비되는 전체 에너지의 양 뿐만 아니라 운동의 강도 또한 CHD 예방에 중요하다. 하버드 대학교 졸업생의 연구에서 규칙적으로 활발한(vigorous) 운동에 참가한 사람($\dot{V}O_2max$의 50% 이상)은 그보다 훨씬 낮은 운동 강도에서 운동한 사람보다 CHD로부터 더 잘 보호되었다고 보고하였다(22). 다른 연구들 또한 운동 강도와 CHD로 인한 사망 감소 사이에 밀접한 관련

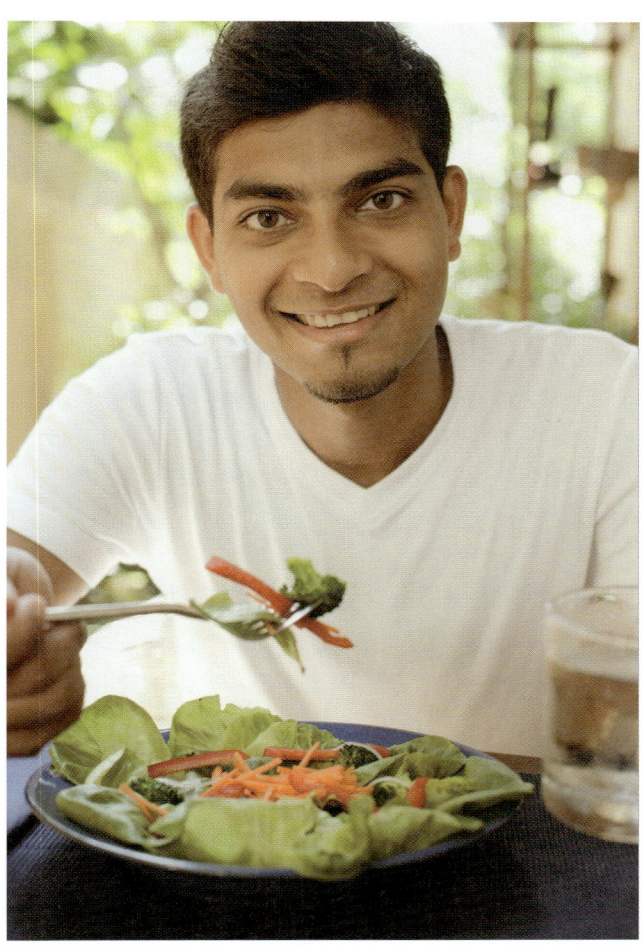

특히 나트륨, 포화지방, 콜레스테롤이 적은 건강한 식단은 심장병의 위험을 줄일 수 있다.

흡연을 중단하고 남은 생애 동안 금연자로 남아 있기 위해서는 중대한 행동 수정이 요구된다.

혈압 감소

고혈압은 여러 가지 방법으로 대처할 수 있다. 일부 경우에는 고혈압을 조절하기 위해 의약품이 필요할 수도 있다. 하지만 많은 고혈압 환자들에게는 운동, 나트륨이 적은 건강한 식단이 혈압을 낮추는 데 도움이 될 수 있다. 스트레스도 고혈압의 한 원인이 될 수 있으므로 일상적인 스트레스를 낮은 수준으로 유지하는 것 또한 중요하다(11장에서 스트레스 관리에 대한 접근 방법에 대해 더 자세히 논의한다).

혈액 콜레스테롤 수준 감소

높은 혈액 콜레스테롤 수준은 CHD 위험의 핵심 요인이며, 혈액 콜레스테롤을 감소시키는 가장 좋은 방법은 음식 섭취와 운동이다. 포

표 10.2 일부 식품의 콜레스테롤과 포화지방 함유량

식품	분량	콜레스테롤 (mg)	포화지방(g)
베이컨	2쪽	30	0.7
쇠고기 (기름기가 적은)	8온스	150	12
버터	1테이블스푼	32	0.4
치즈(어메리칸)	1온스	27	5.4
치즈(체더)	1온스	30	5.9
달걀	1개(삶은 것)	113	2.8
프랑크푸르트 소시지	1개	30	5.2
햄버거	1개(작은 패티)	68	5.9
우유(전유)	1컵	33	5
밀크셰이크	10온스	54	8.2
피자(고기 토핑)	1쪽(지름 14인치)	31	8
소시지	3온스	42	8.6

집중 분석

운동, 다이어트, 심장병에 관해 자주 제기되는 질문

음식 섭취와 운동이 콜레스테롤을 바람직한 수준으로 낮추지 못한다면?

음식 섭취와 운동만으로는 혈액 콜레스테롤을 낮추는 데 성공적이지 않다면 약물 치료가 도움이 될 수도 있다. 가장 효과적이며 널리 사용되는 콜레스테롤 약물은 스태틴이라고 불리는 약물 종류다. 이러한 약물은 간에서의 콜레스테롤 합성을 방지함으로써 작용하며 또한 콜레스테롤을 혈액으로부터 제거하는 데도 도움이 된다. 스태틴은 사용하는 약물과 복용량에 따라 "나쁜 콜레스테롤" 수준을 20~40% 감소시킬 수 있다(26,27). 스태틴은 많은 사람에서 죽상동맥경화증의 위험을 줄이는 것으로 나타났지만 심각할 수 있는 일부 부작용을 가져올 수 있다(26). 만일 음식 섭취와 운동만으로는 자신의 콜레스테롤을 성공적으로 낮출 수 없다면 주치의와 함께 스태틴 약물이 자신에게 적합한 것인지를 결정할 수 있을 것이다. 높은 콜레스테롤 수준의 치료를 위한 더 많은 정보는 온라인으로 제공되는 정부의 콜레스테롤 교육 프로그램에서 찾을 수 있다(www.nhlbi.nih.gov/about/ncep/index.htm).

일부 의사는 심장발작의 위험을 감소시키기 위해 아스피린을 권장한다. 아스피린이 어떻게 심장발작의 위험을 감소시키는가?

매일 아스피린을 복용하는 것은 혈소판이 서로 달라붙는 것을 막음으로써, 따라서 혈액응고를 줄임으로써 심장발작을 방지하는 데 도움이 될 수 있음을 대규모 연구에서 보여주었다.

하지만 매일 아스피린을 복용하더라도 아무런 문제가 없는 것은 아니다. 예를 들면, 출혈성 질병, 간질환, 신장질환, 또는 소화궤양, 그리고 아스피린에 알레르기 반응을 보이는 사람은 아스피린을 복용해서는 안 된다. 하지만 이러한 장애가 없는 중년 그리고 노년의 사람에게는 아스피린의 유익함이 복용에 따른 위험보다 더 클 가능성이 높다(28).

일부 사람에게는 운동 동안 급성심장사의 위험이 있는가?

그렇다. 규칙적인 신체활동이 관상동맥질환의 발병 위험을 감소시키지만 활발한 운동은 일부 사람에게 급성심장사와 심장발작의 위험을 급격히 증가시킬 수 있다(29). 예를 들면, 심장병 후기 단계에 있는 사람은 주요 관상동맥의 폐색(막힘) 때문에 운동 동안 급사의 위험이 증가할 수도 있다. 뿐만 아니라 유전성 심장이상이 있는 사람 또한 운동 동안 위험에 처할 수도 있다(29). 의학적 검진을 통해 개인이 운동 동안 급성심장사의 위험이 있는지를 대체로 파악할 수 있다. 구체적으로 말하면, 자격을 갖춘 의사에 의한 개인의 병력 검토와 신체검사를 통해 규칙적인 운동 참여가 위험하도록 만들 수 있는 숨어 있는 심장병을 찾아낼 수 있다.

이 있다고 보고하였다(16).

"규칙적인"(일주일에 3일 이상) 지구력 운동이 비결이라는 점을 명심해야 한다. 간헐적 운동(한 달에 3~4일)은 CHD 위험을 감소시키지 않을 것이다. 게다가 운동 중단은 심장병에 대한 운동의 보호 효과가 상실되도록 만들 것이다(23~25). 그러므로 지속적으로 평생 동안 운동 프로그램을 실행하겠다는 결심을 하자. 자신의 심장은 그러한 당신을 좋아할 것이다!

스트레스 수준 감소

이완 기법(11장에서 논의)은 일상생활의 스트레스를 해소하는 데 도움이 될 수 있으므로 CHD 발병 위험을 줄인다. 모든 삶에는 스트레스가 존재한다. 예를 들면, 대학생은 시험에 대비해서 공부하고 수강하는 과목의 과제물을 작성하는 것 같은 학업과 관련된 스트레스를 흔히 받는다. 자신이 학업과 관련된 문제로 인해 스트레스를 받는다면 긴장 감소를 위해 하루가 끝나는 시점에서 운동을 한다(예, 달리기). 자신이 쉽게 화를 내고 적대적으로 변한다면 분노 관리에 대해 도움을 줄 수 있는 학교 상담사를 찾는다.

정리하면...

- 심장병이 미국인의 사망원인 1위로 남아 있지만 심장병 발병률은 최근에 감소하였다. CHD의 이러한 감소는 CHD 위험 요인을 줄이기 위해 사람들이 자신들의 행동을 수정하였기 때문에 나타난 현상이다.
- 금연함으로써, 혈압을 조절함으로써, 건강한 식사를 섭취함으로써, 신체적으로 활동적이 됨으로써, 스트레스 수준을 낮춤으로써 자신의 CHD 발병 위험을 줄일 수 있다.

행동 변화를 위한 단계적 접근

자신의 심혈관계 질환 위험성은?

고혈압이나 당뇨병이 자신에게 언제 일어날지는 상상할 수 없을지라도 살아가는 동안 이러한 질병이 발생할 가능성은 있다. 자신의 현재 습관이 CVD 발병 가능성을 높이는지를 파악하기 위해 다음의 질문에 대답한다.

Y N
- ☐ ☐ 하루 30분의 신체활동을 채우는 데 충분할 정도로 자주 일어서서 주위를 걸어 다니는가?
- ☐ ☐ 고지방 음식의 섭취를 일반적으로 피하는가?
- ☐ ☐ 자신의 나트륨 섭취를 지켜보며, 조리할 때나 식탁에서 지나치게 많은 양의 소금 사용을 삼가는가?
- ☐ ☐ 자신의 스트레스 수준을 관찰하며, 필요할 때에는 스트레스 관리 기법을 실행하는가?
- ☐ ☐ 흡연을 하지 않으며 그 밖의 다른 담배 제품의 사용을 피하는가?

이러한 질문의 세 가지 이상에서 예라고 대답한다면, 축하한다! 평생 동안 지속되는 건강한 습관을 형성하고 있는 중이다. 이러한 질문의 대부분에 대해 아니오라고 대답한다면 CVD 발병 위험이 이미 증가한 상태일 수도 있다.

CVD 위험을 줄이기 위한 조언

내일:
운동 프로그램을 시작한다. 심지어 하루에 반시간이라도 일주일에 며칠을 운동하면 심장 건강을 향상시키는 데 많은 도움이 될 수 있다. 외모도 좋아지고 기분 또한 좋아질 것이다.

2주 이내에:
- ☑ 자신의 음식 섭취를 지켜본다. 때때로 패스트푸드를 먹는다고 해서 큰일이 나는 것은 아니지만 과일, 채소, 전곡 같은 자연식품을 먹어야 하며, 튀긴 또는 고지방 음식을 피해야 한다.
- ☑ 소금을 적게 먹는다. 나트륨은 여러 인체 기능에 필수적인 영양소이지만 건강을 위해서는 아주 소량을 필요로 하며 지나치게 많은 양은 고혈압과 관련되어 있다. 나트륨 섭취를 줄이려면 소금 대신에 후추를 식탁에서 사용하고 음식을 조리하는 동안에는 양념을 사용하여 맛을 낸다.

학기말에는:
- ☑ 과다한 스트레스는 CVD 위험의 증가뿐만 아니라 고혈압과도 관련되어 있다. (스트레스 수준의 관리를 위해 11장에 제시된 일부 방법을 시도해 본다.)
- ☑ 금연 계획을 세운다. 흡연은 많은 건강 문제를 가져온다. 자신의 심장, 폐, 입 냄새, 주위 사람을 위해서는 흡연을 피해야만 한다. 흡연을 하지 않는다면 시작하지 않아야 하고 흡연을 한다면 중단한다.

요약

1. 심장병은 미국인의 사망원인 1위이며, 심혈관계 질환의 발병률은 베이비붐 세대의 나이가 많아지면서 증가할 것으로 예측되고 있다.

2. 심혈관계 질환은 심장과 혈관에 영향을 미치는 질병을 말한다. 보편적인 심혈관계 질환으로는 동맥경화증, 관상동맥질환, 뇌졸중, 고혈압이 포함된다.

3. CVD 위험 요인은 주요 요인 또는 기여 요인으로 분류된다. 주요 위험 요인은 관상동맥질환의 발병 위험을 직접적으로 증가시키는 것이다. 기여 위험 요인은 주요 위험 요인의 발생을 촉진시킴으로써 관상동맥질환의 발병 가능성을 증가시킬 수도 있다.

4. 관상동맥질환 발병의 주요 위험 요인에는 흡연, 고혈압, 높은 혈액 콜레스테롤 수준, 신체적 비활동, 당뇨병, 비만과 과체중, 유전, 성, 그리고 나이 증가가 포함된다.

5. 관상동맥질환 발병의 기여 위험 요인은 스트레스와 알코올을 포함한다.

6. 금연함으로써, 건강한 식사를 섭취함으로써(특히, 포화지방과 식이콜레스테롤의 섭취를 피함으로써), 신체적으로 활동적이 됨으로써, 건강한 체중을 유지함으로써, 스트레스를 줄임으로써 관상동맥질환의 발생 위험을 줄일 수 있다.

학습문제

1. 다음 중에서 CHD의 주요 위험 요인이 아닌 것은?
   a. 흡연   b. 고혈압
   c. 높은 혈액 콜레스테롤 수준   d. 휴식 심박수

2. 아래의 혈압 측정치 중에서 고혈압인 것은?
   a. 100/80   b. 110/80
   c. 130/80   d. 140/90

3. 혈액에는 여러 가지 형태의 콜레스테롤이 있다. "좋은 콜레스테롤"로 분류되는 혈액 콜레스테롤 형태는?
   a. 총콜레스테롤   b. HDL 콜레스테롤
   c. LDL 콜레스테롤   d. EDL 콜레스테롤

4. 미국에서의 사망원인 1위는
   a. AIDS   b. 암
   c. 심혈관계 질환   d. 사고

5. 아래의 CHD 위험 요인 중에서 행동의 변화로 변경될 수 없는 것은?
   a. 비만   b. 유전
   c. 고혈압   d. 스트레스

6. 다음의 용어를 정의하시오.
   심혈관계 질환
   관상동맥질환
   고혈압

7. CHD 발병의 주요 및 기여 위험 요인은 어떤 것들인가?

8. 관상동맥질환 발병의 주요 위험 요인과 기여 위험 요인의 차이를 논의하시오.

9. 왜 고밀도지질단백질이 "좋은 콜레스테롤"로 알려져 있는가? 그와 반대로, 왜 저밀도지질단백질이 "나쁜 콜레스테롤"로 지칭되는가?

10. 관상동맥질환의 주요 위험 요인 중에서 변경될 수 있는 것은?

11. 관상동맥질환의 기여 위험 요인 중에서 변경될 수 있는 것은?

12. 고-나트륨 식단이 혈압에 어떠한 영향을 미치는가?

13. 식단과 혈액 콜레스테롤 사이의 관계는?

14. 흡연이 어떻게 심혈관계 질환의 발병 위험을 증가시키는가?

15. 동맥경화증과 죽상동맥경화증은 어떻게 관련되어 있는가?

유용한 웹링크

미국심장협회(American Heart Association)
심장병 및 뇌졸중과 관련된 다양한 주제에 관한 정보를 포함하고 있다. www.heart.org

미국의사협회(American Medical Association)
심장질환을 포함해서, 다양한 의학적 문제에 대해 많은 정보를 제공한다. www.ama-assn.org

Dash와 함께 혈압 감소(Lowering your Blood Pressure with DASH)
DASH 음식 섭취 계획에 대한국립 심장폐혈액연구소의 안내 지침. www.nhlbi.nih.gov/health/public/heart/hbp/dash/new_dash.pdf

메이오 클리닉(Mayo Clinic)
다이어트, 체력, 건강에 대한 다양한 정보를 제공한다. www.mayoclinic.org

WebMD
심장병을 포함해서, 다양한 질병과 의학적 문제에 대한 정보를 제공한다. www.webmd.com

실습 10.1

이름 _____   날짜 _____

콜레스테롤 감소 계획

다음의 2단계 프로그램은 정부의 "콜레스테롤 교육프로그램"의 치료 지침을 보여줄 것이다. 첫 번째 단계는 자신의 전반적인 관상동맥질환 위험을 파악하는 데 도움을 준다. 두 번째 단계에서는 그러한 정보를 이용하여 자신의 LDL 치료 목표 그리고 그러한 목표에 어떻게 도달하는지를 결정한다. 자신의 혈압, 총콜레스테롤과 HDL 콜레스테롤 수준, 중성지방과 공복 혈당 수준을 알고 있어야 한다. 이러한 측정값을 잘 모른다면 의사에게 문의하고, 만일 필요하다면 측정을 위한 검사 일정을 잡는다(모든 사람은 20세부터 5년마다 혈중 지질 검사를 받아야 한다).

1단계: 심장발작 위험성 검사

이 검사는 10년 이내에 심장발작이 발생하거나 또는 관상동맥질환으로 사망할 가능성을 알려준다. (관상동맥질환, 당뇨병, 대동맥류, 또는 증후성 경동맥질환 또는 말초동맥질환으로 진단을 받은 사람은 이미 20% 이상의 위험에 처해 있다: 이러한 경우에는 1단계를 생략하고 곧바로 2단계로 넘어간다). 이 검사는 심혈관계 위험 요인에 관해 전 세계적으로 가장 오랫동안 지속되고 있는 프레이밍햄 심장연구로부터의 자료를 활용한다. 이 검사는 쉽게 측정되며 잘 알려진 주요 요인으로 한정하고 있다. 아래의 각 위험 요인에서, 자신에게 해당되는 숫자를 동그라미로 표시한다.

나이

나이	여성	남성
20-34	-7	-9
35-39	-3	-4
40-44	0	0
45-49	3	3
50-54	6	6
55-59	8	8
60-64	10	10
65-69	12	11
70-74	14	12
75-79	16	13

총콜레스테롤

mg/dL	20-39세 여성	20-39세 남성	40-49세 여성	40-49세 남성	50-59세 여성	50-59세 남성	60-69세 여성	60-69세 남성	70-79세 여성	70-79세 남성
<160	0	0	0	0	0	0	0	0	0	0
160-199	4	4	3	3	2	2	1	1	1	0
200-239	8	7	6	5	4	3	2	1	1	0
240-279	11	9	8	6	5	4	3	2	2	1
280+	13	11	10	8	7	5	4	3	2	1

실습 10.1 (계속)

고밀도지질단백질(HDL) 콜레스테롤

mg/dL	여성과 남성
60+	−1
50−59	0
40−49	1
>40	2

수축기 혈압

Mm/Hg	치료된		치료되지 않은	
	여성	남성	여성	남성
<120	0	0	0	0
120−129	1	0	3	1
130−139	2	1	4	2
140−159	3	1	5	2
>159	4	2	6	3

흡연

20−39세		40−49세		50−59세		60−69세		70−79세	
여성	남성	여성	남성	여성	남성	여성	남성	여성	남성
9	8	7	5	4	3	2	1	1	1

동그라미로 표시한 숫자의 합계 _____
아래의 표에서 자신에게 해당되는 앞으로 10년 동안의 발병 위험성을 찾아낸다.

앞으로 10년 동안의 심장병 발병 위험

여성	남성	앞으로 10년 동안의 위험성
<20	<12	<10%
20−22	12−15	10−20%
>22	>15	>20%

실습 10.1 (계속)

이름 _____   날짜 _____

2단계: 저밀도지질단백질(LDL) 치료 계획

아래의 표를 사용하여 자신의 전반적인 CHD 위험성이 LDL 콜레스테롤 수준을 낮출 필요가 있는지, 만일 그렇다면 얼마나 많이 낮추어야 하는지를 찾아낸다. 첫째 왼쪽 칸에서 자신의 CHD 위험성을 찾아낸다. (방금 계산한 10년 동안의 심장발작 위험뿐만 아니라 자신의 CHD 위험 요인 그리고 자신에게 있을 수도 있는 질병에 근거하고 있다.) 그런 다음 자신의 위험성에 해당하는 중간 및 오른쪽 칸에서, 현재의 LDL 수준에 근거해서 생활방식에 변화를 주어야 하는지 그리고 콜레스테롤 감소 약물을 섭취해야 하는지를 결정한다.

LDL 치료 계획

CHD 위험 집단	LDL 수준이 아래와 같다면 생활방식의 변화를 시작	LDL 수준이 아래와 같다면 약물을 추가
아주 높음 1. 앞으로 10년 동안의 심장발작 위험이 20% 이상 2. 관상동맥질환, 당뇨병, 말초동맥질환, 경동맥질환, 대동맥류의 병력	100mg/dl 이상(100 미만의 LDL을 목표로 한다.) 3개월 후에 다시 검사	130mg/dl 이상(LDL이 100~130 사이일 때에는 약물 복용은 선택적임)
높음 1. 앞으로 10년 동안의 심장발작 위험이 10~20% 그리고 2. CHD 주요 위험 요인이 2개 이상 †	130mg/dl 이상. (130 미만을 LDL을 목표로 한다.) 3개월 후에 다시 검사	130mg/dl 이상이며 생활방식 변화를 통해 3개월 이내에 LDL 목표를 달성하지 못하면
약간 높음 1. 앞으로 10년 동안의 심장발작 위험이 10% 미만 그리고 2. CHD 주요 위험 요인이 2개 이상 †	위와 동일	160mg/dl 이상이며 생활방식 변화를 통해 3개월 이내에 LDL 목표를 달성하지 못하면 ‡
낮음 1. CHD 주요 위험 요인이 하나 또는 없음 †§	160mg/dl 이상 (160미만의 LDL을 목표로 한다.) 3개월 후 다시 검사	190mg/dl 이상이며 생활방식 변화를 통해 3개월 이내에 LDL 목표를 달성하지 못하면 (LDL 수준이 160~189 사이일 때에는 약물 복용은 선택적임)

대사증후군이 있는 사람은 심지어 LDL 수준에 근거한 판단만으로는 생활방식의 변화가 요구되지 않더라도 생활방식을 변화시켜야만 한다. 다음의 위험 요인이 3가지 이상이면 자신에게 대사증후군이 있다: HDL 수준이 남성과 여성에게서 각각 40, 50 미만, 수축기 혈압이 130 이상 또는 이완기 혈압이 85 이상, 공복 혈당수준이 110~125, 중성지방 수준이 150 이상, 허리둘레가 남성과 여성에게서 각각 40인치, 35인치 초과. 대사증후군이 있는 사람은 탄수화물 섭취를 제한해야 하며, 전체 칼로리 섭취량의 30~35%를 지방으로부터 얻고, 포화지방의 섭취 제한을 포함해서 자신의 생활방식을 변화시켜야 한다.

† CHD 주요 위험 요인은 흡연; 부친 또는 형제에게서 55세 이전 그리고 모친 또는 자매에게서 65세 이전에 관상동맥질환 발병; 수축기 혈압이 140 이상, 이완기 혈압이 90 이상, 또는 고혈압 약물 복용; HDL 수준이 40 미만. 자신의 HDL이 60 이상이면 위험 요인 하나가 줄어든다. (높은 LDL 수준은 당연히 주요 요인이지만 이미 표에 반영되어 있다.)

‡ 목표는 LDL을 130 미만으로 낮추는 것이지만 이러한 사람에게 있어서의 약물 사용은, 심지어 생활방식의 변화가 그러한 목표를 달성하지 못하더라도, 일반적으로 가치가 없다.

§ 이 집단의 사람에게는 앞으로 10년 동안의 위험성은 10% 미만이다. 위험성이 높은 것으로 나타난 사람은 위에서 보여준 것보다 더 적극적인 치료가 필요한지를 의사에게 문의해야 한다.

출처: Donatelle, Rebecca J., *Access to Health, 8th Ed.*, © 2004. Reprinted and Electronically reproduced by permission of Pearson Education, Inc., Upper Saddle River, New Jersey.

실습 10.2

이름 _____ 날짜 _____

심혈관계 질환에 대한 자신의 위험성 이해

우리 모두는 다양한 질병에 대해 개인마다 각기 다른 위험 수준에 있다. 이러한 위험의 일부를 변화시키기 위해 자신이 행동을 취할 수 있다: 그 밖의 다른 위험은 전반적인 위험 감소를 위한 평생 동안의 전략을 계획하면서 고려할 필요가 있다. 다음의 각 질문에 대해 대답하고 각 부문의 점수를 더하기한다. 자신의 점수가 어느 부문에나 1~5점 사이에 있다면 자신의 위험에 대해 생각해 본다: 숫자가 높을수록 위험이 크다. 어느 질문에서건 "모름"이라고 대답했다면, 알려지지 않은 위험이 자신에게 있는지를 찾아내기 위해 부모 또는 다른 가족 구성원에게 물어본다.

1부: CVD에 대한 가족적 위험을 평가

1. 가족(부모, 조부모, 형제자매) 중에서 심장병이나 뇌졸중의 병력이 있는가?
   예 _____ (1점)   아니오 _____ (0점)   모름 _____

2. 가족(부모, 조부모, 형제자매) 중에 당뇨병이 있는가?
   예 _____ (1점)   아니오 _____ (0점)   모름 _____

3. 가족(부모, 조부모, 형제자매) 중에 고혈압 환자가 있는가?
   예 _____ (1점)   아니오 _____ (0점)   모름 _____

4. 가족(부모, 조부모, 형제자매) 중에 높은 콜레스테롤 병력이 있는가?
   예 _____ (1점)   아니오 _____ (0점)   모름 _____

5. 자신이 집에 있는 동안 자신의 가족은 고지방 식단(많은 적색육, 유제품, 버터나 마가린)을 섭취한다고 생각하는가?
   예 _____ (1점)   아니오 _____ (0점)   모름 _____

전체 점수 _____

2부: CVD에 대한 생활방식의 위험을 평가

1. 자신의 총콜레스테롤 수준은 높은 편인가?
   예 _____ (1점)   아니오 _____ (0점)   모름 _____

2. 자신의 혈압이 높은가?
   예 _____ (1점)   아니오 _____ (0점)   모름 _____

3. 당뇨병전기 또는 당뇨병으로 진단받았는가?
   예 _____ (1점)   아니오 _____ (0점)   모름 _____

4. 담배를 피우는가?
   예 _____ (1점)   아니오 _____ (0점)   모름 _____

5. 자신의 삶에서 스트레스를 상당히 많이 받는다고 생각하는가?
   예 _____ (1점)   아니오 _____ (0점)   모름 _____

전체 점수 _____

3부: CVD에 대한 추가적인 위험을 평가

1. 자신의 현재 체중은?
    a. 나의 키와 체중에 비해 적은 편이다(0점).
    b. 나의 키와 체중에 적당한 편이다(0점).
    c. 나의 키와 체중에 비해 많은 편이다(1점).

2. 자신이 매일 하는 운동 수준은?
    a. 매일 해야 하는 것보다 적다(1점).
    b. 매일 해야 하는 수준을 한다(0점).
    c. 매일 해야 하는 것보다 더 많다(0점).

3. 자신의 식습관은?
    a. 권장되는 양만큼의 칼로리를 매일 섭취한다(0점).
    b. 권장되는 것보다 적은 양의 칼로리를 매일 섭취한다(0점).
    c. 권장되는 것보다 많은 양의 칼로리를 매일 섭취한다(1점).

4. 자신의 전형적인 식습관을 가장 잘 묘사한 것은?
    a. 음식을 다양하게 섭취하며, 과일과 채소를 권장량만큼 먹으려고 노력한다(0점).
    b. 대체로 적색육을 먹으며, 많은 양의 포화지방을 육류와 유제품으로부터 매일 섭취한다(1점).
    c. 가능하다면 언제라도 올리브유나 카놀라유를 다른 형태의 식이지방과 대체한다(0점).

5. 클라미디아 감염(chlamydia infection)을 경험한 적이 있는가?
    a. 예(1점)
    b. 아니오(0점)

전체 점수 _____

실습 10.3

이름 _____ 날짜 _____

심혈관계 질환에 대한 유전적 소인의 평가

다음은 가족 구성원의 심장병 위험 요인을 적어 넣을 수 있도록 해주는 가계도이다. 심장병에는 유전적 요소가 있으므로 친척의 건강과 생활방식을 살펴봄으로써 자신의 심장병 발병 가능성을 가늠할 수 있을 것이다. 심장병과 직접적으로 관련된 위험 요인을 기입한다. 보기로는 고혈압, 높은 혈액 콜레스테롤 수준, 당뇨병, 뇌졸중, 비만, 심장발작 등이 있다.

심장병의 가족력

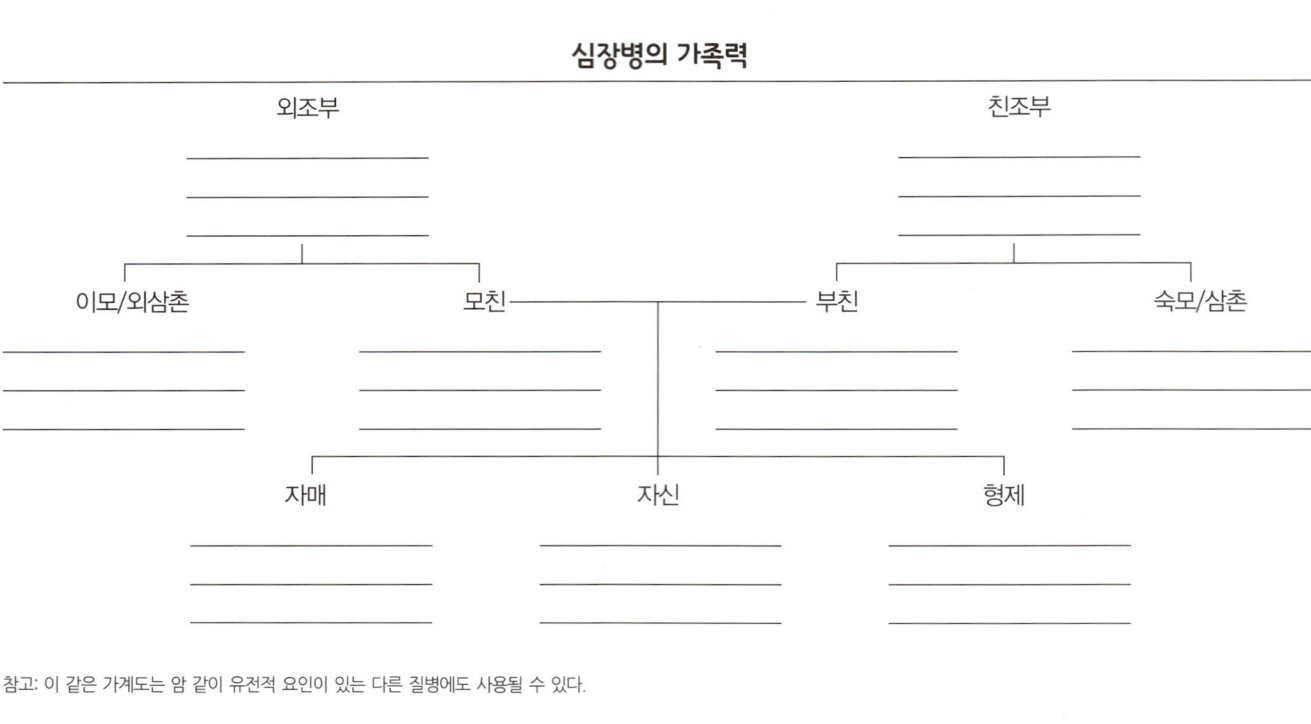

참고: 이 같은 가계도는 암 같이 유전적 요인이 있는 다른 질병에도 사용될 수 있다.

아래의 빈칸에 자신의 삶에서 심장병의 원인이 될 수도 있는 추가적인 음식 섭취, 행동, 또는 생활방식의 위험을 열거한다. 보기로는 높은 스트레스 수준, 고지방 식단, 신체적 비활동, 많은 양의 나트륨 섭취 등이 있다.

_____
_____
_____
_____

설명

유전적 특성은 심혈관계 질환의 발병 위험을 높일 수 있다. 좋은 소식은 자신의 친척에게 있는 심장병 또는 어느 질병도 자신에게 필연적으로 발생하지는 않는다는 것이다. 적당한 운동과 적절한 음식 섭취를 포함하는 생활방식의 변화는 심혈관계 질환의 발병 위험을 줄일 수 있다. 유전적으로 물려받을 수도 있는 가족의 건강 문제나 상태에 대해 안다면 자신의 건강에 더 많은 관심을 기울이게 될 것이다.

11

스트레스 관리
Stress Management

맞음 또는 틀림?

1. 모든 스트레스는 **건강**에 나쁘며 제거되어야 한다.
2. 만성적 스트레스는 **심장병** 위험을 증가시킨다.
3. 많은 일상적인 상황은 **스트레스**를 느끼도록 만들 수 있다.
4. 적절한 **시간 관리**는 스트레스를 통제하는 데 도움이 될 수 있다.
5. 자신의 **성격**은 자신의 스트레스 수준에 아무런 영향을 미치지 않는다.

해답은 다음 쪽에 있음.

학기말 시험 기간 동안 잘 아프거나 또는 중요한 리포트를 제출해야 할 일정이 다가오면 잠을 잘 자지 못하는가? 남자 친구 또는 여자 친구와의 다툼은 자신의 집중력이 상실되도록 만드는가? 심한 교통체증 때문에 좌절감을 느끼면서 차 안에 앉아 있으면 근육이 뻣뻣해지는 것을 느끼는가? 이 같은 낯익은 일상적인 상황은 흔히 스트레스를 가져오며 스트레스와 연관된 부정적인 신체적 증상으로 이어진다. 그와는 달리, 시험이나 스포츠 경기에 앞서 어느 정도의 스트레스를 느끼지 않으면 자신이 최선을 다하지 않는다는 것을 느꼈을 수도 있을 것이다. 어느 정도의 스트레스는 바람직하다. 목표는 모든 스트레스를 없애는 것이 아니라 스트레스를 잘 관리해서 자신의 건강과 수행 능력(performance)에 부정적인 영향을 끼치지 않도록 하는 것이다.

스트레스를 받는 시간 동안 자신의 신체에서 일어나는 특정한 신체적 반응에 대해 생각해 본 적이 있는가? 스트레스가 잠재적으로 자신의 건강에 미칠 수 있는 장기적인 영향에 대해 알고 있는가? 이 장에서는 이러한 주제 및 그 밖의 내용을 스트레스와 스트레스 관리에 관한 복잡한 문제를 분석하면서 논의할 것이다.

스트레스와 스트레스 반응이란 어떤 것인가?

대부분의 사람이 스트레스란 용어에 친숙하지만 스트레스의 정확한 정의를 알고 있는 사람은 많지 않다. 과학자들은 이 용어를 어떻게 정의하는지 살펴보자.

스트레스의 정의

스트레스를 받는 동안, 신체는 정신적, 신체적 긴장 상태에 있으며 신체 계통의 균형(항등성)은 무너진다. 스트레스는 신체적(부상 같은) 또는 정신적(인간관계로부터 초래되는 감정적 고통 같은)일 수

> **스트레스** 위협 또는 도전으로 인식되는 상황에 대한 반응으로 일어나는 신체적 및 정신적 긴장 상태.
> **스트레스 요인** 스트레스를 초래하는 요인.
> **스트레스 반응** 스트레스 요인과 맞닥뜨렸을 때 일어나는 생리적 및 행동적 변화.
> **긍정적 스트레스** 향상된 수행 능력을 가져오는 스트레스 수준.
> **부정적 스트레스** 수행 능력에 나쁜 영향을 미치는 부정적인 스트레스.

해답

1. **틀림** 누구나 스트레스를 경험하며 어느 정도의 스트레스는 최적의 수행 능력에 필요하다.
2. **맞음** 만성적으로 스트레스를 받는 사람은 거의 완화되지 않는, 어느 정도 수준의 스트레스 반응을 지속적으로 경험한다. 스트레스 반응에 관련된 이 같은 신체 계통의 지속적인 활성화는 심장병 발병 위험을 증가시킬 수 있다.
3. **맞음** 죽음, 기말고사, 또는 관계 단절 같은 특정한 상황은 스트레스를 초래한다는 것을 아마도 알고 있을 것이다. 하지만 출퇴근길 교통체증, 줄서기, 지각 같은 일상적인 성가심 또한 일부 사람에게는 심각한 스트레스의 원천이 될 수 있다.
4. **맞음** 좋은 시간 관리 기술은 시간을 더욱 효과적으로 사용하도록 해주며 마감시간, 지각, 미적거림으로 인한 스트레스를 줄이는 데 도움을 줄 수 있다.
5. **틀림** 성격적 특성은 상황을 인지하는 방식 그리고 스트레스를 주는 상황에 반응하는 방식에 영향을 미친다. 과거의 경험 그리고 성(gender) 또한 스트레스 수준에 영향을 미친다.

있는 하나 또는 그 이상의 **스트레스 요인(stressor)**에 의해 초래된다. 스트레스 요인의 본질이 어떤 것이든 간에 신체의 생리적 그리고 정신적 반응은 일반적으로 중압감, 긴장, 불안을 포함한다. 스트레스에 대한 신체의 반응(**스트레스 반응**)은 우리가 스트레스 요인에 대응하도록 준비시킴으로써 신체 계통의 균형이 회복될 수 있도록 한다. 일상생활 동안 사람들은 여러 가지 스트레스 요인에 의해 스트레스를 받으며, 개개인은 각기 다른 것에 의해 스트레스를 받는다. 예를 들면, 자신에게는 먼 출퇴근길이 짜증스러울 수도 있지만 다른 사람에게는 혼자만의 즐거운 시간이 될 수도 있다.

스트레스 요인은 여러 가지로 분류할 수 있으며 각 요인은 우리의 행동에 영향을 미칠 수 있다. 스트레스 요인은 갑작스러운(가까운 사람의 죽음), 누적되는(남자 친구 또는 여자 친구와의 결별로 이어지는 일련의 일들), 또는 만성적인(직무 또는 학업과 관련된 압박)것일 수 있다. 만성적 또는 극도의 스트레스는 건강을 해치는 것이 분명하지만 어느 정도의 스트레스는 수행 능력을 최대화하는 데 필요하다. "수행 능력"을 요구하는 어떠한 활동에도 자신의 능력을 발휘하고 앞서도록 해주는 최적 수준의 스트레스가 있다. 이러한 수준은 각 개인마다 다르며, 동기를 부여하고 활력을 준다. 긍정적이면서, 수행 능력 향상과 연관된 스트레스를 **긍정적 스트레스(eustress)**라고 부른다.

어느 정도의 스트레스는 바람직하고 유익하지만 과다한 스트레스 또는 잘 관리되지 못하는 스트레스는 건강에 부정적인 영향을 미

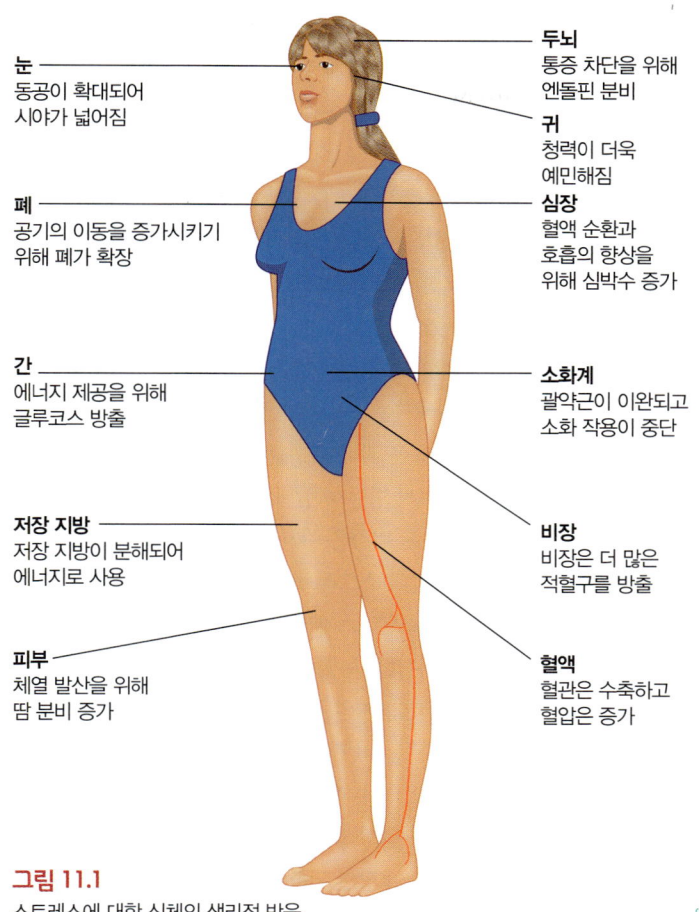

눈
동공이 확대되어 시야가 넓어짐

폐
공기의 이동을 증가시키기 위해 폐가 확장

간
에너지 제공을 위해 글루코스 방출

저장 지방
저장 지방이 분해되어 에너지로 사용

피부
체열 발산을 위해 땀 분비 증가

두뇌
통증 차단을 위해 엔돌핀 분비

귀
청력이 더욱 예민해짐

심장
혈액 순환과 호흡의 향상을 위해 심박수 증가

소화계
괄약근이 이완되고 소화 작용이 중단

비장
비장은 더 많은 적혈구를 방출

혈액
혈관은 수축하고 혈압은 증가

그림 11.1
스트레스에 대한 신체의 생리적 반응.

몬이 혈액 속으로 분비되면서 반응이 시작된다. 호르몬은 여러 가지 생리적 변화를 가져오며 그 중의 일부를 그림 11.1에서 볼 수 있다. 스트레스 반응 동안의 변화를 가져오는 주된 두 가지 인체 계통은 신경계와 **내분비계**이다.

신경계는 수의적 움직임(수업 시간에 자신의 손을 드는 것 같은)과 불수의적 신체 작용(심장 박동과 소화 같은) 두 가지 모두 조절한다. 불수의적 작용은 두 가지 부분으로 구분되는 **자율신경계**에 의해 조절된다: **부교감신경계**와 **교감신경계**. 부교감신경계는 긴장이 풀어졌을 때 또는 휴식을 취할 때의 신체 기능과 작용을 조절한다. 휴식 시의 심박수와 혈압을 유지하고, 성장, 소화, 그리고 에너지를 저장하는 것은 부교감신경계의 통제하에 이루어지는 신체 작용의 보기이다.

교감신경계는 자율신경계의 흥분성 부분이다. 교감신경계는 반응하고 에너지를 생산할 필요가 있을 때에 활성화된다. 심박수 증가, 빨라진 호흡, 땀 분비, 초기의 에피네프린 분비는 교감신경계의 활성화로 나타나는 변화의 일부이다.

스트레스 반응의 일환으로, 교감신경계는 내분비계를 활성화시켜 호르몬 분비를 가져온다. 분비되는 주된 스트레스 호르몬은 코티솔이며 부정적 스트레스와 장기적인 스트레스 상황

칠 수 있으며 부실한 수행 능력과 판단으로 이어진다. 부정적 영향을 미치는 스트레스를 **부정적 스트레스(distress)**라고 부른다. 예를 들면, 규칙적인 운동은 긍정적 스트레스 요인이다. 하지만 아주 높은 빈도나 강도의 규칙적인 운동은 부상 위험과 정서적 긴장을 증가시키며, 수행 능력이 흔히 저하되기 때문에 부정적인 요인으로 생각할 수 있다. 여러 날에 걸쳐 작성한 최종 보고서를 컴퓨터에 저장하기 전에 컴퓨터가 고장이 날 때처럼 부정적인 상황으로부터 초래되는 스트레스 또한 부정적 스트레스로 생각할 수 있다.

스트레스 반응의 생리적 변화

차를 몰고 집으로 오는데 다른 차의 운전자가 정지 신호를 무시하는 바람에 사고가 날 뻔했다. 자신의 신체는 이러한 일시적인 스트레스 요인에 대해 여러 가지 예측 가능한 반응을 보일 것이다. 신체에서 일어나는 반응의 몇 가지 보기로는 심박수 증가, 예민해지는 감각, **엔돌핀** 분비 등이 있다. 이러한 변화가 스트레스 반응의 일부다. 스트레스에 대한 신체의 반응은 시상하부라고 불리는 두뇌의 한 부위에 의해 영향을 받으며 **에피네프린, 노르에피네프린, 코티솔** 호르

엔돌핀 스트레스 반응 동안에 분비되는 일련의 호르몬(내인성 아편유사제(opioids) 또는 "진통제").

에피네프린 부신속질에서 분비되는 호르몬; 아드레날린이라고도 불린다.

노르에피네프린 부신속질에서 분비되는 호르몬.

코티솔 부신겉질에서 분비되는 호르몬.

내분비계 신체 작용을 조절하기 위해 호르몬을 분비하는 체내의 분비선과 조직.

자율신경계 의식적인 생각을 요구하지 않는 기본적인 신체 기능을 통제하는 신경계의 한 부분; 교감신경계와 부교감신경계를 포함한다.

부교감신경계 휴식 동안에 주도적인 역할을 하는 자율신경계의 한 부분이며 에너지 저장을 조절한다.

교감신경계 도전에 대해 반응하거나 대응할 필요가 있을 때 주도적인 역할을 하는 자율신경계의 한 부분; 흥분성 부분.

투쟁-도피 반응 실제 또는 인지된 위협과 싸우도록 신체를 대비시키는 일련의 생리적 반응이 신체에 일어난다.

동안에 더욱 두드러진다. 코티솔은 글루코스 생성 그리고 에너지 사용을 위한 지방 분해를 도우며, 에피네프린과 노르에피네프린의 생산을 증가시키고 면역 반응을 억제시킨다.

투쟁-도피 반응

자율신경계와 내분비계의 반응은 함께 **투쟁-도피 반응**을 구성한다. 스트레스에 대한 초기 반응은 하버드대학교의 Walter Canon(1)에 의해 처음 발견되었고 그 후에 생물학자인 Hans Selye(2)에 의해 더욱 자세히 설명되었다. Canon은 스트레스 반응을 어떠한 형태이든 간에 인지된 위험 또는 생존에 대한 도전이라고 생각되는 것에 대해 맞서거나(투쟁) 또는 달아나도록(도피) 개인을 대비시키기 위해 설계된 선천적, 무의식적, 원시적 반응이라고 묘사하였다. Canon에 따르면, 일단 위협이라고 인지하면 두뇌는 신체가 곧바로 행동을 취할 수 있도록 일련의 생리적 및 신체적 변화를 일으킨다. 위협이나 도전이 생사가 걸린 문제일 정도로 심각할 필요가 없다: 일상적인 삶에서 주어지는 스트레스 요인 또한 투쟁-도피 반응을 초래한다.

생각해 볼 것!
한 조사에서, 학생의 33%가 자신들의 학업 능력이 부정적으로 영향을 받을 정도로 스트레스를 경험하였다.

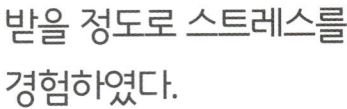

자신이 집에서 자고 있는데 전화벨이 울린다고 상상해 보자. 전화를 받았을 때 왜 기말고사를 치르지 않았냐는 교수의 목소리를 듣는다. 시계를 쳐다보고는 자신이 늦잠을 자서 시험시간이 지나버렸다는 것을 알게 된다. 갑자기 심장 박동이 빨라지고, 땀이 나며, 혈압이 상승하고, 손이 차갑고 축축해진다. 이러한 반응은 위협적인 또는 스트레스가 심한 상황에 대처하도록 자신을 대비시킨다. 상황을 교수에게 설명하도록 노력할 것인가(투쟁) 또는 전화를 빨리 끊어버리고 더 이상 학교에 다니지 않을 것인가(도피).

자신의 신체는 자신이 투쟁 또는 도피할 수 있도록 해주는 "활성화" 반응을 일으킬 수 있다(그림 11.1). 앞서 언급한 변화 외에도, 투쟁 또는 도피를 위한 추가적인 에너지를 제공하기 위해 혈액의 흐름은 소화기관에서 근육으로 바뀌게 된다. 주위 환경을 더 잘 인식하게 되고, 더욱 빠르게 반응하며, 통증 자각이 둔화될 것이다. 자신의 몸은 신체적 그리고 정신적으로 스트레스 요인과의 싸움에 대비한다. 스트레스 요인에 성공적으로 대처한 후 또는 더 이상 위협적이지 않다고 인지하면 신체는 항등성 상태로 되돌아간다. 하지만 만일 상황이 해소되지 않으면 흥분된 상태로 남아있게 될 것이다.

투쟁-도피 반응 동안, 우리는 "공격 모드"에 있으며 단기적 "생존"에 집중한다. 원시인들은 야생동물과 싸움을 하거나 또는 야생동물로부터 도피하기 위해서는 신체적 행동을 해야만 하며 싸움이나 도피를 위한 신체적 행동은 과다한 수준의 스트레스 호르몬을 신체로부터 제거시켜 줌으로써 항등성 상태로 되돌아가게 해준다. 하지만 교통정체가 심한 도로, 비좁은 주차 공간, 경제적 문제, 또는 친구와의 다툼 같은 오늘날의 스트레스 요인은 일반적으로 신체적 행동을 요구하지 않는다. 스트레스가 아주 많은 삶을 사는 사람은 만성적으로 스트레스를 경험할 수 있으며 이것은 스트레스로 인해 어느 정도 수준의 흥분 상태가 거의 끊임없이 지속된다는 것을 의미한다. 신체적 노력의 형태로는 이 같은 스트레스 요인으로부터 벗어나지 못하는 경우가 흔히 있으며, 시간이 지나면서 스트레스 호르몬이 신체에 축적되고, 질병과 만성질환을 초래한다. 만성적 스트레스와 질병 사이의 관계에 대해 이 장의 뒤쪽에서 논의하겠다.

정리하면...
- 스트레스는 압박 또는 도전이라고 인식하는 상황에 대한 심리적 및 신체적 반응이다.
- 스트레스 요인은 많은 곳으로부터 나타날 수 있으며, 긍정적 또는 부정적일 수 있다. 어느 정도의 스트레스는 수행 능력을 최대화하는 데 요구된다.
- 자율신경계와 내분비계가 스트레스 반응 동안에 일어나는 변화를 가져온다. 자율신경계의 부교감신경은 휴식 동안 신체를 통제하며, 교감신경계는 반응이 필요할 때 활성화된다. 코티솔은 내분비계에 의해 생산되는 주된 스트레스 호르몬이다.
- 스트레스 반응 동안에 일어나는 신체의 변화는 스트레스를 주는 상황에 대응하거나 또는 도피하도록 신체를 준비시킨다. 이러한 반응은 종합적으로 투쟁-도피 반응이라고 불린다.

스트레스 수준에 영향을 미치는 요인

모든 사람이 스트레스를 느끼지만 삶에서 일어나는 일과 상황은 모든 사람에게 같은 방식으로 영향을 미치지 않는다. 개인의 성격, 과거 경험, 성(sex)은 상황을 인지하는 방식 그리고 스트레스에 대응하는 방식에 영향을 미치는 세 가지 요인이다. 예를 들면, 고관절 골절로부터 최근에 회복한 할머니는 계단이 많고 평평하지 않은 지형의 환경과 마주치면 스트레스를 경험할 수도 있을 것이다. 하지만 건강한 젊은 성인에게는 그러한 환경이 전혀 위협적이지 않을 것이다. 기말고사 기간 동안 자신은 자제력을 잃는 경향이 있을 수도 있지만 룸메이트는 침착함을 유지한다. 스트레스를 주는 상황을 다루는 능력에 영향을 미치는 요인을 다음의 내용에서 논의하겠다.

성격에 따른 행동 패턴

동일한 스트레스 상황에 대한 사람들의 각기 다른 반응은 성격 차이 그리고 어떻게 반응하도록 학습되었는가에 좌우된다.

성격과 행동 패턴을 묘사하는 데는 많은 방법이 있다. 스트레스를 받기 쉬운 성격 패턴을 파악하는 데 어느 한 가지 특정인(또는 완전히 신뢰할 수 있는) 방법은 없지만 가장 보편적이고, 쉽게 활용할 수 있는 분류 방법은 네 가지 행동 패턴 범주 중의 하나에 들어맞는 성격을 가지고 있다고 개인을 구분하는 것이다: Type A, Type B, Type C, Type D (표 11.1). 이러한 분류 시스템은 4가지의 가장 보편적인 행동 패턴을 묘사하고 있다.

Type A 행동 패턴을 보이는 사람은 아주 의욕적이고, 시간을 아끼며, 열심히 일하고, 참을성이 없으며, 때로는 적대적이고, 냉소적이며, 분노한다. 이러한 사람은 스트레스에 민감하게 반응하고, 적대감과 분노는, 특히 억압될 때에는 심장병의 위험성을 크게 높인다 (3, 4). Type B 행동 패턴인 사람은 느긋하며, 공격적이지 않고, 참을성이 있으며, Type A처럼 적대적인 상황을 만들지 않는다. Type B 행동 패턴인 사람은 일상적인 성가심을 심각한 스트레스 요인으로 받아들일 가능성이 적으며 스트레스로 인한 심장병의 위험성은 낮다.

대부분의 사람들이 Type A와 Type B 행동 패턴을 들어 보았겠지만 다른 행동 패턴은 잘 모를 수도 있을 것이다. Type C 행동 패턴인 사람은 Type A의 많은 긍정적인 측면을 가지고 있다. 그들은 자신감이 있으며, 의욕적이고, 경쟁적이다. 하지만 Type C 행동 패턴인 사람은 Type A에게서 볼 수 있는 적대감이나 분노를 나타내지 않으며, 변함없는 감정적 통제력 수준을 유지하고 자신의 야망을 창조적인 방향으로 전환시키기 위해 자신의 성격적 특성을 사용한다. Type C 행동 패턴인 사람은 부정적인 감정과 느낌을 Type A와 같은 방식으로 표현하지 않으므로 Type B 행동 패턴인 사람의 경우처럼 스트레스와 관련된 심장병의 위험성은 낮다. 하지만 Type C 행동 패턴인 사람이면서 감정을 억누르고 표현하지 않는다면 심장병의 위험성이 높을 수 있다.

Type D 행동 패턴인 사람 또한 스트레스-관련 질병의 위험이 크다고 생각되고 있다. 이러한 사람은 걱정하고 불안해지기 쉬우며 다른 사람과 교류할 때에는 어색하고 불편해 하는 경향도 있다. 이 같은 사회적 서투름은 만성적인 불안 상태를 초래하며, 심장병의 위험성을 높인다.

과거 경험

개인의 성격 측면을 파악하는 것은 흥미롭고 재미있을 수 있지만 스트레스 요인에 대한 우리의 인식 그리고 그러한 요인에 대해 우리가 반응하는 방식이 궁극적으로 건강에 어떠한 영향이 미쳐질 것인지를 결정할 것이다. 우리는 경험으로부터 배우며, 우리가 배운 것은 미래의 상황에 더욱 긍정적으로 반응하는 데 도움을 줄 수 있다. 예를 들면, 기말고사 기간은 학생들에게 보편적인 스트레스 요인이다. Type A인 사람은 기말고사로 이어지는 기간 동안 극도로 스트레스를 받을 것이라고 추측할 수 있을 것이다. 하지만 과다한 스트레스는 시험공부에 집중하지 못하게 하고 나쁜 성적을 초래한다는 것을 경험한 Type A인 사람은 마지막 순간의 스트레스를 피하기 위해 시험 기간 몇 주 전부터 공부시간을 갖도록 계획할 수도 있을 것이다. 이와 비슷하게, 지나치게 느긋했고 잘 준비하지 못했기 때문에 과거에 시험을 망친 Type B 행동의 학생은 미래의 학기말 시험을 위해 더 열심히 준비해야 한다는 것을 배울 수도 있을 것이다.

성

성은 스트레스에 반응하는 방식에 영향을 미치는 또 다른 요인이다. 스트레스에 대한 생리적 반응에는 남녀 차이가 없지만 성은 상황을 인식하는 방식 그리고 스트레스 요인에 어떻게 반응하는가에 영향을 미칠 수도 있다. 예를 들면, 우리 사회는 여성이 자신의 감

표 11.1 성격에 따른 행동 패턴과 심장병 위험

성격에 따른 행동 패턴	특징	심장병 위험
A	참을성 없음, 경쟁적, 공격적, 아주 의욕적, 때로는 적대적임	높음
B	참을성 있음, 공격적이지 않음, 느긋함	낮음
C	경쟁적, 아주 의욕적, 높은 자신감, 변함없는 감정적 통제력	낮음
D	부정적, 불안해 함, 걱정이 많음, 사회적 어색함	높음

정을 공개적으로 표현하는 것을 우리 사회가 더 잘 받아들인다고 전통적으로 여겨왔다. 그러므로 여성은 자신의 감정을 억누르도록 사회화된 남성보다 스트레스 요인을 논의하는 데 더 편안함을 느끼며 더 잘 대처할 수 있을 것이다. 반대로, 어떤 여성은 강렬한 분노 같은 특정 반응은 "여성스럽지 않다"고 배워왔을 수도 있으며 따라서 자신의 분노를 표현하는 것을 삼갈 것이며 이것은 더 큰 스트레스로 이어질 것이다. 남녀의 전통적인 역할 밖에 있는 활동에 참여하는 것 또한 스트레스를 가져올 것이다. 예를 들면, 아내가 직장에서 일할 수 있도록 전업 남편이 되거나 또는 집에서 일을 하겠다고 결정한 남자는 자신의 선택이 사회적인 기준과는 맞지 않기 때문에 더 높은 수준의 스트레스를 경험할지도 모른다. 스트레스에 대한 성별 반응은 각기 다른 문화에 걸쳐 다를 수도 있을 것이다.

자신의 성격 특성, 과거 경험, 성에 상관없이 삶의 스트레스에 대처하는 방법을 배울 수 있으며 첫 걸음은 자신의 스트레스 수준을 파악하는 것이다. 그렇게 하기에 쉬운 방법은 이 장의 끝에 있는 실습 11.1처럼 스트레스 수준을 평가하기 위해 만들어진 설문지를 작성하는 것이다. 만일 설문지의 결과가 자신이 건강하지 않은 수준이라고 보여준다면 스트레스 관리 및 감소 기법을 실행해야 할 것이다.

스트레스의 보편적 원인

자신에게 스트레스를 주는 일상적인 상황을 인식하는 것이 스트레스를 관리하는 데 중요하다. 과목에서 좋은 성적을 내야 하는 압박과 함께 보고서, 과제를 작성 기한 내에 제출하고, 시험에 대비해야 하는 것 등은, 특히 자신에게 좋은 시간 관리 기술이 없을 때에는 스트레스의 원인이 될 수 있다. 전공을 선택하고 졸업 후의 장래를 계획하는 것 또한 스트레스가 많은 과정이다. 학내의 취업 상담소를 찾는 것 그리고 교수 및 지도교수와의 대화는 자신의 강점과 흥미에 가장 적합한 분야를 찾는 데 도움을 줄 수 있을 것이다.

대인 관계는 대학교에 입학하면 흔히 변한다. 대학에 다니기 위해 거주지를 옮긴다면 대학사회 내의 사람들과 만나고 새로운 인간관계를 형성하는 것은 스트레스의 원인이 될 수 있다. 가족과 친구 곁을 떠나는 것 또한 힘든 일일 수 있다. 집을 떠나지 않더라도 학업, 새로운 친구, 대학생활에서의 그 밖의 다른 책무에 시간이 주어지면서 기존의 인간관계는 여전히 영향을 받을 것이다.

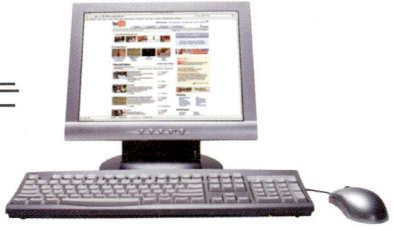

생각해 볼 것!
대학생의 약 15%는 인터넷 사용 또는 컴퓨터 게임 때문에 자신의 학업 능력이 손상되었다고 말한다.

경제적 책임은 삶의 많은 단계에서 스트레스의 원인이 될 수 있다. 등록금, 수업료, 교재 구입과 연관된 많은 비용과 대학 생활에 필요한 경비를 지불하기 위해 학자금 대출을 받아야 할 수도 있을 것이다. 학교의 근로 장학생 또는 그 밖의 다른 프로그램은 경제적 부담을 일부 덜어주지만 이미 한정적인 자신의 시간을 관리하는 데 추가적인 어려움을 가져다준다. 자신은 학기와 방학 동안 학비를 벌기 위해 일을 해야만 하는 많은 학생 중의 한 명일 수도 있다. 직장에서의 업무 부담은 인간관계, 시간, 학업에 영향을 주기 때문에 스트레스의 중요한 원인일 수 있다. 또한 자신의 전공을 선택할 때에는 구직 기회 그리고 자신이 관심이 있는 진로의 수입 잠재력을 고려해야 한다. 대학원 진학의 필요성이나 저임금 또는 무보수 인턴

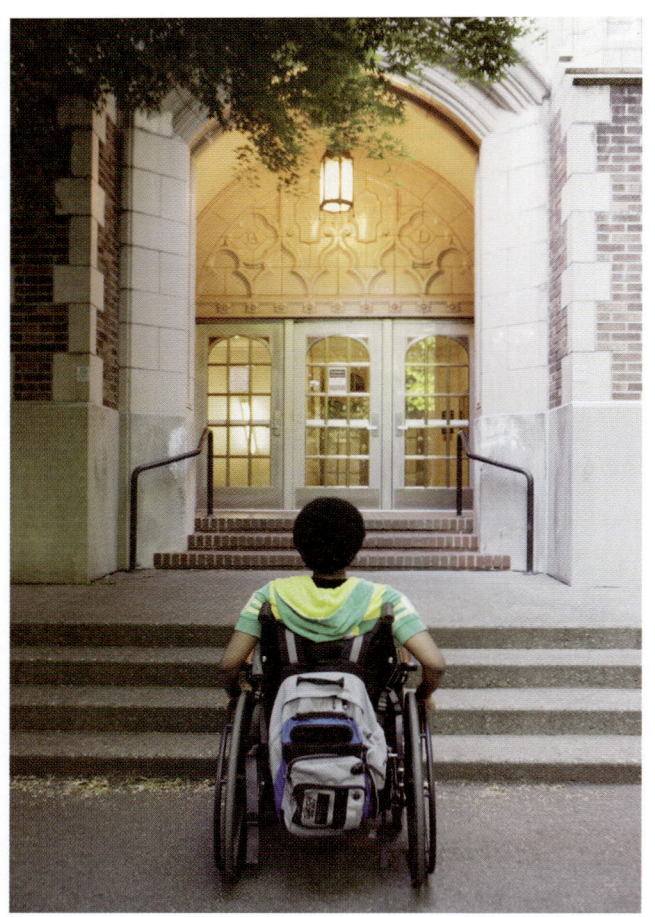

대학 생활에는 여러 가지 스트레스 요인이 있다.

자리를 거쳐야 하는 필요성은 경제적 어려움과 스트레스를 더욱 추가시킬 수 있다. 예산을 세우고 경비 지출에 대해 계획하는 것은 자신이 발달시켜야 하는 중요한 기술이다. 신용카드 한도액을 초과하지 않도록 하는 것 또한 경제적 부담의 스트레스를 줄인다.

또 다른 보편적인 스트레스는 통학을 위한 차량 운행, 캠퍼스에서의 주차, 대학 생활에 적응하는 것 등을 포함한다(운전 스트레스의 보편적인 원인의 하나인 보복운전에 대해 282쪽의 집중분석에 논의되어 있다). 결혼해서 가족이 있는 학생은 학업의 부담을 가정 및 가족의 책임과 균형을 맞추어야 하는 추가적인 스트레스를 받게 된다. 장기간 휴학 후에 복학한 학생은 자신이 있을 자리가 아닌 것처럼 느낄 수 있으며 그로 인해 추가적인 스트레스를 경험할 수도 있다. 학업, 직장, 인간관계의 균형을 이루어야 하는 부담 외에도 일부 학생은 인터넷에 많은 시간을 허비하는 것처럼 생산성에 영향을 미치는 여가 활동에 몰두하며 이것은 스트레스를 가져올 수도 있다. 신체적 장애가 있는 학생은 자신들의 특정한 장애를 적절히 수용하지 못하는 대학 캠퍼스 내를 이동하면서 스트레스 요인과 맞닥뜨릴 가능성이 있다.

정리하면…

- 성격은 우리가 상황을 인식하고 스트레스에 반응하는 방식에 영향을 미칠 수 있다. Type A와 Type D 행동 패턴은 심장병의 높은 위험성과 연관되어 있다.
- 과거의 경험과 성 또한 스트레스가 많다고 인식하는 상황에 대한 우리들의 반응에 영향을 미친다.
- 대학 생활은 많은 스트레스 요인을 가져다 줄 수 있다. 가장 보편적인 것으로는 학업 문제, 비효율적인 시간 관리, 새로운 인간관계, 경제적 문제 등이 있다.

스트레스와 건강

만성적(지속되는) 스트레스는 미국에서의 가장 심각한 건강 문제와 관련되어 있다. 심장병, 우울증, 편두통 모두 스트레스와 연관되어 있으며 직접적 그리고 간접적으로 많은 건강관리 비용이 소요된다. 스트레스는 우울증과 불안의 발병 요인이며, 매년 미국 성인인구의 25%가 이 같은 문제 및 그 밖의 다른 정신적 건강 문제로 고통을 받는다(7). 모든 병원 방문의 약 75~90%가 스트레스와 관련된 문제이고, 수백만 명의 사람이 스트레스와 관련된 질병을 치료하기 위해 약물을 복용한다(8). 의학적인 관점에서 보면, 스트레스는 정신적 그리고 신체적 건강에 영향을 미칠 수 있다. 만성적 스트레스는 혈압 상승, 심장병, 호르몬 불균형, 질병에 대한 저항력 저하, 정서장애와 연관되어 왔었다(9, 10, 11) (그림 11.2).

스트레스와 관련된 문제는 근로자의 결근 및 건강관리 비용의 형태로 기업과 정부에 매년 수십억 불의 경비를 부담시킨다. 스트레스는 면역계의 기능을 저하시킬 수 있어 질병에 더 취약하도록 만든다. 급성 스트레스는 생산성에도 영향을 미칠 수 있다. 두통과 심리적 긴장은 업무 또는 수업에 참여하지 못하도록 만들거나 집중력을 저하시킬 수도 있을 것이다. 그러므로 스트레스는 개인의 삶과 경제적 상황에 전체적으로 영향을 미친다.

Hans Selye는 스트레스와 질병 사이의 관계를 설명하는 최초의 과학적 이론의 하나를 개발하였다. Selye는 인간은 **일반적응증**

상담 코너

대학생활에서도 스트레스는 피할 수 없다. 자신에게 가해지는 부담에 대해 어떻게 반응하는지를 알게 되면 스트레스를 더 잘 관리할 수 있다. 자신에게 가해지는 부담에 대해 감정적인 또는 스트레스 반응을 보일 때에는 다음의 질문을 자신에게 한다:

- 스트레스를 많이 받는 상황에서 성급한 결정을 내리기 전에 다음을 생각한다: 이러한 상황에 대한 나의 인식이 정확한가 또는 판단을 내리거나 행동 계획을 세우기 위해서는 더 많은 정보가 필요한가? 우리는 좋은 판단을 내리기에 충분한 정보가 없을 때에는 상황을 생각하고 또 생각하는 경우가 많다. 의심이 들면 더 많은 정보를 구한다.
- 많은 스트레스를 주는 일정표나 만기일과 관련해서 협상의 여지가 있는가? 대부분의 사람이 미루는 버릇을 용인하지는 않겠지만 솔직한 대화가 이루어진다면 많은 사람이 만기일을 협상하는 데 동의할 것이다. 비결은 솔직하게 그리고 마감시간이 다가오기 훨씬 전에 요청하는 것이다.
- 내일도, 2주 후에도, 또는 지금부터 1년 후에도 이것이 나에게 중요할 것인가? 많은 경우, 스트레스를 주는 문제(상황)의 장기적 영향을 평가하는 것만으로도 불안감 또는 스트레스를 줄일 수 있다. 2주 후에는 중요하지 않을 것 같다면 그렇게 큰 일이 아닐 수도 있다.

Will this stressor matter later?

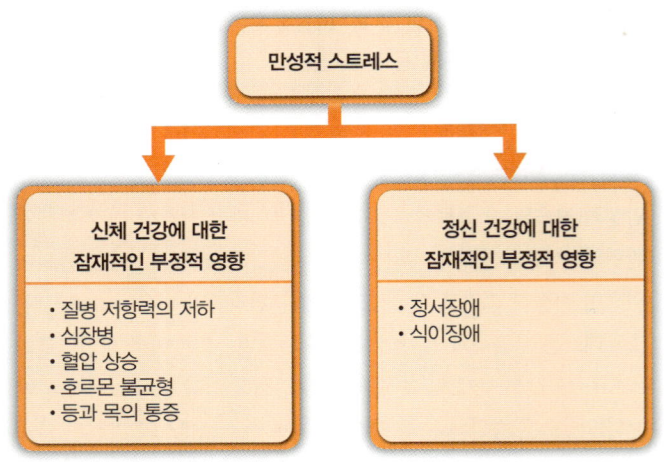

그림 11.2
만성적 스트레스는 신체적 및 정신적 건강에 부정적인 영향을 미칠 수 있다.

후군(general adaptation syndrome)이라고 그가 이름 붙인 반응으로 스트레스에 적응한다고 제의하였으며, 이러한 적응은 세 단계를 포함한다: 경계 단계, 저항 단계, 탈진 단계(2).

경계 단계(alarm stage) 동안, 앞서 언급한 투쟁-도피 반응이 일어난다. 스트레스 호르몬이 분비되고, 신체에 미치는 호르몬의 영향으로 인해 불안, 두통, 수면과 음식 섭취 패턴의 혼란이 초래될 수 있다(2). 이 단계 동안, 신체는 병에 걸리기 쉽고 부상을 당하기 쉽다.

스트레스에 계속해서 노출되면, 개인은 저항 단계(resistance stage)에 도달한다. 이 단계 동안, 스트레스에 대한 신체의 저항력은 평상시보다 더 높으며, 신체가 질병에 효과적으로 저항하도록 해주는 기전이 활성화된다. 간략하게 말하면, 저항 단계에서는 스트레스에 대한 향상된 대응 능력을 보여준다(2).

Selye는 스트레스가 계속되면 개인은 탈진 단계(exhaustion stage)에 도달한다고 제시하였다. 여기서 "탈진"이란 스트레스에 대한 만성적인 노출에 따른 신체적 및 심리적 자원의 고갈을 말한다. 자원의 고갈로 인해 이러한 단계 동안에는 신체가 질병에 취약하다고 Selye는 주장하였다. 이러한 단계 동안, 경계 단계에서 나타났던 신체적 증상이 재발할 수 있지만 이제는 증상이 더욱 심각하고 때로는 건강을 해칠 수 있다.

Selye의 스트레스 적응 모형이 스트레스 반응에 대한 우리의 이해에 중요한 기여를 하였다고 아직도 생각되고 있지만 새로운 연구 결과는 스트레스와 질병 사이의 관계에 대한 이해의 폭을 넓혀오고 있다. 많은 스트레스-관련 질병의 근본적인 원인은 신체가 정상적인 방식으로 스트레스에 반응할 수 없기 때문이며, 스트레스에 반응하는 신체의 자원은 스트레스에 대한 만성적 노출로 고갈되지 않는

다는 것을 이제는 알고 있다. 스트레스에 대한 반복적 또는 장기적인 반응은 신경계, 내분비계, 면역계의 지속적인 활성화를 가져오며, 이러한 반응에는 코티솔을 포함해서 스트레스 호르몬의 지속적인 분비가 포함된다.

알로스타시스(allostasis)와 **알로시타시스 부하**(allostatic load)의 개념이 스트레스와 질병 사이의 관계에 대한 더 나은 설명이다. 알로스타시스는 스트레스가 심한 상황에 적응하고 변화하는 인체의 능력을 말한다. 알로스타시스 부하는 신체 계통의 스트레스 반응에 많은 부담을 주는 과도한 스트레스 수준이다(12). 지속적인 활성화나 반복적인 활성화는 스트레스 반응이 비효율적이 되도록 만든다.

스트레스-관련 질병의 발병 위험이 증가하는데 그 이유는 시간이 흐르면서 높은 혈액 코티솔 수준은 감염에 대항하는 면역계의 능력을 저하시키기 때문이다(12, 13, 14). 이제는 인식하고 있겠지만, 장기간 지속되는 스트레스는 질병 그리고 그 밖의 다른 연관된 문제의 발생 위험을 증가시킨다. 그러므로 스트레스 관리 기술에 대한 이해 및 실행은 높은 수준의 웰니스를 유지하는 데 중요하다.

정리하면...

- 우울증과 불안은 미국 성인들에게 심각한 영향을 미치고 있으며 스트레스는 두 가지 모두의 위험 요인이다.
- 경계, 저항, 탈진 단계를 포함하는 일반적응증후군은 스트레스와 질병 사이의 관계에 대해 제의된 첫 번째 이론 중의 하나다.
- 알로스타시스 부하의 개념은 스트레스에 대한 장기적이고 반복적인 노출 그리고 지속적으로 활성화된 스트레스 반응은 건강을 해친다는 것이다.

스트레스를 어떻게 관리하는가?

자신의 스트레스 수준을 일단 알면, 스트레스 관리 기법을 사용함으로써 스트레스에 대처할 수 있다. 스트레스 관리에는 두 가지 일반적인 단계가 있다: 자신의 삶에서 스트레스의 양을 줄이는 것 그리고 긴장을 푸는 능력을 향상시킴으로써 스트레스에 대처하는 것(15). 이러한 각 단계를 개별적으로 살펴보겠다. 또한 288~289쪽에 있는 스트레스 관리를 위한 샘플 프로그램을 사용할 수도 있다.

스트레스 요인 관리

만성적 스트레스 또는 아주 높은 수준의 스트레스 및 그와 연관된 불안감을 경험하는 사람은 **소진**(burnout)을 경험할 수 있다(16). 자신의 삶에 미치는 스트레스의 영향을 감소시키는 첫 번째 중요한

행동 변화를 위한 단계적 접근

자신의 시간을 얼마나 잘 관리하는가?

Y N
- ☐ ☐ 뒤로 미루는 버릇이 있는가?
- ☐ ☐ 감당할 수 있는 것보다 더 많은 일을 맡는가?
- ☐ ☐ 수업, 약속, 또는 직장에 늦는 일이 잦은가?
- ☐ ☐ 일상 업무를 완료하는 데 정규 업무시간보다 더 많은 시간이 필요한가?
- ☐ ☐ 친구나 가족과 함께 보낼 시간이 거의 없는가?

위의 질문 모두 또는 대부분에 예라고 대답한다면 더 나은 시간 관리를 위한 조언이 자신에게 도움이 될 것이다.

자신의 시간 관리 기법을 향상시키고, 스트레스를 줄이며, 생산성을 향상시키기 위한 조언

내일:
- ☑ 미리 계획한다. 업무의 체계화를 위해 스마트폰 또는 일정 계획표를 사용하면서 하루를 계획한다. 실행할 수 있는 일정을 계획하고, 일정에 없는 일과 지연으로 인한 추가 시간을 고려한다.
- ☑ 자신의 시간을 어떻게 사용하는지를 평가한다. 자신의 여유 시간을 증가시키기 위해 또는 더 잘 사용하기 위해 하루를 어떻게 관리할 수 있는지를 결정한다(예, TV 시청, 문자 보내기, 또는 SNS 사용에 소비되는 시간을 줄이거나 없애는 것).

2주 이내에:
- ☑ 목표를 설정한다. 달성하려고 계획하는 목표의 목록을 작성한다. 장기 및 단기 SMART 목표를 포함시킨다.
- ☑ 우선순위를 정한다. 중요도의 순서로 업무를 나열하고(높은 중요도에서 낮은 중요도 순서), 그러한 목록에 따라 실행한다. 자신의 우선순위 목록에서 가장 중요한 세 가지 업무를 달성한다는 하루의 목표를 설정한다.
- ☑ 자신을 위한 시간을 마련한다. 긴장을 풀고 자신이 즐기는 것을 할 수 있는 시간을 찾아낸다. 집에 있는 시간 및 여가 시간과 업무 시간의 비율을 정기적으로 평가하고, 균형이 유지되도록 한다.

학기말에는:
- ☑ 책무를 위임한다. 동아리 또는 그룹 과제에 관련되어 있다면 책무를 위임해서 스트레스를 줄인다. 자신의 목표를 달성하는 데 방해가 되는 활동에 대해서는 '아니오'라고 말하는 것 또한 배운다. 새로운 책무를 수락하기 전에 자신의 현재 업무를 완료하거나 불필요한 과제를 없앤다.
- ☑ 조정이 필요하다면 자신의 진전과 목표를 재평가한다.

방법은 자신이 맞닥뜨리는 스트레스 요인의 숫자를 줄이는 것이다. 비록 자신이 모든 스트레스 요인을 피할 수는 없을지라도 많은 "불필요한" 형태는 제거할 수 있다. 첫 번째 단계는 일상적으로 스트레스를 주는 요인을 인식하는 것이다. 자신의 스트레스 요인을 평가하고 어떤 것이 가장 손쉽게 제거, 회피, 또는 더 잘 관리할 수 있는지를 결정하는 데 도움이 되도록 실습 11.1을 사용한다. 충분한 휴식과 수면을 취하는 것 그리고 규칙적으로 운동하는 것 또한 자신의 스트레스 수준을 관리하는 데 중요하다.

자신이 제거할 수 있는 또 다른 스트레스 요인의 보기는 지나치게 많이 관여하는 것이며, 이것은 대학생들에게서 빈번한 스트레스원인이다. 자신의 시간을 조심스레 계획하고 활동의 우선순위를 매

일반적응증후군 스트레스에 대한 반응 패턴이며 경계 단계, 저항 단계, 그리고 탈진 단계로 구성된다.

알로스타시스 변화를 통해 항등성을 유지하는 능력.

알로스타시스 부하 스트레스에 대해 적절하게 반응하지 못함; 건강을 해치게 된다.

소진 신체적, 감정적, 정신적 에너지의 상실이며 만일 무시한다면 정서적 탈진 그리고 자기 안으로의 침잠으로 이어질 수 있다.

집중 분석

보복운전

보복운전이란?

보복운전은 운전자 사이의 다툼으로 초래되는 극도의 공격적 행동을 말한다. 전형적인 보복운전 행위는 앞차 바짝 따라붙기, 상향등 켜기, 음란한 몸짓, 의도적으로 다른 차량의 정상적 운행을 막는 것, 욕설, 그리고 가장 나쁜 형태인 폭력 등을 포함한다. 공격적 운전은 매년 최소한 1500명을 부상시키거나 또는 목숨을 빼앗는다고 추정되고 있다. 보복운전은 심각한 문제이며 범법 행위다.

보복운전은 왜 일어나는가?

많은 사람에게서 운전은 가장 스트레스가 많은 일상 활동이다. 도로는 차량들로 가득 차있고, 우리 모두는 모든 수준의 운전자좋은 그리고 나쁜를 상대해야만 한다. 의도적이건 또는 의도적이지 않건 간에 모든 사람이 때로는 운전 실수를 한다. 흔히 보복운전은 운전자 사이의 단순한 오해에서 시작된 다음 더욱 심각한 상황으로 치닫는다. 일반적으로, 운전 동안에 일어나는 불쾌한 일은 곧바로 분노를 일으키게 만드는 원인이 아니다. 일부 사람의 경우, 쌓이는 직업적인 또는 개인적인 문제에다 다른 운전자의 "멍청한" 실수로 인한 불만스러움이 더해지면 분노가 폭발하도록 만들기에 충분하다. 운전대에 앉기 전에 기분이 나빴다면 다른 운전자의 행동에 대해 격렬한 반응을 보일 가능성이 크다. 연구진은 일부 성격 특성이 공격적 운전을 하는 경향을 보이도록 만든다고 믿는다.

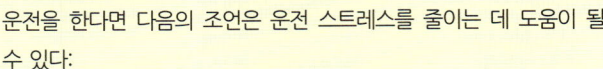

자신이 공격적으로 운전을 한다면 다음의 조언은 운전 스트레스를 줄이는 데 도움이 될 수 있다:

- 정체가 가장 심한 시간에는 운전을 피한다.
- 시간적 여유를 충분히 가짐으로써 과속 운전을 하거나, 신호등을 준수하지 않거나, 또는 정지 표지를 무시하지 않도록 한다.
- 편안하게 운전한다. 에어컨을 사용하고, 편안한 시트커버를 마련하고, 운전 동안 클래식 음악을 듣는다. 감정적으로 자극을 주는 라디오 토크쇼는 청취하지 않는다. 오디오북(audio book)을 즐긴다.
- 화가 났을 때에는 운전을 하지 않는다.
- 차가 막힐 때에는 긴장을 푸는 데 집중한다. 긴장완화를 위한 호흡법을 연습한다.

긴다면, 할 것은 지나치게 많으며 그렇게 하기에는 시간이 충분하지 않음으로써 압도당하는 것 같은 느낌을 받는 것을 피할 수 있다. 그리 중요하지 않은 활동에 의해 산만해지지 않으면서 해야 할 필요가 있는 것을 완료할 수 있도록 하는 하루 일정을 계획할 수 있다. 자신의 시간을 빼앗아가는 활동이 어떤 것인지를 알아야 한다. 이용 가능한 소셜 네트워킹 웹사이트의 증가는 자신이 생각하는 것보다 더 많은 시간을 사용하도록 만들 수 있다(283쪽의 집중분석을 참고할 것). 281쪽의 행동 변화 단계는 자신의 시간을 얼마나 잘 관리하는지를 판단하는 데 도움을 줄 수 있다.

더 잘 관리할 수 있는 또 다른 보편적인 스트레스 요인은 경제적 압박이다. 등록금, 생활비, 또는 교재 구입 등과 연관된 많은 비용은 제외시킬 수는 없지만 자신의 지출에 순위를 매길 수 있으며 필수적인 경비에만 지출이 이루어져야 한다. 예를 들면, 교재를 구입할 때까지 새로 나온 스마트폰을 구입하거나 또는 손톱손질을 받는 것을 기다릴 수 있을 것이다. 그런 다음 신용카드를 사용하지 않으면서 그렇게 할 수 있다면 자신을 보상하거나 또는 돈이 모일 때까지 저축을 한다. 신용카드 부채를 최소화하도록 노력함으로써 현재와 미래의 경제적 스트레스를 줄일 수 있다. 신용카드의 과다한 사용을 피하고 예산을 잘 짜는 것이 과다한 부채를 예방하는 데 아주 중요한 두 가지 전략이다. 일상적인 비용을 줄이는 방법을 살펴보고, 지불할 돈이 현재 없다면 아무리 유행하고 있더라도 값비싼 옷이나 상품을 구입하지 않는다. 최신 유행의 새로운 구두나 스마트 폰을 갖고 싶다면 저축 계획을 세워서 신용카드를 사용하지 않아도 될 때에 상품을 구입한다.

휴식과 수면

스트레스와 긴장을 감소시키는 가장 효과적인 방법의 하나는 충분한 휴식과 수면을 취하는 것이다. 어느 정도의 수면이 요구되는가? 개인별 요구량에는 상당한 차이가 있지만 성인은 일반적으로 하루 7~9시간의 편안한 수면이 필요한 것 같다. 인체의 자연적인 호르몬 리듬 때문에 매일 저녁 거의 같은 시간에 잠자리에 들도록 노력해야 한다. 자신이 충분한 수면을 취하는지를 판단하는 데 도움이 되도록 284쪽의 '행동 변화를 위한 단계적 접근'을 참고한다.

밤 동안의 수면 외에도, 낮 시간에 갖는 15~30분의 휴식은 스트

집중 분석

자신에게는 얼마나 많은 친구가 있는가?

강력한 또는 큰 규모의 지지망(support network)을 가지고 있는 것은 더 나은 스트레스 관리 및 정신적 건강과 일반적으로 연관되어 있다. 하지만 만일 사회적 연결망(social network: 소셜 네트워크)이 온라인(online) 연결망이라면 어떠한 효과가 있는가? 더 많은 소셜 네트워크 웹사이트가 만들어지면서 점점 더 많은 청소년과 젊은 성인이 대규모의 온라인 및 문자 네트워크를 발달시키고 있다. 어느 개인이 500명 또는 그 이상의 "친구"를 가진 네트워크를 가지고 있다는 것은 정말로 그 사람이 강력한 지지망을 가지고 있음을 의미하는가? 문자 통신 그리고 소셜 네트워크 사이트의 이용이 반드시 문제가 되는 것은 아니지만 일부 사람에게는 그럴 수 있다. 사람들은 사이트를 서로 다르게 그리고 서로 다른 이유에서 이용한다. 어떻게 그리고 왜 그러한 사이트를 이용하기로 결정하는지에 따라 사회적 관계와 건강에 미치는 영향에 차이가 있을 수 있다. 외향적인 사람은 소셜 네트워크 사이트를 자신의 사회적 관계와 상호작용을 증진시키기 위해 소셜 네트워크 사이트를 이용하는 반면에 내향적인 사람은 사회적 보상(social compensation)을 위해 이용한다. 또한 연구결과는 소셜 네트워크 사이트의 이용에 더 많은 시간이 사용될수록 우울증, 심리적 스트레스, 그리고 낮은 자긍심과 연관되어 있다고 보여주었다. 그뿐만 아니라, 일부는 소셜 네트워크 사이트의 이용이 제한되거나 또는 중단되면 불안감 증가를 경험할 수도 있다. 그렇다면 자신의 문자 통신 또는 소셜 네트워크 사이트의 이용이 문제가 많은 것인지를 어떻게 알 수 있는가? 아래의 질문에 대해 "예"라고 대답한 것이 여러 개라면 자신의 온라인 소셜 네트워킹과 문자 통신 이용을 재평가하는 것이 좋을지도 모른다.

- 서로 마주보고 대화하는 시간이 온라인 대화로 보내는 시간보다 더 적은가? 또는 자신 삶에서의 사람이 온라인 "친구"로 교체되었는가?
- 문자를 보낼 수 없거나, 자신의 최근 상황을 업데이트할 수 없거나, 또는 소셜 네트워크 사이트를 통해 상호작용을 할 수 없게 되면 스트레스 증상이나 불안감을 경험하는가?
- 부적절하다고 생각되는 시간(예, 수업, 업무, 교회 예배 중)에 자주 문자 통신을 하거나 또는 소셜 네트워크 사이트를 이용하는가?
- 자신의 삶을 자신의 네트워크 사이트에 있는 사람의 삶과 비교하는가? 비교를 할 때에 기분이 나빠지는가 또는 자신이 부족하다고 느끼는가?
- 자신의 문자 통신과 소셜 네트워크 사이트의 이용 습관이 자신의 대인관계, 학업성적, 업무 능력, 또는 삶의 다른 측면에 부정적인 영향을 미치는가?
- 문자 통신을 하는 데 그리고 소셜 네트워크 사이트를 이용하는 데 보내는 시간이 자신의 시간 관리에 영향을 미치는가?

출처: Chou, H. T. and N. Edge. "They are happier and having better lives than I am": The impact of using Facebook on perceptions of others' lives. *Cyberpsychology, Behavior and Social Networking* 15(2):117-121, 2012; Durocher, J. J., Lufkin, K. M., M. E. King, and J. R. Carter. Social technology restriction aters state-anxiety but not autonomic activity in humans. *American Journal of Physiology: Regulatory, Integrative and Comparative Physiology* 301(6):R1773-1778, 2011; Kujath, C. L. Facebook and MySpace: Complement or substitute for face-to-face interaction? *Cyberpsychology, Behavior and Social Networking* 14(1-2):75-78, 2011; Kuss, D. J., and M. D. Griffiths. Online social networking and addiction: A review of the psychological literature. *International Journal of Environmental Research and Public Health* 8(9):3528-3552, 2011; Mango, A. M., T. Taylor, and P. M. Greenfield. Me and my 400 friends: The anatomy of college students' Facebook networks, their communication patterns, and well-being. *Developmental Psychology* 48(2):369-390, 2012; O'Dea, B., and A. Campbell. Online social networking amongst teens: Friend or foe? *Studies in Health Technology and Informatics* 167:133-138, 2011; Wilson, K., S. Fornasier, and K. M. White. Psychological predictors of young adults' use of social networking site. *Cyberpsychology, Behavior and Social Networking* 13(2):173-177, 2010.

레스 감소에 도움이 된다. 단순히 자신의 발을 책상이나 탁자 위에 올려놓고 눈을 감음으로써 휴식을 취할 수 있다. 충분한 휴식은 스트레스와 피로에 대한 가장 좋은 대처 방안이다.

운동

저·중강도의 운동은 많은 형태의 스트레스와 불안감을 줄일 수 있다. 심지어 운동 경험이 많은 사람이 아니더라도 운동 후에 찾아오는 평온한 느낌으로부터 유익함을 얻을 수 있다. 스트레스 감소를 위해 권장되는 운동 형태는 빠른 걷기, 수영, 자전거타기 같은 저~중강도의 유산소 운동이다. (이러한 운동 형태의 운동처방 지침은 3장에 제시되어 있다.) 요가, 태극권, 필라테스는 긴장을 완화시키고 스트레스를 줄이는 데 도움이 되는 또 다른 형태의 인기 있는 운동이다. 많은 체육관과 헬스클럽에서 이러한 수업을 제공하고 있다.

연구결과는 운동이 스트레스 감소에 아주 효과적이라고 보여주

행동 변화를 위한 단계적 접근

잠을 충분히 자는가?

충분한 수면을 취하는 것은 일상적인 스트레스 요인을 효과적으로 대처하는 데 도움이 되며 학업성적을 향상시키는 데도 도움이 될 수 있다. 자신이 수면을 충분히 취하는지를 알려면 다음의 질문에 대답한다.

Y N
- ☐ ☐ 베개에 머리를 대자마자 잠이 든다.
- ☐ ☐ 수업 중에 또는 하루 중에 부적절하게 조는가?
- ☐ ☐ 낮 동안에 낮잠을 자주 자는가?
- ☐ ☐ 취침시간이 불규칙한가?
- ☐ ☐ 주말에 몰아서 잠을 자는가?
- ☐ ☐ 아침에 잠에서 깨어나기가 어려운가?

위의 질문 중에서 예라고 대답한 것이 두 개를 초과한다면 자신이 밤에 충분한 수면을 취하지 못한다는 것을 의미할 수도 있다.

매일 숙면을 취하는 데 도움이 되는 조언

내일:
- ☑ 매일 규칙적으로 지킬 수 있는 취침 시간과 기상 시간을 정한다.
- ☑ 편안한 환경에서 잠을 잔다. 소음이 거의 없으며 시원하고 어두운 방이 양질의 밤 수면을 위해 권장된다.
- ☑ 잠에서 깨어나는 데 도움이 되도록 밝은 빛을 아침에 사용한다.

2주 이내에:
- ☑ 오후 4시 이후에는 카페인 음료를 마시지 않는다.
- ☑ 저녁에는 자극적인 서적이나 TV/영화를 삼가야 한다. 그 대신에 명상을 하거나 또는 편안한 음악을 들음으로써 긴장을 푸는 데 도움이 되도록 한다.

학기말에는:
- ☑ 규칙적인 수면 패턴을 깨뜨리지 않도록 한다. 낮 동안에 긴 낮잠을 자거나 주말을 이용해서 주중에 부족했던 잠을 보충하는 것은 수면 패턴을 깨뜨릴 수 있다.
- ☑ 충분히 휴식을 취하고 기말 고사에 대비한다!

었다(17, 18, 19). 그림 11.3은 30분의 운동(달리기) 효과를 다른 보편적인 스트레스 감소 방법과 비교하고 있다: 휴식, 독서, 명상. 이 연구에서 명상이 가장 큰 스트레스 감소 효과를 제공하였으며 운동은 근소한 차이로 두 번째였다(12). 다른 연구에서는 운동이 다른 형태의 긴장완화 기법만큼 스트레스를 줄인다고 보여주었다(20). 운동의 긴장완화 효과는 운동시간이 끝난 후에 여러 시간 동안 지속될 수 있다(16).

운동 후에는 긴장이 완화된다는 것을 알고는 있지만 운동이 어떻게 스트레스를 감소시키는지에 대해서는 명확하지 않다. 여러 가지 의견이 제시되었다. 증명되지는 않았지만 한 가지 이론은 운동이 두뇌로 하여금 인체 호르몬(엔돌핀)을 분비하도록 만들며, 이것은 사람을 평온하게 만드는 효과가 있다고 말한다(21). 또 다른 이론은 운동이 자신의 스트레스 요인과 삶의 걱정으로부터 일시적으로 벗어

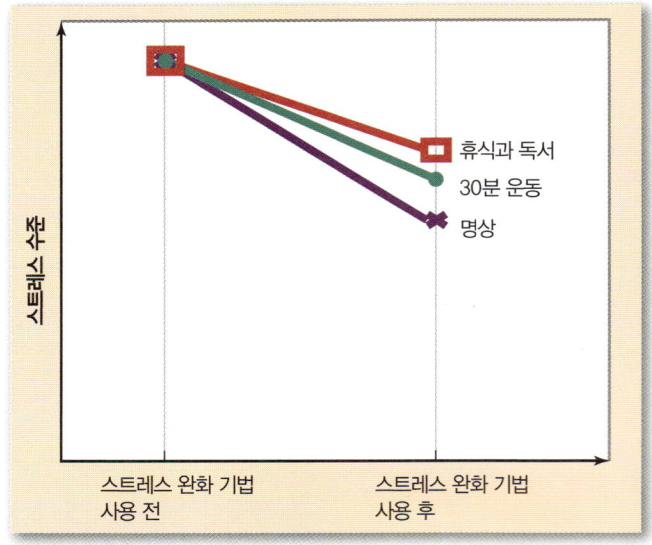

그림 11.3
휴식, 운동, 명상 모두가 스트레스 수준을 줄이는 데 사용할 수 있는 기법이다.

나도록 해주거나 기분을 전환시킬 수도 있다는 것이다. 규칙적인 운동의 결과에 따른 체력과 자아상의 향상 또한 스트레스에 대한 저항력을 증가시킨다. 마지막으로, 이러한 요인들 모두가 스트레스 관리에 대한 운동의 유익한 효과에 기여할 수도 있다는 것이다. 다음번에 자신이 스트레스를 받을 때에는 운동을 해 볼 것; 기분이 좋아지고 외모도 보기 좋아질 것이다.

긴장완화 기법의 사용

스트레스 관리 기법은 스트레스의 잠재적인 악영향을 줄이는 데 도움이 될 수 있다. 이러한 기법의 대부분은 긴장을 완화시키도록 고안되어 있으며 따라서 스트레스 수준을 감소시킨다. 긴장을 풀려고 노력할 때에 자신에게 다음의 두 가지 질문을 한다: (a)무엇이 내가 긴장을 풀지 못하도록 방해하는가? 그리고 (b)긴장을 푸는 데 도움이 될 수 있는 것을 내가 하지 않고 있는 것은? (9). 자신의 대답은 스트레스를 관리하기 위해서는 어떻게 그리고 어디에 자신의 노력을 집중해야 하는지를 결정하는 데 도움이 될 수 있다. 스트레스 수준을 낮추고 효과적인 스트레스 관리 기법을 실행하는 것은 자신의 전반적인 웰빙 수준을 증가시킬 것이다(14). 다음은 스트레스 관리에 사용되는 보편적인 접근 방법의 일부다.

점진적 이완   점진적 이완은 근육의 긴장을 감소시키기 위해 운동을 사용하는 스트레스 감소 기법이다. (근육의 긴장은 스트레스의 보편적인 증상이다.) 조용한 장소에 앉거나 누운 채로 기법을 연습한다. 한 번에 하나의 근육군을 대상으로 하며, 근육군을 먼저 수축한 다음 이완시키면서 완전한 근육 이완 상태에 도달할 때까지 발에서부터 시작해서 손과 목으로까지 올라온다. 아래의 집중분석에서 점진적 이완 운동의 구체적인 실행 방법을 살펴볼 수 있을 것이다.

집중 분석

점진적 이완 기법

많은 형태의 점진적 이완 트레이닝 방법이 있으며, 200가지 이상의 서로 다른 운동이 알려져 있다. 본질적으로 이러한 기법들은 근육군을 수축시키고 이완시키는 것을 포함하며, 신체의 아랫부분에서 시작해서 윗부분으로 옮겨간다. 아래의 기법은 많은 형태 중에서 자신이 사용할 수 있는 한 가지다.

1. 조용하고, 안락하며, 개인적인 장소를 찾는다. 신발을 벗는다. 헐렁하고 편안한 옷을 입거나 또는 몸에 달라붙는 옷이라면 느슨하게 만든다. 처음 몇 번 동안은 긴장을 풀려는 노력을 방해하는 생각이나 감정이 떠오르는 것을 경험할 수도 있을 것이다. 약간의 연습 후에는 집중을 방해하는 생각이나 감정을 차단할 수 있을 것이다. 긴장완화 시간 동안 마음을 진정시키는 음악을 듣는 것은 긴장을 풀고 잡다한 생각을 걸러내는 데 도움을 주는 한 가지 방법이다; 긴장완화를 위한 많은 상업적 음악 CD와 MP3가 시판되고 있다. 자신의 목소리로 실행 절차를 녹음기에 녹음해서 긴장완화 시간에 자신을 이끌어주도록 활용할 수도 있다. 이러한 전략은 실행 절차를 기억하지 않아도 되게 해준다.

2. 편안한 자세를 취한다(앉거나 누워서). 눈을 감고 자신의 호흡에 집중함으로써 시작한다. 숨을 들이쉬고 내쉬는 것이 어떻게 느껴지는지를 인식한다. 코를 통해 깊게 그리고 천천히 호흡하면서, 몸을 치유하는 좋은 공기를 들이마시고 스트레스와 근육 긴장을 불어낸다고 상상한다. 호흡하는 동안 일곱까지 세면서(1,2,3–7) 숨을 들이쉬고 같은 숫자만큼 세면서 숨을 내쉬는 것이 유용하다는 것을 발견할 수도 있을 것이다. 점진적 이완 운동을 시작하기 전에 몇 분 동안 이러한 방식으로 호흡한다.

3. 말을 하지 않으면서, 신체의 각 부분을 이완시키는 데 집중한다. 신체의 각 부분에 긴장을 풀라고 의식적으로 지시한다. 각 신체 부분의 근육을 먼저 수축한 다음 이완시키면 두 상태의 차이를 느끼도록 도움을 줄 수 있는데 왜냐하면 때때로 우리는 근육의 평상시 긴장 상태를 인식하지 못하기 때문이다. 자신이 집중하고 있는 부분을 이완시킬 때까지는 그 다음 부위로 넘어가지 않는다.
   다음 순서대로 신체를 이완시키면서 진행한다.

   a. 왼발의 발가락   m. 가슴
   b. 오른발의 발가락   n. 왼쪽 어깨
   c. 왼발   o. 오른쪽 어깨
   d. 오른발   p. 왼팔
   e. 왼쪽 발목   q. 왼손
   f. 오른쪽 발목   r. 왼손 손가락
   g. 왼쪽 종아리   s. 오른팔
   h. 오른쪽 종아리   t. 오른손
   i. 왼쪽 넓적다리   u. 오른손 손가락
   j. 오른쪽 넓적다리   v. 목
   k. 궁둥이   w. 얼굴
   l. 복부

4. 이제는 완전히 이완되어 있어야 한다. 몇 분 동안 호흡을 계속한다. 마음이 산만해지지 않도록 노력한다—이 같은 이완된 상태로 있도록 한다.

5. 운동시간의 끝부분에서, 심호흡을 한다. 이완된 상태에서 자신을 천천히 일깨운다. 일어서서 스트레칭을 한다. 새로워지고 상쾌해졌음을 느껴야 한다.

점진적 이완 기법 지지자들은 이러한 방식의 근육 이완은 마음 또한 진정시키기 때문에 스트레스를 완화시킨다고 주장한다. 이러한 개념 뒤에 있는 이론은 이완된 신체에는 불안한 (스트레스를 받은) 마음이 존재할 수 없다는 것이다.

호흡 운동 호흡 운동 또한 긴장완화에 도움을 줄 수 있다. 다음은 스트레스 감소를 위한 호흡 운동의 보기다.

1. 앉거나 누워 편안한 자세를 취하고, 눈을 감는다.
2. 천천히 숨을 들이쉬고 내쉰다. 숨을 들이쉴 때마다 그리고 내쉴 때마다 하나부터 셋까지 세면서 느리고 규칙적인 호흡 패턴을 유지한다.
3. 그리고는 더 큰 긴장완화와 스트레스 감소를 위해 스트레칭과 호흡을 결합시킨다. 예를 들면, 숨을 들이쉬면서 자신의 팔을 위쪽으로 뻗은 다음 숨을 내쉬면서 팔을 내린다. 이러한 운동을 조용한 장소에서 5~15분 동안 실시한다.

명상 긴장완화를 가져오고 내적인 평화를 얻기 위해 명상은 오랫동안 사람들에 의해 실행되어 왔다. 많은 형태의 명상법이 있으며, 어느 한 형태가 다른 것보다 더 낫다는 과학적인 증거는 없다. 대부분의 명상법 형태는 동일한 보편적인 요소를 가지고 있다: 하루에 두 번씩 15~20분 동안 조용히 앉아, 하나의 단어 또는 이미지에 집중하면서 천천히 그리고 규칙적으로 호흡하는 것이다. 목표는 완전한 신체적 그리고 정신적 이완 상태를 달성하는 것이다.

성공적인 프로그램을 시작하기 위해서는 경험 많은 지도자의 도움이 필요할 수도 있지만 다음의 내용은 명상을 어떻게 실행하는지를 간략하게 소개하고 있다:

1. 명상 동안에 반복하기 위해 만트라(mantra)라고 불리는 하나의 단어 또는 소리를 먼저 선택해야 한다. 만트라를 사용하는 이유는 이 단어 또는 소리가 자신에게 완전한 긴장완화의 상징이 되도록 하는 것이다. 붉다(red) 같은 단어처럼 자신에게 감정적 의미가 거의 없는 만트라를 선택한다.
2. 조용한 장소를 찾아 편안히 앉은 다음, 눈을 감는다. 몇 차례 심호흡을 하면서 몸과 마음을 이완시키는 데 집중한다; 몸에서 힘을 뺀다.
3. 자신의 만트라에 집중한다. 이것은 자신의 만트라 외에는 아무 것도 듣거나 또는 생각해서는 안 된다는 것을 의미한다. 마음속으로 만트라를 계속 반복하면서 몸과 마음을 이완시킨다. 잡생각을 피하고 만트라에만 집중한다.
4. 15~20분 동안 만트라에 집중한 다음, 눈을 뜨고 자신의 생각을 만트라로부터 멀어지게 한다. 양손 모두 주먹을 쥐고 이

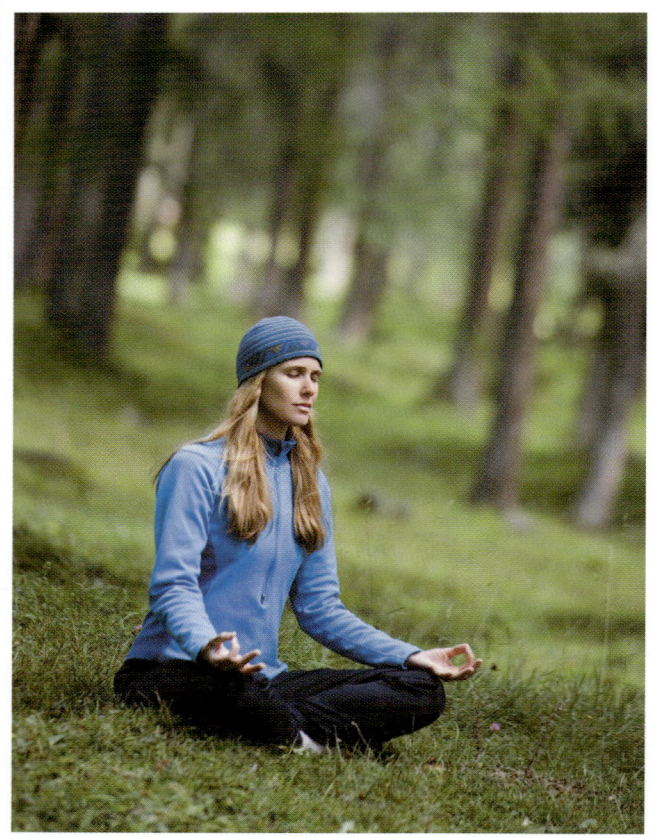

조용한 장소에서 긴장을 푼 자세는 여러 가지 긴장완화 기법의 핵심이다.

제는 정신이 되돌아왔으며 기분이 상쾌해졌다고 자신에게 말하면서 명상을 끝낸다.

시각화(visualization). 시각화(때로는 심상법(imagery)이라고도 불린다)는 스트레스 감소를 위해 마음속의 그림을 사용한다. 이 방법은 긴장완화를 촉진시키고 스트레스를 감소시키는 매력적인 영상(조용한 전원 풍경 같은)을 마음속에 떠올리는 것이다. 시각화를 연습하려면 명상법에서 제시된 실행 방법을 따르며, 만트라를 마음속의 편안한 영상으로 대체한다. 처음 몇 번의 연습 후에 완전한 이완 상태에 도달하지 못하더라도 실망하지 말 것. 이러한 기법으로 완전한 긴장완화를 달성하려면 많은 연습이 필요할 수도 있다.

영적인 웰니스의 발달

영적인 웰니스는 질병으로부터의 더 빠른 회복 그리고 향상된 정신건강과 연관되어 있다(1장에서 논의했듯이). 영적인 웰니스는 평화로운 느낌을 줄 수 있다. 영적인 웰니스 수준이 높은 사람은 스트레스와 불안감을 줄이기 위해 명상, 기도, 또는 자연의 아름다움을 즐기는 것 같은 행동을 종종 실천한다.

상담 코너

다른 사람에 의해 인도되는 명상은 스트레스 관리를 배우기 시작하는 한 가지 방법으로 오랫동안 시행되어 왔다. 인터넷을 활용해서 짧은 명상 프로그램을 찾거나 또는 자신과 명상을 함께 해줄 명상 전문가를 찾는 것을 고려한다. 명상의 유용성은 반복적인 경험 후에 느낄 수 있다. 다음의 조언은 자신의 명상 일정을 계획하는 데 도움이 된다.

- 매일 최소 5분은 자신의 마음을 비우는 데 할당한다.
- 아침에 침대에서 일어나기 전에 또는 저녁에 잠자리에 들기 전에 명상을 한다.
- 주위 환경에 대한 상상을 하면서 (예, 해변이나 평온한 시골 풍경) 낮에 5~10분의 휴식을 갖는다.
- 휴식을 취하면서 예술품을 살펴본다. 가능한 한 오랫동안 그 작품에 대한 집중한다.

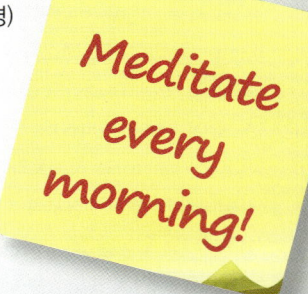

지지망 형성

스트레스 요인에 대처하도록 도움을 주는 친구와 가족이 있다면 스트레스를 줄이거나 제거하는 데 도움이 될 수 있다. 때로는 자신의 스트레스 상황에 대해 단지 이야기하는 것만으로도 상황에 대해 더 명확히 생각하는 데 그리고 스트레스 요인에 대처하는 효과적인 계획을 발전시키는 데 도움이 될 수 있다. 자신에게 애정을 가지고 지켜보는 주위의 사람들은 스트레스 관리를 위한 계획에 도움을 줄 것이다. 제거할 수 없는 스트레스 요인에 대처하고 있을 때에는 친구와 가족이 그러한 스트레스 기간을 지나가는 데 도움을 줄 것이다.

역효과를 낳는 행동

일부 사람은 스트레스 관리를 위해 흡연이나 음주 같은 건강하지 않은 행동을 선택한다. 하지만 이러한 행동은 역효과를 가져오며 장기적으로 볼 때 스트레스가 더욱 누적되도록 만들 수 있다.

흡연 많은 사람이 "긴장 해소를 위해" 흡연을 한다고 말하지만 담배에 들어 있는 니코틴은 실제로는 투쟁-도피 반응과 비슷한 반응을 가져오는 자극제다. 그 외에도, 니코틴은 심각한 장기적인 영향을 미치는 중독성 물질이다. 흡연은 예방 가능한 사망의 주된 원인이며, 폐와 그 밖의 다른 종류의 암 및 심장병의 위험을 증가시킨다. 흡연은 또한 아주 많은 돈이 드는 습관이다.

알코올, 약물 사용 알코올이나 약물의 사용은 문제나 스트레스 요인을 일시적으로 잊게 만들 수도 있지만 이러한 행동은 스트레스 요인을 제거하거나 줄이지는 못한다. 일부 경우에는 스트레스 수준을 더욱 높일 수도 있다. 알코올(특히 폭음)이나 약물의 사용은 수면 패턴과 생산성에 영향을 미칠 수 있다. 자신의 문제를 해결하거나 극복하기 위해 알코올이나 약물을 사용하는 것은 남용으로 이어질 수 있다. 심지어 카페인 같은 합법적인 물질도 문제를 해결하기보다는 문제를 초래할 수 있다.

장애적인 음식 섭취 패턴 장애적인 음식 섭취 패턴(disordered eating pattern)은 건강하지 않은 음식 섭취 패턴이지만 식이장애의 임상적 정의와는 부합하지 않는다. 이러한 음식 섭취 패턴은 식이장애로 이어질 수 있다. 너무 적게 먹거나 또는 너무 많이 먹는 것은 장애적인 음식 섭취일 수 있다. 식사를 거르는 것은 영양소와 에너지의 부족을 초래할 수 있으며 이것은 스트레스 요인에 얼마나 잘 집중하고 대처할 수 있는지에 영향을 미칠 수 있다. 스트레스에 대처하기 위한 과식, 폭식, 또는 "위로 음식(comfort)"은 체중 증가와 건강 문제로 이어질 수 있다. 또한, 혈당 수준에 영향을 미칠 수 있으므로 에너지 수준에서의 변동과 스트레스를 관리하는 데 있어서의 집중력 감소를 초래한다.

정리하면...

- 스트레스 관리에 포함된 두 가지 일반적인 단계는 스트레스의 근원을 줄이고 스트레스에 대처하는 데 도움이 되도록 긴장완화 기법을 사용하는 것이다.
- 삶에서의 스트레스를 줄이는 이상적인 방법은 스트레스의 근원을 줄이는 것이다.

명상 조용히 앉아, 단어나 심상(image)에 집중하고, 천천히 호흡하는 것을 포함하는 긴장완화 방법이다.

시각화 긴장완화를 촉진시키고 스트레스를 줄이기 위해 매력적인 심상을 사용하는 긴장완화 기법이며 심상법이라고도 불린다.

소비자 코너

영양보충제가 정서적 스트레스를 완화시킬 수 있는가?

현재로서는 고단위 비타민제를 포함해서, 어떠한 영양보충제도 정서적(emotional) 스트레스를 완화시킬 거라는 과학적인 증거는 없다. 댈러스에 있는 Texas Southwestern 대학교 Medical Center의 연구진에 따르면 판매되고 있는 대부분의 "스트레스 해소 제품"에는 나이아신(niacin)과 리보플라빈(riboflavin) 같은 비타민B가 들어 있으며 이러한 성분은 정서적 스트레스가 아닌 신체적 스트레스(예, 부상)로부터의 회복을 돕기 위한 것이다. 비타민B는 수술로부터 회복하는 사람의 식단을 보충하는 데 사용되기도 한다. 하지만 정서적 스트레스는 신체의 에너지 또는 영양소 요구량을 증가시키지 않으므로 비타민 섭취는 우리를 진정시키지 않을 것이다.

건강한 음식을 섭취하면서 충분한 휴식을 취하고 규칙적으로 운동하는 것이 정서적 스트레스에 대처하는 가장 좋은 방법이다. 건강한 생활방식의 실천과 이 장에서 공부했던 스트레스 관리 기법을 결합하는 것이 삶의 스트레스 요인에 대처하는 데 도움을 줄 수 있을 것이다.

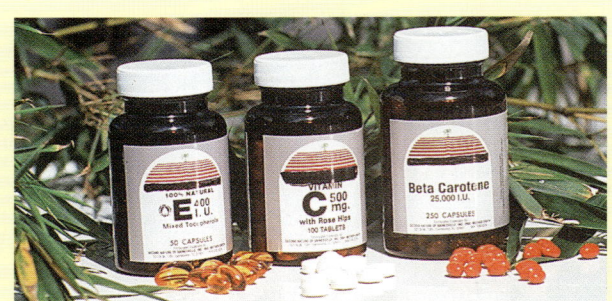

다양한 영양 제품이 스트레스 완화제로 광고되고 있지만 어느 것도 스트레스 완화에 효과적이라고 입증되지 않았다.

- 더 많은 휴식과 수면을 취하고; 규칙적으로 운동하며; 점진적인 근육 이완, 호흡 운동, 명상, 시각화를 실행하는 것은 스트레스에 대처하는 데 도움을 줄 수 있는 많은 긴장완화 기법의 일부다.
- 영적 웰니스와 사회적 웰니스를 발전시키는 것은 스트레스 관리에 아주 중요할 수 있다.
- 긴장을 풀기 위해 흡연이나 음주 같은 건강하지 않은 행동을 취하는 것은 장기적으로 볼 때 더 높은 스트레스 수준으로 이어질 것이다.

스트레스 관리를 위한 샘플 프로그램

자신에게 효과가 있는 스트레스 관리 기법을 찾는 것이 중요하다. 이 장에서 논의된 일부 방법은 능숙해지고 효과를 최대화하기 위해서는 연습과 규칙적인 사용이 요구된다. 아래의 프로그램 계획은 여러 가지 기법을 제의하고 있다. 자신에게 가장 효과적인 기법을 찾기 위해서는 시행착오 과정이 필요할지도 모른다. 또한 대부분의 사람은 중강도 유산소 운동 후에 더욱 편안해진 느낌을 갖는다고 말하므로 규칙적인 운동이 스트레스가 많은 하루 또는 상황 후의 긴장을 완화시키는 데 아주 좋은 방법이다.

매일 밤 6~8시간을 자도록 노력한다. 긴장완화를 위해 요가, 명상 또는 점진적 근육 이완 기법을 시도해 본다. 과도한 TV 시청, 비디오 게임, 소셜 네트워킹, 문자 통신 같은 시간을 낭비하는 활동을 줄이도록 노력한다.

	스트레스 관리 기법	월	화	수	목	금	토	일
1주	수면	6~8시간	6~8시간	6~8시간	6~8시간	6~8시간	6~8시간	6~8시간
	긴장완화 (요가, 명상, 또는 점진적 근육 이완)	15분		15분		15분		15분
	시간 관리	일주일간의 활동, 업무, 공부시간의 일정을 잡는다. 시간을 낭비하는 활동에 사용하는 시간을 줄인다.	시간을 낭비하는 활동에 사용하는 시간을 줄인다.	시간을 낭비하는 활동에 사용하는 시간을 줄인다.	시간을 낭비하는 활동에 사용하는 시간을 줄인다.	시간을 낭비하는 활동에 사용하는 시간을 줄인다.	사회 활동을 계획한다. 시간을 낭비하는 활동에 사용하는 시간을 줄인다.	사회 활동을 계획한다. 한 주 동안의 시간 관리를 평가한다. 시간을 낭비하는 활동에 사용하는 시간을 줄인다.
2주	수면	6~8시간	6~8시간	6~8시간	6~8시간	6~8시간	6~8시간	6~8시간
	긴장완화 (요가, 명상, 또는 점진적 근육 이완)	15~20분	15~20분		15~20분		15~20분	15~20분
	시간 관리	일주일간의 활동, 업무, 공부시간의 일정을 잡는다. 시간을 낭비하는 활동에 사용하는 시간을 줄인다.	시간을 낭비하는 활동에 사용하는 시간을 줄인다.	시간을 낭비하는 활동에 사용하는 시간을 줄인다.	시간을 낭비하는 활동에 사용하는 시간을 줄인다.	시간을 낭비하는 활동에 사용하는 시간을 줄인다.	사회 활동을 계획한다. 시간을 낭비하는 활동에 사용하는 시간을 줄인다.	사회 활동을 계획한다. 한 주 동안의 시간 관리를 평가한다. 시간을 낭비하는 활동에 사용하는 시간을 줄인다.
3주	수면	6~8시간	6~8시간	6~8시간	6~8시간	6~8시간	6~8시간	6~8시간
	긴장완화 (요가, 명상, 또는 점진적 근육 이완)	20~30분	20~30분	20~30분	20~30분	20~30분	20~30분	20~30분
	시간 관리	일주일간의 활동, 업무, 공부시간의 일정을 잡는다. 시간을 낭비하는 활동에 사용하는 시간을 줄인다.	시간을 낭비하는 활동에 사용하는 시간을 줄인다.	시간을 낭비하는 활동에 사용하는 시간을 줄인다.	시간을 낭비하는 활동에 사용하는 시간을 줄인다.	시간을 낭비하는 활동에 사용하는 시간을 줄인다.	사회 활동을 계획한다. 시간을 낭비하는 활동에 사용하는 시간을 줄인다.	사회 활동을 계획한다. 한 주 동안의 시간 관리를 평가한다. 시간을 낭비하는 활동에 사용하는 시간을 줄인다.

요약

1. 스트레스는 우리가 위협적이라고 인지하는 상황에 대한 생리적 및 정신적 반응으로 정의된다. 스트레스를 초래하는 요인을 스트레스 요인이라고 부른다.

2. 과다한 스트레스 또는 잘 관리되지 못한 스트레스는 두통, 소화계의 문제, 심장병, 그리고 정신 건강 문제로 이어질 수 있다.

3. 자율신경계는 부교감신경계와 교감신경계로 구성되어 있으며 내분비계와 함께 작용하면서 스트레스 반응을 일으킨다. 이러한 인체 시스템의 결합된 생리적 반응은 투쟁-도피 반응을 초래하며, 이것은 싸우거나 또는 도망가도록 신체를 대비시킨다.

4. 성격 요인, 과거 경험, 성은 상황을 인지하고 스트레스 요인에 대해 행동하는 방식에 영향을 미칠 수 있다.

5. 보편적인 스트레스 요인으로는 학업과 경제적 책임감, 대인관계 관리, 일상에서의 귀찮은 일 등이 있다.

6. 스트레스 관리에서의 두 단계는 삶에서의 스트레스 요인을 줄이고, 긴장완화 능력을 향상시킴으로써 스트레스에 대처하는 것을 배우는 것이다.

7. 스트레스를 감소시키기 위한 보편적인 긴장완화 기법으로는 휴식과 수면, 운동, 점진적 이완, 호흡 운동, 명상, 그리고 시각화 등이 있다. 영적인 웰니스와 사회적 연결망의 발달 또한 스트레스를 더 잘 관리하는 데 도움이 될 수 있다. 건강하지 않은 습관을 피하는 것이 스트레스를 관리 가능한 수준으로 유지하는 비결이다.

학습문제

1. 다음 중에서 스트레스의 신체적 증상은 어느 것인가?
   a. 근육 긴장
   b. 두통
   c. 불안감
   d. 모두 다

2. 최적의 수행 능력과 연관된 긍정적 스트레스를 _____ 라고 부른다.
   a. 부정적 스트레스(distress)
   b. 시각화(visualization)
   c. 긍정적 스트레스(eustress)
   d. 생산적 스트레스(productive stress)

3. 다음 중에서 스트레스 반응에 포함되지 않는 호르몬은?
   a. 도파민   b. 코티솔
   c. 에피네프린   d. 노르에피네프린

4. 보편적인 스트레스 요인에는 _____ 이 포함된다.
   a. 경제적 책임감
   b. 대인관계의 문제
   c. 학업의 부담
   d. 모두 다

5. 다음 중에서 스트레스에 대처하는 데 좋은 방법이 아닌 것은?
   a. 운동
   b. 알코올
   c. 명상
   d. 점진적 근육 이완

6. 스트레스를 정의하시오. 스트레스 요인을 정의하고 보편적인 스트레스 요인을 말하시오.

7. 스트레스 관리가 건강에 중요한 이유는?

8. 스트레스 관리의 단계를 설명하시오. 보편적인 스트레스 관리(긴장완화) 기법은 어떤 것인가?

9. 긍정적 스트레스의 개념을 논의하시오.

10. 운동이 스트레스를 줄이는 데 유용한 이유를 설명하시오.

11. 시간 관리 프로그램의 작성을 위한 핵심적인 지침을 나열하시오.

유용한 웹링크

미국대학상담협회(American College Counseling Association)
상담과 대학생에 관련된 정보를 제공. www.collegecounseling.org

미국대학건강협회(American College Health Association: ACHA)
대학생을 위한 건강 관련 정보 제공. www.acha.org

미국심리협회(American Psycholoical Association)
스트레스 관리와 심리적 장애에 대한 정보 제공. www.apa.org

메이요 클리닉(Mayo Clinic)
스트레스, 음식 섭취, 체력 단련, 정신 건강에 관한 다양한 정보를 포함하고 있음. www.mayoclinic.org

국립정신건강연구소(National Institute of Mental Health)
마음, 두뇌, 행동에 대한 생물의학적 연구를 통한 정신 건강의 향상. www.nimh.rih.gov/index.shtml

WebMD: 스트레스 관리 건강센터
스트레스 관리와 스트레스 및 건강에 관한 정보를 포함하고 있음. www.webmd.com/balance/stress-management/default.htm

Weil Lifestyle
다양한 웰니스 정보를 제공. www.drweil.com

실습 11.1

이름 _____ 날짜 _____

스트레스 지수 설문

스트레스 지수 설문지의 목적은 삶에서의 스트레스에 대한 인식을 높이기 위한 것이다. 다음의 각 질문에 대해 '예' 혹은 '아니오'를 선택한다.

예	아니오	1. 언쟁을 자주 한다.
예	아니오	2. 직장에서 자주 화를 낸다.
예	아니오	3. 불안감/스트레스 때문에 목이나 어깨 통증을 자주 느낀다.
예	아니오	4. 긴 줄에 서 있을 때에는 자주 화가 난다.
예	아니오	5. 방송을 듣거나 신문을 읽을 때에 자주 화를 낸다.
예	아니오	6. 필요한 만큼의 충분한 돈이 없다.
예	아니오	7. 운전을 하면서 자주 화를 낸다.
예	아니오	8. 하루 업무가 끝날 때에는 스트레스와 관련된 피로를 자주 느낀다.
예	아니오	9. 스트레스/불안감을 가져오는 최소한 한 가지의 지속적인 근원이 나의 삶에 있다(예, 직장 상사, 이웃, 장모와의 갈등).
예	아니오	10. 스트레스와 관련된 두통을 자주 경험한다.
예	아니오	11. 스트레스 관리 기법을 실천하지 않는다.
예	아니오	12. 나 자신을 위한 시간을 갖는 경우가 거의 없다.
예	아니오	13. 분노심이나 적대감을 통제하는 데 어려움이 있다.
예	아니오	14. 시간을 현명하게 관리하는 데 어려움이 있다.
예	아니오	15. 나는 잠자는 데 자주 어려움을 겪는다.
예	아니오	16. 나는 일반적으로 급하다.
예	아니오	17. 해야 할 일을 완료하는 데 하루 중에 충분한 시간이 없다고 보통 느낀다.
예	아니오	18. 친구나 동료가 나를 제대로 대접해 주지 않는다고 자주 느낀다.
예	아니오	19. 신체활동을 규칙적으로 하지 않는다.
예	아니오	20. 밤 수면이 7~9시간 되는 경우가 드물다.

점수와 평가

위의 어느 질문에 대해서도 '예'라고 대답한다면 어떤 형태이건 간에 스트레스 관리 기법을 사용할 필요가 있다(자세한 내용은 본문을 참고). '예'라고 대답한 횟수를 헤아린 다음 자신 삶에서의 스트레스 수준을 판단하는 데 아래의 표를 이용한다.

'예'라고 대답한 횟수	스트레스 수준
6~20	높은 스트레스
3~5	평균 스트레스
0~2	낮은 스트레스

1. 자신의 점수에 만족하는가? 만족하지 않는다면, 자신의 스트레스 수준을 낮추기 위해 목표로 삼을 수 있는 분야는 어떤 것들인가?

   _____
   _____
   _____

2. 앞의 질문에서 목표로 삼기를 원하는 분야를 언급하였거나 또는 자신이 높은 스트레스 수준에 있다면 자신의 스트레스 수준을 낮추는 데 도움이 되도록 어떠한 기법을 사용할 것인가? 자신이 직면하는 특정 스트레스 요인에 대해 최소한 한 가지의 스트레스 관리 전략을 어떻게 사용하려고 할 것인지에 대한 구체적인 계획을 기술하시오.

   _____
   _____
   _____
   _____
   _____

실습 11.2

이름 _____ 날짜 _____

스트레스 일지 작성

이번 실습을 위해서는 아래의 양식을 7장 복사한다. 일주일 동안 매일 스트레스 일지를 작성한다. 스트레스 요인이 발생한 하루 중의 시간, 인지된 스트레스 수준(10은 이제까지 자신이 느꼈던 최악의 스트레스), 경험한 증상, 증상에 대한 자신의 반응을 기록한다. 반응의 보기로는 긴장완화 기법의 실행, 화를 내는 것, 또는 아무 것도 하지 않는 것 등이 포함될 수 있다. 1주일 동안의 기록이 끝난 다음에는 일지를 분석해서 가장 큰 스트레스 요인과 그러한 상황이 일어난 시간을 파악한다. 이러한 작업을 마친 후에는 효과적인 스트레스 관리 기법을 실천할 준비가 된 셈이다.

날짜: _____

시간	인지된 스트레스 수준 (0~10)	스트레스의 원인	스트레스 증상	자신의 반응
7:00 오전				
8:00				
9:00				
10:00				
11:00				
12:00 오후				
1:00				
2:00				
3:00				
4:00				
5:00				
6:00				
7:00				
8:00				

1. 자신의 삶에서 스트레스의 가장 큰 근원은 어떤 것이며, 언제 발생하는가?
   _____
   _____
   _____

2. 이러한 스트레스 요인을 제거하거나 최소화하는 데 있어 자신이 취할 수 있는 구체적인 방안은 어떤 것들이 있는가?
   _____
   _____
   _____

실습 11.3

이름 _____ 날짜 _____

시간 관리와 우선순위 설정

사람들은 하루 동안에 충분한 시간이 없다고 종종 느낀다. "졸업을 하면" 같은 미래의 어떤 시점에는 중요한 일에 집중할 수 있는 시간을 더 많이 가질 거라고 느낀다. 미래가 될 때까지 일을 지연시키는 것은 일을 마무리하지 못하는 결과를 낳게 된다. 자신의 시간을 균형 있게 배정하고 우선순위를 정하는 데 도움이 되도록 다음의 시간 관리 기법을 이용한다.

1단계: 우선순위 설정

아래의 목록에서 자신에게 해당되는 각 항목의 순위를 정한다. 가장 높은 우선순위는 1, 두 번째 우선순위는 2이며 계속해서 순위를 매겨간다. 필요하다면 항목을 추가한다.

항목	순위	항목	순위
가족과 더 많은 시간		운동과 신체활동을 위한 더 많은 시간	
친구와 더 많은 시간		긴장 해소에 더 많은 시간	
업무와 전문적 활동에 더 많은 시간		공부에 더 많은 시간	
여가활동에 더 많은 시간		자신을 위한 더 많은 시간	
남자친구/여자친구/배우자와 더 많은 시간		기타: _____	

2단계: 현재의 시간 사용을 파악

하루를 선택해서 매 시간 동안 어떤 것을 하는지를 추적한다.

시간	활동
5:00 오전	
6:00	
7:00	
8:00	
9:00	
10:00	
11:00	
12:00 오후	
1:00	
2:00	
3:00	
4:00	
5:00	
6:00	
7:00	
8:00	
9:00	
10:00	
11:00	
12:00 오전	

실습 11.3 (계속)

3단계: 현재의 시간 사용을 분석

1. 어떤 활동에서 더 적은 시간을 보낼 수 있는가? 예를 들면, TV를 3시간 동안 시청했는가? 문자 통신을 하거나 또는 소셜 네트워크 사이트를 이용하면서 얼마나 많은 시간을 보냈는가?

_____
_____

2. 이러한 활동에서 사용하는 시간을 줄이려면 어떻게 해야 하는가? 이러한 활동을 자신의 우선순위 목록에 있는 것과 어떻게 대체할 수 있는가?

_____
_____

3. 어느 시간 동안에 자신에게 중요한 활동을 하는 데 시간을 보낼 수 있는가?

_____
_____

4단계: 일정 작성

다음 날의 계획된 활동을 기입하고, 이 같은 일정을 지키도록 노력한다.

시간	활동
5:00 오전	
6:00	
7:00	
8:00	
9:00	
10:00	
11:00	
12:00 오후	
1:00	
2:00	
3:00	
4:00	
5:00	
6:00	
7:00	
8:00	
9:00	
10:00	
11:00	
12:00 오전	

자신의 우선순위 활동을 위한 시간을 찾아내기 위해 일정을 변경할 수 있는가? 만일 그렇지 않다면, 우선순위 활동을 포함시키기 위해 자신의 계획을 어떻게 변경할 것인지를 설명하시오.

_____
_____
_____
_____

실습 11.4

이름 _____ 날짜 _____

자신의 성격 행동 패턴 평가

묘사된 상황에서 자신의 통상적인 행동을 가장 잘 반영한다고 느끼는 위치를 선택한다. 극도의 Type A 행동 패턴에 의해 나타나는 행동은 왼쪽에 있고, 극도의 Type B 행동 패턴에 의해 나타나는 행동은 오른쪽에 있다.

극도의 Type A 행동 패턴						극도의 Type B 행동 패턴
빠르게 실행한다.	1	2	3	4	5	느리게 실행한다(음식 먹는 것, 말하는 것, 걷는 것).
참을성 있게 기다리지 못한다.	1	2	3	4	5	참을성 있게 기다린다.
늦는 법이 없다.	1	2	3	4	5	시간을 지키는 데 관심을 두지 않는다.
아주 경쟁적이다.	1	2	3	4	5	경쟁적이지 않다.
남의 말에 귀 기울이지 않는다(다른 사람의 문장을 그를 대신해서 끝내준다).	1	2	3	4	5	남의 말에 귀 기울인다.
항상 바쁘다.	1	2	3	4	5	바쁜 경우가 없다.
한 번에 항상 두 가지 이상의 일을 한다.	1	2	3	4	5	한 번에 한 가지 일을 한다.
빠르고 직선적으로 말한다.	1	2	3	4	5	느리고 신중하게 말한다.
다른 사람의 인정을 받고 싶어 한다.	1	2	3	4	5	다른 사람이 어떻게 생각하는지에 대해 개의치 않는다.
자신(그리고 다른 사람을) 심하게 몰아붙인다.	1	2	3	4	5	태평스럽다.
감정을 표현하지 않는다.	1	2	3	4	5	감정 표현을 잘한다.
학교나 직장 외에는 거의 관심이 없다.	1	2	3	4	5	많은 취미와 관심사가 있다.
아주 야심적이다.	1	2	3	4	5	야심적이지 않다.
일을 끝내는 데 열심이다.	1	2	3	4	5	마감시간에 신경을 쓰지 않는다.

분석 결과

- 반응의 대부분이 1이면 자신은 극도의 Type A 행동 패턴에 속한다. 이러한 성격 행동 패턴은 극도로 경쟁적이고, 업무에 아주 열성적이며, 극도의 시간적 절박감으로 묘사된다. 이러한 사람은 극도로 목표 지향적이며, 만일 자신과 설정한 목표 사이에 어떤 사람이 끼어들면 적대적이 될 수 있다.
- 반응의 대부분이 2이고 몇 개가 1이면 자신은 Type A 행동 패턴에 속한다. Type A 행동 패턴은 극도의 Type A 행동 패턴에서 나열된 특성으로 특징되지만 어느 정도 완화된 수준이다. 이러한 행동 패턴을 보이는 사람은 야심적이고, 경쟁적이며, 목표 지향적이고, 시간적 절박감이 있다.
- 반응이 두 행동 패턴 사이에 섞여 있다면 자신은 균형 잡힌 성격으로 묘사된다. 이러한 성격 유형의 사람은 일을 마무리하지만 모든 것을 희생하지는 않는다. 경쟁할 수는 있지만 그렇게 해야 한다고 느끼지 않는다. 그들은 좀 더 느긋하며 다른 사람의 행동이나 말을 선의로 해석하는 경향이 있다. 여가 시간과 업무 시간의 균형을 맞춘다.
- 반응의 대부분이 4이고 일부가 5이면 자신은 Type B 행동 패턴에 속한다. Type B 행동 패턴의 사람은 태평스러우며 강한 시간적 절박감이 결여되어 있다. 경쟁하기를 좋아하지 않고 마감시간이 휴가나 여가 시간을 방해하지 못하도록 한다. Type A 행동 패턴인 사람보다 덜 야심적인 것이 아니라 단지 더 느긋할 뿐이다.
- 반응의 대부분이 5라면 자신은 극도의 Type B 행동 패턴에 속한다. 이러한 성격 행동 패턴은 아주 느긋하며 시간적 절박감이 없다. 실제로, 극도의 Type B는 일반적으로 시계를 차지 않는다. 모든 수를 써서라도 경쟁을 피하려고 노력하며 여가 시간을 업무 시간과 뒤섞는 법이 절대로 없다.

기억할 것: 이러한 행동 패턴 목록은 성격의 단지 한 측면일 뿐이다. 자신의 반응이 Type A의 경향을 가리킨다면 자신의 생활방식을 평가하고 스트레스가 많은 분야에 대해 살펴보기를 원할 수도 있을 것이다.

12

운동: 환경 및 특정 집단
Exercise: The Environment and Special Populations

맞음 또는 틀림?

1. **열탈진**으로 고통 받는 사람은 창백하고 축축한 피부를 보여줄 것이다.
2. **아주 추운** 날씨에 운동하면 폐를 손상시킬 수 있다.
3. 1500m 이상의 **고지대**에서 운동하는 동안에는 더 빠르고 깊게 호흡한다.
4. 규칙적인 운동 프로그램을 **유지**하는 나이 많은 사람은 젊은 성인과 비슷한 체력 수준을 가질 수 있다.
5. **임신**한 여성은 운동을 해서는 안 된다.

해답은 다음 쪽에 있음.

우리는 운동을 "왜", "어떻게" 해야 하는지 그리고 "반응"은 어떤 것인지를 논의해 왔었는데 이제는 운동 트레이닝에 대한 신체의 반응에 큰 영향을 미칠 수 있는 추가적인 요인이 있음을 인식하는 것이 중요하다. 이 장에서는 더위, 추위, 고지대, 대기오염 같은 환경적 요인이 자신의 운동 상황에 어떻게 영향을 미치는지를 논의하겠다. 적절한 계획이 없다면 이러한 각 요인은 운동을 하기가 불편하도록 만들 수 있으며, 일부 경우에는 생명을 위협할 수도 있다. 그 외에도, 일생 동안 체력 프로그램을 유지하는 비결을 논의할 것이다. 임신, 그리고 노년기 같은 삶의 특정 단계에서 운동에 대해 특별히 고려해야 할 사항 또한 논의하고 있다.

왜 환경이 운동에 중요한가?

더운 날의 달리기 후에 숨을 고르기가 유난히 힘이 든다는 것을 느낀 적이 있는가? 등산을 시작한지 겨우 몇 분 만에 머리가 멍해진 적이 있는가? 환경은 자신의 운동 능력에 영향을 미칠 수 있으며 더운 날씨, 높은 고도, 또는 심한 대기오염 속에서의 운동은 심박수를

> **해답**
>
> 1. **맞음** 혈액량과 혈액 순환 조절 능력은 열탈진 동안 감소하므로 피부로의 혈액 흐름이 줄어들면서 창백하고 축축한 외모를 가져온다.
> 2. **틀림** 자신이 호흡하는 공기는 폐의 가스 교환 영역에 도달하기 전에 데워지므로 처음 들이 마실 때 차가웠던 공기는 신체에 아무런 영향을 미치지 않을 것이다.
> 3. **맞음** 1500m 이상 되는 고지대에서의 낮은 대기압은 혈액 속으로의 산소 이동을 감소시킨다. 운동하는 근육으로 더 많은 산소를 제공하기 위해서는 더 빠르고 깊게 호흡해야 할 것이다.
> 4. **맞음** 나이가 많아지면서 누구나 다 체력 저하를 경험하겠지만 일생 동안 활동적이었던 사람은 평균 수준 이상의 체력을 유지할 수 있다. 나이가 많지만 활동적인 사람은 자신 나이의 절반되는 사람과 비슷한 심폐 체력 수준을 가질 수 있다.
> 5. **틀림** 운동은 안전하며 합병증을 경험하고 있지 않는 건강한 임신 여성에게 유익할 수 있다. 하지만 임신 여성은 임신 동안의 운동에 대한 안전 예방 조치를 배우기 위해 건강관리 전문인과 상담해야만 한다.

증가시키고, 호흡이 힘들어지도록 만들며, 인내력을 저하시킬 수 있음을 아마도 알고 있을 것이다. 하지만 왜 그런지 알고 있는가? 다음의 내용에서는 운동 또는 힘든 야외 활동을 계획할 때에 고려해야만 하는 보편적인 환경적 위험을 논의하고, 환경적인 스트레스에 대처하는 방법을 살펴본다. 특히 더위와 습도, 추위, 고지대, 대기오염에 초점을 맞춘다.

운동 동안의 대기 온도가 중요한데 그 이유는 인간은 **항온동물**(homeotherms)이기 때문이다. 다시 말하면, 체온은 정해진 온도에 가깝게 유지되도록 조절된다-37℃. 만일 체온이 이 같은 "정상" 온도 위로 또는 아래로 지나치게 올라가거나 내려간다면 심각한 신체 손상이 초래될 수 있다(그림 12.1). 생명을 위협하는 상황을 피하려면 인체는 체온에 대한 정교한 조절 기능을 유지해야 한다.

운동 능력에 영향을 미칠 수 있는 또 다른 환경적 요인은 고도와 대기오염이다. 해수면보다 더 높게 올라갈수록 더 적은 양의 산소가 혈액 속으로 들어간다. 충분한 양의 산소를 받아들이기 위해 신체는 더 열심히 기능해야 하며 호흡과 심박수가 영향을 받을 수 있다. 인구 밀집 지역에서 운동하는 사람에게는 대기오염이 야외에서의 운동 동안에 문제가 될 수 있다. 이러한 각각의 환경적 요인을 아래의 내용에서 더 자세히 논의할 것이다.

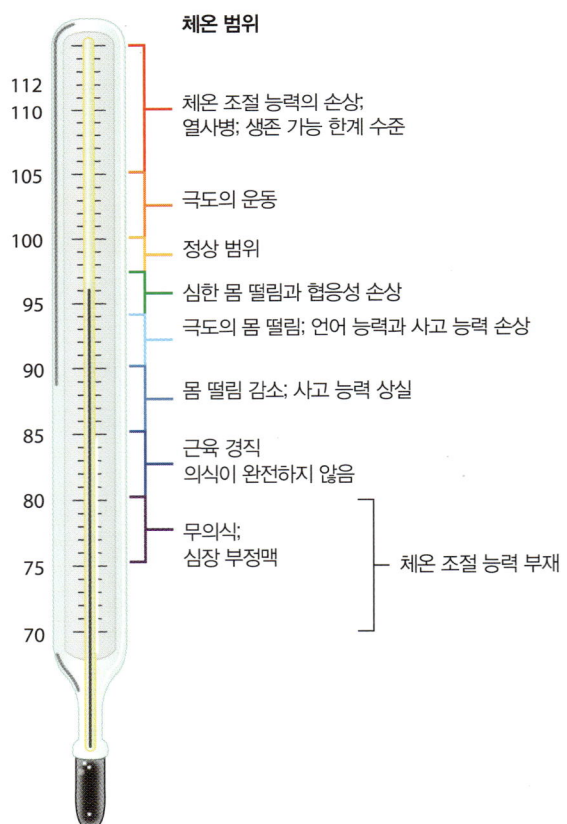

그림 12.1
인간의 생존과 신체 손상에 대한 온도의 범위를 보여주고 있다.

정리하면...

- 환경적 요인은 운동 동안에 중요하다. 대기 온도는 신체의 심부온도 조절 능력에 유의한 영향을 미치며, 고도는 혈류를 통해 산소를 공급하는 신체의 능력에 영향을 미칠 수 있다.

더운 환경에서의 운동

운동 동안, 근육 수축의 부산물로 열이 생성된다. 커다란 근육군을 사용하는 고강도 운동은 조그마한 근육군을 포함하는 저강도 운동보다 더 많은 열을 생성한다. 그러므로 더운 환경에서 커다란 근육군이 활발하게 수축할 때에는, 체온의 위험스러운 상승 방지를 위해서는 방출되어야만 하는 과다한 열을 신체가 생성한다. 만일 신체가 41℃(105°F) 미만으로 체온을 유지할 수 있도록 충분한 양의 열을 제거할 수 없다면 열손상(heat injury)을 초래할 수 있다(1). 여러 종류의 열손상이 있으며 그러한 손상의 증상으로는 경련, 어지럼증, 메스꺼움, 축축한 피부, 빠른 심장 박동, 땀 분비 감소, 발작(seizure), 뜨겁고 건조한 피부 등이 포함된다.

운동 동안의 열 상실

운동 동안에 두 가지 주된 열 상실 방법이 있다: 대류와 증발. 공기나 물이 신체 주위에서 움직일 때에 신체는 **대류**에 의해 열을 상실한다. 대류에 의한 열 상실은 신체 표면 위로 움직이는 공기 또는 물 분자가 피부 온도보다 더 낮을 때에만 일어난다; 신체 주위를 지나가는 차가운 공기나 물의 흐름이 빠를수록 열 상실이 더 크다. 공기의 움직임이 제한적이고 더운 환경이라면, 운동하는 동안 대류에 의한 열 상실은 거의 없다(예, 실내 자전거타기). 그와는 달리, 차가운 날씨에 바깥에서 자전거를 타거나 또는 서늘한 물속에서 수영을 한다면 대류에 의해 많은 양의 열이 상실된다.

증발 동안에는 피부 위에 있는 땀이 기체(수증기)로 바뀌면서 체열이 상실된다. 신체 주위의 공기 움직임이 제한적이면서 날씨가 온화할 때에는 증발이 체열 상실의 가장 중요한 수단이 된다(2). 대기가 건조하다면, 피부 표면에서의 땀 증발은 심지어 대기 온도가 신체 온도보다 높더라도 신체로부터 열을 제거한다. 하지만 대기 온도가 높고 **습도** 또한 높다면(즉, 공기 중에 수분이 많이 포함되어 있다면) 증발은 제한적이 되고 신체는 많은 열을 방출할 수 없다. 이러한 상황에서는, 수축하는 근육에 의해 생성된 열은 신체에 남게 되고 체온은 운동 동안 점차 증가하게 된다. 무더운 환경에서의 장시간 운동은 체온을 위험한 수준으로 상승시킬 수 있다. 그림 12.2는 온도가 높고/습도가 높은, 온도가 높고/습도가 낮은, 그리고 온도가 낮고/습도가 낮은 환경에서 운동하는 동안의 체온 상승 차이를 보여주고 있다.

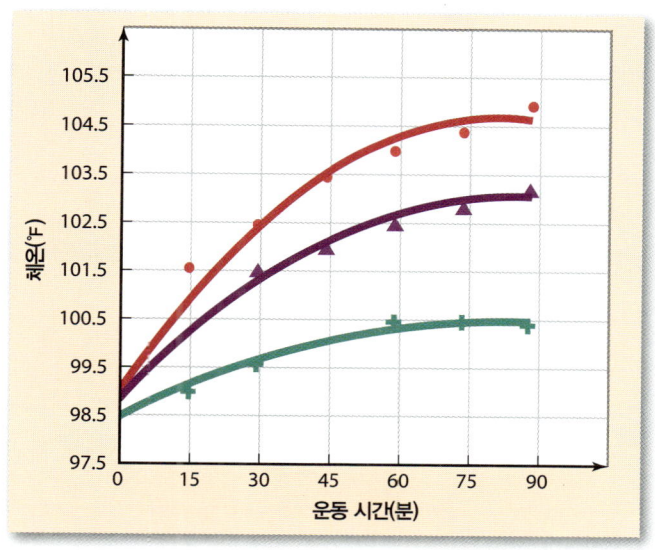

설명
- 낮은 온도/낮은 습도
- 높은 온도/낮은 습도
- 높은 온도/높은 습도

그림 12.2
각기 다른 환경적 조건 하에서 장시간 운동하는 동안의 체온 반응.

아주 더운 환경에서는 짧은 시간의 노출이라도(30~60분) 일부 사람, 특히 위험성이 높은 사람에게는(노인 그리고 심폐 체력 수준이 낮은 사람이 가장 위험) 열 손상을 초래하기에 충분하다(2). 심지어 체력이 단련되었고 더위에 익숙한 사람이라도 더운 환경에서 운동할 때에는 위험에 처할 수 있다.

대기 온도 외에도, 습도 또한 더위에서의 운동 동안 중요한 요인이 될 수 있다(300쪽의 그림 12.3). 습도가 높을수록 "유효(effective)" 온도가 높아진다: 다시 말하면, 신체가 느끼는 온도.

습도가 높은 수준일 때에는 피부의 땀이 대기 속으로 쉽게 증발

항온동물 체온이 정해진 온도에 가깝게 유지되도록 조절하는 동물. 인간은 37℃ 주위에서 체온을 조절한다.

대류 피부 표면 위의 공기 또는 수분의 움직임에 의한 열 상실.

증발 물(땀)이 기체(수증기)로 바뀌는 것: 운동 동안 인체로부터 열을 방출하는 가장 중요한 수단.

습도 공기 속에 들어 있는 수증기의 양.

분류	열지수	위험성이 큰 집단의 사람들에게 열지수가 미치는 일반적 영향
1	130°F 이상	지속적인 노출은 열사병/일사병을 초래할 가능성이 아주 높다.
2	105°F~130°F	일사병, 열경련, 열탈진을 초래할 가능성이 높으며 지속적인 노출 및/또는 신체활동은 열사병을 초래할 가능성이 있다.
3	90°F~105°F	지속적인 노출 및/또는 신체활동은 일사병, 열경련, 열탈진을 초래할 가능성이 있다.
4	90°F 미만	지속적인 노출 및/또는 신체활동은 피로하도록 만들 수 있다.

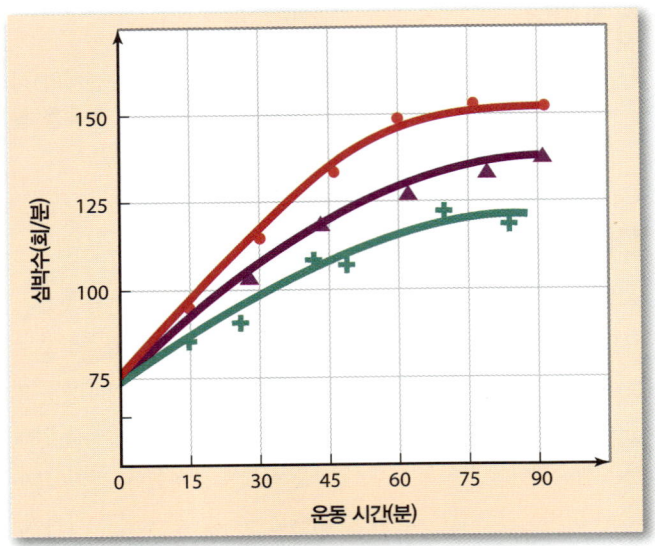

설명
- 낮은 온도/낮은 습도
- 높은 온도/낮은 습도
- 높은 온도/높은 습도

그림 12.4
장시간 운동 동안의 심박수 변화.

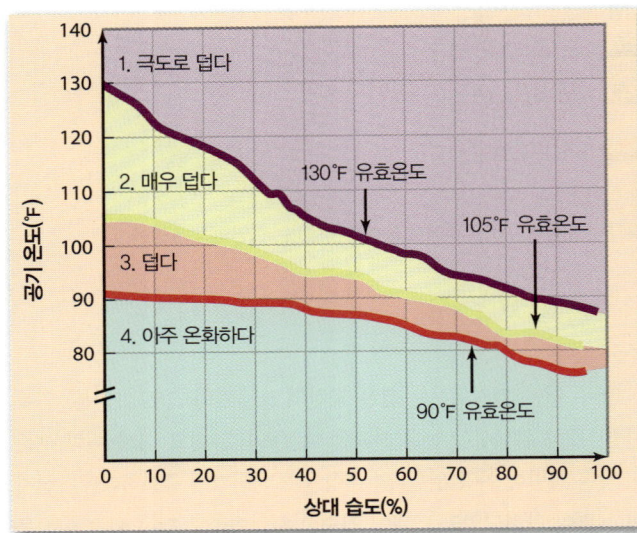

그림 12.3
"열지수" 또는 "유효"온도의 개념

수 있는 가장 좋은 방법은 심박수를 점검하는 것이다. 더운 환경에서 운동할 때의 체온 상승은 서늘한 환경에서 운동할 때보다 심박수의 더 큰 증가를 가져올 것이다. 이러한 점은 그림 12.4에 묘사되어 있으며, 세 가지 다른 상황에 대한 운동 심박수의 반응에는 커다란 차이가 있음을 보여준다. 온도로 인한 운동 심박수의 증가는 중요한데 왜냐하면 자신의 목표 심박수 범위 밖으로 벗어날 수 있기 때문이다.

더운 환경에서의 운동 복장

적절한 운동복을 착용함으로써 더운 환경에서의 운동 동안에 열 손상 위험을 줄일 수 있다(3). 첫 번째 원칙은 착용하는 옷의 양을 최소화함으로써 증발을 위한 신체 표면적의 노출을 최대화하는 것이다. 옷은 가벼워야 하고, 증발과 대류에 의한 열 상실을 촉진시키도록 습기를 쉽게 흡수하며 공기의 이동이 자유스러운 재질로 만들어진 것이어야 한다. 면과 린넨(linen)이 이러한 목적에 가장 적합하다.

처음 입었던 옷이 땀으로 젖었을 때 마른 옷으로 갈아입지 않아도 좋은데 그 이유는 젖은 옷이 마른 옷보다 열 교환을 더 잘 촉진하기 때문이다. 그러므로 마른 옷으로 갈아입는 것은 증발에 의한 열 상실이 다시 시작되는 것을 지연시킨다. 옷을 많이 입거나 또는 고무나 플라스틱 소재로 만든 옷을 착용할 경우 습기가 많은 공기를

될 수 없어 신체의 열 방출 능력을 저하시킨다. 그렇게 되면 같은 대기 온도의 낮은 습도에서 측정되던 것보다 더 높게 체온이 상승하도록 만든다.

그림 12.3을 보면, 온도가 37.8°C(100°F)이고 습도가 60%일 때의 운동은 자신이 54.4°C(130°F)에서 운동하고 있다고 느끼도록 만든다! 이것은 극도로 더운 환경이며 아주 위험한 것이 분명하다. 상대습도가 100%에 근접할 때에는 겨우 29°C(88°F)에서 인체는 위와 동일한 열 스트레스를 받는다. 두 경우 모두 기온이 54.4°C(130°F)처럼 느껴진다. 그러므로 높은 습도는 인체가 그렇게 높지 않은 대기 온도를 극도로 더운 온도로 느끼도록 만든다.

환경적 상황이 자신의 신체에 열 부하를 가하고 있는지를 확인할

집중 분석

더운 환경에서 운동할 때의 음료 섭취에 대한 지침

운동 동안에 분비되는 땀은 혈액의 물로부터 일부 제공되므로, 더위에서의 장시간 운동 동안의 가장 큰 위험은 탈수와 혈액량 감소다. 혈액량 감소의 예방을 위한 가장 좋은 전략은 운동 동안 규칙적으로 음료를 섭취하는 것이다. 갈증은 추가적인 음료 섭취가 필요한지를 알려주는 지표로 사용할 수 없는데 그 이유는 갈증 기전은 수분 상실보다 뒤처지기 때문이다. 혈액의 구성성분이 변화될 때까지 인체는 수분 보충의 필요성을 인지하지 못하기 때문에 수분 손실이 진행된 다음에야 갈증을 느낀다. 그러므로 수분 부족이 누적되기 이전인 운동 시작 10~20분 이내에 음료를 섭취하기 시작해야 한다(5). 수분 보충을 위한 아래의 지침은 운동 동안의 수분 필요량을 충족시키는 데 도움이 될 것이다.

음료는 다음과 같아야 한다:

- 설탕 함유량이 적을 것(일반적으로 물 100㎖당 8g 미만).
- 소량의 전해질(나트륨과 포타슘)만을 포함할 것.
- 알코올 성분이 없는 것.

일반적으로, 짧은 지속시간의 운동 동안에는 물이 최적의 음료이다. 지속시간이 길어지거나 좀 더 강도 높은 운동 시간 동안에는 전해질이 들어 있는 스포츠 음료가 유익할 수도 있다. 알코올 함유 음료는 운동 능력을 저하시킬 수 있으며 운동 전 24시간 동안에는 피해야만 한다.

운동 시작 약 2시간 전에 약 480㎖의 음료를 섭취한다.

갈증이 있든 없든 간에, 운동 동안 10~20분마다 약 120~240㎖를 섭취한다.

어느 정도의 수분이 필요한지를 추정하는 한 가지 방법은 운동 전 그리고 정리운동이 끝난 직후에 자신의 체중을 측정하는 것이다. 운동 전후의 체중 차이는 땀으로 얼마나 많은 수분이 상실되었는지를 보여주며, 그보다 더 많은 양을 보충해야 한다. 실제로, 땀의 분비로 인한 1온스의 체중 감소는 1온스(액체: 29.5㎖)의 수분 손실과 같다. 예를 들면, 운동 전후의 체중 차이가 1파운드(0.45㎏)라면 16온스의 땀이 운동 동안 상실되었음을 보여준다. 그러므로 인체 수분 저장량을 보충하기 위해서는 16온스(475㎖) 이상의 수분 섭취가 요구된다(18).

피부 옆에 가두어 두며 증발에 의한 열 상실 또한 감소시킨다. 마지막으로, 바깥에서 운동할 때에 밝은 색의 옷을 착용하면 태양으로부터 흡수되는 복사열의 양을 줄일 수 있을 것이다.

열순응(Heat Acclimation)

더운-또는 심지어 약간 더운-환경에서의 운동은 신체가 이러한 상태에 적응 또는 순응하도록 만들어 열 손상의 가능성을 감소시킨다. 신체가 더운 환경에 있으며 더 많은 열을 제거해야 할 필요가 있을 때에는, 땀의 분비가 좀 더 빨리 시작되고, 더 많은 양이 생산되며(증발에 의한 더 많은 열 상실 촉진), 혈액량이 증가한다(3). 더위에 노출되면, 10~12일 이내에 더위에서의 운동에 대한 생리적 반응이 급격히 변화한다(3). 이러한 열순응의 결과는 운동 심박수와 체온의 감소를 촉진시킨다.

운동 동안의 열 부하(heat load)가 신체의 체온 조절 능력을 초과하면 **열손상**이 일어날 수 있다. 이것은 심각한 상황이며 신경계의 손상 그리고 심한 경우에는 죽음을 가져올 수 있다. 다음은 가장 보편적인 형태의 열손상이다.

- 열경련은 사지의 근경련(muscle spasm) 또는 근연축(muscle twitching)으로 특징된다. 열경련은 열에 순응되지 않은 사람에게서 통상적으로 발생한다. 이러한 증상이 있으면 시원한 장소로 옮겨서 눕힌 다음, 한 컵에 티스푼 1/2술의 소금을 첨가한 물을 1~2컵 마시도록 한다.

- 열탈진은 허약함, 피로, 혈압 감소, 흐릿한 시력, 때로는 의식 상실을 가져오며, 피부는 창백하고 축축하면서 많은 양의 땀을 흘린다. 열탈진은 순응된 사람에게서도 일어날 수 있다. 응급처치로는 환자를 시원한 장소로 옮기고, 옷을 벗기며, 차가운 물이나 얼음을 몸에 대고, 1시간 동안 15분마다 티스푼 1/2술의 소금이 들어 있는 물을 1컵씩 마시도록 한다.

- 열사병은 생명을 위협하는 위급상황이다. 열사병인 사람에게는 땀의 분비가 중단되며, 피부는 열이 나고 붉은 색을 띤다. 근육에는 힘이 없다. 열사병의 징후는 사지의 불수의적 움직임, 발작,

---

탈수 기능 손상을 초래하는 과도한 양의 신체 수분 상실.

순응 신체가 혹독한 환경에 적응하도록 돕는 생리적 적응 상태.

열손상 열 부하가 신체의 체온 조절 능력을 초과할 때에 일어날 수 있는 신체 손상. 열질환이라고도 불린다.

집중 분석

탈수 상태

더위에서의 운동은 운동 강도, 기온, 상대습도, 복장, 신체의 수분 보유 상태에 따라 극도로 위험할 수 있다. 아래의 표는 운동 동안의 체중 감소가 더위에서의 운동과 연관된 일부 위험스러운 상태의 예측 변인이 될 수 있음을 보여준다. 더위에서 운동하는 동안의 체중 감소는 땀으로 인한 수분 상실 때문이다. 그러므로 장시간에 걸친 많은 양의 땀 분비는 탈수 상태가 임박하였음을 알려주는 첫 번째 경고 신호이다.

체중 감소(%)	증상
0.5	갈증
2.0	심한 갈증, 막연한 불편함, 식욕 상실
3.0	혈액의 농축, 입 안 건조, 소변량 감소
4.0	운동 동안 힘이 더 든다, 붉어진 피부, 무관심(apathy)
5.0	집중하기가 어렵다
6.0	체온 조절 기능의 손상
8.0	어지러움, 운동 동안 호흡이 힘들어짐, 혼돈
10.0	근육 경련, 평형감각 상실, 정신착란(delirium)
11.0	순환 기능 장애, 혈액량 감소, 신부전(kidney failure)

설사, 구토, 그리고 빠르고 강한 심장박동을 포함한다. 환자는 환각 증세를 보이며, 결국에는 혼수상태에 빠진다. 이러한 징후는 어느 것이라도 아주 심각하게 다루어져야 한다. 곧바로 긴급 의료지원을 요청해야 하며, 응급처치로는 시원한 장소로 환자를 옮기고, 옷을 벗기며, 가능한 한 빨리 체온을 감소시켜야 한다(음료수를 제공하고, 차가운 물 또는 얼음 물 속에 앉히고, 그리고/또는 선풍기를 돌린다).

이러한 각 상태는 더위 노출에 의해 시작되고, 많은 양의 수분과 전해질의 손실을 포함한다. 높은 체온으로 알 수 있듯이, 많은 양의 열 또한 신체에 축적된다. 날씨가 더울 때에는 많은 양의 물을 섭취함으로써 수분 손실을 최소화할 수 있다. 열손상의 이러한 징후에 대해 주의를 기울이지 않으면 열사병으로 그리고 최종적으로는 죽음으로 이어질 수 있다. 이러한 증상을 결코 가볍게 생각하지 말 것!

덥고 습한 상태에서도 운동을 할 수 있지만 다음의 내용을 기억해야만 한다.

- 운동을 천천히 시작하며, 전체 운동시간을 비교적 짧게 유지한다(15~20분).
- 운동 심박수를 자주 확인하고, 운동 강도를 낮게 유지해서 자신의 목표 심박수 범위 이내에 머무른다.
- 적절한 복장을 착용한다.
- 탈수를 피하기 위해 운동시간 전, 동안, 그리고 후에 충분한 양의 음료를 섭취한다(음료 섭취 지침과 탈수의 영향에 대해 301쪽의 집중분석과 위쪽의 집중분석을 참고).
- 태양으로부터의 복사열이 적기 때문에 바깥의 대기 온도가 좀 더

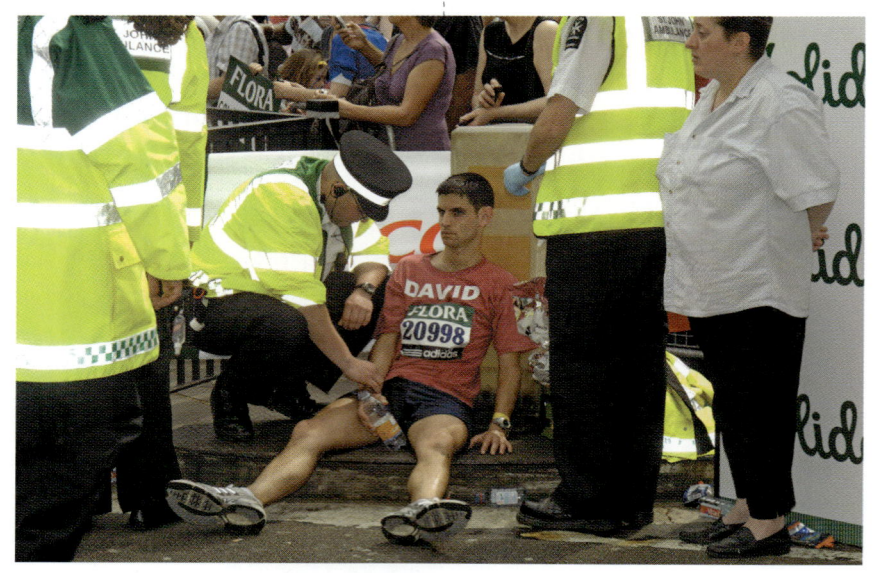

열손상의 징후를 인지할 것. 장거리 러너 그리고 더운 날씨에 무거운 장비를 착용해야 하는 운동선수에게는 열손상의 심각한 악영향이 일어나기가 특히 쉽다.

집중 분석

추위에서의 운동-하지만 젖지는 말 것!

적절하게 복장을 갖추었다면 서늘한 또는 추운 환경에서도 안전하게 운동을 즐길 수 있다. 그렇지만 운동의 강도가 땀을 분비하도록 만들거나 또는 비로 인해 몸이 젖게 된다면 저체온증이 일어날 수 있다. 한 연구에서 추위, 비, 바람이 운동 지구력과 저체온증에 미치는 영향을 조사하였다. 피험자들은 5℃의 온도에서 5시간 동안 빠르게 걷도록 요구되었다. 1시간이 지났을 때, 피험자들은 추위 외에도 비와 바람에 계속해서 노출되었다. 이러한 상황은 16명의 피험자들 중에서 겨우 5명만이 5시간의 걷기를 완료할 수 있을 정도로 혹독했다.

처음 1시간의 걷기 동안 체온은 오히려 1℃ 상승하였다! 하지만 바람과 비가 시작되면서 체온은 감소하기 시작했고, 심지어 일부 피험자들은 몸을 떨기 시작했다. 몸 떨림은 허약함을 가져왔고 손을 제대로 사용할 수 없도록 만들었다. 마지막 2시간 동안, 걷기를 완료한 피험자들의 체온에는 차이가 있었다. 걷기를 완료한 5명 중에서 2명은 몸 떨림으로 인한 피로로 인해 걷기 속도를 유지할 수 없었기 때문에 심각한 체온 저하를 경험하였다.

이 연구는 기온, 바람, 물 사이의 상호작용이 얼마나 중요한지를 보여주고 있다. 옷이 젖는다면 신체의 열이 아주 빠르게 외부로 전도되므로 운동 동안의 열 생산이 체온을 유지하는 데 충분하지 않을 수도 있다. 이 연구에서 피험자들은 방수 기능이 있는 옷을 입지 않았다. 방수 기능이 있는 옷을 입었더라면 비바람 속에서 더 오랜 시간 동안 운동할 수 있었을 것이다.

출처: Thompson, R. L., and J. S. Hayward. Wet-cold exposure and hypothermia: Thermal and metabolic responses to prolonged exercise in the rain. *Journal of Applied Physiology* 81(3):1128-1137, 1996.

낮은 아침이나 저녁에 운동을 한다. 한 낮에 운동을 해야 한다면 그늘진 곳을 찾도록 노력한다. 이것은 실내에서의 운동 또는 숲 속에서의 걷기/조깅을 의미할 수도 있을 것이다.

정리하면...
- 더운 환경에서 운동하는 동안에는 증발이 열 상실의 가장 중요한 수단이다.
- 여러 날 동안 더운 환경에 노출되면 열순응이 일어난다. 열순응은 신체의 열 상실 능력을 증가시키며, 따라서 열손상 발생 가능성을 줄인다.
- 열경련, 열탈진, 열사병은 모두 운동 동안 체열을 충분히 방출시키지 못함으로써 초래될 수 있다. 이러한 상태는 모두 심각하게 될 가능성이 있으며 곧바로 치료되어야 한다.
- 헐렁하고, 밝은 색의 의복 착용 그리고 많은 양의 수분 섭취 같은 안전 지침을 지킨다면 더운 환경에서도 안전하게 운동할 수 있다.

추위에서의 운동

지나치게 더운 환경에서의 운동이 열 손상으로 이어질 가능성이 있듯이 지나치게 추운 환경에서의 운동 또한 문제를 초래할 수 있다. 15.5℃ 아래의 기온에서는 체열의 과다한 상실을 막기 위해 따뜻한 의복을 착용하고 근육 열을 보유할 필요가 있다.

추운 환경에서의 체온 유지

아주 추운 온도에서 충분한 체열을 보전하지 못하면 생명을 위협할 수 있는 **저체온증**을 경험할 가능성이 높다(1). 오랜 시간(예, 1~4시간) 동안의 추위에서의 운동 또는 차가운 물속에서의 수영은 신체의 열 상실 방지 능력을 압도할 수도 있으며 따라서 저체온증을 초래한다. 심각한 저체온증은 판단력 상실을 가져올 수 있으며 추가적인 추위 손상의 위험성을 증가시킨다. 저체온증은 추운 환경에서의 운동 지속시간을 제한함으로써, 적절한 복장을 착용함으로써, 차가운 물(물속에 있을 때 몸을 떨게 만든다면 물이 너무 차갑다)을 피함으로써 예방할 수 있다. 추위와 비가 운동 능력에 미치는 영향을 조사한 연구의 세부적인 내용을 위쪽의 집중 분석에서 확인할 수 있다.

일반적인 생각과는 달리, 추위에서 운동하더라도 폐를 손상시키지 않는다. 연구결과는 영하 10~0℃ 사이의 기온에서 운동을 하더라도 폐 조직에 심각한 위험을 초래하지 않는다고 제시하고 있다(7). 흡기된 차가운 공기는 코와 입을 통과하면서 빠르게 데워지며, 공기가 폐에 도달할 즈음에는 체온과 비슷해진다.

추운 환경에서의 운동 복장

추위에서 운동할 때의 핵심은 옷을 적절하게 입는 것이다—운동 동

저체온증 추위에 노출됨으로 인한 체온의 현저한 감소.

소비자 코너

추운 날씨의 복장에 있어 과학적인 진전

추위에서 운동할 때 여러 겹의 옷을 입는 것이 도움은 되지만(옷 사이에 갇힌 공기가 좋은 단열효과를 제공한다) 땀에 의해 옷이 젖게 되면 추위에서의 운동은 아주 위험스러울 수 있다. 그러므로 면(cotton) 같이 습기를 흡수하는 소재보다는 피부로부터 습기를 제거하는 데 도움이 되는 소재를 피부 바로 위에 착용하는 것이 더 낫다.

첨단 기술로 만든 새 직물은 단열, 통기성, 내수성(water resistance)을 제공하기 위해 여러 겹이 결합되어 있다. 한 가지 보기는 ComforMax 직물이다. 직물의 중간에 있는 폴리에스터 섬유 솜은 따뜻한 공기를 가두어 둠으로써 단열 효과를 제공하고, 부직포(nonwoven) 막은 신체의 복사열을 보존하고 반사한다. 막에 있는 구멍 구조는 땀이 직물을 빠져나가 쉽게 증발되도록 해준다. 외피는 바람과 물로부터 추가적인 보호 작용을 제공한다. ComforMax 같은 소재는 과도하게 두껍지 않으면서 따뜻함, 단열 효과, 내후성(weather resistance)을 요구하는 많은 종류의 레크리에이션 의류에 사용된다.

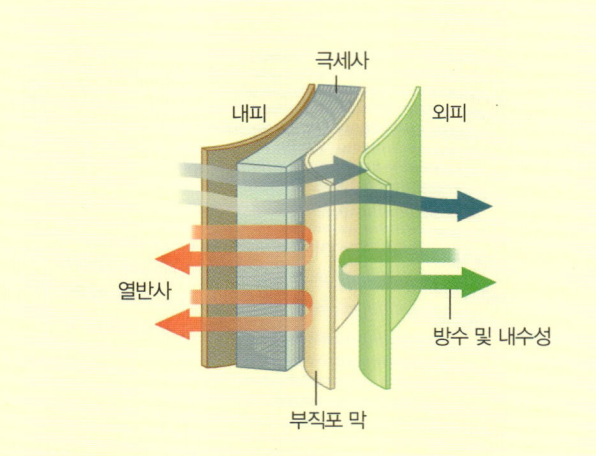

출처: Copyright © 2012 E. I. du Pont de Nemours and Company. All rights reserved. Reprinted by permission.

안에 생산된 열을 체온이 상승될 정도가 아니라 정상 체온을 유지하는 데 필요한 만큼만 가두어 둘 수 있는 복장이다. 이상적인 복장은 땀이 피부로부터 옷의 바깥 표면으로 이동될 수 있도록 해주며, 그렇게 함으로써 땀이 피부로부터 증발되지 않으며 과도한 열이 상실되지 않도록 해준다.

열을 가두어 두는 가장 좋은 방법은 여러 겹의 옷을 입음으로써 아주 좋은 단열체인 공기를 옷과 옷 사이에 가두어 두는 것이다. 신체와 옷의 바깥 표면 사이에 가두어진 공기의 층이 두꺼울수록 단열 효과가 더 크다. 그러므로 여러 겹의 가벼운 옷이 하나의 두꺼운 코트보다 더 큰 단열 효과를 제공한다.

여러 겹으로 상의를 입는 것은 심부온도를 유지하는 데 아주 중요하다. 각각의 겹에는 목적이 있다(그림 12.5). 피부와 접촉하는 내의는 피부로부터 수분을 제거해서 그 다음 겹으로 이동시켜야 한다. 이러한 기능은 핵심적인데 그 이유는 젖은 의복은 단열 효과를 상실할 수 있기 때문이다(위쪽의 소비자 코너를 참고). 면으로 만든 내의는 피해야 하는 데 그 이유는 땀을 흘릴 때 면은 젖게 되며 그런 상태로 남아 있어 뼛속까지 시리도록 만들 수 있다.

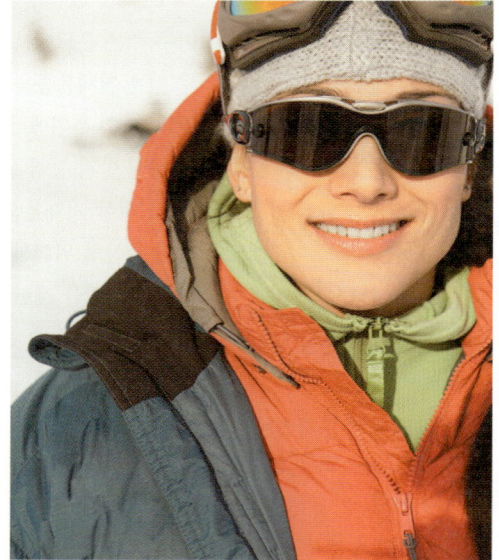

내의:
목적: 신체로부터 습기를 제거하는 것
소재: 면이 아닌 가벼운 직물(예, 폴리프로필렌, 비단, 폴리에스터, Thermax, Thinsulate, 양모)

중간 겹: 헐렁한 셔츠
목적: 단열 제공
소재: 좀 더 무거운 소재(예, 다운, 폴리에스터, 플리스, 양모, Polartec, Thermax)

바깥 겹: 재킷
목적: 비와 바람으로부터 보호
소재: 가벼운, 통기성, 방수, 내수성의 극세사(예, Gore-Tex)

그림 12.5
여러 겹의 옷을 입는 것이 추운 환경에서의 운동 동안 체온을 유지하는 비결이다.

중간 겹의 주된 목적은 수분을 여전히 바깥쪽으로 내보내면서 추가적인 단열 효과를 제공하는 것이다. 중간 겹은 흔히 속옷마다 좀 더 무겁다. 중간 겹의 의복은 아주 추운 상태에서만 사용되어야 하며 내의 위에 헐렁하게 입어야 한다. 중간 겹은 변하는 환경적 상태에 따라 쉽게 벗을 수 있어야 하다. 권장되는 직물로는 Polartec,

바람이 없음															
5	36	31	25	19	13	7	1	-5	-11	-16	-22	-28	-34	-40	-46	-52	-57	-63
10	34	27	21	15	9	3	-4	-10	-16	-22	-28	-35	-41	-47	-53	-59	-66	-72
15	32	25	19	13	6	0	-7	-13	-19	-26	-32	-39	-45	-51	-58	-64	-71	-77
20	30	24	17	11	4	-2	-9	-15	-22	-29	-35	-42	-48	-55	-61	-68	-74	-81
25	29	23	16	9	3	-4	-11	-17	-24	-31	-37	-44	-51	-58	-64	-71	-78	-84
30	28	22	15	8	1	-5	-12	-19	-26	-33	-39	-46	-53	-60	-67	-73	-80	-87
35	28	21	14	7	0	-7	-14	-21	-27	-34	-41	-48	-55	-62	-69	-76	-82	-89
40	27	20	13	6	-1	-8	-15	-22	-29	-36	-43	-50	-57	-64	-71	-78	-84	-91
45	26	19	12	5	-2	-9	-16	-23	-30	-37	-44	-51	-58	-65	-72	-79	-86	-93
50	26	19	12	4	-3	-10	-17	-24	-31	-38	-45	-52	-60	-67	-74	-81	-88	-95
55	25	18	11	4	-3	-11	-18	-25	-32	-39	-46	-54	-61	-68	-75	-82	-89	-97
60	25	17	10	3	-4	-11	-19	-26	-33	-40	-48	-55	-62	-69	-76	-84	-91	-98

바람(mph) / 기온(°F): 40 35 30 25 20 15 10 5 0 -5 -10 -15 -20 -25 -30 -35 -40 -45

설명: 동상 발생 시간
- 30분
- 10분
- 5분

그림 12.6
"풍속냉각" 지수

출처: NOAA National Weather Service. NWS Wind-chill chart. www.nws.noaa.gov/om/windchill.

생각해 볼 것!

체열의 30~40%는 머리를 통해 상실하므로 모자를 쓰는 것이 때로는 중요하다.

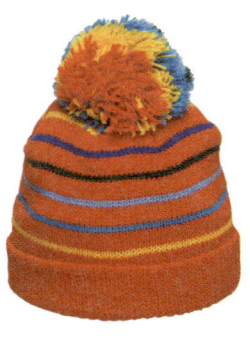

Thermax, 플리스(fleece)가 있다.

바깥 겹은 바람과 물기로부터 자신을 보호할 수 있어야 한다. 바람은 실제 기온보다 "유효(effective)" 온도가 더 낮아지도록 만든다(풍속냉각이라고 불림; 305쪽의 그림 12.6 참고). 물기는 공기보다 더 빨리 신체로부터 열을 전도함으로써 거의 같은 영향을 미친다. 그러므로 바깥 겹은 가벼운 극세사이고, 통기성이 좋으며, 방수 기능이 있는 재킷이어야 한다. 이러한 형태의 소재는 땀이 증발되도록 해주면서 추위, 바람, 비, 또는 눈으로부터 자신을 보호해 줄 것이다. 의복의 마지막 겹은 동상으로부터 손을 보호하고 머리와 목을 통해 체열이 빠져나가지 못하도록 하는 장갑, 모자, 스카프이다.

운동 동안에 편안함을 제공하기 위한 옷의 적절한 분량은 온도, 바람 속도, 운동의 강도와 지속시간에 따라 다르다. 옷을 너무 적게 입으면 지나치게 많은 열이 상실될 것이다. 그와는 반대로, 옷을 너무 많이 입으면 움직임의 자유를 제한할 수 있으며, 그보다 더 중요한 것은 열을 지나치게 많이 가두어 둠으로써 땀이 분비된다. 아주 추운 상황에서 땀을 분비하면 그로 인한 체열 상실이 저체온증을 가져올 수 있으며, 이것은 치명적일 수 있다(4).

정리하면...

- 열 균형 유지와 저체온증 방지를 위한 필요한 예방조치를 취한다면 추위에서의 운동은 안전하고 즐거울 수 있다: 운동 지속 시간을 제한하고, 차가운 물을 피하며, 적절한 소재로 만든 여러 겹의 옷을 입는다.

고지대에서의 운동

등산, 스키, 캠핑, 그 밖의 다른 활동을 즐기기 위해 고지대로 올라가는 사람의 숫자는 매년 증가하고 있다. 실제로, 전국스키연합회에 따르면 매년 스키장을 방문하는 횟수는 5천7백만 번 이상이다. 신체는 고지대에서의 운동에 어떻게 반응하는가, 그리고 자신의 운동처방을 어떻게 조절할 수 있는가?

고지대에서의 운동에 대한 가장 큰 우려는 낮은 대기압으로 인해 혈액에서 운반되는 산소의 양이 제한된다는 것이다(1). 그 결과, 더 적은 양의 산소가 운동하는 근육에 도달하며 따라서 운동 지구력과 $\dot{V}O_2max$ 모두 감소한다. 그림 12.7에서 볼 수 있듯이, 1500m 이상의 고도에서는 높이가 증가함에 따라 $\dot{V}O_2max$가 직선적으로 감소한다: 고도가 높을수록 $\dot{V}O_2max$와 운동 지구력의 감소가 더 크다.

운동하는 근육으로의 이 같은 줄어든 산소 공급에 대응하기 위해 신체는 여러 가지 생리적인 변화를 보여준다(그림 12.8). 폐로부터 혈액으로의 산소 전달을 최대화하기 위해 호흡은 깊어지고 빨라진다. 운동하는 근육으로의 혈액 흐름과 산소 전달을 증가시키기 위해 운동 심박수가 상승한다. 고지대에서의 운동 동안 자신의 목표 심박수 범위 이내에 있기 위해서는 자신의 운동 강도를 평상시 강도 아래로 낮추는 것이 필요하다. 일반적으로, 그리 높지 않은 고지대에서 짧은 시간 동안 머무른다면 트레이닝의 지속시간과 빈도를 변경할 필요는 거의 없다. 하지만 고지대의 공기는 아주 건조하며, 호흡 동안에 신체는 더 많은 양의 수분을 상실한다(1). 그 외에도, 고지대 노출로 인한 스트레스에 대응하는 한 가지 방법으로 인체는 수분 보유량을 감소시킨다. 운동 동안 그리고 운동 후에 많은 양의 수분을 섭취해야 한다.

아주 높은 고지대(약 2,500m 이상)에서의 신체활동과 연관된 문제는 급성고산병(acute mountain sickness: AMS)이다. 급성

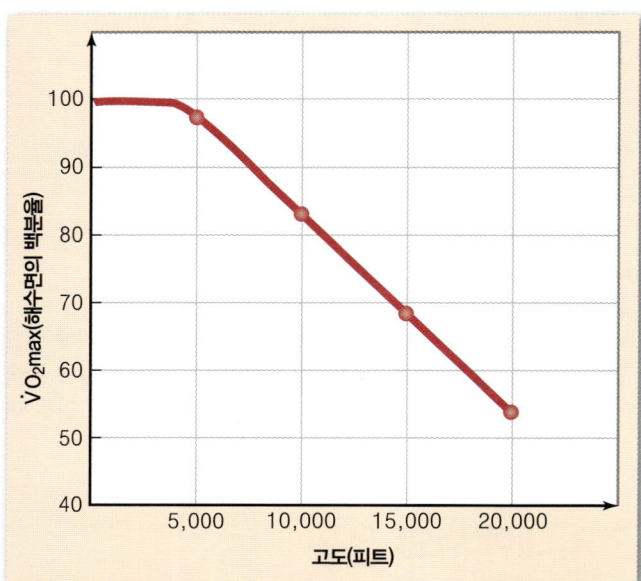

그림 12.7
최대 운동 능력에 미치는 고도의 영향.

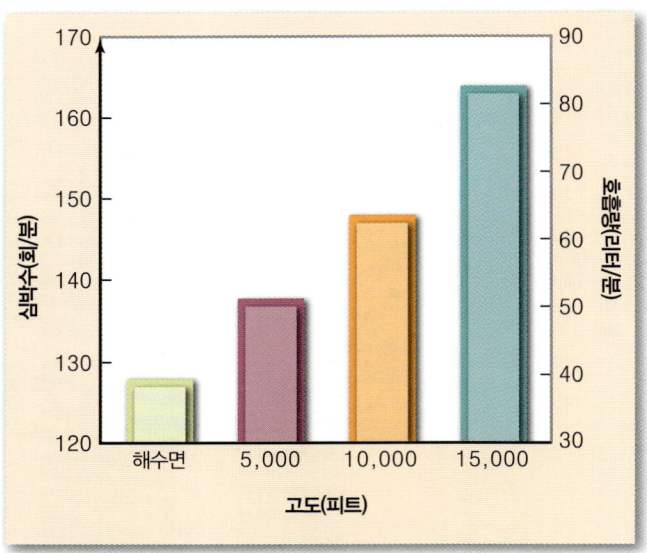

그림 12.8
중강도 운동 동안 심박수와 호흡량에 미치는 고도의 영향.

고산병은 이러한 고도 이상으로 올라가는 사람의 약 20%에게서 발생하며, 고도가 3,660m(12,000ft)인 지역으로 비행기를 타고 가는 사람의 무려 80%에게서 발생할 수도 있다. AMS는 심한 두통, 메스꺼움, 허약함, 어지러움으로 특징되며, 치료하지 않으면 두뇌나 폐에 체액이 축적되도록 만들어 생명을 위협하는 상태가 될 수 있다. AMS의 주된 원인은 너무 빨리 너무 높게 올라가는 것이며, 그렇게 함으로써 신체가 호흡의 빈도와 깊이를 조정할 시간을 갖지 못하게 된다.

자신에게 AMS가 발생할 것을 알거나 또는 첫 번째 여행에서 AMS의 발병 가능성을 줄이고 싶다면 고산으로의 다음 번 여행 전에 아래의 전략을 시도한다.

- 서서히 올라간다. (하이킹이 가장 좋다; 차량을 이용한다면 여러 날에 걸쳐 고지대로 여행한다; 비행기를 이용한다면 운동 시작 전 최소한 24시간은 그러한 고지대에서 시간을 보낸다.)
- 3,000m 이상에서는 하루에 300m 미만을 올라간다.
- 가능하다면 가장 낮은 고지대에서 숙박을 한다.
- AMS의 시작을 느끼면 더 이상 높이 올라가지 않는다—증상이 악화되면 산을 내려간다.
- 많은 양의 물을 마신다. 산의 공기는 일반적으로 건조하며 땀을 흘리지 않더라도 탈수 상태가 될 수 있다(소변의 양이 정상적이고 색은 투명해야 한다).
- 흡연, 음주, 그 밖의 다른 억제제(depressant)는 호흡 빈도를 감소시킬 수 있으므로 삼가야 한다.

- 고탄수화물 식사를 섭취한다.
- 자신에게 AMS가 발생할 것을 안다면 의사와 상담한다. 고지대 적응에 도움을 줄 수 있는 약물이 있다.

정리하면...

- 고지대에서는 혈액 속에 들어 있는 산소의 양이 줄어들며, 이 것은 운동하는 근육으로의 산소 전달을 감소시키고 $\dot{V}O_2max$ 와 운동 지구력 두 가지 모두 감소시킨다.
- 고지대에서 목표 심박수 범위 이내에 머물러 있도록 하기 위해서는 운동 강도를 평상시보다 줄여야 할 필요가 있다. 하지만 그리 높지 않은 고지대에서 짧은 시간 동안 머무른다면 운동 트레이닝의 지속시간 또는 빈도를 줄여야 할 필요는 거의 없다.
- 가능하다면, 신체가 낮은 대기압에 순응할 수 있도록 서서히 고지대로 올라간다.

운동과 대기오염

대기오염은 전 세계의 많은 지역에서 심각한 문제가 되고 있다. 대기의 미립자는 호흡계 질병을 초래할 수 있다. 운동 동안의 빨라지고 깊어진 호흡은 폐가 오염된 공기에 더 많이 노출되도록 만든다. 오염된 야외 환경에서 운동한다면 대기오염의 영향을 최소화하는 조치를 취해야 한다.

대기오염의 주된 형태

운동 능력에 영향을 미치는 두 가지 주된 오염물질은 오존과 일산화탄소다(5). **오존**은 햇빛과 자동차 배기가스로부터 방출되는 탄화수소 사이의 화학반응에 의해 주로 생성된다. 이러한 형태의 오염물질은 폐와 기도를 자극하고, 가슴이 죄어지는 느낌, 기침, 두통, 메스꺼움, 목과 눈의 자극을 가져오며, 그리고 무엇보다도 나쁜 것은 기관지 수축을 초래하는 것이다(5). 실제로, 오존에 대한 노출은 천식 발작을 촉발시킬 수 있다.

대기오염으로부터 시민을 보호하기 위해 많은 도시는 대기의 질을 관측하며, 오염이 심할 때에는 건강경보를 발령한다. 오존이 0.2ppm(parts per million: 백만분율)에 도달하면 1단계 건강경보가 발령되고, 2단계 경보는 0.35ppm에서 발령된다. 이러한 경보는 천식처럼 폐에 문제가 있는 사람의 경우 야외 운동을 해서는 안 된다는 것을 알려준다. 많은 대도시는 1년에 100일 이상 1단계 경보가 발령되고 있다. 장기적인 오존 노출의 결과는 명확하지 않지만 연구결과는 만성적인 오존 노출이 폐 기능의 저하를 가져온다고 암시하고 있다.

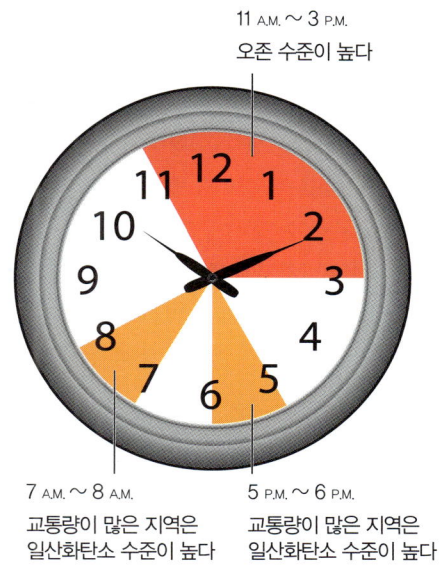

그림 12.9
오존과 일산화탄소 수준이 높기 때문에 운동을 삼가야 하는 하루 중의 시간.

일산화탄소는 휘발유와 석탄 같은 화석연료가 연소되는 동안 생성되며, 담배 연기에도 들어 있다. 이러한 오염물질은 혈액 속의 헤모글로빈과 결합하며 따라서 혈액의 산소 운반 능력을 감소시킨다. 높은 수준의 일산화탄소는 운동하는 근육으로의 산소 운반을 감소시킴으로써 운동 능력을 저하시킨다(5). 교통량이 많고 정체가 심한 대도시에서는 일산화탄소가 운동에 대한 심각한 장애물이 될 수 있다. 예를 들면, 연구결과는 대도시 러너들이 운동 능력에 부정적인 영향을 미치기 시작하는 수준보다 두 배나 더 높은 혈액 일산화탄소 수준을 보여준다고 제시하고 있다(5).

대기오염에 대처하는 방법

대기오염의 영향을 최소화하는 가장 좋은 방법은 오존 또는 일산화탄소 농도가 가장 높을 때에는 운동을 삼가는 것이다(그림 12.9). 더운 여름날, 오존 농도는 태양의 자외선이 가장 강할 때인 한낮 동안(오전 11시~오후 3시)에 가장 높다. 이러한 시간 동안 그리고 차량 통행량이 많을 때에는 운동을 피한다. 일산화탄소 농도는 차량이 통행하는 지점에서는 약 35ppm에 도달하며, 교통 정체가 심한

> **오존** 햇빛과 자동차 배기가스로부터 방출되는 탄화수소 사이의 화학반응에 의해 생성되는 가스
>
> **일산화탄소** 휘발유와 석탄 같은 화석연료가 연소되는 동안 발생하는 가스이며, 담배 연기에도 들어 있다.

곳에서는 100ppm을 초과할 수 있다. 이러한 수준은 도로에서부터 20~30m 떨어진 곳까지 이어질 수 있으므로 운동하는 사람은 교통량이 많은 도로는 피해야 하며, 가능하다면 도로로부터 최소한 30m는 떨어져 있어야만 한다. 운동하기 전의 일산화탄소 노출(창문을 열어둔 채로 차 안에 앉아있거나 담배연기가 가득 찬 방 안에 있는 것) 또한 해로울 수 있는데, 그 이유는 일산화탄소가 인체로부터 아주 느리게 빠져나가기 때문이다. 실제로, 혈액으로부터 상당한 양의 일산화탄소가 제거되려면 6시간 이상이 요구된다(5). 운동 동안의 대기오염 노출을 줄일 수 있는지를 파악하기 위해 309쪽의 '행동 변화를 위한 단계적 접근'을 살펴본다.

대기오염은 항상 눈으로 볼 수 있는 것은 아니다. 그러므로 여러 오염물질들이 가장 높은 농도일 때의 시간을 알고 있어야만 하며, 그러한 시간대에는 운동을 삼가야 한다. 오염물질은 운동 능력에 영향을 미칠 뿐만 아니라 만성적인 노출은 건강에 해롭다. 그러므로 단순히 대기오염을 피하려고만 하지 말고 운동하기에 더욱 깨끗한 환경이 되도록 대기오염을 줄이는 데 자신이 할 수 있는 일을 한다. 가능하다면 자가용 운전보다는 걷거나 대중교통을 이용한다. 자원을 재활용하고, 나뭇잎이나 쓰레기를 소각하지 않는다.

정리하면...
- 오존은 햇빛과 자동차 배기가스 사이의 화학반응에 의해 생성된다. 일산화탄소는 화석연료의 연소로부터 발생한다. 이러한 두 가지 형태의 대기오염은 운동 능력을 저하시킬 수 있다.
- 오존이나 일산화탄소 농도가 가장 높은 시간대에는 운동을 피한다. 오존 수준은 더운 여름날의 한낮 동안에 가장 높다. 일산화탄소 수준은 교통량이 많을 때 가장 높다.

평생 운동을 위해 몇 가지 고려해야 할 점

건강한 수준의 체력과 웰니스를 유지하는 것은 계속해서 진행되는 일생 동안의 과정이며, 자신의 오늘 행동은 10년, 20년, 40년 후의 건강에 상당한 영향을 미칠 것이다. 이와 비슷하게, 미래에서의 자신의 행동은 그때 그리고 그 이후의 건강과 웰니스에 영향을 미칠 것이다. 부모, 조부모, 또는 자신이 아는 다른 나이 많은 사람의 건강과 체력 수준을 생각해 보라. 그들의 나이가 얼마이든 간에, 현재 그리고 앞으로 다가올 세월 동안에 좋은 건강을 갖도록 하려면 모든 웰니스 측면에 걸쳐 건강한 생활방식을 선택할 필요가 있다. 기억해야 할 것은 체력은 저장될 수 없다는 것이다! 가역성의 원리(2장 참고)는 활동적인 삶을 중단하면, 달성하기 위해 자신이 그토록 노력했던 체력 그리고 건강과 웰니스의 효과를 상실한다고 말한다.

아래의 내용에서는 자신의 일생 동안 경험할 가능할 가능성이 있는, 특히 임신과 노화 같은, 특별한 상태에서 체력 및 웰니스와 관련해서 고려해야 할 점을 살펴보겠다. 평생 동안의 체력 및 웰니스 프로그램을 유지하기 위한 전략 또한 논의할 것이다.

정리하면...
- 체력은 일생 동안의 과정이며, 오늘 내려지는 결정은 앞으로의 세월 동안 건강을 보장해 줄 것이다. 건강과 웰니스 효과를 유지하기 위해서는 운동은 지속적으로 실행되어야 할 필요가 있다.

삶의 모든 단계에서의 운동 프로그램 유지

나이가 많아지면서 대부분 사람의 신체활동은 줄어든다(6, 7). 다음의 내용에서는 신체활동의 급격한 감소를 경험하거나 또는 규칙적인 운동 프로그램을 지속하기가 더 어려워진다는 것을 발견할 가능

상담 코너

각 계절은 운동을 위한 특별한 기회와 크로스 트레이닝을 위한 자연스러운 일정을 제공한다. 다음의 조언은 다양한 기상 상태에서의 운동을 계획하는 데 도움이 될 수 있다.

- 날씨가 가장 적합하고 오존과 일산화탄소 농도가 가장 낮을 때에는 야외 활동에 초점을 맞춘다. 날씨와 대기질이 나쁠 때에는 실내 활동을 계획한다. 야외에서 운동하는 데 익숙해 있고 나쁜 날씨에 대비해야 할 필요가 있다면, 기온의 변화를 실내에서 새로운 운동을 시도하는 기회로 이용한다.
- 기상 주의보와 안전 경고에 주의를 기울인다. 힘들고 긴 체력 단련을 완료하기 위해 건강 위험을 무릅쓰겠다는 결정을 하려고 할 때에는 다음을 자신에게 묻는다: 이러한 상황이 내가 계획한대로 진행되지 않을 경우에 대비한 계획이 있는가? 내가 신체활동을 중단해야 함을 알려주는 징후는 어떤 것인가?
- 모든 계절에 걸쳐 수화상태(hydration)를 유지하기 위한 명확한 전략이 있어야 한다. 더위나 추위에서 운동하면서 건강과 자기 자신을 반드시 돌봐야 한다.

Drink Plenty of water!

행동 변화를 위한 단계적 접근

운동 동안에 경험하는 대기오염 상태는?

자신은 운동 동안의 대기오염 노출을 최소화하는가? 다음의 질문에 대답한다.

Y N
- ☐ ☐ 늦은 오후에 운동하는가?
- ☐ ☐ 대기오염이 심할 때에 바깥에서 운동하는가?
- ☐ ☐ 교통 정체가 심한 도로 부근에서 조깅을 하는가?

위의 질문 중 어느 하나라도 예라고 대답한다면 몇 가지 변화를 꾀함으로써 과다한 대기오염에 자신을 노출시키는 것을 피할 수도 있을 것이다.

대기오염에 대한 노출을 줄이기 위한 조언

내일:
- ☑ 이른 아침 시간에 운동을 한다. 오존 수준은 무더운 낮 시간 동안에 가장 높다. 오염물질 수준은 아침에 낮은 경향이 있는데 그 이유는 차량 통행량이 적고, 산업시설에서의 배출이 적으며, 공기의 움직임이 오염된 공기를 다른 곳으로 보낼 수도 있기 때문이다. (하지만 계절에 따라 오존 이외의 다른 대기 오염물질의 농도는 아침 시간에 더 심각할 수 있음을 인식해야 한다: 번역자)

2주 이내에
- ☑ 교통량이 많은 곳에서 운동하는 것을 피한다. 자동차 배출가스에는 폐에 유해한 그리고 운동 능력을 감소시키는 오염물질이 들어 있다.

학기가 끝날 즈음에는
- ☑ 실내에서, 특히 대기오염이 심한 날에, 운동할 수 있는 시설을 찾는다. 좋은 실내 운동시설에서는 공기청화기가 가동되고 실내 온도가 조절된다.

성이 있는 시기로 독자의 관심을 모으고자 한다. 자신의 동기 부여가 줄어들거나 또는 더 많은 개인적 장애물을 경험할 가능성이 큰 시기가 언제인지를 아는 것은 앞서 계획하고 신체활동을 유지하도록 하는 데 도움을 줄 수 있다.

자신은 신체활동이 감소하는 시기의 하나를 이미 경험했다: 대학 입학. 학생들이 대학 생활을 시작할 때와 같이 삶의 중요한 변화의 시기 동안에는 신체활동이 줄어드는 경향이 있다. 신체활동이 줄어드는 경향이 있는 또 다른 시기는 대학 졸업 직후, 이사 후, 새로운 직업 또는 대학원을 시작할 때, 결혼을 하거나 자녀가 태어날 때 등이다. 이 같은 상황에서는 많은 변화를 일시에 경험하고 압도당할 수 있다. 해야 할 다른 모든 일들 속에 운동 프로그램을 끼워 넣을 시간은 없다고 느낄 수도 있을 것이다. 대학을 졸업하거나 대학원을 시작하는 것은 일반적으로 계획된 일이므로 그것에 대해 준비할 수 있고 사전에 생활방식의 변화를 시도할 수도 있을 것이다. (대학 졸업 후의 삶으로 전환하면서도 신체활동을 유지하는 데 도움이 되는 조언이 310쪽의 상담코너에 있음.) 이러한 시간에 대해 미리 생각하고 계획하는 것이 신체활동을 유지하는 비결이다.

가족의 예기치 않은 죽음 또는 갑작스러운 실직 같은 삶을 변화시키는 또 다른 상황은 대비할 시간을 갖지 못한 채로 일어날 수도 있다. 실수가 실패로 이어져야 할 필요가 없음을 기억한다. 원래의 궤도로 되돌아간다는 계획을 가지고 있다면, 압도당했다고 느끼는 시기 동안에는 신체활동 중단 기간을 정해놓고 며칠을 추가적으로 쉬더라도 상관이 없다. 짧은 또는 변형된 운동시간을 계획하는 것은 선택할 수 있는 또 다른 방안이다. 일부 사람은 나이가 많아지면서 아픈 배우자나 부모를 돌봐야 하기 때문에 운동할 수 있는 시간이 줄어든다고 말한다. 한 가지 가능한 해결책은 외부 사람을 고용하는 것이다. 건강관리 상담사는 시간을 더 잘 관리하도록 도움을 줄 수 있으며 예정된 운동을 할 수 있도록 해준다. 충분한 수면을 취하고 자신을 위한 시간을 갖는 것 같은 그 밖의 다른 웰니스 행동에도 도움이 될 수 있을 것이다. 운동 후에는 더 이완되고 덜 불안해지므로 이러한 느낌을 동기 부여로 사용한다면 활동적인 삶을 지속하는 데 도움이 될 수 있다.

나이가 많아지면서 흥미 그리고 신체가 변하게 될 것이며, 신체활동을 선택하는 데 있어서의 변화로 이어진다. 오랜 기간 동안 달리기를 했던 사람은 나이 증가와 함께 관절이 약해지면서 저충격 활동으로 전환해야 할지도 모른다. 팀 스포츠나 테니스처럼 두 사람이상 요구되는 신체활동을 선호한다면 이사를 가거나 또는 나이가 많아지면서 자신과 관심사가 같은 사람을 발견하는 데 어려움을 겪을지도 모른다. 또는 이전에는 관심을 두지 않았던 신체활동을 경험하게 해주는 사람을 만날지도 모른다. 중요한 것은 자신이 즐기는 활동을 선택하는 것이며 함으로써 규칙적인 운동을 지속하도록 동기 부여될 것이다(신체활동의 보기는 표 12.1을 참조).

표 12.1 다양한 활동과 스포츠 참가에 따른 체력 효과

스포츠/활동	심폐 지구력	상체 근력과 지구력	하체 근력과 지구력	유연성	칼로리 소비량 (칼로리/분)
에어로빅 댄스	좋음	좋음	좋음	보통	5-10
배드민턴	보통	보통	좋음	보통	5-10
야구	나쁨	보통	보통	보통	4-6
농구	좋음	보통	좋음	보통	10-12
볼링	나쁨	보통	나쁨	보통	3-4
카누	보통	좋음	나쁨	보통	4-10
골프(걷기)	나쁨	보통	좋음/보통	보통	2-4
체조	나쁨	아주 좋음	아주 좋음	아주 좋음	3-4
핸드볼	좋음	좋음/보통	좋음	보통	7-12
가라데	보통	좋음	좋음	아주 좋음	7-10
라켓볼	좋음/보통	좋음/보통	좋음	보통	6-12
달리기	아주 좋음	보통	좋음	보통	8-15
아이스스케이팅	좋음/보통	나쁨	좋음/보통	좋음/보통	5-10
롤러스케이팅	좋음/보통	나쁨	좋음/보통	보통	5-10
활강	보통	보통	좋음	보통	5-10
크로스컨트리 스키	아주 좋음/좋음	좋음	좋음	보통	7-15
축구	좋음	보통	좋음	좋음/보통	7-17
태극권	좋음/보통	좋음/보통	좋음/보통	보통	5-9
테니스	좋음/보통	좋음/보통	좋음	보통	5-12
배구	보통	보통	좋음/보통	보통	4-8
수상스키	나쁨	좋음	좋음	보통	4-7
웨이트 트레이닝	나쁨	아주 좋음	아주 좋음	보통	4-6
요가	나쁨	나쁨	나쁨	아주 좋음	2-4

출처: From *Physical Fitness: A Way of Life, 5/e* by Bud Getchell, Alan E. Mikesky and Kay Mikesky. Reprinted by permission of Cooper Publishing Group; Lan, C., S. Chen, and J. Lai. Tai chi. *American Journal of Chinese Medicine* 32:151-160, 2004; Taylor-Pillae, R., and E. Foelicher. Effectiveness of tai chi in improving aerobic capacity: A meta analysis. *Journal of Cardiovascular Nursing* 19:48-57, 2004.

상담 코너

대학 졸업 후의 삶을 시작할 때, 다음의 조언은 신체활동 수준을 유지하는 데 도움을 줄 것이다.

- 체력 단련장이 있는 아파트 단지나 주거 시설을 찾는다.
- 자신의 직장에 사내 체력 단련장이 있는지 또는 그러한 프로그램을 제공하는지를 확인한다. 사내에 체력 단련장이 없는 일부 회사는 외부 피트니스센터의 회원권 비용을 지불하거나 보조한다.
- 계속해서 자신의 일정을 작성하고, 운동 시간을 "해야만 하는 일"의 목록에 포함시킨다.
- 거주지나 직장 주변에 공원 시설이 있는지를 확인한다.
- 주변의 신체활동 동호회에 대해 알아본다. 많은 지역에서 달리기, 걷기, 골프, 테니스, 또는 다른 스포츠/신체활동 동호회가 운영되고 있다. 새로운 도시에서 사람을 사귀고 활동적인 삶을 유지하는 아주 좋은 방법이다. 그런 동호회가 아직 존재하지 않고 있다면 자신이 시작하는 것을 생각해 본다.
- 평상시 일정에서의 변화를 예측하고 계획한다. 각기 다른 일정에 맞도록 또는 새로운 생활방식에 적합하도록 기존의 운동 프로그램을 변경해야 할 수도 있다.

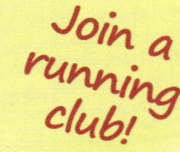
Join a running club!

정리하면...

- 신체활동은 나이가 많아지면서 줄어든다. 평생 동안의 신체활동으로 삼을 수 있는 활동을 찾는 것이 늙으면서도 규칙적인 운동을 유지하는 데 중요하다.
- 많은 사람은 변화 또는 전환의 시기 동안에는 규칙적인 운동을 유지하는 것이 어렵다는 것을 발견한다. 이러한 시기를 인식하고 사전에 계획하는 것은 자신의 운동 프로그램을 유지하는 데 도움이 될 수 있다.
- 교재의 앞부분에서 공부했던 행동 변경 전략 또한 일생 동안 신체활동 프로그램을 유지하는 데 도움이 될 것이다.

임신 동안의 체력 단련

대부분의 경우 여성은 정상적인 임신 동안 안전하게 운동을 할 수 있다. 하지만 모든 임신 여성은 새로운 프로그램을 시작하거나 또는 기존의 프로그램을 계속하기 전에 주치의와 상담해야 한다. 이 같은 권고는 임신 이전에 비활동적이었거나 특별한 주의가 요구되는 건강상의 문제(예, 비만, 고혈압, 임신당뇨병)가 있는 여성에게 특히 중요하다. 규칙적으로 운동하는 많은 여성은 임신 동안의 신체 변화에 적응하기 위해 자신의 운동 패턴을 변경해야 할지도 모른다. 운동은 더 적은 체중 증가, 더 적은 불편함, 짧은 진통을 포함해서 임신 여성에게 많은 유익함이 있는 것으로 나타났다(9). 운동이 임신당뇨병을 예방하고 치료하는 데 도움이 될 수도 있다는 일부 증거 또한 있다(9, 10). 임신 동안 자신의 규칙적인 유산소 운동을 지속하는 여성은 심폐 체력을 유지할 수 있으며 비활동적인 상태로 있는 여성보다 더 나은 자세를 보여주고, 체중 증가가 더 적으며, 요통이 더 적을 수 있다. 임신 동안의 운동과 연관된 위험은 태아에 영향을 미치는 경향이 있으므로 권장된 운동처방과 지침을 따르는 것이 매우 중요하다.

미국스포츠의학회(ACSM)가 승인하는 임신 여성을 위한 운동처방은 한 번에 최소한 15분, 일주일에 최소 3일의 운동이다. 지속시간은 일주일 대부분의 날들에서 30분의 중강도 유산소 운동 수준으로 서서히 증가할 수 있다. 넘어질 위험성이 크거나 또는 태아에게 외상을 초래할 수 있는 운동이나 신체활동은 피해야 한다(10, 12). 또한 임신하지 않았을 때 자신이 했던 일부 신체활동은 신체에 일어나는 변화 때문에 임신 동안에는 위험이 더 클 수도 있음을 알아야 한다. 예를 들면, 관절의 이완(laxity)은 임신 동안 증가하며 관절의 안정성이 감소할 수도 있다. 보통은 조깅이 문제가 안 될 수도 있지만 관절이 약간 느슨하다고 느끼면 좀 더 안전함을 위해 트레드밀에서의 걷기나 조깅을 고려할 수도 있을 것이다. 장시간 또는 고강도 운동은 태아 발달을 저해할 수도 있으며, 여성은 좀 더 강도 높은 운동 프로그램을 계속하기 전에 주치의와 상담해야만 한다(9, 11).

임신 동안 운동을 하는 여성은 다음의 지침을 따라야 한다(9, 11):

- 임신 이전에 통상적으로 하던 운동량을 증가시키지 않는다.
- 부상 위험이 높은 스포츠에는 참가하지 않는다(예, 신체 접촉이 있는 스포츠).
- 임신 3개월 후에는 등을 대고 누운 자세를 요구하는 운동은 하지 않는다. 태아의 무게가 하체로 혈액을 공급하는 혈관의 혈액 흐름을 감소시킬 수도 있다.
- 임신 마지막 3개월 동안에는 관절 부상을 가져올 수 있으므로 빠르고 갑작스러운 동작을 포함하는 운동은 피한다.
- 적절한 신발을 착용하며 유방이 충분히 지지되도록 한다.
- 더위에서의 운동을 피하고 체열이 발산되도록 해주는 옷을 입는다. 임신 동안의 운동에서 주된 위험은 상승된 체온과 태아로의 혈액 공급 부족이다. 물은 공기보다 신체로부터 열을 더 잘 제거하므로 수중 운동은 체온 증가를 방지하는 데 아주 좋은 방법이다.
- 수화상태를 유지하도록 충분한 양의 물을 마신다. 한 시간의 운동마다 2잔의 추가적인 물을 마시도록 권고되고 있다.

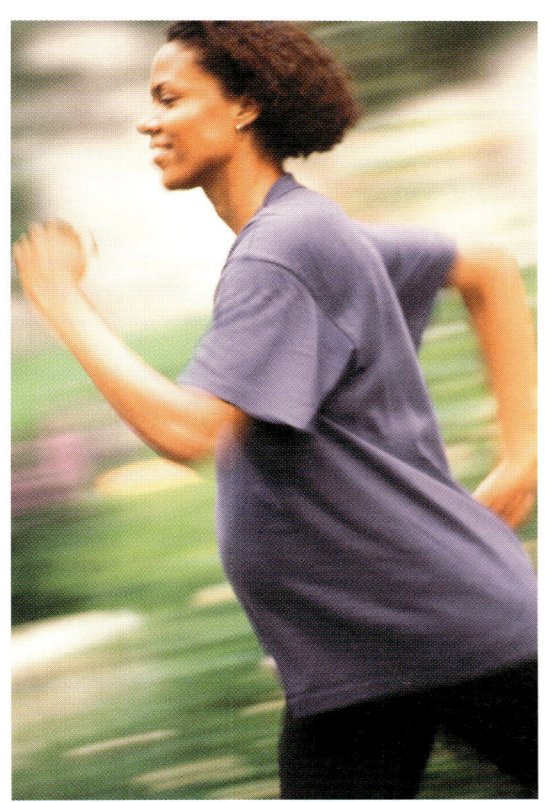

짧은 지속시간 또는 저~중강도의 운동은 태아에게 거의 위험이 없으면서 임신 여성에게 유익할 수 있다.

- 운동자각도(RPE)를 사용하면서 운동 강도를 관찰한다. 12~14의 RPE 수준이 권고된다. 말하기 시험(talk test) 또한 운동 강도를 점검하는 데 사용할 수 있다. 운동 동안 대화를 유지할 수 있다면 중강도 운동이라고 생각할 수 있다.
- 다음 중에서 어느 하나라도 경험한다면 곧바로 운동을 중단하고 의사에게 알린다: 숨이 참, 어지러움, 손발의 무감각, 얼얼함(tingling), 복부의 통증, 또는 자궁 출혈.
- 저~중강도 저항 트레이닝은 실시할 수 있다. 등척성 운동, 발살바머뉴버, 그리고 누운 자세를 요구하는 운동은 피한다.
- 운동과 임신으로 인한 증가된 요구량을 충족시키기 위해 칼로리 섭취량을 하루에 약 300kcal 증가시켜야 한다.
- 대부분의 경우 여성은 분만 4~6주 후에 운동을 다시 시작할 수 있다. 서서히 운동을 재개하고 만일 문제가 있거나 또는 의문이 들거나 염려되는 것이 있다면 주치의와 상담하는 것이 중요하다.

정리하면...
- 임신으로 인한 문제를 경험하지 않는 건강한 임신 여성에게는 운동이 안전하다.
- 임신 여성은 중강도(RPE 12~14)의 유산소 운동을 30분까지 할 수 있다.
- 임신 여성은 넘어지거나 또는 태아에 충격을 줄 위험이 있는 신체활동 또는 누운 자세를 요구하는 신체활동은 피해야 한다.

노년기의 체력 단련

노화 과정은 유전, 환경, 음식 섭취, 생활방식 요인 등의 결합으로 인한 결과다(12, 13). 운동은 노화 과정에 영향을 미칠 수 있는 생활방식 요인의 한 가지다. 노인(65세 이상–일반적으로 정년 연령에 가까운 사람)에게서 운동은 그 밖의 다른 연령대의 성인에게서처럼 중요하다. 모든 사람은, 운동 참여 수준에 상관없이, 나이가 많아지면서 $\dot{V}O_2max$의 상당한 감소를 경험한다. 그렇지만 연구결과는 규칙적인, 활발한 신체활동 프로그램에 참가하는 노인은 훨씬 젊은 사람과 비슷한 유산소 체력 수준을 가질 수 있음을 보여주었다(14). 그러므로 75세의 남자 노인 운동선수는 25세의 비활동적인 사람과 비슷한 유산소 능력을 가질 수 있다! 노화 과정에서 일어나는 전형적인 생물적 변화에 대해 살펴보자.

노화의 신체적 및 정신적 변화

나이가 많아지면서 우리 모두는 몸과 마음에서의 수많은 변화를 포

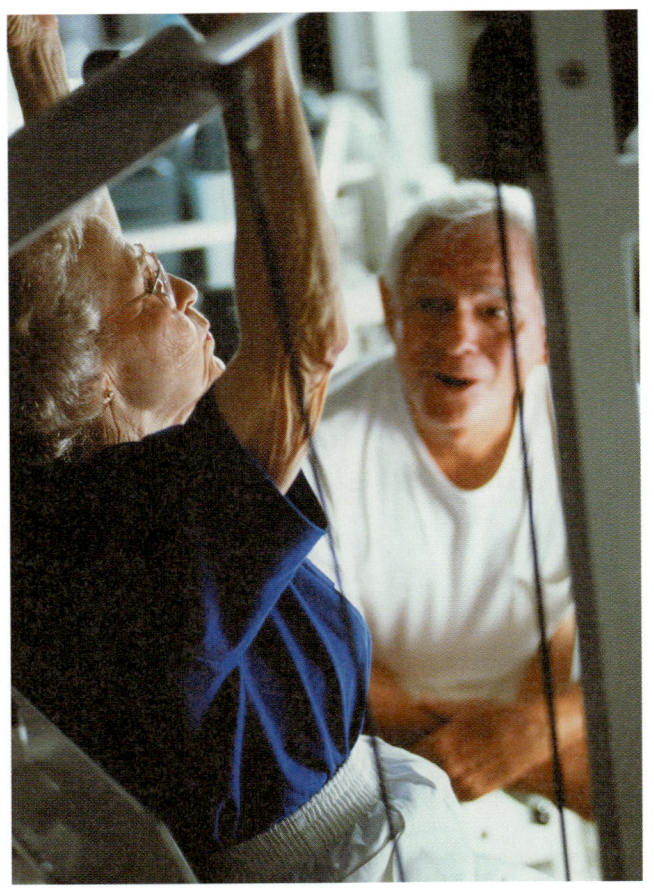

운동은 모든 연령대의 사람에게 유익하다.

함해서, 생물적 기능의 점진적인 저하를 경험한다. 젊었을 때에는, 건강한 신체의 장기는 최적의 기능에 요구되는 것보다 더 높은 수준에서 기능한다. 높은 기능 수준 때문에 노화와 관련된 신체 장기의 점진적이고 작은 변화는 장기의 기능을 손상시키지 않는다. 하지만 세월이 흘러가면서, 기능의 저하는 더욱 급격해지고 기능적 능력에 뚜렷한 영향을 미치게 된다. 노화와 관련된 많은 신체 변화는 30대와 40대의 젊은 나이에서 나타나기 시작한다(15).

가장 보편적인 노화–관련 변화는 감소된 심폐 기능, 증가된 신체지방, 약해진 근골격계이다(15). 기능적 능력 저하의 약 1/2은 신체활동의 감소로부터 초래된다(15). 나이가 많아지면서 규칙적인 운동 프로그램을 유지하는 것은 노화 과정 동안 더 높은 수준의 심혈관계 기능을 유지하는 데 도움이 될 수 있다. 비활동적인 성인은 규칙적인 운동 프로그램을 시작함으로써 심폐 기능을 향상시킬 수 있다(11). 그 외에도, 규칙적인 운동은 노화 과정 동안 건강한 신체조성과 뼈 무기질 함유량을 유지하는 데 도움을 줄 수 있다.

최대 심박수는 나이의 증가와 함께 감소한다. (나이는 최대 심박수를 추정하는 공식에 사용된다는 것을 기억할 것.) 최대 심박수가

감소하기 때문에 최대 심박출량 또한 감소한다(3장). 추가적인 심혈관계 변화는 혈관에서의 점진적인 지방 플라크 축적이며 동맥의 경화, 즉 죽상동맥경화성 과정을 초래한다. 동맥의 경화는 또한 점진적인 혈압 증가의 한 원인이 될 수 있으며, 노화-관련 고혈압을 가져온다.

뼈와 관절의 건강 두 가지 모두 노화 과정에서 영향을 받으며, 뼈 무기질 밀도의 감소(골다공증)로 인해 뼈의 튼튼함이 점진적으로 상실된다. 이러한 변화는 넘어짐과 골절의 위험을 증가시킨다. 통상적으로 최대 골량(bone mass)은 20대 초반에 도달하므로 어릴 때에 뼈를 충분히 발달시키는 것이 골다공증을 예방하는 데 중요하다. 체중부하 운동과 저항 운동은 근육과 뼈를 강화시키는 데 도움이 될 수 있다(16, 17). 여성의 골량 상실은 에스트로겐의 감소로 인해 폐경 이후에 급격히 가속화된다. 노화는 관절 사이에 있는 결합조직의 상실 또한 가져오며 이것은 관절염, 염증, 그리고 움직임 동안의 통증을 초래할 수 있다.

근육감소증(sarcopenia)이라고 불리는 근육량과 근육 기능의 상실은 남녀 모두에게서 노화와 관련된 주된 건강 문제다. 노화 동안의 근력 상실은 골격근량의 상실과 직접적으로 관련되어 있다. 전체 근육량은 20세와 80세 사이에 약 40%가 줄어든다. 근육량 상실은 중요한 문제인데 그 이유는 기동성과 독립성을 감소시키고 넘어짐의 위험을 증가시키기 때문이다. 골격근은 골량을 유지하는 데 요구되는 힘을 발휘하고, 골량의 상실은 넘어짐과 골절의 위험 증가와 연관되어 있다. 그러므로 노화와 관련된 근육 상실은 노인에게서 골량이 상실되도록 만드는 악순환을 초래한다.

노화 과정 동안 많은 다른 변화가 일어난다. 다음의 내용에서 논의하겠지만, 행동의 선택을 통해 이러한 변화의 일부를 늦출 수 있다. 아래의 목록은 정상적인 노화 과정에서 보편적으로 경험하는 변화를 포함하고 있다.

- 늙어가는 동안 피부에 변화가 생긴다. 피지 생산이 감소하고, 결합조직에 변화가 생기며, 피부 색소침착(pigmentation)이 변한다. 그 결과, 피부는 건조해 보이고, 색소 반점과 주름이 생긴다.
- 많은 사람이 40세 부근에서 시력의 변화를 경험한다. 가까운 물체에 초점을 맞추지 못하는 것(**노안**), 야간 시력 저하, 심도지각(depth perception) 상실이 보편적인 변화이다.
- 혓바닥과 코 속에 있는 세포의 변화는 미각과 후각의 둔화를 가져온다. 이러한 변화는 노년과 연관된 식욕 상실의 원인이 될 수 있다.
- 두뇌와 중추신경계에도 노화와 관련된 변화가 나타난다. 두뇌세포가 상실되고 신경전달물질이 감소한다. 두뇌 기능에서의 노화

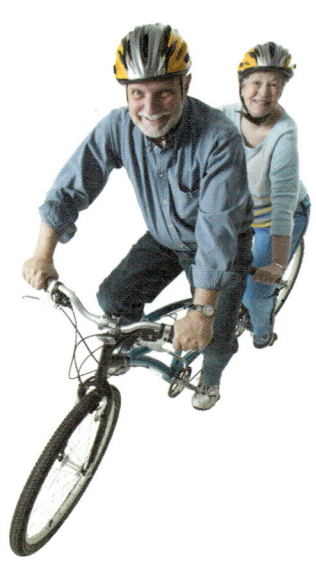

생각해 볼 것!

연구결과는 일주일에 1,000칼로리를 신체활동에 소비하는 사람은 일정 기간 동안의 사망률이 20~30% 낮다고 보여주었다.

와 관련된 좀 더 명백한 변화의 하나는 점진적인 기억 상실이다.

- 모발은 약 20세 이후에 가늘어지기 시작한다. 모낭 기저에 있는 세포가 노화되면서 더 적은 양의 색소를 생산하며 따라서 모발색은 옅어지고 회색으로 변하기 시작한다.

노인을 위한 운동처방

노인은 유산소, 저항, 유연성 운동에 안전하게 참가할 수 있지만 교재의 앞부분에서 제시되었던 운동처방을 변경해야 할지도 모른다. 자신의 성인기 전체에 걸쳐 규칙적으로 운동을 해왔던 노인이라면 중년에 실행했던 것과 동일한 운동처방을 계속해서 따를 수도 있을 것이다. 운동처방은 일반적으로 개인의 최대 능력과 관련해서 작성된다는 것을 기억해야 한다. 심박수나 저항의 절대적 수준은 변하겠지만 운동처방은 여전히 최대 심박수나 최대 저항의 백분율에 근거할 것이다.

비활동적이었던 노인이라면 심폐 기능이 약하고 근육은 허약할 가능성이 높다. 심폐 기능 수준이 낮은 사람에게는 일반적으로 권고되던 것보다 낮은 운동 강도라도 상당한 향상을 가져올 수 있다(11). 노인은 운동 프로그램을 시작하기 전에 주치의와 상담해야 한다. 심박수에 영향을 미치는 약물을 복용하는 경우에는 운동 강도를 판단하는 데 있어 운동자각도 또는 최대 심박수 백분율을 사용하는 것이

근육감소증 노화와 함께 나타나는 골격근량의 감소

노안 안구 근육의 약화로부터 초래되는 원시안(farsightedness).

더 바람직하다.

노인이 자신의 운동 프로그램을 계획할 때에는 안전에 대해 생각할 필요 또한 있다. 넘어짐의 위험 그리고 운동에 요구되는 근력, 평형성, 협응성 수준을 고려하는 것이 중요하다. 걷기, 자전거타기, 수영, 가벼운 웨이트 트레이닝 같은 신체활동이 일반적으로 권고된다. 수중 운동은 운동 프로그램을 이제 막 시작하는 노인이 선택할 수 있는 좋은 운동이다. 노인을 위한 운동처방의 샘플 프로그램이 이 장의 끝부분에 제시되어 있다.

다음의 지침은 남성의 경우 45세 그리고 여성의 경우 55세 이후의 운동에 대한 일부 특정적인 고려 사항을 나열하고 있다(12).

- 나이가 많아지면서 심장병 위험이 증가하므로 45세를 초과한 남성 그리고 55세를 초과한 여성은 활발한 강도의 체력 단련 프로그램을 시작하기 전에 의사가 감독하는 점증적 운동부하검사가 필요한지를 결정하기 위해 건강관리 전문가와 상담해야 한다.
- 근골격계 문제의 발생 위험을 줄이기 위해 비체중부하(체중이 실리지 않는) 운동이 권장된다. 체중부하 운동이 유익하지만 넘어짐을 방지하기 위해서는 균형이 지지되면서 실행되어야 한다.
- 운동 강도는 목표 심박수 범위 내의 낮은 수준이어야 한다.
- 부상 위험을 줄이기 위해 운동 빈도는 일주일에 3~4일로 제한되어야 한다.
- 운동 지속시간은 각 개인의 요구(그리고 능력)를 충족시키도록 변경되어야 한다. 예를 들면, 운동 프로그램의 초기 단계에서는 단련 안 된 많은 노인들이 한 번에 5~10분 이상을 운동할 수 없을 것이다. 그러한 사람은 하루 동안 여러 차례 짧게 운동할 수도 있을 것이다(예, 하루에 10분씩 3회). 프로그램이 진전되면서 각 운동시간의 지속시간을 서서히 증가시키고 하루의 운동 횟수를 줄이기 시작할 수 있을 것이다(예, 하루에 15분씩 2회).

정리하면 ...

- 노화는 생물적 기능에서의 느리게 진행되는 점진적인 감소이다. 노화와 비활동 두 가지 모두에서 나타나는 가장 보편적인 기능적 변화는 심폐 기능 감소, 신체지방 증가, 근골격계의 허약함이다.
- 노화로 인해 나타나는 기능적 능력 감소의 약 절반은 신체활동의 감소로 인한 것이다.
- 운동 능력은 나이가 많아지면서 감소하지만 활동성을 유지하는 노인은 높은 수준의 심혈관계 기능을 유지할 수 있다.
- 운동 프로그램을 시작하는 노인은 자신의 체력 수준을 향상시킬 수 있으며 건강의 유익함을 누릴 수 있다.
- 45세 초과 남성 그리고 55세 초과 여성은 활발한 운동 프로그램을 시작하기 전에 의사가 감독하는 운동부하검사가 필요한지를 건강관리 전문가와 상담해야 한다.

노인을 위한 샘플 운동처방

늙어가는 동안 활동적인 생활방식을 유지하는 것이 아주 중요하다. 규칙적인 운동 외에도 신체활동이 이루어지는 일상생활의 활동을 포함시킨다(예, 정원 가꾸기, 집안일, 애완견 산책 등). 운동 프로그램을 시작하기 전에 의학적 문제가 있는지를 확인하기 위한 건강검진을 받는다.

건강한 노인을 위한 운동 지침은 젊은 그리고 중년의 성인과 그리 큰 차이가 없다. 노인을 위한 한 가지 추가적인 운동 지침은 평형성과 신경근육 조절의 향상을 위한 운동을 포함시키는 것이다. 아래 보기의 운동 강도는 0~10까지의 등급 또는 "말하기 시험"을 사용하는데 그 이유는 심장 박동수에 영향을 미칠 수 있는 약물을 노인들이 복용할 가능성이 높기 때문이다(예, 혈압약).

아래는 건강, 기능적 능력, 삶의 질, 독립성 향상을 목표로 작성된 노인을 위한 일주일에 5일의 프로그램이다. 첫 번째 프로그램은 신체활동을 상당히 제한할 수 있는 문제를 가진 노인을 위한 것이다; 두 번째는 건강한 노인을 위한 것이다.

신체활동이 제한된 노인을 위한 운동 프로그램

허약하거나 신체활동 참가를 상당히 제한하는 건강 문제가 있는 노인의 경우, 운동 권고 지침이 변경된다. 강도는 안전상의 이유로 관찰되어야만 하며, 강도가 일차적인 관심이 되어서는 안 된다. 유산소 운동과 저항 운동은 여러 운동 시간으로 나누어져야 한다. 아래는 일주일에 5일의 프로그램이다. 노인이 독립성을 얻기 시작하고 평형성, 안정성, 체력, 건강 문제의 제한점에서 향상이 나타나기 시작하면 건강한 노인 성인을 위한 프로그램을 서서히 실시할 수 있을 것이다.

유산소 활동은 저 · 중강도에서 실시되어야만 한다(예, 고정식 자전거, 의자에 앉아서 하는 에어로빅, 수중 에어로빅). 저항 운동에는 체중부하, 밴드, 기능성 운동을 포함시킬 수 있다. 스트레칭과 유연성 운동을 일상적인 활동에 포함시킨다.

	활동	월요일	화요일	수요일	목요일	금요일	토요일	일요일
1주	오전							
	유산소	5분	5분		5분	5분	5분	
	저항	1세트/6~10회 반복(상체)			1세트/6~10회 반복(상체)		1세트/6~10회 반복(상체)	
	스트레칭	1~2회 반복/각 동작 10~15초 (상체)	1~2회 반복/각 동작 10~15초 (상체)		1~2회 반복/각 동작 10~15초 (상체)	1~2회 반복/각 동작 10~15초 (상체)	1~2회 반복/각 동작 10~15초 (상체)	
	오후							
	유산소	5분	5분		5분	5분	5분	
	저항	1세트/6~10회 반복(하체)			1세트/6~10회 반복(하체)		1세트/6~10회 반복(하체)	
	스트레칭	1~2회 반복/각 동작 10~15초 (하체)	1~2회 반복/각 동작 10~15초 (하체)		1~2회 반복/각 동작 10~15초 (하체)	1~2회 반복/각 동작 10~15초 (하체)	1~2회 반복/각 동작 10~15초 (하체)	
2주	오전							
	유산소	5분	5분		5분	5분	5분	
	저항	1세트/6~10회 반복(상체)			1세트/6~10회 반복(상체)		1세트/6~10회 반복(상체)	
	스트레칭	1~2회 반복/각 동작 10~15초 (상체)	1~2회 반복/각 동작 10~15초 (상체)		1~2회 반복/각 동작 10~15초 (상체)	1~2회 반복/각 동작 10~15초 (상체)	1~2회 반복/각 동작 10~15초 (상체)	
	오후							
	유산소	5분	5분		5분	5분	5분	
	저항	1세트/6~10회 반복(하체)			1세트/6~10회 반복(하체)		1세트/6~10회 반복(하체)	
	스트레칭	1~2회 반복/각 동작 10~15초 (하체)	1~2회 반복/각 동작 10~15초 (하체)		1~2회 반복/각 동작 10~15초 (하체)	1~2회 반복/각 동작 10~15초 (하체)	1~2회 반복/각 동작 10~15초 (하체)	
3주	오전							
	유산소	5~10분	5~10분		5~10분	5~10분	5~10분	
	저항	1세트/8~10회 반복(상체)			1세트/8~10회 반복(상체)		1세트/8~10회 반복(상체)	
	스트레칭	2~3회 반복/각 동작 15~20초 (상체)	2~3회 반복/각 동작 15~20초 (상체)		2~3회 반복/각 동작 15~20초 (상체)	2~3회 반복/각 동작 15~20초 (상체)	2~3회 반복/각 동작 15~20초 (상체)	
	오후							
	유산소	5분	5분		5분	5분	5분	
	저항	1세트/8~10회 반복(하체)			1세트/8~10회 반복(하체)		1세트/8~10회 반복(하체)	
	스트레칭	2~3회 반복/각 동작 15~20초 (하체)	2~3회 반복/각 동작 15~20초 (하체)		2~3회 반복/각 동작 15~20초 (하체)	2~3회 반복/각 동작 15~20초 (하체)	2~3회 반복/각 동작 15~20초 (하체)	

	활동	월요일	화요일	수요일	목요일	금요일	토요일	일요일
4주	오전							
	유산소	5~10분	5~10분		5~10분	5~10분	5~10분	
	저항	2세트/8~10회 반복(상체)			2세트/8~10회 반복(상체)		2세트/8~10회 반복(상체)	
	스트레칭	2~3회 반복/각 동작 15~20초 (상체)	2~3회 반복/각 동작 15~20초 (상체)		2~3회 반복/각 동작 15~20초 (상체)	2~3회 반복/각 동작 15~20초 (상체)	2~3회 반복/각 동작 15~20초 (상체)	
	오후							
	유산소	5분	5분		5분	5분	5분	
	저항	2세트/8~10회 반복(하체)			2세트/8~10회 반복(하체)		2세트/8~10회 반복(하체)	
	스트레칭	2~3회 반복/각 동작 15~20초 (하체)	2~3회 반복/각 동작 15~20초 (하체)		2~3회 반복/각 동작 15~20초 (하체)	2~3회 반복/각 동작 15~20초 (하체)	2~3회 반복/각 동작 15~20초 (하체)	
5주	오전							
	유산소	10~15분	10~15분		10~15분	10~15분	10~15분	
	저항	2세트/10회 반복(상체)			2세트/10회 반복(상체)		2세트/10회 반복(상체)	
	스트레칭	2~4회 반복/각 동작 15~30초 (상체)	2~4회 반복/각 동작 15~30초 (상체)		2~4회 반복/각 동작 15~30초 (상체)	2~4회 반복/각 동작 15~30초 (상체)	2~4회 반복/각 동작 15~30초 (상체)	
	오후							
	유산소	5~10분	5~10분		5~10분	5~10분	5~10분	
	저항	2세트/10회 반복(하체)			2세트/10회 반복(하체)		2세트/10회 반복(하체)	
	스트레칭	2~4회 반복/각 동작 15~30초 (하체)	2~4회 반복/각 동작 15~30초 (하체)		2~4회 반복/각 동작 15~30초 (하체)	2~4회 반복/각 동작 15~30초 (하체)	2~4회 반복/각 동작 15~30초 (하체)	
6주	오전							
	유산소	10~15분	10~15분		10~15분	10~15분	10~15분	
	저항	2세트/10회 반복(상체)			2세트/10회 반복(상체)		2세트/10회 반복(상체)	
	스트레칭	2~4회 반복/각 동작 15~30초 (상체)	2~4회 반복/각 동작 15~30초 (상체)		2~4회 반복/각 동작 15~30초 (상체)	2~4회 반복/각 동작 15~30초 (상체)	2~4회 반복/각 동작 15~30초 (상체)	
	오후							
	유산소	5~10분	5~10분		5~10분	5~10분	5~10분	
	저항	2세트/10회 반복(하체)			2세트/10회 반복(하체)		2세트/10회 반복(하체)	
	스트레칭	2~4회 반복/각 동작 15~30초 (하체)	2~4회 반복/각 동작 15~30초 (하체)		2~4회 반복/각 동작 15~30초 (하체)	2~4회 반복/각 동작 15~30초 (하체)	2~4회 반복/각 동작 15~30초 (하체)	

건강한 노인을 위한 운동 프로그램

아래는 건강한 노인을 위한 주간 운동 프로그램이다. 각 운동시간 전에 걷기나 고정식 자전거 같은 저강도 활동을 5~10분 실시함으로써 준비운동을 한다. 가벼운 스트레칭을 준비운동에 포함시킬 수 있다. 저강도 활동을 5분 동안 실시함으로써 정리운동을 한다.

유산소 운동은 중강도이어야 한다. 0은 노력을 하지 않음 그리고 10은 최대 노력을 나타나는 0~10의 등급에서 중강도는 5~6이어야 한다. 말하기 시험을 사용할 때의 중강도는 운동하는 동안 간헐적인 대화는 할 수 있지만 평상시보다 호흡량이 많으며 심박수는 약간 상승한다는 것을 의미한다.

저항 운동은 평형성과 안정성 운동을 포함시킬 수 있다.

	활동	월요일	화요일	수요일	목요일	금요일	토요일	일요일
1주	유산소	10~15분			10~15분		10~15분	
	저항		1세트/8~12회 반복			1세트/8~12회 반복		
	스트레칭	1~2회 반복/각 동작 15~20초	1~2회 반복/각 동작 15~20초		1~2회 반복/각 동작 15~20초	1~2회 반복/각 동작 15~20초	1~2회 반복/각 동작 15~20초	
2주	유산소	10~15분			10~15분		10~15분	
	저항		1세트/8~12회 반복			1세트/8~12회 반복		
	스트레칭	1~2회 반복/각 동작 15~20초	1~2회 반복/각 동작 15~20초		1~2회 반복/각 동작 15~20초	1~2회 반복/각 동작 15~20초	1~2회 반복/각 동작 15~20초	
3주	유산소	15~20분			15~20분		15~20분	
	저항		2세트/8~12회 반복			2세트/8~12회 반복		
	스트레칭	1~2회 반복/각 동작 15~20초	1~2회 반복/각 동작 15~20초		1~2회 반복/각 동작 15~20초	1~2회 반복/각 동작 15~20초	1~2회 반복/각 동작 15~20초	
4주	유산소	15~20분			15~20분		15~20분	
	저항		2세트/8~12회 반복			2세트/8~12회 반복		
	스트레칭	1~2회 반복/각 동작 15~20초	1~2회 반복/각 동작 15~20초		1~2회 반복/각 동작 15~20초	1~2회 반복/각 동작 15~20초	1~2회 반복/각 동작 15~20초	
5주	유산소	20~25분			20~25분		20~25분	
	저항		2세트/8~12회 반복			2세트/8~12회 반복		
	스트레칭	2~3회 반복/각 동작 15~30초	2~3회 반복/각 동작 15~30초		2~3회 반복/각 동작 15~30초	2~3회 반복/각 동작 15~30초	2~3회 반복/각 동작 15~30초	
6주	유산소	20~25분			20~25분		20~25분	
	저항		2세트/8~12회 반복			2세트/8~12회 반복		
	스트레칭	2~3회 반복/각 동작 15~30초	2~3회 반복/각 동작 15~30초		2~3회 반복/각 동작 15~30초	2~3회 반복/각 동작 15~30초	2~3회 반복/각 동작 15~30초	
7주	유산소	25~30분			25~30분		25~30분	
	저항		2세트/8~12회 반복			2세트/8~12회 반복		
	스트레칭	2~4회 반복/각 동작 15~30초	2~4회 반복/각 동작 15~30초		2~4회 반복/각 동작 15~30초	2~4회 반복/각 동작 15~30초	2~4회 반복/각 동작 15~30초	
8주	유산소	30분			30분		30분	
	저항		2세트/8~12회 반복			2세트/8~12회 반복		
	스트레칭	2~4회 반복/각 동작 15~30초	2~4회 반복/각 동작 15~30초		2~4회 반복/각 동작 15~30초	2~4회 반복/각 동작 15~30초	2~4회 반복/각 동작 15~30초	

요약

1. 증발은 더운 환경에서의 운동 동안 열 상실의 가장 중요한 수단이다. 적절한 복장 착용처럼 공기에 노출되는 신체 표면적을 최대화하는 것은 증발을 통해 충분한 체열이 방출되도록 하는 데 도움이 될 것이다.

2. 더운 환경에 여러 날 노출된 후 신체는 더위에 순응된다. 더위 순응은 신체의 더 상실 능력을 향상시키고 열손상의 가능성을 줄인다. 더운 환경에서의 운동 동안, 탈수를 피하기 위해 많은 양의 물을 섭취하는 것이 중요하다.

3. 추운 환경에서의 장시간 운동은 저체온증을 가져올 수 있지만 짧은 시간의 운동은 일반적으로 열 균형에 심각한 위험이 되지 않는다. 추운 환경에서 운동할 때에 저체온증을 피하는 비결은 여러 겹의 옷을 입는 것이다.

4. 고지대에서의 운동은 혈액에 들어 있는 산소의 양을 감소시키며 이것은 운동하는 근육으로의 산소 전달을 줄이고 $\dot{V}O_2max$와 운동 능력을 두 가지 모두 감소시킨다.

5. 고지대에서는 자신의 목표 심박수 범위 내에 머물러 있기 위해서는 운동 강도를 감소시키는 것이 필요하다. 하지만 고지대에서 잠시 머무는 동안에는 운동 트레이닝의 지속시간이나 빈도를 줄일 필요는 거의 없다.

6. 오존은 햇빛과 자동차 배기가스 사이의 화학 작용에 의해 생성된다. 일산화탄소는 화석 연료의 연소에 의해 생성된다. 이 같은 두 가지 형태의 대기 오염물질은 운동 능력을 손상시킬 수 있다. 운동 동안 대기오염의 영향을 최소화하는 가장 좋은 방법은 오존이나 일산화탄소 수준이 가장 높을 때에는 운동을 피하는 것이다.

7. 신체활동량은 나이가 많아지면서 감소하므로 평생 동안의 활동으로 삼을 수 있는 신체활동을 찾아야 한다. 또한 많은 사람은 변화나 전환의 시기 동안 규칙적인 운동을 유지하기가 어렵다는 것을 발견한다. 그러한 시기에 앞서 계획을 세우도록 노력해야 한다.

8. 임신 기간 동안 합병증을 경험하지 않는 건강한 임신 여성에게 중강도(RPE 12~14)에서의 약 30분의 운동은 안전하다. 하지만 임신 여성은 눕도록 요구하거나 또는 태아에게 충격을 줄 위험성이 있는 신체활동은 피해야 한다.

9. 노화는 생물적 기능에서의 느린, 점진적인 저하이며 감소된 심폐기능, 증가된 신체지방, 근골격계의 허약함을 초래한다.

10. 노화 과정에서 관찰되는 기능적 능력 저하의 약 1/2은 신체활동의 감소 때문이다. 하지만 신체활동이 유지된다면 이 같은 기능적 능력의 많은 부분은 보유할 수 있다.

11. 45세를 초과한 남성과 55세를 초과한 여성은 활발한 운동 프로그램을 시작하기 전에 의사가 감독하는 운동부하검사가 필요한지를 결정하기 위해 건강관리 전문가와 상담해야 한다.

학습문제

1. 다음 중에서 어느 것이 운동 동안 열 상실의 주된 기전인가?
    a. 전도
    b. 복사
    c. 증발
    d. 확산

2. 운동 동안, 다음 중 어느 환경 조건에서 체온이 가장 높은 수준으로 상승하는가?
    a. 높은 온도/낮은 습도
    b. 높은 온도/높은 습도
    c. 낮은 온도/높은 습도
    d. 낮은 온도/낮은 습도

3. 추위에서의 운동에 대한 복장 착용에 있어 가장 좋은 전략은 다음을 입는 것이다.
    a. 가능한 두꺼운 의복
    b. 밝은 색의 옷
    c. 수분 침투를 방지하는 옷
    d. 여러 겹의 옷

4. 추위에서의 운동에 가장 큰 위험은?
    a. 감소된 산소 섭취량
    b. 저체온증의 가능성 증가
    c. 땀을 너무 적게 흘리는 것
    d. 폐 손상의 위험 증가

5. 다음 중에서 고지대 스트레스에 대처하도록 신체를 돕기 위해 나타나는 것은?
   a. 심박수 감소
   b. 호흡량 증가
   c. 호흡량 감소
   d. 수분 함유량의 증가

6. 임신 여성에게 권장되지 않는 운동은?
   a. 수중 에어로빅
   b. 바닥에서 실행되는 복부 단련 강좌
   c. 트레드밀 걷기
   d. 저 또는 중-강도 저항 트레이닝

7. 다음 중에서 노화 과정 동안에 경험하지 않는 변화는?
   a. 최대 심박수 감소
   b. 심폐 체력 감소
   c. 근육량 감소
   d. 위의 것 모두 노화 과정에서 나타나는 변화이다.

8. '항온동물'이란 용어를 정의하시오.

9. 수영하는 동안 체열은 어떻게 상실되는가?

10. 더운 환경에서의 운동 동안 열을 방출하는 가장 중요한 수단은?

11. 더운 환경에서의 운동 동안과 후의 수분 섭취 지침을 나열하시오.

12. 더운 그리고 추운 환경에서의 운동에 적합한 복장을 묘사하시오.

13. 열손상의 주요 형태에 대해 개략적으로 설명하고 그러한 손상의 증상을 나열하시오.

14. 왜 고지대 운동은 해수면에서의 실시되는 동일한 운동보다 심박수와 호흡량을 더 많이 증가시키는가?

15. 운동 능력에 미치는 대기오염의 영향을 논의하시오.

16. 규칙적인 운동 프로그램을 유지하는 데 있어 영향을 미치는 핵심 요인을 나열하시오.

17. 심폐 체력 향상에 좋은 또는 아주 좋은 형태로 생각되고 있는 5가지 신체활동을 나열하시오.

18. 체력과 웰니스에 있어 노화와 관련된 주된 변화를 논의하고, 일생에 걸쳐 체력과 웰니스를 유지하기 위해 자신이 할 수 있는 행동을 묘사하시오.

유용한 웹링크

미국스포츠의학회(ACSM)
노화, 운동, 건강, 체력에 대한 정보를 제공. www.acsm.org

미국운동협의회(American Council on Exercise)
운동과 체력에 관련된 다양한 주제에 대한 정보를 제공하는 비영리 단체. www.acefitness.org

미국폐협회(American Lung Association)
누가 취약한지, 신체에 어떻게 영향을 미치는지, 그리고 위험을 최소화하는 방법을 포함해서, 대기오염과 운동에 대한 정보.

미국의학협회(American Medical Association)
다양한 의학적 및 건강 문제에 대한 많은 정보를 포함하고 있음. www.ama-assn.org

Fit Pregnancy
미래엄마를 위한 태아기 영양섭취와 운동에 대한 전문적 정보 제공. www.fitpregnancy.com

메이오 클리닉(Mayo Clinic)
다양한 질병과 의학적 문제에 대한 정보를 포함하고 있음. 또한 노화, 영양, 건강관리 전문가 선택에 관한 정보를 제공. www.mayoclinic.org

대통령 직속 체력 및 스포츠 협의회(President's Council on Physical Fitness and Sports)
운동과 체력에 관련된 다양한 주제에 관한 정보 제공. www.fitness.gov

WebMD
음식 섭취, 운동, 스트레스를 포함해서 다양한 건강 관련 주제에 대한 최신 정보 제공. 영양, 체력, 웰니스 토픽에 관한 다른 사이트로 연결되어 있음. www.webmd.com

실습 12.1

이름 _____ 날짜 _____

혹독한 환경에서의 운동

운동과 환경에 관련된 다음의 맞음–틀림 질문에 대답하시오. 만일 질문이 틀렸다면 올바른 것이 되도록 고친다. 자신의 대답을 아래에 제공된 해답과 비교할 수 있다.

맞음 또는 틀림

1. 증발은 더운 환경에서의 운동 동안 열 상실의 일차적 수단이다.
    T F _____

2. 덥고 습도가 높은 환경에서 운동할 때에는 헐렁하고 색이 짙은 옷을 입어야 한다.
    T F _____

3. 고지대에서의 운동은 혈액 속에 들어 있는 산소의 양을 증가시킨다.
    T F _____

4. 고지대에서 자신의 목표 심박수 범위 내에 머무르려면 운동 강도를 줄이는 것이 필요하다.
    T F _____

5. 오존 수준은 차가운 겨울날에 가장 높다.
    T F _____

6. 인간은 37°C의 설정점(set point) 주위에서 체온을 조절한다.
    T F _____

7. 작은 근육군을 사용하는 저강도 운동은 큰 근육군을 포함하는 고강도 운동보다 체열을 더 많이 생성한다.
    T F _____

8. 더운 환경에서 운동할 때의 체온 상승은 추운 환경에서 운동할 때보다 심박수의 더 큰 증가를 가져올 것이다.
    T F _____

9. 추위에서의 운동에 대한 전략은 체온을 유지하기에 충분할 만큼의 열만을 가두어 둘 수 있을 정도로 옷을 입는 것이며 체온이 상승되도록 해서는 안 된다.
    T F _____

10. 열 손상은 경련과 피로를 가져오는 비치명적 상태이다.
    T F _____

해답

1. 맞음: 운동 동안 체열을 상실시킬 수 있는 방법 중에서 증발이 일차적인 수단인데 그 이유는 증발 과정은 형성되는 수증기로 열을 제거하기 때문이다.
2. 틀림: 덥고 습도가 높은 환경에서 운동할 때에는 느슨하고 색이 옅은 옷을 입어야 한다.
3. 틀림: 고지대에서의 운동은 혈액 속에 들어 있는 산소의 양을 감소시킨다.
4. 맞음: 혈액 속에 들어 있는 적은 양의 산소로 인해 근육으로 더 많은 양을 보내기 위해서는 심장이 더 빨리 박동하도록 만든다. 그러므로 심박수 증가의 일부는 적은 양의 산소 때문이다.
5. 틀림: 오존 수준은 더운 여름날에 가장 높다.
6. 맞음: 인간은 항온동물("체온을 일정하게 유지"한다는 의미)이다. 그러므로 환경이나 운동으로 인한 온도 변화는 체온을 "정상" 수준 주위에서 유지하기 위한 신체의 생리적 계통에 의해 제어되어야 한다.

실습 12.1 (계속)

7. 틀림: 큰 근육군을 사용하는 고강도 운동은 적은 근육군을 포함하는 저강도 운동보다 체열을 더 많이 생성한다.
8. 맞음: 운동 동안의 심박수 증가는 신체가 근육으로 영양소를 더 많이 전달하려고 노력하기 때문이다. 운동이 더운 환경에서 이루어진다면 몸 또한 식히기 위해 신체는 혈액을 더 빨리 박출해야 한다.
9. 맞음: 단열은 추위에서의 편안한 운동을 위한 비결이다. 가두어진 열이 충분하지 않다면 신체는 과다하게 많은 열을 상실하게 될 것이며 부상이나 죽음이 일어날 수 있다. 과다하게 많은 열이 가두어진다면 땀을 흘리기 시작할 것이다. 땀으로 몸이 젖게 되면 신체로부터의 열 이동이 급격해질 수 있으며 생명을 위협할 수 있다.
10. 틀림: 열손상은 심각한 문제이며 신경계의 손상을 가져올 수 있고 극심한 경우에는 죽음을 초래한다.

아래의 세 가지 질문은 혹독한 환경에서의 안전 문제에 대한 자신의 인식을 높일 수 있을 것이다.

1. 친구가 온화하고 높은 습도의 환경에서 운동하려고 계획한다면 안전에 관해 어떠한 조언을 해줄 수 있는가?
   _____
   _____

2. 추운 기후에서 운동하는 친구에게 어떠한 조언을 해줄 수 있는가?
   _____
   _____

3. 주위 환경에서 대기오염의 양을 최소화하는 데 자신이 할 수 있는 일은?
   _____
   _____

실습 12.2

이름 _____ 날짜 _____

임신 동안의 운동 트레이닝

임신 여성을 위한 운동처방을 작성하는 데 있어 아래의 실습을 활용한다.

임신과 운동

임신은 성장하는 태아의 칼로리, 단백질, 비타민, 무기질 그리고 안정적인 생리적 환경에 대한 요구 때문에 여성의 신체에 특별한 부담을 준다. 임신부와 태아를 보호하기 위해서는 운동 프로그램을 시작하기 전에 주치의 또는 건강관리 전문가와 상담해야 한다.

임신 중기 3개월인 여성을 위한 규칙적인 운동 프로그램(일주일에 최소 3일)을 설계한다. 그녀는 누워서 하는 운동은 피해야 하며 비체중부하 활동을 강조해야 한다는 것을 명심할 것. 운동시간에 하는 활동의 형태와 지속시간을 묘사할 것. (보기: 월요일은 20분 동안의 중강도 왕복 수영일 수 있을 것이다). 휴식일을 포함시키는 것을 잊어서는 안 된다.

활동	월	화	수	목	금	토	일

13

운동-관련 부상과 비의도적 손상의 예방
Preventing Exercise-Related and Unintentional Injuries

맞음 또는 틀림?

1. **염좌**는 뼈의 손상을 포함한다.
2. 건염은 관절 연골의 **염증**을 말한다.
3. 달리기를 하는 사람은 흔히 **정강이 통증**(shin splints)을 겪는다.
4. 넘어짐은 젊은 성인에게 있어 비의도적 **손상**의 첫 번째 원인이다.
5. 부상 **치료**의 첫 번째 단계는 항상 CPR이다.

해답은 다음 쪽에 있음.

번지점프와 스노보드에서부터 신체 접촉(contact) 스포츠와 롤러블레이드에 이르기까지 미국인이 가장 즐기는 많은 레크리에이션 활동에는 부상의 위험이 다소 있다. 사람들이 이러한 활동에 더 많이 참가하면서 부상 위험 또한 증가해 왔다. 매년 약 2천만 명의 주말(weekend) 운동선수 그리고 1천만 명의 초등학생들이 스포츠 부상을 경험한다. 달리기를 하는 사람 중에서, 부상 발생률은 25~75%의 범위에 있다.

운동-관련 부상 외에도, 자동차, 이륜자동차, 총기, 그리고 심지어 집안의 계단과 관련된 비의도적 손상의 위험 또한 존재한다. 2009년에, 비의도적 손상은 1~44세인 사람의 주된 사망 원인이었으며(2), 운동-관련 부상의 경우처럼 대부분은 쉽게 예방될 수 있다. 이 장에서는 운동-관련 그리고 비의도적 손상의 원인, 예방, 치료에 대해 논의한다.

신체활동 증가로 인한 부상의 위험 및 원인

안타깝게도 운동을 더 많이 할수록 운동-관련 부상으로 고통을 받을 가능성이 더 커진다. 많은 요인들이 레크리에이션 또는 전문 선수들에게서 발생하는 부상의 원인으로 지목되었지만 겨우 몇 가지만이 실제로 부상을 초래한다는 설득력 있는 증거가 있다: 부적절한 트레이닝 기법 그리고 발과 다리의 정렬(alignment) 이상(3). 이것들 중에서, 부적절한 트레이닝 기법이 모든 부상의 2/3를 차지한다(4).

부적절한 트레이닝 기법의 한 가지 결과는 **과훈련 증후군**(overtraining syndrome)이며, 이것은 운동-관련 부상의 주요 원인이다. 과훈련은 지나치게 많은 양의 운동 그리고 운동시간과 운동시간 사이의 불충분한 회복과 연관이 있다. 징후와 증상으로는 휴식 심박수 증가, 식욕 감소, 체중 감소, 자극과민성, 수면 장애, 혈압 상승, 빈번한 부상, 감기와 몸살 발병 증가, 만성적 피로 등이 있다.

과훈련을 방지하기 위해서는, 운동 강도 또는 지속시간의 증가가 2주의 기간에 걸쳐 10%를 초과하지 않도록 하는 것이다. 그 외에도, 자신의 신체에 귀를 기울인다. 만일 과훈련의 어떠한 징후나 증상이라도 있다면 트레이닝의 강도 또는 운동 지속시간을 감소시키고, 운동시간 사이의 회복 시간을 늘린다. 과훈련을 방지함으로써 부상 위험을 크게 줄일 수 있고, 체력 향상에 대한 긍정적인 마음가짐을 유지하는 데 도움이 될 수 있다.

운동-관련 부상의 두 가지 또 다른 보편적인 원인은 발과 다리의 정렬 문제와 부적절한 신발이다. 비록 정렬 이상에 대해서는 할 수 있는 것이 거의 없지만 신발의 교체는 많은 경우에 있어 부상을 예방하는 데 도움이 될 수 있다. 쿠션을 증가시키고 발의 아치(arch)를 더 잘 지지해 주는 적합한 신발로 바꾼 다음에는 러너의 약 1/3이 부상 감소를 경험한다. 테니스나 에어로빅 댄스 같은 신체활동을 위해 디자인된 신발(전문화)의 착용 또한 부상을 줄일 수 있다.

저충격 에어로빅, 스텝 에어로빅, 댄스 에어로빅 같은 여러 에어로빅 프로그램에는 부상의 위험이 있다. 전통적인 댄스 강좌에 참가하는 모든 사람의 약 절반이 부상을 경험하며(5), 100시간의 댄스마다 약 1건의 부상이 발생한다. 한 연구에서, 일주일에 운동시간이 3번을 초과하는 것, 부적절한 신발, 탄력성 없는 딱딱한 바닥이 부상의 주된 원인임을 발견하였다(5).

이제까지의 내용에서 알 수 있듯이, 부적절한 트레이닝 기법(예, 과다한 운동량 또는 지속시간, 통상적인 운동 방식에서의 급작스러운 변화)이 부상의 주요 원인이다. 과도한 달리기 운동량 또는 지속시간은 관절의 결합조직 같은 신체 조직을 마모시킬 수도 있다. 통상적인 트레이닝 방식에서의 급격한 변화는 신체 조직에 더 큰 충격을 줄 수도 있으며 신체 조직의 손상을 가져올 수 있다. 신체활동 동안의 부상에 대한 추가적인 위험 요인에 대해서는 325쪽의 표 13.1을 참고한다.

정리하면...

- 운동-관련 부상과 가장 밀접하게 관련된 요인은 부적절한 트레이닝 기법, 적합하지 않은 신발, 발과 다리의 정렬 이상이다.
- 운동과 관련된 부상을 초래할 가능성이 가장 높은 한 가지 요인은 과훈련이다.
- 에어로빅 댄스에서의 부상과 관련된 요인은 일주일에 운동시간이 3번을 초과하는 것, 부적절한 신발, 탄력성 없는 바닥이다.

해답

1. **틀림** 염좌는 관절의 연조직, 통상적으로 인대의 손상으로 정의된다.
2. **틀림** 이름에서 알 수 있듯이, 건염은 관절의 연골이 아니라 근육을 뼈에 부착시키는 건(힘줄)의 염증이다.
3. **맞음** 달리기 같은 반복적인 움직임은 사용되는 근육을 감싸는 결합조직에 부담을 줄 수 있다. 정강이 통증은 하퇴 앞부분 결합조직의 자극(irritation)과 염증에 의해 초래된다.
4. **틀림** 넘어짐이 매년 수많은 부상을 초래하지만 15~34세 사이의 젊은 성인에게 있어 비의도적 손상의 첫 번째 원인은 자동차 사고다.
5. **틀림** 어떤 부상이라도 치료는 원인에 따라 결정되어야 한다. CPR은 심장이 멈추었을 때에만 유용하다.

표 13.1 스포츠-관련 부상의 위험 요인	
내인성 위험 요인	외인성 위험 요인
나이. 나이가 많아지면서 위험이 증가. 나이가 많아지면 연조직의 탄성은 줄어들고, 부상 가능성은 커진다.	환경적 요인(지형, 표면, 날씨). 거친 지형 또는 나쁜 날씨 상태는 부상 위험을 높인다.
체격과 신체조성(체중, 체지방). 더 무거운 체중은 관절, 뼈, 결합조직에 더 많은 부담을 주며 따라서 부상 위험을 증가시킨다.	장비(신발, 의복). 부적합한 신발은 다리 관절의 부상으로 이어질 수 있으며, 불충분한 또는 부적절한 의복은 여름에는 과체온증 그리고 겨울에는 저체온증을 가져올 수 있다.
체력. 단련 안 된 사람에게서 위험이 크다. 체력이 단련되면서 뼈와 근육이 더욱 강해지면 손상에 대한 저항력이 더 커진다.	활동의 형태. 경쟁적인 활동은 여가 활동보다 부상을 초래할 가능성이 더 크다.
뼈의 밀도와 구조. 골밀도가 낮거나 약한 뼈는 부러지거나 골절이 더 잘 일어난다.	활동의 강도와 양. 고강도 활동과 심한 피로는 더 많은 부상을 초래한다.
성(성호르몬, 폐경기). 여성은 남성보다 부상 위험이 더 크다. 호르몬의 차이는 운동 동안 하퇴 부상의 위험성이 여성에게서 더 높도록 만든다.	준비운동. 일부 증거는 운동 전의 준비운동이 부상 위험을 줄인다고 시사한다.
근육 유연성과 근력. 유연성과 근력이 작으면 부상 위험이 커진다.	

출처: Adapted from Murphy, D. F., D. A. Connolly, and B. D. Beynnon. Risk factors for lower extremity injury: A review of the literature. *British Journal of Sports Medicine* 37(1):13-29, 2003.

보편적인 부상

과훈련으로부터 많은 부상이 초래될 수 있지만 일부 형태는 다른 형태보다 더 보편적이다. 다음 내용에서는 운동 트레이닝과 연관이 있는 많은 일반적인 부상 형태의 원인과 예방에 대해 살펴본다.

허리 통증

운동선수 그리고 선수가 아닌 사람 모두에게 가장 보편적인 문제의 하나는 등, 특히 허리의 통증이다. 허리 통증은 애매한 통증에서부터 급격하게 나타나는 찢어지는 듯한 심한 통증까지 범위가 다양하다. 다른 부상의 경우처럼 가벼운 그리고 심한 형태가 있으며, 허리 통증이 자신의 신체활동을 방해하는 정도는 부상의 수준에 따라 다를 수 있다.

원인 허리 통증의 한 가지 중요한 원인은 복부와 허리 부분의 불충분한 근력이다(5장 참조). 허리 통증을 경험하고 있는 사람에게는 운동이 아주 유익하거나 또는 아주 해롭다. 예를 들면, 운동은 허리 통증을 치료하는 통증 전문병원에서 효과적으로 사용되어 왔으며(6), 약한 근육을 강화시키고 더 강한 근육을 스트레칭시킴으로써 허리 문제를 예방하거나 또는 해결할 수도 있다(5장 참조). 하지만 자신에게 허리 문제가 있다면 운동 프로그램을 시작하기 전에 원인을 찾으려는 노력을 해야만 한다. 특정 형태의 운동은 문제를 악화시킬 수도 있으므로 그러한 운동은 피해야만 한다.

예방 유연성과 근력을 증가시키고, 신체지방을 감소시키며, 복부와 등 근육 사이의 균형을 향상시키고, 골다공증을 예방하기 위한 운동은 등 문제의 발생 위험을 감소시킬 수 있다(6). 그 외에도, 이러한 운동은 자신이 이미 경험하고 있을 수도 있는 허리 통증을 완화시키는 데 도움이 될 수 있다.

허리의 문제가 악화되는 것을 예방하거나 또는 허리 부상의 발생을 예방하는 데 도움이 되도록 다음의 지침을 따른다:

- 건강한 체중과 신체조성을 유지한다. 비만은 허리 부분에 많은 부담을 준다.
- 신체활동을 하기 전에 준비운동을 한다.
- 복부 근육을 강화시키는 운동을 한다.
- 허리 부위와 슬굴곡근의 스트레칭 운동을 한다.
- 누워있을 대에는 옆으로 누워 무릎과 엉덩이를 굽힌다. 등을 대고 누운 자세는 피해야 하며, 만일 그렇게 눕는다면 베개를 무릎 밑에 댄다.
- 오랜 시간 동안 서 있을 때에는 무릎과 엉덩이가 굽혀지도록 한 쪽 발을 상자 같은 것 위에 올려놓음으로써 허리의 부담을 줄이려고 노력한다.
- 척주의 갑작스러운 움직임을 피한다.
- 목과 허리를 과도하게 펴거나 목을 과도하게 굽혀서는 안 된다.
- 길거나 약한 근육, 특히 복부 근육의 스트레칭을 피한다.
- 다른 사람에 의해 수동적으로 스트레치(신장)될 때에는 특히 주의해야 한다. 등이나 목의 수동적인 스트레칭 또는 어떠한 반동적 수동 스트레칭도 피해야 한다(5장).

> **과훈련 증후군** 지나치게 많은 운동량과 운동시간 사이의 충분하지 않은 회복 시간으로 인해 운동-관련 부상이 초래되는 현상.

상담 코너

10명 중에서 거의 8명이 일생 동안에 만성적 허리 통증을 경험한다. 허리 기능을 안정시키고 강화시키는 데 도움이 되는 몇 가지 전략은 다음과 같다:

- 허리 부위의 근육은 함께 몰려있고 복잡하다. 이러한 근육들의 주된 기능은 척주와 골반의 안정화이다. 이 부위에 무거운 부하를 가하는 것은 피해야 한다. 코어(core) 안정성 발달을 시작하려면 기초적인 필라테스와 요가 방식의 동작을 고려한다.
- 허리 건강을 유지하는 운동은 일생에 걸쳐 지속적으로 실행해야 할 필요가 있을 것이다. 다른 근육군의 경우와 마찬가지로, 사용하지 않으면 자신에게 일어났던 적응은 사라질 것이다. 허리 안정화 프로그램을 작성해서 의사, 물리치료사, 또는 개인 트레이너와 함께 프로그램을 검토한다.
- 몸통의 앞과 뒤 양쪽 근육의 작용을 강조하는 운동이 크런치(윗몸 일으키기) 같은 한쪽의 동작보다 더 효율적이다. 기본적인 크런치 동작을 포함하지 않는 3~5분의 코어 운동 방법과 순서를 개발한다.

Build core muscles!

- 척주를 펴면서 동시에 회전시키는 것, 몸통과 목의 회전, 누워 양다리 올리기(double leg lifts) 같이 척추 디스크에 힘이 가해지는 동작은 피한다.
- 척주의 강제적인 과신전과 굴곡은 피한다.
- 부적절한 들어올리기 동작은 피해야 한다. 물체를 들어 올릴 때에는 무릎을 굽혀야 하며, 허리를 굽혀서는 안 된다.

급성 근육통

급성 근육통(acute muscle soreness)은 부상이 아니라 피로의 한 형태이며, 활발하게 트레이닝을 하는 선수에게 보편적이다. 운동이 중단되면 선수는 일시적으로 근육의 허약함과 뻣뻣함을 느낀다.

원인 급성 근육통은 운동 지속시간이 너무 길었거나 강도가 지나치게 격렬했던 운동 동안 또는 운동 직후에 발생할 수 있다. 자신의 체력을 향상시키려고 운동하는 사람이라면 급성 근육통이 생길 정도로 힘들게 트레이닝해서는 안 된다. 운동시간 후에 근육에 힘이 없거나 또는 뻣뻣함을 느낀다면 이것은 자신의 운동이 예상했던 것보다 좀 더 격렬했다는 징후일 수도 있다.

일반적인 믿음에도 불구하고, 젖산은 이러한 통증 형태의 원인이 아니다(7). 근육 내부 화학적 균형에서의 그 밖의 다른 변화, 근육에서의 증가된 수분 축적, 또는 근육 조직의 손상에 의해 초래되었을 가능성이 높다.

예방 이례적으로 힘들거나 또는 오랜 시간의 운동은 급성 근육통을 초래할 가능성이 높다. 운동 초보자들은 운동 트레이닝 프로그램을 시작할 때에 이러한 측면에 특히 주의를 기울여야 한다. 이러한 근육통은 운동을 점진적으로 시작하고 마침으로써 추가적으로 예방할 수 있다. 모든 운동시간은 곧이어 진행될 더욱 힘이 드는 트레이닝 동안의 손상을 피하기 위해 근육 내부 온도가 서서히 상승되도록 해주는 5~15분의 준비운동으로 시작되어야 한다. 끝으로, 운동 후의 정리운동은 근육이 운동 전의 평상시 상태로 되돌아가도록 하는 데 중요하다.

지연발생 근육통

지연발생 근육통(delayed-onset muscle soreness: DOMS)은 명칭에서 암시하듯이, 운동 후에 곧바로 일어나지 않고 운동이 끝난 다음 1~2일 후에 나타난다. 급성 근육통 또한 존재할 가능성이 있지만 두 가지 근육통의 원인은 다르다.

원인 DOMS는 운동 지속시간 또는 강도가 과도했던 운동 후에 발생할 수 있다(8). 이러한 근육통은 운동에 익숙하지 않은 근육군을 사용하는 새로운 또는 특이한 신체활동 후에도 보편적이다. 예를 들면, 웨이트 트레이닝 프로그램을 시작한 후에 러너가 상체의 근육통을 경험하는 것은 드문 일이 아니다.

DOMS는 근육의 미세한 찢어짐에 의해 초래될 가능성이 높으며(8), 이러한 손상은 부기(swelling)와 통증으로 이어진다. 이러한 형태의 부상은 주로 근육 수축의 신장성(길이가 늘어나는) 단계 동안에 일어난다고 많은 과학자들이 믿는다. 손상은 이러한 형태의 수축 단계 동안 근육에 가해지는 더 큰 힘 때문인 듯하다. 예를 들면, 내리막 달리기에 익숙하지 않은 사람이 내리막 달리기(신장성 수축이 강조되는 운동)를 한다면 운동 후에 다리 근육의 통증을 일반적으로 경험할 것이다. 이와 비슷하게, 계단을 오르내리는 데 익숙하지 않은 사람이 그러한 형태의 운동을 포함하는 프로그램을 시작한다면 DOMS가 발생할 가능성이 크다.

예방 급성 근육통처럼, DOMS는 평상시보다 더 힘들거나 더 오래 지속되는 운동을 피함으로써 방지할 수 있다. 준비운동으로 시작하며, 처음 몇 주 동안의 운동에서는 강도와 지속시간을 제한한다. 신장성 수축이 단축성(길이가 짧아지는) 수축보다 근육 손상을 가져올 가능성이 더 크다는 것을 기억할 것. 그러므로 운동 프로그램의 시작 단계에서는, 많은 양의 신장성 수축을 포함하는 운동의 경우에는 무거운 부하를 피하도록 노력한다(예, 걸어서 계단 내려가기, 내리막 달리기, 웨이트 트레이닝 동안 일부 동작을 실행할 때).

근육 좌상

근육 **좌상**(muscle strain)은 비정상적으로 큰 부하를 포함하는 익숙하지 않은 움직임으로 일어날 수 있다. 좌상은 웨이트 트레이닝을 하는 사람 그리고 무거운 부하를 들어 올리는 것이 포함되는 활동에 참가하는 사람에게서 상당히 자주 일어난다. 부상의 심각성에 따라 회복은 며칠에서부터 상당히 오랜 기간이 소요될 수 있다.

원인 만일 근육이 과도하게 신장되거나 또는 아주 무거운 무게에 대해 힘을 써야만 한다면(무거운 상자를 들어 올릴 때처럼), 근섬유가 손상될 수도 있다. 그러한 결과로 인한 좌상 수준은 근육의 가벼운 손상에서부터 심각한 손상까지 다양하다(9). 다음은 근육 좌상의 심각성 정도다:

- **1도 좌상:** 소수의 근섬유만이 신장되었거나 찢어졌다. 움직임은 고통스럽지만 완전한 동작 범위는 아직까지 가능하다.
- **2도 좌상:** 많은 근섬유가 찢어졌으며, 움직임은 아주 고통스럽고 제한된다. 찢어진 부위는 근육에서의 물렁하고 안쪽으로 들어간 부위로 표시가 날 수도 있다. 출혈로 인해 손상 부위 주위가 부어오를 수도 있다.
- **3도 좌상:** 근육이 완전히 찢어진다(그림 13.1). 찢어짐은 근육의 중앙부, 건, 또는 건이 뼈와 결합되는 부위에서 일어날 수 있다. 움직임은 일반적으로 불가능하다. 초기의 아픔은 아주 심하지만 빠르게 줄어드는데 그 이유는 신경섬유 또한 손상되기 때문이다. 회복을 위해서는 수술이 일반적으로 필요하다.

예방 좌상은 근육이 과도한 힘을 발휘해야만 할 때에 발생하므로 근육에 가해지는 스트레스의 양을 제한함으로써 좌상을 방지할 수 있다는 생각은 논리적이다. 하지만 근육 손상을 초래하는 데 얼마나 큰 힘이 요구되는지를 예측하기란 불가능하다; 뿐만 아니라 온도가 상승된 근육은 차가운 근육보다 더 유연하다(더 쉽게 신장되며 찢어

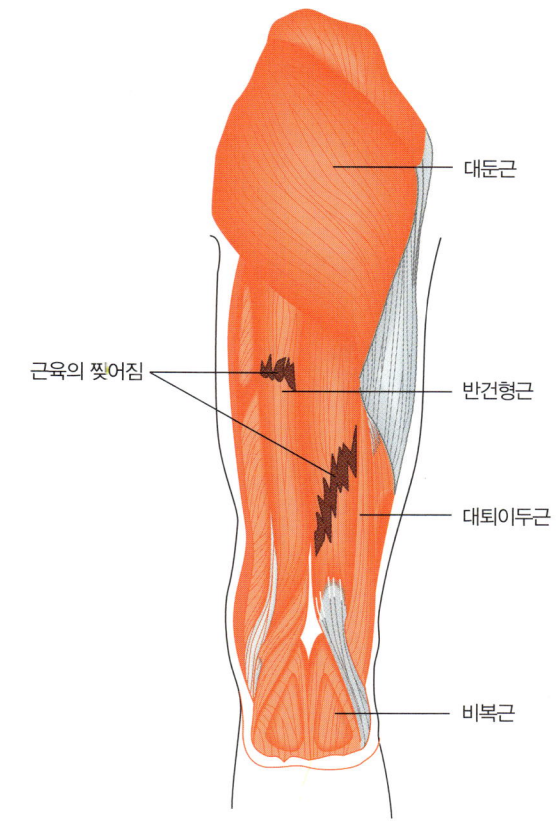

그림 13.1
3도 근육 좌상은 근육의 완전한 찢어짐과 기능 상실을 포함한다. 이 같은 정도의 근육 좌상을 회복시키려면 수술이 필요할 것이다.

출처: Karren, Keith J.; Hafen, Brent Q.; Limmer, Daniel J.; Mistovich, Joseph J., *First Aid for Colleges and Universities*, 9th Ed., © 2008. Reprinted and Electronically reproduced by permission of Pearson Education, Inc., Upper Saddle River, New Jersey.

질 가능성이 줄어듬). 그러므로 무거운 물체를 들기 전에 또는 갑작스러운 움직임을 요구하는 신체활동을 시작하기 전에 5~15분 동안 준비운동을 철저히 실시한다. 충분한 준비운동이 근육 좌상을 예방한다고 하더라도 평상시보다 더 힘든 근육 수축은 DOMS를 가져올 수 있다는 것을 기억할 것.

급성 근육통 운동 지속시간이 너무 길었거나 강도가 너무 강했던 운동 동안 또는 직후에 발생할 수도 있는 상태.

지연발생 근육통(DOMS) 지속시간이나 강도가 과도했던 운동 후의 24~48시간 이내에 발생하는 상태.

좌상 근섬유의 가벼운 분리에서부터 근육의 완전한 찢어짐의 범위일 수 있는 근육 손상.

건염 건의 염증 또는 부기.

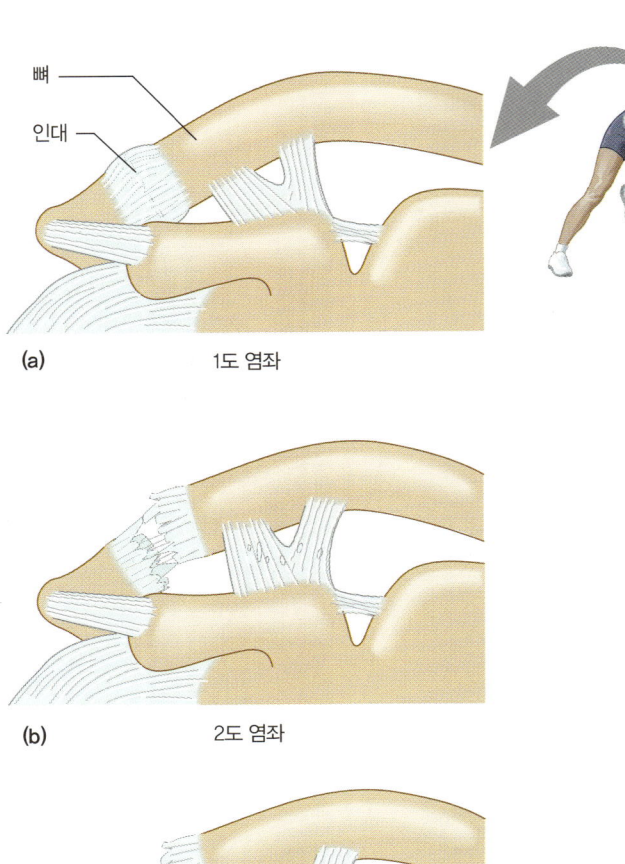

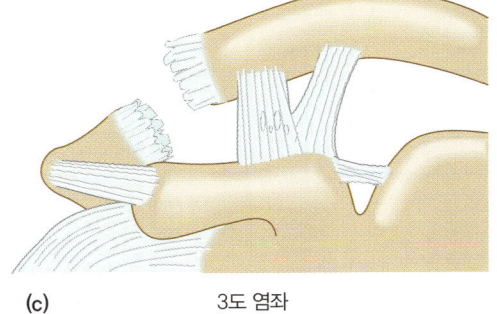

그림 13.2
관절을 지지하는 인대의 손상을 포함하는 염좌는 손상 정도에 따라 세 가지 범주로 구분한다. (a)인대의 가벼운 손상을 보여주는 어깨 관절의 1도 염좌. (b)심한 찢어짐과 관절 안정성 상실의 2도 염좌. (c)완전한 분리.

건염

건염은 건의 염증 또는 부기(swelling)이며 가장 보편적인 운동-관련 부상의 하나다(9). 건은 관절 주위에 위치하고 있으므로 테니스나 조깅의 경우처럼 관절에 부담을 주는 활동이 종종 이러한 부상의 원인이다.

원인 근육이 짧아지면서 건을 당기면 건은 다른 건, 근육, 연조직 위를 지나간다. 만일 이러한 움직임이 익숙하지 않다면 건에 자극을 주고 부기를 초래할 수 있다. 일단 건염이 발생하면 움직임과 연관된 아픔이 첫 번째 증상이다. 부기, 붉어짐, 온기(warmth)가 일반적으로 뒤따른다. 건염은 팔꿈치와 어깨 같은 여러 부위에서 발생할 수 있다. 건염은 러너, 테니스 선수뿐만 아니라 웨이트 트레이닝을 하는 사람들에게도 보편적인 부상이다.

예방 건염은 익숙해 있지 않은 장시간의 힘든 근육 수축에 의해 일반적으로 초래된다. 그러므로 건염의 가장 좋은 예방법은 과사용을 피하는 것이다. 만일 운동 동안 건의 통증 또는 불편함을 느낀다면 운동을 중단한다. 그렇게 함으로써 추가적인 자극을 방지하고 건 손상의 심각성을 줄일 수 있다. 아픔을 초래하는 근육과 건을 계속해서 사용해야 한다면 이 장의 끝부분에 논의되어 있는 부상 관리를 위한 조치를 따른다.

인대 염좌

염좌는 인대의 손상에 의해 초래된다(9). 인대는 뼈를 연결하고, 관절 안정성을 제공하며, 관절 움직임의 방향과 범위를 결정한다.

원인 과도한 힘이 관절에 가해지면 인대의 손상이 일어날 수 있다. 인대 손상의 가장 보편적인 부위의 하나는 발목이다. 평평하지 않은 표면을 걷거나 달릴 때에는 발목을 "접질리기" 쉬운데, 이것은 발목 관절이 회전하면서 체중의 많은 부분이 발의 측면에 가해지는 것을 의미한다. 발목 관절은 그만큼 회전할 수 있는 구조가 아니므로 관절에 가해지는 스트레스는 인대를 손상시킨다. 근육 좌상처럼, 인대 손상의 정도는 다음과 같이 구분된다:

- 1도 염좌: 한정적인 숫자의 인대섬유가 늘어나고 분리됨으로써 관절의 가벼운 불안정성을 가져온다(그림 13.2a). 약간의 통증과 부기가 초래될 가능성이 높다.

- 2도 염좌: 상당한 숫자의 인대섬유가 찢어지고 분리된다(그림 13.2b). 관절에 어느 정도의 불안정성을 가져오며, 뚜렷한 통증, 부기, 뻣뻣함이 나타난다.

- 3도 염좌: 인대의 완전한 찢어짐 또는 분리는 심각한 관절 불안정성을 초래한다(그림 13.2c). 신경이 손상될 수도 있으며, 통증이 빠르게 줄어들 수도 있다. 일반적으로 상당한 부기가 나타난다.

예방 가벼운 무게의 금속 보조기(brace)는 관절을 추가적으로 지지할 수 있으며 따라서 인대 손상에 대한 일부 보호 작용을 제공한다. 이러한 보조기는 무릎 손상이 많은 스포츠 종목으로 알려진 미식축구에서 보편적으로 사용된다. 이러한 고가의 첨단 장비가 없다면 인대 손상에 대한 가장 좋은 보호책은 테니스, 축구, 라켓볼, 농구를 포함해서, 관절에 많은 충격을 줄 수도 있는 신체활동을 삼가

집중 분석

관절경 수술: 관절 치료를 위한 첨단 방법

많은 프로 농구, 미식축구, 축구 선수들이 무릎 같은 관절의 인대나 연골의 심각한 손상은 극도로 고통스럽다는 것을 말해 줄 수 있을 것이다. 통증 외에도, 그러한 부상은 요구되는 수술 및 부상의 치유와 관련된 회복 과정 때문에 선수들이 상당한 기간 동안 경기에 참가하지 못하도록 만들었다. 하지만 첨단 수술 기법으로 인해 이제는 더 이상 그럴 필요가 없게 되었다.

전통적인 수술법은 부상을 치료하기 위해 의과 전문의가 관절을 절개해야만 했는데 이것은 관절에 추가적인 손상을 초래하며 장기간의 회복 및 재활을 필요로 한다. 오늘날에는 관절경 수술이라고 불리는 보편적으로 사용되는 수술법이 의사로 하여금 관절에 훨씬 적은 충격을 주면서 관절 부상을 치료할 수 있도록 해준다.

관절경 수술에서, 외과 전문의는 2~3군데의 조그마한 절개 부위를 통해 관절경을 삽입한다. 이러한 도구는 관절 내부를 볼 수 있도록 그리고 손상된 조직을 자르고 제거하도록 해주는 미세수술 튜브를 삽입할 수 있도록 그리고 남아있는 조직을 함께 꿰맬 수 있도록 해준다. 조그마한 절개는 수술로 인한 손상을 줄여주며, 이것은 종래의 수술법보다 더 작은 고통과 더 짧은 회복 및 재활 기간을 의미한다.

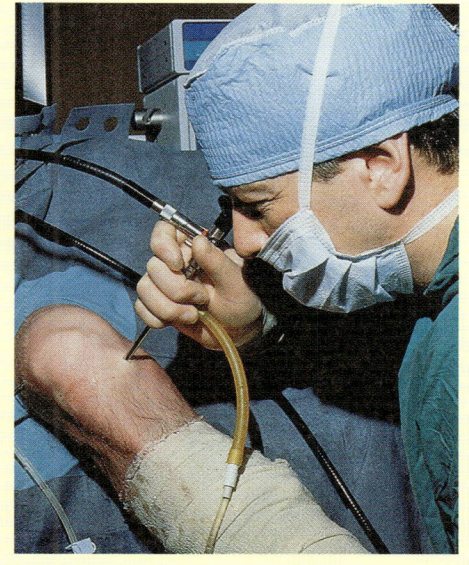

관절경 수술은 비교적 고통이 없으며 종래의 수술법보다 훨씬 짧은 회복 기간을 필요로 한다.

는 것이다. 그 외에도, 과거에 부상을 당했거나 또는 약한 특정 관절이 있다면 관절을 둘러싸고 있는 근육의 최대 근력을 유지하도록 노력해야 하는데 그 이유는 강한 근육이 추가적인 안정성을 관절에 제공하기 때문이다.

연골 손상

팔꿈치, 무릎, 발목 같은 일부 관절의 뼈 끝부분에 있는 연골은 한 뼈의 무게가 다른 뼈에 주는 충격을 완화시키는 충격 흡수 장치의 역할을 하며, 관절의 움직임으로 인한 마찰로부터 뼈를 보호한다. 연골의 찢어짐은 체력 단련 프로그램으로부터 보편적으로 일어나는 것은 아니지만 부기와 통증은 손상이 일어났음을 암시할 수 있다.

원인 예외적으로 큰 힘 또는 이례적인 움직임은 연골이 찢어지도록 만들 수 있으며, 관절 통증을 초래한다. 이러한 경우는 관절이 신전된 상태에서 큰 힘을 발휘해야 하는 활동을 실행하는 선수에게서 볼 수 있다. 연골 손상은 정렬이 잘 안 된 뼈의 비정상적 마모 또는 관절 둘레의 약해진 근육으로 인한 과도한 마모로부터도 초래될 수 있다. 이러한 형태의 부상은 심한 인대 손상처럼, 일반적으로 수술을 필요로 한다.

최소한의 절개로 관절 손상을 치료하는 첨단 수술법에 관해서는 위쪽의 집중 분석을 참고한다.

예방 좋은 소식은 연골 손상의 위험이 높은 활동을 일반적인 체력 프로그램에 포함시켜야 할 필요가 없다는 것이다. 걷기, 수영, 자전거타기는 관절에 많은 부담을 주지 않으며 따라서 일반적으로 연골 손상을 초래하지 않는 활동의 보기다. 연골 부상을 피하기 위해서는, 관절에 과도한 부담을 주는 활동 또는 정상 동작 범위 밖으로 관절이 벗어나도록 만드는 강제적인 움직임은 제한한다.

정리하면...

- 운동은 허리 통증을 예방하는 데 그리고 허리 문제의 재활 치료에 중요한 역할을 할 수 있다. 유연성과 근력 증가, 신체지방 감소, 복부와 허리 근육 사이의 균형 향상, 그리고 골다공증 예방을 위한 운동은 허리 문제의 발병 위험을 감소시킬 수 있다.

- 운동 동안 또는 운동 직후에 나타나는 급성 근육통은 근육 손

염좌 과도한 힘이 관절에 가해질 때에 일어나는 인대의 손상.

관절경 수술 관절에 과도한 상처를 주지 않으면서 관절 부상을 치료할 수 있는 보편적인 수술법.

상, 근육 내부의 수분 축적, 그리고/또는 근육 내부의 화학적 불균형에 의한 것일 수 있다.
- 지연발생 근육통(DOMS)은 운동이 끝난 다음 24~48시간 후에 일반적으로 나타난다. 신장성 운동이 DOMS의 보편적인 원인이다.
- 과도한 저항에 대해 근육이 수축해야만 한다면, 그로 인해 근섬유에 초래되는 손상을 좌상이라고 부른다. 그러한 손상은 근섬유의 손상에서부터 근육의 완전한 찢어짐까지 다양하다. 염좌는 인대의 손상에 의해 초래된다.
- 건염은 신체활동과 연관된 모든 과다사용 문제 중에서 가장 보편적인 것 중의 하나다; 연골 손상은 보편적이지 않지만 발생한다면 극도로 고통스러울 수 있다.

보편적인 하체 부상

운동과 관련된 여러 가지 일반적인 부상의 원인 및 예방에 대해 논의하였다. 많은 체력 프로그램은 달리기, 걷기, 에어로빅 댄스 같이 다리가 사용되는 체중부하 활동을 포함하므로, 하체의 일부 특정 부상을 좀 더 자세히 살펴보자.

일반적으로, 걷기는 많은 부상을 초래하지 않는다. 하지만 달리기는 많은 부상으로 이어질 수 있다. 1/3 이상의 러너에게서 주간 달리기 거리를 줄여야 할 정도로 심각한 정형외과적 문제가 발생한다(3). 이러한 부상의 약 60%는 발과 다리에서 일어난다. 이 같은 부상을 가져오는 주된 요인의 하나는 발과 다리에 가해지는 물리적 스트레스 수준이다. 실제로, 지면과 접촉할 때에 발에 가해지는 충격은 체중의 약 2.5배이다(3). 70kg인 러너의 경우 발이 지면에 닿을 때에 가해지는 힘은 175kg이다! 그 외에도, 달리기 운동량과 함께 부상 빈도가 증가한다(3). 일주일에 24km를 달린다면 2년마다 한 번의 부상을 예상할 수 있다. 다음의 내용에서는 가장 보편적인 하체 부상의 원인과 예방에 대해 논의한다.

슬개대퇴골 통증증후군

슬개대퇴골 통증증후군(patellofemoral pain syndrome: PFPS)은 운동으로 인한 보편적인 부상이며, 슬개골 뒤쪽의 통증으로 나타난다(9). "러너의 무릎"으로도 알려져 있는 PFPS는 스포츠 부상 클리닉의 모든 방문 건수의 10%나 되고 모든 무릎 문제의 20~40%를 차지한다(9).

원인 슬개골이 경로에서 이탈될 때(그림 13.3)에 PFPS가 초래되는데 이러한 상태는 슬개골의 과도한 마모와 통증을 가져온다. PFPS가 발생하기 쉽도록 만드는 요인들 중에는 무릎을 신전시키는 허벅지 근육의 정렬 불량(misalignment), 근육의 과다사용 또는

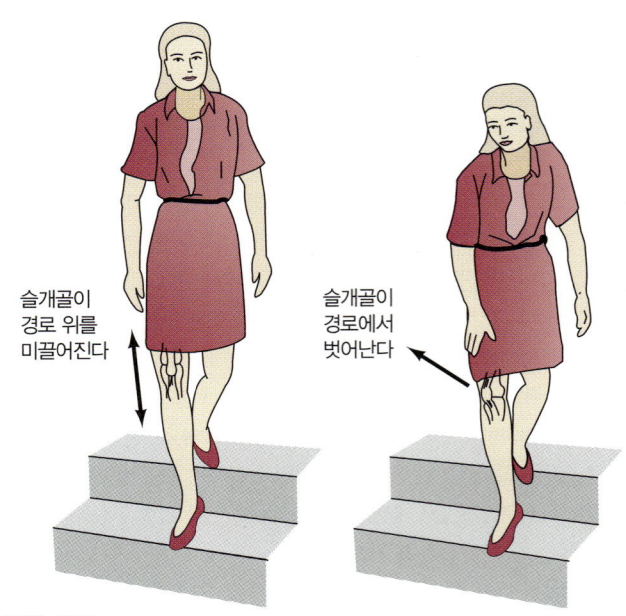

그림 13.3
허벅지 근육이 올바르게 잡아당길 때에는(왼쪽), 슬개골이 제자리에 있으며 슬개골 경로 위를 미끄러지듯이 쉽게 움직인다. PFPS의 경우(오른쪽), 허벅지 근육이 불균등하게 잡아당기며 슬개골은 경로에서 벗어난다. 그렇게 되면 슬개골 뒤쪽에 불균등하게 압력이 가해지면서 과도한 마모와 통증을 초래한다.

장기간 비사용, 급성 외상, 비만, 유전이 있다.

이러한 요인들 중에서 어느 것이라도 존재할 경우, 운동으로 인한 물리적 스트레스의 증가와 반복적인 움직임은 통증을 가져오며, 움직이는 동안 아마도 관절에서 소리가 나도록 만들 것이다. 시간이 지나고 사용이 증가되면서 관절의 연골이 퇴화하기 시작하며, 결국에는 골관절염으로 이어질 수도 있다.

예방 PFPS는 과도한 양의 달리기, 점프, 에어로빅 댄스, 계단 오르내리기로 인해 무릎에 가해지는 스트레스를 피함으로써 방지할 수 있다. 그뿐만 아니라, PFPS 발생 가능성은 허벅지 앞부분의 근육(대퇴사두근)을 강화시킴으로써 줄일 수 있다. 근육 강화는 슬개골의 움직임을 향상시키고 슬개골 표면의 마모를 감소시킨다.

가장 좋은 두 가지 운동은 무릎 신전에서의 마지막 20°에 걸친 신전 운동 그리고 무릎을 완전히 편 상태에서 대퇴사두근을 등척성적으로 수축하는 것이다(등을 대고 누운 자세에서 무릎 뒷면을 바닥으로 누르는 것을 시도해 본다) (9). 쪼그리고 앉는 동작처럼 무릎에 불필요한 스트레스를 가하는 것은 피해야 한다.

끝으로, PFPS는 적절한 운동화를 착용함으로써 방지할 수도 있는 한 가지 부상이다. 만일 자신에게 PFPS 증상이 있다면 신발이 그러한 문제의 원인인지를 의사 또는 발병 전문가(podiatrist)와 상담한다.

치료 대퇴사두근 운동, 휴식, 항염증 약물을 포함하는 적극적인

재활 프로그램은 대부분의 PFPS 환자에게 효과가 있음이 밝혀졌다. 얼음이 PFPS를 예방하거나 또는 관절을 재활시키지는 않지만 통증과 염증을 일부 완화시켜 줄 수 있을 것이다(항염증제처럼).

정강이 통증

정강이 통증(shin splints)은 하퇴(lower leg) 앞부분의 부상과 관련된 통증을 의미하는 일반적인 용어이다(9). 이러한 상태는 러너, 특히 장거리 러너에게서 보편적이며 상당히 고통스러울 수 있다.

원인 정강이 통증을 초래하는 가장 보편적인 세 가지 부상은 하퇴에 있는 하나 또는 여러 근육과 건의 좌상 및 자극(irritation) (그림 13.4); 하퇴의 두 뼈인 경골과 비골을 연결하는 조직의 염증; 경골이나 비골의 미세한 골절이다(긴장골절이라고 부르며 다음 내용에서 논의).

예방 정강이 통증은 딱딱하지 않은 표면 위에서 달림으로써, 충격을 흡수하는 푹신한 신발을 착용함으로써, 걷기에서부터 달리기로 서서히 프로그램의 운동 강도를 증가시킴으로써 예방할 수 있다. 만일 정강이의 통증이 심해진다면 뼈의 골절에 의한 것일 수 있으므로 가볍게 생각해서는 안 된다. 달리기 같은 고충격 신체활동은 중단되어야 하며 자전거타기 또는 수영 같은 저충격 신체활동으로 대체되어야 한다. 하퇴 앞부분과 뒷부분에 있는 근육의 스트레칭은 문제를 예방하는 데 도움이 될 수도 있다.

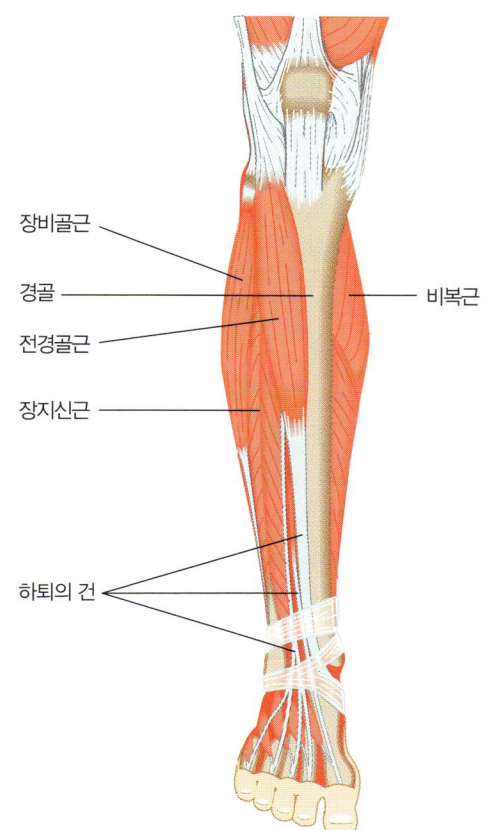

그림 13.4
정강이 통증에서 흔히 문제가 되는 근육과 건의 위치.

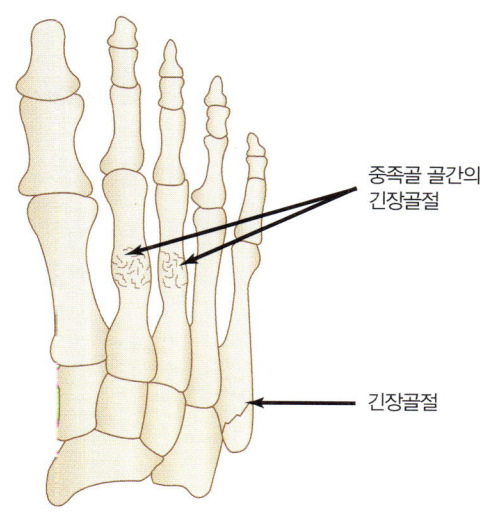

그림 13.5
중족골의 긴장골절은 체중이 실리는 움직임 동안에 통증을 초래한다.

긴장골절(Stress Fracture)

긴장골절은 뼈의 미세한 골절이다. 긴장골절은 다리의 어느 뼈에도 생길 수 있지만 발뒤꿈치에서 발가락 쪽으로 뻗어 있는 발의 긴 뼈들(중족골)에서 특히 발생하기 쉽다(그림 13.5). 실제로 이런 뼈들이 인체에서 가장 보편적인 긴장골절 부위다.

원인 긴장골절은 달리기 또는 그 밖의 다른 체중부하 신체활동 동안 다리와 발에 가해지는 과도한 힘으로부터 초래된다(10). 이러한 부상 발생 가능성이 가장 높은 사람은 발바닥의 아치가 높거나 또는 하체 유연성이 나쁜 사람 그리고 트레이닝 강도 또는 지속시간을 너무 빨리 증가시키는 사람이다.

예방 발바닥의 아치가 높은 사람은 의사 또는 발병 전문가와의 상담을 통해 발의 스트레스와 관련된 문제를 예방하는 데 도움이 되는 아치 지지대를 처방받을 수도 있을 것이다. 긴장골절의 예방에 있어

> **슬개대퇴골 통증증후군** 운동으로 인한 보편적인 부상이며 슬개골 뒤쪽의 통증으로 나타난다. 때로는 "러너의 무릎"이라고 불린다.
>
> **정강이 통증** 하퇴 앞부분의 부상과 연관된 통증을 가리키는 일반적인 용어.
>
> **긴장골절** 뼈의 미세한 골절을 말한다.

상담 코너

"고통이 없으면 얻는 것도 없다"는 구시대적인 철학이다. 신체활동을 하려고 한다면 부상 가능성을 줄일 수 있도록 다음을 생각해 본다.

- 근력 트레이닝을 할 때에는 신체 정렬에 관심을 기울인다.
- 자신의 독특한 걸음걸이와 요구에 맞는 신발에 대해 상담 받는 것을 생각해 본다.
- 과거의 부상을 인정하고, 강도와 지속시간을 늘리기 시작할 때에는 조심스럽게 접근한다. 항상 해오던 것을 한다면 계속해서 같은 결과를 얻게 될 것이다.
- 적응이 일어나도록 충분한 시간을 허용한다. 적절한 휴식은 운동에서 핵심적인 요소다.

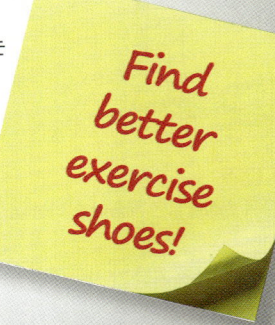

Find better exercise shoes!

핵심적인 요인은 자신의 운동량을 서서히 증가시킴으로써(일주일에 5~10%를 초과하지 않음) 과훈련을 피하는 것이다. 때로는 엉덩이 및 다리 뒷부분의 유연성 부족이 체중의 이동에 영향을 미쳐 일부 뼈들이 만성적으로 과도한 부하를 받게 되면서 골절이 일어난다. 그러므로 다리 뒷부분과 엉덩이의 유연성을 유지한다면 긴장골절의 발생 가능성이 줄어들 것이다. 발과 다리의 통증이 긴장골절에 의한 것이라고 추측되면 부상된 부위를 포함하는 신체활동은 중단한다. 부상 부위의 X-선 검사를 위해 병원을 찾는다. 긴장골절이라고 진단되면 휴식만이 회복 과정을 도울 수 있다.

이제까지 논의했던 모든 부상을 인식하고 이해하는 것은 물론 중요하지만 운동-관련 부상에 대처하는 가장 좋은 전략은 부상 발생 위험성을 줄이는 것이다. 부상 위험성에 관해 자신의 운동 프로그램을 평가하려면 340쪽의 실습 13.1을 참고한다.

정리하면…

- 하체의 보편적인 부상으로는 슬개골 뒷부분의 관절 연골이 운동 동안의 만성적 사용에 의해 손상될 수 있는 PFPS; 하퇴 앞부분의 여러 다른 부상을 포괄적으로 의미하는 용어인 정강이 통증; 뼈의 미세한 골절인 긴장골절이 있다.
- 운동-관련 부상의 위험을 줄이기 위해서는 관절 둘레의 근력 균형을 유지하기 위한 근력 강화 운동 프로그램을 실시; 운동 전과 후에 준비운동과 정리운동을 실시; 적절한 장비(특히 적합한 신발)를 사용; 운동 강도와 지속시간을 운동 트레이닝 프로그램 전체에 걸쳐 서서히 증가; 적절한 휴식/운동 비율을 유지; 과훈련을 피함.

부상 관리

앞서 언급했듯이, 신체활동을 규칙적으로 실시하는 거의 모든 사람은 어떠한 형태로든 간에 부상을 경험하게 될 것이다. 다음의 내용에서는 부상의 치료와 재활 과정에 대해 살펴보겠다.

극도의 아픔을 느끼거나 또는 골절의 가능성이 있는 부상이라면 의사의 진단을 받아야만 하며, 의사는 뼈에 골절이 있는지를 확인하기 위해 X-선 검사를 지시할 것이다. 다음의 치료 방법은 그보다는 정도가 덜 심각한 부상의 경우에 해당된다(1도 좌상, 염좌, 건염 등).

운동-관련 부상의 초기 치료

운동-관련 부상의 초기 치료 목표는 통증을 감소시키고, 부기를 줄이며, 추가적인 손상을 방지하는 것이다(9). 이러한 목표는 휴식(rest), 냉찜질(ice), 압박(compression), 높이기(elevation)을 결합함으로써 달성할 수 있다(RICE). 휴식은 추가적인 손상을 방지하는 데 도움이 될 것이다. 손상된 조직을 움직이게 되면 부상을 악화시키고 추가적인 손상을 가져올 것이다. 통증을 가져오는 어떠한 움직임도 피해야 한다.

부상 부위에 얼음을 접촉시키면 차가워진 부위로의 혈액 흐름을 감소시켜 부기를 줄일 수 있다. 부기를 최소화함으로써 통증을 감소시키고 회복이 더 빨라지도록 해줄 것이다. 동상으로 인한 피부 손상을 방지하기 위해 얼음(또는 아이스 팩)을 천으로 감싸서 부상 후 이틀 동안 한번에 30분씩, 하루에 3~4회 부상 부위에 댄다.

부상 부위의 압박도 부기를 축소시킬 수 있다. 압박의 정도는 손상된 부위 주변의 체액 축적을 감소시킬 수 있을 정도로 충분해야 하지만 혈액의 흐름을 방해할 정도로 강해서는 안 된다. 탄력붕대로 부상 부위를 딱 맞게 감싸면 부기를 억제하는 데 충분할 것이다. 탄력붕대로 감싸면서 마지막 2~3번은 얼음주머니를 넣어 감싼다면 압박과 차가움을 동시에 가할 수 있다.

끝으로, 휴식을 취하면서 가능하다면 부상 부위를 심장의 위치보다 높게 올려놓음으로써 혈압을 감소시키며 따라서 부기를 줄일 수 있다. 부상 후 약 3일이 지난 후에는 아래의 내용에 소개된 운동 재활 프로그램을 시작한다. 만일 부상 상태가 재활을 시작해도 좋을지에 대해 의문이 생긴다면 24~48시간을 더 기다린다.

재활

심각하지 않은 부상의 회복은 자연적으로 이루어진다. 상처가 치유

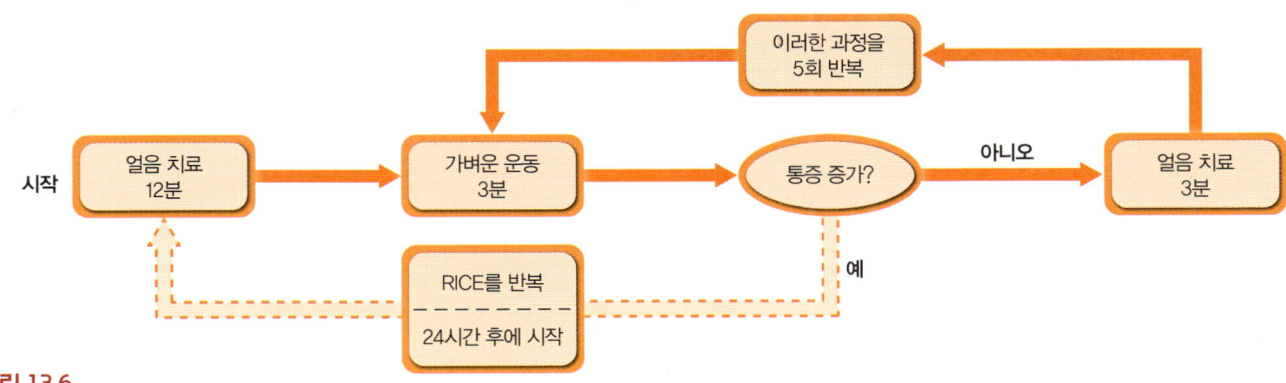

그림 13.6
부상의 재활 치료를 위한 한랭 운동 요법의 실행 단계.

되고 부기가 가라앉으면 대부분의 사람은 통증의 정도에 따라 부상된 부위를 움직이기 시작할 것이다. 통증이 줄어들면서, 정상적인 동작 범위가 회복될 때까지, 더 많은 움직임이 일어날 수 있다. 하지만 이러한 재활 방법에는 몇 가지 단점이 있다. 첫째, 회복이 아주 느리다. 부상에 따라 이러한 자연적인 재활 과정은 적극적인 재활 프로그램보다 5~10배나 시간이 더 걸릴 수도 있다.

둘째, 손상 부위가 다시 부상을 입을 수도 있는데, 그 이유는 많은 사람이 너무 빨리 부상 부위를 예전처럼 사용하려고 시도하기 때문이다. 이러한 이차적 부상은 첫 번째 부상보다 더 큰 손상을 초래하며, 심지어 조직을 더욱 약화시켜 부상이 일생 동안 계속해서 재발하도록 만들 수 있다. 셋째, 많은 종류의 부상에 있어, 재활 프로그램을 적극적으로 실시하지 않을 경우에는 기능을 완전히 회복하지 못할 수 있는데, 그 이유는 부상 후의 반흔조직(scar tissue)이 정상적인 동작 범위를 제한하기 때문이다. 다행히도 이러한 문제들은 적극적인 재활 과정으로 극복할 수 있다.

R.I.C.E 절차를 거친 다음에 실행하는 인기 있는 재활 기법은 **한랭 운동**(cryokinetics)이라고 불린다(11). 이 기법은 약 12분 동안 얼음을 부상 부위에 접촉시킨 다음, 3분 동안 가벼운 운동을 실시하며, 그 후 3분 동안 또다시 얼음을 접촉시킨다. 3분의 운동과 3분의 얼음 접촉은 5회 반복되어야 한다. 이러한 치료 과정 동안에 이루어지는 손상된 사지의 운동은 손상 부위의 움직임에 따른 통증과 연관해서 조절되어야 한다. 통증이 거의 없거나 통증을 주지 않는 운동 강도에서 시작한다. 한랭 운동 치료 동안에 통증이 커진다면 치료를 중단하고 통증이 사라질 때까지 R.I.C.E 치료를 재개한다(그림 13.6).

부상의 초기 관리는 아주 중요하며 재활 과정을 완료하는 데 요구되는 시간을 결정한다. 예를 들면, 발목의 3도 염좌 후에 실시된 (부상 2~3일 후부터) 한랭 운동 요법은 2주 이내에 완전한 회복을 가져온다. 만일 한랭 운동 치료가 늦게 시작된다면(부상 5~7일 후부터), 회복은 4~5주가 요구될 수도 있다.

통증이 사라지고 동작 범위가 회복되면, 웨이트 트레이닝과 유연성 운동을 추가함으로써 완전한 회복을 가속화시킬 수도 있다. 이러한 운동은 근육 부상의 경우에 특히 중요한데, 그 이유는 회복 과정은 근육이 짧아지도록 만들 수도 있으며 따라서 유연성을 제한할 수도 있기 때문이다. 적절하게 치유되지 않은 부상은 신체활동 동안 통증이 재발하도록 만들며, 여러 해 동안 지속될 수도 있다. 그러므로 좀처럼 낫지 않는 부상의 경우에는 전문인(선수 트레이너, 물리치료사, 의사)의 조언을 구해야 한다.

정리하면...

- 부상 치료에 있어 R.I.C.E 절차를 기억한다: 휴식, 냉찜질, 압박, 높이기.
- 한랭 운동은 부상 부위에 차가움과 운동을 교대로 적용하는 것을 포함하는 재활 치료법이다.

비의도적 손상의 예방

뼈, 근육, 인대, 건에 과도한 자극을 줌으로써 초래되는 운동-관련 부상 외에도 많은 미국인은 그 밖의 다른 **비의도적 손상**으로 고통을 받는다.

미국에서, 비의도적 손상은 15~34세인 사람의 사망 원인 1위다

> **R.I.C.E** 운동과 관련된 부상의 치료 절차를 나타내는 두문자어. 휴식, 냉찜질, 압박, 높이기를 의미한다.
>
> **한랭 운동** 얼음, 운동, 휴식을 번갈아 사용하는 재활 치료 기법.
>
> **비의도적 손상** 계획되지 않은 행동으로 초래된 부상. '사고로 인한 부상'보다 선호되는 용어.

표 13.2 젊은 성인의 5가지 주된 사망 원인		
순위	15~24세	25~34세
1	비의도적 손상:	비의도적 손상
	차량 충돌: 69.6%	차량 충돌: 52.4%
	중독: 14.6%	중독: 27.9%
	익사: 3.7%	익사: 3.0%
	기타: 12.1%	기타: 16.7%
2	타살	악성 종양
3	자살	심장병
4	악성 종양	자살
5	심장병	타살

출처: National Center for Injury Prevention and Control. *CDC Injury Fact Book*. Atlanta, GA: Centers for Disease Control and Prevention, 2009; National Center for Health Statistics. *Health, United States, 2008 with Chartbook*. Hyattsville, MD: National Center for Health Statistics, 2009.

(334쪽의 표 13.2 참고). 비의도적 손상은 매년 5,100명 이상 또는 하루에 약 14명의 어린이의 목숨을 앗아간다(12). 그 외에도, 14세 미만인 어린이에게 발생하는 비의도적 손상으로 인해 매년 620만 건의 응급실 진료가 이루어진다(12).

대부분의 비의도적 손상은 우연히 또는 "사고"로부터 초래되는 것처럼 보일 수도 있지만 사실은 그렇지 않다. 실제로, 공공 건강 부문의 전문가들은 *사고* 대신에 *비의도적 손상*이라는 용어의 사용을 선호하는데 그 이유는 사고는 뜻하지 않은 사건, 불운, 그리고 상황이나 행동을 수정함으로써 결과를 변화시킬 수 없음을 암시하기 때문이다(13). *사고*는 부상(손상)으로 이어지는 일련의 사건을 말하는 반면에 부상은 사고로 인한 건강상의 결과임을 기억해야 한다. 많은 위험 요인을 통제하기 위해 자신의 행동을 변경할 수 있으며 비의도적 손상의 위험을 줄일 수 있다. 가장 보편적인 일부 위험 요인을 살펴보자.

비의도적 손상의 위험 요인

가장 중요한 부상 위험 요인의 하나는 안전 의식의 결여이며, 이것은 위험을 감수하는 행동을 조장한다. 예를 들면, 자신의 운전 기술을 과신하는 사람은 굽은 도로 또는 젖은 도로에서 과속운전을 할 수도 있으며 따라서 차량 사고의 위험이 증가한다. 이와 비슷하게, 자신의 작업 기술을 과신하는 사람은 직장에서 불필요한 위험을 자초할 수도 있다.

일부 사람은 흥분 또는 위험스러움을 열망한다. 그러한 흥분-추구 태도는 사고 위험을 증가시킨다. 이러한 사람은 스카이다이빙, 자동차 경주, 또는 암벽 등반 같이 사고로 인한 부상의 가능성을 증가시키는 고위험 신체활동에 흔히 참가한다.

스트레스 또한 사고 위험을 증가시킨다. 정서적 또는 신체적 스트레스를 받는 동안, 사람은 부주의해지는 경향이 있다. 정원 가꾸기 또는 집안 청소, 스포츠 참여 같은 일상적인 활동 동안에 일련의 경미한 사고 또는 거의 실책에 가까운 일이 일어난다면 이것은 휴식을 취하고 스트레스 관리 기법을 사용하면서 자신의 스트레스 수준을 감소시켜야만 한다는 것을 알려주는 것일 수도 있다.

알코올 및 그 밖의 다른 약물 또한 사고 위험을 증가시킬 수 있다. 약물은 자신의 판단력을 흐리며 반사속도와 동작 협응성 둘 다 감소시킨다. 음주는 수상 활동 사고로 인한 청소년과 성인 사망의 약 25~50%와 관련되어 있고, 알코올은 익사 사고의 50%에서 사고의 한 가지 원인이다(14). 햇볕 노출과 열기는 평형성, 협응성, 판단력에 미치는 알코올의 영향을 증가시킨다. 이와 비슷하게, 코카인과 마리화나 사용은 넘어짐, 익사, 화재, 차량 사고를 포함해서 많은 다양한 사고와 연관이 있다.

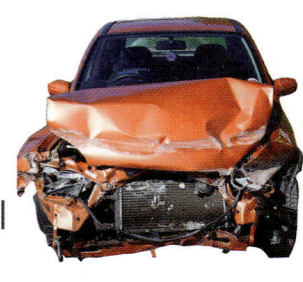

생각해 볼 것!
33분마다 미국인 한 명이 알코올-관련 차량 사고로 사망하며, 2분마다 한 명이 비치명적 부상을 입는다.

여러 가지 환경적 요인이 사고의 위험을 증가시킬 수 있다. 예를 들면, 화염물질을 난방기구 옆에 놓아둔다거나 제대로 작동하는 연기 탐지기를 갖추어 놓지 않는 경우에는 화재로 인한 부상 위험을 증가시킨다. 집이나 직장에서 사다리 또는 계단을 제대로 관리하지 않는 것 같은 그 밖의 다른 요인은 넘어짐 또는 사고로 인한 부상의 위험을 증가시킬 수도 있다.

사고 위험을 줄이는 방법

부상 위험을 줄이기 위해 취할 수 있는 여러 가지 조치가 있다. 비결은 위험 요인에 대한 인식을 높이는 것이다. 336쪽의 행동 변화를 위한 단계적 접근은 자신의 행동이 사고로 인한 부상 위험을 증가시키는지를 판단하는 데 도움이 될 것이다. 단계적 접근 그리고 335쪽의 그림 13.7에 있는 조언을 사용하여 차량 사고, 화재, 넘어짐, 익사, 중독으로부터의 부상 위험을 줄인다.

정리하면...
- 행동과 태도는 비의도적 손상을 입을 가능성에 큰 영향을 미칠

자전거 또는 이륜자동차 사고
- 항상 헬멧을 착용하고, 눈에 잘 띄는 표식을 부착하며, 보호용 복장을 착용한다.
- 차량과 같은 방향으로 이동하거나, 또는 가능하다면 자전거용 도로를 이용한다.

넘어짐
- 사닥다리와 계단을 좋은 상태로 유지한다.
- 미끄러지지 않는 깔개를 사용한다.
- 목욕탕과 샤워장에서는 손잡이 또는 미끄럼 방지 매트를 사용한다.

익사
- 감독자 없이 어린이들이 수영하도록 해서는 절대 안 된다.
- 수영을 배우고, 적절한 수상 안전 절차를 익힌다.
- 혼자서 또는 어둠 속에서 수영하지 않는다.
- 지정된 장소에서만 다이빙을 한다.
- 음식 섭취 직후, 피로할 때, 또는 약물을 복용할 때에는 수영을 하지 않는다.
- 유속이 빠른 강 같은 위험한 곳에서는 수영을 하지 않는다.
- 심폐소생술을 익힌다.
- 가정용 수영장 둘레에 울타리를 설치한다.

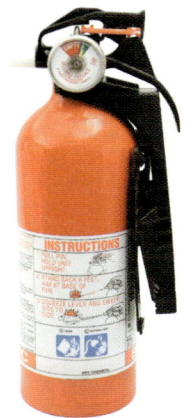

중독
- 모든 약물을 적절하게 표시해 놓는다.
- 어떤 약물이라도 권장되는 것보다 더 많은 양을 복용하지 않는다.
- 모든 약물은 아이들의 손이 닿지 않는 곳에 보관한다.
- 모든 약물과 화학물질을 적절한 용기에 담아 보관한다.
- 무독성 세제만을 사용한다.
- 오래된 또는 유효기간이 지난 약물은 버린다.
- 약물을 섞지 않는다.
- 중독응급센터의 전화번호를 전화기 옆에 적어 놓는다.

화재
- 인화성 물질을 안전한 장소에 보관한다.
- 연기 탐지기, 소화기, 스프링클러를 적절한 작동 상태로 유지한다.
- 소화기 사용 방법을 익힌다.
- 집과 직장에서 안전하게 대피하는 절차를 연습한다.
- 휴대용 히터를 당치해서는 결코 안 된다.
- 전기 콘센트에 과부하가 걸리지 않도록 한다.

차량 충돌
- 지나치게 피곤하거나 졸음이 올 때에는 운전하지 않는다.
- 차량을 좋은 정비 상태로 유지한다.
- 도움이 필요할 때에는 차안에 있으면서 도움을 기다린다.

그림 13.7
비의도적 손상의 위험을 줄이기 위해 다음의 조언을 실행한다.

수 있다. 차량 사고, 넘어짐, 익사, 중독이 비의도적 손상의 가장 보편적인 형태다.
- 알코올 섭취를 피하거나 최소화함으로써 비의도적 손상의 위험을 줄일 수 있다.

비의도적 손상의 치료

자신 또는 다른 사람이 비의도적 손상을 입은 상황에 처해 있다면 즉각적인 관심과 치료가 필수적일 수 있다. 가장 좋은 트레이닝은 적십자사, 직업학교, 또는 병원에서 제공되는 것과 같은 응급 처치 또는 CPR 강좌를 일반적으로 포함하고 있다. 그러한 강좌를 수강할 수 없더라도 기도폐쇄가 되거나, 물에 빠졌거나, 또는 호흡을 중단한 사람을 어떻게 도와주어야 하는지에 대한 기본적인 대처 방법은 알고 있어야 한다. 다음의 내용은 응급 처치의 기본을 알려주고 있다. 하지만 만일 제대로 실시되지 않으면 모든 처치는 득보다 실이 더 많을 수 있다. 그러므로 다음의 것들을 어떻게 실행하는가에 대해 지도를 받기 위해서는(그리고 자격증까지도 생각한다면) 훈련된 전문가와 상담해야 한다.

기도폐쇄

기도폐쇄는 입안에 있던 것이 기관을 막아버릴 때 일어나며 따라서 코와 입에서 폐로의 공기 통로가 차단된다. 간략하게 말하면, 환자는 호흡을 할 수 없다. 기도폐쇄가 된 사람을 돕기 위해서는, 복부 밀어내기(abdominal thrust)를 실시해서 막힌 물체를 제거한다.

복부 밀어내기(하임리히 요법으로도 알려져 있다)는 일반적으로 환자의 몸 뒤쪽에서 이루어지며, 횡격막 아래에서 연속해서 복부에 밀어내기를 실시하는 것이다. 응급 처치를 하는 사람은 환자 뒤에 서서 자신의 팔을 환자의 허리둘레에 감고서 자신의 손을 맞잡은 다음 환자의 복부에 빠른 밀어내기를 실시한다(그림 13.8).

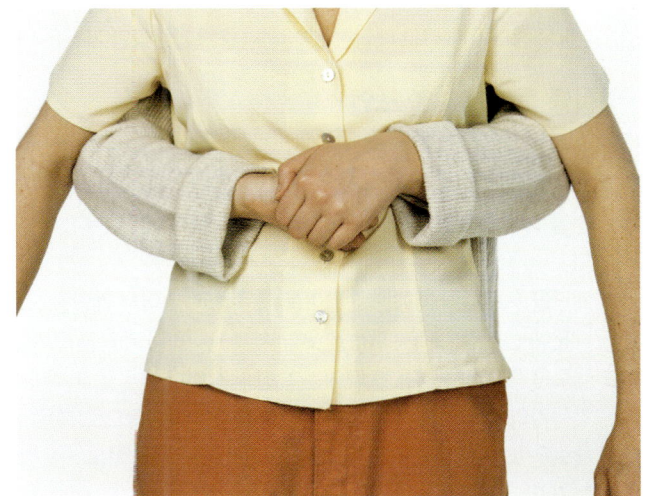

그림 13.8
하임리히 요법은 기도폐쇄가 된 사람에게 빠른 복부 밀어내기를 실시함으로써 이루어진다.

> **사고** 비의도적 손상, 죽음, 또는 소유물의 손상을 가져오는 일련의 사건; 사건의 결과가 아니라 사건을 말한다.

이러한 밀어내기는 의식이 있는 성인과 한 살 이상의 어린이에게 사용하도록 권고된다. 한 살 미만인 유아의 기도폐쇄에는 권고되지 않는다(기도폐쇄가 된 유아에게는 대체 방법이 권고된다; 기도폐쇄가 된 유아의 치료에 대한 지침은 이 장의 끝부분에 있는 메이오 클리닉의 웹사이트를 참고한다). 복부 밀어내기는 횡격막을 위로 올리고 인위적 기침이 나도록 폐로부터 충분한 양의 공기를 밀어내는 것이다. 기침은 공기 통로를 막고 있는 이물질을 통로로부터 제거하기 위한 것이다.

중독

중독은 성인의 감독이 소홀한 동안 어린이가 약물, 세제, 또는 그 밖의 다른 가정용품을 섭취할 때에 종종 일어난다. 하지만 성인도 유독성 또는 부식성 화학물질에 우연히 노출될 수 있다.

중독 사고의 경우, 라벨에 응급 처치 정보가 있는지를 확인하고, 중독관리센터에 전화한다. 119 또는 의료 기관에 전화해야 할 필요가 있을 수도 있다. 비상 상황이 아닌 경우 또는 의료 기관에 전화를 걸기 전에 다음의 방법이 도움이 될 수도 있다:

- **눈에 있는 유독 물질.** 눈으로부터 5~8cm 위에서 큰 잔으로 미지근한(뜨거운 물은 절대로 안 된다) 물을 눈에 붓는다. 15분 동

행동 변화를 위한 단계적 접근

자신의 행동은 비의도적 손상의 위험 가능성을 높이는가?

자신을 부상의 위험에 빠뜨리는 불필요한 모험을 하려고 하는가? 아래의 질문에 대답한다.

Y N
- ☐ ☐ 나는 번지점프, 스카이다이빙, 스키 활강 같은 스릴감 있는 활동을 종종 한다.
- ☐ ☐ 나는 운전에 자신이 있으며 때로는 과속하고, 좋지 않은 기상 상태에서도 빠르게 차를 모는데 그 정도는 충분히 소화할 수 있음을 알기 때문이다.
- ☐ ☐ 알코올음료를 마신 후에도 차를 몰았다.
- ☐ ☐ 계단을 오르내리거나 또는 언덕이나 그 밖의 다른 잘 모르는 지형에서 이동할 때에 나는 걸음걸이 속도를 높인다.
- ☐ ☐ 새로운 청소용품, 소형 도구, 또는 가정용 기기를 사용할 때에는 포장 라벨이나 사용 설명서를 읽지 않는다.

위의 질문 중에서 예라고 대답한 것이 하나를 초과한다면 자신은 비의도적 손상을 당한 가능성이 아마도 많을 것이다.

위험을 줄이기 위한 조언

내일:
- ☑ 도로 규칙을 준수하고, 방어 운전을 한다. 항상 안전벨트를 맨다; 법적 제한 속도 이내에서 운전한다; 감정적으로 흥분된 상태에서는 운전을 하지 않는다; 공격적인 운전자에게 반응하지 않는다; 약물이나 알코올 섭취하면서 또는 섭취 후에는 운전을 해서는 절대로 안 된다.
- ☑ 계단을 오르내릴 때에는 손잡이를 사용하고, 뛰어서 계단을 오르거나 내려서는 절대로 안 된다. 질병이 있거나 알코올 또는 약물 사용 때문에 신체적으로 제 기능을 못할 때에 사다리나 계단을 오르는 것을 시도해서는 안 된다.
- ☑ 새로운 의약품을 복용할 때에는 특정 음식이나 물질을 피해야 할 필요가 있는지를 파악하기 위해 라벨을 주의 깊게 읽는다. 건강관리 전문가의 명확한 조언 없이는 여러 의약품을 복합적으로 복용하지 않는다.
- ☑ 새로운 소형 도구나 가정용 기기(특히 전기용품)를 처음 사용할 때에는 사용 설명서를 읽는다–어떻게 작동하는지를 알고 있다고 생각하지 말 것.

2주 이내에:
- ☑ 스포츠와 그 밖의 활동에 대해 현실을 직시하는 마음가짐을 갖는다. 스카이다이빙 같은 고위험 활동을 한다면 위험성을 철저히 이해하고 부상 방지에 필요한 적절한 사전조치를 반드시 취해야 한다.

학기말에는:
- ☑ 보통 이상의 부상 위험을 수반하는 새로운 활동을 시도하기 전에 자격이 있는 사람에 의한 충분한 훈련을 거쳐야만 한다.

안 계속한다. 눈을 씻는 동안 최대한 많이 눈을 깜빡인다. 눈꺼풀을 열려고 힘을 가해서는 안 되며, 눈을 비비도록 허용해서는 안 된다. 미지근한 물이 없다면 호스(hose)로부터의 부드러운 물줄기를 사용하면서 눈을 빨리 씻는다.

- *피부의 유독 물질*. 피부에 접촉된 어떠한 유독 물질도 최대한 빠르게 제거되어야만 한다. 오염된 의복을 벗고, 10분 동안 물을 피부 부위에 붓는다. 그런 다음 비누와 물로 피부 부위를 부드럽게 씻은 다음 물로 씻어낸다. 나중에, 오염된 의복을 처리한다. 화학화상(chemical burn)의 경우, 손상 부위를 많은 양의 물로 씻어내고, 의복을 제거하고, 부드럽고 깨끗한 천으로 덮는다. 기름이나 연고를 바르지 않는다.
- *흡기된 유독 물질*. 흡기된 유독 물질은 폐 및 신체의 다른 조직에 초래할 수 있는 손상 때문에 아주 심각하다. 자신의 노출 위험을 최소화하고, 곧바로 피해자가 신선한 공기를 흡기할 수 있도록 한다. 피해자의 의복을 느슨하게 한다. 도움을 청하도록 최대한 빨리 사람을 보낸다. 피해자가 호흡을 하지 않으면 CPR을 시작하고, 피해자가 호흡을 할 때까지 또는 구조대가 도착할 때까지 계속한다. 문과 창문을 열어 그 밖의 다른 사람이 연기에 의해 해를 입지 않도록 한다.
- *삼킨 유독 물질*. 어떤 사람이 유독 물질을 삼켰다는 생각이 들면, 환자의 입을 먼저 살펴보고 입안에 있을 수도 있는 모든 정제, 분말, 또는 어떠한 것이라도 제거한다. 입에 상처, 화상, 부기, 특이한 색깔, 또는 냄새가 있는지를 자세히 살펴본다. 천으로 입을 훔치고 닦아 낸다. 의식이 있고 삼킬 수 있다면 물을 반 컵 준다.

많은 제품의 라벨에서 권고되는 해독제는 더 이상 쓸모가 없는 것이거나 부정확할 수도 있으므로 그러한 정보에 의존해서는 안 된다는 것을 기억할 것. 그 외에도, 소금물, 겨자를 풀은 물, 그리고 많은 그 밖의 민간요법은 비효과적이고 위험스러울 수도 있다. 그러한 방법은 사용하지 않는다. 과거에는 토근(ipecac) 수프가 구토를 유도하기 위해 사용되었지만 현재로서는 그러한 방법이 안전하고 효과적인가에 대해 전문가들이 동의하지 않는다. 2003년부터 미국 소아과학회는 집에 토근 수프를 보관하지 말도록 부모들에게 조언하고 있다(15).

출혈

누구나 가볍게 베인 상처와 찰과상, 그리고 그에 따른 출혈을 때때로 경험하지만 많은 양의 혈액 상실은 극도로 심각한 상태이며 빠르게 무의식 그리고 심지어 죽음으로 이어질 수 있다. 자신 또는 주위의 사람이 출혈이 심한 상처를 입는다면 즉각적인 조치가 필요할 것이다. 베이거나, 찔리거나, 긁혔을 때에는 의료적 치료를 받을 때까지 다음의 절차를 따른다(16):

1. **부상을 입은 사람을 눕힌다.** 가능하다면 누운 사람의 머리를 몸통보다 약간 낮게 하거나 또는 다리를 올린다. 이러한 자세는 뇌로의 혈류를 증가시킴으로써 실신의 위험을 줄인다. 만일 가능하다면 출혈 부위를 높인다.
2. **장갑을 착용한 상태로, 모든 흙이나 부스러기를 상처로부터 제거한다.** 커다란 또는 더 깊게 박혀 있는 물체는 제거하지 않는다. 이 시점에서는 상처를 자세히 살펴보거나 또는 깨끗이 하려고 시도하지 않는다. 주된 관심은 출혈을 멈추는 것이다.
3. **상처를 직접적으로 압박한다.** 소독된 붕대, 깨끗한 천, 또는 심지어 의복의 일부를 사용한다. 사용할 수 있는 것이 아무 것도 없다면 자신의 손을 사용한다.
4. **출혈이 중단될 때까지 압박한다.** 출혈이 중단되었는지를 살펴보지 말고 최소한 20분 동안 계속해서 압박한다. 붕대(또는 깨끗한 천 조각) 또는 접착밴드로 상처를 단단히 감싸면 압박을 유지할 수 있다.
5. **거즈나 붕대를 제거하지 않는다.** 출혈이 계속되고 상처를 감싸고 있는 거즈 또는 그 밖의 다른 직물을 통해 배어 나오더라도 제거하지 말 것. 그 대신, 흡수성 있는 것을 그 위에 추가한다.
6. **출혈이 중단되면 손상된 신체 부위가 움직이지 못하도록 고정시킨다.** 붕대를 그대로 두고 부상을 입은 사람을 가능한 한 빨리 응급실로 옮긴다.

호흡이나 심장 박동이 중단된 경우

심폐소생술(CPR)은 사고 피해자가 호흡을 중단하였거나 또는 심장 박동이 중단되었을 때 필요할 수도 있다. 그러한 피해자를 치료하기에 충분한 자격을 갖추려면 CPR 강좌를 수강해야 한다. 요약하면, 구조를 하는 사람은 다음과 같이 행동해야 한다:

1. 첫째, 피해자의 반응 상태를 점검한다. 반응이 없다면, 우선 119에 신고한다. 대부분의 경우 119 신고센터 담당자는 어떻게 CPR을 실행하는지에 대해 도움을 줄 것이다.
2. 다음은 아마도 신고센터에서 이렇게 하라고 알려주는 내용일 것이다. 곧바로 가슴 압박을 시작한다—강하고 빠르게! 양 젖꼭지 사이의 가슴을 약 5cm 정도 아래로 30번을 누른다. 분당 100회의 압박을 실시하며 이것은 초당 1회보다 더 빠르다. 만일 신고센터 담당자의 도움을 받을 수 없다면 계속해서 가슴 압박을 실행한다. 담당자의 도움이 있다면 아래의 세 번째 단계를 실행

하도록 하였을 것이다.

3. 머리를 뒤로 젖히고, 호흡을 하는지를 듣는다. 피해자가 정상적으로 호흡하지 않는다면 코를 잡고 자신의 입으로 피해자의 입을 덮고서 가슴이 올라오는 것을 볼 때까지 공기를 불어 넣는다. 두 번 인공호흡을 한다. 각 인공호흡은 1초가 걸려야 한다.
4. 구조대가 올 때까지 30번의 가슴 압박과 2번의 호흡을 계속한다.

정리하면...

- 비의도적 손상의 경우, 하임리히 요법 그리고 중독 또는 심한 출혈의 경우에 무엇을 해야 하는지를 포함해서 자신이 알아야 하는 몇 가지 핵심적인 응급 처치 방법이 있다. 이러한 방법을 실행하기에 충분한 자격을 갖추려면 응급 처치와 CPR 강좌를 수강해야 한다.

요약

1. 과훈련은 운동-관련 부상 발생에 가장 주된 위험 요인이다. 달리기와 연관된 부상은 다리와 발에 가해지는 과도한 스트레스 때문에 주로 발과 무릎에 나타난다. 달리기 부상과 가장 밀접하게 연관된 요인은 부적절한 트레이닝 기법, 부적합한 신발, 다리와 발의 정렬 문제다.

2. 운동은 허리 통증을 예방하고 일부 허리 문제의 재활 치료에 중요한 역할을 할 수 있다. 유연성과 근력을 증가시키고, 신체지방을 감소시키며, 복부와 허리 근육 사이의 근육 균형을 향상시키고, 골다공증을 예방하기 위한 운동은 허리 문제의 발생 위험을 감소시킬 수 있다.

3. 급성 근육통은 운동 동안 또는 직후에 발생할 수도 있다. 이러한 형태의 부상은 근육 손상, 근육 내부의 수분 축적, 그리고/또는 근육 내부의 화학적 불균형에 의한 것일 수도 있다.

4. 때로는 지연발생 근육통이 운동이 끝난 다음 24~48시간 후에 나타난다. 신장성 운동이 DOMS의 보편적인 원인이다.

5. 과도한 저항에 대항해서 근육이 수축해야만 할 때, 근섬유가 손상된다. 이러한 손상은 좌상이라고 불리며, 근섬유들의 가벼운 분리에서부터 완전한 찢어짐까지 다양한 범위일 수 있다.

6. 건의 염증인 건염은 신체활동과 연관된 모든 과다사용 문제의 가장 보편적인 것 중의 하나다.

7. 염좌는 관절을 지지하는 역할을 하는 한 종류의 결합조직인 인대의 손상으로 초래된다. 그와는 달리, 찢어진 연골은 뼈의 끝부분 사이에서 충격을 완화시키는 역할을 하는 튼튼한 결합조직의 손상을 말한다.

8. 하체의 보편적인 부상으로는 슬개골 뒷부분의 관절 연골이 운동 동안의 만성적 사용에 의해 손상될 수도 있는 PFPS; 하퇴 앞부분의 여러 다른 부상을 포괄적으로 의미하는 정강이 통증; 뼈의 미세한 골절인 긴장골절이 포함된다.

9. 부상의 치료에 있어서는 RICE 절차를 기억한다: 휴식, 냉찜질, 압박, 높이기. 한랭 운동 요법에서는 차가움을 가하는 것과 운동이 번갈아 이루어진다.

10. 가장 보편적인 5가지 비의도적 손상 형태는 차량 충돌, 화재, 익사, 중독, 넘어짐이다. 사고와 부상의 위험 요인은 안전 의식 결여, 스트레스, 약물 사용, 안전하지 않은 환경을 포함한다.

11. 기본적인 응급 처치는 하임리히 요법을 어떻게 하는지 그리고 출혈과 중독에 대해 어떻게 대처해야 하는지를 아는 것을 포함한다. 자신이 적십자사 또는 그 밖의 다른 공인된 프로그램을 통해 훈련을 받지 않았고 자격증을 획득하지 않았다면 CPR을 실시해서는 안 된다.

학습문제

1. 다음 요인들 중에서 달리기 부상과 연관된 것은?
    a. 부적절한 신발
    b. 부적절한 트레이닝 기법
    c. 정렬 이상
    d. 위의 것 모두

2. 다음 중에서 허리 통증을 예방하는 데 중요한 역할을 하는 것은?
    a. 운동
    b. 신체지방 증가
    c. 고관절 유연성 감소
    d. 위의 것 모두

3. 지나치게 길었거나 또는 격렬했던 운동 직후에 발생하는 통증을 다음과 같이 지칭한다.
   a. 지연발생 근육통   b. 급성 근육통
   c. 과훈련 증후군   d. 젖산 역치

4. 다음 중에서 정강이 통증을 예방하는 데 도움을 줄 수 있는 것은?
   a. 부드러운 표면 위에서 달리기
   b. 쿠션이 좋은 신발 착용
   c. 운동 강도를 서서히 증가
   d. 위의 것 모두

5. 인대 염좌를 예방하는 주된 방법은?
   a. 관절 보조기(brace)를 착용
   b. 많은 양의 단백질 섭취
   c. 격렬한 운동을 피함
   d. 관절에 부담을 주는 활동을 삼감

6. 달리기 부상의 주된 원인이라고 생각되는 것은?

7. 좌상과 염좌를 비교하시오.

8. 건염을 정의하고, 가장 좋은 예방 또는 치료 방법을 묘사하시오.

9. PFPS의 원인은 무엇이며, 어떻게 치료되어야 하는가?

10. R.I.C.E 방법을 정의하고, 사용법을 설명하시오.

11. 다음의 용어를 정의하시오:
    관절경 수술
    연골
    인대
    긴장골절
    과훈련 증후군

12. 다음 상황에 대한 적합한 응급 처치를 묘사하시오:
    기도폐쇄
    심한 출혈의 찔린 상처
    독극물 삼킴
    물에 빠졌고 호흡이 중단된 사람

유용한 웹링크

미국스포츠의학회(ACSM)
다양한 연령/성을 위한 운동, 영양, 제품 안내, 체중, 감소 등의 정보 제공. www.acsm.org

FamilyDoctor.org
운동 부상과 스포츠 안전에 관한 기본적인 정보를 포함하고 있음. familydoctor.org

메이오 클리닉(Mayo Clinic)
기도가 폐쇄된 유아에 대한 응급 처치를 포함해서 건강 정보와 연구 결과 제공. www.mayoclinic.org

The Running Page
경주, 달리기 클럽, 달리기 좋은 곳, 달리기-관련 제품, 달리기 잡지, 달리기-관련 부상 치료에 대한 정보 제공. www.runningpage.com

WebMD
운동-관련 부상의 예방과 치료에 대한 정보 제공. www.webmd.com

실습 13.1

이름 _____   날짜 _____

운동 동안의 부상 예상

이번 실습은 자신의 운동 프로그램에서 부상을 초래할 수도 있는 요소를 파악하고 제거하는 데 도움이 될 것이다. 다음 조치는 운동-관련 부상의 예방과 연관되어 있다. 자신의 운동 프로그램(또는 자신의 일반적 생활)에 포함시킨 것들을 확인한다. 자신이 "아니오"라고 표시한 조치에 관해서는 제공된 아래의 빈칸에 그러한 조치와 연관된 위험을 줄이거나 또는 제거하기 위해 자신이 어떠한 변화를 실행하려고 계획하는지를 정확히 기술한다.

1. 나는 신체활동에 적합한 신발을 항상 착용한다.   예 _____   아니오 _____
    실행하려는 변화: _____

2. 나는 운동을 하기 전에 적합한 준비운동을 항상 실시한다.   예 _____   아니오 _____
    실행하려는 변화: _____

3. 나는 신체활동에 포함될 근육을 항상 스트레칭한다.   예 _____   아니오 _____
    실행하려는 변화: _____

4. 신체활동에 포함되는 모든 근육군은 강화되고 균형을 이룬다.   예 _____   아니오 _____
    실행하려는 변화: _____

5. 나는 목과 등을 과도하게 스트레칭하는 것을 피한다.   예 _____   아니오 _____
    실행하려는 변화: _____

6. 나는 척주를 틀면서 신전시키는 것을 피한다.   예 _____   아니오 _____
    실행하려는 변화: _____

7. 나는 무거운 물체를 들어 올리는 것을 피한다.   예 _____   아니오 _____
    실행하려는 변화: _____

8. 나는 빠르고 급하게 움직이는 것을 피한다.   예 _____   아니오 _____
    실행하려는 변화: _____

9. 나의 트레이닝 프로그램은 적절하게 설계되었다.   예 _____   아니오 _____
    실행하려는 변화: _____

10. 나의 운동 빈도는 적절하다.   예 _____   아니오 _____
    실행하려는 변화: _____

11. 나의 운동 강도는 적절하다.   예 _____   아니오 _____
    실행하려는 변화: _____

12. 나의 운동 지속시간은 적절하다.   예 _____   아니오 _____
    실행하려는 변화: _____

13. 나는 적합한 운동 기법(technique)을 사용한다.   예 _____   아니오 _____
    실행하려는 변화: _____

14. 나는 단단하고, 수평인 지면만을 달린다.   예 _____   아니오 _____
    실행하려는 변화: _____

15. 나는 운동 후에 적합한 정리운동을 포함시킨다.   예 _____   아니오 _____
    실행하려는 변화: _____

실습 13.2

이름 _____   날짜 _____

유연성과 허리 통증 위험의 평가

허리 통증은 대부분의 경우 예방 가능한 복합 요인적인 문제다. 부적절한 들어올리기 방법, 허약한 근육, 나쁜 자세, 뼈의 이상을 포함해서 허리 통증에는 많은 원인이 있다. 다음의 검사는 자신의 허리 부위, 슬굴곡근, 고관절 굴곡근의 유연성을 평가한다. 파트너를 선택하며, 힘을 가하는 데 있어 아주 조심해야 한다.

허리 통증을 완화시키고 미래의 허리 부상을 예방하기 위한 스트레칭 동작 및 운동이 아래의 설명에 제시되어 있다.

검사 1:

등을 벽에 대고 서서 머리, 어깨, 종아리, 발뒤꿈치 모두가 벽에 닿게 한다. 궁둥이를 아래로 밀어 목 그리고 허리의 들어간 부분이 펴지도록 한다. 파트너는 벽과 허리 사이에 손만을 밀어 넣을 수 있어야 한다.

성공 _____   실패 _____

설명

만일 공간이 펴진 손의 두께보다 더 크다면 짧아진 요부 근육 및 고관절 굴곡근으로 인한 요추전만증(골반 전방 기울임과 함께 허리 아랫부분의 증가된 만곡)일 수도 있다. 요추전만증을 바로잡거나 예방하려면 복부 근육의 근력 및 근지구력 운동뿐만 아니라 고관절 근육을 신장시키는 유연성 운동 또한 일반적으로 권고된다. 고관절 스트레칭, 복근 운동(어브도미널 컬: abdominal curl)의 실행 방법과 비디오를 참고한다.

검사 2:

등을 대고 누워 손을 목 뒤에 둔다. 파트너는 누워 있는 피검자의 왼쪽에서 무릎을 꿇으며 오른손을 피검자의 오른쪽 무릎 위에 놓음으로써 피검자의 오른쪽 다리를 안정시킨다. 파트너는 왼손으로 피검자의 왼쪽 발목을 잡고 왼쪽 다리가 바닥과 가능한 한 직각이 되도록(90도) 위로 올린다. 이러한 자세에서, 피검자의 허리는 바닥과 접촉해 있어야 하며 오른쪽 다리는 편 채로 바닥에 있어야 한다. 반대쪽에서 검사를 반복한다.

왼쪽: 성공 _____   실패 _____
오른쪽: 성공 _____   실패 _____

설명

왼쪽 다리의 무릎이 굽혀지면 자신의 슬굴곡근이 짧다는 것을 의미한다. 등에 아치 모양이 만들어지거나 그리고/또는 오른쪽 다리가 바닥과 접촉하고 있지 않으면 짧은 요부 근육, 짧은 고관절 굴곡근, 또는 두 가지 모두가 원인임을 시사한다. 이러한 상태를 교정하기 위해서는 슬굴곡근을 스트레칭시키는 운동을 실시한다; 허리 근육 스트레칭은 요부 근육을 신장시키는 데 사용할 수 있다. 슬굴곡근 스트레칭(앉은 자세), 변형된 허들 스트레칭, 누워서 한쪽 또는 양쪽 무릎 손으로 잡고 가슴으로 당기기(low back knee-to-chest stretch), 몸통 비틀기(torso twist and hip stretch), 등 아랫부분 스트레칭, 고양이 스트레칭(cat stretching)에 대한 동작 설명과 비디오를 참고한다.

검사 3: 무릎을 가슴으로

(파트너가 필요 없음.) 오른쪽 다리가 테이블의 가장자리 밖으로 나오도록 해서 뻗는다(넓적다리의 약 1/3이 테이블 밖으로) 테이블이나 벤치 위에 등을 대고 눕는다. 왼쪽 무릎을 가슴 쪽으로 가져와서, 손으로 넓적다리 뒤를 잡고 가슴 쪽으로 단단히 당긴다. 오른쪽 넓적다리는 테이블과 접촉하고 있어야 한다. 반대쪽에서 검사를 반복한다.

왼쪽: 성공 _____   실패 _____
오른쪽: 성공 _____   실패 _____

실습 13.1 (계속)

설명

왼쪽 무릎을 가슴으로 당기는 동안에 오른쪽 넓적다리가 테이블에서 들려진다면 자신은 짧은 오른쪽 고관절 굴곡근을 가지고 있다; 왼쪽 넓적다리가 들려진다면 왼쪽 고관절 굴곡근이 짧다. 오른쪽 고관절 굴곡근을 스트레칭시키려면 왼쪽 무릎을 왼쪽 발목 위에 있도록 하고서 오른쪽 무릎이 바닥에 닿도록 오른쪽 다리를 뒤쪽으로 스트레칭한다. 골반을 앞쪽 그리고 아래쪽으로 누른다. 앞쪽 무릎을 90도 이상 굽히지 않는다. 왼쪽 고관절 굴곡근을 스트레칭시킨다. 고관절 굴곡근 스트레칭(넓적다리 스트레칭)에 대한 동작 설명과 비디오를 참고한다.

요약

유연성 문제에 대한 인식은 허리 통증을 완화하고 미래에 발생할 수 있는 허리의 불편함을 방지하는 데 도움이 될 수도 있다. 유연성과 근력을 증가시키고, 신체지방을 감소시키며, 몸통 굴곡근과 신전근 사이의 근육 균형을 향상시키고, 골다공을 예방하는 데 도움이 되는 운동은 허리 문제의 발생 위험을 줄일 수 있음을 기억한다.

부록 A
학습문제 해답

1장
1. c
2. a
3. c
4. d
5. d
6. b
7. d
8. d

2장
1. d
2. c
3. a

3장
1. c
2. a
3. b
4. c
5. d
6. a

4장
1. b
2. a
3. b
4. a
5. d

5장
1. d
2. d
3. b
4. b
5. d

6장
1. b
2. b
3. d
4. d
5. a
6. c
7. a
8. a

7장
1. c
2. c
3. a
4. b
5. d
6. c
7. b
8. a
9. d

8장
1. b
2. c
3. c
4. d
5. c

9장
1. b
2. f
3. d
4. c
5. d

10장
1. d
2. d
3. b
4. c
5. b

11장
1. d
2. c
3. a
4. d
5. b

12장
1. c
2. b
3. d
4. b
5. b
6. b
7. d

13장
1. d
2. a
3. b
4. d
5. d

부록 B
음식과 패스트푸드의 영양가

다음의 영양가 표는 많은 패스트푸드를 포함해서, 아주 다양한 음식의 영양 정보를 제공한다. 표는 보편적인 음식과 분량에 대한 칼로리, 단백질, 탄수화물, 섬유소, 지방, 포화지방, 콜레스테롤의 함유량을 보여준다. 이러한 정브를 사용해서 자신의 식단을 평가하고 향상을 꾀한다. 표에 제시된 음식은 보편적인 것들이다. MyDietAnalysis 데이터베이스에는 광범위한 음식 목록이 포함되어 있다. 프로그램을 사용할 때, 이 책의 부록에 포함되어 있는 음식은 검색 과정에서 MyDietAnalysis 번호를 입력하면 빨리 찾을 수 있다.

자료는 미국 농무부(USDA) 영양소 데이터베이스에 근거하고 있음.

"0"으로 표시된 항목은 영양가가 없음을 가리키며, 빈 칸으로 되어 있는 경우는 영양 정보가 없음을 가리킨다.

Ener = energy(에너지, 킬로칼로리); *Prot* = protein(단백질); *Carb* = carbohydrate(탄수화물) *Fiber* = dietary fiber(식이섬유);
Fat = total fat(전체 지방); *Sat* = saturated fat(포화지방); *Chol* = cholesterol(콜레스테롤).

색인:

음료: B-2
아침 시리얼: B-4
유제품: B-5
치즈: B-5
달걀: B-6
곡물과 가루 제품: B-7
육류: B-9
견과류: B-12

해산물: B-12
채소와 콩과 식물: B-13
가정 요리와 포장된 요리: B-16
간식과 그래놀라(granola) 바: B-17
수프: B-18
디저트, 캔디, 빵: B-19
양념, 소스, 시럽: B-22
패스트푸드: B-23

MDA Code	Food Name	Amt	Wt (g)	Ener (kcal)	Prot (g)	Carb (g)	Fiber (g)	Fat (g)	Sat (g)	Chol (mg)
	BEVERAGES									
	Alcoholic									
22831	Beer	12 fl-oz	360	157	1	13		0	0	0
34067	Beer, dark	12 fl-oz	355.5	150	1	13		0	0	0
34053	Beer, light	12 fl-oz	352.9	105	1	5	0	0	0	0
22849	Beer, pale ale	12 fl-oz	360.2	179	2	17		0	0	0
22545	Daiquiri, frozen, from concentrate mix	1 ea	36	101	0	26	0	0	0	0
22514	Gin, 80 proof	1 fl-oz	27.8	64	0	0	0	0	0	0
22544	Liqueur, coffee, 63 proof	1 fl-oz	34.8	107	0	11	0	0	0	0
34085	Martini, prepared from recipe	1 fl-oz	28.2	69	0	1	0	0	0	0
22593	Rum, 80 proof	1 fl-oz	27.8	64	0	0	0	0	0	0
22515	Tequila, 80 proof	1 fl-oz	27.8	64	0	0	0	0	0	0
22594	Vodka, 80 proof	1 fl-oz	27.8	64	0	0	0	0	0	0
22670	Whiskey, 80 proof	1 fl-oz	27.8	64	0	0	0	0	0	0
22884	Wine, red	1 fl-oz	29	24	0	1		0	0	
22861	Wine, white	1 fl-oz	29.3	24	0	1		0	0	
	Coffee									
20012	Coffee, brewed w/tap water	1 cup	237	2	0	0	0	0	0	0
20686	Coffee, decaffeinated, brewed w/tap water	1 cup	236.8	0	0	0	0	0	0	0
20439	Coffee, espresso, restaurant prepared	1 cup	237	5	0	0	0	0	0.2	0
20023	Coffee, instant, prepared w/water	1 cup	238.4	5	0	1	0	0	0	0
21210	Coffee, instant, vanilla, sugar free, cafe style	1 Tbs	6	30	0	2	0	2	2	0
	Dairy Mixed Drinks and Mixes									
85	Chocolate milk, prepared w/syrup, whole milk	1 cup	282	254	9	36	1	8	4.7	25
46	Hot cocoa, sugar free, w/aspartame, prepared w/water	1 cup	256	74	3	14	2	1	0.4	0
21	Hot cocoa, prepared from recipe, w/milk	1 cup	250	192	9	27	2	6	3.6	20
48	Hot cocoa, prepared from dry mix	1 cup	274.7	151	3	32	1	2	0.9	0
166	Hot cocoa, w/marshmallows, dry packet	1 ea	28	112	1	21	1	4	4.2	0
29	Malted milk, natural, w/o add nutrients, prepared from powder w/milk	1 cup	265	233	10	27	0	10	5.4	32
41	Drink, strawberry, prepared from dry mix w/whole milk	1 cup	266	234	8	33	0	8	5.1	32
	Fruit and Vegetable Beverages and Juices									
20965	Apple cider, flavored, low calorie, w/vitamin C, prepared from instant	8 fl-oz	240	2	0	1	0	0	0	0
71080	Apple juice, unsweetened	1 ea	262	121	0	30	1	0	0.1	0
3015	Apricot nectar, canned	1 cup	251	141	1	36	2	0	0	0
72092	Blackberry juice, canned	0.5 cup	120	46	0	9	0	1	0	0
5226	Carrot juice, canned	1 cup	236	94	2	22	2	0	0.1	0
20042	Clam and tomato juice, canned	1 ea	166.1	80	1	18	1	0		0
3042	Cranberry juice cocktail, bottled	1 cup	252.8	137	0	34	0	0	0	0
20115	Cranberry juice cocktail, from frozen concentrate	1 cup	249.6	117	0	29	0	0	0	0
3275	Cranberry-grape juice	1 cup	244.8	137	0	34	0	0	0.1	0
20024	Fruit punch, w/added nutrients, canned	1 cup	248	117	0	30	0	0	0	0
20035	Fruit punch, from frozen concentrate	1 cup	247.2	114	0	29	0	0	0	0
20101	Grape drink, canned	1 cup	250.4	153	0	39	0	0	0	0
3052	Grapefruit juice, unsweetened, canned	1 cup	247	94	1	22	0	0	0	0
3053	Grapefruit juice, unsweetened, from frozen concentrate	1 cup	247	101	1	24	0	0	0	0
3068	Lemon juice, fresh	1 Tbs	15.2	4	0	1	0	0	0	0

MDA Code	Food Name	Amt	Wt (g)	Ener (kcal)	Prot (g)	Carb (g)	Fiber (g)	Fat (g)	Sat (g)	Chol (mg)
20045	Lemonade, prepared from powder	1 cup	266	69	0	18	0	0	0	0
20047	Lemonade, low-calorie, w/aspartame, prepared from powder	1 cup	235.8	7	0	2	0	0	0	0
20117	Lemonade, pink, from frozen concentrate	1 cup	247.2	99	0	26	0	0	0	0
3072	Lime juice, fresh	1 Tbs	15.4	4	0	1	0	0	0	0
20002	Limeade, from frozen concentrate	1 cup	247.2	129	0	34	0	0	0	0
20070	Orange drink, w/added vitamin C, canned	1 cup	248	122	0	31	0	0	0	0
20004	Orange breakfast drink, from powder	1 cup	248	122	0	31	0	0	0	0
71108	Orange juice, unsweetened, box	1 ea	263	124	2	29	1	0	0	0
3090	Orange juice, fresh	1 cup	248	112	2	26	0	0	0.1	0
3091	Orange juice, unsweetened, from frozen concentrate	1 cup	249	112	2	27	0	0	0	0
3170	Orange-grapefruit juice, unsweetened, canned	1 cup	247	106	1	25	0	0	0	0
3101	Peach nectar, canned	1 cup	249	134	1	35	1	0	0	0
20059	Pineapple-grapefruit juice, canned	1 cup	250.4	118	1	29	0	0	0	0
20025	Pineapple-orange juice, canned	1 cup	250.4	125	3	30	0	0	0	0
3120	Pineapple juice, unsweetened, canned	1 cup	250	132	1	32	1	0	0	0
3128	Prune juice, canned	1 cup	256	182	2	45	3	0	0	0
3985	Punch, fruit	1 cup	247.2	128	0	31	0	0	0	0
20106	Punch, fruit, prepared from frozen concentrate, w/water	8 fl-oz	234.4	98	0	24	0	0	0	0
14594	Punch, tropical, w/artificial sweetener, from dry packet	1 indv pkt	8	30	0	7	0	0	0	0
3140	Tangerine juice, sweetened, canned	1 cup	249	124	1	30	0	0	0	0
5397	Tomato juice, unsalted, canned	1 cup	243	41	2	10	1	0	0	0
20849	Vegetable-fruit juice, mixed	4 oz	113.4	33	0	8	0	0		0
20080	Vegetable juice, mixed, canned	1 cup	242	46	2	11	2	0	0	0
Soft Drinks										
20006	Club soda	1 cup	236.8	0	0	0	0	0	0	0
20685	Low-calorie caffeine-free cola, w/aspartame	12 fl-oz	355.2	4	0	1	0	0	0	0
20843	Cola, w/higher caffeine	12 fl-oz	370	152	0	39	0	0	0	0
20028	Cream soda	1 cup	247.2	126	0	33	0	0	0	0
20008	Ginger ale	1 cup	244	83	0	21	0	0	0	0
20031	Grape soda	1 cup	248	107	0	28	0	0	0	0
20032	Lemon-lime soft drink	1 cup	245.6	98	0	25	0	0	0	0
20027	Pepper-type soft drink	1 cup	245.6	101	0	26	0	0	0.2	0
20009	Root beer	1 cup	246.4	101	0	26	0	0	0	0
Teas										
20436	Iced tea, lemon flavor	1 cup	240	86	0	22	0	0	0	
20040	Instant tea powdered mix, lemon flavor, w/saccharin	1 cup	236.8	5	0	1	0	0	0	0
20014	Tea, brewed	1 cup	236.8	2	0	1	0	0	0	0
444	Tea, decaffeinated, brewed	1 cup	236.8	2	0	1	0	0	0	0
20118	Tea, herbal, chamomile, brewed	1 cup	236.8	2	0	0	0	0	0	0
20036	Tea, herbal (not chamomile), brewed	1 cup	236.8	2	0	0	0	0	0	0
Other Drinks										
22606	Beer, nonalcoholic	12 fl-oz	352.9	73	1	14	0	0	0	0
17	Eggnog	1 cup	254	343	10	34	0	19	11.3	150
8889	Rice milk, enriched, original	8 fl-oz	248	120	1	25	0	2	0	0
20033	Soy milk	1 cup	245	132	8	15	1	4	0.5	0

MDA Code	Food Name	Amt	Wt (g)	Ener (kcal)	Prot (g)	Carb (g)	Fiber (g)	Fat (g)	Sat (g)	Chol (mg)
21070	Soy milk, plain, "lite"	1 cup	245	90	4	15	2	2	0	0
21064	Soy milk, vanilla	1 cup	245	190	11	25	5	5	0.5	0
20041	Water, tap, (municipal)	1 cup	236.6	0	0	0	0	0	0	0
	BREAKFAST CEREALS									
61211	Bran, w/malted flour	0.33 cup	29	83	4	23	8	1	0.1	0
40095	All-Bran/Kelloggs	0.5 cup	30	78	4	22	9	1	0.2	0
40295	Apple Cinnamon Cheerios/General Mills	0.75 cup	30	120	2	25	1	2	0	0
40098	Apple Jacks/Kelloggs	1 cup	30	117	1	27	0	0	0.1	0
40394	Basic 4/General Mills	1 cup	55	210	4	44	3	3	0.5	0
40259	Bran Flakes/Post	0.75 cup	30	96	3	24	5	1	0.1	0
40032	Cap'n Crunch/Quaker Oats	0.75 cup	27	109	1	23	1	2	1.1	0
40297	Cheerios/General Mills	1 cup	30	110	3	22	3	2	0.3	0
40414	Cinnamon Grahams/General Mills	0.75 cup	30	113	2	26	1	1	0.2	0
60924	Chex, multi-bran/General Mills	0.75 cup	47	154	3	40	6	1	0.2	0
40126	Cinnamon Toast Crunch/General Mills	0.75 cup	30	130	2	24	1	3	0.4	0
40102	Cocoa Krispies/Kelloggs	0.75 cup	31	118	2	27	1	1	0.6	0
40425	Cocoa Puffs/General Mills	1 cup	30	120	1	26	2	2	0	0
40325	Corn Chex/General Mills	1 cup	30	110	2	26	1	1	0.1	0
40195	Corn Flakes/Kelloggs	1 cup	28	101	2	24	1	0	0.1	0
40089	Corn Grits, instant, plain, prepared/Quaker Oats	1 ea	137	93	2	21	1	0	0	0
40206	Corn Pops/Kelloggs	1 cup	31	117	1	28	0	0	0.1	0
40205	Cracklin' Oat Bran/Kelloggs	0.75 cup	55	221	4	39	7	8	3.4	0
40179	Rice cereal, hot, prepared with salt	1 cup	244	127	2	28	0	0	0	0
40182	Farina, hot, instant, prepared with salt	1 cup	241	149	4	32	1	1	0.1	0
40104	Crispix/Kelloggs	1 cup	29	109	2	25	0	0	0.1	0
40130	Fiber One/General Mills	0.5 cup	30	60	2	25	14	1	0.1	0
40218	Froot Loops/Kelloggs	1 cup	30	118	1	26	1	1	0.6	0
40217	Frosted Flakes/ Kelloggs	0.75 cup	31	114	1	28	1	0	0	0
11916	Frosted Mini Wheats, bite-size/Kelloggs	1 cup	55	189	6	45	6	1	0.2	0
40197	Granola, lowfat w/raisins/Kelloggs	0.66 cup	55	211	4	45	4	3	0.8	0
40265	Grape Nuts Flakes	0.75 cup	29	106	3	24	3	1	0.2	0
61155	Honey Bunches Of Oats	0.75 cup	30	118	2	25	1	1	0.1	0
40378	Honey Nut Clusters	1 cup	57	218	4	48	3	3	0	0
40010	Kix/General Mills	1.33 cup	30	110	2	25	3	1	0.2	0
40011	Life, plain/Quaker Oats	0.75 cup	32	119	3	25	2	1	0.3	0
40300	Lucky Charms/General Mills	1 cup	30	122	2	25	1	1	0.2	0
40186	Wheat cereal, hot, prepared w/salt	1 cup	249	189	6	39	2	1	0.2	0
40434	Oat Bran/Quaker Oats	1.25 cup	57	212	7	43	6	3	0.5	0
61223	Oat, corn & wheat squares, maple flavor, w/add sugar	1 cup	30	129	2	24	1	3	0.4	0
40358	Oatmeal Squares, cinnamon	1 cup	60	227	6	48	5	3	0.5	0
40430	Oatmeal Squares/Quaker Oats	1 cup	56	212	6	44	4	2	0.5	0
40073	Oatmeal, hot, apple-cinnamon, instant Quaker Oats	1 ea	149	130	3	26	3	1	0.2	0
40343	Peanut Butter Puffs (Reeses)/General MIlls	0.75 cup	30	130	2	23	1	4	0.5	0
40018	Puffed Rice/Quaker Oats	1 cup	14	54	1	12	0	0	0	0
40242	Puffed Wheat, fortified	1 cup	12	44	2	10	1	0	0	0
40209	Raisin Bran/Kelloggs	1 cup	61	196	5	47	7	1	0.2	0
40117	Raisin Squares, mini wheats	0.75 cup	55	188	5	44	5	1	0.2	0

MDA Code	Food Name	Amt	Wt (g)	Ener (kcal)	Prot (g)	Carb (g)	Fiber (g)	Fat (g)	Sat (g)	Chol (mg)
40333	Rice Chex/General Mills	1.25 cup	31	118	2	26	0	0	0.1	0
40210	Rice Krispies/Kelloggs	1.25 cup	33	128	2	28	0	0	0.1	0
60887	Shredded Wheat, no added sugar or salt, round biscuits	2 ea	37.8	127	4	30	5	1	0.2	0
40288	Shredded Wheat 'N Bran	1 cup	237	792	30	189	32	3	0.5	0
60879	Smart Start/Kelloggs	1 cup	50	182	4	43	3	1	0.1	0
40211	Special K/Kelloggs	1 cup	31	117	7	22	1	0	0.1	0
40413	Toasty Os/Malt-O-Meal	1 cup	30	121	4	22	3	2	0.4	0
40382	Total Raisin Bran/General Mills	1 cup	55	170	3	42	5	1	0.2	0
40021	Total Wheat/General Mills	0.75 cup	30	100	2	23	3	1	0.1	0
40306	Trix/General Mills	1 cup	30	120	1	26	1	2	0.2	0
40202	Wheat Bran Flakes, complete	0.75 cup	29	92	3	23	5	1	0.1	0
40335	Wheat Chex/General Mills	1 cup	30	108	3	24	3	1	0.1	0
61208	Wheat & malt barley flakes	0.75 cup	29	106	3	24	3	1	0.2	0
40307	Wheaties/General Mills	1 cup	30	110	3	24	3	1	0.1	0
	DAIRY									
7	Buttermilk, lowfat, cultured	1 cup	245	98	8	12	0	2	1.3	10
500	Cream, half & half	2 Tbs	30	39	1	1	0	3	2.1	11
218	Milk, 2% w/added vitamins A & D	1 cup	245	130	8	13	0	5	3	20
21109	Milk, chocolate, reduced fat w/added calcium	1 cup	250	195	7	30	2	5	2.9	20
19	Milk, chocolate, reduced fat	1 cup	250	158	8	26	1	2	1.5	8
11	Milk, condensed, sweetened	2 Tbs	38.2	123	3	21	0	3	2.1	13
134	Milk, evaporated, whole, w/added vitamin A	2 Tbs	31.5	42	2	3	0	2	1.4	9
68	Milk, nonfat/skim, w/added vitamin D, dry	0.5 cup	60	217	22	31	0	0	0.3	12
6	Milk, nonfat/skim, w/added vitamin A	1 cup	245	83	8	12	0	0	0.1	5
1	Milk, whole, 3.25%	1 cup	244	146	8	11	0	8	4.6	24
20	Milk, whole, chocolate	1 cup	250	208	8	26	2	8	5.3	30
2834	Yogurt, blueberry, fruit on the bottom	1 ea	227	220	9	41	1	2	1	10
2315	Yogurt, blueberry, lowfat	1 ea	113	110	3	23	0	1	0.5	10
72636	Yogurt, blueberry, nonfat	1 ea	227	120	7	21	0	0	0	5
72639	Yogurt, creamy vanilla, nonfat	1 ea	227	120	7	21	0	0	0	5
2001	Yogurt, fruit, lowfat	1 cup	245	250	11	47	0	3	1.7	10
15408	Yogurt, fruit, nonfat	1 cup	245	233	11	47	0	0	0.3	5
2450	Yogurt, lemon, nonfat	1 cup	227	130	8	24	0	0	0	5
	Cheese									
1287	American, nonfat, slice/Kraft	1 pce	21.3	32	5	2	0	0	0.1	3
47855	Blue, 1" cube	1 ea	17.3	61	4	0	0	5	3.2	13
47859	Brie, 1" cube	1 ea	17	57	4	0	0	5	3	17
48333	Cheddar, 1" cube, processed, pasterized, fat-free	1 ea	16	24	4	2	0	0	0.1	2
1440	Cheese, fondue	2 Tbs	26.9	62	4	1	0	4	2.3	12
48313	Cheese spread, cream cheese base	1 Tbs	15	44	1	1	0	4	2.7	14
13349	Cheese sauce, pasturized, processed/Kraft	2 Tbs	33	91	4	3	0	7	4.3	25
1014	Cottage cheese, 2% fat	0.5 cup	113	97	13	4	0	3	1.1	11
47867	Cottage cheese, fat-free, small curd, dry	0.5 cup	113	81	12	8	0	0	0.2	8
1015	Cream cheese	2 Tbs	29	99	2	1	0	10	5.6	32
1452	Cream cheese, fat-free	2 Tbs	29	30	5	2	0	0	0.2	3
1016	Feta, crumbled	0.25 cup	37.5	99	5	2	0	8	5.6	33
1054	Gouda	1 oz	28.4	101	7	1	0	8	5	32

MDA Code	Food Name	Amt	Wt (g)	Ener (kcal)	Prot (g)	Carb (g)	Fiber (g)	Fat (g)	Sat (g)	Chol (mg)
1442	Mexican, queso anejo, crumbled	0.25 cup	33	123	7	2	0	10	6.3	35
47885	Monterey jack, slice	1 ea	28.4	106	7	0	0	9	5.4	25
47887	Mozzarella, whole milk, slice	1 ea	34	102	8	1	0	8	4.5	27
1075	Parmesan, grated	1 Tbs	5	22	2	0	0	1	0.9	4
47900	Provolone, slice	1 ea	28.4	100	7	1	0	8	4.9	20
1064	Ricotta, whole milk	0.25 cup	62	108	7	2	0	8	5.1	32
	EGGS AND EGG SUBSTITUTES									
19510	Egg, hard boiled, large	1 ea	50	78	6	1	0	5	1.6	212
19517	Egg, poached, large	1 ea	50	71	6	0	0	5	1.5	211
19525	Egg substitute, liquid	0.25 cup	62.8	53	8	0	0	2	0.4	1
19506	Egg whites, raw, large	1 ea	33.4	16	4	0	0	0		0
19509	Egg, whole, large, fried	1 ea	46	90	6	0	0	7	2	210
19516	Egg, scrambled	1 ea	61	102	7	1	0	7	2.2	215
19508	Egg yolk, raw, large	1 ea	16.6	53	3	1	0	4	1.6	205
	FRUIT									
71079	Apples, fresh, chopped w/peel	1 cup	125	65	0	17	3	0	0	0
3004	Apples, fresh, peeled, slices	1 cup	110	53	0	14	1	0	0	0
3001	Apple, fresh, w/peel, medium, 3"	1 ea	182	95	0	25	4	0	0.1	0
3330	Applesauce, unsweetened, w/vitamin C, canned	1 cup	244	102	0	27	3	0	0	0
72101	Apricots, w/heavy syrup, canned, drained	1 cup	182	151	1	39	5	0	0	0
3657	Apricots, raw, sliced	1 cup	165	79	2	18	3	1	0	0
3210	Avocado, California, raw	1 ea	173	289	3	15	12	27	3.7	0
3024	Blackberries, fresh	1 cup	144	62	2	14	7	1	0	0
3032	Boysenberries, w/heavy syrup, canned	0.5 cup	128	113	1	29	3	0	0	0
3026	Boysenberries, fresh	0.5 cup	72	31	1	7	4	0	0	0
71082	Banana, fresh, extra small, 6" or shorter	1 ea	81	72	1	19	2	0	0.1	0
3642	Cantaloupe, fresh, wedge, 1/8 of a medium melon	1 pce	69	23	1	6	1	0	0	0
72094	Cherries, maraschino, canned, drained	1 ea	4	7	0	2	0	0	0	0
3336	Cherries, sweetened, canned, w/juice	0.5 cup	125	68	1	17	2	0	0	0
3045	Fruit cocktail, canned, w/heavy syrup	0.5 cup	124	91	0	23	1	0	0	0
3164	Fruit cocktail, canned, w/juice	0.5 cup	118.5	55	1	14	1	0	0	0
3414	Fruit salad, canned, w/heavy syrup	0.5 cup	127.5	93	0	24	1	0	0	0
44023	Fuit salad, canned, w/juice	0.5 cup	124.5	62	1	16	1	0	0	0
72093	Cranberries, dried, sweetened	0.25 cup	30.3	93	0	25	2	0	0	0
3673	Cranberries, fresh, chopped	0.5 cup	55	25	0	7	3	0	0	0
3192	Currants, zante, dried	0.25 cup	36	102	1	27	2	0	0	0
72111	Dates, medjool, w/o pit	1 ea	40	111	1	30	3	0		
3677	Figs, fresh, small, 1-½"	1 ea	40	30	0	8	1	0	0	0
71976	Grapefruit, fresh, medium	0.5 ea	154	60	1	16	6	0	0	0
3634	Guava, fresh	0.5 cup	82.5	56	2	12	4	1	0.2	0
3055	Grapes, Thompson seedless, fresh	0.5 cup	80	55	1	14	1	0	0	0
3342	Grapefruit, canned, w/juice, sections	0.5 cup	124.5	46	1	11	0	0	0	0
3644	Honeydew, fresh, 6"–7"	1 ea	1280	461	7	116	10	2	0.5	0
71979	Lemon, fresh, medium	1 ea	58	15	0	5	1	0	0	0
3071	Lime, fresh, peeled, 2"	1 ea	67	20	0	7	2	0	0	0
71743	Lychee (Litchi), dried, shelled	1 ea	2.5	7	0	2	0	0	0	0

MDA Code	Food Name	Amt	Wt (g)	Ener (kcal)	Prot (g)	Carb (g)	Fiber (g)	Fat (g)	Sat (g)	Chol (mg)
71990	Mandarin orange, fresh, medium	1 ea	109	50	1	15	3	0	0	0
71927	Mango, dried	0.33 cup	40	140	0	34	1	0	0	0
3221	Mango, fresh, whole	1 ea	207	135	1	35	4	1	0.1	0
3644	Melon, honeydew, fresh, 6"–7"	1 ea	1280	461	7	116	10	2	0.5	0
3085	Orange, all types, fresh, large, 3-1/16"	1 ea	184	86	2	22	4	0	0	0
71990	Orange, mandarin, fresh, medium	1 ea	109	50	1	15	3	0	0	0
3228	Orange, navel, fresh, 2-7/8"	1 ea	140	69	1	18	3	0	0	12
3098	Peaches, canned, w/heavy syrup	1 cup	262	194	1	52	3	0	0	0
3194	Persimmon, native, fresh	1 ea	25	32	0	8	0	0		0
3168	Mixed fruit, prunes apricots & pears, dried	1 ea	293	712	7	188	23	1	0.1	0
3216	Nectarines, fresh, slices	0.5 cup	71.5	31	1	8	1	0	0	0
3721	Papaya, fresh, small, 4 1/2" × 2 3/4"	1 ea	152	59	1	15	3	0	0.1	0
3726	Peaches, fresh, small, w/o skin, 2.5"	1 cup	130	51	1	12	2	0	0	0
3106	Pear, fresh, large	1 ea	209	121	1	32	6	0	0	0
72113	Pineapple, fresh, slice	1 pce	84	38	0	10		0		
3748	Plantain, cooked, mashed	1 cup	200	232	2	62	5	0	0.1	0
3121	Plum, fresh	1 ea	66	30	0	8	1	0	0	0
3197	Pomegranate, fresh	1 ea	154	128	3	29	6	2	0.2	0
3766	Raisins, seedless	50 ea	26	78	1	21	1	0	0	0
9758	Raisins, golden, seedless	0.25 cup	40	130	1	31	2	0	0	0
71987	Raspberries, fresh	1 cup	125	50	1	17	8	0	0	0
3354	Strawberries, frozen, sweetened, thawed, whole	0.5 cup	127.5	99	1	27	2	0	0	0
3135	Strawberries, fresh, slices	1 cup	166	53	1	13	3	0	0	0
3717	Tangerine, fresh, large	1 ea	98	52	1	13	2	0	0	0
3143	Watermelon, fresh, 1/16 melon	1 pce	286	86	2	22	1	0	0	0
	GRAIN AND FLOUR PRODUCTS									
	Breads, Rolls, Bread Crumbs, and Croutons									
62740	Bagel, blueberry	1 ea	85	190	7	40	5	2	0	0
71170	Bagel, cinnamon raisin, mini, 2-1/2"	1 ea	26	71	3	14	1	0	0.1	0
71167	Bagel, egg, mini, 2-1/2"	1 ea	26	72	3	14	1	1	0.1	6
71152	Bagel, sesame, mini, enriched, w/calcium propionate, 2-1/2"	1 ea	26	67	3	13	1	0	0.1	0
42039	Banana bread, homemade w/margarine, slice	1 pce	60	196	3	33	1	6	1.3	26
42433	Biscuit	1 ea	82	273	5	28	1	16	3.9	1
47709	Biscuit, buttermilk, refrigerated dough/Pillsbury	1 ea	64	150	4	29	1	2	0.3	0
71192	Biscuit, plain, lowfat, refrigerated dough	1 ea	21	63	2	12	0	1	0.3	0
42004	Bread crumbs, dry	1 Tbs	6.8	27	1	5	0	0	0.1	0
49144	Bread, garlic, Italian, crusty	1 pce	50	186	4	21		10	2.4	6
42090	Bread, egg, slice	1 pce	40	113	4	19	1	2	0.6	20
42069	Bread, oat bran, slice	1 pce	30	71	3	12	1	1	0.2	0
42076	Bread, oat bran, reduced calorie, slice	1 pce	23	46	2	9	3	1	0.1	0
42136	Bread, wheat bran, slice	1 pce	36	89	3	17	1	1	0.3	0
42095	Bread, whole wheat, reduced calorie, slice	1 pce	23	46	2	10	3	1	0.1	0

MDA Code	Food Name	Amt	Wt (g)	Ener (kcal)	Prot (g)	Carb (g)	Fiber (g)	Fat (g)	Sat (g)	Chol (mg)
71247	Bread, white, soft, w/o crust, thin slice	1 pce	9	24	1	5	0	0	0.1	0
42084	Bread, white, reduced calorie, slice	1 pce	23	48	2	10	2	1	0.1	0
71259	Breadsticks, plain, small, 4-1/4" Long	1 ea	5	21	1	3	0	0	0.1	0
26561	Buns, hamburger/Wonder	1 ea	43	117	3	22	1	2	0.4	
42021	Buns, hot dog/frankfurter	1 ea	43	120	4	21	1	2	0.5	0
71364	Buns, whole wheat, hot dog/frankfurter	1 ea	43	114	4	22	3	2	0.4	0
42115	Cornbread, prepared from dry mix	1 pce	60	188	4	29	1	6	1.6	37
42016	Croutons, plain, dry	0.25 cup	7.5	31	1	6	0	0	0.1	0
71227	Pita bread, white, enriched, small, 4"	1 ea	28	77	3	16	1	0	0	0
71228	Pita bread, whole wheat, small, 4"	1 ea	28	74	3	15	2	1	0.1	0
42159	Roll, dinner, egg, 2-1/2"	1 ea	35	107	3	18	1	2	0.6	18
42161	Roll, dinner, french	1 ea	38	105	3	19	1	2	0.4	0
71056	Roll, Kaiser	1 ea	57	167	6	30	1	2	0.3	0
42297	Tortilla, corn, unsalted, medium, 6"	1 ea	26	58	1	12	1	1	0.1	0
90645	Taco shells, baked, medium, 6"	1 ea	10	46	0	6	0	2	0.4	0
	Crackers									
71277	Cheese crackers, bite size	1 cup	62	312	6	36	1	16	5.8	8
71451	Goldfish cheese crackers, low sodium	55 pce	33	166	3	19	1	8	3.2	4
43532	Rye crispbread crackers	1 ea	10	37	1	8	2	0	0	0
71284	Melba toast crackers, plain, peices	1 cup	30	117	4	23	2	1	0.1	0
43507	Oyster crackers	1 cup	45	189	4	33	1	4	0.9	0
70963	Butter crackers, original/Kraft	5 ea	16	79	1	10	0	4	0.9	
43587	Saltine crackers, original/Kraft	5 ea	14	56	1	10	0	1	0	0
43664	Saltine crackers, fat free, low sodium	6 ea	30	118	3	25	1	0	0.1	0
43659	Oyster crackers, low sodium	1 cup	45	189	4	33	1	4	0.9	0
43545	Crackers w/cheese filling	4 ea	28	134	3	17	1	6	1.7	1
43501	Crackers, cheese, w/peanut butter filling	4 ea	28	139	3	16	1	7	1.2	0
43546	Crackers w/peanut butter filling	4 ea	28	138	3	16	1	7	1.4	0
43581	Crackers, wheat, original/Kraft	16 ea	29	140	3	20	1	6	0.9	0
12683	Crackers, Wheat Thins/Kraft	5 ea	16	80	1	10	0	4	1	0
43508	Crackers, whole wheat	4 ea	32	142	3	22	3	6	1.1	0
	Muffins									
42723	English muffin, plain/Thomas'	1 ea	57	132	5	26		1	0.2	
42153	English muffin, wheat	1 ea	57	127	5	26	3	1	0.2	0
62916	Muffin, blueberry, mini, 1-1/4"	1 ea	11	43	1	5	0	2	0.4	4
44521	Muffin, corn, 2-1/4" × 2-1/2"	1 ea	57	174	3	29	2	5	0.8	15
44514	Muffin, oat bran, 2-1/4" × 2-1/2"	1 ea	57	154	4	28	3	4	0.6	0
44518	Toaster muffin, blueberry	1 ea	33	103	2	18	1	3	0.5	2
44522	Toaster muffin, cornmeal	1 ea	33	114	2	19	1	4	0.6	4
	Noodles and Pasta									
66103	Angel hair pasta, semolina, dry	2 oz	56	201	7	41	2	1	0.3	0
91313	Bow tie pasta, enriched, dry	1.5 cup	56	204	8	42	2	1	0.2	0

MDA Code	Food Name	Amt	Wt (g)	Ener (kcal)	Prot (g)	Carb (g)	Fiber (g)	Fat (g)	Sat (g)	Chol (mg)
38048	Chow mein noodles, dry	1 cup	45	237	4	26	2	14	2	0
38047	Egg pasta, enriched, cooked	0.5 cup	30	110	4	20	1	2	0.3	23
91316	Elbow pasta, enriched, dry	0.5 cup	56	204	8	42	2	1	0.2	0
38356	Fettuccine pasta, frozen/Kraft	70 g	70	200	8	38	2	2	0	0
91293	Fettuccine pasta, spinach, enriched, dry	1.33 cup	56	202	8	40	2	1	0.3	1
38102	Macaroni pasta, enriched, cooked	1 cup	140	221	8	43	3	1	0.2	0
66121	Pasta shells, low protein, wheat free, dry, small	2 oz	56.7	194	0	48	0	0	0	0
92830	Penne pasta, dry	2 oz	57	210	7	41	1	1		0
38067	Ramen noodles, cooked	0.5 cup	113.5	77	2	10	1	3	0.8	0
38551	Rice pasta, cooked	0.5 cup	38	96	1	22	1	0	0	0
38094	Soba noodles, cooked	1 cup	114	113	6	24		0	0	0
38118	Spaghetti, enriched, cooked	0.5 cup	70	111	4	22	1	1	0.1	0
38066	Spaghetti, spinach, cooked	1 cup	140	182	6	37	5	1	0.1	0
38060	Spaghetti, whole wheat, cooked	1 cup	140	174	7	37	6	1	0.1	0
	Grains									
38003	Barley, pearled, cooked	0.5 cup	78.5	97	2	22	3	0	0.1	0
38028	Bulgur, wheat, cooked	1 cup	182	151	6	34	8	0	0.1	0
38279	Cornmeal, yellow, dry	0.25 cup	41.5	151	4	31	3	2	0.3	0
38076	Couscous, cooked	0.5 cup	78.5	88	3	18	1	0	0	0
5470	Hominy, yellow, canned	0.5 cup	80	58	1	11	2	1	0.1	0
38078	Oat bran, cooked	0.5 cup	109.5	44	4	13	3	1	0.2	0
38080	Oats, whole grain, unprocessed	0.25 cup	39	152	7	26	4	3	0.5	0
38010	Rice, brown, long grain, cooked	1 cup	195	216	5	45	4	2	0.4	0
38082	Rice, brown, medium grain, cooked	0.5 cup	97.5	109	2	23	2	1	0.2	0
38256	Rice, white, enriched, long grain, cooked w/salt	1 cup	158	205	4	45	1	0	0.1	0
38019	Rice, white, enriched, long grain, instant, cooked	1 cup	165	193	4	41	1	1	0.1	0
38097	Rice, white, medium grain, cooked	0.5 cup	93	121	2	27	0	0	0.1	0
38034	Tapioca, pearl, dry	0.25 cup	38	136	0	34	0	0	0	0
38025	Wheat, germ, crude, raw	0.25 cup	28.8	104	7	15	4	3	0.5	0
	Pancakes, French Toast, and Waffles									
42155	French toast, frozen	1 pce	59	126	4	19	1	4	0.9	48
42156	French toast, homemade w/2% milk	1 pce	65	149	5	16		7	1.8	75
45192	Pancakes, buttermilk, frozen/Eggo	1 ea	42.5	99	3	16	0	3	0.6	5
45118	Pancakes, blueberry, homemade, 6"	1 ea	77	171	5	22	1	7	1.5	43
45117	Pancakes, plain, homemade, 6"	1 ea	77	175	5	22	1	7	1.6	45
45193	Waffles, homestyle, low fat, frozen/Eggo	1 ea	35	83	2	15	0	1	0.3	9
45003	Waffles, homemade, 7"	1 ea	75	218	6	25	1	11	2.1	52
	MEAT AND MEAT SUBSTITUTES									
	Beef									
10093	Beef, average of all cuts, cooked, 1/4" trim	3 oz	85.1	260	22	0	0	18	7.3	75
10705	Beef, average of all cuts, lean, cooked, 1/4" trim	3 oz	85.1	184	25	0	0	8	3.2	73
10108	Beef, brisket, whole, braised, 1/4" trim	3 oz	85.1	328	20	0	0	27	10.5	80

MDA Code	Food Name	Amt	Wt (g)	Ener (kcal)	Prot (g)	Carb (g)	Fiber (g)	Fat (g)	Sat (g)	Chol (mg)
10035	Beef, breakfast strips, cured, cooked	3 ea	34	153	11	0	0	12	4.9	40
58099	Beef, chuck tender steak, broiled, 0" trim	3 oz	85.1	136	22	0	0	5	1.6	54
10264	Beef, cured, thin sliced	5 pce	21	37	6	1	0	1	0.3	9
10624	Beef, short ribs, braised, choice	3 oz	85.1	401	18	0	0	36	15.1	80
10133	Beef, whole rib, roasted, 1/4" trim	3 oz	85.1	305	19	0	0	25	10	71
10008	Corned beef, cured, slices, canned	3 oz	85.1	213	23	0	0	13	5.3	73
58129	Ground beef, hamburger, pan browned, 25% fat	3 oz	85.1	236	22	0	0	15	6	76
58114	Ground beef, hamburger, pan browned, 10% fat	3 oz	85.1	196	24	0	0	10	4	76
58109	Ground beef, hamburger, pan browned, 5% fat	3 oz	85.1	164	25	0	0	6	2.9	76
10791	Porterhouse steak, broiled, 1/4" trim	3 oz	85.1	280	19	0	0	22	8.7	61
58257	Rib eye steak, broiled, 0" trim	3 oz	85.1	210	23	0	0	13	4.9	94
58094	Skirt steak, broiled, 0" trim	3 oz	85.1	187	22	0	0	10	4	51
58328	Strip steak, top loin, lean, broiled, choice, 1/8" trim	3 oz	85.1	171	25	0	0	7	2.7	67
10805	T-bone steak, broiled, 1/4" trim	3 oz	85.1	260	20	0	0	19	7.6	55
58299	Top round steak, lean, broiled, select, 1/8" trim	3 oz	85.1	151	27	0	0	4	1.4	52
58098	Tri-tip steak, loin, broiled, 0" trim	3 oz	85.1	226	26	0	0	13	4.9	58
11531	Veal, average of all cuts, cooked	3 oz	85.1	197	26	0	0	10	3.6	97
	Chicken									
81185	Chicken, breast, mesquite flavor, fat free, sliced	2 pce	42	34	7	1	0	0	0.1	15
81186	Chicken, breast, oven roasted, fat free, sliced	2 pce	42	33	7	1	0	0	0.1	15
15013	Chicken breast, w/skin, batter fried	3 oz	85.1	221	21	8	0	11	3	72
15057	Chicken breast, w/o skin, fried	3 oz	85.1	159	28	0	0	4	1.1	77
15113	Chicken, dark meat, w/skin, batter fried	3 oz	85.1	254	19	8		16	4.2	76
15080	Chicken, dark meat, w/skin, roasted	3 oz	85.1	215	22	0	0	13	3.7	77
15030	Chicken drumstick, w/skin, batter fried	3 oz	85.1	228	19	7	0	13	3.5	73
15042	Chicken drumstick, w/o skin, fried	3 oz	85.1	166	24	0	0	7	1.8	80
15111	Chicken, light meat, w/skin, batter fried	3 oz	85.1	236	20	8	0	13	3.5	71
15077	Chicken, light meat, w/skin, roasted	3 oz	85.1	189	25	0	0	9	2.6	71
15072	Chicken, whole, w/skin, batter fried	3 oz	85.1	246	19	8		15	3.9	74
15000	Chicken, whole, w/o skin, roasted	3 oz	85.1	162	25	0	0	6	1.7	76
15036	Chicken thigh, w/skin, batter fried	3 oz	85.1	236	18	8	0	14	3.8	79
15011	Chicken thigh, w/o skin, fried	3 oz	85.1	186	24	1	0	9	2.4	87
15034	Chicken wing, w/skin, batter fried	3 oz	85.1	276	17	9	0	19	5	67
15048	Chicken wing, w/o skin, fried	3 oz	85.1	180	26	0	0	8	2.1	71
15059	Chicken wing, w/o skin, roasted	3 oz	85.1	173	26	0	0	7	1.9	72
	Turkey									
51151	Turkey bacon, cooked	1 oz	28.4	108	8	1	0	8	2.4	28
51098	Turkey, thick slice, breaded & batter fried, 3" × 2" × 3/8"	1 ea	42	119	6	7	0	8	2	32
16308	Turkey, roast, light & dark meat, from frozen	1 cup	135	209	29	4	0	8	2.6	72
16110	Turkey breast, w/skin, roasted	3 oz	85.1	130	25	0	0	3	0.7	77
16038	Turkey breast, w/o skin, roasted	3 oz	85.1	115	26	0	0	1	0.2	71
16101	Turkey, dark meat, w/skin, roasted	3 oz	85.1	155	24	0	0	6	1.8	100
16099	Turkey, light meat, w/skin, roasted	3 oz	85.1	140	24	0	0	4	1.1	81
16003	Turkey, ground patty, 13% fat, raw	1 ea	113.4	193	22	0	0	11	2.8	84
	Lamb									
13604	Lamb, average of all cuts, cooked, choice, 1/4" trim	3 oz	85.1	250	21	0	0	18	7.5	83
13616	Lamb, average of all cuts, cooked, choice, lean 1/4" trim	3 oz	85.1	175	24	0	0	8	2.9	78

MDA Code	Food Name	Amt	Wt (g)	Ener (kcal)	Prot (g)	Carb (g)	Fiber (g)	Fat (g)	Sat (g)	Chol (mg)
13522	Lamb, kabob meat, lean, broiled, 1/4" trim	3 oz	85.1	158	24	0	0	6	2.2	77
13524	Lamb, ground, broiled, 20% Fat	3 oz	85	241	21	0	0	17	6.9	82
	Pork									
12000	Bacon, medium slice, cooked	3 pce	19	103	7	0	0	8	2.6	21
28143	Bacon, Canadian/Hormel	1 ea	56	68	9	1	0	3	1	27
12212	Ham, extra lean, 5% fat, roasted	1 cup	140	203	29	2	0	8	2.5	74
12211	Ham, 11% fat, roasted	1 cup	140	249	32	0	0	13	4.4	83
12309	Pork, loin & spareribs, average of retail cuts, cooked	3 oz	85.1	232	23	0	0	15	5.3	77
12097	Pork, backribs, roasted	3 oz	85.1	315	21	0	0	25	9.4	100
12099	Pork, ground, cooked	3 oz	85.1	253	22	0	0	18	6.6	80
	Lunch Meats									
13103	Beef, chopped, smoked, cured, 1oz slice	1 pce	23.4	38	6	1	0	1	0.5	13
13335	Beef, smoked, sliced, package/Carl Buddig	1 pce	71	99	14	0	0	5	1.8	48
13000	Beef, thin slice	1 oz	23.4	33	5	1	0	1	0.3	14
58275	Bologna, beef & pork, lowfat, 1" cube	1 ea	14	32	2	0	0	3	1	5
58280	Bologna, beef, lowfat, medium slice	1 ea	23	57	3	1	0	4	1.5	12
58212	Bologna, beef, reduced sodium, thin slice	1 pce	14	44	2	0	0	4	1.6	8
13176	Bologna, beef, light	1 pce	23	56	3	2	0	4	1.6	12
13152	Chicken, oven roasted, breast (white) meat, serving	1 oz	23	36	5	1	0	2	0.4	17
13306	Corned beef, chopped, cooked, serving, packaged/Carl Buddig	1 ea	71	101	14	1	0	5	2	46
13263	Ham, 11% fat	1 oz	23	46	5	1	0	2	0.8	16
13264	Ham, slices, regular, 11% fat	1 cup	135	220	22	5	2	12	4	77
13049	Olive loaf, w/pork, 4" × 4" × 3/32" slice	1 pce	23.4	67	3	3	0	5	1.7	11
13337	Pastrami, beef, smoked, chopped, package/Carl Buddig	1 oz	23.4	40	6	0	0	2	0.9	18
13101	Pastrami, beef, cured, 1 oz slice	1 oz	23.4	41	6	0	0	2	0.8	19
13020	Pastrami, turkey, slices	2 pce	56.7	75	9	1	0	4	1	39
11913	Pork & ham, canned/Spam	2 oz	56.7	176	8	2	0	15	5.6	40
13123	Bologna, turkey/Louis Rich	1 oz	23.4	52	3	1	0	4	1.1	19
16160	Turkey, breast, 3-1/2" slice	1 pce	21	22	4	1	0	0	0.1	9
58279	Turkey ham, extra lean, package	1 cup	133	171	27	4	0	5	1.5	92
13014	Turkey ham, thigh, cured	1 oz	23	35	5	1	0	1	0.4	20
	Sausage & Wursts									
58009	Bacon & beef stick	2 oz	56.7	293	16	0	0	25	9.1	58
58230	Beef sausage, cooked from fresh	2 oz	56.7	188	10	0	0	16	6.2	46
58228	Beef sausage, precooked	2 oz	56.7	230	9	0	0	21	8.6	47
13035	Beerwurst, salami, pork & beef	2 oz	56.7	157	8	2	1	13	4.8	35
13077	Blood sausage, 5" × 4-5/8" × 1/16" slice	1 pce	25	95	4	0	0	9	3.3	30
13079	Bratwurst, pork, cooked	1 ea	85	283	12	2	0	25	8.5	63
58012	Bratwurst, pork, beef & turkey, light, smoked	3 oz	85.1	158	12	1	0	12		48
13070	Chorizo, pork & beef sausage, 4" link	1 ea	60	273	14	1	0	23	8.6	53
13190	Frankfurter, beef, bun length/Kraft	1 ea	57	185	6	2	0	17	7.1	34
13191	Hot dog, beef/Kraft	1 ea	45	147	5	1	0	14	5.6	25
13129	Frankfurter, turkey & chicken/Kraft	1 ea	45	85	5	2	0	6	1.7	41
57877	Frankfurter, beef, 5" × 3/4"	1 ea	45	148	5	2	0	13	5.3	24
57966	Frankfurter, beef, 97% fat free	1 ea	49	45	6	3	0	2	1	15
13260	Frankfurter, chicken	1 ea	45	100	7	1	0	7	1.7	43
13012	Frankfurter, turkey	1 ea	45	100	6	2	0	8	1.8	35

MDA Code	Food Name	Amt	Wt (g)	Ener (kcal)	Prot (g)	Carb (g)	Fiber (g)	Fat (g)	Sat (g)	Chol (mg)
57890	Pork sausage, Italian, link, cooked, 1/4 lb (before cooking)	1 ea	83	286	16	4	0	23	7.9	47
13043	Kielbasa beef & pork sausage, link	1 pce	26	80	3	1	0	7	2.4	17
58020	Kielbasa turkey & beef sausage, smoked	3 oz	85.1	192	11	3	0	15	5.3	60
13044	Knockwurst beef & pork sausage, link	1 ea	68	209	8	2	0	19	6.9	41
13019	Liverwurst pork sausage, 2.5" × 1/4" slice	1 pce	18	59	3	0	0	5	1.9	28
13021	Pepperoni, beef & pork, slice	1 pce	5.5	27	1	0	0	2	0.8	6
13022	Polish sausage, pork, 10" × 1.25"	1 ea	227	740	32	4	0	65	23.4	159
58227	Pork sausage, precooked	3 oz	85	321	12	0	0	30	9.9	63
13184	Smokie sausage links/Oscar Mayer	1 ea	43	130	5	1	0	12	4	27
13200	Summer sausage, slice/Kraft	2 ea	46	140	7	0	0	12	4.9	39
13066	Sausage, liver, braunschweiger, slice, 2-1/2" × 1/4"	1 pce	18	59	3	1	0	5	1.7	32
13025	Salami, turkey, cooked, serving	1 oz	28.4	48	5	0	0	3	0.8	22
13267	Sausage, pork, cooked	2 oz	56	190	11	0	0	16	5.1	47
17345	Salami, beef cotto	1 slc	23	47	3	0	0	4	1.6	19
58007	Turkey sausage, breakfast link, mild	2 ea	56	129	9	1	0	10	2.1	90
	Meat Substitutes									
27044	Bacon bits, meatless	1 Tbs	7	33	2	2	1	2	0.3	0
7509	Bacon strips, meatless	3 ea	15	46	2	1	0	4	0.7	0
7561	Beef substitute, patty	1 ea	56	110	12	4	3	5	0.8	0
62359	Breakfast sausage patty, meatless, frozen/Morningstar Farms	1 ea	38	80	10	3	2	3	0.4	1
91055	Burger, vegetarian, frozen, Grillers Vegan/Morningstar Farms	1 ea	85	112	14	8	4	3	0.4	0
91489	Burger, vegan, original	1 ea	71	70	13	6	4	1		0
7547	Chicken, vegetarian	1 cup	168	376	40	6	6	21	3.1	0
7722	Garden Veggie Patties, vegetarian, frozen/Morningstar Farms	1 ea	67	118	12	9	3	4	0.5	1
7674	Harvest Burger, vegetarian, original, frozen/Gardetto's	1 ea	90	138	18	7	6	4	1	0
90626	Sausage, vegetarian, slices	1 ea	28	72	5	3	1	5	0.8	0
7726	Spicy Black Bean Burger, vegetarian, frozen/Morningstar Farms	1 ea	78	133	13	15	5	4	0.6	1
7549	Vegetarian fish sticks	1 ea	28	81	6	3	2	5	0.8	0
	NUTS AND SEEDS									
63195	Cashews, raw	2 oz	56.7	314	10	17	2	25	4.4	0
4519	Cashews, whole dry roasted, salted	0.25 cup	34.2	196	5	11	1	16	3.1	0
4645	Chinese chestnuts, dried	1 oz	28.4	103	2	23		1	0.1	0
63081	Flaxseeds, whole	0.25 cup	42	224	8	12	11	18	1.5	0
4728	Macadamias, whole, dry roasted, unsalted	1 cup	134	962	10	18	11	102	16	0
4592	Mixed nuts, dry roasted, salted	0.25 cup	34.2	203	6	9	3	18	2.4	0
4626	Peanut butter, chunky	2 Tbs	32	188	8	7	3	16	2.6	0
4756	Peanuts, dry roasted, unsalted	30 ea	30	176	7	6	2	15	2.1	0
4696	Peanuts, raw	0.25 cup	36.5	207	9	6	3	18	2.5	0
4540	Pistachios, dry roasted, salted	0.25 cup	32	182	7	9	3	15	1.8	0
4523	Sesame seeds, whole, dried	0.25 cup	36	206	6	8	4	18	2.5	0
4551	Sunflower seeds, kernels dry roasted, unsalted	0.25 cup	32	186	6	8	4	16	1.7	0
	SEAFOOD									
19041	Abalone, fried, mixed species	3 oz	85.1	161	17	9	0	6	1.4	80
17029	Bass, freshwater, mixed species, fillet, baked/broiled	3 oz	85.1	124	21	0	0	4	0.9	74
17104	Bass, striped, fillet, baked/broiled	3 oz	85.1	106	19	0	0	3	0.6	88
17088	Catfish, channel, fillet, breaded, fried	3 oz	85.1	195	15	7	1	11	2.8	69
19002	Clams, mixed species, canned, drained	3 oz	85.1	126	22	4	0	2	0.2	57

MDA Code	Food Name	Amt	Wt (g)	Ener (kcal)	Prot (g)	Carb (g)	Fiber (g)	Fat (g)	Sat (g)	Chol (mg)
71140	Clams, mixed species, raw	4 oz	113.4	84	14	3	0	1	0.1	39
17037	Cod, Atlantic, fillet, baked/broiled	3 oz	85.1	89	19	0	0	1	0.1	47
19036	Crab, Alaska king, leg, steamed	3 oz	85.1	83	16	0	0	1	0.1	45
19037	Crab, Alaska king, imitation	3 oz	85.1	81	6	13	0	0	0.1	17
17289	Eel, mixed species, fillet, w/o bone, baked/broiled, 1" cube	3 oz	85.1	201	20	0	0	13	2.6	137
17291	Halibut, Atlantic/Pacific, fillet, baked/broiled	3 oz	85.1	119	23	0	0	3	0.4	35
17049	Mackerel, Atlantic, fillet, baked/broiled	3 oz	85.1	223	20	0	0	15	3.6	64
17115	Mackerel, king, fillet, baked/broiled	3 oz	85.1	114	22	0	0	2	0.4	58
19044	Mussels, blue, steamed	3 oz	85.1	146	20	6	0	4	0.7	48
17093	Perch, ocean, Atlantic, fillet, baked/broiled	3 oz	85.1	103	20	0	0	2	0.3	46
19048	Octopus, steamed	3 oz	85.1	140	25	4	0	2	0.4	82
19089	Oysters, eastern, farmed, medium, raw	4 oz	113.4	67	6	6	0	2	0.5	28
17095	Pike, northern, fillet, baked/broiled	3 oz	85.1	96	21	0	0	1	0.1	43
17074	Rockfish, Pacific, mixed species, fillet, baked/broiled	3 oz	85.1	103	20	0	0	2	0.4	37
17121	Orange Roughy, orange fillet, baked/broiled	3 oz	85.1	89	19	0	0	1	0	68
17181	Salmon, Atlantic, farmed, fillet, baked/broiled	3 oz	85.1	175	19	0	0	11	2.1	54
17123	Salmon, Atlantic, fillet, baked/broiled, wild	3 oz	85.1	155	22	0	0	7	1.1	60
17099	Salmon, sockeye, fillet, baked/broiled	3 oz	85.1	184	23	0	0	9	1.6	74
17086	Sea bass, mixed species, fillet, baked/broiled	3 oz	85.1	106	20	0	0	2	0.6	45
17023	Sea trout, mixed species, fillet, baked/broiled	3 oz	85.1	113	18	0	0	4	1.1	90
17076	Shark, mixed species, Batter Fried	3 oz	85.1	194	16	5	0	12	2.7	50
17022	Snapper, mixed species, fillet, baked/broiled	3 oz	85.1	109	22	0	0	1	0.3	40
71707	Calamari, mixed species, fried	3 oz	85.1	149	15	7	0	6	1.6	221
71139	Sturgeon, mixed species, baked/broiled	3 oz	85.1	115	18	0	0	4	1	66
17066	Swordfish, fillet, baked/broiled	3 oz	85.1	132	22	0	0	4	1.2	43
17185	Trout, rainbow, farmed, fillet, baked/broiled	3 oz	85.1	144	21	0	0	6	1.8	58
17082	Trout, rainbow, wild, fillet, baked/broiled	3 oz	85.1	128	20	0	0	5	1.4	59
56007	Tuna salad spread	2 Tbs	25.6	48	4	2	0	2	0.4	3
17101	Tuna, bluefin, fillet, baked/broiled	3 oz	85.1	157	25	0	0	5	1.4	42
17151	Tuna, white, w/water, drained, canned	3 oz	85.1	109	20	0	0	3	0.7	36
17083	Tuna, white, w/oil, canned, drained	3 oz	85.1	158	23	0	0	7	1.1	26
17162	Whitefish, mixed species, fillet, baked/broiled	3 oz	85.1	146	21	0	0	6	1	66
17164	Yellowtail, mixed species, fillet, baked/broiled	3 oz	85.1	159	25	0	0	6		60
	VEGETABLES AND LEGUMES									
	Beans									
7038	Baked beans, plain/vegetarian, canned	1 cup	254	239	12	54	10	1	0.2	0
56101	Baked beans, w/frankfurters, canned	0.5 cup	129.5	184	9	20	9	9	3	8
5197	Bean sprouts, mung, mature, canned, drained	1 cup	125	15	2	3	1	0	0	0
7012	Black beans, mature, cooked	1 cup	172	227	15	41	15	1	0.2	0
92152	Chili beans, ranch style, bbq, cooked	1 cup	253	245	13	43	11	3	0.4	0
9574	Black eyed peas, immature, cooked w/salt, drained	1 cup	165	155	5	33	8	1	0.2	0
90018	Cowpeas, mature, cooked w/salt	1 cup	171	198	13	35	11	1	0.2	0
7913	Fava beans, immature, in pod	1 cup	126	111	10	22		1	0.1	0
7081	Hummus (garbanzo or chickpea spread), homemade	1 Tbs	15.4	27	1	3	1	1	0.2	0
7087	Kidney beans, all types, mature, canned	1 cup	256	215	13	37	14	2	0.3	0
7006	Lentils, mature, cooked	1 cup	198	230	18	40	16	1	0.1	0
7011	Lima beans, large, mature, canned	1 cup	241	190	12	36	12	0	0.1	0

MDA Code	Food Name	Amt	Wt (g)	Ener (kcal)	Prot (g)	Carb (g)	Fiber (g)	Fat (g)	Sat (g)	Chol (mg)
7022	Navy beans, mature, cooked	1 cup	182	255	15	47	19	1	0.2	0
7122	Navy beans, mature, canned	1 cup	262	296	20	54	13	1	0.3	0
7051	Pinto beans, mature, canned	1 cup	240	206	12	37	11	2	0.4	0
5854	Pinto beans, immature, cooked from frozen w/salt, drained	3 oz	85.1	138	8	26	7	0	0	0
5856	Snap beans, green, cooked w/salt, drained	1 cup	125	44	2	10	4	0	0.1	0
6748	Snap beans, green, fresh, 4" Long	10 ea	55	17	1	4	2	0	0	0
90026	Green peas, mature, split, cooked w/salt	0.5 cup	98	114	8	20	8	0	0.1	0
7053	White beans, mature, cooked	1 cup	179	249	17	45	11	1	0.2	0
7054	White beans, mature, canned	1 cup	262	299	19	56	13	1	0.2	0
	Vegetables									
9577	Artichoke, French, fresh, cooked w/salt, drained	1 ea	20	11	1	2	2	0	0	0
5723	Artichoke, globe, frozen	3 oz	85.1	32	2	7	3	0	0.1	0
6033	Arugula greens, fresh, chopped	1 cup	20	5	1	1	0	0	0	0
5841	Asparagus, cooked w/salt, drained	0.5 cup	90	20	2	4	2	0	0	0
6755	Beet slices, canned, drained	1 cup	170	53	2	12	3	0	0	0
5573	Beet slices, fresh	0.5 cup	68	29	1	7	2	0	0	0
5558	Broccoli, stalks, fresh	1 ea	114	32	3	6	3	0	0.1	0
6091	Broccoli, chopped, cooked w/salt, drained	0.5 cup	78	27	2	6	3	0	0.1	0
5870	Brussels sprouts, cooked w/salt, drained	0.5 cup	78	28	2	6	2	0	0.1	0
5036	Cabbage, fresh, shredded	1 cup	70	18	1	4	2	0	0	0
5042	Cabbage, red, fresh, shredded	0.5 cup	35	11	1	3	1	0	0	0
90605	Carrots, fresh, baby, large	1 ea	15	5	0	1	0	0	0	0
5281	Carrots, w/peas, in liquid, canned	0.5 cup	127.5	48	3	11	3	0	0.1	0
5887	Carrot slices, cooked w/salt, drained	0.5 cup	78	27	1	6	2	0	0	0
5199	Carrot slices, canned, drained	0.5 cup	73	18	0	4	1	0	0	0
5045	Carrots, fresh, whole, 7-1/2" long	1 ea	72	30	1	7	2	0	0	0
5049	Cauliflower, fresh	0.5 cup	50	12	1	3	1	0	0	0
5891	Cauliflower, cooked w/salt, drained, 1" pieces	0.5 cup	62	14	1	3	1	0	0	0
90436	Celery stalk, fresh, small, 5" long	1 ea	17	3	0	1	0	0	0	0
6093	Greens, collard, chopped, cooked w/salt, drained	1 cup	190	49	4	9	5	1	0.1	0
6801	Corn, sweet, yellow, fresh, small ear, 5.5"–6.5" long	1 ea	73	63	2	14	2	1	0.1	0
7202	Corn, sweet, white, fresh, kernels from small ear	1 ea	73	63	2	14	2	1	0.1	0
5900	Corn, sweet, yellow, cooked w/salt, drained	0.5 cup	82	89	3	21	2	1	0.2	0
5908	Eggplant, cubes, cooked w/salt, drained	1 cup	99	33	1	8	2	0	0	0
5450	Fennel, bulb, fresh, slices	0.5 cup	43.5	13	1	3	1	0		
9182	Jicama, fresh, slices	1 cup	120	46	1	11	6	0	0	0
5915	Kale, chopped, cooked w/salt, drained	0.5 cup	65	18	1	4	1	0	0	0
90445	Lettuce, butterhead, small leaf	1 pce	5	1	0	0	0	0	0	0
5089	Lettuce, romaine, fresh, inner leaf	2 pce	20	3	0	1	1	0	0	0
9545	Lettuce, red leaf, fresh, shredded	1 cup	28	4	0	1	0	0		
5926	Mushrooms, shiitake, cooked w/salt, pieces	1 cup	145	78	2	20	3	0	0.1	0
51069	Mushrooms, crimini, fresh	2 ea	28	8	1	1	0	0	0	0
90457	Mushrooms, canned, drained, caps	8 ea	47	12	1	2	1	0	0	0
51067	Mushrooms, portabella, fresh	1 oz	28	7	1	1	0	0	0	0
5927	Mustard greens, chopped, cooked w/salt, drained	0.5 cup	70	10	2	1	1	0	0	0
6971	Okra, pod, cooked w/salt, drained, sliced	0.5 cup	80	18	1	4	2	0	0	0
6074	Onion, cooked w/salt, drained	0.5 cup	105	44	1	10	1	0	0	0

MDA Code	Food Name	Amt	Wt (g)	Ener (kcal)	Prot (g)	Carb (g)	Fiber (g)	Fat (g)	Sat (g)	Chol (mg)
9548	Onion, sweet, fresh	1 oz	28	9	0	2	0	0		0
9547	Onion, green, fresh, stalk-top only	1 Tbs	6	2	0	0	0	0	0	0
7270	Palm hearts, canned	0.5 cup	73	20	2	3	2	0	0.1	0
5938	Peas, green, cooked w/salt, drained	0.5 cup	80	67	4	13	4	0	0	0
5116	Peas, green, fresh	1 cup	145	117	8	21	7	1	0.1	0
9611	Peppers, green chili, canned	0.5 cup	69.5	15	1	3	1	0	0	0
7932	Peppers, jalapeno, fresh, sliced	1 cup	90	27	1	5	2	1	0.1	0
9632	Peppers, serrano chili, fresh, chopped	1 cup	105	34	2	7	3	0	0.1	0
90493	Peppers, bell, green, sweet, fresh, strips	10 pce	27	5	0	1	0	0	0	0
9549	Peppers, bell, green, sweet, sauteed	1 oz	28	36	0	1	1	3	0.4	0
6990	Peppers, bell, red, sweet, fresh, ring, 3" × 1/4" thick	1 ea	10	3	0	1	0	0	0	0
9551	Peppers, bell, red, sweet, sauteed	1 oz	28	37	0	2	1	4	0.4	0
90589	Pickles, sweet, spears	1 ea	20	18	0	4	0	0	0	0
9251	Potatoes, red, baked, w/skin, small	1 ea	138	123	3	27	2	0	0	0
9245	Potatoes, russet, baked, w/skin, small	1 ea	138	134	4	30	3	0	0	0
90564	Potatoes, peeled, cooked w/salt, large, 3" to 4-1/4"	1 ea	299.6	258	5	60	6	0	0.1	0
5950	Potatoes, skin, baked w/salt	1 ea	58	115	2	27	5	0	0	0
5964	Pumpkin, canned, salted	0.5 cup	122.5	42	1	10	4	0	0.2	0
90505	Radishes, fresh, red, small	10 ea	20	3	0	1	0	0	0	0
90508	Sauerkraut, canned, drained	0.5 cup	71	13	1	3	2	0	0	0
5260	Seaweed, spirulina, dried	0.5 cup	59.5	173	34	14	2	5	1.6	0
5972	Spinach, cooked w/salt, drained	0.5 cup	90	21	3	3	2	0	0	0
5149	Spinach, canned, drained	0.5 cup	107	25	3	4	3	1	0.1	0
5146	Spinach, fresh, chopped	1 cup	30	7	1	1	1	0	0	0
5984	Squash, butternut, baked w/salt, cubes	0.5 cup	102.5	41	1	11	3	0	0	0
5975	Squash, summer, all types, cooked w/salt, drained	0.5 cup	90	18	1	4	1	0	0.1	0
5981	Squash, winter, all types, baked w/salt, cubes	0.5 cup	102.5	40	1	9	3	1	0.1	0
90525	Squash, zucchini, fresh, w/skin, small	1 ea	118	19	1	4	1	0	0	0
6921	Squash, zucchini, w/skin, cooked w/salt, drained, mashed	0.5 cup	120	19	1	5	2	0	0	0
5989	Succotash, cooked w/salt, drained	0.5 cup	96	107	5	23	5	1	0.1	0
6924	Sweet potato, dark orange, baked in skin, w/salt	0.5 cup	100	92	2	21	3	0	0.1	0
5555	Sweet potato, dark orange, w/syrup, canned, drained	1 cup	196	212	3	50	6	1	0.1	0
5445	Tomatillo, fresh, medium	1 ea	34	11	0	2	1	0	0	0
5476	Tomato puree, canned	0.5 cup	125	48	2	11	2	0	0	0
5180	Tomato sauce, canned	0.5 cup	122.5	29	2	7	2	0	0	0
6887	Tomatoes, red, whole, w/juice, 6.7 oz can	1 ea	190	32	1	8	2	0	0	0
90532	Tomatoes, red, fresh, year round average, small, thin slice	1 pce	15	3	0	1	0	0	0	0
5447	Tomatoes, sun dried	10 pce	20	52	3	11	2	1	0.1	0
6002	Turnips, cooked w/salt, drained, mashed	0.5 cup	115	25	1	6	2	0	0	0
7955	Wasabi root, fresh	1 ea	169	184	8	40	13	1		0
5388	Water chestnuts, Chinese, whole w/liquid, canned	4 ea	23	14	0	3	1	0	0	0
5223	Watercress greens, fresh, sprig	10 ea	25	3	1	0	0	0	0	0
6010	Yams, tropical, baked w/salt, drained, cubes	0.5 cup	68	78	1	18	3	0	0	0
	Soy Products									
7503	Miso	1 Tbs	17.2	34	2	5	1	1	0.2	0
7564	Tempeh	0.5 cup	83	160	15	8		9	1.8	0
7015	Soybeans, mature, cooked	1 cup	172	298	29	17	10	15	2.2	0

MDA Code	Food Name	Amt	Wt (g)	Ener (kcal)	Prot (g)	Carb (g)	Fiber (g)	Fat (g)	Sat (g)	Chol (mg)
4707	Soybeans, mature, roasted, salted	0.25 cup	43	203	15	14	8	11	1.6	0
71584	Soy yogurt, peach/Silk	1 ea	170.1	160	4	32	1	2	0	0
7542	Tofu, firm, silken, 1" slice/Mori-Nu	3 oz	85.1	53	6	2	0	2	0.3	0
7799	Tofu, firm, silken, light, 1" slice/Mori-Nu	3 oz	85.1	31	5	1	0	1	0.1	0
7541	Tofu, soft, silken, 1" slice/Mori-Nu	3 oz	85.1	47	4	2	0	2	0.3	0
7546	Tofu yogurt	1 cup	262	246	9	42	1	5	0.7	0
	MEALS AND DISHES									
	Homemade									
57482	Coleslaw, homemade	0.5 cup	60	47	1	7	1	2	0.2	5
56102	Falafel, patty, homemade, 2-1/4"	1 ea	17	57	2	5		3	0.4	0
53125	Mole poblana, sauce, homemade	2 Tbs	30.3	50	1	4	1	3		0
56005	Potato salad, homemade	0.5 cup	125	179	3	14	2	10	1.8	85
5786	Potatoes au gratin, w/butter, homemade	1 cup	245	323	12	28	4	19	11.6	56
92216	Tortellini pasta, cheese filled	1 cup	108	332	15	51	2	8	3.9	45
	Packaged or Canned Meals or Dishes									
56634	Chimichanga, beef	1 ea	174	425	20	43		20	8.5	9
57705	Egg noodles, w/creamy alfredo sauce, dry mix/Lipton	1 ea	124	518	19	77		15	5.7	139
1753	Enchilada & tamale meal, beef	1 ea	311.9	450	10	56	9	20	8	30
90098	Beef ravioli, w/meat sauce, canned, serving/Chef Boyardee	1 ea	244	224	8	33	1	7	2.8	7
25279	Beefaroni, w/tomato sauce, canned, serving/Chef Boyardee	1 ea	212.6	196	7	29	1	6	2.5	6
82002	Burrito, mild, beef & bean	1 ea	142	294	9	43	5	10	3.5	7
70442	Chicken, orange glazed, low fat	1 serving	241	300	12	54	2	4	1	20
92265	Chicken & dumplings, canned	1 cup	247	230	11	24	2	10	4.5	35
57658	Chili con carne, w/beans, canned	1 cup	222	269	16	25	9	12	3.9	29
56001	Chili w/beans, canned	1 cup	256	287	15	30	11	14	6	44
57700	Chili w/o beans, canned/Hormel	1 cup	236	194	17	18	3	7	2.2	35
57701	Chili, turkey, w/beans, canned/Hormel	1 cup	247	203	19	26	6	3	0.7	35
57703	Chili, vegetarian, w/beans, canned/Hormel	1 cup	247	205	12	38	10	1	0.1	0
50317	Chili w/beans, canned/Chef-Mate	1 cup	253	420	18	34	8	24	10.1	40
90738	Cheeseburger macaroni pasta/Hamburger Helper	1.5 oz	42.5	168	5	27		4	1.2	4
57068	Macaroni & cheese, original, dry mix/Kraft	1 ea	70	259	11	48	1	3	1.3	10
57470	Meatloaf, w/gravy & mashed potatoes	1 ea	396.9	540	23	42	5	30	12	95
1751	Pasta, chicken alfredo	1 cup	194.4	270	11	28	3	12	7	40
83107	Pasta, chicken cacciatore	1.25 cup	295	330	23	44	3	6		40
57484	Potatoes, scalloped, from dry mix, w/milk & butter	1 ea	822	764	17	105	9	35	21.6	90
90103	Ravioli, beef, w/sauce, mini, canned, serving/Chef Boyardee	1 ea	252	232	8	31	3	8	3.5	8
47708	Spaghetti, w/meatballs canned/Chef Boyardee	1 ea	240	240	10	29	3	9	3.8	17
70959	Spinach au gratin, frozen	1 ea	155	222	7	11	2	17	7.6	42
70470	Stir fry, rice & vegetables	1 serving	226	350	7	45	3	16	4	15
42147	Stuffing, cornbread, from dry mix	0.5 cup	100	179	3	22	3	9	1.8	0
	Frozen Meals or Dishes									
11112	Beef macaroni, serving	1 ea	226.8	200	13	32	4	2	0.6	14
70893	Beef pot pie	1 ea	198	436	14	44	2	23	8.2	42
83051	Beef pot roast, w/potatoes & gravy/Stouffers	1 ea	255	184	13	21	3	5	1.4	20
70950	Beef w/gravy & vegetables, sliced	1 ea	255	207	15	26	4	5	1.3	31
11047	Beef, oriental, w/vegetables & rice	1 serving	255	189	13	28	4	3	1.1	23
57474	Beef stroganoff, w/noodles & vegetables/Marie Callender's	1 ea	368	420	25	40	7	18	7.2	63

MDA Code	Food Name	Amt	Wt (g)	Ener (kcal)	Prot (g)	Carb (g)	Fiber (g)	Fat (g)	Sat (g)	Chol (mg)
56915	Broccoli, w/cheese sauce/Gardettos	0.5 cup	84	56	2	7		2	0.4	
56738	Cabbage, stuffed, w/whipped potatoes/Lean Cuisine	1 ea	269	196	11	24	4	6	1.7	13
4104	Chicken & noodles, escalloped	1 ea	227	330	14	28	2	18	4	35
16195	Chicken & vegetables w/vermicelli/Lean Cuisine	1 ea	297	232	20	26	4	5	1.9	30
16262	Chicken, mesquite BBQ	1 ea	298	277	17	42	7	4	1.2	33
16198	Chicken enchilada w/rice & cheese sauce/Stouffer's	1 ea	283	424	15	61	4	13	7.4	51
83028	Chicken fajita kit, serving/Tyson	1 ea	107	128	7	17	2	4	0.9	12
1746	Chicken, thigh, fried, w/mashed potatoes & corn/Banquet	1 ea	228	388	22	30	4	20	4.4	68
70899	Chicken pot pie	1 ea	217	464	13	50	3	24	7.8	52
16266	Chicken teriaki/Healthy Choice	1 ea	312	250	16	36	9	5	1.6	22
70582	Chicken nuggets, w/macaroni & cheese	1 ea	257	457	19	51	7	20	5.6	57
70895	Egg, scrambled, & sausage, w/hash browns	1 ea	177	361	13	17	1	27	7.3	283
70917	Hot Pockets beef & cheddar pocket sandwich	1 ea	142	403	16	39		20	8.8	53
70918	Hot Pockets chicken broccoli cheddar pocket sandwich	1 ea	128	301	11	39	1	11	3.4	37
18119	Hot Pockets, chicken parmesan	1 ea	127	340	9	41	3	15	6	10
4096	Lasagna, w/Italian sausage	1 ea	308.4	410	18	41	4	19	9	50
56757	Lasagna w/meat sauce	1 ea	215	249	17	27	2	8	4.1	28
11029	Macaroni & beef, w/tomato sauce, serving/Lean Cuisine	1 ea	283	258	17	37	5	4	1.7	17
90491	Onion rings, cooked from frozen	1 cup	48	195	3	18	1	13	4.1	0
83156	Pasta, chicken, garlic, w/vegetables	1.67 cup	178	240	11	21	3	8	2	30
56762	Peppers, stuffed, w/beef & tomato sauce/Stouffers	0.5 ea	219.5	160	8	19	3	6	2.2	18
5587	Potatoes, mashed, granules w/milk, prepared w/water & margarine	0.5 cup	105	122	2	17	1	5	1.3	2
15972	Pot Pie, chicken	1 ea	283	733	20	64	4	44	17.8	62
70898	Pizza, pepperoni serving	1 ea	146	432	16	42	3	22	7.1	22
11034	Salisbury steak, w/potatoes & corn	1 ea	269	339	15	27	4	19	9.4	30
81146	Sausage w/biscuit sandwich/Jimmy Dean	1 ea	48	192	5	12	1	14	4.3	16
56703	Spaghetti w/meat sauce, serving/Lean Cuisine	1 ea	326	284	14	49	5	4	1.1	13
56760	Spaghetti, w/meatballs,12.6 oz	1 serving	357.2	360	19	45	6	12	3.5	35
6246	Spinach, creamed, w/real cream sauce	0.5 cup	124	100	3	7	1	7	3	35
11099	Swedish meatballs & pasta, serving/Lean Cuisine	1 ea	258	273	22	31	3	7	2.8	49
4128	Turkey beast, w/potatoes & vegetables	1 serving	453.6	460	22	51	5	19	6	65
70892	Turkey pot pie	1 ea	397	699	26	70	4	35	11.4	64
16306	Turkey w/gravy, 5 oz pkg	1 ea	141.8	95	8	7	0	4	1.2	26
6999	Vegetables, cooked, from frozen, w/salt, drained, 10 oz pkg	1 ea	275	165	8	36	12	0	0.1	0
	SNACK FOODS AND GRANOLA BARS									
3307	Banana chips	1 oz	28.4	147	1	17	2	10	8.2	0
10051	Beef jerky, large piece	1 ea	19.8	81	7	2	0	5	2.1	10
10052	Beef meat stick, smoked	1 ea	19.8	109	4	1		10	4.1	26
63331	Breakfast bar w/oats, raisins & coconut	1 ea	43	200	4	29	1	8	5.5	0
53227	Cereal bar, mixed berry/Kelloggs	1 ea	37	137	2	27	1	3	0.6	0
61251	Cheese puffs & twists, corn based, low fat	1 oz	28.4	123	2	21	3	3	0.6	0
44032	Chex snack mix, original	1 cup	42.5	180	4	32	2	4	0.6	
44034	Corn Nuts, BBQ	1 oz	28.4	124	3	20	2	4	0.7	0
44031	Corn Nuts, original	1 oz	28.4	127	2	20	2	4	0.7	0
11594	Fruit leather, bar	2 ea	28	104	0	24		1	0.3	
23404	Fruit leather, roll, large	1 ea	21	78	0	18	0	1	0.1	0

MDA Code	Food Name	Amt	Wt (g)	Ener (kcal)	Prot (g)	Carb (g)	Fiber (g)	Fat (g)	Sat (g)	Chol (mg)
23103	Granola bar, peanut butter, hard	1 ea	23.6	114	2	15	1	6	0.8	0
23059	Granola bar, plain, hard	1 ea	24.5	115	2	16	1	5	0.6	0
23101	Granola bar, chocolate chip, hard	1 ea	23.6	103	2	17	1	4	2.7	0
23096	Granola bar, chocolate chip, chocolate coated, soft	1 ea	35.4	165	2	23	1	9	5	2
23107	Granola bar, nut & raisin, soft	1 oz	28.4	129	2	18	2	6	2.7	0
72602	Nachos, cheese, serving	1 serving	57	120	4	5	0	9	4	10
44036	Oriental mix, rice based	1 oz	28.4	144	5	15	4	7	1.1	0
44012	Popcorn, air popped	1 cup	8	31	1	6	1	0	0	0
44014	Popcorn, caramel coated, w/o peanuts	1 oz	28.4	122	1	22	1	4	1	1
44038	Popcorn, cheese flavored	1 cup	11	58	1	6	1	4	0.7	1
44066	Popcorn, low fat, low sodium, microwaved	1 cup	8	34	1	6	1	1	0.1	0
44013	Popcorn, oil popped, microwaved	1 cup	11	64	1	5	1	5	0.8	0
61252	Popcorn, fat free, sugar syrup/caramel	1 cup	37.3	142	1	34		1	0.1	0
12080	Pork skins, plain	1 oz	28	153	17	0	0	9	3.2	27
44043	Potato chips, reduced fat	1 oz	28.4	134	2	19	2	6	1.2	0
44076	Potato chips, plain, unsalted	1 oz	28.4	152	2	15	1	10	3.1	0
5437	Potato chips, sour cream & onion	1 oz	28.4	151	2	15	1	10	2.5	2
61257	Potato chips, reduced fat, unsalted	1 oz	28.4	138	2	19	2	6	1.2	0
44015	Pretzels, hard	5 pce	30	113	3	24	1	1	0.1	0
44079	Pretzels, enriched, plain, hard, unsalted	10 ea	60	229	5	48	2	2	0.4	0
61182	Pretzels, soft, medium	1 ea	115	389	9	80	2	4	0.8	3
44021	Rice cake, brown rice, plain	1 ea	9	35	1	7	0	0	0.1	0
44020	Taro chips	1 oz	28.4	141	1	19	2	7	1.8	0
44058	Trail mix, regular	0.25 cup	37.5	173	5	17		11	2.1	0
44059	Trail mix, w/chocolate chips, salted nuts & seeds	0.25 cup	36.2	175	5	16		12	2.2	1
	SOUPS									
92160	Bean & ham, reduced sodium, canned, prepared w/water	0.5 cup	128	95	5	17	5	1	0.3	3
17776	Beef & barley	1 cup	242	140	9	18	2	4	1.5	15
92192	Beef mushroom, chunky, low sodium, canned	1 cup	251	173	11	24	1	6	4.1	15
50198	Beef mushroom, canned, prepared w/water	1 cup	244	73	6	6	0	3	1.5	7
57659	Beef stew, canned, serving	1 ea	232	220	11	16	3	12	5.2	37
50052	Chicken, chunky, ready to serve	1 cup	245	174	12	17	1	6	1.9	29
50077	Chicken gumbo, canned, prepared w/water	1 cup	244	56	3	8	2	1	0.3	5
50080	Chicken mushroom, canned, prepared w/water	1 cup	244	132	4	9	0	9	2.4	10
50081	Chicken noodle, chunky, canned, ready to serve	1 cup	240	89	8	10	1	2	1	12
50085	Chicken rice, chunky, canned, ready to serve	1 cup	240	127	12	13	1	3	1	12
50088	Chicken vegetable, chunky, canned, ready to serve	1 cup	240	166	12	19		5	1.4	17
40675	Cream of broccoli, microwave	1 serving	305	143	3	17	7	7	2	6
50049	Cream of mushroom, canned, prepared w/water	1 cup	244	102	2	8	0	7	1.6	
50197	Cream of potato, canned, prepared w/water	1 cup	244	73	2	11	0	2	1.2	5
50050	Green pea, canned, prepared w/water	1 cup	250	152	8	25	5	3	1.3	0
50021	Clam chowder, Manhattan, canned, prepared w/water	1 cup	244	73	2	12	1	2	0.4	2
50009	Minestrone, canned, prepared w/water	1 cup	241	82	4	11	1	3	0.6	2
92163	Ramen noodle soup, any flavor, from dry packet	0.5 cup	38	172	4	25	1	6	2.9	0
28172	Ramen noodle soup, chicken flavor, from dry packet	1 serving	43	188	5	27	1	7	3.1	
50025	Split pea & ham, canned, prepared w/water	1 cup	253	190	10	28	2	4	1.8	8
50028	Tomato, canned, prepared w/water	1 cup	244	85	2	16	1	1	0.2	0

MDA Code	Food Name	Amt	Wt (g)	Ener (kcal)	Prot (g)	Carb (g)	Fiber (g)	Fat (g)	Sat (g)	Chol (mg)
15774	Tomato & vegetable, from dry, prepared w/water	1 cup	245	54	2	10	1	1	0.4	0
50014	Vegetable beef, canned, prepared w/water	1 cup	244	76	5	10	2	2	0.8	5
92189	Vegetable chicken, low sodium	1 cup	241	166	12	21	1	5	1.4	17
7559	Vegetarian stew	1 cup	247	304	42	17	3	7	1.2	0
	DESSERTS, CANDIES, AND PASTRIES									
	Brownies and Fudge									
62904	Brownie, square, large, 2-3/4" × 7/8"	1 ea	56	227	3	36	1	9	2.4	10
47019	Brownie, homemade, 2" square	1 ea	24	112	1	12		7	1.8	18
23127	Fudge, chocolate marshmallow, w/nuts, homemade	1 pce	22	104	1	15	0	5	2.3	5
23025	Fudge, chocolate, homemade	1 pce	17	70	0	13	0	2	1.1	2
	Cakes, Pies, and Donuts									
46062	Cake, chocolate, homemade, w/o frosting, 9"	1 pce	95	352	5	51	2	14	5.2	55
12722	Cake, chocolate, w/cream, snack size	3 ea	85	280	3	54	0	6	2	75
46000	Cake, gingerbread, homemade, 8"	1 pce	74	263	3	36		12	3.1	24
46092	Coffee cake, w/cheese, 16 oz	1 pce	76	258	5	34	1	12	4.1	65
46003	Cake, white, w/coconut frosting, homemade, 9"	1 pce	112	399	5	71	1	12	4.4	1
46085	Cake, white, homemade, w/o frosting, 9"	1 pce	74	264	4	42	1	9	2.4	1
46091	Cake, yellow, homemade, w/o icing, 8"	1 pce	68	245	4	36	0	10	2.7	37
49001	Cheesecake, from dry mix, 9"	1 pce	99	271	5	35	2	13	6.6	29
46426	Cupcake, low fat, chocolate, w/frosting	1 ea	43	131	2	29	2	2	0.5	0
46011	Cupcake, snack, chocolate, w/frosting & cream filling	1 ea	50	200	2	30	2	8	2.4	0
71338	Doughnut, cake, chocolate, glazed, 3-3/4"	1 ea	60	250	3	34	1	12	3.1	34
71337	Doughnut, cake, w/chocolate icing, large, 3-1/2"	1 ea	57	258	3	29	1	14	7.7	11
45525	Doughnut, cake, glazed/sugared, medium, 3"	1 ea	45	192	2	23	1	10	2.7	14
71335	Doughnut holes	1 ea	14	59	1	6	0	3	1	1
45527	Doughnut, French cruller, glazed, 3"	1 ea	41	169	1	24	0	8	1.9	5
45563	Doughnut, creme filled, 3-1/2"oval	1 ea	85	307	5	26	1	21	4.6	20
48044	Pie filling, pumpkin, canned	0.5 cup	135	140	1	36	11	0	0.1	0
46001	Sponge cake, 1/12 of 16 oz	1 pce	38	110	2	23	0	1	0.3	39
	Candy									
51150	Candied fruit	1 oz	28.4	91	0	23	0	0	0	0
4148	Candy, Bit O Honey/Nestle	6 pce	40	150	1	32	0	3	2.2	0
23115	Candy, butterscotch	5 pce	30	117	0	27	0	1	0.6	3
23015	Candy, caramel	1 pce	10.1	39	0	8	0	1	0.3	1
92202	Candy, caramel, w/nuts, chocolate covered	1 ea	14	66	1	8	1	3	0.7	0
90671	Candy, jellybeans, large	10 ea	28.4	106	0	27	0	0		0
23480	Candy, milk chocolate, package, 1.69 oz	1 pkg	48	236	2	34	1	10	6.3	7
92212	Candy, milk chocolate covered coffee beans	1 oz	28.4	156	2	16	2	9	5.2	6
23022	Candy, milk chocolate covered raisins	1.5 oz	42.5	166	2	29	1	6	4.4	1
23047	Candy, milk chocolate w/peanuts	0.25 cup	42.5	219	4	26	2	11	4.3	3
23021	Candy, milk chocolate w/coated peanuts	10 ea	40	208	5	20	2	13	5.8	4
92201	Candy, nougat w/almonds	1 ea	14	56	0	13	0	0	0.2	0
23081	Candy, peanut brittle, homemade	1.5 oz	42.5	207	3	30	1	8	1.8	5
23152	Candy, Peppermint Patty/York 1-1/2 oz	1 ea	43	165	1	35	1	3	1.9	0
90698	Candy, Rolo, caramels in milk chocolate, 1.74 oz roll	1 ea	49.3	234	3	33	0	10	7.2	6
23142	Candy, sesame crunch	20 pce	35	181	4	18	3	12	1.6	0
23144	Candy, Starburst, original	8 ea	40	163	0	33	0	3	3.1	0
92198	Candy, strawberry, pkg 8 oz	4 pce	45	158	1	36	0	1	0	0

MDA Code	Food Name	Amt	Wt (g)	Ener (kcal)	Prot (g)	Carb (g)	Fiber (g)	Fat (g)	Sat (g)	Chol (mg)
90682	Candy bar, milk chocolate w/almonds 1.55 oz	1 ea	43.9	231	4	23	3	15	7.8	8
91509	Candy, milk chocolate, w/almonds, bites/Hershey's Bites	17 pce	39	214	4	20	1	14	6.8	7
90681	Candy bar, milk chocolate, mini	1 ea	7	37	1	4	0	2	1.3	2
90685	Candy bar, milk chocolate, w/crisped rice, mini	1 ea	10	51	1	6	0	3	1.6	2
23145	Candy bar, sweet chocolate, 1.45 oz	1 ea	41.1	208	2	24	2	14	8.3	0
23405	Candy bar, Almond Joy, fun size, 7 oz	1 ea	19.8	95	1	12	1	5	3.5	0
23110	Candy bar, Baby Ruth, 2.1 oz	1 ea	60	275	3	39	1	13	7.3	0
23066	Candy bar, Butterfinger, 2.16 oz	1 ea	60	275	3	44	1	11	5.7	0
23116	Candy bar, Caramello, 1.6 oz	1 ea	45.4	210	3	29	1	10	5.8	12
23060	Candy bar, Kit Kat, 1.5 oz	1 ea	42.5	220	3	27	0	11	7.6	5
23061	Candy bar, Krackle, 1.45 oz	1 ea	42.5	218	3	27	1	11	6.8	5
23037	Candy bar, Mars, almonds, 1.76 oz	1 ea	50	234	4	31	1	12	3.6	8
90688	Candy bar, Milky Way, 2.05 oz	1 ea	58	262	2	41	1	10	7	5
23062	Candy bar, Mr. Goodbar, 1.75 oz	1 ea	49.6	267	5	27	2	16	7	5
23135	Candy bar, Oh Henry!, 2 oz	1 ea	56.7	262	4	37	1	13	5.4	4
23036	Candy bar, Skor, toffee, 1.4 oz	1 ea	39.7	212	1	25	1	13	7.5	21
23057	Candy bar, Special Dark, sweet chocolate, 1.45 oz	1 ea	41.1	229	2	25	3	13		2
23076	Candy bar, 3 Musketeers, fun size	2 ea	28	120	1	22	0	4	2.4	1
23149	Candy bar, Twix, caramel cookie, 2.06 oz pkg	1 ea	56.7	285	3	37	1	14	10.8	4
90712	Chewing gum, Chiclets	10 pce	16	40	0	11	0	0	0	0
	Cookies									
47026	Animal crackers	10 ea	12.5	56	1	9	0	2	0.4	0
90636	Chocolate chip cookie, enriched, higher fat, large, 3.5" to 4"	1 ea	40	190	2	26	1	9	4	0
47037	Chocolate chip cookie, homemade w/butter, 2-1/4"	2 ea	32	156	2	19		9	4.5	22
47032	Chocolate chip cookie, lower fat	3 ea	30	136	2	22	1	5	1.1	0
47001	Chocolate chip cookie, soft	2 ea	30	136	1	20	1	6	3	
45787	Chocolate peanut butter wafer, Nutty Bar	1 ea	57	312	5	31		19	3.6	
47006	Chocolate sandwich cookie, crème filled	3 ea	30	141	2	21	1	6	1.9	0
71272	Graham crackers, cinnamon, small rectangular pieces	4 ea	14	59	1	11	0	1	0.2	0
47380	Graham crackers, chocolate, individual package	1 ea	31	144	2	22		5	1	
47526	Coconut macaroon cookie, home style	1 ea	22	101	1	13	1	5	4.4	0
62905	Fig bar, 2 oz pkg	1 ea	56.7	197	2	40	3	4	0.6	0
47043	Fortune cookie	3 ea	24	91	1	20	0	1	0.2	0
90638	Gingersnap, large, 3-1/2" to 4"	1 ea	32	133	2	25	1	3	0.8	0
90639	Molasses, cookie, large, 3-1/2" to 4"	1 ea	32	138	2	24	0	4	1	0
90640	Oatmeal cookie, big, 3-1/2" to 4"	1 ea	25	112	2	17		5	1.1	0
47003	Oatmeal raisin cookie, homemade, 2-5/8"	1 ea	15	65	1	10		2	0.5	5
47010	Peanut butter cookie, homemade, 3"	1 ea	20	95	2	12		5	0.9	6
47056	Peanut butter cookie, soft type	1 ea	15	69	1	9	0	4	0.9	0
47059	Peanut butter sandwich cookie	2 ea	28	134	2	18	1	6	1.4	0
47007	Shortbread cookie, plain, 1-5/8" square	4 ea	32	161	2	21	1	8	2	6
47559	Sugar cookie, home style/Archway	1 ea	24	99	1	17	0	3	0.7	4
62907	Sugar cookie, from refrigerated dough, pre-sliced	1 ea	23	111	1	15	0	5	1.4	7
90642	Sugar wafer cookie, crème filled, small	1 ea	3.5	18	0	2	0	1	0.1	0
90643	Vanilla sandwich cookie, crème filled, oval	2 ea	30	145	1	22	0	6	0.9	0
49065	Vanilla wafer cookie, golden, artificial flavor	1 ea	31	147	2	22		6	1.1	

MDA Code	Food Name	Amt	Wt (g)	Ener (kcal)	Prot (g)	Carb (g)	Fiber (g)	Fat (g)	Sat (g)	Chol (mg)
	Custards, Gelatin, and Puddings									
2622	Custard, egg, from dry mix, w/2% milk	0.5 cup	133	148	5	23	0	4	1.8	64
57896	Custard, flan, dry mix, serving	1 ea	21	73	0	19	0	0	0	0
14734	Gelatin, strawberry, sugar free, from dry, serving	1 ea	2.9	10	2	1		0	0	
57894	Pudding, chocolate, ready to eat, 4 oz can	1 ea	113.4	161	2	26	0	5	1.4	1
2612	Pudding, vanilla, ready to eat, 4 oz can	1 ea	113.4	147	2	26	0	4	1.2	1
2651	Pudding, rice, ready to eat, 4 oz can	1 ea	141.8	167	5	28	1	4	2.5	26
57902	Pudding, tapioca, ready to eat, 3.5 oz can	1 ea	113.4	147	2	25	0	4	1.1	1
57989	Pudding, banana, snack cup	1 serving	98.9	130	1	21	0	5	2	0
57995	Pudding, vanilla, fat free, snack cup	1 ea	113.4	80	1	18	0	0	0	0
	Ice Cream and Frozen Desserts									
71819	Frozen yogurt, chocolate, nonfat, w/artificial sweetener	1 cup	186	199	8	37	2	1	0.9	7
72124	Frozen yogurt, all flavors not chocolate	1 cup	174	221	5	38	0	6	4	23
70640	Ice cream bar, vanilla & dark chocolate	1 ea	85	300	4	23	1	21	13	70
49111	Ice cream cone, wafer/cake type, large	1 ea	29	121	2	23	1	2	0.4	0
49014	Ice cream cone, sugar, rolled type	1 ea	10	40	1	8	0	0	0.1	0
2010	Ice cream, vanilla, light, soft serve	0.5 cup	88	111	4	19	0	2	1.4	11
90723	Popsicle, 2 fl-oz bar	1 ea	59	47	0	11	0	0	0	0
	Pastries									
45788	Apple turnover, frozen/Pepperidge Farm	1 ea	89	284	4	31	2	16	4	
42264	Cinnamon rolls, w/icing, refrigerated dough/Pillsbury	1 ea	44	145	2	23	0	5	1.5	0
45675	Éclair shell, homemade, 5"×; 2" × 1-3/4"	1 ea	48	174	4	11	0	12	2.7	94
71299	Croissant, butter, large	1 ea	67	272	5	31	2	14	7.8	45
71301	Croissant, cheese, large	1 ea	67	277	6	31	2	14	7.1	38
45572	Danish, cheese	1 ea	71	266	6	26	1	16	4.8	11
71330	Danish, cinnamon nut, 15 oz ring	1 pce	55.2	229	4	24	1	13	3.1	24
70913	Pie crust, Nilla, ready to use/Nabisco	1 ea	28	144	1	18	0	8	1.4	3
49015	Strudel, apple	1 pce	71	195	2	29	2	8	1.5	4
42164	Sweet roll, cheese	1 ea	66	238	5	29	1	12	4	50
71348	Sweet roll, honey bun, enriched, 5" × 13-1/2"	1 ea	85	339	5	43	2	16	4.6	26
42166	Sweet roll, cinnamon, frosted, from refrigerated dough	1 ea	30	109	2	17		4	1	0
71367	Sweet roll, cinnamon raisin, large	1 ea	83	309	5	42	2	14	2.6	55
45683	Toaster pastry, brown sugar & cinnamon	1 ea	50	206	3	34	0	7	1.8	0
45593	Toaster pastry, Pop Tarts, apple cinnamon	1 ea	52	205	2	37	1	5	0.9	0
45768	Toaster pastry, Pop Tarts, chocolate fudge, frosted, lowfat	1 ea	52	190	3	40	1	3	0.5	0
45601	Toaster pastry, Pop Tarts, chocolate fudge, frosted	1 ea	52	201	3	37	1	5	1	0
	Toppings and Frostings									
23000	Apple butter	1 Tbs	18	31	0	8	0	0	0	0
23070	Caramel topping	2 Tbs	41	103	1	27	0	0	0	0
23014	Chocolate fudge topping, hot	2 Tbs	38	133	2	24	1	3	1.5	0
46039	Cream cheese frosting, creamy	1 oz	28.4	118	0	19	0	5	1.3	0
54334	Hazelnut spread, chocolate flavored	1 oz	28	151	2	17	2	8	8	0
23164	Strawberry topping	2 Tbs	42.5	108	0	28	0	0	0	0
510	Whipped cream topping, pressurized	2 Tbs	7.5	19	0	1	0	2	1	6
514	Dessert topping, pressurized	2 Tbs	8.8	23	0	1	0	2	1.7	0
508	Dessert topping, semi-solid, frozen	2 Tbs	9.4	30	0	2	0	2	2	0
54387	Whipped topping, low fat, frozen	2 Tbs	9.4	21	0	2	0	1	1.1	0

MDA Code	Food Name	Amt	Wt (g)	Ener (kcal)	Prot (g)	Carb (g)	Fiber (g)	Fat (g)	Sat (g)	Chol (mg)
	FATS AND OILS									
44469	Butter, light, salted	1 Tbs	13	66	0	0	0	7	4.5	14
44470	Butter, light, unsalted	1 Tbs	13	65	0	0	0	7	4.5	14
44952	Butter, organic, salted	1 Tbs	14	100	0	0	0	11	7	30
90210	Butter, unsalted, stick	1 Tbs	14	100	0	0	0	11	7.2	30
90209	Butter, salted, whipped, stick	1 Tbs	9.4	67	0	0	0	8	4.7	21
8003	Fat, bacon grease	1 tsp	4.3	39	0	0	0	4	1.7	4
8005	Fat, chicken	1 Tbs	12.8	115	0	0	0	13	3.8	11
8107	Fat, Lard	1 Tbs	12.8	115	0	0	0	13	5	12
8135	Margarine & butter, blend, w/soybean oil	1 Tbs	14.2	101	0	0	0	11	2	2
44476	Margarine, 80% fat, tub	1 Tbs	14.2	101	0	0	0	11	2	0
8067	Oil, fish, cod liver	1 Tbs	13.6	123	0	0	0	14	3.1	78
8084	Oil, canola	1 Tbs	14	124	0	0	0	14	1	0
8008	Oil, olive, salad/cooking	1 Tbs	13.5	119	0	0	0	14	1.9	0
8111	Oil, safflower, salad/cooking, more than 70% Oleic	1 Tbs	13.6	120	0	0	0	14	0.8	0
8027	Oil, sesame, salad/cooking	1 Tbs	13.6	120	0	0	0	14	1.9	0
44483	Shortening, vegetable, household	1 Tbs	12.8	113	0	0	0	13	3.2	0
8007	Shortening, household, hydrogenated soybean & cottonseed oil	1 Tbs	12.8	113	0	0	0	13	3.2	0
	CONDIMENTS, SAUCES, AND SYRUPS									
9713	Barbecue sauce, hickory smoked flavor	2 Tbs								
4936	Barbecue sauce, original flavor	2 Tbs	40	50	1	11	0	0	0	0
27001	Catsup, packet	1 ea	6	6	0	2	0	0	0	0
53523	Cheese sauce, ready to serve	0.25 cup	63	110	4	4	0	8	3.8	18
13095	Chicken spread, canned	1 oz	28.4	45	5	1	0	5	0.9	16
27019	Cranberry orange relish, canned	0.25 cup	68.8	122	0	32	0	0	0	0
54388	Cream substitute, light, powder	1 Tbs	5.9	25	0	4	0	1	0.2	0
9054	Enchilada sauce	0.25 cup	61	20	0	3	0	1	0	0
53474	Fish sauce	2 Tbs	36	13	2	1	0	0	0	0
53036	Gravy, brown, from dry mix	1 Tbs	6	22	1	4	0	1	0.2	0
53472	Hoisin sauce	2 Tbs	32	70	1	14	1	1	0.2	1
9533	Hollandaise sauce, w/butter fat, from dehydrated w/water, packet	1 ea	204	188	4	11	1	16	9.1	41
27004	Horseradish	1 tsp	5	2	0	1	0	0	0	0
92174	Hot sauce, chili, from immature green peppers	1 Tbs	15	3	0	1	0	0	0	0
92173	Hot sauce, chili, from mature red peppers	1 Tbs	15	3	0	1	0	0	0	0
23003	Jelly	1 Tbs	19	51	0	13	0	0	0	0
25002	Maple syrup	1 Tbs	20	52	0	13	0	0	0	0
23005	Marmalade, orange	1 Tbs	20	49	0	13	0	0	0	0
44697	Mayonnaise, light	1 Tbs	15	49	0	1	0	5	0.8	5
8145	Mayonnaise, w/safflower & soy oil	1 Tbs	13.8	99	0	0	0	11	1.2	8
8502	Miracle Whip, light/Kraft	1 Tbs	16	37	0	2	0	3	0.5	4
435	Mustard, yellow	1 tsp	5	3	0	0	0	0	0	0
27011	Olives, black, small, canned	1 ea	3.2	4	0	0	0	0	0	0
53473	Oyster sauce	2 Tbs	8	4	0	1	0	0	0	0
23042	Pancake syrup	1 Tbs	20	47	0	12	0	0	0	0
23172	Pancake syrup, reduced calorie	1 Tbs	15	25	0	7	0	0	0	0
53524	Pasta sauce, spaghetti/marinara, ready to serve	0.5 cup	125	109	2	17	3	3	0.9	2
53344	Pasta sauce, traditional	0.5 cup	130	81	2	13	3	3	1	0

MDA Code	Food Name	Amt	Wt (g)	Ener (kcal)	Prot (g)	Carb (g)	Fiber (g)	Fat (g)	Sat (g)	Chol (mg)
53470	Pepper/hot sauce	1 tsp	4.7	1	0	0	0	0	0	0
93303	Pickles, bread & butter, slices	1 ea	7.5	7	0	2	0	0	0	0
53461	Plum sauce	2 Tbs	33.1	70	0	16	0	0	0.1	0
92229	Preserves	1 Tbs	20	56	0	14	0	0	0	0
27019	Relish, cranberry orange, canned	0.25 cup	68.8	122	0	32	0	0	0	0
90594	Relish, sweet pickle, packet	1 ea	10	13	0	4	0	0	0	0
90280	Salsa, ready to serve, packet	1 ea	8.9	2	0	1	0	0	0	0
92614	Salsa, chipotle, chunky	2 Tbs	32	8	0	2	1	0	0	0
91457	Salsa, green chili & tomato, chunky	2 Tbs	31	7	0	3	0	0	0	0
91458	Salsa, picante, chunky	2 Tbs	31	7	0	1		0	0	0
26014	Salt, table	0.25 tsp	1.5	0	0	0	0	0	0	0
504	Sour cream, cultured	2 Tbs	28.8	56	1	1	0	6	3.3	15
54383	Sour cream, fat free	1 oz	28	21	1	4	0	0	0	3
54381	Sour cream, light	1 oz	28	38	1	2	0	3	1.8	10
515	Sour cream, cultured, reduced fat	2 Tbs	30	40	1	1	0	4	2.2	12
516	Sour dressing, non butterfat, cultured, filled cream type	1 Tbs	14.7	26	0	1	0	2	2	1
53063	Soy sauce, tamari	1 Tbs	18	11	2	1	0	0	0	0
90035	Soy sauce, low sodium, from wheat & soy	1 Tbs	18	10	1	2	0	0	0	0
53264	Sweet & sour sauce	1 Tbs	63	56	0	14	0	0	0	0
14867	Taco sauce, green	2 Tbs	16	4	0	1	0	0	0	0
14869	Taco sauce, red	1 Tbs	16	8	0	2	0	0	0	0
4655	Tahini sauce, from roasted & toasted kernels	1 Tbs	15	89	3	3	1	8	1.1	0
53004	Teriyaki sauce	1 Tbs	18	16	1	3	0	0		0
53468	White sauce, medium, homemade	1 cup	250	368	10	23	1	27	7.1	18
53099	Worcestershire sauce	1 Tbs	17	13	0	3	0	0	0	0
	Salad Dressing									
44497	Thousand island, fat free	1 Tbs	16	21	0	5	1	0	0	1
8024	Thousand island	1 Tbs	15.6	58	0	2	0	5	0.8	4
8013	Blue cheese	2 Tbs	30.6	146	0	1	0	16	2.5	9
92511	Caesar	2 Tbs	30	150	1	1	0	16	3	5
44467	French, fat free	1 Tbs	16	21	0	5	0	0	0	0
8255	French, reduced fat, unsalted	1 Tbs	16.3	38	0	5	0	2	0.2	0
90232	French, packet	1 ea	12.3	56	0	2	0	6	0.7	0
92510	Italian	2 Tbs	30	140	0	2	0	15	2.5	0
44498	Italian, fat free	1 Tbs	14	7	0	1	0	0	0	0
44720	Italian, reduced calorie	1 Tbs	14	28	0	1	0	3	0.4	0
44499	Ranch, fat free	1 oz	28.4	34	0	8	0	1		2
44696	Ranch, reduced fat	1 Tbs	15	29	0	3	0	2	0.2	2
8022	Russian	1 Tbs	15.3	54	0	5	0	4	0.4	0
8144	Sesame seed	2 Tbs	30.6	136	1	3	0	14	1.9	0
8035	Vinegar & oil, homemade	2 Tbs	31.2	140	0	1	0	16	2.8	0
	FAST FOOD									
	Generic Fast Food									
6178	Baked potato w/cheese sauce & bacon	1 ea	299	451	18	44		26	10.1	30
6177	Baked potato w/cheese sauce	1 ea	296	474	15	47		29	10.6	18
6181	Baked potato w/sour cream & chives	1 ea	302	393	7	50		22	10	24
66025	Burrito, bean	1 ea	108.5	224	7	36		7	3.4	2

MDA Code	Food Name	Amt	Wt (g)	Ener (kcal)	Prot (g)	Carb (g)	Fiber (g)	Fat (g)	Sat (g)	Chol (mg)
56629	Burrito, bean & cheese	1 ea	93	189	8	27		6	3.4	14
66023	Burrito, beef, bean & cheese	1 ea	101.5	165	7	20		7	3.6	62
66024	Burrito, beef	1 ea	110	262	13	29		10	5.2	32
56600	Breakfast biscuit w/egg sandwich	1 ea	136	373	12	32	1	22	4.7	245
56601	Breakfast biscuit w/egg & bacon sandwich	1 ea	150	458	17	29	1	31	8	352
56602	Breakfast biscuit w/egg & ham sandwich	1 ea	192	442	20	31	1	27	5.9	300
66028	Breakfast biscuit w/egg & sausage sandwich	1 ea	180	562	20	38	0	37	11.6	290
66029	Breakfast biscuit w/egg, cheese & bacon sandwich	1 ea	144	433	17	35	0	25	8.1	239
56604	Biscuit w/ham sandwich	1 ea	113	386	13	44	1	18	11.4	25
66030	Biscuit w/sausage sandwich	1 ea	124	460	12	37	0	30	9.2	35
66013	Cheeseburger, double patty, w/condiments & vegetables	1 ea	166	417	21	35		21	8.7	60
66016	Cheeseburger, double patty, plain	1 ea	155	477	27	32	1	27	11	85
56651	Cheeseburger, w/bacon & condiments, large	1 ea	195	550	31	37	3	31	11.9	98
56649	Cheeseburger, w/condiments & vegetables, large	1 ea	219	451	25	37	3	23	8.5	74
15063	Chicken drumstick & thigh, dark meat, breaded & fried	3 oz	85.1	248	17	9		15	4.1	95
15064	Chicken breast & wing, white meat, breaded & fried	3 oz	85.1	258	19	10		15	4.1	77
56656	Chicken fillet sandwich w/cheese	1 ea	228	632	29	42		39	12.4	78
56000	Chicken fillet sandwich, plain	1 ea	182	515	24	39		29	8.5	60
50312	Chili con carne	1 cup	253	256	25	22		8	3.4	134
56635	Chimichanga, beef & cheese	1 ea	183	443	20	39		23	11.2	51
19110	Clams, breaded & fried	3 oz	85.1	334	9	29		20	4.9	65
5461	Coleslaw	0.75 cup	99	147	1	13		11	1.6	5
6175	Corn cob w/butter	1 ea	146	155	4	32		3	1.6	6
56668	Corn dog	1 ea	175	460	17	56		19	5.2	79
56606	Croissant sandwich w/egg & cheese	1 ea	127	368	13	24		25	14.1	216
56607	Croissant sandwich w/egg, cheese & bacon	1 ea	129	413	16	24		28	15.4	215
56608	Croissant sandwich w/egg, cheese & ham	1 ea	152	474	19	24		34	17.5	213
45588	Cheese Danish, cheese	1 ea	91	353	6	29		25	5.1	20
45513	Danish, fruit	1 ea	94	335	5	45		16	3.3	19
66021	Enchilada, cheese	1 ea	163	319	10	29		19	10.6	44
66022	Enchilada, beef & cheese	1 ea	192	323	12	30		18	9	40
66020	Enchirito, beef, bean & cheese	1 ea	193	344	18	34		16	7.9	50
42064	English muffin w/butter	1 ea	63	189	5	30	2	6	2.4	13
66031	English muffin sandwich w/cheese & sausage	1 ea	115	389	15	29	1	24	9.4	49
66032	English muffin sandwich w/egg, cheese & Canadian bacon	1 ea	146	323	20	31	1	13	5.4	245
66010	Fish sandwich, w/tartar sauce	1 ea	158	431	17	41		23	5.2	55
66011	Fish sandwich w/tartar sauce & cheese	1 ea	183	523	21	48		29	8.1	68
90736	French fries, fried in vegetable oil, medium size	1 ea	134	427	5	50	5	23	5.3	0
90498	French fries, w/salt, from frozen, 9 oz pkg	1 pkg	198	265	5	55	6	10	2	0
42354	French toast sticks	5 pce	141	479	8	58	2	25	5.6	0
42353	French toast w/butter	2 pce	135	356	10	36		19	7.7	116
56638	Frijoles (refried beans) w/cheese	0.5 cup	83.5	113	6	14		4	2	18
42368	Garlic bread, from frozen, 2"	1 pce	50	170	5	21	1	8	2	6
56664	Ham & cheese sandwich	1 ea	146	352	21	33		15	6.4	58
56665	Ham, egg & cheese sandwich	1 ea	143	347	19	31		16	7.4	246
69150	Hamburger w/condiments, large	1 ea	171.5	439	27	38	2	20	8.2	69
56662	Hamburger, double patty, w/condiments & vegetables, large	1 ea	226	540	34	40		27	10.5	122

MDA Code	Food Name	Amt	Wt (g)	Ener (kcal)	Prot (g)	Carb (g)	Fiber (g)	Fat (g)	Sat (g)	Chol (mg)
56661	Hamburger w/condiments & vegetables, large	1 ea	218	512	26	40		27	10.4	87
56659	Hamburger w/condiments & vegetables, medium	1 ea	110	279	13	27		13	4.1	26
66007	Hamburger, plain	1 ea	90	266	13	30	1	10	3.2	30
5463	Hash browns	0.5 cup	72	235	2	23	2	16	3.6	0
56667	Hot dog w/chili & bun	1 ea	114	296	14	31		13	4.9	51
66004	Hot dog, plain,w/bun	1 ea	98	242	10	18		15	5.1	44
2032	Hot fudge sundae	1 ea	158	284	6	48	0	9	5	21
56666	Hush puppies	5 pce	78	257	5	35		12	2.7	135
6185	Mashed potatoes	0.5 cup	121	100	3	20		1	0.6	2
90214	Mayonnaise, w/soybean oil, packet	1 ea	10	72	0	0	0	8	1.2	4
71129	Milk shake, chocolate, small, 12 fl-oz	1 ea	249.6	317	8	51	5	9	5.8	32
71132	Milk shake, vanilla, small, 12 fl-oz	1 ea	249.6	369	8	49	2	16	9.9	57
56639	Nachos, w/cheese	7 pce	113	346	9	36		19	7.8	18
56641	Nachos w/cheese, beans, beef & peppers	7 pce	225	502	17	49		27	11	18
6176	Onion rings, serving	8 pce	78.1	259	3	29		15	6.5	13
19109	Oysters, breaded & battered, fried	3 oz	85.1	226	8	24		11	2.8	66
45122	Pancakes, w/butter & syrup	1 ea	116	260	4	45		7	2.9	29
6173	Potato salad	0.333 cup	95	108	1	13		6	1	57
56669	Roast beef sandwich, w/cheese	1 ea	176	473	32	45		18	9	77
66003	Roast beef sandwich, plain	1 ea	139	346	22	33		14	3.6	51
56643	Taco salad	1.5 cup	198	279	13	24		15	6.8	44
56644	Taco salad, w/chili con carne	1.5 cup	261	290	17	27		13	6	5
19115	Shrimp, breaded & fried	4 ea	93.7	260	11	23		14	3.1	114
56670	Steak sandwich	1 ea	204	459	30	52		14	3.8	73
56671	Submarine sandwich, w/cold cuts	1 ea	228	456	22	51		19	6.8	36
56673	Submarine sandwich, w/tuna salad	1 ea	256	584	30	55		28	5.3	49
57531	Taco, small	1 ea	171	371	21	27		21	11.4	56
66017	Tostada, bean & cheese	1 ea	144	223	10	27		10	5.4	30
56645	Tostada, beef & cheese	1 ea	163	315	19	23		16	10.4	41
	Arby's									
6429	Baked potato w/broccoli & cheese	1 ea	384	517	12	69	8	21	10.9	46
9011	Chicken tenders, 5 piece serving	1 ea	192	555	37	41	3	27	4.8	61
8987	French fries, curly, large	1 ea	198	631	8	73	7	37	6.8	0
9006	French fries, large	1 ea	212.6	565	6	82	6	37	6.7	0
9008	Cheese sticks, mozzarella, fried	1 ea	137	426	18	38	2	28	12.9	45
69055	Submarine sandwich, beef & swiss cheese	1 ea	311	678	35	47	4	36	10.9	91
9014	Breakfast biscuit, bacon, egg & cheese	1 ea	144	420	15	27	1	25	7.3	153
69043	Submarine sandwich, french dip, w/au jus	1 ea	285	453	29	49	3	18	7.2	59
8991	Submarine sandwich, hot, ham & swiss	1 ea	278	501	28	46	2	18	4.2	55
56336	Sandwich, roast beef	1 ea	157	326	20	35	1	14	5.5	45
81506	Sandwich, roast beef sourdough melt	1 ea	166	356	17	40	2	14	4.7	30
53256	Sauce, Arby's, packet	1 ea	14	15	0	4	0	0	0	0
9018	Sauce, barbecue, dipping, packet	1 serving	28.4	45	0	11	0	0	0	0
	Source: Arby's									
	Burger King									
56352	Cheeseburger	1 ea	133	380	19	32	4	20	9.1	60

MDA Code	Food Name	Amt	Wt (g)	Ener (kcal)	Prot (g)	Carb (g)	Fiber (g)	Fat (g)	Sat (g)	Chol (mg)
56355	Cheeseburger, Whopper	1 ea	316	790	35	53	3	48	18.3	114
56357	Cheeseburger, Whopper, double	1 ea	399	1061	58	54	6	68	27.9	188
9087	Chicken tenders, 4 piece serving	1 ea	62	179	11	11	1	10	2.6	32
9065	French fries, large	1 ea	160	530	6	64	5	28	7	
56351	Hamburger	1 ea	121	333	17	33	2	15	6.1	42
56354	Hamburger, Whopper	1 ea	291	678	31	54	5	37	12.4	87
9071	Hash browns, round, medium	1 ea	128	472	4	44	4	31	7.6	0
2127	Milk shake, chocolate, medium 16 fl-oz	1 ea	397	440	13	80	4	8	5	35
2129	Milk shake, vanilla, medium, 16 fl-oz	1 ea	397	667	13	76	0	35	21.2	123
9041	Onion rings, large	1 ea	137	480	7	60	5	23	6	0
69071	Breakfast biscuit, bacon, egg & cheese	1 ea	189	692	27	51	1	61	18.6	253
56360	Sandwich, chicken	1 ea	224	660	25	53	3	39	8	70
57002	Sandwich, Chicken Broiler	1 ea	258	550	30	52	3	25	5	105
9084	Sandwich, croissant w/sausage & cheese	1 ea	107	402	15	25	1	27	9.2	46

Source: Burger King Corporation

Chik-Fil-A

MDA Code	Food Name	Amt	Wt (g)	Ener (kcal)	Prot (g)	Carb (g)	Fiber (g)	Fat (g)	Sat (g)	Chol (mg)
69185	Chargrilled Chicken breast fillet, chargrilled	1 ea	79	100	20	1	0	2	0	60
15263	Chicken nuggets, 8 piece serving	1 ea	113	260	26	12	1	12	2.5	70
15262	Chicken strips, 4 piece serving	1 ea	108	250	25	12	0	11	2.5	70
52138	Cole slaw, small	1 ea	105	210	1	14	2	17	2.5	20
48214	Lemon pie, slice	1 pce	113	320	7	51	3	10	3.5	110
52134	Salad, garden, chargrilled chicken	1 ea	278	180	23	8	3	6	3	70
52137	Salad, side	1 ea	164	80	5	6	2	5	2.5	15
69155	Sandwich, chicken salad, whole wheat	1 ea	153	350	20	32	5	15	3	65
69189	Sandwich, chicken, deluxe	1 ea	208	420	28	39	2	16	3.5	60
69176	Sauce, honey mustard, dipping, packet	1 ea	28	45	0	10	0	0	0	0
69182	Wrap, spicy chicken	1 ea	225	390	31	51	3	7	3.5	70

Source: Chik-Fil-A

Dairy Queen

MDA Code	Food Name	Amt	Wt (g)	Ener (kcal)	Prot (g)	Carb (g)	Fiber (g)	Fat (g)	Sat (g)	Chol (mg)
56372	Cheeseburger, double, homestyle	1 ea	219	540	35	30	2	31	16	115
72142	Frozen dessert, banana split, large	1 ea	527	810	17	134	2	23	15	70
71693	Frozen dessert, Brownie Earthquake	1 ea	304	740	10	112	0	27	16	50
72139	Frozen dessert, chocolate cookie dough, large	1 ea	560	1320	21	193	0	52	26	90
72134	Frozen dessert, chocolate sundae, large	1 ea	333	580	11	100	1	15	10	45
72138	Frozen dessert, Oreo, large	1 ea	500	1010	19	148	2	37	18	70
72135	Frozen dessert, strawberry sundae, large	1 ea	333	500	10	83	1	15	9	45
72137	Frozen dessert, Triple Chocolate Utopia	1 ea	284	770	12	96	5	39	17	55
2222	Ice cream cone, chocolate, medium	1 ea	198	340	8	53	0	11	7	30
2136	Ice cream cone, dipped, medium	1 ea	220	490	8	59	1	24	13	30
2143	Ice cream cone, vanilla, medium	1 ea	213	355	9	57	0	10	6.5	32
2134	Ice cream sandwich	1 ea	85	200	4	31	1	6	3	10
72129	Milk shake, chocolate malt, large	1 ea	836	1320	29	222	2	35	22	110

Source: International Dairy Queen, Inc.

Domino's Pizza

MDA Code	Food Name	Amt	Wt (g)	Ener (kcal)	Prot (g)	Carb (g)	Fiber (g)	Fat (g)	Sat (g)	Chol (mg)
91365	Breadsticks	1 ea	37.2	116	3	18	1	4	0.8	0
91369	Chicken, buffalo wings	1 ea	24.9	50	6	2	0	2	0.6	26
56386	Pizza, cheese, hand tossed, 12"	2 pce	159	375	15	55	3	11	4.8	23

MDA Code	Food Name	Amt	Wt (g)	Ener (kcal)	Prot (g)	Carb (g)	Fiber (g)	Fat (g)	Sat (g)	Chol (mg)
91356	Pizza, Deluxe Feast, hand tossed, 12"	2 pce	200.8	465	19	57	3	18	7.7	40
91358	Pizza, MeatZZa Feast, hand tossed, 12"	2 pce	216.2	560	26	57	3	26	11.4	64
91361	Pizza, Pepperoni Feast, hand tossed, 12"	2 pce	196.1	534	24	56	3	25	10.9	57
91357	Pizza, Veggie Feast, hand tossed, 12"	2 pce	203.2	439	19	57	4	16	7.1	34
	Source: Domino's Pizza Incorporated									
	Hardee's									
9295	Apple turnover	1 ea	91	270	4	38		12	4	0
42330	Biscuit, cinnamon raisin	1 ea	75	250	2	42		8	2	0
15201	Chicken wing, serving	1 ea	66	200	10	23	0	8	2	30
9278	Hot dog sandwich w/chili	1 ea	160	451	15	24	2	32	12	55
9284	Chicken strips, 5 piece serving	1 ea	92	201	18	13	0	8	1.7	25
9277	Hamburger, Monster	1 ea	278	949	53	35	2	67	25	185
9275	Hamburger, Six Dollar	1 ea	353	911	41	50	2	61	27	137
2247	Ice cream cone, twist	1 ea	118	180	4	34		2	1	10
6147	French fries, large	1 ea	150	440	5	59	0	21	3	0
9281	Chicken sandwich, barbecue, grilled	1 ea	171	268	24	34	2	3	1	60
56423	Sandwich, fish, Fisherman's Fillet	1 ea	221	530	25	45		28	7	75
	Source: Hardee's Food Systems, Inc.									
	Jack in the Box									
56437	Cheeseburger, Jumbo Jack	1 ea	296	714	26	56	3	43	16.6	72
62547	Cheeseburger, Bacon Ultimate	1 ea	302	974	41	47	2	69	26.8	125
56445	Egg roll, 3 piece serving	1 ea	170	400	14	44	6	19	6	15
62558	French toast sticks, original, serving	1 ea	120	466	7	58	4	23	5	25
56433	Hamburger	1 ea	104	273	14	26	1	12	5.3	35
2964	Milk shake, Oreo cookie, medium	1 ea	419	941	15	112	1	46	25.8	157
2165	Milk shake, vanilla, medium	1 ea	332	664	13	75	1	34	21	134
56446	Onion rings, serving	1 ea	120	504	6	51	3	30	6.1	0
6425	French fries, curly, medium	1 ea	125	404	6	44	4	23	4.4	0
6150	French fries, natural cut, small	1 ea	113	306	5	40	3	14	3.5	0
62551	Potato wedges, bacon & cheddar, serving	1 ea	268	692	21	53	6	44	14.8	49
56441	Sandwich, chicken fajita pita	1 ea	230	317	24	33	3	11	4.7	69
56431	Sandwich, breakfast, sausage croissant	1 ea	181	603	22	38	2	41	13.5	265
56377	Taco, beef, regular	1 ea	90	189	6	18	2	9	3.6	18
	Source: Jack in the Box									
	KFC									
42331	Biscuit, buttermilk	1 ea	57	203	4	24	1	10	2.4	1
15169	Chicken breast, extra crispy	1 ea	162	447	37	13	1	28	5.9	123
15185	Chicken breast, hot & spicy	1 ea	179	460	33	20	0	27	8	130
15163	Chicken breast, original recipe	1 ea	161	377	39	9	1	21	4.8	132
81292	Chicken breast, original recipe, w/o skin, breaded	1 ea	108	185	32	0	0	6	1.4	94
81293	Chicken, drumstick, original recipe	1 ea	59	145	13	3	0	9	2.1	69
15166	Chicken, thigh, original recipe	1 ea	126	335	24	9	1	23	5.4	125
416	Chicken, wing, honey barbecue, peices	6 ea	157	540	25	36	1	33	7	150
56451	Cole slaw, serving	1 ea	130	187	1	20	3	11	1.7	3
9535	Corn cob, small	1 ea	82	76	3	13	4	2	0.5	0
2897	Dessert, strawberry shortcake, LilBucket	1 ea	99	200	2	34	0	6	4	20
56681	Macaroni & cheese	1 ea	287	130	5	15	1	6	2	5

MDA Code	Food Name	Amt	Wt (g)	Ener (kcal)	Prot (g)	Carb (g)	Fiber (g)	Fat (g)	Sat (g)	Chol (mg)
56453	Potatoes, mashed w/gravy, serving	1 ea	136	130	2	18	1	4	1	0
45166	Pie, pecan, slice	1 pce	95	370	4	55	2	15	2.5	40
81090	Pot pie, chicken, chunky	1 ea	423	770	29	70	5	40	15	115
56454	Potato salad, serving	1 ea	128	180	2	22	1	9	1.5	5
49148	Sandwich, chicken, honey bbq flavor, w/sauce	1 ea	147	300	21	41	4	6	1.5	50
81301	Sandwich, chicken, tender roasted, w/o sauce	1 ea	177	260	31	23	1	5	1.5	65
81093	Sandwich, chicken roasted, w/sauce	1 ea	196	390	31	24	1	19	4	70
81302	Sandwich, chicken, Twister	1 ea	252	670	27	55	3	38	7	60

Source: Yum! Brands, Inc.

Long John Silver's

MDA Code	Food Name	Amt	Wt (g)	Ener (kcal)	Prot (g)	Carb (g)	Fiber (g)	Fat (g)	Sat (g)	Chol (mg)
91388	Cheese sticks, fried	3 ea	45	140	4	12	1	8	2	10
91390	Clam chowder, serving	1 ea	227	220	9	23	1	10	4	25
56477	Hush puppies, serving	1 ea	23	60	1	9	1	2	0.5	0
56461	Fish, batter dipped, regular	1 pce	92	230	11	16	0	13	4	30
92415	Cod, baked, serving	1 ea	100.7	120	21	0	0	5	1	90
91392	Sandwich, fish, batter dipped, Ultimate	1 ea	199	500	20	48	3	25	8	50
92290	Battered Shrimp, battered, 4 piece serving	1 ea	65.8	197	7	14	0	13	4.1	64
92292	Shrimp, breaded, fried, basket	1 ea	114	340	12	32	2	19	5	105

Source: Yum! Brands, Inc.

McDonald's

MDA Code	Food Name	Amt	Wt (g)	Ener (kcal)	Prot (g)	Carb (g)	Fiber (g)	Fat (g)	Sat (g)	Chol (mg)
81465	Breakfast, big, w/eggs, sausage, hash browns & biscuit	1 ea	266	758	27	47	3	52	17	460
56675	Burrito, sausage, breakfast	1 ea	113	296	13	24	1	17	6.1	173
69010	Cheeseburger, Big Mac	1 ea	219	563	26	44	4	33	8.3	79
81458	Cheeseburger, double	1 ea	173	458	26	34	1	26	10.5	83
69012	Cheeseburger, Quarter Pounder	1 ea	199	513	29	40	3	28	11.2	94
49152	Chicken McNuggets, 6 piece serving	6 pce	100	291	15	17	1	18	3.1	44
42334	Croutons, serving	1 ea	12	50	1	9	1	1	0	0
42335	Danish, apple	1 ea	105	340	5	47	2	15	3	20
72902	Dessert, apple dipper, w/low fat caramel sauce	1 ea	89	99	0	23		1	0.4	3
81440	French fries, large	1 ea	171	540	7	67	7	28	3.6	0
1747	Frozen dessert, Butterfinger	1 ea	348	620	16	90	1	22	14	70
2171	Frozen Dessert, hot fudge sundae	1 ea	179	333	7	54	1	11	6.4	23
69008	Hamburger	1 ea	105	265	13	32	1	10	3.1	28
69011	Hamburger, Quarter Pounder	1 ea	171	417	24	38	3	20	6.9	67
6155	Hash browns	1 ea	53	139	1	14	1	9	1.2	0
72913	Milk shake, chocolate, triple thick, large	1 ea	713	1162	26	199	1	32	16.4	100
81453	Pancakes, hotcake, w/2 pats margarine & syrup	1 ea	221	601	9	102	2	18	1.8	20
81154	Parfait, fruit n' yogurt, w/o granola	1 ea	142	128	4	25	1	2	0	7
48136	Pie, apple, snack	1 ea	77	249	2	34	2	12	3.1	
69218	Salad, bacon ranch, w/crispy chicken	1 ea	316	348	28	19	3	20	5.1	70
608	Salad, caesar, w/chicken, shaker	1 ea	163	100	17	3	2	2	1.5	40
61674	Salad, California cobb, w/grilled chicken	1 ea	325	273	34	11	3	11	4.8	143
57764	Salad, chef, Shaker	1 ea	206	150	17	5	2	8	3.5	95
61667	Salad, fruit & walnut	1 ea	264	312	5	44		13	1.8	5
81466	Sandwich, breakfast, McGriddle w/bacon, egg & cheese	1 ea	168	457	20	44	1	22	7.1	247
81532	Sandwich, chicken, grilled, classic	1 ea	229	419	32	51	3	10	2	78
69013	Sandwich, Filet O Fish, w/tartar sauce	1 ea	141	388	15	39	1	19	3.7	39

MDA Code	Food Name	Amt	Wt (g)	Ener (kcal)	Prot (g)	Carb (g)	Fiber (g)	Fat (g)	Sat (g)	Chol (mg)
81456	Sandwich, Filet O Fish w/o tartar sauce	1 ea	123	299	15	38	1	9	2.2	31
53176	Sauce, barbecue, packet	1 ea	28	46	0	10	0	0	0	
53177	Sauce, sweet & sour, packet	1 ea	28	48	0	11	0	0	0	
12230	Sausage, pork, serving	1 ea	43	170	6	0	0	16	5	35
42747	Sweet roll, cinnamon	1 ea	105	418	8	56	2	19	4.7	61
	Source: McDonald's Nutrition Information Center									
	Pizza Hut									
92497	Breadsticks, cheese	1 ea	67	200	7	21	1	10	3.5	15
92526	Dessert pizza, cherry, slice	1 pce	102	240	4	47	1	4	0.5	0
92519	Pasta Bakes, primavera w/chicken, serving	1 ea	540	1050	52	97	6	50	12	75
57394	Pizza, beef, medium, 12", slice	1 pce	91	230	11	21	2	11	5	25
56489	Pizza, cheese, medium, 12", slice	1 pce	96	260	11	30	2	10	4.8	23
56481	Pizza, cheese, pan, medium, 12", slice	1 pce	100	280	12	30	2	13	5.2	21
57781	Pizza, chicken supreme, 12", medium, slice	1 pce	120	230	14	30	2	6	3	25
830	Pizza, super supreme, medium, 12"	1 pce	127	309	14	33	3	14	5.8	25
92483	Pizza, green pepper, onion & tomato, 12", medium, slice	1 pce	104	150	6	24	2	4	1.5	10
92482	Pizza, ham, pineapple & tomato, 12" medium, slice	1 pce	99	160	8	24	2	4	2	15
57810	Pizza, Meat Lovers, 12", medium, slice	1 pce	169	450	21	43	3	21	10	55
56486	Pizza, pepperoni, 12" medium, slice	1 pce	77	210	10	21	1	10	4.5	25
57811	Pizza, Veggie Lovers, 12", medium, slice	1 pce	172	360	16	45	3	14	7	35
	Source: Yum! Brands, Inc.									
	Subway									
47658	Cookie, chocolate chip, M & M's	1 ea	45	220	2	30	1	10	4	15
52119	Salad, chicken breast, roasted	1 ea	303	140	16	12	3	3	1	45
52115	Salad, club	1 ea	322	150	17	12	3	4	1.5	35
52118	Salad, tuna, w/light mayonnaise	1 ea	314	240	13	10	3	16	4	40
52113	Salad, veggie delite	1 ea	233	50	2	9	3	1	0	0
91761	Sandwich, chicken teriyaki, w/sweet onion, white bread, 6"	1 ea	269	380	26	59	4	5	1.5	50
69117	Sandwich, club, white bread, 6"	1 ea	255	320	24	46	4	6	2	35
69113	Sandwich, cold cut trio, white bread, 6"	1 ea	257	440	21	47	4	21	7	55
91763	Sandwich, ham, w/honey mustard, white bread, 6"	1 ea	232	310	18	52	4	5	1.5	25
69139	Sandwich, Italian BMT, white bread, 6"	1 ea	243	480	23	46	4	24	9	55
69129	Sandwich, meatball, white bread, 6"	1 ea	287	530	24	53	6	26	10	55
69103	Sandwich, roast beef, deli style	1 ea	151	220	13	35	3	4	2	15
69143	Tuna Sandwich, tuna, w/Llight mayonnaise, white bread, 6"	1 ea	255	450	20	46	4	22	6	40
69101	Sandwich, turkey, deli style	1 ea	151	220	13	36	3	4	1.5	15
69109	Sandwich, veggie delight, white bread, 6"	1 ea	166	230	9	44	4	3	1	0
91778	Soup, roasted chicken noodle	1 cup	240	90	7	7	1	4	1	20
91791	Soup, cream of broccoli	1 cup	240	130	5	15	2	6	0	10
91783	Soup, minestrone	1 cup	240	70	3	11	2	1	0	10
91788	Soup, chicken w/ brown & wild rice	1 cup	240	190	6	17	2	11	4.5	20
	Source: Subway International									
	Taco Bell									
92107	Border Bowl, chicken, zesty, w/sauce	1 ea	417	730	23	65	12	42	9	45
56519	Burrito, bean	1 ea	198	404	16	55	8	14	4.8	18
56522	Burrito, beef, supreme	1 ea	248	469	20	52	8	20	7.6	40
57668	Burrito, chicken, fiesta	1 ea	184	370	18	48	3	12	3.5	30

MDA Code	Food Name	Amt	Wt (g)	Ener (kcal)	Prot (g)	Carb (g)	Fiber (g)	Fat (g)	Sat (g)	Chol (mg)
56691	Burrito, seven layer	1 ea	283	530	18	67	10	22	8	25
92113	Burrito, steak, grilled, Stuft	1 ea	325	680	31	76	8	28	8	55
92118	Chalupa, beef, nacho cheese	1 ea	153	380	12	33	3	22	7	20
92120	Chalupa, chicken, Baja	1 ea	153	400	17	30	2	24	6	40
92122	Chalupa, steak, supreme	1 ea	153	370	15	29	2	22	8	35
45585	Cinnamon twists, serving	1 ea	35	160	1	28	0	5	1	0
57666	Gordita, beef, Baja	1 ea	153	350	14	31	4	19	5	30
57669	Gordita, chicken, Baja	1 ea	153	320	17	29	2	15	3.5	40
57662	Gordita, steak, Baja	1 ea	153	320	15	29	2	16	4	30
56530	Guacamole, serving	1 ea	21	35	0	2	1	3	0	0
38561	Mexican rice, serving	1 ea	131	210	6	23	3	10	4	15
56534	Nachos, Bell Grande, serving	1 ea	308	780	20	80	12	43	13	35
56536	Pintos & cheese, serving	1 ea	128	180	10	20	6	7	3.5	15
56531	Pizza, Mexican	1 ea	216	550	21	46	7	31	11	45
57689	Quesadilla, chicken	1 ea	184	540	28	40	3	30	13	80
92098	Salsa, fiesta	1 ea	21	5	0	1		0	0	0
53186	Sauce, hot, Border, packet	1 ea	11	4	0	0	0	0	0	0
92105	Steak bowl, southwest	1 ea	443	700	30	73	13	32	8	55
56524	Taco	1 ea	78	184	8	14	3	11	3.6	24
57671	Taco, double decker, supreme	1 ea	191	380	15	40	6	18	8	40
56693	Taco, soft shell	1 ea	127	286	15	22	2	15	4.3	39
56537	Taco salad, w/salsa & shell	1 ea	533	906	36	80	16	49	15.9	101
56528	Tostada	1 ea	170	250	11	29	7	10	4	15
	Source: Taco Bell/Yum! Brands, Inc.									
	Wendy's									
56579	Baked potato w/bacon & cheese	1 ea	380	580	18	79	7	22	6	40
56582	Baked potato, w/sour cream & chives	1 ea	312	370	7	73	7	6	4	15
81445	Cheeseburger, single, classic	1 ea	236	522	35	34	3	27	12.3	90
56571	Cheeseburger, bacon, junior	1 ea	165	380	20	34	2	19	7	55
15176	Chicken nuggets, 5 piece serving	1 ea	75	250	12	12	1	17	3.7	38
50311	Chili, small	1 ea	227	200	17	21	5	6	2.5	35
6169	French fries, large	1 ea	159	507	6	63	6	26	5.1	
2177	Frozen dessert, dairy, medium	1 ea	298	393	10	70	10	8	4.9	48
56574	Hamburger, bacon big, classic	1 ea	282	570	34	46	3	29	12	100
56566	Hamburger, single, classic	1 ea	218	464	28	37	3	23	8	76
8457	Dressing, blue cheese, packet	1 ea	71	290	2	3	0	30	6	45
8461	Dressing, french, packet	1 ea	71	90	0	21	1	0	0	0
71595	Dressing, sesame, oriental, packet	1 ea	71	280	2	21	0	21	3	0
81444	Sandwich, Homestyle Chicken Fillet	1 ea	230	492	32	50	3	19	3.7	71
81443	Sandwich, Ultimate Grill Chicken	1 ea	225	403	33	42	2	11	2.3	90
52080	Salad, side, caesar, w/o dressing	1 ea	99	70	7	2	1	4	2	15
71592	Salad, chicken, mandarin, w/o dressing	1 ea	348	150	20	17	3	2	0	10
52083	Salad, side, garden, w/o dressing	1 ea	167	35	2	7	3	0	0	0
	Source: Wendy's Foods International									

추천 도서
Suggested Reading

Chapter 1

Blair, S., and M. Moore. Surgeon General's report on physical fitness: The inside story. *ACSM's Health and Physical Journal* 1:14–18, 1997.

Brooks, G. A., N. Butte, W. Rand, J. Flatt, and B. Caballero. Chronicle of the Institute of Medicine physical activity recommendation: How a physical activity recommendation came to be among dietary recommendations. *American Journal of Clinical Nutrition* 79:921S–930S, 2004.

Brown, D., D. Brown, G. Heath, L. Balluz, W. Giles, E. Ward, and A. Mokdad. Associations between physical activity dose and health-related quality of life. *Medicine and Science in Sports and Exercise* 36:890–896, 2004.

Bushman, B. (Ed.). *ACSM's Complete Guide to Health and Fitness.* Champaign, IL: Human Kinetics, 2011.

Franklin, B. Improved fitness = Increased longevity. *ACSM's Health and Fitness Journal* 5:32–33, 2001.

Haskell, W. L., et al. Physical activity and public health: Updated recommendation for adults from the American College of Sports Medicine and the American Heart Association. *Medicine and Science in Sports and Exercise* 39:1423–1434, 2007.

Howley, E., and D. Thompson. *Fitness Professional's Handbook*, 6th ed. Champaign, IL: Human Kinetics, 2012.

Powers, S., and E. Howley. *Exercise Physiology: Theory and Application to Fitness and Performance*, 8th ed. New York: McGraw-Hill, 2012.

Powers, S., S. Lennon, J. Quindry, and J. Mehta. Exercise and cardioprotection. *Current Opinion in Cardiology* 17:495–502, 2002.

Rahl, R. L. *Physical Activity and Health Guidelines.* Champaign, IL: Human Kinetics, 2010.

Chapter 2

Bushman, B. (Ed). *ACSM's Complete Guide to Fitness and Health.* Champaign, IL: Human Kinetics, 2011.

Blair, S. N. Physical inactivity: The biggest public health problem of the 21st century. *British Journal of Sports Medicine* 43:1–2, 2009.

Howley, E., and D. Thompson. *Fitness Professional's Handbook.* Champaign, IL: Human Kinetics, 2012.

Humphrey, R. Activity and fitness in health risk. *ACSM's Health and Fitness Journal* 11:36–37, 2007.

Murphy, M. H., S. N. Blair, and E. M. Murtagh. Accumulated versus continuous exercise for health benefit: A review of empirical studies. *Sports Medicine* 39:29–43, 2009.

Powell, K. A. Paluch, and S. Blair. Physical activity for health: What kind? How much? How intense? On top of what? *Annual Review of Public Health.* 32:349–395, 2011.

Powers, S., and E. Howley. *Exercise Physiology: Theory and Application to Fitness and Performance*, 8th ed. New York: McGraw Hill, 2012.

Chapter 3

Blair, S. N., M. J. LaMonte, and M. Z. Nichaman. The evolution of physical activity recommendations: How much is enough? *American Journal of Clinical Nutrition* 79(5):913S–920S, 2004.

Brisswalter J., M. Collardeau, and A. Rene. Effects of acute physical exercise characteristics on cognitive performance. *Sports Medicine* 32(9):555–566, 2002.

Chobanian, A. V., G. L. Bakris, H. R. Black, W. C. Cushman, L. A. Green, J. L. Izzo Jr., D. W. Jones, B. J. Materson, S. Oparil, J. T. Wright Jr., and E. J. Roccella. National Heart, Lung, and Blood Institute Joint National Committee on Prevention, Detection, Evaluation, and Treatment of High Blood Pressure; National High Blood Pressure Education Program Coordinating Committee. The seventh report of the Joint National Committee on Prevention, Detection, Evaluation, and Treatment of High Blood Pressure: The JNC 7 report. *Journal of the American Medical Association* 289(19):2560–2572, 2003.

Haskell, W. L., et al. Physical activity and public health: Updated recommendation for adults from the American College of Sports Medicine and the American Heart Association. *Medicine and Science in Sports and Exercise* 39:1423–1434, 2007.

Pollock, M. L., and J. H. Wilmore. *Exercise in Health and Disease*, 3rd ed. Philadelphia: W. B. Saunders, 1998.

Powers, S., and E. Howley. *Exercise Physiology: Theory and Application to Fitness and Performance*, 8th ed. New York: McGraw-Hill, 2012.

Rahl, R. L. *Physical Activity and Health Guidelines.* Champaign, IL: Human Kinetics, 2010.

Robertson, R. *Perceived Exertion for Practitioners: Rating Effort with the OMNI Picture System.* Champaign, IL: Human Kinetics, 2004.

Spriet, L. L., and M. J. Gibala. Nutritional strategies to influence adaptations to training. *Journal of Sports Science* 22(1):127–141, 2004.

Warburton, D. E., N. Gledhill, and A. Quinney. Musculoskeletal fitness and health. *Canadian Journal of Applied Physiology* 26(2):217–237, 2001.

Chapter 4

American College of Sports Medicine. Quantity and quality of exercise for developing and maintaining cardiorespiratory, musculoskeletal, and neuromotor fitness in apparently healthy adults: Guidance for prescribing exercise. *Medicine and Science in Sports and Exercise* 43(7):1334–1359, 2011.

Baechle, T. R., and R. Earle. *Essentials of Strength Training and Conditioning*, 3rd ed. Champaign, IL: Human Kinetics, 2008.

Bishop P. A., E. Jones, and A. K. Woods. Recovery from training: A brief review. *Journal of Strength and Conditioning Research* 22(3):1015–1024, 2008.

Folland, J. P., and A. G. Williams. The adaptations to strength training: Morphological and neurological contributions to increased strength. *Sports Medicine* 37(2):145–168, 2007.

Hoffman, J. (Ed.). *National Strength and Conditioning Association's Guide to Program Design*. Champaign, IL: Human Kinetics, 2012.

Hurley, B., E. D. Hanson, and A. K. Sheaff. Strength training as a countermeasure to aging muscle and chronic disease. *Sports Medicine* 41(4):289–306, 2011.

Knuttgen, H. G. Strength training and aerobic exercise: Comparison and contrast. *Journal of Strength and Conditioning Research* 21(3):973–978, 2007.

Krieger, J. W. Single vs. multiple sets of resistance exercise for muscle hypertrophy: A meta-analysis. *Journal of Strength and Conditioning Research* 24(4):1150–1159, 2010.

Martel, G. F., S. M. Roth, F. M. Ivey, J. T. Lemmer, B. L. Tracy, D. E. Hurlbut, E. J. Metter, B. F. Hurley, and M. A. Rogers. Age and sex affect human muscle fiber adaptations to heavy-resistance strength training. *Experimental Physiology* 91(2):457–464, 2006.

Phillips, S. M. The science of muscle hypertrophy: Making dietary protein count. *Proceedings of the Nutrition Society* 70(1):100–103, 2011.

Phillips, S. M., and R. A. Winett. Uncomplicated resistance training and health-related outcomes: Evidence for a public health mandate. *Current Sports Medicine Report* 9(4):208–213, 2010.

Zatsiorsky, V. M., and W. J. Kraemer. *Science and Practice of Strength Training*, 2nd ed. Champaign, IL: Human Kinetics, 2006.

Chapter 5

American College of Sports Medicine. American College of Sports Medicine position stand: Quantity and quality of exercise for developing and maintaining cardiorespiratory, musculoskeletal, and neuromotor fitness in apparently healthy adults: Guidance for prescribing exercise. *Medicine and Science in Sports and Exercise* 43(7):1334–1359, 2011.

Behm, D. G., and A. Chaouachi. A review of the acute effects of static and dynamic stretching on performance. *European Journal of Applied Physiology* 111(11): 2633–26351, 2011.

Cruz-Ferreira, A., J. Fernandes, L. Laranjo, L. M. Bernardo, and A. Silva. A systematic review of the effects of Pilates method of exercise in healthy people. *Archives of Physical Medicine and Rehabilitation* 92(12):2071–2081, 2011.

da Costa, B. R., and E. R. Vieira. Stretching to reduce work-related musculoskeletal disorders: A systematic review. *Journal of Rehabilitation Medicine* 40(5):321–328, 2008.

Herbert, R. D., M. de Noronha, and S. J. Kamper. Stretching to prevent or reduce muscle soreness after exercise. *Cochrane Database of Systematic Reviews* 6(7):CD004577, 2011.

Herman, S. L., and D. T. Smith. Four-week dynamic stretching warm-up intervention elicits longer-term performance benefits. *Journal of Strength and Conditioning Research* 22(4):1286–1297, 2008.

Jenkins, J., and J. Beazell. Flexibility for runners. *Clinics in Sports Medicine* 29(3):365–377, 2010.

Rubini, E. C., A. L. L. Costa, and P. S. C. Gomes. The effects of stretching on strength performance. *Sports Medicine* 37(3):213–224, 2007.

Small, K., L. McNaughton, and M. Matthews. A systematic review into the efficacy of static stretching as part of a warm-up for the prevention of exercise-related injury. *Research in Sports Medicine* 16(3):213–231, 2008.

Chapter 6

Bouchard, C., S. Blair, and W. Haskell (Eds.). *Physical Activity and Health.* Champaign, IL: Human Kinetics, 2012.

Bouchard, C., and P. Katzmarzyk (Eds.). *Physical Activity and Obesity.* Champaign, IL: Human Kinetics, 2010.

Church, T., and S. N. Blair. Does physical activity ameliorate the health hazards of obesity? *British Journal of Sports Medicine* 43:80–81, 2009.

Donnelly, J., S. Blair, J. Jakicic, M. Manore, J. Rankin, and B. Smith. American College of Sports Medicine position stand: Appropriate physical activity intervention strategies for weight loss and prevention of weight gain for adults. *Medicine and Science in Sports and Exercise* 41:459–471, 2009.

Heshmat, S. *Eating Behavior and Obesity.* New York: Springer, 2011.

Howley, E., and D. Thompson. *Fitness Professional's Handbook.* Champaign, IL: Human Kinetics, 2012.

Kumanvika, S., R. Brownson, and D. Satcher. *Handbook of Obesity Prevention.* New York: Springer. 2010.

Lee, R., K. McAlexander, and J. Banda. *Reversing the Obesogenic Environment.* Champaign, IL: Human Kinetics, 2011.

Powers, S., and E. Howley. *Exercise Physiology: Theory and Application to Fitness and Performance*, 8th ed. New York: McGraw-Hill, 2012.

Waisted: Abdominal obesity and your health. *Harvard Men's Health Watch* 13:1–6, 2009.

Chapter 7

Baechle T., and R. Earle. *Essentials of Strength Training and Conditioning.* Champaign, IL: Human Kinetics, 2008.

Byrd, N. What gets measured is more likely to get done. *ACSM's Health and Fitness Journal* 15:26–29, 2011.

Donatelle, R. J. *My Health: An Outcomes Approach.* San Francisco: Benjamin Cummings, 2013.

Fieger, H. *Behavior Change.* New York: Morgan James, 2009.

Howley, E., and D. Thompson. *Fitness Professional's Handbook.* Champaign, IL: Human Kinetics, 2012.

Pate, R. Overcoming barriers to physical activity: Helping youth be more active. *ACSM's Health and Fitness Journal* 15:7–12, 2011.

Powers, S., and E. Howley. *Exercise Physiology: Theory and Application to Fitness and Performance*, 8th ed. New York: McGraw Hill, 2012.

Shumaker, S. A., J. K. Ockene, and K. A. Riekert. *The Handbook of Health Behavior Change*, 3rd ed. New York: Springer, 2008.

Turner, S. L., A. M. Thomas, and P. J. Wagner. A collaborative approach to wellness: Diet, exercise, and education to impact behavior change *Journal of the American Academy of Nurse Practitioners* 20(6):339–344, 2008.

Volpe, S. L. Can dogs help with maintaining motivation? *ACSM's Health and Fitness Journal* 15:36–37, 2011.

Chapter 8

Block, G. Junk foods account for 30% of caloric intake. *Journal of Food Composition and Analysis* 17:439–447, 2004.

Heber, D. Vegetables, fruits and phytoestrogens in the prevention of diseases. *Journal of Postgraduate Medicine* 50(2):145–149, 2004.

Kant, A. K. Dietary patterns and health outcomes. *Journal of the American Dietetic Association* 104(4):615–635, 2004.

Maughan, R. J., D. S. King, and T. Lea. Dietary supplements. *Journal of Sports Sciences* 22(1):95–113, 2004.

Position of the American Dietetic Association, Dietitians of Canada, and the American College of Sports Medicine: Nutrition and athletic performance. *Journal of the American Dietetic Association* 109(3):509–527, 2009.

Spriet, L. L., and M. J. Gibala. Nutritional strategies to influence adaptations to training. *Journal of Sports Sciences.* 22(1):127–141, 2004.

Srinath, R. K., and M. B. Katan. Diet, nutrition and the prevention of hypertension and cardiovascular diseases. *Public Health and Nutrition* 7(1A):167–186, 2004.

Thompson, J., and M. Manore. *Nutrition: An Applied Approach, MyPlate edition*, 3rd ed. San Francisco: Benjamin Cummings, 2012.

Wood, O. B., and C. M. Bruhn. Position of American Dietetic Association: Food irradiation. *Journal of the American Dietetic Association* 100(2):246–253, 2000.

Chapter 9

Centers for Disease Control. Obesity at a Glance. 2011.

Donnelly, J., S. Blair, J. Jakicic, M. Manore, J. Rankin, and B. Smith. ACSM position stand: Appropriate physical activity intervention strategies for weight loss and prevention of weight regain for adults. *Medicine and Science in Sports and Exercise* 41:459–471, 2009.

Gaesser, G., and K. Kratina. *It's the Calories Not the Carbs.* New York: Trafford Publishing, 2006.

Martins, C., L. Morgan, and H. Truby. A review of the effects of exercise on appetite regulation: An obesity perspective. *International Journal of Obesity* 32:1337–1347, 2008.

Powers, S., and E. Howley. *Exercise Physiology: Theory and Application to Fitness and Performance*, 8th ed. New York: McGraw-Hill, 2012.

Sherer, E., and J. Sherer. Examining the most popular weight loss diets: How effective are they? *Journal of the American Academy of Physician Assistants* 21:31–34, 2008.

Stensel, D. Exercise, appetite, and appetite-regulating hormones: Implications for food intake and weight control. *Annals of Nutrition and Metabolism* 57:36–42, 2010.

Wolff, E., and M. Dansinger. Soft drinks and weight gain: How strong is the Link? *Medscape Journal of Medicine* 10:89–97, 2008.

Chapter 10

American Heart Association. Heart disease and stroke statistics—2012 update. *Circulation* 125:e2–e220, 2012.

Franklin, B., and C. Lavie. Triggers of acute cardiovascular events and potential strategies: Prophylactic role of regular exercise. *Physician and Sports Medicine* 39:11–21, 2011.

Franklin, B., J. Trivax, and T. Vanhecke. New insights in preventive cardiology and cardiac rehabilitation. *Current Opinion in Cardiology* 23:477–486, 2008.

Löllgen, H., A. Böckenhoff, and G. Knapp. Physical activity and all-cause mortality: An updated meta-analysis with different intensity categories. *International Journal of Sports Medicine* 30:213–224, 2009.

Powers, S., and E. Howley. *Exercise Physiology: Theory and Application to Fitness and Performance*, 8th ed. New York: McGraw-Hill, 2012.

Trogdon, P., O. Khavjou, J. Butler, K. Dracup, M. Ezekowitz, et al. Forecasting the future of cardiovascular disease in the United States: A policy statement from the American Heart Association. *Circulation* 123:933–944, 2011.

Waisted: Abdominal obesity and your health. *Harvard Men's Health Watch* 13:1–6, 2009.

Chapter 11

Atkinson, D. *Live Right! Beating Stress in College and Beyond*. San Francisco: Benjamin Cummings, 2008.

Barrett, S., W. London, R. S. Baratz, and M. Kroeger. *Consumer Health: A Guide to Intelligent Decisions*, 8th ed. New York: McGraw-Hill, 2006.

Benson, H. *The Relaxation Response*. New York: Avon, Wholecare, 2000.

Daniel, E. (Ed.). *Annual Editions: Health*, 25th ed. Guilford, CT: McGraw-Hill, 2004.

Donatelle, R. *Health: The Basics*, 10th ed. San Francisco: Pearson Education, 2013.

Greenberg, J. *Comprehensive Stress Management*, 10th ed. Dubuque, IA: McGraw-Hill, 2006.

Chapter 12

American College of Sports Medicine. Position stand: Exercise and fluid replacement. *Medicine and Science in Sports and Exercise* 39(2):377–390, 2007.

American College of Sports Medicine. Position stand: Exertional heat illness during training and competition. *Medicine and Science in Sports and Exercise* 39(3):556–572, 2007.

American College of Sports Medicine. Position stand: Prevention of cold injuries during exercise. *Medicine and Science in Sports and Exercise* 38(11):2012–2029, 2006.

Bärtsch, P., and B. Saltin. General introduction to altitude adaptation and mountain sickness. *Scandinavian Journal of Medicine and Science in Sports* 18(Suppl 1):1–10, 2008.

Booth, F. W., and M. V. Chakravarthy. Cost and consequences of sedentary living: New battleground for an old enemy. *President's Council on Physical Fitness and Sports Research Digest* 3:16, 2002.

Burdon, C. A., H. T. O'Connor, J. A. Gifford, and S. M. Shirreffs. Influence of beverage temperature on exercise performance in the heat: A systematic review. *International Journal of Sport Nutrition and Exercise Metabolism* 20(2):166–174, 2010.

de Hartog, J. J., H. Boogaard, H. Nijland, and G. Hoek. Do the health benefits of cycling outweigh the risks? *Environmental Health Perspectives* 118(8):1109–1116, 2010.

Hargreaves, M. Physiological limits to exercise performance in the heat. *Journal of Science and Medicine in Sport* 11(1):66–71, 2008.

Howley, E., and D. Thompson. *Fitness Professional's Handbook*, 6th ed. Champaign, IL: Human Kinetics, 2012.

Mäkinen, T. Human cold exposure, adaptation, and performance in high latitude environments. *American Journal of Human Biology* 19(2):155–164, 2007.

Mayo Clinic Family Health Book, 4th ed. New York: Time, Inc. Home Entertainment, 2009.

Mazzeo, R. Physiological responses to exercise at altitude: An update. *Sports Medicine* 38(1):1–8, 2008.

Nieman, D. *Exercise Testing and Prescription*, 6th ed. St. Louis: McGraw-Hill, 2007.

Powers, S., and E. Howley. *Exercise Physiology: Theory and Application to Fitness and Performance*, 8th ed. New York: McGraw-Hill, 2012.

Racinais, S., and J. Oksa. Temperature and neuromuscular function. *Scandinavian Journal of Medicine and Science in Sports* 20(Suppl 3):1–18, 2010.

Ranalli, G. F., J. K. Demartini, D. J. Casa, B. P. McDermott, L. E. Armstrong, and C. M. Maresh. Effect of body cooling on subsequent aerobic and anaerobic exercise performance: A systematic review. *Journal of Strength and Conditioning Research* 24(12):3488–3496, 2010.

Rundell, K. W. Effect of air pollution on athlete health and performance. *British Journal of Sports Medicine* (epub ahead of print) January 2012.

Williamson, P. *Exercise for Special Populations*. Philadelphia: Lippincott Williams and Wilkins, 2011.

Chapter 13

da Costa, B. R., and E. R. Viera. Stretching to reduce work-related musculoskeletal disorders: A systematic review. *Journal of Rehabilitation Medicine* 40(5): 321–328, 2008.

Fields, K. B. Running injuries: Changing trends and demographics. *Current Sports Medicine Reports* 10(5):299–303, 2011.

Garrick, J., J. T. Bell, and P. Radetsky. *Anybody's Sports Medicine Book: The Complete Guide to Quick Recovery from Injuries*, 2nd ed. Tampa, FL: IFPA, 2009.

Herbert, R. D., M. de Noronha, and S. J. Kamper. Stretching to prevent or reduce muscle soreness after exercise. *Cochrane Database of Systematic Reviews* 6(7):CD004577, 2011.

Howatson, G., and K. A. van Someren. The prevention and treatment of exercise-induced muscle damage. *Sports Medicine* 38(6):483–503, 2008.

Prentice, W. E. *Therapeutic Modalities: For Sports Medicine and Athletic Training*. New York: McGraw-Hill, 2009.

Sleet, D. A., M. F. Ballesteros, and N. N. Borse. A review of unintentional injuries in adolescents. *Annual Reviews of Public Health* 31:195–212. 2010.

Standaert, C. J., J. Friedly, M. W. Erwin, M. J. Lee, G. Rechtine, N. B. Henrikson, and D. C. Norvell. Comparative effectiveness of exercise, acupuncture, and spinal manipulation for low back pain. *Spine* 36(21 Suppl.):S120–S130, 2011.

Tipton, K. D. Nutrition for acute Exercise-induced injuries. *Annals of Nutrition and Metabolism* 57(Suppl.):43–53, 2010.

참고문헌
References

Chapter 1

1. Margen, S., et al. (Eds.). *The Wellness Encyclopedia*. Boston: Houghton Mifflin, 1995.

2. National Institute of Mental Health. *The Numbers Count: Mental Disorders in America*. Fact Sheet. http://www.nimh.nih.gov/publicat/numbers.cfm#MajorDepressive.

3. Koeing, H. G. Religion, spirituality and medicine: Research findings and implications for clinical practice. *Southern Medical Journal* 97:1194–1200, 2004.

4. Katon, W., E. H. B. Lin, and K. Kroenke. The association of depression and anxiety with medical symptom burden in patients with chronic medical illness. *General Hospital Psychiatry* 29:147–155, 2007.

5. Weaver, A. J., and K. J. Flannelly. The role of religion/spirituality for cancer patients and their caregivers. *Southern Medical Journal* 97:1210–1214, 2004.

6. Caspersen, C. J., K. E. Powell, and G. M. Christenson. Physical activity and exercise: Definitions and distinctions for health related-fitness research. *Public Health Reports* 100:126–130, 1985.

7. Paffenbarger, R., J. Kampert, I. Lee, R. Hyde, R. Leung, and A. Wing. Changes in physical activity and other lifeway patterns influencing longevity. *Medicine and Science in Sports and Exercise* 26:857–865, 1994.

8. Paffenbarger, R., R. Hyde, A. Wing, and C. Hsieh. Physical activity, all-cause mortality, longevity of college alumni. *New England Journal of Medicine* 314:605–613, 1986.

9. Helmrich, S., D. Ragland, and R. Paffenbarger. Prevention of non-insulin-dependent diabetes mellitus with physical activity. *Medicine and Science in Sports and Exercise* 26:824–830, 1994.

10. Wood, P. Physical activity, diet, and health: Independent and interactive effects. *Medicine and Science in Sports and Exercise* 26:838–843, 1994.

11. Morris, J. Exercise in the prevention of coronary heart disease: Today's best buy in public health. *Medicine and Science in Sports and Exercise* 26:807–814, 1994.

12. Blair, S. N., M. LaMonte, and M. Nichaman. The evolution of physical activity recommendations: How much is enough? *American Journal of Clinical Nutrition* 79:913S–920S, 2004.

13. Thompson, P., et al. Exercise and physical activity in the prevention and treatment of atherosclerotic cardiovascular disease. *Circulation* 107:3109–3116, 2003.

14. Brooks, G. A., N. Butte, W. Rand, J. Flatt, and B. Caballero. Chronicle of the Institute of Medicine physical activity recommendation: How a physical activity recommendation came to be among dietary recommendations. *American Journal of Clinical Nutrition* 79:921S–930S, 2004.

15. Brown, D., D. Brown, G. Heath, L. Balluz, W. Giles, E. Ward, and A. Mokdad. Associations between physical activity dose and health-related quality of life. *Medicine and Science in Sports and Exercise* 36:890–896, 2004.

16. U.S. Department of Health and Human Services. *Physical Activity and Health: A Report of the Surgeon General*. Atlanta, GA: U.S. Department of Health and Human Services, Centers for Disease Control and Prevention, National Center for Chronic Disease Prevention and Health Promotion, 1996.

17. Rogers, V. L. et al. Heart disease and stroke statistics—2012 update. *Circulation* 125:e12–e230, 2012.

18. Barrow, M. *Heart Talk: Understanding Cardiovascular Diseases*. Gainesville, FL: Cor-Ed Publishing, 1992.

19. Williams, P. T. Relationship between distance run per week to coronary heart disease risk factors in 8283 male runners: The National Runners Health Study. *Archives of Internal Medicine* 157:191–198, 1997.

20. Fagard, R. Physical activity in the prevention and treatment of hypertension in the obese. *Medicine and Science in Sports and Exercise* 31:S624–S630, 1999.

21. Williams, P. Physical fitness and activity as separate heart disease risk factors: A meta-analysis. *Medicine and Science in Sports and Exercise* 33:754–761, 2001.

22. Lennon, S., J. Quindry, K. Hamilton, J. French, J. Staib, J. Mehta, and S. K. Powers. Loss of cardioprotection after cessation of exercise. *Journal of Applied Physiology* 96: 299–1305, 2004.

23. Powers, S., M. Locke, and H. Demirel. Exercise, heat shock proteins, and myocardial protection from I-R injury. *Medicine and Science in Sports and Exercise* 33:386–392, 2001.

24. Hamilton K., J. Staib, T. Phillips, A. Hess, S. Lennon, and S. Powers. Exercise, antioxidants, and HSP72: Protection against myocardial ischemia-reperfusion. *Free Radicals in Biology and Medicine* 34:800–809, 2003.

25. Lee, I., and R. Paffenbarger. Associations of light, moderate, and vigorous intensity physical activity with longevity: The Harvard Alumni Health Study. *American Journal of Epidemiology* 151:293–299, 2000.

26. Powell, K. and S. Blair. The public health burdens of sedentary living habits: Theoretical but realistic estimates. *Medicine and Science in Sports and Exercise* 26:851–856, 1994.

27. Rodnick, K., J. Holloszy, C. Mondon, and D. James. Effects of exercise training on insulin-regulatable glucose-transporter protein levels in rat skeletal muscle. *Diabetes* 39:1425–1429, 1990.

28. Pan, X. R., et al. Effects of diet and exercise in preventing NIDDM in people with impaired glucose tolerance. *Diabetes Care* 20:537–544, 1997.

29. Rankin, J. Diet, exercise, and osteoporosis. *Certified News* (American College of Sports Medicine) 3:1–4, 1993.

30. Wheeler, D., J. Graves, G. Miller, R. Vander Griend, T. Wronski, S. K. Powers, and H. Park. Effects of running on the torsional strength, morphometry, and bone mass on the rat skeleton. *Medicine and Science in Sports and Exercise* 27:520–529, 1995.

31. Taaffe, D., T. Robinson, C. Snow, and R. Marcus. High impact exercise promotes bone gain in well-trained female athletes. *Journal of Bone and Mineral Research* 12:255–260, 1997.

32. Hagberg, J. Effect of training in the decline of VO2max with aging. *Federation Proceedings* 46:1830–1833, 1987.

33. Fleg, J., and E. Lakatta. Role of muscle loss in the age-associated reduction in VO2max. *Journal of Applied Physiology* 65:1147–1151, 1988.

34. Nakamura, E., T. Moritani, and A. Kanetaka. Effects of habitual physical exercise on physiological age in men and women aged 20–85 years as estimated using principal component analysis. *European Journal of Applied Physiology* 73:410–418, 1996.

35. Hammeren, J., S. Powers, J. Lawler, D. Criswell, D. Martin, D. Lowenthal, and M. Pollock. Exercise training–induced alterations in skeletal muscle oxidative and antioxidant enzyme activity in senescent rats. *International Journal of Sports Medicine* 13:412–416, 1992.

36. Powers, S., J. Lawler, D. Criswell, Fu-Kong Lieu, and D. Martin. Aging and respiratory muscle metabolic plasticity: Effects of endurance training. *Journal of Applied Physiology* 72:1068–1073, 1992.

37. Holloszy, J. Exercise increases average longevity of female rats despite increased food intake and no growth retardation. *Journal of Gerontology* 48:B97–B100, 1993.

38. Lee, I., R. Paffenbarger, and C. Hennekens. Physical activity, physical fitness, and longevity. *Aging* (Milano) 9:2–11, 1997.

39. Franklin, B. Improved fitness = increased longevity. *ACSM's Health and Fitness Journal* 5:32–33, 2001.

40. Blair, S. N., and M. Wei. Sedentary habits, health, and function in older men and women. *American Journal of Health Promotion* 15:1–8, 2000.

41. Blair, S. N., H. W. Kohl, R. Paffenbarger, D. Clark, K. Cooper, and L. Gibbons. Physical fitness and all-cause mortality: A prospective study of healthy men and women. *Journal of the American Medical Association* 262:2395–2401, 1989.

42. Penedo, F. J., and J. R. Dahn. Exercise and well-being: A review of mental and physical health benefits associated with physical activity. *Current Opinion in Psychiatry* 18:198–193, 2005.

43. Jones, M. A., G. Stratton, T. Reilly, and V. B. Unnithan. Biological risk indicators for recurrent non-specific low back pain in adolescents. *British Journal of Sports Medicine* 39:137–140, 2005.

44. Mikkelson, L. O., H. Nupponen, J. Kaprio, H. Kautiainen, and U. M. Kujala. Adolescent flexibility, endurance strength, and physical activity as predictors of adult tension neck, low back pain and knee injury: A 25 year follow up. *British Journal of Sports Medicine* 40:107–113, 2006.

Chapter 2

1. Howley, E., and D. Thompson. *Fitness Professional's Handbook*. Champaign, IL: Human Kinetics, 2012.

2. Powers, S., and E. Howley. *Exercise Physiology: Theory and Application to Fitness and Performance*, 8th ed. New York: McGraw-Hill, 2012.

3. Stone, M., S. Plisk, and D. Collins. Training principles: Evaluation of modes and methods of resistance training—A coaching perspective. *Sports Biomechanics* 1:79–103, 2002.

4. Abernethy, P., J. Jurimae, P. Logan, A. Taylor, and R. Thayer. Acute and chronic response of skeletal muscle to resistance exercise. *Sports Medicine* 17:22–28, 1994.

5. Powers, S., D. Criswell, J. Lawler, L. Ji, D. Martin, R. Herb, and G. Dudley. Influence of exercise and fiber type on antioxidant enzyme activity in rat skeletal muscle. *American Journal of Physiology* 266:R375–R380, 1994.

6. Coyle, E., W. Martin, D. Sinacore, M. Joyner, J. Hagberg, and J. Holloszy. Time course of loss of adaptations after stopping prolonged intense endurance training. *Journal of Applied Physiology* 57:1857–1864, 1984.

7. Costill, D., and A. Richardson. *Handbook of Sports Medicine: Swimming*. London: Blackwell Publishing, 1993.

8. Bushman, B. (Ed). *ACSM's Complete Guide to Fitness and Health*. Champaign, IL: Human Kinetics, 2011.

9. Bouchard, C., R. Shephard, T. Stephens, J. Sutton, and B. McPherson (Eds.). *Exercise, Fitness, and Health: A Consensus of Current Knowledge*. Champaign, IL: Human Kinetics, 1990.

10. Bonow, R., D. Mann, D. Zipes, and P. Libby. *Braunwald's Heart Disease. A Textbook of Cardiovascular Medicine*. Philadelphia, Saunders, 2011.

11. Morris, J. Exercise in the prevention of coronary heart disease: Today's best buy in public health. *Medicine and Science in Sports and Exercise* 26:807–814, 1994.

12. Warburton, D., C. Nicol, and S. Bredin. Prescribing exercise as preventative therapy. *Canadian Medical Association Journal* 28:961–974, 2006.

13. Walsh, N., M. Gleeson, D. Pyne, D. Nieman, Dhabhar, R. Shephard, S. Oliver, S. Bermon, and A. Kajeniene. Position statement. Part two: Maintaining immune health. *Exercise Immunology Review*. 17:64–103, 2011.

14. Paffenbarger, R., J. Kampert, I. Lee, R. Hyde, R. Leung, and A. Wing. Changes in physical activity and other lifeway patterns influencing longevity. *Medicine and Science in Sports and Exercise* 26:857–865, 1994.

15. Williams, P. Physical fitness and activity as separate heart disease risk factors: A meta-analysis. *Medicine and Science in Sports and Exercise* 33:754–761, 2001.

16. Garber, C. B. Blissmer, M. Deschenes, B. Franklin, M. Lamonte, I. Lee, D. Nieman, D. Swain. American College of Sports Medicine position stand. Quality and quantity of exercise for developing and maintaining cardiorespiratory, musculoskeletal, and neuromotor fitness in apparently healthy adults: Guidance for prescribing exercise. *Medicine and Science in Sports and Exercise*. 43:1334–1359, 2011.

17. Howley, E. T. You asked for it: Is rigorous exercise better than moderate activity in achieving health-related goals? *ACSM's Health and Fitness Journal* 4(2):6, 2000.

18. Thompson, P., et al. Exercise and physical activity in the prevention and treatment of atherosclerotic cardiovascular disease. *Circulation* 107:3109–3116, 2003.

19. Blair, S., M. LaMonte, and M. Nichman. The evolution of physical activity recommendations: How much exercise is enough? *American Journal of Clinical Nutrition* 79: 913S–920S, 2004.

20. Brooks, G., N. Butte, W. Rand, J. P. Flatt, and B. Caballero. Chronicle of the institute of medicine physical activity recommendation: How a physical activity recommendation came to be among dietary recommendations. *American Journal of Clinical Nutrition* 79:921S–930S, 2004.

21. Brown, D., D. Brown, G. Heath, L. Balluz, W. Giles, E. Ford, and A. Mokdad. Associations between physical activity dose and health-related quality of life. *Medicine and Science in Sports and Exercise* 36:890–896, 2004.

22. Swain, D. Moderate or vigorous intensity exercise: What should we prescribe? *ACSM's Health and Fitness Journal* 10:21–27, 2006.

23. Ishikawa-Takata, K., T. Ohta, and H. Tanaka. How much exercise is required to reduce blood pressure in essential hypertensive: A dose-response study. *American Journal of Hypertension* 16:629–633, 2003.

24. U.S. Department of Health and Human Services. *2008 Physical Activity Guidelines for Americans*. 2008. http://www.health.gov/paguidelines.

25. Blair, S. N. Physical inactivity: The biggest public health problem of the 21st century. *British Journal of Sports Medicine* 43:1–2, 2009.

26. Powell, K. A. Paluch, and S. Blair. Physical activity for health: What kind? How much? How intense? On top of what? *Annual Review of Public Health*. 32:349–395, 2011.

27. Lee, D., E. Artero, X. Sui, and S. Blair. Mortality trends in the general population: The importance of cardiorespiratory fitness. *Journal of Psychopharmacology*. 24:27–35, 2010.

28. Gleeson, M., N. Bishop, D. Stensel, M. Lindley, S. Mastana, and M. Nimmo. The anti-inflammatory effects of exercise: Mechanisms and implications for the prevention and treatment of disease. *Nature Review Immunology*. 11:607–615, 2011.

Chapter 3

1. Ross, R., and I. Janssen. Physical activity, total and regional obesity: Dose-response considerations. *Medicine and Science in Sports and Exercise* 33(6):S345–S641, 2001.

2. Kohl, H. W. Physical activity and cardiovascular disease: Evidence for a dose response. *Medicine and Science in Sports and Exercise* 33(6):S472–S483, 2001.

3. Powers, S., and E. Howley. *Exercise Physiology: Theory and Application to Fitness and Performance*, 8th ed. New York: McGraw-Hill, 2012.

4. Laursen, P. B., and D. G. Jenkins. The scientific basis for high-intensity interval training: Optimising training programmes and maximising performance in highly trained endurance athletes. *Sports Medicine* 32(1):53–73, 2002.

5. Kesaniemi, Y. A., E. Danforth, M. D. Jensen, P. G. Kopelman, P. Lefebvre, and B. A. Reeder. Dose-response issues concerning physical activity and health: An evidence-based symposium. *Medicine and Science in Sports and Exercise* 33(6):S351–S358, 2001.

6. Dunn, A. L., M. H. Trivedi, and H. A. O'Neal. Physical activity dose-response effects on outcomes of depression and anxiety. *Medicine and Science in Sports and Exercise* 33(6):S587–S597, 2001.

7. Gambelunghe, C., R. Rossi, G. Mariucci, M. Tantucci, and M. V. Ambrosini. Effects of light physical exercise on sleep regulation in rats. *Medicine and Science in Sports and Exercise* 33(1):57–60, 2001.

8. American College of Sports Medicine. *ACSM's Guidelines for Exercise Testing and Prescription*, 7th ed. Philadelphia: Lippincott Williams, & Wilkins, 2006.

9. Cooper, K. *The Aerobics Program for Total Well-Being*. New York: M. Evans, 1982.

10. Cooper, K. *The Aerobics Way*. New York: Bantam Books, 1977.

11. Fox, E. A simple technique for predicting maximal aerobic power. *Journal of Applied Physiology* 35:914–916, 1973.

12. Rippe, J., A. Ward., J. Porcari, and P. Freedson. Walking for fitness and health. *Journal of the American Medical Association* 259:2720–2724, 1988.

13. Rippe, J. Walking for fitness: A roundtable. *Physician and Sports Medicine* 14:144–159, 1986.

14. Ward, A., and J. Rippe. *Walking for Health and Fitness*. Philadelphia: J. B. Lippincott, 1988.

15. Lox, C. L., K. A. Martin Ginis, and S. J. Petruzzello. *The Psychology of Exercise Integrating Theory and Practice*, 3rd ed. Scottsdale, AZ: Holcomb Hathaway Publishers, 2010.

16. Mullineaux, D. R., C. A. Barnes, and E. F. Barnes. Factors affecting the likelihood to engage in adequate physical activity to promote health. *Journal of Sports Sciences* 19(4):279–288, 2001.

17. Borg, G. *Borg's Perceived Exertion and Pain Scales*. Champaign, IL: Human Kinetics, 1998.

18. Storms, W. W. Review of exercise-induced asthma. *Medicine and Science in Sports and Exercise* 35 (9):1464–1470, 2003.

Chapter 4

1. Kell, R. T., and G. J. Asmundson. A comparison of two forms of periodized exercise rehabilitation programs in the management of chronic nonspecific low-back pain. *Journal of Strength and Conditioning Research* 23(2):513–523, 2009.

2. Olson, T. J., C. Chebny, J. D. Willson, T. W. Kernozek, and J. S. Straker. Comparison of 2D and 3D kinematic changes during a single leg step down following neuromuscular training. *Physical Therapy and Sport* 12(2):93–99, 2010.

3. Sundell, J. Resistance training is an effective tool against metabolic and frailty syndromes. *Advances in Preventive Medicine* 2011:984683.

4. Hopps, E., and G. Caimi. Exercise in obesity management. *Journal of Sports Medicine and Physical Fitness* 51(2):275–282, 2011.

5. Powers, S., and E. Howley. *Exercise Physiology: Theory and Application to Fitness and Performance*, 8th ed. New York: McGraw-Hill, 2012.

6. Oberbach A., Y. Bossenz, S. Lehmann, J. Niebauer, V. Adams, R. Paschke, M. R. Schön, M. Blüher, and K. Punkt. Altered fiber distribution and fiber-specific glycolytic and oxidative enzyme activity in skeletal muscle of patients with type 2 diabetes. *Diabetes Care* 29(4):895–900, 2006.

7. Karjalainen, J., H. Tikkanen, M. Hernelahti, and U. Kujala. Muscle fiber-type distribution predicts weight gain and unfavorable left ventricular geometry: A 19 year follow-up study. *BMC Cardiovascular Disorders* 10(6) 1–8, 2006.

8. Ehrenborg, E., and A. Krook. Regulation of skeletal muscle physiology and metabolism by peroxisome proliferator-activated receptor delta. *Pharmacological Reviews* 61(3):373–393, 2009.

9. Monteiro, W. D., R. Simão, M. D. Polito, C. A. Santana, R. B. Chaves, E. Bezerra, and S. J. Fleck. Influence of strength training on adult women's flexibility. *Journal of Strength and Conditioning Research* 22(3):672–677, 2008.

10. American College of Sports Medicine. American College of Sports Medicine position stand: Progression models in resistance training for healthy adults. *Medicine and Science in Sports and Exercise* 41(3):687–708, 2009.

11. Folland, J. P., and A. G. Williams. The adaptations to strength training: Morphological and neurological contributions to increased strength. *Sports Medicine* 37(2):145–168, 2007.

12. Knuttgen, H. G. Strength training and aerobic exercise: Comparison and contrast. *Journal of Strength and Conditioning Research* 21(3):973–978, 2007.

13. American College of Sports Medicine. Quantity and quality of exercise for developing and maintaining cardiorespiratory, musculoskeletal, and neuromotor fitness in apparently healthy adults: Guidance for prescribing exercise. *Medicine and Science in Sports and Exercise* 43(7):1334–1359, 2011.

14. Hubal, M. J., S. R. Rubinstein, and P. M. Clarkson. Muscle function in men and women during maximal eccentric exercise. *Journal of Strength and Conditioning Research* 22(4):1332–1338, 2008.

15. Tillin, N. A., M. T. G. Pain, and J. P. Folland. Short-term training for explosive strength causes neural and mechanical adaptations. *Experimental Physiology* 23(8):817–824, 2012.

16. Rønnestad, B. R., B. S. Nymark, and T. Raastad. Effects of in-season strength maintenance training frequency in professional soccer players. *Journal of Strength and Conditioning Research* 25(10):2653–2660, 2011.

Chapter 5

1. Ylinen, J., T. Kankainen, H. Kautiainen, A. Rezasoltani, T. Kuukkanen, and A. Häkkinen. Effect of stretching on hamstring muscle compliance *Journal of Rehabilitation Medicine* 41(1):80–84, 2009.

2. Esposito, F., E. Limonta, and E. E. Cè. Passive stretching effects on electromechanical delay and time course of recovery in human skeletal muscle new insights from an electromyographic and mechanomyographic combined approach. *European Journal of Applied Physiology* 111(3):485–495, 2011.

3. Ryan, E. E., M. Rossi, and R. Lopez. The effects of the contract-relax-antagonist-contract form of proprioceptive neuromuscular facilitation stretching on postural stability. *Journal of Strength and Conditioning Research* 24(7):1888–1894, 2010.

4. American College of Sports Medicine position stand: Quantity and quality of exercise for developing and maintaining cardiorespiratory, musculoskeletal, and neuromotor fitness in apparently healthy adults: Guidance for prescribing exercise. *Medicine and Science in Sports and Exercise* 43(7):1334–1359, 2011.

5. Small, K., L. McNaughton, and M. Matthews. A systematic review into the efficacy of static stretching as part of a warm-up for the prevention of exercise-related injury. *Research in Sports Medicine* 16(3):213–231, 2008.

6. Rubin, D. I. Epidemiology and risk factors for spine pain. *Neurologic Clinics* 25(2):353–371, 2007.

7. Brackley, H. M., J. M. Stevenson, and J. C. Selinger. Effect of backpack load placement on posture and spinal curvature in prepubescent children. *Work* 32(3):351–360, 2009.

8. O'Hora, J., A. Cartwright, C. D. Wade, A. D. Hough, and G. L. K. Shum. Efficacy of static stretching and proprioceptive neuromuscular facilitation stretch on hamstrings length after a single session. *Journal of Strength and Conditioning Research* 25(6):1586–1591, 2011

9. Fasen, J. M., A. M. O'Connor, S. L. Schwartz, J. O. Watson, C. T. Plastaras, C. W. Garvan, C. Bulcao, S. C. Johnson, and V. Akuthota. A randomized controlled trial of hamstring stretching: Comparison of four techniques. *Journal of Strength and Conditioning Research* 23(2):660–667, 2009.

Chapter 6

1. Thompson, W. (Ed.). *ACSM'S Resource Manual for Guidelines for Exercise Testing and Prescription*. Philadelphia: Lippincott, Williams and Wilkins, 2009.

2. Kumanyika, S., and R. Brownson (Ed.). *Handbook of Obesity Prevention: A Resource for Health Professionals*. New York: Springer, 2010.

3. Rosen, L., and E. Rossen. *Obesity 101*. New York: Springer, 2011.

4. Cook, C., and D. Schoeller. Physical activity and weight control. *Current Opinion in Clinical Nutrition and Metabolic Care* 14:419–424, 2011.

5. Hu, F. *Obesity Epidemiology*. New York: Oxford Press, 2008.

6. Dubnov-Raz, G., and E. Berry. The dietary treatment of obesity. *Medical Clinics of North America* 95:939–952, 2011.

7. Bouchard, C., S. Blair, and W. Haskell (Eds.). *Physical Activity and Health*. Champaign, IL: Human Kinetics, 2012.

8. Center for Disease Control. Statistics on obesity and overweight. 2012. http://www.cdc.gov/obesity/data/index.html.

9. Van Itallie, T. Health implications of overweight and obesity in the United States. *Annals of Internal Medicine* 103:983–988, 1985.

10. Frieden, T. Centers for Disease Control Annual Report, 2010.

11. Weight Control Information Network, National Institute of Diabetes and Digestive and Kidney Diseases, National Institutes of Health. http://win.niddk.nih.gov/statistics.

12. Stein, C., and G. Colditz. The epidemic of obesity. *Journal of Clinical Endocrinology and Metabolism* 89:2522–2525, 2004.

13. Hedley, A., C. Ogden, C. Johnson, M. Carroll, L. Curtin, and K. Flegal. Prevalence of overweight and obesity among US children, adolescents, and adults, 1999–2002. *Journal of the American Medical Association* 16:2847–2850, 2004.

14. Bouchard, C., A. Tremblay, J. Despres, et al. The response to long-term overfeeding in identical twins. *New England Journal of Medicine* 322:1477–1482, 1990.

15. Stunkard, A., T. Sorensen, C. Hanis, et al. An adoption study of human obesity. *New England Journal of Medicine* 314:193–198, 1986.

16. Kohl, H., and T. Murray. *Foundations of Physical Activity and Public Health*. Champaign, IL: Human Kinetics, 2012.

17. Health implications of obesity: National Institutes of Health consensus development conference. *Annals of Internal Medicine* 103:977–1077, 1985.

18. Diabetes Prevention Research Group. Impact of intensive lifestyle and Metformin therapy on cardiovascular disease risk factors in the diabetes prevention program. *Diabetes Care* 28:888–894, 2005.

19. Wing, R. R., E. Venditti, J. M. Jakicic, B. A. Polley, and W. Lang. Lifestyle intervention in overweight individuals with a family history of diabetes. *Diabetes Care* 21:350–359, 1998.

20. Cohen, T., and M. Esther. Depressed mood and concern with weight and shape in normal women. *International Journal of Eating Disorders* 14:223–227, 1993.

21. Kirkcaldy, B. D., M. Eysenck, A. F. Furnham, and G. Siefen. Gender, anxiety, and self-image. *Personality and Individual Differences* 24:677–684, 1998.

22. Mokdad, A. H., M. K. Serdula, W. H. Dietz, B. A. Bowman, J. S. Marks, and J. P. Koplan. Prevalence of obesity, diabetes, and obesity-related health risk factors, 2001. *Journal of the American Medical Association* 289:76–79, 2003.

23. McGinnis, J. M., and W. H. Foege. Actual cases of death in the United States. *Journal of the American Medical Association* 270:2207–2212, 1993.

24. Howley E., and Thompson D. *Fitness Professional's handbook*. Champaign, IL: Human Kinetics, 2012.

25. DiGirolamo, M. Body composition—roundtable. *Physician and Sports Medicine* 14:144–162, 1986.

26. Van Itallie, T. Topography of body fat: Relationship to risk of cardiovascular and other diseases. In *Anthropometric Standardization Reference Manual*, T. Lohman et al. (Eds.). Champaign, IL: Human Kinetics, 1988.

27. Powers, S., and E. Howley. *Exercise Physiology: Theory and Application to Fitness and Performance*, 8th ed. New York: McGraw-Hill, 2012.

28. Jackson, A., and M. Pollock. Practical assessment of body composition. *Physician and Sports Medicine* 13:76–90, 1985.

29. Stunkard, A., and T. Wadden, eds. *Obesity: Theory and Therapy*. New York: Raven Press, 1993.

30. Lee, S., and D. Gallagher. Assessment methods in body composition. *Current Opinion in Clinical Nutrition and Metabolic Care* 11:566–572, 2008.

31. Dehghan, M., and A. Merchant. Is bioelectrical impedance accurate for use in large epidemiological studies? *Nutrition Journal* 7:26–35, 2008.

32. Rankinen, T., T. Rice, M. Teran-Garcia, D. Rao, and C. Brouchard. FTO genotype is associated with exercise training-induced changes in body composition. *Obesity* 18:322–326, 2010.

Chapter 7

1. Byrd, N. What gets measured is more likely to get done. *ACSM's Health and Fitness Journal* 15:26–29, 2011.

2. Fieger, H. *Behavior Change*. New York: Morgan James, 2009.

3. Howley, E., and D. Thompson. *Fitness Professional's Handbook*. Champaign, IL: Human Kinetics, 2012.

4. Baechle, T., and R. Earle. *Essentials of Strength Training and Conditioning*. Champaign, IL: Human Kinetics, 2008.

5. Powers, S., and E. Howley. *Exercise Physiology: Theory and Application to Fitness and Performance*, 8th ed. New York: McGraw Hill, 2012.

6. Earle, R., and T. Baechle. *NSCA's Essentials of Personal Training*. Champaign, IL: Human Kinetics, 2003.

7. Volpe, S. L. Can dogs help with maintaining motivation? *ACSM's Health and Fitness Journal* 15:36–37, 2011.

8. Pate, R. Overcoming barriers to physical activity: helping youth be more active. *ACSM's Health and Fitness Journal* 15:7–12, 2011.

9. Chaput, J. P., L. Klingenberg, and A. Sjodin. Do all sedentary activities lead to weight gain: sleep does not. *Current Opinion in Clinical Nutrition and Metabolic Care* 13:601–607, 2010.

10. Walsh, N. P., M. Gleeson, D. B. Pyne, D. C. Nieman, F. S. Dhabhar, R. J. Shephard, S. J. Oliver, S. Bermon, and A. Kajeniene. Position statement. Part 2: Maintaining immune health. *Exercise Immunology Review* 17:64–103, 2011.

11. Bonnet, M. H., and D. L. Arand. Clinical effects of sleep fragmentation versus sleep deprivation. *Sleep Medicine Reviews* 7:297–310, 2003.

12. Bonnet, M. H., and D. L. Arand. We are chronically sleep deprived. *Sleep* 18:908–911, 1995.

13. Kokkinos, P., H. Sheriff, and R. Kheirbek. Physical inactivity and mortality risk. *Cardiology Research and Practice* 2011:1–10, 2011.

14. Warburton, D. E., C. W. Nicol, and S. S. Bredin. Health benefits of physical activity: The evidence. *Canadian Medical Association Journal* 174:801–809, 2006.

15. Edwards, R. ABC of smoking cessation: The problem of smoking. *British Medical Journal* 328:217–219, 2004.

16. Doran, C. M., L. Valenti, M. Robinson, H. Britt, and R. P. Mattick. Smoking status of Australian general practice patients and their attempts to quit. *Addictive Behaviors* 31:758–766, 2005.

Chapter 8

1. Nutrition Business Journal. *NBJ's Supplement Business Report 2010.* http://newhope360.com/2010-supplement-business-report-0.

2. Mokdad, A. H., J. S. Marks, D. F. Stroup, and J. L. Gerberding. Actual causes of death in the United States, 2000. *Journal of the American Medical Association* 291(10):1238–1245, 2004.

3. Byrd-Bredbenner, C., G. L. Moe, D. Beshagetoor, and J. R. Berning. *Wardlaw's Perspectives in Nutrition*, 7th ed. Columbus, OH; McGraw-Hill, 2009.

4. Jenkins, D., C. Kendall, and V. Vuksan. Viscous fibers, health claims, and strategies to reduce cardiovascular disease risk. *American Journal of Clinical Nutrition* 71(2):401–402, 2000.

5. Tucker, K. L. Dietary intake and coronary heart disease: A variety of nutrients and phytochemicals are important. *Current Treatment Options in Cardiovascular Medicine* 6(4):291–302, 2004.

6. Dragsted, L. O., A. Pedersen, A. Hermetter, S. Basu, M. Hansen, G. R. Haren, M. Kall, V. Breinholt, J. J. Castenmiller, J. Stagsted, J. Jakobsen, L. Skibsted, S. E. Rasmussen, S. Loft, and B. Sandstrom. The 6-a-day study: Effects of fruit and vegetables on markers of oxidative stress and antioxidant defense in healthy nonsmokers. *American Journal of Clinical Nutrition* 79(6):1060–1072, 2004.

7. Powers, S., and E. Howley. *Exercise Physiology: Theory and Application to Fitness and Performance*, 8th ed. New York: McGraw-Hill, 2012.

8. Karppanen, H., and E. Mervaala. Sodium intake and hypertension. *Progress in Cardiovascular Disease* 49(2):59–75, 2006.

9. Food and Nutrition Information Center, U.S. Department of Agriculture. *Dietary Reference Intakes (DRI) and Recommended Dietary Allowances (RDA).* http://www.nal.usda.gov/fnic.

10. Keen, R. Osteoporosis: Strategies for prevention and management. *Best Practice and Research Clinical Rheumatology* 21(1):109–122, 2007.

11. Jones, N. L., and K. J. Killian. Exercise limitation in health and disease. *New England Journal of Medicine* 343(9):632–641, 2000.

12. Tipton, K. D., and R. R. Wolfe. Exercise, protein metabolism, and muscle growth. *International Journal of Sport Nutrition and Exercise Metabolism* 11(1):109–132, 2001.

13. Lemon. P. W., J. M. Berardi, and E. E. Noreen. The role of protein and amino acid supplements in the athlete's diet: Does type or timing of ingestion matter? *Current Sports Medicine Reports* 1(4):214–221, 2002.

14. Lukaski, H. C. Vitamin and mineral status: Effects on physical performance. *Nutrition* 20(7–8):632–644, 2004.

15. Young, I. S., and J. V. Woodside. Antioxidants in health and disease. *Journal of Clinical Pathology* 54(3):176–186, 2001.

16. Powers, S. K., K. C. DeRuisseau, J. Quindry, and K. L. Hamilton. Dietary antioxidants and exercise. *Journal of Sports Sciences* 22(1):81–94, 2004.

17. Food Safety Policy, Science, and Risk Assessment: Strengthening the Connection: Workshop Proceedings (2001), Institute of Medicine. Washington, DC: National Academy Press, 2001.

Chapter 9

1. Centers for Disease Control. Obesity at a Glance, 2011. http://www.cdc.gov/chronicdisease/resources/publications/AAG/obesity.htm.

2. Hu, F. *Obesity Epidemiology.* New York: Oxford University Press, 2008.

3. American Society for Metabolic and Bariatric Surgery. News release: Bariatric Surgical Society Takes on New Name, New Mission and New Surgery. August 22, 2007. http://www.asbs.org/Newsite07/resources/press_release_8202007.pdf.

4. Thompson, W. (Ed.). *ACSM'S Resource Manual for Guidelines for Exercise Testing and Prescription.* Philadelphia: Lippincott, Williams and Wilkins 2009.

5. Raloff, J. Still hungry? Fattening revelations—and new mysteries—about the hunger hormone. *Science News Online* 167: April 2, 2005.

6. Morton, G., D. Cummings, D. Baskin, G. Barsh, and W. Schwartz. Central nervous system control of food intake and body weight. *Nature* 443:289–295, 2006.

7. Trayhurn, P., and C. Bing. Appetite and energy balance signals from adipocytes. *Philosophical Transactions of the Royal Society* 361:1237–1249, 2006.

8. deKloet, A., and S. Woods. Molecular neuroendocrine targets for obesity therapy. *Current Opinion in Endocrinology, Diabetes, and Obesity* 17:441–445, 2010.

9. Fry, M., and A. Ferguson. Ghrelin: Central nervous system sites of action in regulation of energy balance. *International Journal of Peptides* 616757:1–8, 2010.

10. Kraemer, R. R., and V. D. Castracane. Exercise and humoral mediators of peripheral energy balance: Ghrelin and adiponectin. *Experimental Biology and Medicine* 232:184–194, 2007.

11. Stensel, D. Exercise, appetite, and appetite-regulating hormones: Implications for food intake and weight control. *Annals of Nutrition and Metabolism* 57:36–42, 2010.

12. Cummings, D. E., D. S. Weigle, R. S. Frayo, P. A. Breen, M. K. Ma, E. P. Dellinger, and J. Q. Purnell. Plasma ghrelin levels after diet-induced weight loss or gastric bypass surgery. *New England Journal of Medicine* 346:1623–1630, 2002.

13. Powers, S., and E. Howley. *Exercise Physiology: Theory and Application to Fitness and Performance*, 8th ed. New York: McGraw-Hill, 2012.

14. Thorogood, A., S. Mottillo, A. Shimony, K. Fillion, L. Joseph, J. Genest, L. Pilote, P. Poirier, E. Schiffrin, and M. Eisenberg. Isolated aerobic exercise and weight loss: A systematic review and meta-analysis of randomized controlled studies. *American Journal of Medicine* 124:747–755, 2011.

15. Ismail, L., S. Keating, M. Baker, and N. Johnson. A systematic review and meta-analysis of the effect of aerobic vs. resistance exercise training on visceral fat. *Obesity Reviews* 13:68–91, 2012.

16. Power, M., and J. Schulkin. *The Evolution of Obesity.* Baltimore, MD: John Hopkins University Press. 2009.

17. Melanson, E., P. MacLean, and J. Hill. Exercise improves fat metabolism in muscle but does not increase 24-h fat oxidation. *Exercise and Sport Science Reviews* 37:93–101, 2009.

18. Steelman, G. and E. Westman (Eds.). Obesity: Evaluation and treatment essentials. *Informa Healthcare*, 2010.

19. Sharkey, B., and S. Gaskill. *Fitness and Health.* Champaign, IL: Human Kinetics, 2006.

20. Ross, R., J. Freeman, and I. Janssen. Exercise alone is an effective strategy for reducing obesity and related comorbidities. *Exercise and Sport Sciences Reviews* 28(4):165–170, 2000.

21. Jakicic, J., et al. ACSM position stand: Appropriate intervention strategies for weight loss and prevention of weight regain for adults. *Medicine and Science in Sports and Exercise* 33:2145–2156, 2001.

22. Broeder, C., K. Burrhus, L. Svanevik, and J. Wilmore. The effects of either high intensity resistance or endurance training on resting metabolic rate. *American Journal of Clinical Nutrition* 55:802–810, 1992.

23. Romijn, J., E. Coyle, L. Sidossis, et al. Regulation of endogenous fat and carbohydrate metabolism in relation to exercise and duration. *American Journal of Physiology* 265:E380–E391, 1993.

24. Yeomans, M. Alcohol, appetite, and energy balance: Is alcohol intake a risk for obesity? *Physiology of Behavior* 100:82–89, 2010.

25. Stallknecht, B., F. Dela, and J. Helge. Are blood flow and lipolysis in subcutaneous adipose tissue influenced by contractions in adjacent muscles in humans? *American Journal of Physiology* 292:394–399, 2007.

26. Weight-Control Information Network. *Gastrointestinal Surgery for Severe Obesity*. NIH Publication No. 04-4006. December 2004. http://win.niddk.nih.gov/publications/gastric.htm.

27. American Psychiatric Association. APA Expert Opinion: Pauline S. Powers, MD. http://healthyminds.org. Accessed July 2007.

28. Office on Women's Health, U.S. Department of Health and Human Services. Eating Disorders. February 2000. http://www.womenshealth.gov/body-image/eating-disorders.

29. Johnson, R., M. Segal, Y. Sautin, T. Nakagawa, D. Feig, D. Kang, M. Gersh, S. Benner, and L. Sanchez-Lozada. Potential role of sugar (fructose) in the epidemic of hypertension, obesity and the metabolic syndrome, diabetes, kidney disease, and cardiovascular disease. *American Journal of Clinical Nutrition* 86:899–906, 2007.

30. Samuel, V. Fructose induced lipogenesis: From sugar to fat to insulin resistance. *Trends in Endocrinology and Metabolism* 22:60–65, 2011.

31. Stanhope, K. Role of fructose-containing sugars in the epidemics of obesity and metabolic syndrome. *Annual Review of Medicine* 63:19.1–19.15, 2012.

32. Wolff, E., and M. Dansinger. Soft drinks and weight gain: How strong is the Link? *Medscape Journal of Medicine* 10:89–97, 2008.

33. Johnson, R. J., and R. Murray. Fructose, exercise, and health. *Current Sports Medicine Reports* 9:253–258, 2010.

34. Onakpoya, I., R. Perry, J. Zhang, and E. Ernst. Efficacy of calcium supplementation for management of overweight and obesity: Systematic review of randomized clinical trials. *Nutrition Reviews* 69:335–343, 2011.

35. Manore, M. Dietary supplements for improving body composition and reducing body weight: Where is the evidence? *International Journal of Sport Nutrition and Exercise Metabolism* 22:139–154, 2012.

36. Jeukendrup, A., and R. Randell. Fat burners: Nutrition supplements that increase fat metabolism. *Obesity Reviews* 12:841–851, 2011.

37. Sherer, E., and J. Sherer. Examining the most popular weight loss diets: How effective are they? *Journal of the American Academy of Physician Assistants* 21:31–34, 2008.

38. Dansinger, M., J. Gleason, and J. Griffith, H. Selker, and E. Schaefer. Comparison of the Atkins, Ornish, Weight Watchers, and Zone diets for weight loss and heart disease risk reduction. *Journal of American Medical Association* 293:43–53, 2005.

39. Gardner, C., A. Kizzand, S. Alhassan, S. Kim, R. Stafford, R. Balise, H. Kraemer, and A. King. Comparison of the Atkins, Zone, Ornish, and LEARN diets for change in weight and related risk factors among overweight premenopausal women. *Journal of American Medical Association* 297:969–977, 2007.

40. Shai, I., D. Schwarzfuchs, et al. Weight loss with a low carbohydrate, Mediterranean, or low-fat diet. *New England Journal of Medicine* 359:229–241, 2008.

41. Sachs, F., G. Bray, et al. Comparison of weight-loss diets with different compositions of fat, protein, and carbohydrates. *New England Journal of Medicine* 360:859–873, 2009.

Chapter 10

1. American Heart Association. Heart disease and stroke statistics—2012 update. *Circulation* 125:e2–e220, 2012.

2. Trogdon, P., O. Khavjou, J. Butler, K. Dracup, M. Ezekowitz, et al. Forecasting the future of cardiovascular disease in the United States: A policy statement from the American Heart Association. *Circulation* 123:933–944, 2011.

3. Centers for Disease Control and Prevention. Heart Disease and Stroke Prevention: At a Glance, 2011. http://www.cdc.gov/chronicdisease/resources/publications/AAG/dhdsp.htm.

4. Powers, S., and E. Howley. *Exercise Physiology: Theory and Application to Fitness and Performance*, 8th ed. New York: McGraw-Hill, 2012.

5. Powers, S., Z. Murlasits, M. Wu, and A. Kavazis. Ischemia-reperfusion-induced cardiac injury: A brief review. *Medicine and Science in Sports and Exercise* 39:1529–1536, 2007.

6. American Cancer Society. *Fifty Most Often Asked Questions about Smoking and Health and the Answers*. New York: American Cancer Society, 1990.

7. Pollack, M., and D. Schmidt. *Heart Disease and Rehabilitation*. Champaign, IL: Human Kinetics, 1995.

8. Durstine, J. L., and R. Thompson. Exercise modulates blood lipids and exercise plan. *ACSM's Health and Fitness Journal* 4(4):44–46, 2000.

9. Third report of the National Cholesterol Education Program Expert Panel on Detection, Evaluation, and Treatment of High Blood Cholesterol in Adults. *Journal of the American Medical Association* 285(19):1–19, 2001.

10. Thomas, T., and T. LaFontaine. Exercise, nutritional strategies, and lipoproteins. In *ACSM's Resource Manual for Guidelines for Exercise Testing and Prescription*, 4th ed., J. Roitman (Ed.). Philadelphia: Lippincott Williams & Wilkins, 2001.

11. Morris, J., J. Heady, P. Raffle, C. Roberts, and J. Parks. Coronary heart disease and physical activity of work. *Lancet* 2:1053–1057, 1953.

12. Blair, S. N., H. W. Kohl, R. S. Paffenbarger, D. G. Clark, K. H. Cooper, and L. W. Gibbons. Physical fitness and all-cause mortality: A prospective study of healthy men and women. *Journal of the American Medical Association* 262:2395–2401, 1989.

13. American Heart Association. Risk Factors and Coronary Heart Disease, 2012. http://www.americanheart.org.

14. Paffenbarger, R. S., R. T. Hyde, A. L. Wing, and C. C. Hsieh. Physical activity, all-cause mortality of college alumni. *New England Journal of Medicine* 314:605–613, 1986.

15. Kohl, H. Physical activity and cardiovascular disease: Evidence for a dose-response. *Medicine and Science in Sports and Exercise* 33(Suppl.):S472–S483, 2001.

16. Powers, S., J. Quindry, and A. Kavazis. Exercise-induced cardioprotection against myocardial ischemia-reperfusion injury. *Free Radical Biology and Medicine* 44:193–201, 2008.

17. Wood, P. Physical activity, diet, and health: Independent and interactive effects. *Medicine and Science in Sports and Exercise* 26:838–843, 1994.

18. Durstine, J., and W. Haskell. Effects of training on plasma lipids and lipoproteins. *Exercise Reviews* 22:477–521, 1994.

19. Batty, G., and I. Lee. Physical activity and coronary heart disease. *British Medical Journal* 328:1089–1090, 2004.

20. Zalesin, K., B. Franklin, W. Miller, E. Peterson, and P. McCullough. Impact of obesity on cardiovascular disease. *Medical Clinics of North America* 95:919–937, 2011.

21. Asplund, K., J. Karvanen, S. Giampaoli, P. Jousilahti, et al. Relative risks for stroke by age, sex, and population based on a follow-up of 18 European populations in the Morgam projection. *Stroke* 40:2319–2326, 2009.

22. Lee, I., C. Hsieh, and R. Paffenbarger. Exercise intensity and longevity in men: The Harvard Alumni Health Study. *Journal of American Medical Association* 273:1179–1184, 1995.

23. Lee, Y., K. Min, E. Talbert, A. Kavazis, A. Smuder, W. Willis, and S. K. Powers. Exercise protects cardiac mitochondria against ischemia-reperfusion injury. *Medicine and Science in Sports and Exercise* 44:397–405, 2012.

24. Quindry, J., K. Hamilton, J. French, Y. Lee, Z. Murlasits, N. Tumer, and S. Powers. Exercise-induced HSP-72 elevation and cardioprotection against infarct and apoptosis. *Journal of Applied Physiology* 103:1056–1062, 2007.

25. Powers, S., J. Quindry, and A. Kavazis. Exercise-induced cardioprotection against myocardial ischemia-reperfusion injury. *Free Radical Biology and Medicine* 44:193–201, 2008.

26. Gotto, A. Statins: Powerful drugs for lowering cholesterol. *Circulation* 105:1514–1516, 2002.

27. Bybee, K., J. Lee, and J. O'Keefe. Cumulative clinical trial data on atorvastatin for reducing cardiovascular events: The clinical impact of atorvastatin. *Current Medical Research Opinion* 24:1217–1229, 2008.

28. Franklin, B. Aspirin for the primary prevention of cardiovascular events: Considerations regarding the risk/benefit. *Physician and Sports Medicine* 38:158–161, 2010.

29. Thompson, P. D., et al. Exercise and acute cardiovascular events placing the risks into perspective: A scientific statement from the American Heart Association Council on Nutrition, Physical Activity, and Metabolism and Council on Clinical Cardiology. *Circulation* 115:2358–2368. 2007.

Chapter 11

1. Canon, W. *The Wisdom of the Body*. New York: Norton Publishing, 1963.

2. Selye, H. *The Stress of Life*, rev. ed. New York: McGraw-Hill, 1978.

3. Friedman, M., and R. H. Rosenman. Type A behavior pattern: Its association with coronary heart disease. *Annals of Clinical Research* 3(6):300–312, 1971.

4. Knox, S. S., G. Wiedner, A. Adelman, S. M. Stoney, and R. C. Ellison. Hostility and physiological risk in the National Heart, Lung, and Blood Institute Family Heart Study. *Archives of Internal Medicine* 164(22):2442–2448, 2004.

5. DeFruyt, F., and J. Denollet. Type D personality: A five factor model perspective. *Psychology and Health* 17(5): 671–683, 2002.

6. Albus, C., J. Jordan, and C. Herrmann-Lingen. Screening for psychosocial risk factors in patients with coronary heart disease: Recommendations for clinical practice. *European Journal of Cardiovascular Rehabilitation* 11(1):75–79, 2004.

7. Kessler, R. C., W. T. Chui, O. Demler, K. R. Merikangas, and E. E. Walters. Prevalence, severity, and comorbidity of 12-month DSM-IV disorders in the National Comorbidity Survey Replication Study. *Archives of General Psychiatry* 62:590–592, 2005.

8. American Psychological Association Help Center. May 2007. How Does Stress Affect Us? http://www.apahelpcenter.org.

9. Weil, A. Stress and Relaxation: An Introduction. June 2007. http://www.drweil.com/drw/u/id/ART00534.

10. Margen, S., et al. (Eds.). *The Wellness Encyclopedia*. Boston: Houghton Mifflin, 1992.

11. Lovallo, W. R. *Stress and Health: Biological and Psychological Interactions*. Thousand Oaks, CA: Sage Publications, 1997.

12. McEwen, B. S. Allostasis and allostatic load: Implications for neuropsychopharmacology. *Neuropsychopharmacology* 22:108–124, 2000.

13. Abercrombie, H., et. al. Flattened cortisol rhythms in metastatic breast cancer patients. *Psychoneuroendocrinology* 29(8):1082–1092, 2004.

14. Holroyd, K. A., et al. Management of chronic tension-type headache with tricyclic antidepressant medication, stress management therapy, and their combination: A randomized trial. *Journal of the American Medical Association* 285(17):2208–2215, 2001.

15. Howley, E., and B. D. Franks. *The Fitness Professional's Handbook*, 5th ed. Champaign, IL: Human Kinetics, 2007.

16. Petruzzello, S. J., D. M. Landers, B. D. Hatfield, K. A. Kubitz, and W. Salazar. Meta-analysis on the anxiety-reducing effects of acute and chronic exercise: Outcomes and mechanisms. *Sports Medicine* 11:143–182, 1991.

17. Tsai, J. C., et al. The beneficial effects of tai chi chuan on blood pressure and lipid profile and anxiety status in a randomized controlled trial. *Journal of Alternative Complementary Medicine* 9(5):747–754, 2003.

18. Rocha, K. K., A. M. Ribeiro, K. C., Rocha, F. S. Albuquerque, S. Ribeiro, and R. H. Silva. Improvement in physiological and psychological parameters after 6 months of yoga practice. *Consciousness and Cognition*. [Epub ahead of print] 2012. http://www.ncbi.nlm.nih.gov/pubmed/22342535.

19. Oliver, S., and D. Alfermann. Effects of physical exercise on resources evaluation, body self-concept and well-being among older adults. *Anxiety, Stress, and Coping* 15(3):311–320, 2002.

20. Breus, M. J., and P. J. O'Connor. Exercise-induced anxiolysis: A test of the "time out" hypothesis in high anxious females. *Medicine and Science in Sports and Exercise* 30(7):1107–1112, 1998.

21. Dishman, R. K. and P. J. O'Connor. Lessons in exercise neurobiology: the The case of endorphins. *Mental Health and Physical Activity* 2:4–9, 2009.

Chapter 12

1. Nelson, N. G., C. L. Collins, R. D. Comstock, and L. B. McKenzie. Exertional heat-related injuries treated in emergency departments in the U.S. 1997–2006. *American Journal of Preventive Medicine* 40(1):54–60, 2011.

2. American College of Sports Medicine. Position stand: Exertional heat illness during training and competition. *Medicine and Science in Sports and Exercise* 39(3):556–572, 2007.

3. McArdle, W. D., F. I. Katch, and V. L. Katch. *Exercise Physiology: Nutrition, Energy, and Human Performance*, 7th ed. Philadelphia: Lippincott Williams and Wilkins, 2009.

4. American College of Sports Medicine. Position stand: Prevention of cold injuries during exercise. *Medicine and Science in Sports and Exercise* 38(11):2012–2029, 2006.

5. Carlisle, A. J., and N. C. Sharp. Exercise and outdoor ambient air pollution. *British Journal of Sports Medicine* 35(4):214–222, 2001.

6. Caspersen, C. J., M. A. Pereira, and K. M. Curran. Changes in physical activity patterns in the United States, by sex and cross-sectional age. *Medicine and Science in Sports and Exercise* 32:1601–1609, 2000.

7. Sallis, J. F. Age-related decline in physical activity: A synthesis of human and animal studies. *Medicine and Science in Sports and Exercise* 32:1598–1600, 2000.

8. Sparling, P. B., and T. K. Snow. Physical activity patterns in recent college alumni. *Research Quarterly for Exercise and Sport* 73:200–205, 2002.

9. Williamson, P. *Exercise for Special Populations*. Philadelphia: Lippincott Williams and Wilkins, 2011.

10. Artal, R. Exercise: The alternate therapeutic intervention for gestational diabetes. *Clinical Obstetrics and Gynecology* 46:479–487, 2003.

11. American College of Sports Medicine. *ACSM's Guidelines for Exercise Testing and Prescription*, 8th ed. Philadelphia: Lippincott Williams and Wilkins, 2010.

12. Harman, D. The free radical theory of aging. *Antioxidants and Redox Signaling* 5:557–561, 2003.

13. Powers, S., and E. Howley. *Exercise Physiology: Theory and Application to Fitness and Performance*, 8th ed. New York: McGraw-Hill, 2012.

14. Spirduso, W. W., and D. L. Cronin. Exercise dose-response affects on quality of life and independent living in older adults. *Medicine and Science in Sports and Exercise* 33(6 Suppl.):S598–S608, 2001.

15. Marcell, T. J. Sarcopenia: Causes, consequences, and preventions. *Journal of Gerontology* 58(10):M911–M916, 2003.

16. Hellekson K. L. NIH releases statement on osteoporosis prevention, diagnosis, and therapy. *American Family Physician* 66:161–162, 2002.

17. Houtkooper, L. B., V. A. Stanford, L. L. Metcalfe, T. G. Lohman, and S. B. Going. Preventing osteoporosis the bone estrogen strength training way. *ACSM's Health and Fitness Journal* 11:21–27, 2007.

18. American College of Sports Medicine. Position stand: Exercise and fluid replacement. *Medicine and Science in Sports and Exercise*. 39(2):377–390, 2007.

Chapter 13

1. Radomski, M. Sports injuries. *Wellness Options* 6:52, 2003.

2. Centers for Disease Control, National Center for Injury Prevention and Control. WISQARS Leading Causes of Death Reports, National and Regional, 1999–2009. http://www.cdc.gov/injury/.

3. van Gent, R. N., D. Siem, M. vanMiddelkoop, A. G. van Os, S. M. A. Bierma-Zeinstra, and B. W. Koes. Incidence and determinants of lower extremity running injuries in long distance runners: A systematic review. *British Journal of Sports Medicine* 41:469–480, 2007.

4. Tenforde, A. S., L. C. Sayres, M. L. McCurdy, H. Collado, K. L. Sainani, and M. Fredericson. Overuse injuries in high school runners: Lifetime prevalence and prevention strategies. *Physical Medicine and Rehabilitation* 3(2):125–131, 2011.

5. Steinberg, N., I. Siev-Ner, S. Peleg, G. Dar, Y. Masharawi, A. Zeev, and I. Hershkovitz. Extrinsic and intrinsic risk factors associated with injuries in young dancers aged 8–16 years. *Journal of Sports Sciences* 30(5):485–495, 2012.

6. Dvorak, H., C. Kujat, and J. Brumitt. Effect of therapeutic exercise versus manual therapy on athletes with chronic low back pain. *Journal of Sport Rehabilitation* 20(4):494–504, 2011.

7. Powers, S., and E. Howley. *Exercise Physiology: Theory and Application to Fitness and Performance*, 8th ed. New York: McGraw-Hill, 2012.

8. Lewis, P. B., D. Ruby, and C. A. Bush-Joseph. Muscle soreness and delayed-onset muscle soreness. *Clinics in Sports Medicine* 31(2):255–262, 2012.

9. Prentice, W. E. *Therapeutic Modalities: For Sports Medicine and Athletic Training*. New York: McGraw-Hill, 2009.

10. Harrast, M. A., and D. Colonno. Stress fractures in runners. *Clinics in Sports Medicine* 29(3):399–416, 2010.

11. Denegar, C. R., E. Saliba, and S. F. Saliba. *Therapeutic Modalities for Musculoskeletal Injuries*. Champaign, IL: Human Kinetics, 2009.

12. Safe Kids USA. *Report to the Nation: Trends in Unintentional Childhood Injury Mortality and Parental Views on Child Safety.* Washington, DC: Safe Kids Worldwide, 2008.

13. U.S. Department of Health and Human Services. *Injury in the United States: 2007 Chartbook*. Centers for Disease Control and Prevention, National Center for Health Statistics, DHHS Publication No. 2008-1033, March 2008.

14. National Center for Injury Prevention and Control. *CDC Injury Fact Book*. Atlanta, GA: Centers for Disease Control and Prevention, 2009.

15. American Academy of Pediatrics. Syrup of Ipecac Is No Longer Recommended. http://www.healthychildren.org.

16. Mayo Clinic. Severe Bleeding: First Aid. http://www.mayoclinic.com/health/first-aid-severe-bleeding/FA00038.

찾아보기 Index

ㄱ

가역성 원리 29
건 77
건강 효과를 위한 역치 34
건염 328
고밀도지질단백질(high density lipoprotein: HDL) 259
고유감각 신경근육 촉진(PNF: proprioceptive neuromuscular facilitation) 119
고유감각기 115
고혈압 256
골다공증 197
골다공증 7
골지건기관 116
과다훈련 28
과부하 원리 26
과체중 144
과훈련 증후군 324
관상동맥질환(CHD: coronary heart disease) 255
구체화 15
그렐린 229
근력 10
근막 77
근방추 115
근비대 84
근섬유 동원 81
근육 작용 77
근육감소증 313
근증식 84
근지구력 10
글루코스 193
글리코겐 193
급성 근육통 326
긍정적 스트레스(eustress) 274
기체 치환법(air displacement) 155
긴장골절 331
길항근 122

ㄴ

남성형 145
내분비계 275
내장지방 145
노르에피네프린 275
노안 313
뇌졸중 256
누워 어깨들어올리기(curl-up) 검사 83
느린 진전 단계 89

ㄷ

다량영양소 192
단축성 근육 작용 79
당뇨병 149
당뇨병 7
대류 299
동맥 44
동맥경화증(arteriosclerosis) 254
동작 범위 79
동적 스트레칭 119
등속성 78
등장성 78
등척성 78

ㄹ

렙틴 229

ㅁ

모세혈관 45
목표 심박수 53
몰래 다가온 비만 148
무기질 197
무산소 47
미량영양소 192

ㅂ

반동적 스트레칭 119
반응 48
발살바 머뉴버 87
방사선조사 217
변화 모형의 단계 11
복합탄수화물 194
부교감신경계와 교감신경계 275
부정맥 257
부정적 스트레스(distress) 275
불완전단백질 196
불용성 섬유소 194
불포화지방산 194
불필수아미노산 196
비만 144
비의도적 손상 333
비타민 197
빈혈 197

ㅅ

사고 334
생체전기 저항법(BIA: bioelectrical impedance analysis) 156
섬유소 194
세트 87
소진 280
속근섬유 80
수용성 섬유소 194
수중체중 측정법 155
스테롤 196
스트레스 274
스트레스 반응 274
스트레스 요인(stressor) 274
슬개대퇴골 통증증후군 330
습도 299
신경성 과식증 242
신경성 식욕부진증 241
신장반사 115
신장성 근육 작용 79
신체조성 10
신체조성 144
신체활동 6
심박수 예비량 54
심박출량 45

389

심장발작 255
심폐 지구력 10
심폐 지구력 44
심혈관계 질환(cardiovascular disease: CVD) 254
심혈관계 질환(CVD) 6

ㅇ

아데노신삼인산(ATP) 45
아미노산 196
앉아 윗몸 굽히기 검사 118
알로스타시스 280
알로시타시스 부하 280
어깨 유연성 검사 118
에너지 균형 231
에피네프린 275
엔돌핀 275
여성형 145
연골 115
열손상 301
오메가3지방산 194
오존 307
완전단백질 196
운동 6
운동 강도 32
운동 대사율(exercise metabolic rate: EMR) 231
운동 빈도 32
운동 형태 32
운동단위 77
운동부족병 117
운동자각도 54
운동처방 30
웰니스 2
윗몸일으키기(sit-up) 검사 83
유기농 216
유리기 211
유산소 47
유산소 운동 44
유연성 10
유지 단계 89
유지 프로그램 27
이중 에너지 X-선 흡수법(DXA: dual energy X-ray absorptiometry) 155
인대 115

인지질 196
인터벌 트레이닝 60
일반적응증후군 279
일산화탄소 307

ㅈ

자율신경계 275
자전거 에르고미터 51
저밀도지질단백질 (low density lipoprotein: LDL) 259
저장지방 145
저체온증 303
적응 48
전분 194
점진적 저항운동 83
정강이 통증 331
정리운동 32
정맥 44
정적 스트레칭 119
젖산 47
좌상 327
죽상동맥경화증(atherosclerosis) 254
준비운동 32
중간 형태 섬유 80
중성지방 194
증발 299
지근섬유 80
지방 194
지방산 194
지방조직 145
지속시간 32
지연발생 근육통 326
지질 194
지질단백질 196
진전의 원리 27

ㅊ

체순환 회로 44
체질량지수(BMI: body mass index) 152
초기 단계 89

ㅋ

코티솔 275
콜레스테롤 196
킬로칼로리 192

ㅌ

탄수화물 193
투쟁-도피 반응 276
트랜스지방산(trans fatty acids) 195
트레이닝 역치 53
트레이닝 특정성 84
특정성의 원리 27

ㅍ

팔굽혀펴기(push-up) 검사 83
폐순환 회로 44
포화지방산 194
폭식장애 242
피하지방 145
피하지방 검사 153
필수아미노산 196
필수지방 145

ㅎ

하루 권장량 204
한랭 운동 333
항온동물 298
해당과정 47
허리/엉덩이 비율 153
회복의 원리 28
휴식 대사율(resting metabolic rate: RMR) 231
휴식 상태의 에너지 소비량 76

기타

1.5마일 달리기 검사 51
10% 원칙 27
1RM(repetition maximum) 검사 83
1회박출량 45
RICE 332
$\dot{V}O_2max$ 44

저자 및 역자

저자

Scott K. Powers　　University of Florida
Stephen L. Dodd　　University of Florida
Erica M. Jackson　　Delaware State University

역자

장경태　　한국체육대학교
이정숙　　충북보건과학대학교